Vorwort zur 1. Auflage

Die Qualität der Patientenbetreuung in der Anästhesie und Intensivmedizin hängt entscheidend von der Güte der Ausbildung des ärztlichen Personals und des Pflegepersonals ab. Weltweit ist man daher bemüht, die Qualität der Ausbildung von Pflegepersonal in der Anästhesie und Intensivmedizin zu steuern und zu verbessern.

Der Deutschen Gesellschaft für Anästhesie und Intensivmedizin kommt hier das große Verdienst zu, die Lehrinhalte erarbeitet zu haben. Es ist aber nicht gelungen, den Lehrinhalten entsprechendes Lernmaterial zur Verfügung zu stellen. Schwestern und Pfleger sind gezwungen, entsprechenden Lernstoff in den vorhandenen Ausbildungsbüchern für Pflegepersonal oder in der allgemeinen medizinischen Literatur zu suchen. Dieser Weg ist mühselig und führt nicht immer zu einem optimalen Ergebnis.

Es ist das Ziel des vorliegenden Buches, diese Lücke zu schließen und so dazu beizutragen, die Qualität der Ausbildung zu verbessern.

Herr Professor Dr. K. Taeger hat in der Nachfolge von Herrn Professor Dr. U. Finsterer mit seinen über zehnjährigen Erfahrungen als Leiter der Kurse für Anästhesie und Intensivpflege gemeinsam mit einem Autorenteam aus dem Insitut für Anästhesiologie der Universität München den notwendigen Lernstoff zusammengestellt und in diesem Buch übersichtlich präsentiert.

So erscheint es jetzt möglich, das notwendige medizinische Basiswissen sowie Kenntnisse darüber hinaus für die Weiterbildung in der Anästhesie und Intensivpflege für den Kursteilnehmer anzubieten.

Der Aufbau des Buches folgt didaktischen Gesichtspunkten. Anatomische, physiologische und biochemische Grundlagen werden umfassend dargestellt. Ein besonderes Gewicht wird auf die Darstellung von Herz-Kreislauf, Lunge, Zentralnervensystem und Niere gelegt. Einen weiteren Schwerpunkt bildet die spezielle Anästhesie.

Ich wünsche diesem Buch einen großen Erfolg, wünsche, daß es einen Beitrag zu einer verbesserten Weiterbildung der Intensivschwestern und -pfleger leistet.

Der Firma Abbott GmbH, besonders Herrn Dr. Wiethoff, Frau Petry und Herrn Reis, gilt Dank dafür, daß die Herausgabe dieses Leifadens ermöglicht hat.

Prof. Dr. K. Peter
Direktor des Instituts für Anästhesiologie der Ludwig-Maximilians-Universität München

Vorwort zur 3. Auflage

Die große und anhaltende Nachfrage nach der 1. und 2. Auflage des Buches „Grundlagen der Anästhesiologie und Intensivmedizin für Fachpflegepersonal" und der rasche turnover der Erkenntnisse auf den Gebieten Anästhesie und Intensivmedizin haben die Herausgeber veranlaßt, die Inhalte zu überarbeiten und gegebenenfalls thematisch zu ergänzen. Mit der 3. Auflage steht nun ein Werkzeug für den Unterricht zur Verfügung, das den aktuellen Kenntnisstand reflektiert.

Für die Herausgeber
Prof. Dr. K. Taeger
Direktor der Klinik für Anästhesiologie der Universität Regensburg

Inhaltsübersicht über Band II
Allgemeine und spezielle Anästhesie, Intensivmedizin

Allgemeine Anästhesie

Reanimation (W. Jakob)

Stoffwechsel und Endokrinium

Autorenverzeichnis

Bein, Th., Dr. med.
Klinik für Anästhesiologie, Universität Regensburg,
Franz-Josef-Strauß-Allee 11, 93042 Regensburg

Briegel, J., Dr. med.
Institut für Anästhesiologie, der Ludwig-Maximilians-Universität München,
Klinikum Großhadern, Marchioninistr. 15, 81377 München

Buchfelder, A., Dr. med.
Institut für Anästhesiologie, der Ludwig-Maximilians Universität München,
Innenstadtkliniken, Nußbaumstr. 20, 80336 München

Diebold, M., Dr. med.
Institut für Anästhesiologie, der Ludwig-Maximilians-Universität München,
Innenstadtkliniken, Nußbaumstr. 20, 80336 München

Eberl, P., Dr. med.
Klinik für Anästhesiologie, Universität Regensburg,
Franz-Josef-Strauß-Allee 11, 93042 Regensburg

Finsterer, U., Prof. Dr. med.
Institut für Anästhesiologie, der Ludwig-Maximilians-Universität München,
Klinikum Großhadern, Marchioninistr. 15, 81377 München

Forst, H., Prof. Dr. med.
Institut für Anästhesiologie, der Ludwig-Maximilians-Universität München,
Klinikum Großhadern, Marchioninistr. 15, 81377 München

Fröhlich, D., Dr. med.
Klinik für Anästhesiologie, Universität Regensburg,
Franz-Josef-Strauß-Allee 11, 93042 Regensburg

Funk, W., Dr. med.
Klinik für Anästhesiologie, Universität Regensburg,
Franz-Josef-Strauß-Allee 11, 93042 Regensburg

Geyr, C., Dr. med., Frau
Institut für Anästhesiologie, der Ludwig-Maximilians-Universität München,
Innenstadtkliniken, Nußbaumstr. 20, 80336 München

Groh, J., Dr. med.
Institut für Anästhesiologie, der Ludwig-Maximilians-Universität München,
Innenstadtkliniken, Nußbaumstr. 20, 80336 München

Haller, M., Dr. med.
Institut für Anästhesiologie, der Ludwig-Maximilians-Universität München,
Innenstadtkliniken, Nußbaumstr. 20, 80336 München

Hansen, E., Dr. rer. nat., Dr. med.
Klinik für Anästhesiologie, Universität Regensburg,
Franz-Josef-Strauß-Allee 11, 93042 Regensburg

Hollerbach, C., Dr. med., Frau
Klinik und Poliklinik für Innere Medizin I, Universität Regensburg,
Franz-Josef-Strauß-Allee 11, 93042 Regensburg

Holzfurtner, H., Dr. med., Frau
Anästhesistin, Haus 17 A, 86946 Vilgertshofen

Jakob, W., Dr. med.
Klinik für Anästhesiologie, Universität Regensburg,
Franz-Josef-Strauß-Allee 11, 93042 Regensburg

Keyl, C., Dr. med.
Klinik für Anästhesiologie, Universität Regensburg,
Franz-Josef-Strauß-Allee 11, 93042 Regensburg

Kutz, N., Dr. med.
Klinik für Anästhesiologie, Universität Regensburg,
Franz-Josef-Strauß-Allee 11, 93042 Regensburg

Mair, G., Dr. med.
Klinik für Anästhesiologie, Universität Regensburg,
Franz-Josef-Strauß-Allee 11, 93042 Regensburg

Marx, B., Dr. med.
Klinik für Anästhesiologie, Universität Regensburg,
Franz-Josef-Strauß-Allee 11, 93042 Regensburg

Merz, M., Dr. med.
Klinik für Anästhesiologie, Universität Regensburg,
Franz-Josef-Strauß-Allee 11, 93042 Regensburg

Rödig, G., Dr. med. Frau
Klinik für Anästhesiologie, Universität Regensburg,
Franz-Josef-Strauß-Allee 11, 93042 Regensburg

Taeger, K., Prof. Dr. med.
Direktor der Klinik für Anästhesiologie, Universität Regensburg,
Franz-Josef-Strauß-Allee 11, 93042 Regensburg

Ullrich, S., Pfl. Kr., Frau
Klinikum Bamberg, Bugerstr. 80, 96049 Bamberg

Weber, R., Pfl. Ber. Leitung
Institut für Anästhesiologie, der Ludwig-Maximilians-Universität München,
Klinikum Großhadern, Marchioninistr. 15, 81377 München

Weninger, E., Dr. med.
Institut für Anästhesiologie, der Ludwig-Maximilians-Universität München,
Klinikum Großhadern, Marchioninistr. 15, 81377 München

Wiesner, G., Dr. med.
Klinik für Anästhesiologie, Universität Regensburg,
Franz-Josef-Strauß-Allee 11, 93042 Regensburg

Wunsch, V., Pfl. Kr.
Institut für Anästhesiologie, der Ludwig-Maximilians-Universität München,
Klinikum Großhadern, Marchioninistr. 15, 81377 München

Zwißler, B., PD Dr. med.
Institut für Anästhesiologie, der Ludwig-Maximilians-Universität München,
Klinikum Großhadern, Marchioninistr. 15, 81377 München

7. Pharmakologie der Narkose

Die Aufnahme eines Arzneimittels (= Pharmakon) in den Organismus setzt dort zwei Prozesse in Gang, nämlich

a) das Arzneimittel reagiert mit Zellbestandteilen der verschiedenen Organe und erzeugt dadurch pharmakologische Wirkungen. Mit den Wirkungen von Arzneimitteln auf den Organismus beschäftigt sich die **Pharmakodynamik,**

b) das Pharmakon wird sofort nach Eintritt in die Blutbahn an Blutbestandteile gebunden, entsprechend der Durchblutung der einzelnen Organe im Organismus verteilt (Distribution), in der Leber in einer Zwei-Schritt-Reaktion in ein ausscheidungsfähiges Molekül umgebaut (Biotransformation, vgl. Kap. 4.2.5) und schließlich über die Galle in den Darm oder über die Nieren in den Harn ausgeschieden (Elimination). Mit diesem „Schicksal" eines Arzneimittels im Organismus beschäftigt sich die **Pharmakokinetik.**

7.1 Allgemeine Grundlagen der Pharmakodynamik (K. Taeger)

Das Verständnis grundlegender Prinzipien der Pharmakologie ist in Anästhesie und Intensivmedizin von so zentraler Bedeutung, daß eine knappe Einführung in die Grundlagen der Pharmakologie an den Anfang gestellt werden soll.

7.1.1 Pharmakologische Wirkungen

Unter pharmakologischen Wirkungen versteht man alle Änderungen der Funktion oder Struktur von Zellen, die durch eine zellfremde Konzentration irgendeiner Substanz verursacht werden. Unspezifische Wirkungen können physikalisch oder chemisch bedingt sein, z.B. Säureverätzung des Gewebes, Verbrennung des Gewebes durch Wärme oder Strahleneinwirkung. Spezifische Wirkungen kommen entsprechend der Rezeptortheorie dadurch zustande, daß Arzneimittel mit den molekularen Strukturen der Zellen des Organismus in zahllose Wechselwirkungen eintreten, ohne daß hieraus immer eine pharmakologische Wirkung resultieren muß. Bestimmte Moleküle (z.B. Proteine) besitzen jedoch besondere „Strukturen" an der Moleküloberfläche, auf die ein Arzneimittel (wie ein Schlüssel in ein Schloß) paßt (Abb. 7.1). Diese Strukturen an der Moleküloberfläche werden Rezeptoren genannt.

Beispiel: *Opiatrezeptoren sind Strukturen an Moleküloberflächen, auf die morphinartige Analgetika (Morphin, Fentanyl) „passen".*

7.1.2 Dosis-Wirkungs-Beziehungen

Bei den in der Anästhesie verwendeten Arzneimitteln besteht in der Regel eine logarithmische Abhängigkeit der Stärke einer pharmakologischen Wirkung von der Dosis (zur Bedeutung von Logarithmen vgl. Kap. 3.1). Eine Auftragung der Dosis (im logarithmischen Maßstab) gegen die pharmakologische Wirkung (linear) ergibt dann im mittleren Bereich angenähert eine Gerade, wie in Abb. 7.2 dargestellt, d.h. daß z.B. eine Verdoppelung der Dosis von zwei auf vier mit einer Zunahme der Wirkung auf etwa das Fünffache (von 15 auf 75%, siehe gestrichelte Linien in Abb. 7.2) verbunden sein kann.

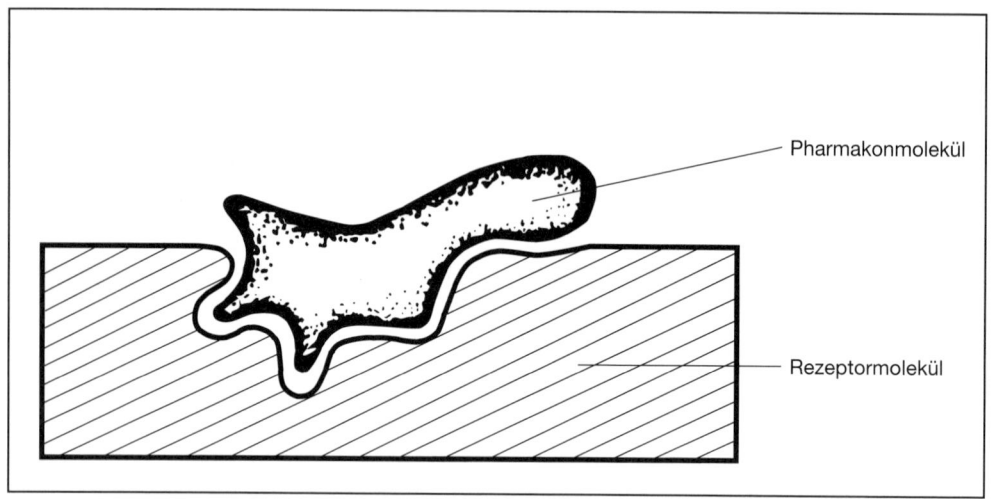

Abb. 7.1: *Pharmakon-Rezeptor-Wechselwirkung.*

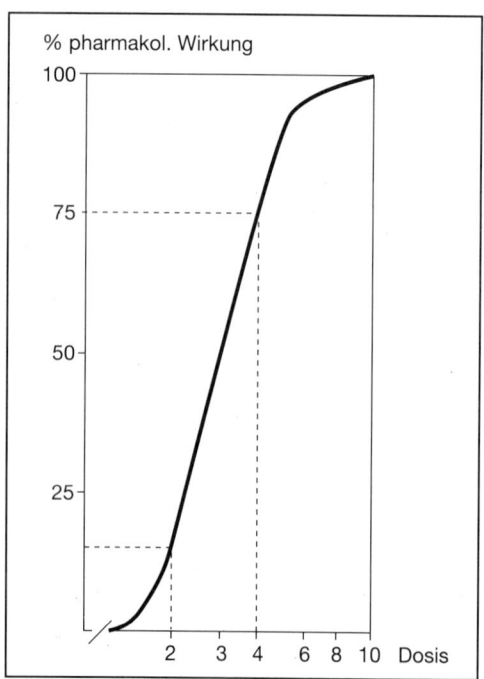

Abb. 7.2: *Dosis-Wirkungskurve eines Pharmakons.*

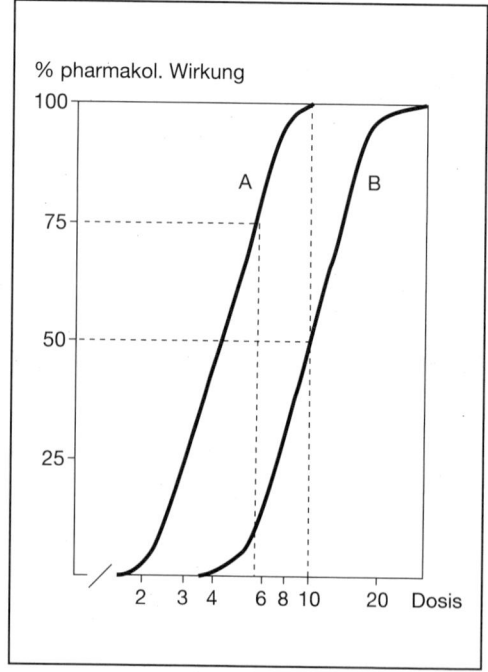

Abb. 7.3: *Dosis-Wirkungskurve für therapeutische Wirkung (A) und Nebenwirkung (B).*

In Abb. 7.3 sind Dosis-Wirkungskurven eines Pharmakons für eine erwünschte und eine unerwünschte Wirkung dargestellt. Letztere wird im klinischen Sprachgebrauch auch als „Nebenwirkung" bezeichnet. Es ist ersichtlich, daß im dargestellten Fall eine volle therapeutische Wirkung (100%) mit 50% der unerwünschten Wirkung verbunden ist, 75% der maximalen therapeutischen Wirkung nahezu ohne unerwünschte Wirkung möglich sind.

> **Merke:** Für alle Haupt- und Nebenwirkungen eines Arzneimittels am Organismus gelten individuelle Dosis-Wirkungskurven.

7.1.3 Kompetitiver und funktioneller Antagonismus

Antagonisten sind Pharmaka, die die Wirkungen anderer Arzneimittel abschwächen oder aufheben. Ein kompetitiver Antagonist „paßt" wie das wirksame Arzneimittel auf den Rezeptor, doch ohne die Fähigkeit zur Änderung seiner Konformation (s. o.). Er konkurriert (englisch „competition") am Rezeptor mit einem Pharmakon, das durch Besetzung des Rezeptors eine pharmakologische Wirkung auslösen kann. Das Ausmaß der resultierenden Wirkung hängt von der Besetzung der Rezeptoren durch die beiden Arzneimittel ab.

Beispiel: *Die Besetzung von Opiatrezeptoren durch Fentanyl bewirkt eine Analgesie. Verabreichung von Naloxon verdrängt einen Teil der Fentanylmoleküle von den Opiatrezeptoren und vermindert die analgetische Wirkung. Eine Erhöhung der Fentanyldosis verdrängt einen Teil der Naloxonmoleküle von den Rezeptoren, die Analgesie nimmt wieder zu.*

Dieser Vorgang kann auch aus Abb. 7.4 abgelesen werden: Der Antagonist verschiebt die Dosis-Wirkungskurve nach rechts, d. h. mit entsprechender Dosiserhöhung der Wirksubstanz kann wieder eine volle pharmakologische Wirkung erzielt wer-

den. Beim funktionellen Antagonismus konkurrieren Wirksubstanz und Antagonist nicht um dieselben Rezeptoren, sie greifen vielmehr an verschiedenen Rezeptortypen an. Die resultierenden pharmakologischen Wirkungen heben sich jedoch gegenseitig auf.

Beispiel: *Sympathikomimetika (z. B. Noradrenalin, Angriffspunkt: alpha-Rezeptoren) antagonisieren einen Blutdruckabfall, verursacht durch Vasodilatatoren (z. B. Nitroglyzerin, Angriffspunkt: glatte Gefäßmuskelzelle).*

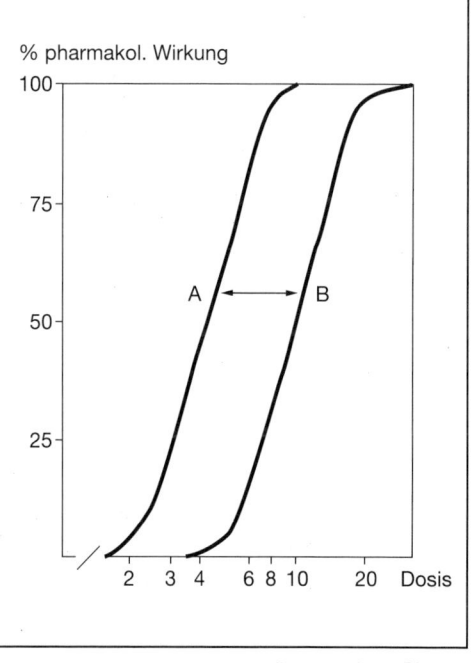

Abb. 7.4: *Effekt der Dosiserhöhung eines Pharmakons bei Anwesenheit eines Antagonisten: Bei höherer Dosierung kann die gleiche pharmakologische Wirkung erreicht werden.*
Kurve A: Dosis-Wirkungskurve ohne Antagonist
Kurve B: Dosis-Wirkungskurve mit Antagonist
Der Doppelpfeil kennzeichnet somit die Dosis-Erhöhung, die bei dem Pharmakon notwendig ist, um in Anwesenheit des Antagonisten eine gleiche pharmakologische Wirkung zu erzielen.

7.1.4 Individuelle Variation der Dosis-Wirkungsbeziehung

Die Stärke einer pharmakologischen Wirkung hängt von der Konzentration des Pharmakons an den Rezeptoren ab. Die Konzentration eines Medikaments an seinen spezifischen Rezeptoren hängt von vielen Faktoren ab wie dem Anteil eines Organs am Herzzeitvolumen, der Geschwindigkeit der Penetration des Arzneimittels in die Gewebe, seiner Affinität zu den Geweben. Einer dieser Faktoren ist das Körpergewicht: Ein großer, schwerer Mann braucht für die volle Wirkung eines Narkotikums eine größere Dosis eines Arzneimittels als eine kleine, leichte Frau. Individuen reagieren auf eine einheitliche Dosis eines Pharmakons unterschiedlich stark. Um z.B. eine einheitliche Narkosetiefe bei Männern von identischer Größe und Gewicht zu erzielen, müssen unterschiedliche Dosen

verabreicht werden. Wenige Individuen benötigen eine geringe Dosis, die meisten eine mittlere, wenige eine hohe Dosis. Abb. 7.5 zeigt, daß für jedes Individuum eine eigene Dosis eines Pharmakons benötigt wird, um einen definierten pharmakologischen Effekt auszulösen. Welche Dosis ein individueller Patient benötigt, ist vor der ersten Verabreichung des Pharmakons unbekannt. Für ein größeres Kollektiv läßt sich jedoch die Wahrscheinlichkeit angeben, mit der ein Patient auf eine bestimmte Dosis reagiert. Häufig werden in diesem Zusammenhang folgende Begriffe verwendet:

ED_{50} (Wirkdosis) = Dosis, bei der 50% der Individuen eines Kollektivs eine pharmakologische Wirkung zeigen (Abb. 7.6).

LD_{50} (Letaldosis) = Dosis, bei der 50% der Individuen eines Kollektivs durch die pharmakologische Wirkung getötet werden.

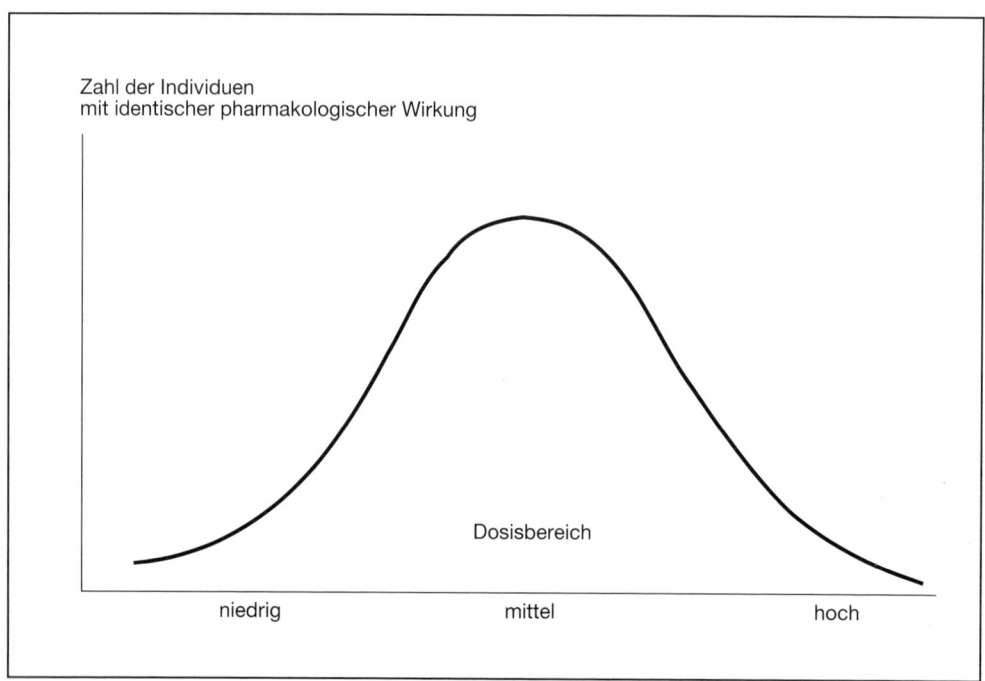

Abb. 7.5: *Individuelle Empfindlichkeit eines Kollektivs gegenüber einem Pharmakon.*

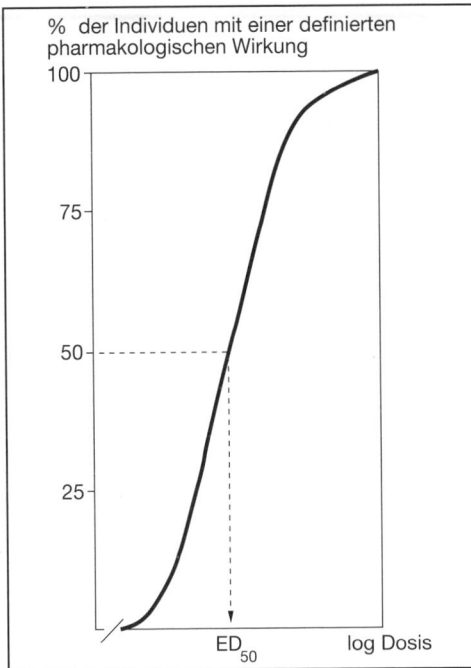

Abb. 7.6: *Individuelle Empfindlichkeit eines Kollektivs gegenüber einem Pharmakon.*
ED_{50} = die Dosis, bei der bei 50% der Individuen eine bestimmte pharmakologische Wirkung nachweisbar ist.

Therapeutische Breite: Der Abstand zwischen therapeutisch wirksamer (ED_{50}) und letaler Dosis (LD_{50}) wird als therapeutische Breite eines Pharmakons bezeichnet. Je größer der Abstand, desto größer ist die Sicherheit bei der Anwendung eines Pharmakons (Abb. 7.7).

Die individuelle Empfindlichkeit gegenüber einem Arzneimittel wird durch zahlreiche Faktoren verändert. Erkrankungen von Leber und/oder Nieren können die Elimination eines Arzneimittels verzögern und die Wirkung verlängern und verstärken (vgl. Kap. 7.2). Die individuelle Empfindlichkeit ist auch vom Lebensalter abhängig. Bei regelmäßiger Zufuhr eines Arzneimittel kann es zur Gewöhnung (Toleranzentstehung) kommen: Bei wiederholter Verabreichung gewisser Arznei-

mittel (z. B. Opioide) muß zur Erzielung einer vollen pharmakologischen Wirkung die Dosis allmählich gesteigert werden. Tachyphylaxie ist dagegen die Abnahme der Empfindlichkeit auf ein Pharmakon in Minuten bis Stunden („der Körper gewöhnt sich an die Wirkung eines Medikaments").

7.2 Allgemeine Grundlagen der Pharmakokinetik (K. Taeger)

Die Konzentration eines Arzneimittels im Plasma, (im logarithmischen Maßstab) gegen die Zeit (im linearen Maßstab) aufgetragen, sinkt nach intravenöser Gabe bei den in Anästhesie und Intensivmedizin verwendeten Arzneimitteln in der Regel entsprechend Abb. 7.8. Nach anfänglich raschem Konzentrationsabfall nimmt die Konzentration des Pharmakons im Plasma langsamer und gleichmäßig ab (durchgezogene Kurve A in Abb. 7.8). Die Geschwindigkeit des Abfalls der Konzentration eines intravenös injizierten Pharmakons im Plasma hängt ab von:

a) den physiko-chemischen Eigenschaften der Pharmakonmoleküle (Fett-/Wasserlöslichkeit, Ionisation, pKa),

b) der Eiweißkonzentration im Blut und dem Hämatokrit,

c) dem Herzzeitvolumen und der Durchblutung der einzelnen Organe,

d) der Eliminationskapazität von Leber und Niere,

e) dem Körpergewicht,

f) dem Fettgehalt des Organismus u. a.

zu a) Fettlösliche Arzneimittel (z. B. Thiopental) durchdringen rasch und nahezu unbehindert alle Gewebe des Körpers. Die vollständige und rasche Einstellung des Verteilungsgleichgewichtes wird nur durch die geringe Durchblutung verschiedener Gewebe (Fett und Knorpel) verzögert. Der Verteilungsraum fettlöslicher Arzneimittel ist sehr

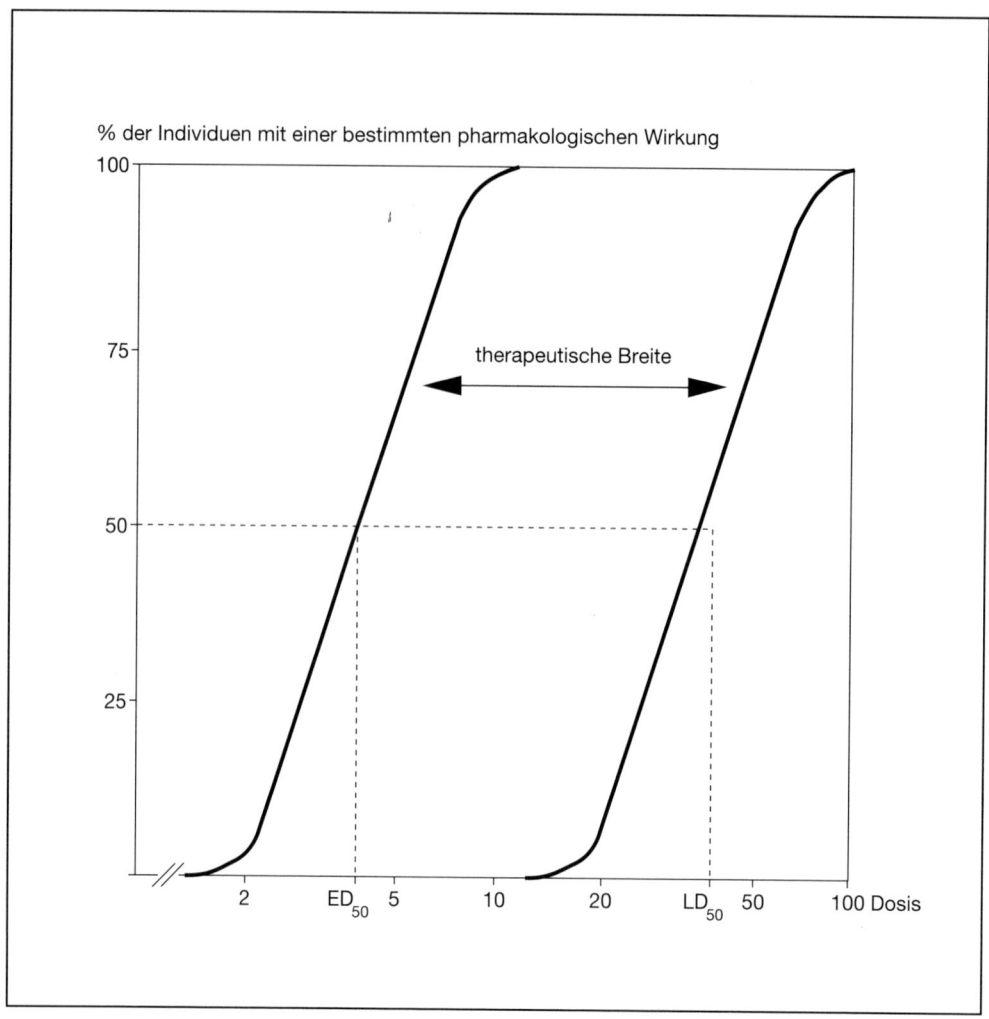

Abb. 7.7: *Veranschaulichung des Begriffs „therapeutische Breite" als Abstand zwischen ED$_{50}$ und LD$_{50}$. Beachte den semilogarithmischen Maßstab. Die therapeutische Breite ist definiert als Verhältnis LD$_{50}$/ED$_{50}$. Diese ist im gezeichneten Beispiel gleich 10, d. h., bei zehnfacher Dosierung des Pharmakons ist bei 50% der Individuen mit einer tödlichen Wirkung zu rechnen.*

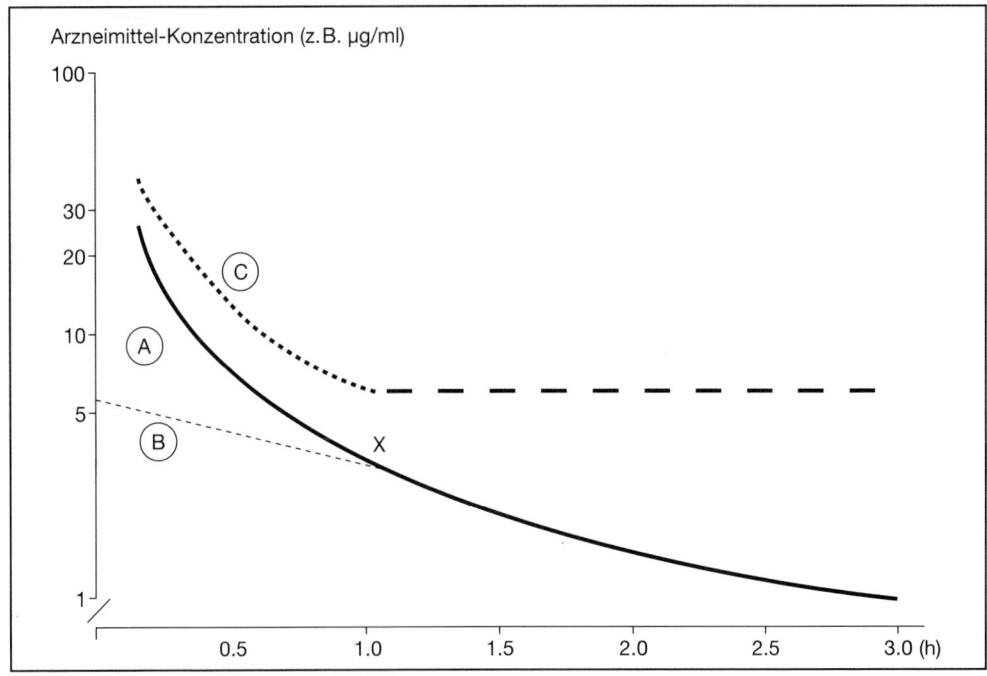

Abb. 7.8: *Verlauf der Konzentration eines Pharmakons im Plasma (logarithmischer Maßstab) über die Zeit (linearer Maßstab; Erklärung siehe Text).*

groß, sie häufen sich unter anderem in Fettgewebe, Haut und Muskulatur an und werden nur zögernd wieder aus diesen Geweben mobilisiert. Die Konzentration im Plasma fällt deshalb rasch auf sehr niedrige Werte. Leber und Niere haben deshalb nur ein geringes Arzneimittelangebot über das Blut und eliminieren fettlösliche Arzneimittel sehr langsam. Wasserlösliche Arzneimittel (Moleküle, die bei physiologischem pH-Wert Ladungen tragen, z. B. Muskelrelaxantien) können die Lipidschichten vieler Zellwände kaum durchdringen. Ihr Verteilungsraum ist begrenzt, die Konzentration im Plasma bleibt deswegen vergleichsweise hoch. Leber und Nieren haben ein großes Arzneimittelangebot und eliminieren diese Verbindungen vergleichsweise rasch.

zu b) Die meisten Arzneimittel werden an Plasmaproteine gebunden und in Erythrozyten aufgenommen. Nur ungebundenes Arzneimittel im Plasmawasser kann in die Gewebe und damit an die Rezeptoren diffundieren und eine Wirkung ausüben. Die Plasmaproteinbindung ist aber in Millisekunden reversibel. Diffusionsverluste von Arzneimitteln aus dem Plasmawasser an die Gewebe werden bei den meisten Pharmaka äußerst schnell durch Freisetzung aus der Bindung an Plasmaproteine und aus den Erythrozyten so lange ersetzt, bis ein neues Verteilungsgleichgewicht zwischen Plasmawasser und Gewebe erreicht ist. Bei Eiweißmangel (Nieren- und Leberkrankheiten) und wenig Erythrozyten im Blut (Anämie, Blutverlust) ist die Plasmawasserkonzentration erhöht. Mit einer höheren Rezeptorkonzentration und einer stärkeren pharmakologischen Wirkung ist zu rechnen, wenn diese Arzneimittel rasch intravenös verabreicht werden.

zu c) Eine Erhöhung des Herzzeitvolumens beschleunigt die Distribution, vor allem der fettlöslichen Arzneimittel im Organismus (rascher Abfall der Konzentration im Blut). Ein niedriges Herzzeitvolumen verzögert sie (langsamer Abfall). Eine hohe Perfusion der eliminierenden Organe Leber und Nieren kann die Ausscheidung eines Arzneimittels begünstigen, eine geringe Perfusion kann die Elimination behindern.

zu d) Die Elimination eines Arzneimittels über die Nieren wird vor allem von seiner Wasserlöslichkeit bestimmt. Fettlösliche Arzneimittel werden zwar glomerulär filtriert, verlassen jedoch das Tubulussystem durch Diffusion relativ leicht; die Arzneimittelkonzentration im Endharn entspricht dann angenähert der Konzentration im Plasma.

Beispiel: *Würde Thiopental nicht durch Biotransformation in besser wasserlösliche Produkte umgewandelt, würden ca. 20 Jahre vergehen, bis eine zur Einleitung einer Narkose applizierte Dosis ausgeschieden wäre!*

Wasserlösliche Arzneimittel (Moleküle, die eine Ladung tragen) können nach glomerulärer Filtration das Tubulussystem häufig nicht mehr verlassen und werden dank der Harnkonzentrierung im Endharn in konzentrierter Form ausgeschieden. Die Kapazität der Arzneimittel-biotransformierenden Enzyme der Leber (vgl. Kap. 4.2.5) ist individuell unterschiedlich und kann durch zahlreiche körperfremde Stoffe gesteigert (z.B. Phenobarbital, Alkohol usw.) bzw. auch gehemmt werden (z.B. Cimetidin (Tagamet®), ein Histamin-H_2-Rezeptor-Antagonist).

zu e) und f) Die Größe der Verteilungsräume wird unter anderem vom Körpergewicht bestimmt. Große Verteilungsräume haben eine niedrige Arzneimittelkonzentration im Blut zur Folge und umgekehrt. Eine Ausnahme bilden fettlösliche, kurz wirkende Arzneimittel, z.B. Injektionsnarkotika. Hier nimmt das Fettgewebe wegen seiner geringen Durchblutungsrate anfangs nur wenig Arzneimittel auf. Der für das Pharmakon unmittelbar nach Injektion zur Verfügung stehende Verteilungsraum ist also kleiner und die Konzentration im Plasma höher, als es dem Körpergewicht respektive dem Fettanteil am Körpergewicht entspricht. Menschen mit

Adipositas erhalten eventuell dann eine zu hohe Dosis, wenn nach Körpergewicht dosiert wird.

Zurück zur Abb. 7.8! Wie kommt es zu dem typischen zweiphasigen Konzentrationsabfall im Plasma? Nach intravenöser Injektion eines Arzneimittels sinkt die Konzentration im Plasma durch Abstrom des Arzneimittels in die Gewebe, bis im gesamten Organismus ein Verteilungsgleichgewicht erreicht ist (Punkt X in Abb. 7.8). Würde nach der Injektion des Pharmakons keine Elimination über die Leber und/ oder Nieren stattfinden, so würde sich die Plasmakonzentration entsprechend Kurve C in Abb. 7.8 verhalten, d. h. die Plasmakonzentration würde zunächst bis zum Konzentrationsausgleich mit den Geweben absinken (Distribution) und dann auf unveränderlicher Höhe bleiben. Tatsächlich setzt aber die Elimination in dem Moment ein, in dem arzneimittelhaltiges Blut durch die Leber und Nieren strömt, und geht anfangs auch mit dem größten Umsatz einher, da die Arzneimittelkonzentration im Blut, das Arzneimittelangebot an Leber und Nieren am höchsten ist. Die Geschwindigkeit der Biotransformation und Exkretion geht aus der Neigung der Geraden B hervor. Das Profil der Konzentration im Plasma (Kurve A in Abb. 7.8) ist also die Resultierende aus Distribution und Elimination.

Aus Abb. 7.8 geht auch hervor – und das gilt für die meisten Arzneimittel –, daß bei semilogarithmischer Darstellung das Absinken der Plasmakonzentration durch Elimination des Arzneimittels eine Gerade ergibt. Dies bedeutet, daß die Geschwindigkeit der Elimination der Konzentration des Arzneimittels im Blut proportional ist.

Beispiel: *Nimmt eine Plasmakonzentration pro Stunde um 50% ab, so entspricht dies einem Abfall der Plasmakonzentration von 100 µg/ml auf 50 µg/ml pro Stunde, von 10 µg/ml auf 5 µg/ml pro Stunde oder von 1 µg/ml auf 0.5 µg/ml pro Stunde. Semilogarithmisch aufgetragen, resultiert eine Gerade (Abb. 7.9).*

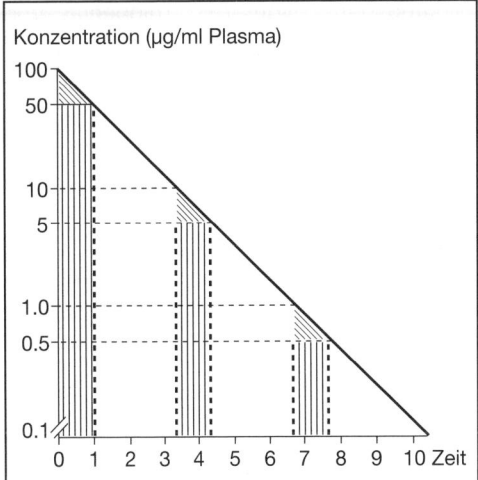

Abb. 7.9: *Abfall der Plasmakonzentration eines Pharmakons über die Zeit, wenn seine Eliminationsrate 50% pro Stunde beträgt.*

Abb. 7.10 zeigt das Verhalten der Konzentration eines Pharmakons in Organen mit hoher Durchblutung (Gehirn, Leber, Niere) und solchen mit geringerer Durchblutung (Haut, Muskulatur, Fettgewebe) nach intravenöser Injektion. Den raschen anfänglichen und langsameren und stetigen späteren Abfall in den Organen mit hoher Durchblutung hatten wir schon in Abb. 7.8 kennengelernt. Da die Elimination (Elimination: Biotransformation zu besser wasserlöslichen Verbindungen und Exkretion der unveränderten Substanz) mit dem Moment der Injektion des Arzneimittels ins Blut beginnt und in der Regel konzentrationsunabhängig abläuft, kann man davon ausgehen, daß der gerade, rechte Teil der Kurve von der Elimination, evtl. aber auch dem Rücktransport des peripher gespeicherten Medikaments zur Leber geprägt ist. Der gebogene Anfangsteil ist die Resultierende aus Elimination und Abstrom des Arzneimittels aus dem Blut in die Gewebe und der Umverteilung von Organen mit hoher Durchblutung, aber relativ geringer Speicher-

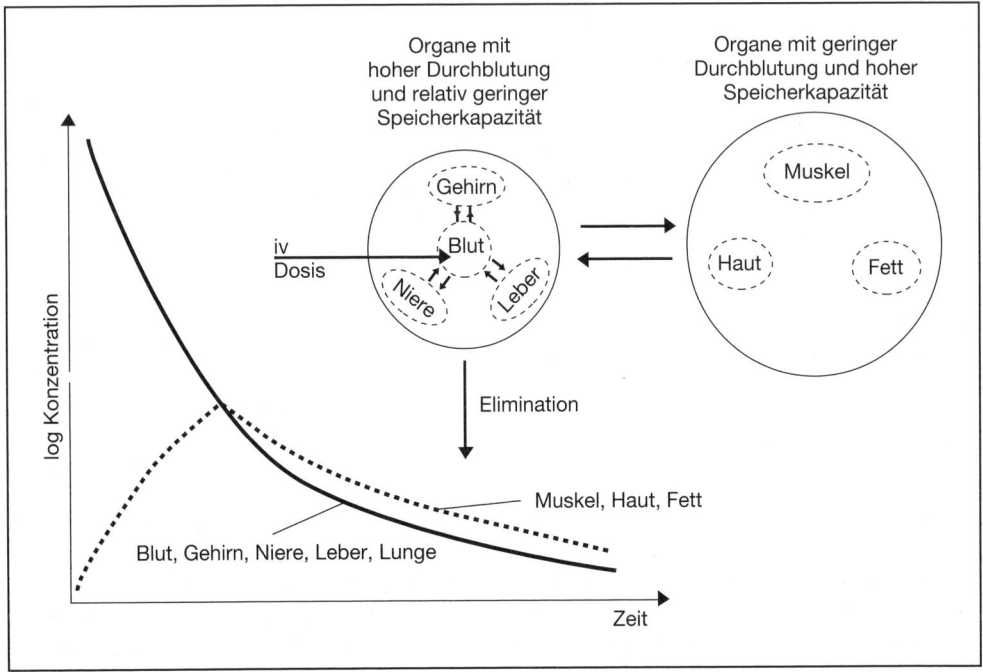

Abb. 7.10: *Abstrom eines Pharmakons in die Gewebe und Elimination als prägende Elemente des Verlaufs der Konzentration vieler Arzneimittel im Plasma.*

kapazität, auf Organe mit geringerer Durchblutung und großer Speicherkapazität. Der langsame Konzentrationsabfall im Plasma nach Einstellung des Verteilungsgleichgewichts im Organismus hat bedeutsame klinische Konsequenzen. Darauf wird bei der Besprechung der einzelnen Pharmaka eingegangen.

Zum Schluß des allgemeinen Teils sollen noch drei wesentliche Begriffe erläutert werden, nämlich

Halbwertszeit: Die Halbwertszeit ist ein Maß für die Geschwindigkeit des Konzentrationsabfalls im Plasma. Sie beschreibt diejenige Zeit, in der die Konzentration eines Arzneimittels im Plasma auf die Hälfte absinkt. Klinisch bedeutsam ist die Halbwertszeit der Eliminationsphase ($T_{1/2\ elim}$).

Clearance: Die Clearance ist definiert als das Volumen Blut oder Plasma, das theoretisch in einer Minute vom Arzneimittel vollständig befreit wird. Dementsprechend hat sie die Definition ml/min, respektive ml/min x kg, wenn sie auf das Körpergewicht bezogen wird. Anders als in der Physiologie (z.B. renale Clearance von Kreatinin) ändert sich bei Arzneimitteln die Konzentration im Blut/Plasma mehr oder weniger rasch. (Abb. 7.10). Die pro Zeiteinheit umgesetzte Menge ist deshalb anfangs am höchsten (umgesetzte Menge = Cl x Konz.) und nimmt immer mehr ab. Ist die Arzneimittelkonzentration im Blut hoch (kleines Verteilungsvolumen), kann ein Arzneimittel trotz einer niedrigen Clearance relativ rasch eliminiert werden (Beispiel Alfentanil). Ist die Arzneimittelkonzentration im Blut niedrig (großes Verteilungsvolumen), wird ein Arzneimittel trotz hoher Clearance langsamer eliminiert (Beispiel Fentanyl).

Redistribution: Fettlösliche Arzneimittel werden wegen deren hoher Durchblutungsrate zunächst überwiegend in Gehirn, Lunge, Leber, Niere, Herz und Darm angereichert, allmählich aber von diesen Organen auf schlechter durchblutete Gewebe wie Muskel, Haut, Fett usw. umverteilt (= Redistribution). Redistribution ist die Ursache der sehr kurzen

Wirkungsdauer von z.B. Thiopental und Methohexital.

Der Besprechung der Pharmakologie der Injektions- und Inhalationsnarkotika soll der Versuch einer Definition der Begriffe „Narkose", „Anästhesie" und „Analgesie" vorangehen.

„Analgesie" bedeutet Schmerzfreiheit bei sonst intakter Sinneswahrnehmung (Fühlen, Riechen, Schmecken, Sehen). Analgesie tritt z.B. durch Besetzung der Opiatrezeptoren im ZNS durch Opioide ein.

„Anästhesie" (griechisch anaisthetos = empfindungslos) hat die Ausschaltung aller Sinneswahrnehmungen zum Inhalt. „Anästhesie" kann dem Begriff entsprechend verwendet werden, aber auch „Empfindungslosigkeit" einzelner Körperabschnitte (Regionalanästhesie) bedeuten. „Narkose" respektive Allgemeinanästhesie beinhaltet Verlust der Sinneswahrnehmung und des bewußten Empfindens durch reversible Beeinträchtigung der entsprechenden Strukturen des Gehirns.

Der Wirkungsmechanismus von Narkotika ist bis heute unbekannt. Nur soviel scheint sicher: Narkotika modifizieren die Funktionen von Proteinen und Fettstoffen der Nervenzellen durch reversible Anlagerung der Narkotika an bestimmte Strukturen dieser Moleküle. Da die Kapillaren des Gehirns von einer lückenlosen Lipidschicht eingehüllt sind (sog. Blut-Hirn-Schranke), müssen Narkotika lipidlöslich sein, um an den Ort der Wirkung gelangen zu können. Die Anlagerung der Narkotika an Zellbestandteile beeinträchtigt neuronale Mechanismen wie Überträgerstoffreisetzung und Rezeptorbindung sowie Weiterleitung nervöser Impulse. Dies alles führt zur Beeinträchtigung der synaptischen Impulsübertragung und stört dadurch unter anderem die Übertragung sensorischer Afferenzen zu den höheren Hirnzentren. Narkotika wirken an allen Strukturen des Gehirns. Hemmung der Aktivität des Cortex ist ein wesentlicher Faktor bei der Auslösung einer Bewußtlosigkeit.

7.3 Injektionsnarkotika (K. Taeger)

Der Versuch, mittels intravenöser Injektion von Arzneimitteln Patienten für chirurgische Eingriffe in Narkose zu versetzen, wurde über Jahrhunderte mit einer Vielzahl unterschiedlichster Verbindungen unternommen. Erst 1932 war mit Hexobarbital (z.B. Evipan®) ein brauchbares Injektionsnarkotikum gefunden, zwei Jahre später gefolgt vom Thiopental (z.B. Trapanal®). Alle Narkoseversuche vor der Einführung von Hexobarbital scheiterten, da entweder die narkotische Wirkung der verwendeten Substanzen zu lange anhielt, ihre Anwendung sich als zu gefährlich erwies, oder weil organschädigende Wirkungen auftraten.

Injektionsnarkotika sollten folgenden Anforderungen genügen:

a) Rascher Wirkungseintritt, damit nach Wirkung dosiert werden kann. Die individuelle Empfindlichkeit gegenüber den Injektionsnarkotika ist von so vielen Faktoren abhängig, daß eine für den individuellen Patienten „richtige" Dosis nicht vorausbestimmt werden kann.

Die für eine gewünschte Wirkungsstärke erforderliche Dosis kann nur gefunden werden, wenn die Wirkung des Injektionsnarkotikums schon während der Injektion eintritt („Titration").

b) Kurze Wirkdauer. Injektionsnarkotika sollten nur kurz wirken, da sie im eigentlichen Sinne nur steuerbar sind, wenn ihre Wirkungsdauer, z.B. durch Antagonisten, bzw. ihre Elimination beeinflußbar sind. Barbiturate zum Beispiel sind nicht steuerbar, da es keine praktikable Möglichkeit gibt, ihre Wirkungen vorzeitig zu beenden. Im Falle einer Überdosierung verzögert die Depression des Kreislaufzentrums die Redistribution (s.o.) der Barbiturate vom Gehirn in die Muskulatur.

c) Ausreichend große therapeutische Breite (s.o.).

d) Hemmung oder Lähmung des Atemzentrums vor dem Kreislaufzentrum. Nur die Funktion des Atemzentrums kann heute durch Beatmung relativ problemlos ersetzt werden, während die Lähmung des Kreislaufzentrums nach wie vor für den Patienten sehr ernste Konsequenzen haben kann.

e) Injektionsnarkotika sollen möglichst keine schädigenden Wirkungen auf Gefäßsystem, Organe und den ungeborenen Organismus haben.

> **Merke:** Die intravenöse Verabreichung von Narkotika birgt ernste Gefahren, die angesichts der einfachen Anwendung leicht unterschätzt werden:

– Eine Überdosierung ist sehr leicht möglich,

– die Elimination einer Überdosis kann praktisch nicht beschleunigt werden,

– geeignete Antagonisten für Injektionsnarkotika gibt es nur in einzelnen Fällen (z.B. Midazolam/Flumazenil),

– eine Hemmung des Atemzentrums bis hin zur Apnoe kann relativ rasch auftreten,

– die Hemmung von Herz und Kreislauf mit schwerer Hypotonie ist eine weitere ernste Gefahr,

– die Unsicherheit über die individuell nötige Dosis birgt die Gefahr von Überdosierungen und evtl. auch Unterdosierungen in sich.

Der unschätzbare Vorteil der intravenösen Narkoseeinleitung ist das rasche, angenehme Einschlafen.

7.3.1 Barbiturate

Es gibt zahlreiche Abkömmlinge der Barbitursäure, die sich hinsichtlich ihrer Wirkungen auf den Organismus und der Dauer ihrer Wirkungen unterscheiden. In der Anästhesie werden Barbiturate gelegentlich zur Sedierung (z. B. Luminaletten®) und als Schlafmittel (z. B. Luminal®) angewendet. Zur Narkoseeinleitung eignen sich nur stark lipophile Verbindungen, die die Blut-Hirnschranke unbehindert durchdringen können. Zur Narkoseeinleitung stehen Thiopental (z. B. Trapanal®) und Methohexital (z. B. Brevimytal®) zur Verfügung. Da sie sich bezüglich ihrer Pharmakologie nur gering voneinander unterscheiden, werden sie gemeinsam besprochen.

7.3.1.1 Galenik

Beide Pharmaka sind als Trockensubstanzen in Form ihrer Natriumsalze im Handel. 100 Teile der Salze sind mit 6 Teilen wasserfreien Natriumkarbonats versetzt, um eine Ausfällung der wasserunlöslichen Säuren durch atmosphärisches Kohlendioxid zu vermeiden. Die wäßrigen Lösungen sind nur begrenzt haltbar. Thiopental sollte nur als 2,5%ige (25 mg/ml), Methohexital nur als 1%ige (10 mg/ml) Lösung verwendet werden.

Beide Injektionslösungen sind stark basisch (pH-Wert 10.5 – 11.4). Vermischung (z. B. während der Injektion) mit Succinylcholin, Opioiden, Atropin und längeres Stehenlassen der Lösungen führen zur Ausflockung der unlöslichen Säuren, die zur Verstopfung von Kanülen führen können. Trübe Lösungen sind unbrauchbar.

7.3.1.2 Pharmakodynamik

Wirkungen der Barbiturate am ZNS: Thiopental und Methohexital erzeugen noch während der Injektion dosisabhängig Schlaf und Bewußtlosigkeit. Viel häufiger als nach Thiopental sieht man während der Injektion von Methohexital Zeichen der Exzitation. Vor allem bei zu rascher Injektion treten Bewegungen der Augäpfel und der Extremitäten, Schluckauf, Husten, eventuell sogar ein Laryngospasmus auf. Diese Erscheinungen sind selten schwerwiegend und gehen rasch vorüber. Beide Barbiturate verändern das Elektroenzephalogramm (EEG) in charakteristischer Weise, die eine Stadieneinteilung erlaubt (Abb. 7.11). Nach anfänglicher Zunahme der Schwingungsfrequenz und -amplitude (Stadium 1), ist im Stadium 2 die Amplitude deutlich gesteigert, die Frequenz dagegen vermindert. Im Stadium 3 treten „bursts" elektri-

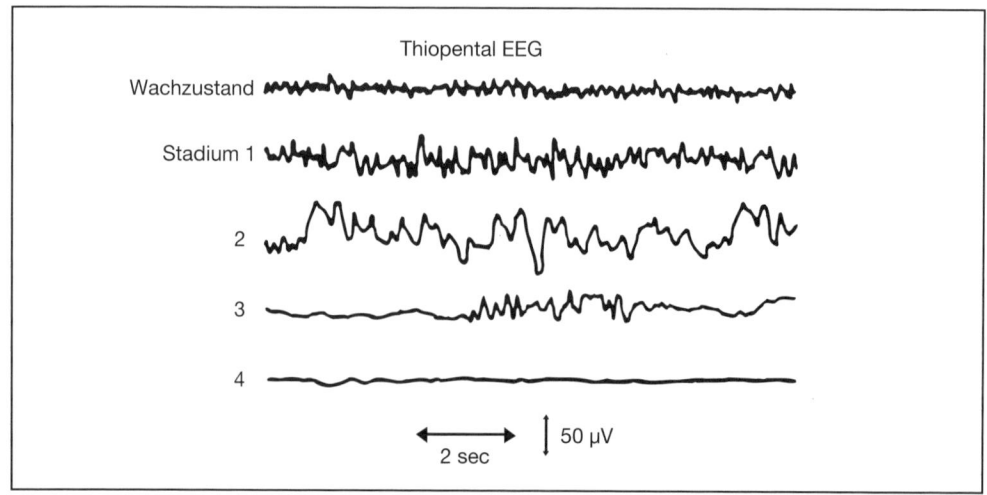

Abb. 7.11: *Dosisabhängiger Effekt von Thiopental auf das Elektroenzephalogramm (STANSKI).*

unbedeutend, für die Nachwirkungen über viele Stunden nach Narkose aber von großer Bedeutung ist. 5 min nach Erreichen der höchsten Konzentration im Gehirn ist diese schon wieder auf die Hälfte, nach 30 min auf ein Zehntel abgefallen. Die Dauer der Narkose wird ganz überwiegend von der Geschwindigkeit der Redistribution bestimmt. 2 min nach Injektion befinden sich nur noch 10% der Dosis im Plasma. Das an Plasmaproteine gebundene Thiopental wird also weitestgehend wieder freigesetzt und an die Gewebe abgegeben. Die Bedeutung der Plasmaproteinbindung für Wirkstärke und -dauer der Barbiturate erklärt sich aus dem anfangs sehr kleinen Verteilungsvolumen bei der ersten Passage durch das Gehirn und ihrer Bedeutung als Transportvehikel. Bei einer niedrigen Bindung wird während der ersten Passage mehr ans Gewebe abgegeben (stärkere Wirkung), die schlechte Bindungskapazität erschwert die Mobilisierung (Redistribution) aus dem Gehirn (längere Wirkung).

Aus der Beschreibung der Distribution lassen sich für die praktische Anwendung der Barbiturate zwei Folgerungen ableiten, nämlich einerseits: Barbiturate sollten nicht nach Gewicht dosiert werden. Der initiale Verteilungsraum Adipöser ist nicht größer als der magerer Patienten. Der Abstrom der Barbiturate ins reichliche Fett ist nach einmaliger Applikation für ihre Wirkung am ZNS bedeutungslos. Und andererseits: Im schweren Schock sind nur die vitalen Organe (Gehirn, Herz, Lunge, evtl. auch Niere und Leber) ausreichend durchblutet. Erhielte ein Patient im Schock ein Barbiturat in üblicher Dosierung verabreicht, würde dies zu einer lange anhaltenden Depression der vitalen Organe führen, da die Umverteilung in die nicht oder nur wenig durchbluteten peripheren Organe wie Muskulatur und Haut nur sehr langsam erfolgt und die Depression von Herz und Kreislauf das Auswaschen des Barbiturats aus dem Gehirn zusätzlich verzögert.

> **Merke:** Für Barbiturate gibt es kein Antidot! Wirkung und Elimination einer einmal injizierten Dosis können nicht mehr beeinflußt werden. Barbiturate sind daher nicht steuerbar.

e) die Biotransformation: Beide Barbiturate werden nahezu vollständig durch die mikrosomalen Enzyme der Leber biotransformiert. Aus Abbildung 7.14 geht jedoch hervor, daß Methohexital wesentlich schneller eliminiert wird als Thiopental. Die Erklärung dafür ist, daß Methohexital zu einem wesentlich größeren Prozentsatz in der Leber aus dem Blut „extrahiert" wird als Thiopental (d.h. eine höhere Clearance hat).

Die Eliminationshalbwertszeit von Thiopental ($T_{1/2\ elim}$) beträgt ca. 700 min, seine Clearance 3–4 ml/min/kg. Die Eliminationshalbwertszeit von Methohexital beträgt dagegen nur 240 min und seine Clearance

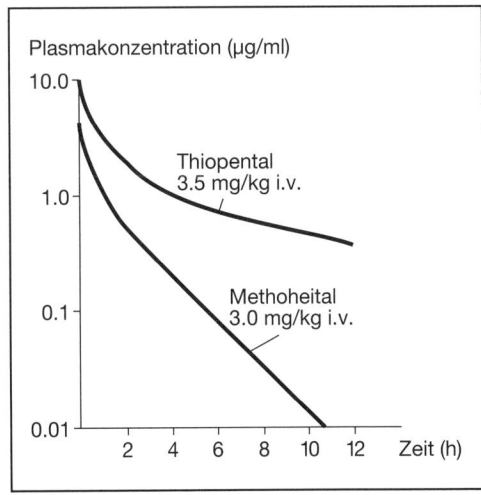

Abb. 7.14: *Verlauf der Konzentrationen von Thiopental und Methohexital im Plasma über die Zeit. Beachte das erheblich raschere Absinken der Methohexitalkonzentration im Plasma, verursacht durch seine raschere Elimination.*

11 ml/min/kg. Die langsame Elimination beider Barbiturate aus dem Organismus hat klinisch wichtige Konsequenzen, nämlich:

a) Wird Thiopental in kurzen Abständen in hohen Dosen verabreicht, sättigen sich die Gewebe so weit auf, daß der Abstrom aus dem Gehirn in periphere Gewebe erheblich verzögert wird. Die Barbiturate werden dann mit einer Geschwindigkeit aus Gehirn und übrigen Organen eliminiert, die von der Rate der Biotransformation abhängt. Da Methohexital schneller in der Leber umgesetzt wird, ist hier die Kumulationsgefahr geringer.

b) Nach hohen Barbituratdosen könnten Opiate in der frühen postnarkotischen Phase zu einem Wiedereinsetzen der Narkose führen.

c) Alkoholgenuß noch 14 Std nach einer klinisch üblichen Dosis Thiopental kann zu Volltrunkenheit führen, obwohl sich Patienten zu diesem Zeitpunkt vollständig wach fühlen.

d) 5–8 Std nach Thiopental sind Wachzustand und visuelle Aufnahmefähigkeit noch deutlich eingeschränkt. Die psychomotorische Leistungsfähigkeit ist noch 24 Std nach Thiopental und Methohexital beeinträchtigt.

Merke: Patienten, die Thiopental oder Methohexital in narkotischen Dosen erhalten haben, dürfen *mindestens* 24 Std
- kein Kraftfahrzeug lenken,
- keine komplizierten Maschinen bedienen,
- keine Geschäfte tätigen.

7.3.2. Ketamin

CORSSEN und DOMINO begründeten das Konzept der „dissoziativen Anästhesie", einer Form der Bewußtlosigkeit, bei der der Patient von seiner Umwelt abgekoppelt erscheint, ohne daß ein narkosetypischer Tiefschlaf besteht. Ausgeprägte Analgesie und amnestische Wirksamkeit erzeugen eine gute Toleranz für chirurgische Eingriffe. 1965 in die anästhesiologische Praxis eingeführt, ist die Ketaminanwendung heute weit verbreitet.

7.3.2.1 Galenik: Ketamin (Ketanest®)

eine Base, ist als 1%ige und 5%ige Lösung im Handel. Die isotone Lösung ist klar, farblos, stabil bei Raumtemperatur, der pH-Wert liegt zwischen 3.5 und 5.5. Die Lösung kann intravenös und, wegen ihrer guten Gewebeverträglichkeit, auch intramuskulär angewendet werden.

7.3.2.2 Pharmakodynamik

Wirkungen am ZNS:

Anders als bei den Barbituraten tritt die Ketaminwirkung nach i.v.-Injektion langsam, in 50–60 sec ein. Nach i.m.-Injektion kann es 2–8 min dauern, bis die Patienten das Bewußtsein verlieren. Mit Eintritt des „dissoziativen Stadiums" öffnet der Patient weit die Augen, es tritt ein Nystagmus auf. Kurz darauf stehen die Augen still und scheinen zu fixieren. Die Pupillen sind mittelweit und reagieren prompt auf Licht. Der Cornealreflex, laryngeale und pharyngeale Schutzreflexe bleiben erhalten. Sehnenreflexe sind gesteigert, der Muskeltonus ist erhöht. Die auch in subnarkotischer Dosierung ausgeprägte Analgesie schaltet vor allem somatische, weniger viszerale Schmerzen aus.

Ketamin steigert den zerebralen Blutfluß um bis zu 80%, den zerebralen Sauerstoffverbrauch um bis zu 16%, den Liquordruck um 40–100%. Klassische Narkosezeichen fehlen. Das Ende der Narkose ist schwer feststellbar. 15–30 min nach i.v.-Injektion einer klinisch üblichen Dosis kündigt oft ein spontanes Schließen der Augen das Wiedererlangen des Bewußtseins an. Das Auftreten von Sehstörungen (Doppelbilder) wird in der Aufwachphase störend empfunden. Etwa 30% aller Patienten, überwiegend Frauen, haben während des Aufwachens Träume und Halluzinationen oft bedrohlichen Inhalts. Auch Erregungszustände, die bis zum Delir gesteigert sein können, und Euphorie werden beobachtet. Eine Abschirmung vor unnötigen äußeren Reizen und die Gabe von Benzodiazepinen zur Prämedikation oder intraoperativ kann das Ausmaß unangenehmer psychischer Nebenwirkungen entscheidend vermindern.

Wirkungen auf die Atmung:
Ketamin kann eine 1–3 min anhaltende Dämpfung der Atmung verursachen, zu einer relevanten Atemdepression kommt es nur bei gleichzeitiger Anwendung von beispielsweise Opioiden. Der Atemwegswiderstand nimmt ab. Ketamin ist daher geeignet zur Induktion einer Narkose bei Patienten mit Asthma bronchiale. Die Schutzreflexe des oberen Respirationstrakts bleiben in der Regel erhalten, die Atemwege frei. Dennoch muß bei Ketaminanwendung die Möglichkeit zur Intubation und Beatmung gegeben sein.

Herz und Kreislauf:
Ketamin führt durch die Aktivierung des Sympathikus zu einer Stimulation von Herz und Kreislauf, obwohl es direkt am Herzmuskel negativ inotrop wirkt. Bei hoher rückenmarksnaher Anästhesie mit Sympathikusblockade, respektive bei Schwerkranken, die bereits unter einer maximalen sympathischen Streßaktivierung stehen, kann der myokardial dämpfende Effekt von Ketamin sichtbar werden. Herzfrequenz, mittlerer arterieller Druck und Herzzeitvolumen steigen um zirka 25–30% an, der pulmonale Gefäßwiderstand um zirka 50%. Myokardialer Sauerstoffverbrauch und Koronardurchblutung nehmen um bis zu 70% zu.

Übrige Organsysteme:
Ketamin setzt kein Histamin frei und antagonisiert die Effekte von Histamin an den Atemwegen. Als einziges intravenöses Narkotikum steigert es den Augeninnendruck und ist deshalb bei perforierenden Augenverletzungen kontraindiziert.

Dosierung, Verträglichkeit:
Ketamin hat eine sehr große therapeutische Breite. Die intravenöse Dosierung bewegt sich zwischen 0.5–2 mg/kg KG, intramuskulär werden 3–8 mg pro kg KG zur Narkoseeinleitung benötigt. Neuerdings wird die Verwendung kleinerer Dosen (maximal 1 mg/kg KG i.v.) nach vorheriger Injektion beispielsweise eines Benzodiazepins empfohlen, um einen analgetischen Effekt ohne relevante Kreislaufstimulation und ohne Auslösung von Horrorvisionen zu erzielen.

Ketamin ist gut gewebeverträglich, setzt kein Histamin frei und hat eine sehr große therapeutische Breite.

Indikationen/ Kontraindikationen:
Indikationen: Narkoseeinleitung bei hypotonen Patienten, Asthmatikern, Kindern (i.m.-Applikation), in der Geburtshilfe, in der Notfallmedizin und bei der Behandlung von Verbrennungen. Kontraindikationen für die alleinige Ketaminanwendung sind ambulante Eingriffe wegen der langen Erholungszeit, arterieller Hypertonus, koronare Herzerkrankung, erhöhter intrakranieller Druck und perforierende Augenverletzungen.

7.3.2.2 Pharmakokinetik von Ketamin

Das „Schicksal" von Ketamin im Organismus kann im Prinzip mit dem der Barbiturate verglichen werden. Die Wirkung von Ketamin tritt nach i.v.- und i.m.-Gabe langsamer ein und hält 10–20 min an. Die Redistribution in weniger gut durchblutete Gewebe und die Biotransformation gelten als entscheidende Prozesse für die Wirkungsbeendigung. Die volle Erholung dauert bis zu 4 Std, bei Kombination mit Benzodiazepinen noch wesentlich länger. Das Verteilungsvolumen entspricht in etwa dem der Barbiturate. Ketamin wird in der Leber biotransformiert. Die Gesamtkörperclearance bewegt sich mit 1200 ml/min im Bereich der Methohexitalclearance. Die Eliminationshalbwertszeit wird mit 2 – 4 Std. angegeben.

7.3.3 Etomidat (z. B. Hypnomidate®, Etomidat „Lipuro®")

wurde 1972 von DOENICKE in die anästhesiologische Praxis eingeführt.

7.3.3.1 Galenik

Etomidat ist eine Base; die handelsüblichen Ampullen enthalten 20 mg Etomidat in 10 ml Lösungsmittel (35% Propylenglykol in Wasser (Hypnomidate®); in einer neuen galenischen Zubereitung ist Etomidat ähnlich wie Propofol in einer Fettemulsion gelöst (Etomidat-Lipuro®)). Etomidat ist sehr gut gewebeverträglich, wirkt nicht embryotoxisch oder teratogen und setzt kein Histamin frei. Die therapeutische Breite ist groß ($LD_{50}/ED_{50} = 32$), die Gefahr einer Sensibilisierung gering.

7.3.3.2 Pharmakodynamik

Wirkungen am ZNS:
Etomidat ist ein in einer Kreislaufzeit (10 – 30 sec) wirkendes, potentes Hypnotikum ohne analgetische Eigenschaften, das nach einer klinisch üblichen Dosis von 0.2 bis 0.3 mg/kg KG eine 3 – 5 min anhaltende Narkose bewirkt. Die zur Narkoseeinleitung erforderliche Dosis nimmt mit fortschreitendem Alter ab; auch bei Etomidat gilt das Grundprinzip der Dosierung nach Wirkung! Nach Injektion sind häufig Myokloni und Dyskinesien (unkoordinierte Bewegungen) zu beobachten, die durch Prämedikation, z. B. mit einem Benzodiazepin, weitgehend unterdrückt werden. Etomidat wirkt wie die Barbiturate auf Hirnstoffwechsel und zerebrale Perfusion. Das EEG verändert sich in ähn-

licher Weise dosisabhängig. Das Erwachen ist angenehm und vollständig, ein „Überhang" tritt nicht auf.

Wirkungen auf die Atmung:
Nach der Injektion kommt es häufig zu einem Atemstillstand von 3 – 5 min Dauer.

Wirkungen auf Herz und Kreislauf:
Etomidat hat von allen intravenösen Anästhetika die geringsten Wirkungen auf Herz und Kreislauf. Für Patienten mit kardiovaskulären Vorerkrankungen gilt es als Anästhetikum der Wahl zur Narkoseeinleitung.

Übrige Organsysteme:
Etomidat verursacht durch Hemmung eines Enzyms der Steroidbiosynthese eine verminderte Kortisolsekretion der Nebennierenrinde. Der Effekt ist reversibel. Die klinische Bedeutung des passageren Glukokortikoiddefizits nach einmaliger Etomidatinjektion zur Narkoseeinleitung ist ungeklärt. Die Anwendung von Etomidat zur Langzeitsedierung von Intensivpatienten ist heute obsolet (Anstieg der Letalität von Intensivpatienten nach Einführung von Etomidat zur Langzeitsedierung).

Je nach Venenkaliber treten bei etwa 25% der Patienten brennende Schmerzen während der Injektion auf. Es wird empfohlen, Etomidat in eine schnellaufende Infusion zu injizieren. Eine langsame Injektion verstärkt den Schmerz. Nach Etomidat in Propylenglykol kommt es häufig zu Thrombophlebitiden; Etomidat in Fettemulsion ist diesbezüglich besser verträglich. Etomidat gilt als potentiell porphyrinogen.

7.3.3.3 Pharmakokinetik

Etomidat hat ein ähnliches „Schicksal" im Organismus wie die Barbiturate. Die Wirkung endet überwiegend durch Redistribution. Sein Verteilungsvolumen als Indikator der Anreicherung pharmakologisch aktiver Substanzen in Eingeweiden, Muskulatur und Fett übersteigt das Körpergewicht bei weitem.

Dank einer mittleren bis hohen Clearance wird die Substanz durch Biotransformation in der Leber zu besser wasserlöslichen, renal ausscheidungsfähigen Metaboliten ähnlich schnell wie Methohexital eliminiert (siehe hierzu auch Abb. 7.14).

7.3.4 Propofol (z. B. Disoprivan®)

Propofol wurde erstmals 1977 von KAY und ROLLY in einem Lösungsvermittler angewendet, der ernsthafte anaphylaktoide Reaktionen verursachte und die weitere klinische Anwendung unmöglich machte. In neuer galenischer Form hat sich Propofol mittlerweile für die Anästhesie bei kurz dauernden Eingriffen und in Form der sogenannten totalen intravenösen Anästhesie (TIVA) etabliert.

7.3.4.1 Galenik

Propofol (10 mg/ml) ist in einer Fettemulsion gelöst. Wie für Fettlösungen üblich, muß die Injektionslösung bei Temperaturen zwischen 4 und 25°C gelagert und vor Gebrauch geschüttelt werden. Die Propofollösung hat einen pH-Wert zwischen 6.0 und 8.5.

7.3.4.2 Pharmakodynamik von Propofol

Wirkungen am ZNS:
Propofol ist ein stark wirkendes Hypnotikum ohne analgetische Eigenschaften. Die Patienten schlafen rasch und sanft ein; exzitatorische Phänomene sind selten. Schlaf und Narkose treten wie bei den Barbituraten innerhalb von 20 bis 40 sec (eine Arm-Gehirn-Kreislaufzeit) ein. Rasches, streßfreies Erwachen 4 – 8 min nach klinisch üblichen Dosen zählen zu den entscheidenden Vorzügen des Medikaments. Für den Zeitraum der Propofolwirkung besteht Amnesie. Propofol senkt die zerebrale Stoffwechselrate. In deren Folge sinken die zerebrale Perfusion und der intrakranielle Druck. Bei erhöhtem Hirndruck kann als Folge der kreislaufdepressiven Eigenschaften des Propofols der zerebrale Perfusionsdruck kritisch absinken.

Atmung:
Propofol bewirkt einen kurzfristigen Atemstillstand. Die laryngealen Schutzreflexe werden abgeschwächt. Propofol setzt kein Histamin frei, ein Bronchospasmus wurde bislang nicht beobachtet. Auch in flacher Narkose wird ein endotrachealer Tubus gut toleriert.

Herz und Kreislauf:
Propofol bewirkt eine deutliche Beeinträchtigung der Funktionen von Herz und Kreislauf. Systolischer und diastolischer Blutdruck sinken dosisabhängig deutlich ab. Anders als bei den Barbituraten ist dieser Blutdruckabfall nicht von einem Anstieg der Herzfrequenz gefolgt (fehlende Alarmierung!). Als Ursache für den Blutdruckabfall werden eine Erniedrigung des peripheren Gefäßwiderstands, ein venöses Pooling und eine negativ inotrope Wirkung angesehen. Der Blutdruck normalisiert sich rasch bei adäquater Volumenzufuhr. Die Sauerstoffbilanz des Myokards wird nicht beeinträchtigt. Dennoch scheint Propofol bei Patienten im höheren Lebensalter mit ernsthaften Erkrankungen des Herz- Kreislaufsystems weniger zur Narkoseeinleitung geeignet zu sein.

Übrige Organe:
Propofol setzt kein Histamin frei. Soweit bekannt, ist Propofol bei Patienten, die an einer Porphyrie, respektive einer Disposition zur malignen Hyperthermie leiden, ein sicheres i.v. Hypnotikum. Übelkeit und Erbrechen sind nach Propofol eher selten.

7.3.4.3 Pharmakokinetik

Auch Propofol unterliegt im Organismus einer im Prinzip ähnlichen Distribution, wie sie für die Barbiturate (siehe oben) beschrieben wurde. Propofol hat sehr große Verteilungsräume und, anders als die Barbiturate, eine Clearancerate von 2000 ml/min oder darüber. Diese Konstellation prädestiniert Propofol bei einmaliger Applikation zu raschem Erwachen: Biotransformation und Redistribution in die weniger gut durchbluteten großen Verteilungsräume bewirken ein rasches

Absinken der Konzentrationen in Blut und Gehirn. Wird Propofol über längere Zeit und in höheren Dosen angewendet, ist mit einer zunehmenden Sättigung der speichernden Gewebe und einer deutlich langsameren Erholung zu rechnen; der Rücktransport der pharmakologisch aktiven Substanz aus der Körperperipherie ist der Schritt, der die Inaktivierung von Propofol in erster Linie bestimmt.

Propofol hat anders als die Barbiturate eine flache Dosiswirkungskurve (Abb. 7.15) d. h. der individuelle Dosisbedarf, sei es zur Narkoseeinleitung oder zur Narkoseaufrechterhaltung, schwankt in weiten Grenzen. Mit fortschreitendem Alter nimmt der Propofolbedarf wie bei den Barbituraten und beim Etomidat deutlich ab (Abb. 7.17).

7.3.5 Benzodiazepine

Die Benzodiazepine wirken an spezifischen Rezeptoren an der Zelloberfläche von Neuronen des Zentralnervensystems, die besonders im Kortex, Hippokampus und Kleinhirn in hoher Dichte vorkommen (MOHLER, OKADA 1978). Sie aktivieren inhibitorische Interneurone; durch den Einstrom von Chloridionen in die Zellen resultiert eine Hyperpolarisation, wodurch die Erregung der Nervenzellen erschwert wird. Die natürlichen Liganden dieser Rezeptoren sind nicht bekannt.

Alle Benzodiazepine haben im Grundsatz ähnliche pharmakologische Wirkungen. Sie wirken angstlösend (anxiolytisch), antikonvulsiv, sedierend, muskelrelaxierend, erzeugen eine anterograde Amnesie, wirken hypnotisch und in entsprechender Dosierung auch narkotisch (Abb. 7.16).

Als Induktionsanästhetika angewendet, zeichnen sich Benzodiazepine dadurch aus, daß Herz und Kreislauf nicht ungünstig beeinflußt werden. Die Effekte treten jedoch deutlich langsamer als beispielsweise nach Thiopental ein, und der Benzodiazepinbedarf zur Narkoseeinleitung variiert stark. Beides birgt das Risiko einer erheblichen Überdosierung.

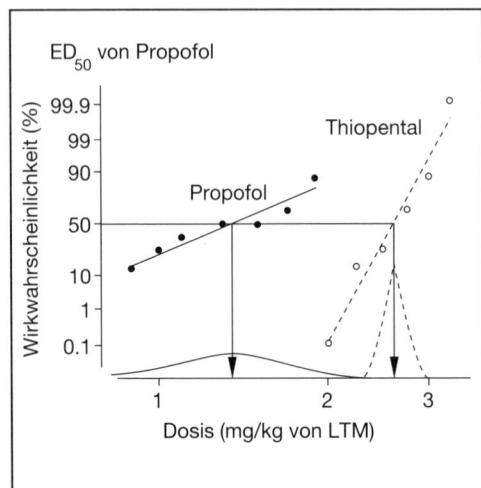

Abb. 7.15: *Dosiswirkungskurve von Propofol und Thiopental (LESLIE).*

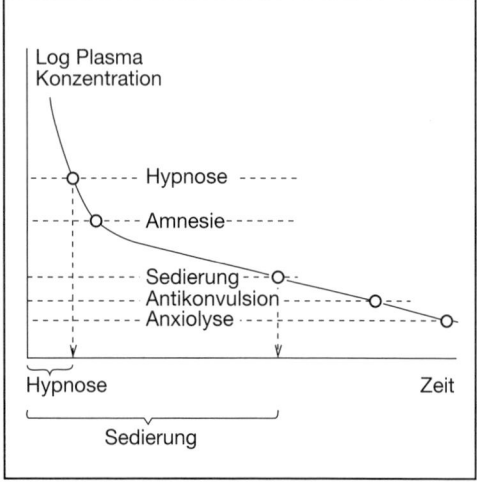

Abb. 7.16: *Konzentrationsabhängigkeit der Benzodiazepineffekte und deren Dauer.*

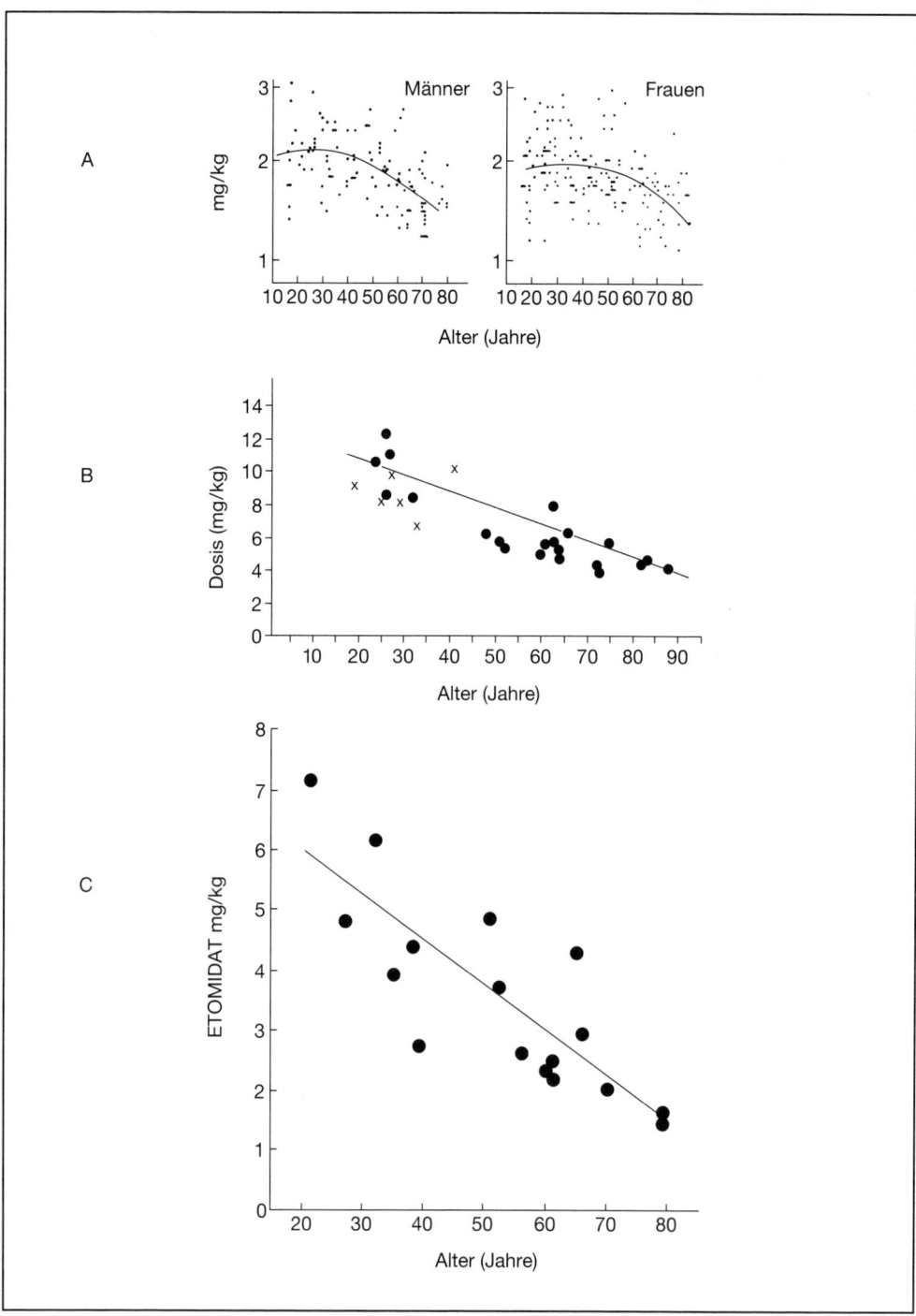

Abb. 7.17: *Propofol (A)-, Thiopental (B)- und Etomidatbedarf (C) zur Narkoseeinleitung (DUNDEE, HOMER, ARDEN) in Abhängigkeit vom Alter.*

Die flache Dosiswirkungskurve der Benzodiazepine schützt vor unangenehmen Nebenwirkungen. Dank ihrer großen therapeutischen Breite sind auch nach massiver Überdosierung ernste Folgen selten. Bei Interaktion mit anderen, am ZNS depressorisch wirkenden Pharmaka gilt dies jedoch nicht mehr!

Benzodiazepine haben keine analgetischen oder antidepressiven Eigenschaften.

Es existiert eine enorme interindividuelle Variabilität der Eliminationshalbwertszeiten. Diese sind beträchtlich verlängert bei Patienten im höheren Lebensalter und bei Patienten mit Erkrankungen der Leber.

7.3.5.1 Benzodiazepin – Abhängigkeit

Bei mehrwöchiger Einnahme therapeutischer Dosen entwickelt sich eine Abhängigkeit. Zu den Entzugssymptomen gehören Angst, Agitation, Reizbarkeit, Verwirrung, Tremor, Kopfschmerzen, Schwitzen.

7.3.5.2 Besonderheiten der einzelnen Verbindungen

1. Diazepam: Die Verbindung ist in Wasser unlöslich. Diazepam senkt die Sensitivität des Atemzentrums. Die Atemfrequenz nimmt ab, die Empfindlichkeit auf CO_2 sinkt. Diazepam verstärkt die Wirkungen nichtdepolarisierender Relaxantien. Ältere, geschwächte Personen benötigen nur noch die Hälfte der klinisch üblichen Dosis.

2. Lorazepam: Im Gegensatz zum Diazepam erhöht dieses Benzodiazepin die CO_2-Empfindlichkeit des Atemzentrums. Die amnestische Wirkung ist ausgeprägt. Seine Wirkungen halten relativ lange an.

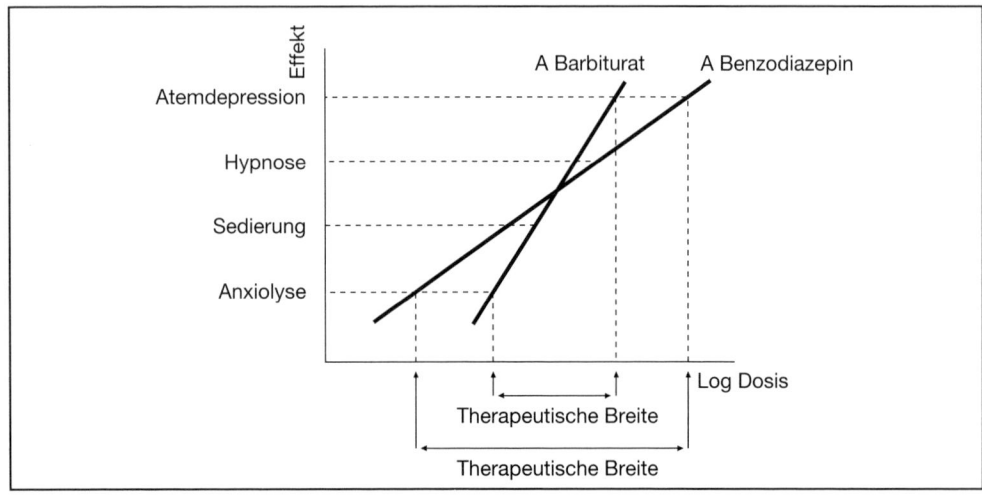

Abb. 7.18: *Dosiswirkungskurven eines Barbiturats und eines Benzodiazepins. Beachte die logarithmische Skalierung der Dosis!*

Tab. 7.1: *Klassifizierung und Eliminationshalbwertszeiten einiger Benzodiazepine und deren Metabolite.*

	$T_{1/2\ elim}$(Std)	Aktiver Metabolit	$T_{1/2\ elim}$(Std)	Verwendung
Lang wirkend				
Diazepam (z.B. Valium®)	20–50	Desmethyldiazepam	36–200	Anxiolytikum Antikonvulsivum
		Oxazepam	5–20	Induktions-anästhetikum
Flunitrazepam (z.B. Rohypnol®)	20	inaktiv		Anxiolytikum
mittellang wirkend:				
Lorazepam (z.B. Tavor®)	10–20	inaktiv		Hypnotikum
kurz wirkend:				
Lormetazepam (z.B. Noctamid®)	9	inaktiv		Hypnotikum
Midazolam (z.B. Dormicum®)	2	Hydroxymidazolam	1–1.5	Sedativum Induktions-anästhetikum

3. Midazolam: Die Wasserlöslichkeit dieses Pharmakons ist pH-abhängig. Bei pH 4.0 wasserlöslich und in Lösung stabil, verändert sich das Molekül bei physiologischem pH in einer Weise (Übergang in eine Ringstruktur), daß es nun lipidlöslich wird und z.B. die Blut-Hirn-Schranke unbehindert passieren kann. Midazolam ist wegen seiner minimalen Effekte auf Herz und Kreislauf ein sicheres Induktionsnarkotikum bei Risikopatienten, wenn auch seine Wirkung nur verzögert einsetzt. (Cave: Überdosierung! Vor Nachinjektion genügend lange warten!) Auch auf die Atmung hat es allein geringe Effekte. In Kombination mit anderen zentral depressiv wirkenden Medikamenten kann es allerdings zu einer erheblichen Beeinträchtigung der Atmung kommen.

7.3.5.3 Benzodiazepin-Antagonisten, Flumazenil (z.B. Anexate®)

Flumazenil ist ein rezeptorspezifischer, kompetitiver Benzodiazepinantagonist ohne eigene pharmakologische Wirkungen am ZNS. Durch kompetitive Verdrängung vom Rezeptor antagonisiert es anästhetische/schlafinduzierende Wirkung, Relaxation, Sedierung, Amnesie, antikonvulsive und anxiolytische Wirkungen. Flumazenil wirkt nur kurz, je nach Dosis 15–140 min, seine Eliminationshalbwertszeit wird mit ca. 60 min angegeben. Insbesondere bei lang wirkenden Benzodiazepinen ist nach Antagonisierung ihrer Wirkungen mit einem Wiedereinsetzen der zerebral depressiven Wirkungen zu rechnen. Bei der Antagonisierung der Benzodiazepineffekte durch Flumazenil (0.2–0.5 mg i.v.) ist nicht mit unangenehmen Kreislaufwirkungen zu rechnen wie im Falle des Naloxons (siehe Kap. 7.4).

7.4 Opioide und ihre Antagonisten (K. Taeger)

Opium, ein Extrakt aus dem Saft unreifer Samenkapseln des Schlafmohns, ist eine der ältesten bekannten Drogen. Es enthält 9 – 14% Morphin, 1805 von SERTÜRNER aus Opium isoliert, und von ihm wegen der schlafinduzierenden Wirkung der Substanz „Morphium" genannt. Morphin und seine Derivate werden in der Anästhesie wegen ihrer starken analgetischen Wirkung verwendet. Zu den Analgetika mit morphinartiger Wirkung (z.B. Morphin, Pethidin, Fentanyl, Alfentanil, Sufentanil, Piritramid) zählen Pharmaka, die zum Teil vom Morphinmolekül abgeleitet, zum Teil aber auch chemisch völlig anders aufgebaut sind. Sie werden zusammenfassend als Opioide bezeichnet. Allen gemeinsam sind die starke analgetische Wirkung, die Suchtgefährdung und ihre atemdepressorische Wirkung.

Sucht ist definiert als:

- unwiderstehliches Verlangen, die Einnahme eines Pharmakons fortzusetzen und es sich mit allen, auch kriminellen Mitteln zu verschaffen,
- Neigung, die Dosis zu steigern,
- psychische und physische Abhängigkeit, die bei Unterbrechung der Einnahme zu Entziehungserscheinungen führt.

Der Umgang mit Opioiden ist wegen ihres Suchtpotentials durch den Gesetzgeber in der BtmVV (Betäubungsmittel-Verschreibungs-Verordnung) geregelt.

Der molekulare Wirkungsmechanismus der Opioide ist Gegenstand intensiver Forschungsarbeiten. Schon lange waren spezifische Bindungsstellung, sogenannte „Opiatrezeptoren", postuliert worden, da z.B. nur jene Form des Morphins und seiner sämtlichen Derivate wirksam ist, die die Schwingungsebene polarisierten Lichtes nach links dreht, während sich die rechtsdrehenden Verbindungen (Unterschied wie zwischen linkem und rechtem Handschuh) als nahe-

zu unwirksam erwiesen. Scheinbar geringfügige Veränderungen der Molekülstruktur des Morphins resultierten in manchmal gravierenden Veränderungen der pharmakologischen Eigenschaften. Durch Abänderung eines Bausteins am Morphinmolekül erhielt man z.B. Nalorphin, einen stark wirksamen Opioidantagonisten.

Die Umwandlung einer agonistischen (Morphin) in eine antagonistische Wirkung (Nalorphin) durch Molekülumbau läßt sich problemlos als kompetitiver Verdrängungsmechanismus durch ein auf den Rezeptor passendes Molekül erklären, das den Rezeptor aber wegen der veränderten Molekülstruktur nicht mehr erregen kann. Opioidrezeptoren hat man inzwischen an vielen Stellen im Gehirn gefunden, vor allem im Bereich der Schmerzbahnen, die vom Rückenmark zu den höheren Hirnzentren ziehen, aber auch im peripheren Nervensystem. Die Entdeckung der Opioidbindungsstellen im Gehirn warf die Frage auf, ob Opioide auf diese Rezeptoren nicht nur zufällig passten und deren eigentliche Aufgabe die Verarbeitung von Schmerzinformationen im ZNS ist. 1975 fanden HUGHES und TERENIUS die auf die Opioidrezeptoren passenden physiologischen Überträgerstoffe, die Opioidpeptide, deren biologische Funktionen intensiv untersucht werden.

7.4.1. Pharmakodynamik der Opioide

Alle Opioide weisen ein sehr ähnliches Wirkungsspektrum auf. Sie wirken analgetisch, ohne andere Sinnesqualitäten (Hören, Sehen, Bewußtsein usw.) nennenswert zu beeinträchtigen. Schmerzhafte Stimuli werden zwar als solche erkannt, der Patient kann jedoch Schmerzen wesentlich besser ertragen. Auch schwere Schmerzen klingen ab. Morphin (10 mg/70 kg) bewirkt eine zentrale Dämpfung mit Benommenheit, Konzentrationsschwäche, Apathie, verminderter körperlicher Aktivität. Die Reaktion auf diese Wirkung kann außerordentlich verschieden sein und hängt sehr wesentlich vom Zustand des Patienten ab. Patienten, die an Schmerzen leiden, Angst haben und unzufrieden sind, berichten, daß diese unangenehmen Empfindungen abklingen oder sie nicht mehr belasten. Normal gestimmte, schmerzfreie Patienten können dagegen in eine Dysphorie geraten mit Unlust, Niedergeschlagenheit, Übelkeit und gelegentlichem Erbrechen. In höherer Dosierung (15 bis 20 mg/70 kg) geht die Benommenheit in Schlaf über. Übelkeit und Erbrechen sind nicht selten. Opioide wirken dosisabhängig atemdepressorisch durch Angriff am medullären Atemzentrum, dessen CO_2-Empfindlichkeit abnimmt. Atemfrequenz und Atemminutenvolumen nehmen ab. Es kann auch zu einer periodischen Atmung (ähnlich einer CHEYNE-STOKES-Atmung) kommen. Bei einer Opioidvergiftung ist die Lähmung des Atemzentrums im allgemeinen die Todesursache. Das medulläre Vasomotorenzentrum wird durch Opioide in üblicher Dosis kaum beeinträch-

tigt. Die Funktionen von Herz und Kreislauf werden nicht wesentlich gestört. Durch Erregung des cholinergen Anteils des Nervus oculomotorius kommt es zu einer typischen Miosis (Verengung der Pupillen auf Stecknadelkopfgröße). Der Tonus des Magen-Darmtraktes wird vermehrt, die Peristaltik nimmt ab. Es resultiert eine spastische Obstipation. Der Tonus des Sphincter ODDI an der Öffnung des Gallengangs in den Zwölffingerdarm nimmt bei einigen Patienten so zu, daß der Druck in den Gallengängen stark ansteigt. Klinisch resultieren daraus epigastrische Beschwerden bis zur Gallenkolik (Abb. 7.19).

Die Erhöhung des Tonus des Blasensphinkters kann einen Harnverhalt auslösen (häufige Ursache der Unruhe eines Patienten im Aufwachraum, wenn Opioide zur Narkose verwendet wurden!).

7.4.2 Pharmakokinetik der Opioide

Opioide unterscheiden sich wesentlich in ihrer Kinetik; diese Unterschiede liefern die Ansatzpunkte für überlegte Auswahl und differenzierten Einsatz.

Opioide sind schwache Basen, die in wässriger Lösung in protonierter, wasserlöslicher Form und als lipidlösliche Basen vorliegen. Für die Geschwindigkeit ihres Wirkungseintritts ist ihre Fähigkeit, die Blut-Hirn-Schranke zu überwinden, ausschlaggebend. Aus Untersuchungen von OLDENDORFF geht hervor, daß die Blut-Hirn-Schranke nur für Morphin ein Hindernis darstellt, während Unterschiede in der Membrangängigkeit von Fentanyl, Alfentanil oder Pethidin ohne Belang sind. Diese drei Verbindungen können die Wände der Hirnkapillaren in Richtung auf das Gehirn völlig ungehindert passieren. Die Wasserlöslichkeit von Morphin bedingt ein so langsames Eindringen in das Hirngewebe, daß das Wirkungsmaximum auch nach i.v.-Injektion erst nach 30 bis 60 min erreicht ist.

Fentanyl und Alfentanil unterscheiden sich hinsichtlich des Zeitpunktes der maximalen

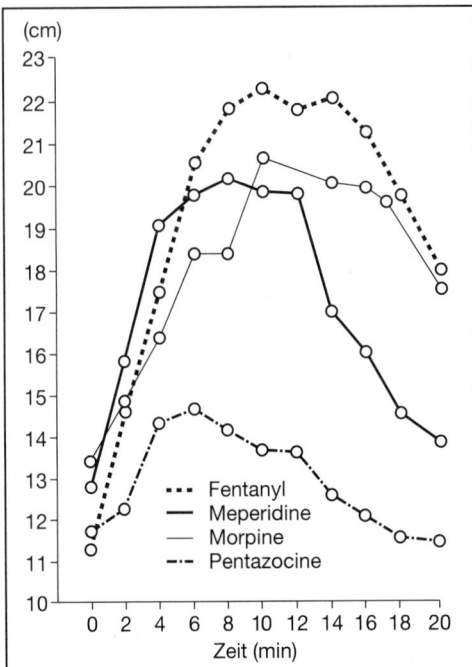

Abb. 7.19: *Anstieg des Gallengangsdrucks nach Verabreichung verschiedener Opioide (Meperidine = Pethidin).*

Wirkung (Alfentanil 1–2 min, Fentanyl 4–6 min) nicht aufgrund ihrer unterschiedlichen Membrangängigkeit, sondern dadurch, daß das Hirngewebe für Fentanyl einen wesentlich größeren „Verteilungsraum" darstellt als für Alfentanil. Erst muß eine große Zahl unspezifischer Bindungsstellen im Hirngewebe für Fentanyl abgesättigt sein, bevor dort die Fentanylkonzentration ansteigen kann. Die wenigen Bindungsstellen für Alfentanil sind sehr rasch abgesättigt; die Konzentration im Blut und im EEG nachweisbare Effekte verlaufen nahezu parallel. Wenn also sehr rasch eine intensive analgetische Wirkung erforderlich ist, eignet sich Alfentanil dafür am besten.

Betrachten wir Daten zur Pharmakokinetik der Opioide Morphin, Pethidin, Fentanyl und Alfentanil, so finden sich zwischen den drei erstgenannten Verbindungen bezüglich Verteilungsvolumina (Vd), Clearanceraten und Eliminationshalbwertszeiten nur unwesentliche Unterschiede (s. Tab. 7.2).

Alfentanil hat eine sehr viel geringere Clearance. Daß seine Eliminationshalbwertszeit dennoch kürzer als die der drei anderen Pharmaka ist, rührt aus seiner sehr geringen Substanzanreicherung in der Peripherie. Die Arzneimittelkonzentration im Blut bleibt hoch, da nur wenig vom Gewebe aufgenommen wird. Die Biotransformation ist dementsprechend sehr effektiv, obwohl die Clearancerate bei weitem die geringste ist (umgesetzte Menge = Clearance x momentane Arzneimittelkonzentration im Blut).

Die gewaltige interindividuelle Variabilität der Befunde zur Kinetik ist für die Klinik von höchster Bedeutung. Intensität und Dauer der Opioidwirkungen ist wegen dieser Variabilität und der in der Anästhesie unvermeidlichen Interaktionen mit zerebral dämpfenden Medikamenten nicht sicher vorherzusagen; nur eine lückenlose, sorgfältige Überwachung kann Patienten vor dem lautlosen Ersticken („silent death") bewahren.

Vergleicht man angesichts der doch sehr ähnlichen Kinetik von Morphin und Fentanyl die Wirkdauer klinisch üblicher Dosen, so wird diese beim Morphin mit 4–5 Std angegeben, beim Fentanyl aber mit nur 20–30 min. Dieser Unterschied kann ganz offensichtlich nicht auf die aus dem Verlauf der Arzneimittelkonzentration in Blut oder Plasma errechneten kinetischen Parameter zurückgeführt werden. Die Ursache muß wieder in den Unterschieden der Membrangängigkeit dieser Substanzen an der Blut-Hirn-Schranke gesucht werden. Unmittelbar nach der Injektion der Opioide ist der Gradient Blut/Gehirn hoch, so daß auch das wasserlösliche, nur wenig membrangängige Morphin in das Hirngewebe eindringen kann. Seine Rückdiffusion aus dem Gehirn gegen einen nun sehr geringen Gradienten dauert dagegen – anders als beim Fentanyl – sehr lange. Untersuchungen von FINCK et al an Hunden haben ergeben, daß bei einer Morphineliminationshalbwertszeit von 65 min im Serum die Halbwertszeit im Hirngewebe zirka 4 Std betrug! Auch beim Menschen könnte ein ähnlicher Unterschied existieren. Im Falle des Morphins könnte die Arzneimittelkonzentration im Serum daher ein unbrauchbarer Maßstab seiner Hirngewebskonzentration sein.

Tab. 7.2: *Pharmakokinetische Parameter der vier Opioide, bestimmt an Freiwilligen und Patienten (modifiziert aus LEHMANN [1990]).*

	Morphin	Pethidin	Fentanyl	Alfentanil
Vd (l/kg)	1.2–6.2	2.6–5.9	0.7–7.9	0.4–1.0
Clearance (ml/min/kg)	6.4–23	7.5–18	1.9–22	3.2–8.3
$T_{1/2\ elim}$ (Std)	1.7–4.5	2.4–6.7	1.7–14	1.4–1.6

7.4.3 Biotransformation der Opioide und deren Relevanz für die Langzeitanwendung in der Intensivmedizin

Morphin wird in der Leber glukuronidiert. Eines der Produkte, Morphin-6-glukuronid, wirkt zerebral dämpfend, stark analgetisch und atemdepressorisch. Dieser Metabolit wird bei intakter Nierenfunktion rasch eliminiert, kumuliert hingegen bei Niereninsuffizienz. Morphin ist in der Intensivmedizin zur Schmerzausschaltung bewährt und kostengünstig. Bei niereninsuffizienten Patienten kommt es aber offensichtlich – möglicherweise als Folge einer erhöhten Durchlässigkeit der Blut-Hirn-Schranke – zum Übertritt dieses Metaboliten in Gehirn und Liquor und zu Tage anhaltenden Effekten wie einer Bewußtseinsstörung, einer massiven, lang anhaltenden Atemdepression und einer sehr ausgeprägten Analgesie. Bei Niereninsuffizienz ist Morphin deshalb kontraindiziert.

Auch bei der Biotransformation von Pethidin wird ein Metabolit, das Nor-Pethidin, gebildet, der eine konvulsive Wirkung hat und bei einer Störung der Nierenfunktion kumuliert. Wegen dieses Stoffwechselproduktes sollte Pethidin nicht in höheren Dosen und/oder über längere Zeit angewendet werden, da sonst Halluzinationen, Myokloni und Konvulsionen auftreten können. Eine Leberfunktionsstörung hat zur Folge, daß die Elimination insbesondere von Pethidin verzögert wird.

Fentanyl und Alfentanil werden zu pharmakologisch unwirksamen Produkten biotransformiert. Insuffizienzen der Leber oder der Nieren haben keine für die Klinik relevanten Auswirkungen. Bei Patienten, die an einer Insuffizienz dieser Organe leiden, sind Fentanyl oder Alfentanil daher Mittel der Wahl zur Schmerzausschaltung.

7.4.4 Peridurale Opioidanwendung

In den letzten Jahren hat sich die peridurale Applikation von Opioiden, ausgehend von den Erfahrungen bei der Schmerzbehandlung chronisch Schmerzkranker, zur Schmerzbehandlung nach einer Operation und in der Intensivtherapie immer mehr durchgesetzt. Anders als die Lokalanästhetika verursachen die Opioide keine Sympatikolyse und keine Beeinträchtigung der Motorik. Allerdings kommt es häufig zu einem unangenehmen Juckreiz und – dosisabhängig – zu einer Atemdepression. Hier ist insbesondere nach Morphin zu beobachten, daß neben einer frühen Atemdepression, ca. 30 bis 60 min nach Verabreichung der Injektion und verursacht durch Resorption der Substanz und ihren Transport mit dem Blutstrom zum Gehirn, eine späte Atemdepression, 5 bis 12 Std nach Verabreichung, auftreten kann. Peridural appliziertes Morphin dringt in den Liquor ein, verweilt als wasserlösliche Substanz dort sehr lange und wird mit der Liquorströmung zum Hirnstamm transportiert. Das Problem liegt hier in der Überwachung der Patienten. Direkt in den Liquor injiziert, ist Morphin etwa zehnfach stärker wirksam: 3 – 5 mg peridural entsprechen in der Wirkungsstärke 0.3 bis 0.5 mg spinal. Besser membrangängige Opioide wie Fentanyl haben einen sehr viel rascheren Wirkungseintritt. Schon nach 10 min ist das Maximum der Wirkung erreicht. Andererseits ist Fentanyl peridural appliziert nicht sehr viel wirksamer als die gleiche Dosis intravenös.

Für klinische Belange im OP hat sich die Kombination niedrig konzentrierter Lokalanästhetika (z. B. Bupivacain 0.125%) mit Fentanyl bewährt. Eine späte Atemdepression ist hier kaum zu befürchten. Der Zusatz des Lokalanästhetikums verringert den lästigen Juckreiz, ohne zu einer motorischen Paralyse oder einer ausgedehnten Sympatikolyse mit entsprechenden Kreislaufeffekten zu führen.

7.4.5 Opioidantagonisten

1915 beobachtete POHL, daß ein Abkömmling des Codeins eine Morphin-induzierte Atemdepression aufhob. Erst 25 Jahre später wurde das gleiche Phänomen für Nalorphin beschrieben. Opioidantagonisten sind chemisch dem Morphin nahestehende Verbindungen mit starken (Pentazocin) bis fehlenden (Naloxon) analgetischen Eigenschaften, die die atemdepressorische, aber auch die analgetische Wirkung der Opioide dosisabhängig abschwächen oder aufheben. Zwischen Morphin als reinem Agonisten und Naloxon als reinem Antagonisten liegen Verbindungen mit mehr agonistischer (Pentazocin) und mehr antagonistischer (Nalorphin) Wirkung.

Am Beispiel von Nalorphin sollen agonistische und antagonistische Wirkungen erläutert werden. Agonistische Wirkungen ohne Anwesenheit von Morphin: Kleine Dosen Nalorphin (5 bis 15 mg) erzeugen Wirkungen, die denen von Morphin ähnlich sind. Die Atemdepression entspricht der einer gleich starken Dosis Morphin. Bei den partiellen Antagonisten flacht die Kurve der Atemdepression bei höheren Dosen ab, d.h. 75 mg Nalorphin erzeugen keine wesentlich stärkere Atemdepression als 10 bis 20 mg (Abb. 7.20).

10 bis 15 mg Nalorphin wirken so stark analgetisch wie 10 mg Morphin. Die meisten Patienten sind nach Nalorphin entspannt und benommen. Nicht selten erzeugt Nalorphin jedoch unangenehme Reaktionen (Dysphorie), die von Angst über seltsame Gefühle und Tagträume bis zu Halluzinationen reichen. Diese dysphorischen Wirkungen schränken die Verwendbarkeit von Nalorphin als Analgetikum stark ein.

Opioidantagonismus: Morphin-induzierte Euphorie, Analgesie, Atemdepression, Erbrechen, Miosis, gastrointestinale Spasmen usw. werden aufgehoben.

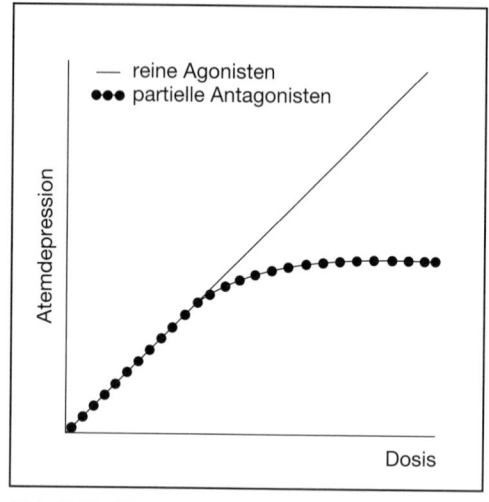

Abb. 7.20: *Unterschiedliche Ausprägung der Atemdepression bei reinen Agonisten und partiellen Antagonisten mit wachsender Dosis.*

Das Fehlen agonistischer Wirkungen macht Naloxon zum Mittel der Wahl in den Fällen, in denen eine antagonistische Wirkung zu einer Opioidwirkung erforderlich ist.

Pharmakokinetik von Naloxon:
Wirkungseintritt: i.v. nach 2 – 3 min
(maximale Wirkung),
i.m. nach 15 min,

Wirkungsdauer: i.v. 40 bis 100 min
(dosisabhängig),
i.m. ca. 360 min.

Naloxon wird in der Leber inaktiviert. Seine Eliminationshalbwertszeit beträgt ca. 2.5 Std.

Agonist ◄───► Antagonist			
Morphin	Pentazocin	Nalorphin	Naloxon
Pethidin	(z.B. Fortral®)	(z.B. Lethidrone®)	(z.B. Narcanti®)
Fentanyl		Levallorphan (z.B. Lorfan®)	
Alfentanil			
Sulfentanil			

Dosierung: Ampullen zu 0.4 mg 1:10 verdünnen, davon 1 bis 2 ml in Intervallen von ca. 2 min i.v. (zur Aufhebung der Atemdepression bei möglichst noch erhaltener Analgesie).

Wenn Fentanyl antagonisiert werden soll, sollte 15 min nach der i.v.-Dosis die halbe Dosis i.m. gegeben werden. Soll Morphin antagonisiert werden, sollten i.v.- und i.m.-Dosen gleich sein. Naloxon kann bei Opioidsüchtigen ein Entzugssyndrom auslösen. Die Antagonisierung der Effekte eines Opioids durch Naloxon kann von u.U. gravierenden kardiovaskulären Effekten (RR- und Frequenzanstieg, Lungenödem) gefolgt sein, die Anwendung dieses Mittels sollte daher nur in Ausnahmefällen erwogen werden!

7.5 Inhalationsanästhetika (C. Keyl)

Obwohl reine Inhalationsnarkosen kaum noch durchgeführt werden, nehmen Inhalationsanästhetika in der Allgemeinanästhesie nach wie vor einen wichtigen Platz ein. Heutzutage wird eine Kombination von intravenös gegebenen Medikamenten mit Inhalationsnarkotika bevorzugt. Diese Art der Narkose kann auch als eine Form der „balancierten Anästhesie" bezeichnet werden.

Der wesentliche Vorteil der Inhalationsanästhetika gegenüber den intravenös gegebenen Medikamenten besteht darin, daß Inhalationsanästhetika über die Lunge aufgenommen und wieder abgegeben werden. Diese Applikationsform ermöglicht es, die Anästhetikakonzentrationen im Körper in beide Richtungen zu verändern und dadurch die Narkosetiefe zu steuern.

7.5.1 Forderungen an ein ideales Inhalationsanästhetikum

Ein ideales Inhalationsanästhetikum sollte folgende Eigenschaften besitzen:

– **gute Steuerbarkeit.** Eine Inhalationsnarkose sollte rasch eingeleitet und nach Bedarf schnell vertieft, abgeflacht oder beendet werden können. Veränderungen der inspiratorischen Konzentration des Inhalationsanästhetikums sollten also rasch Veränderungen der Narkosetiefe bewirken.

– **geringe Nebenwirkungen.**

– **große therapeutische Breite.** Die narkotische Wirkung sollte bei Konzentrationen eintreten, die sehr viel geringer sind als die Konzentrationen, bei denen es zu ernsthaften Nebenwirkungen kommt.

– **ausreichende hypnotische Wirkung, Reflexdämpfung, Analgesie und Muskelrelaxierung.**

– **Reversibilität.** Nach Beendigung der Anästhesie sollten alle Ausfallserscheinungen wieder verschwinden.

– **geringe Verstoffwechselung,** hohe Stabilität nach Aufnahme in den Körper.

– **keine Schleimhautreizung,** angenehmer Geruch.

– **Stabilität bei der Lagerung.**

– **keine Brand- und Explosionsgefahr.**

Bisher kann kein Inhalationsanästhetikum diese Anforderungen erfüllen. Insbesondere für eine ausreichende Narkosetiefe und ausreichende Muskelrelaxierung werden häufig Konzentrationen benötigt, die von unerwünschten Nebenwirkungen (meist kardiovaskulärer Art) begleitet sind. Daher werden Inhalationsanästhetika meist niedriger dosiert und in Kombination mit anderen Medikamenten (Hypnotika, Opioide, Muskelrelaxantien) angewendet.

Der langsame alveoläre Partialdruckanstieg der gut blutlöslichen Inhalationsanästhetika hat zur Folge, daß auch der Partialdruck im Blut und deshalb auch im Gehirn langsamer ansteigt, die Narkoseeinleitung erfolgt insgesamt verzögert. Diesem Problem kann man dadurch begegnen, daß während der Einleitungsphase die Konzentration des Inhalationsanästhetikums höher gewählt wird, als es zur Aufrechterhaltung der Narkose nötig wäre. Bei Erreichen der gewünschten Narkosetiefe wird die Konzentration dann wieder reduziert.

– von **Veränderungen des Herzzeitvolumens.** Eine Zunahme des Herzzeitvolumens und damit der Lungendurchblutung verzögert den Partialdruckausgleich zwischen Alveolarluft und inspiratorischem Gasgemisch, da durch den schnellen Abtransport des Inhalationsanästhetikums mit dem Blut die Konzentration in der

Alveole langsamer ansteigt. Bei Patienten mit einem hohen Herzzeitvolumen (z.B. ängstliche Patienten) steigt der Partialdruck im Gehirn deshalb langsamer an als bei Patienten mit niedrigem Herzzeitvolumen (z.B. Herzinsuffizienz, Hypovolämie).

Die **Aufnahme des Inhalationsanästhetikums aus dem Blut in das Gewebe** beruht auf ähnlichen Prinzipien wie die Aufnahme aus der Lunge in das Blut. Sie ist von folgenden Faktoren abhängig:

– von der **Partialdruckdifferenz zwischen Blut und Gewebe.** Je höher die Partialdruckdifferenz zwischen Blut und Gewebe ist, desto mehr Anästhetikum wird vom Gewebe aufgenommen.

– von der **Organdurchblutung.** Ein maßgebender Faktor dafür, wie die Narkotika während der Narkoseeinleitung in die verschiedenen Gewebe verteilt werden, ist

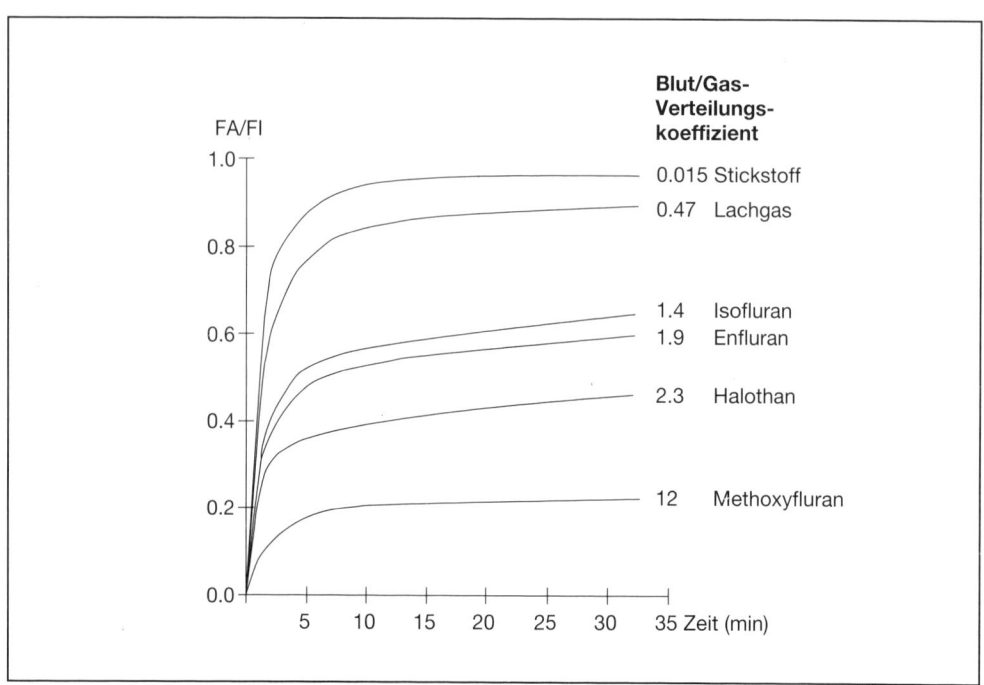

Abb. 7.22: *Anstieg der alveolären Konzentration im Verhältnis zur inspiratorischen Konzentration für die Inhalationsanästhetika Lachgas, Isofluran, Enfluran, Halothan und Methoxyfluran. Methoxyfluran ist, obwohl heute nicht mehr gebräuchlich, als Beispiel für ein sehr gut blutlösliches Anästhetikum aufgeführt. Stickstoff dient als Beispiel für ein sehr schlecht blutlösliches Gas (nach EGER, 1974).*

deren Durchblutungsrate. Das Gehirn gehört mit einer Durchblutung von 50 ml/min x 100 g zu den am besten durchbluteten Organen. Daher wird auch rasch ein Gleichgewicht mit der Narkotikakonzentration im Blut erreicht. Demgegenüber wird Fettgewebe nur mit 1 ml/min x 100 g durchblutet und nimmt daher sehr viel langsamer Anästhetika auf.

– von der **Gewebelöslichkeit** des Anästhetikums. Die Gewebelöslichkeit im Vergleich zur Blutlöslichkeit wird durch den Gewebe/Blut-Verteilungskoeffizienten angegeben. Für die meisten Gewebe bewegt sich der Verteilungskoeffizient zwischen Werten von 1 und 6. Eine Ausnahme bildet das Fettgewebe. Die gut fettlöslichen Inhalationsanästhetika (wie schon am Öl/Gas- und Fett/Gas-Verteilungskoeffizienten zu sehen) reichern sich im Fettgewebe bevorzugt an (wenn auch langsam aufgrund der schlechten Durchblutung des Fettgewebes).

Als Beispiel sei wiederum Isofluran angeführt. Der Gehirn/Blut-Verteilungskoeffizient von Isofluran beträgt 2.6, der Fett/Blut-Verteilungskoeffizient beträgt 45. Bei einer Narkose mit einer Isoflurankonzentration im Blut von 1 Vol% sind im Gleichgewichtszustand vom Gehirn 2.6 ml/100 ml aufgenommen worden, das Fettgewebe könnte hingegen 45 ml Isofluran je 100 ml aufnehmen. Dieser Gleichgewichtszustand würde zwar erst nach mehreren Tagen Narkose erreicht werden, aber auch nach Narkosen von normaler Länge gibt das Fettgewebe noch längere Zeit Inhalationsanästhetika ab.

Elimination aus dem Organismus

Die Unterbrechung der Inhalationsanästhetikazufuhr hat zur Folge, daß die Narkotika entsprechend den jetzt umgekehrt gerichteten Partialdruckgradienten über die Lunge ausgeschieden werden. Die pulmonale Ausscheidung hängt von denselben Gesetzmäßigkeiten ab, die auch die Aufnahme bestim-

men. Ein Narkotikum wie Lachgas, das nur wenig blutlöslich und schlecht fettlöslich ist, wird auch nach langer Narkosedauer innerhalb weniger Minuten eliminiert. Demgegenüber dauert es bei den besser fettlöslichen Narkotika erheblich länger, bis sie restlos ausgeschieden sind. Halothan ist auch noch nach Tagen in der Exspirationsluft nachgewiesen worden.

Der Hauptanteil der aufgenommenen Inhalationsanästhetika wird zwar über die Lunge wieder abgegeben, zum Teil werden Inhalationsanästhetika aber auch verstoffwechselt. Bei adipösen Patienten wird ein größerer Anteil verstoffwechselt, da die Substanzen aufgrund der Speicherung im Fettgewebe länger im Körper verfügbar sind. Etwa 25% des aufgenommenen Halothans, fast 2.5% des Enflurans (z.B. Ēthrane®) und ca. 0.2% des Isoflurans (z.B. Forene®) werden metabolisiert.

7.5.4 Narkosestadien

Zu der Zeit, in der Äther das nahezu einzige gebräuchliche Anästhetikum war, konnte die Anästhesietiefe an Veränderungen der Pupillengröße und -reaktion, an der Aufhebung von Schutzreflexen und an Veränderungen von Muskeltonus und Atmung bestimmt werden. Anfang der fünfziger Jahre beschrieb **GUEDEL** 4 Narkosestadien der Äthernarkose:

Stadium I: Analgesie

Der Patient ist noch ansprechbar, aber in seinen Sinneswahrnehmungen und geistigen Fähigkeiten eingeschränkt. Die Schmerzschwelle ist erhöht.

Stadium II: Exzitationsstadium

Mit zunehmender Narkosetiefe werden im Gehirn nicht alle Bereiche gleichmäßig beeinflußt. Im Exzitationsstadium werden hemmende Einflüsse unterdrückt, es kommt zu einer generalisierten Erregung. Der Patient ist bewußtlos, bewegt sich aber. Er kann Symptome wie Hyperreflexie, Singultus, Erbrechen oder Laryngospasmus entwickeln.

Dieses Stadium sollte möglichst schnell durchlaufen werden, Manipulationen am Patienten wie Kanülenlegen, Laryngoskopie oder Extubation sollten unterbleiben.

Stadium III: Toleranzstadium

Im Toleranzstadium werden Operationen toleriert. Die Tiefe der Narkose im Toleranzstadium läßt sich nach dem Ausfall von Schutz- und Pupillenreflexen sowie der Abnahme des Muskeltonus noch in 4 unterschiedliche Ebenen unterteilen.

Stadium IV: Vergiftungsstadium

Bei Überdosierung des Inhalationsanästhetikums kommt es zu Lähmungen des Atem- und Kreislaufzentrums.

Bei den heutigen Kombinationsanästhesien werden die Narkosestadien nicht mehr in klassischer Form durchlaufen. Exzitationsstadien können aber bei Narkoseein- und ausleitung durchaus gelegentlich beobachtet werden. Die Kombination von Inhalationsanästhetika mit Muskelrelaxantien und Opioiden ermöglicht die Anästhesieführung in oberflächlicheren Narkosestadien, als es mit Inhalationsanästhetika alleine möglich wäre und bietet bei entsprechend geringeren Nebenwirkungen bei zuverlässig ausgeschaltetem Bewußtsein eine ausreichende Muskelrelaxierung und Analgesie.

7.5.5 Die minimale alveoläre Konzentration (MAC)

Wie schon erwähnt, entspricht im Gleichgewichtszustand der alveoläre Partialdruck eines Inhalationsanästhetikums seinem Partialdruck im Gehirn. Die Tiefe der Narkose ist also vom Partialdruck des Inhalationsanästhetikums in der Alveole abhängig. Um ein Maß für die narkotische Wirkung der einzelnen Inhalationsnarkotika zu haben, wurde der Begriff der „minimalen alveolären Konzentration" (minimal alveolar concentration = MAC) eingeführt. Die MAC gibt die Konzentration des Inhalationsanästhetikums wieder, bei der 50% der untersuchten Patienten sich nach einem Hautschnitt nicht mehr bewegen. Diese Meßgröße erlaubt es, äquipotente Dosen der Inhalationsanästhetika zu ermitteln und Wirkstärke und Nebenwirkungen einzelner Inhalationsanästhetika miteinander zu vergleichen. Gemessen wird die MAC als alveoläre Konzentration des Anästhetikums bei einem Druck von 1 Atmosphäre (%atm). Die MAC korreliert eng mit der Fettlöslichkeit der einzelnen Anästhetika. Halothan z.B. als gut fettlösliches Narkotikum (s. Öl/Gas-Verteilungskoeffizienten) hat in Sauerstoff eine MAC von ca. 0.8, demgegenüber ist Enfluran ein schwächeres Anästhetikum mit einer MAC von 1.7. Für Lachgas beträgt die MAC 105, d.h. um 1 MAC Lachgas zuführen zu können, müssen hyperbare Bedingungen herrschen (s. Tab. 7.5).

Die MAC wird durch zahlreiche Faktoren beeinflußt. Während Neugeborene relativ empfindlich sind, ist die MAC in den ersten 6 Lebensmonaten am höchsten. Mit zunehmendem Alter nimmt die MAC dann ab, ein 80jähriger Patient benötigt nur 3/4 der alveolären Konzentration eines jungen Erwachsenen (Abb. 7.23).

Tab. 7.5: *Minimale alveoläre Konzentration (MAC) bei Erwachsenen (angegeben als Prozent von 1 Atmosphäre).*

	in Sauerstoff	in 30% Sauerstoff, 70% N_2O
Halothan	0.8	0.3
Enfluran (z.B. Ethrane®)	1.7	0.6
Isofluran (z.B. Forene®)	1.15	0.5
Lachgas	105	–

Substanzen mit analgetischer Wirkung erniedrigen die MAC. So beträgt die MAC von Halothan in einem Gemisch von 30% Sauerstoff und 70% Lachgas nur noch 0.3. Weitere Faktoren, die die MAC herabsetzen, sind so unterschiedliche wie Hypothermie, Schwangerschaft, schwere hypoxische und hypotone Zustände und zentral dämpfend wirkende Medikamente.

Die MAC wird erhöht bei chronischem Alkoholabusus und Hyperthermie.

Der MAC-Wert als solcher ist eher von geringer praktischer Bedeutung. Daher wurden zusätzlich alveoläre Konzentrationen der Inhalationsanästhetika ermittelt, durch die Abwehrreaktionen auf die Intubation oder sympathoadrenerge Reaktionen auf den Hautschnitt unterdrückt werden. So wird z. B. die adrenerge Antwort auf einen Schmerzreiz bei 50% aller Patienten geblockt, wenn die alveoläre Konzentration das 1.5fache der klassischen MAC beträgt.

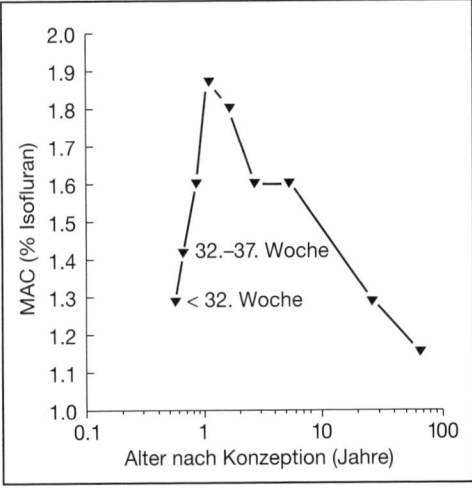

Abb. 7.23: *Die minimale alveoläre Konzentration (MAC) von Isofluran in Abhängigkeit vom Lebensalter (nach Konzeption). Früh- und Neugeborene zeigen eine erhöhte Empfindlichkeit gegenüber Inhalationsanästhetika. Säuglinge haben die höchsten MAC-Werte, mit zunehmendem Alter nehmen die MAC-Werte dann wieder ab (nach LEDEZ, 1987).*

Die gebräuchlichen Inhalationsanästhetika: Wirkungen und Nebenwirkungen

7.5.6 Lachgas (Stickoxydul, N_2O)

Lachgas ist ein farbloses, nahezu geruchloses Gas. Es ist nicht explosiv, vermag aber eine Verbrennung zu unterhalten, da es bei hohen Temperaturen Sauerstoff abgibt. Lachgas wird in flüssigem Zustand in Stahlzylindern aufbewahrt, in denen ein Druck von 51 atm bei 20° C herrscht. Beim Öffnen des Zylinders strömt Lachgas in gasförmigem Zustand aus. Der Druck von 51 atm bleibt konstant, solange sich noch flüssiges Lachgas in dem Zylinder befindet und nimmt erst dann sehr rasch ab, wenn alles Lachgas verdampft ist. Daher kann die Lachgasmenge in einem Zylinder nur durch Wiegen ermittelt werden.

Lachgas hat eine starke analgetische, aber nur schwache narkotische Wirkung und wirkt nicht muskelrelaxierend. Bewußtlosigkeit tritt erst ab einer Konzentration von mehr als 80 Vol% im Narkosegasgemisch auf Bei dieser Konzentration besteht aber schon die Gefahr einer Hypoxie. Daher wird Lachgas meist in Konzentrationen von maximal 70 Vol% zur Ergänzung anderer Anästhetika eingesetzt.

Aufgrund seiner geringen Löslichkeit betragen An- und Abflutungszeit von Lachgas nur wenige Minuten. Innerhalb dieser kurzen Zeit werden aber, da Lachgas in hohen Konzentrationen zugeführt wird, viele Liter aufgenommen oder bei Narkoseausleitung, wenn das Lachgas den Körper wieder verläßt, abgegeben. Dabei überflutet das Lachgas bei Narkosebeendigung regelrecht die Lungenalveolen und vermischt sich mit dem eingeatmeten Frischgas. Bei Atmung von Raumluft kann die Sauerstoffkonzentration in den Alveolen derart abnehmen, daß es zu einem Sauerstoffmangel kommt (Abb 7.24). Dieser Sauerstoffmangel, der auch **Diffusionshypoxie** genannt wird, kann dadurch vermieden werden, daß in den ersten Minuten nach Beendigung der Lachgaszufuhr reiner Sauerstoff zugeführt wird.

Obwohl Lachgas das am schlechtesten blut-
lösliche Inhalationsanästhetikum ist, ist es
immer noch besser löslich als Stickstoff
(s. Abb. 7.22). Während einer Narkose mit
einem Sauerstoff/Lachgas-Gemisch wird der
Stickstoff im Körper durch Lachgas entsprechend den Partialdruckgradienten ersetzt.
Lachgas diffundiert jedoch 30mal besser in
einen lufthaltigen Raum hinein als Stickstoff
heraus. Deshalb nehmen lufthaltige Räume
unter einer Lachgasnarkose an Volumen zu
bzw. entwickeln einen Überdruck. Es gibt
einige klinische Situationen, in denen dies
vermieden werden muß:

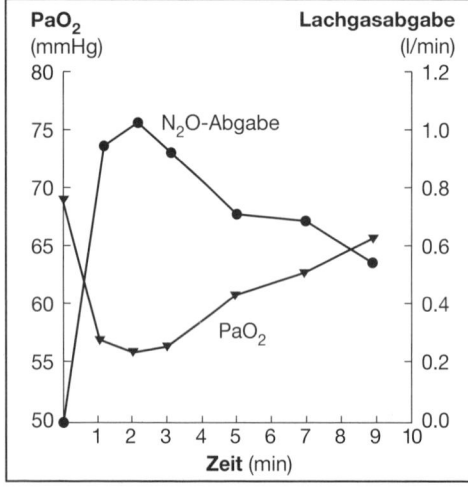

PaO₂ (mmHg) — **Lachgasabgabe** (l/min)

Abb. 7.24: *Verhalten des arteriellen Sauerstoff-
partialdruckes in Abhängigkeit von der Lachgasabgabe am Ende einer Narkose, die mit 21%
Sauerstoff und 79% Lachgas durchgeführt
wurde. Zum Zeitpunkt 0 Minuten wird die Lachgaszufuhr beendet, der Patient atmet Raumluft.
In den ersten Minuten wird bis zu 1 Liter Lachgas pro Minute abgeatmet und überflutet regelrecht die Lungenalveolen. Bei Raumluftatmung
kann es so zu kritischen Abfällen der alveolären
und damit auch arteriellen Sauerstoffspannung
kommen (nach SHEFFER, 1972).*

– Ein undrainierter Pneumothorax kann
  durch Volumenzunahme (Verdoppelung
  des Volumens innerhalb von 10 min bei
  Zufuhr eines 70%igen Lachgasgemisches)
  zu lebensbedrohlichen Störungen der
  Herz-Kreislauffunktion führen.

– Ebenso können Lufteinschlüsse im Gehirn
  (Pneumoencephalus) und im Mediastinum (Pneumomediastinum) gefährlich zunehmen.

– Bei einer Luftembolie (z.B. Operationen in
  sitzender Lagerung mit Eröffnung großer
  Venen) können die Luftblasen durch Lachgas gefährlich an Volumen zunehmen.

– Drucksteigerungen im Tubuscuff können
  zur Schleimhautschädigung führen.

– Luftgefüllte Darmschlingen bei Ileus können innerhalb von 2 Std um fast das
  Doppelte an Volumen zunehmen, dadurch
  kann das operationstechnische Vorgehen
  erschwert werden.

– Bei Augenoperationen mit Einbringen
  eines Gases oder bei Mittelohroperationen
  kann der Operationserfolg gefährdet werden, wenn Lachgas nicht rechtzeitig abgestellt wird.

respiratorische und kardiovaskuläre Wirkungen

Lachgas wirkt nur gering atemdepressorisch.
Lachgas hat eine direkte negativ inotrope
Wirkung, die aber beim Gesunden durch
gleichzeitig bestehende sympathikomimeti-
sche Effekte ausgeglichen wird. Dagegen fällt
bei Patienten mit eingeschränkter Herzleistung das Herzzeitvolumen ab. Ebenso treten
unerwünschte Erhöhungen des peripheren
und pulmonalen Gefäßwiderstandes auf. Bei
Patienten mit koronarer Herzerkrankung wurden Myokardischämien unter Lachgas beobachtet. Daher sollte Lachgas bei Patienten mit
ausgeprägter KHK und mit schwerer Einschränkung der Myokardfunktion nur mit
Vorsicht eingesetzt werden.

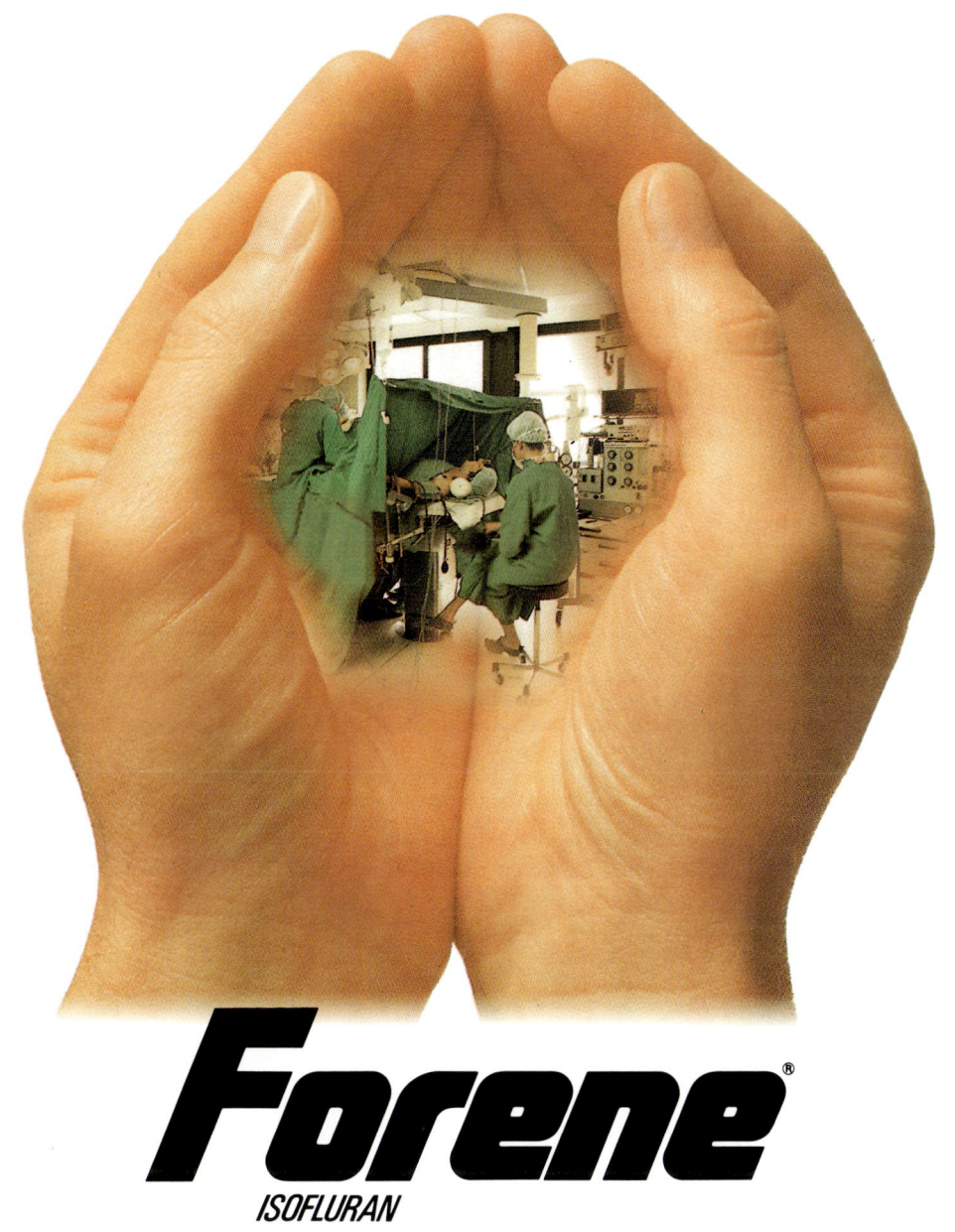

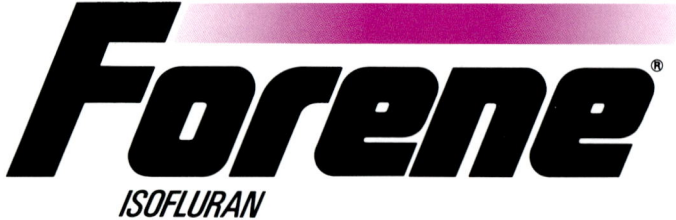

ISOFLURAN

Zusammensetzung
1 Flasche enthält: 250 ml Isofluran (1-Chlor-2,2,2-trifluorethyl-difluormethylether).

Anwendungsgebiete
Forene® eignet sich zur Einleitung und Aufrechterhaltung einer Inhalationsnarkose.

Gegenanzeigen
Forene® ist nicht angezeigt, wenn aus der Vorgeschichte eine Überempfindlichkeitsreaktion gegen den Wirkstoff Isofluran oder ein anderes halogeniertes Inhalationsanästhetikum bekannt geworden ist. Bei Vorgeschichte einer malignen Hyperthermie oder genetischer Disposition zu einer malignen Hyperthermie ist Forene® kontraindiziert. Es fehlen Erfahrungen über die Anwendung von Forene® in der Schwangerschaft. Forene® sollte nur nach eingehender Abwägung des potentiellen Nutzens gegen das potentielle Risiko für den Fetus angewendet werden. Bei Patienten mit schwerem Schädelhirntrauma oder großen raumfordernden Prozessen wurden bei mittleren Konzentrationen (0,7 bis 1,0 Vol%) Hirndruckanstiege beobachtet. Eine Hyperventilation verminderte zwar häufig, aber nicht in allen Fällen, den intrakraniellen Druckanstieg.

Nebenwirkungen
Bei Einleitung oder im Verlauf der Narkose mit Forene® kann es wie bei anderen Inhalationsanästhetika zu einer Blutdrucksenkung unter die Norm (Hypotension) kommen. Liegt der Hypotension nicht eine Hypovolämie oder eine schwere Herzinsuffizienz zugrunde, so korreliert sie approximativ mit der Isofluran-Konzentration. Bei Anwendung von Forene® werden Arrhythmien beobachtet. Wird der Patient nicht assistiert oder kontrolliert beatmet, so führt Forene®, wie die anderen Inhalationsanästhetika, annähernd konzentrationsabhängig zur Atemdepression. Ganz vereinzelt kann Forene® eine maligne Hyperthermie auslösen. Postoperativ treten vereinzelt Frösteln, Übelkeit, Erbrechen, Ileus und passagere Leukozytose auf. In seltenen Fällen sind nach Anwendung von Forene® Leberfunktionsstörungen beobachtet worden. Ein Kausalzusammenhang mit Forene® ist bisher nicht erwiesen. Forene® reduziert konzentrationsabhängig den Uterustonus. Eine gesteigerte uterine Blutungsneigung bei geburtshilflichen Eingriffen ist bei niedrigen bis mittleren Isofluran-Konzentrationen nicht zu beobachten, kann aber bei hohen Konzentrationen nicht ausgeschlossen werden. Nach Kürettage wurde ein erhöhter Blutverlust beobachtet. Bei Kindern wurde eine erhöhte Irritabilität der oberen Atemwege (Speichelsekretion, Husten, Atemanhalten, Laryngospasmen) durch Forene®, insbesondere bei fehlender Prämedikation, beobachtet. Forene® kann, ähnlich wie andere Inhalationsanästhetika, das psychische Verhalten der Patienten für zwei bis drei Tage im Sinne einer Verlangsamung zahlreicher Reaktionen beeinträchtigen. Forene® kann ebenfalls geringe Änderungen der Gemütslage bis zu sechs Tagen bewirken.

Hinweise
Vorübergehende Anstiege von Serumglucose und -kreatinin und Abnahmen von Harnstoff-N, Serumcholesterin und alkalischer Phosphataseaktivität wurden beobachtet. Nach einer Forene®-Narkose darf der Patient nicht aktiv am Straßenverkehr teilnehmen oder eine Maschine bedienen. Die Dauer ist vom Arzt individuell festzulegen. Der Patient sollte sich nur in Begleitung nach Hause begeben. Die Sofortmaßnahmen bei Auftreten einer malignen Hyperthermie bestehen in Absetzen von Forene®, Verwendung eines neuen Beatmungsgerätes, Hyperventilation mit O_2 100%, der Gabe von intravenösem Dantrolen® sowie einer symptomatischen Behandlung, die Maßnahmen zur Senkung der Körpertemperatur, zur Unterstützung der Atemfunktionen und des Kreislaufs sowie die Wiederherstellung des ausgeglichenen Elektrolyt-Flüssigkeits-Haushalts und des Säure-Basen-Status einschließen. (Nähere Angaben sollten der Dantrolen® Gebrauchsanweisung entnommen werden). Als Spätkomplikation kann es zu Nierenversagen kommen. Eine kontrollierte Diurese sollte aufrechterhalten werden.

Wechselwirkungen mit anderen Mitteln
Forene® ist mit allen normalerweise in der Anästhesie verwendeten Pharmaka verträglich. Die Wirkung von Muskelrelaxantien, vor allem nichtdepolarisierenden, wird durch Forene® verstärkt, so daß ihre Dosis im allgemeinen auf ⅓ bis ½ reduziert werden muß.

Dosierung und Anwendung
Forene® soll nur mit speziell für Isofluran (Forene®) kalibrierten Verdampfern verabreicht werden.

Handelsform
Flaschen à 250 ml.

Stand: März 1994

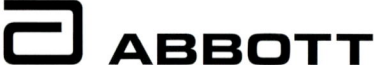

Abbott GmbH
Max-Planck-Ring 2, Delkenheim
65205 Wiesbaden

zerebrale Wirkungen

(Grundlagen s. Kap. 9.6). Lachgas führt über Stimulationen des Hirnstoffwechsels zu einer Zunahme der zerebralen Durchblutung und damit auch zu einer Zunahme des intrakraniellen Blutvolumens. Bei Patienten mit ungenügenden Kompensationsmöglichkeiten (reduzierte intrakranielle Compliance) kann dies zu einer Steigerung des intrakraniellen Druckes führen. Die zerebrale Autoregulation bleibt erhalten.

Lachgastoxizität

Lachgas führt zu einer irreversiblen Oxidation des Kobaltatoms im Vitamin B 12-Molekül. Während diese Interaktion bei der Lachgasanwendung zur Narkose vermutlich belanglos ist, bewirkt eine Zufuhr über mehr als 24 Std eine Hemmung des Knochenmarks mit einer Beeinträchtigung der Granulozytenneubildung bis hin zur Agranulozytose.

Nach Anästhesie in der Schwangerschaft wurde keine Zunahme fetaler Abnormalitäten gefunden.

7.5.7 Halothan, Enfluran (z. B. Ēthrane®) und Isofluran (z. B. Forene®)

Diese Verbindungen sind bei Raumtemperatur flüssig. Während Enfluran und Isofluran stabile Verbindungen sind, zersetzt sich Halothan unter Lichteinwirkung und muß deshalb mit einem Stabilisator versetzt (Thymol) in lichtgeschützten Flaschen aufbewahrt werden. Im Gegensatz zu Enfluran und Isofluran kann Halothan in Gegenwart von Wasserdampf die Metalle Aluminium, Messing und Blei korrodieren.

Alle Substanzen sind unter Operationssaalbedingungen nicht brennbar.

Halothan hat einen eher angenehmen Geruch. Enfluran und Isofluran riechen stechend und können in höheren Konzentrationen zu Schleimhautreizungen, Husten und Laryngospasmus führen. Daher wird Isofluran weniger gern zur Narkoseeinleitung per inhalationem verwendet.

Im Gegensatz zu Lachgas besitzen Halothan, Enfluran und Isofluran ausgeprägte hypnotische, aber keine analgetische Wirkungen. Eine ausreichende Abschirmung gegen Schmerzreize kann daher nur durch entsprechend hohe Dosierung oder durch Kombination mit Analgetika (Lachgas, Opioide, Regionalanästhesieverfahren) erreicht werden.

respiratorische Wirkungen

Die Inhalationsanästhetika vermindern dosisabhängig das Atemzugvolumen, so daß trotz eines gleichzeitigen Anstieges der Atemfrequenz (hauptsächlich bei Halothan und Isofluran) die Totraumventilation zu- und die alveoläre Ventilation abnimmt. Der durch Hyperkapnie bedingte Atemantrieb wird gedämpft, der hypoxische Atemantrieb wird schon bei geringen Anästhetikadosierungen nahezu total unterdrückt. Alle Substanzen wirken bei erhöhtem Bronchialtonus bronchodilatatorisch, ein Effekt, der bei der Narkose von Asthmatikern vorteilhaft ist.

Die hypoxische pulmonale Vasokonstriktion (EULER-LILJESTRAND-Reflex), ein sinnvoller Mechanismus, um die Durchblutung schlecht ventilierter Lungenareale zu vermindern, wird durch die Inhalationsanästhetika abgeschwächt. Dies kann zu einer Abnahme der arteriellen Sauerstoffsättigung bei Ventilations-Perfusionsstörungen (z. B. Atelektasen, Ein-Lungen-Anästhesie) führen.

Herz-Kreislaufwirkungen

Alle volatilen Anästhetika wirken negativ inotrop. Isofluran wirkt etwas weniger myokarddepressiv als Enfluran und Halothan. Zusätzlich senken alle 3 Anästhetika durch einen vasodilatatorischen Effekt den peripheren Widerstand, dies ist am stärksten bei Isofluran und am geringsten bei Halothan ausgeprägt. Der blutdrucksenkende Effekt der Inhalationsanästhetika kommt also bei Halothan vor allem durch die negativ inotrope Wirkung und bei Isofluran durch die Abnahme des peripheren Widerstandes zustande. Enfluran nimmt eine Mittelstellung ein. Die Abnahme des peripheren Widerstandes führt über den Barorezeptorreflex zu einer Erhöhung der Herzfrequenz, daher können unter Enfluran und Isofluran gelegentlich Herzfrequenzanstiege beobachtet werden. Halothan führt dagegen meist zu einer Herzfrequenzabnahme.

Die Herz-Kreislaufwirkungen der Inhalationsanästhetika werden zusätzlich von Veränderungen des Sympathikotonus beeinflußt (Abnahme des Sympathikotonus in Narkose, Zunahme bei chirurgischer Stimulation).

Unter Inhalationsanästhetika ist die Erregungsleitung im Herzen verlangsamt, dies kann in seltenen Fällen zu bedrohlichen Herzrhythmusstörungen führen. Relativ häufig tritt eine AV-Dissoziation auf, d.h. Vorhof und Kammer kontrahieren sich unkoordiniert, was besonders bei Patienten, die auf eine Füllung des Ventrikels durch den Vorhof angewiesen sind, zu einem Abfall des Herzzeitvolumens führen kann.

Katecholamine können unter Einfluß der Inhalationsanästhetika leichter zu Herzrhythmusstörungen führen. Dabei wirkt Halothan am stärksten arrhythmogen, so daß diese Substanz bei Anwendung von Katecholaminen vermieden werden sollte. Kinder reagieren weniger empfindlich als Erwachsene.

Durch die negativ inotrope Wirkung der Inhalationsanästhetika nimmt der Sauerstoffverbrauch des Herzens ab. Alle Inhalationsanästhetika erweitern die Koronararterien, dadurch nimmt die Durchblutung und damit das Sauerstoffangebot zu. Dieser Effekt ist bei Isofluran am stärksten und bei Halothan am schwächsten ausgeprägt. Die Autoregulation der Koronararterien (s. Kap. 9.2) bleibt erhalten, sie ist aber zu höheren Durchblutungswerten hin verschoben.

Für Isofluran wurde bei koronarkranken Patienten eine Umverteilung der Durchblutung postuliert, die eine Minderversorgung der gefährdeten Herzmuskelbezirke zur Folge hätte (coronary steal). Bisher konnte diese Hypothese aber nicht bewiesen werden. Die Berücksichtigung der übrigen Faktoren, die Einfluß auf Koronardurchblutung und Sauerstoffverbrauch haben (s. Kap. 9.2), wie Blutdruck, Herzfrequenz, Vor- und Nachlast, ist wahrscheinlich wichtiger bei der Narkose von Koronarkranken als die Wahl des Inhalationsanästhetikums.

zerebrale Wirkungen

Alle Inhalationsanästhetika bewirken über eine zerebrale Vasodilatation eine Zunahme der zerebralen Durchblutung. Halothan hat den stärksten und Isofluran den schwächsten vasodilatierenden Effekt. Dabei wird die Autoregulation der Hirngefäße (s. Kap. 9.6) dosisabhängig aufgehoben, bis bei hohen Dosierungen die Durchblutung alleine vom zerebralen Perfusionsdruck abhängig ist. Bei Blutdruckabfällen kann es daher zu einer Minderdurchblutung des Gehirns kommen. Die Erweiterung der Hirngefäße ist mit einer Zunahme des intrakraniellen Blutvolumens verbunden, was zu einer Hirndrucksteigerung führt, wenn die intrakranielle Compliance erniedrigt ist.

Halothan, Enfluran und Isofluran verringern dosisabhängig den zerebralen Stoffwechsel und führen so zu einer Abnahme des zerebralen Sauerstoffverbrauchs. Maximal läßt sich der Sauerstoffverbrauch um 50% senken, im EEG ist dann eine isoelektrische Linie sichtbar. Dies erfordert toxische Halothan- und Enflurandosen, nur bei Isofluran ist dies mit anästhesiologisch anwendbaren Dosen (2.0 MAC) möglich.

Unter höheren Enflurandosierungen sind im EEG Krampfpotentiale beobachtet worden. Die klinische Bedeutung dieses Phänomens ist unklar, da Enfluran bei Patienten mit bekannter Epilepsie die Anfallsneigung nicht erhöht.

Beim Abbau von Halothan werden Bromionen freigesetzt. Bei übergewichtigen Patienten sind Blutkonzentrationen gemessen worden, die sedierend wirken können.

neuromuskuläre Wirkungen

Die muskelrelaxierende Wirkung der Inhalationsanästhetika beruht auf einer zentralen Dämpfung der Muskelaktivität und auf einer direkten Wirkung an der motorischen Endplatte. Die Wirkung der Muskelrelaxantien wird potenziert, deshalb ist der Relaxantienbedarf reduziert. Halothan führt zu einer Reduktion der Pancuroniumdosis auf 50% der sonst benötigten Dosis, Enfluran und Isofluran reduzieren die benötigte Dosis auf etwa 30%. Bei Vecuronium und Atracurium ist der potenzierende Effekt der Inhalationsanästhetika geringer ausgeprägt.

Wirkungen auf die Niere

Generell nimmt die Nierendurchblutung während einer Narkose ab. Die verringerte Nierendurchblutung hat eine Abnahme der glomerulären Filtrationsrate, der Urinausscheidung und der renalen Natriumexkretion zur Folge. Die Autoregulation der Nierendurchblutung soll durch Inhalationsanästhetika nicht beeinflußt werden. Die Veränderungen normalisieren sich innerhalb von Stunden bis Tagen nach Operation und Narkose.

Schwere Störungen der Nierenfunktion können durch Fluoridionen, die während der Verstoffwechselung fluorierter Inhalationsanästhetika freigesetzt werden, entstehen. Die Nierenschädigung besteht in einem Wirkungsverlust des Antidiuretischen Hormons am distalen Tubulus und äußert sich als eingeschränkte Fähigkeit der Niere, den Primärharn zu konzentrieren. Im Extremfall tritt ein polyurisches Nierenversagen ein. Ein Inhalationsanästhetikum, das diese Störungen häufig verursachte und deshalb nicht mehr angewendet wird, ist das Methoxyfluran, das bis zu 75% verstoffwechselt wird. Von den heute gebräuchlichen Anästhetika kann Enfluran unter ungünstigen Bedingungen (adipöser Patient, lange Narkose mit hohen Enflurankonzentrationen, Enzyminduktion und genetische Veranlagung) eine vorübergehende Nierenfunktionseinsschränkung hervorrufen.

Wirkungen auf die Leber

Die Leberdurchblutung nimmt während einer Narkose ab, dies wurde sowohl für Inhalationsnarkotika als auch für Substanzen wie Thiopental oder Etomidat gezeigt. Da der Sauerstoffverbrauch der Leber aber konstant bleibt, kommt es zu einer Verschlechterung der Sauerstoffbilanz.

Schon bald nach Einführung von Halothan in die klinische Praxis 1956 erschienen Berichte über das Auftreten von unerklärlichem Fieber, Gelbsucht und Leberfunktionsstörungen nach Halothannarkosen, die ansonsten ohne Zwischenfälle verlaufen waren. Schwierigkeiten bei der Differentialdiagnostik dieser Leberfunktionsstörungen bereitet die Tatsache, daß es nach jedem Eingriff in Narkose zu flüchtigen Transaminasenanstiegen kommen kann. Zudem müssen Schäden durch andere hepatotoxische Substanzen, durch Schock, Sepsis, Virushepatitiden oder intraoperative mechanische Leberschädigungen abgegrenzt weden.

Derzeit werden 2 Schädigungsformen der Leber durch Halothan unterschieden:

– Halothan ruft eine milde Form der Leberschädigung hervor, die sich als leichter Transaminasenanstieg bemerkbar macht und mit empfindlichen Labormethoden bei nahezu der Hälfte aller Halothannarkosen nachgewiesen werden kann. Die Ursache liegt wahrscheinlich darin, daß Halothan die Durchblutung und damit die Sauerstoffversorgung der Leber stärker beeinträchtigt als andere Inhalationsanästhetika und daß bei der Verstoffwechselung von Halothan leberschädigende Substanzen anfallen.

– Daneben sind schwere Leberschädigungen nachgewiesen, die durch allergische Reaktionen auf ein Stoffwechselprodukt des Halothan hervorgerufen werden. Bei den meisten Patienten können für diese Erkrankung charakteristische sogenannte „Halothan-assoziierte Antikörper" nachgewiesen werden. Diese Art der Leberschädigung tritt besonders nach Wiederholungsnarkosen mit Halothan auf. Die Patienten sind meist älter als 35 Jahre, häufiger Frauen und adipös. Bei Kindern ist diese Schädigung bisher nur in wenigen Einzelfällen beschrieben worden. Symptome sind plötzlicher Fieberanstieg, der gefolgt ist von hohen Anstiegen der Serumtransaminasen. Das Auftreten dieser Halothan-Hepatitis wird mit einer Häufigkeit von 1:35000 Halothannarkosen geschätzt (von einigen Autoren auch häufiger), ein tödliches Leberversagen soll bei 10 000 bis 200 000 Halothannarkosen einmal vorkommen.

Für Enfluran und Isofluran sind leichte Leberschädigungen seltene Ereignisse, allergische schwere Schädigungen kommen, wenn überhaupt, extrem selten vor.

Bei einer vorbestehenden Leberschädigung wird Isofluran (z. B. Forene®) als Inhalationsnarkotikum der Wahl angesehen, da es nur zu einem geringen Anteil metabolisiert wird und die Durchblutung und Sauerstoffversorgung der Leber am wenigsten einschränkt.

Wirkungen am Auge

Inhalationsanästhetika reduzieren den intraokulären Druck und lassen sich deshalb vorteilhaft bei Narkosen für Augenoperationen einsetzen.

Wirkungen auf den Uterus

Die Kontraktilität und der Muskeltonus der Gebärmutter wird durch Inhalationsanästhetika herabgesetzt. Dieser Effekt beginnt bei etwa 0.5 MAC, die Reaktionsfähigkeit auf Oxytocin wird in dieser Dosierung allerdings noch nicht beeinträchtigt. In höheren Dosierungen können Inhalationsanästhetika den Blutverlust bei Geburt und Sectio erhöhen. Therapeutisch wird die tokolytische Wirkung ausgenutzt, wenn intrauterine Manipulationen erforderlich sind (z. B. instrumentelle Entbindung, Entwicklung einer Beckenendlage, manuelle Plazentalösung).

Wirkungen auf den Feten

Inhalationsanästhetika passieren rasch die Plazentarschranke und werden vom Fetus aufgenommen. Beim Feten wurden Blutdruckabfälle nachgewiesen, die aber, solange kein gleichzeitiger Abfall des uteroplazentaren Perfusionsdruckes auftrat, keine Verschlechterung der Sauerstoffversorgung bewirkten. Allgemeinnarkosen für Kaiserschnittoperationen bis zu 30 min Dauer haben im Vergleich mit Regionalanästhesieverfahren keine nachteiligen Effekte auf das Neugeborene, sofern 0.5 MAC eines Inhalationsanästhetikums in einem Sauerstoff-Lachgasgemisch mit 50% Lachgas angewendet werden. Bei Anwendung von 75% Lachgas treten bei einer Narkosedauer von länger als 10 min Neugeborenendepressionen auf.

Narkosen während der Schwangerschaft erhöhen zwar das Abortrisiko, es konnte aber keine erhöhte Mißbildungsrate nachgewiesen werden.

7.5.8 Gesundheitsschäden durch Narkosegasexposition

Verschiedene epidemiologische Studien haben einen Zusammenhang zwischen der chronischen Exposition von erhöhten Anästhetikakonzentrationen in Operationssälen ohne Narkosegasabsaugvorrichtung und einer erhöhten Mißbildungs- und Abortrate nahegelegt, bewiesen werden konnte dieser Verdacht bisher aber nicht. Ebenso konnte kein eindeutiger Zusammenhang zwischen chronischer Narkosegasexposition und erhöhter Malignominzidenz nachgewiesen werden.

Wie die unterschiedlichen MAK-Werte (maximale Arbeitsplatzkonzentrations-Werte) in verschiedenen Ländern zeigen, gibt es bisher keine Einigkeit darüber, welche Raumluftkonzentrationen flüchtiger Anästhetika für die dort tätigen Personen wirklich ungefährlich sind. Mit Hilfe geeigneter Maßnahmen (Narkosegasabsaugung, spezielle Deckenlüftungssysteme) kann die Kontamination der Raumluft im Operationssaal durch Inhalationsanästhetika deutlich unter die MAK-Werte herabgesetzt werden. Völlig vermeiden läßt sich eine Kontamination aber nicht, insbesondere in Räumen, die nicht mit einem verdrängenden Belüftungssystem ausgerüstet werden können, wie z. B. Aufwachräume.

7.5.9 Neuentwicklungen

Um in die klinische Routine aufgenommen zu werden, müßte ein neues Inhalationsanästhetikum entscheidende Vorteile gegenüber den bekannten Narkotika bieten; es sollte also den zu Beginn aufgeführten Kriterien eines idealen Inhalationsanästhetikums möglich nahe kommen. Was für Verbesserungen wären z. B. gegenüber Isofluran denkbar?

– Eine geringere Löslichkeit (= geringer Blut/Gas-Verteilungskoeffizient) würde Ein- und Ausleitung beschleunigen und wäre besonders für ambulante Narkosen von Vorteil.

– Ein angenehmerer Geruch würde Narkosen bei Kindern erleichtern.

– Eine weitere Bedingung wäre eine möglichst geringe Beeinträchtigung der Herz-Kreislauffunktion.

– Die Verstoffwechselung sollte gering sein, die Abbauprodukte sollten nicht toxisch sein.

Wie kommen Neuentwicklungen diesen Forderungen nahe?

Sevofluran hat einen niedrigen Blut/Gas-Verteilungskoeffizienten, der dem von Lachgas nahekommt. Möglicherweise hat Sevofluran eine größere kardiozirkulatorische Stabilität als Isofluran, die unter Isofluran gelegentlich beobachteten Herzfrequenzanstiege sollen unter Sevofluran nicht auftreten. Die Beeinflussung der übrigen Organfunktionen ähnelt der Wirkung von Isofluran. Sevofluran hat einen angenehmen Geruch. Nachteile sind eine geringe chemische Stabilität und eine Metabolisierungsrate, die höher ist als die von Enfluran.

Desfluran hat einen noch niedrigeren Blut/Gas-Verteilungskoeffizienten als Sevofluran. Die anästhesiologische Wirkung ist aber schwächer als die der bisher verwendeten Inhalationsanästhetika (MAC = ca. 7%), so daß entsprechend hohe Konzentrationen angewendet werden müssen. Die Verstoffwechselung von Desfluran ist aber sehr gering, die chemische Stabilität hoch. Die kardiozirkulatorischen Wirkungen ähneln denen von Isofluran.

7.6 Muskelrelaxantien (G. Wiesner)

Muskelrelaxantien führen zu einer Relaxation (= Erschlaffung) der Skelettmuskulatur. Die vollständige Erschlaffung der Skelettmuskulatur ist für den Operateur eine der Vorbedingungen für ein optimales, von Muskelreflexen ungestörtes Arbeiten, besonders bei Eingriffen im Bereich des Oberbauchs. An sich könnte eine ausreichende Muskelerschlaffung auch durch eine Hemmung der Reflexzentren im ZNS erreicht werden. Doch dazu wäre eine sehr tiefe Narkose notwendig, die den Patienten gefährden könnte. Der Vorteil der Anwendung von Muskelrelaxantien liegt darin, daß man den Patienten unabhängig von der Narkosetiefe, also auch bei flacher Narkose, relaxieren kann. Selbstverständlich erschlaffen auch die Atemmuskeln als Teil der Skelettmuskulatur, wenn Relaxantien angewendet werden: Der Patient kann nicht mehr spontan atmen. Die Anwendung von Muskelrelaxantien führt daher innerhalb von wenigen Minuten zum unweigerlichen Erstickungstod des Patienten, wenn er nicht künstlich beatmet wird. Die Anwendung von Muskelrelaxantien setzt daher künstliche Beatmung voraus.

Muskelrelaxantien haben ihren Angriffspunkt an der motorischen Endplatte. An dieser Stelle werden die elektrischen Impulse der motorischen Nerven auf die einzelnen Skelettmuskelfasern übertragen. Die Wirkungsweise der Muskelrelaxantien können wir nur verstehen, wenn wir den Mechanismus der normalen Erregungsübertragung kennen (vgl. Kap. 6.7).

7.6.1 Physiologie der Erregungsübertragung an der motorischen Endplatte

Im Prinzip werden die Aktionspotentiale der motorischen Nervenzellen im Rückenmark (Motoneurone) über deren Axone (Motoaxone) an der motorischen Endplatte auf die Muskelfaser übertragen. Diese Übertragung erfolgt unter Zwischenschaltung eines chemischen Überträgerstoffes, des Azetylcholins. Die Abb. 7.25 soll zunächst einen grobschematischen Überblick über die der Erregungsübertragung zugrundeliegenden Ereignisse vermitteln: Das Aktionspotential des Motoaxons setzt Azetylcholin aus den synaptischen Vesikeln frei. Das Azetylcholin diffundiert durch den synaptischen Spalt und verbindet sich mit den Rezeptoren der subsynaptischen Membran der Muskelfaser. Die Reaktion des Azetylcholins mit dem Rezeptor induziert das Endplattenpotential und das Aktionspotential der Muskelfasermembran: Die Übertragung ist geglückt.

In Abb. 7.26 sind die Bauelemente der motorischen Endplatte schematisch nach elektronenoptischen Befunden in drei verschiedenen Vergrößerungen (A bis C) dargestellt. Bild B stellt dabei einen Ausschnitt aus A dar und Bild C einen Ausschnitt aus B. Man erkennt, daß die präsynaptischen Endknöpfchen des Motoaxons, wo sie nicht mehr von der Myelinscheide umhüllt sind, Mitochondrien und zahlreiche kugelförmige Gebilde, die synaptischen Vesikel, enthalten. Diese synaptischen Vesikel enthalten die Überträgersubstanz Azetylcholin, die bei der Erregung in den synaptischen Spalt freigesetzt wird. Jedes dieser Vesikel enthält wahrscheinlich eine bestimmte Menge Azetylcholin (vielleicht einige tausend Moleküle), das sogenannte Quant. Auch wenn die Synapse in Ruhe ist, „zerplatzt" spontan in unregelmäßigen Abständen (durchschnittlich 1mal pro sec) ein Vesikel und entläßt ein Quant Azetylcholin in den synaptischen Spalt. Wenn aber ein Aktionspotential über das Motoaxon bis zur Synapse fortgeleitet wird, „zerplatzen" einige hundert solcher Bläschen, die alle Azetylcholin freisetzen.

Man nimmt an, daß bei diesem „Platzen" die Vesikelmembran mit der präsynaptischen Membran verschmilzt und sich auflöst, so daß der Überträgerstoff in den synaptischen Spalt entleert wird. Die in den synaptischen Spalt freigesetzten Azetylcholinmoleküle verbinden sich innerhalb von Millisekunden mit den Rezeptoren der subsynaptischen Membran der Muskelfaser. Diese Rezeptoren sind Strukturelemente der subsynaptischen Membran, zu denen Azetylcholin eine große Affinität hat, d.h. Azetylcholin-Moleküle lagern sich bevorzugt an die Rezeptoren an (vgl. Kap. 7.1, Abb. 7.1). Eine Vorstellung für die Spezifität der Reaktion des Azetylcholins mit dem Azetylcholin-Rezeptor kann man vielleicht dadurch erhalten, daß man Azetylcholin mit einem Schlüssel vergleicht, der genau in das Schloß Azetylcholin-Rezeptor hineinpaßt. Allerdings gibt es noch andere Schlüssel, die auch in das Rezeptorschloß hineinpassen: Die Moleküle der Muskelrelaxantien. Genau diese Eigenschaft befähigt die Muskelrelaxantien ja dazu, in den Prozeß der Erregungsübertragung einzugreifen, was weiter unten genauer dargestellt werden soll.

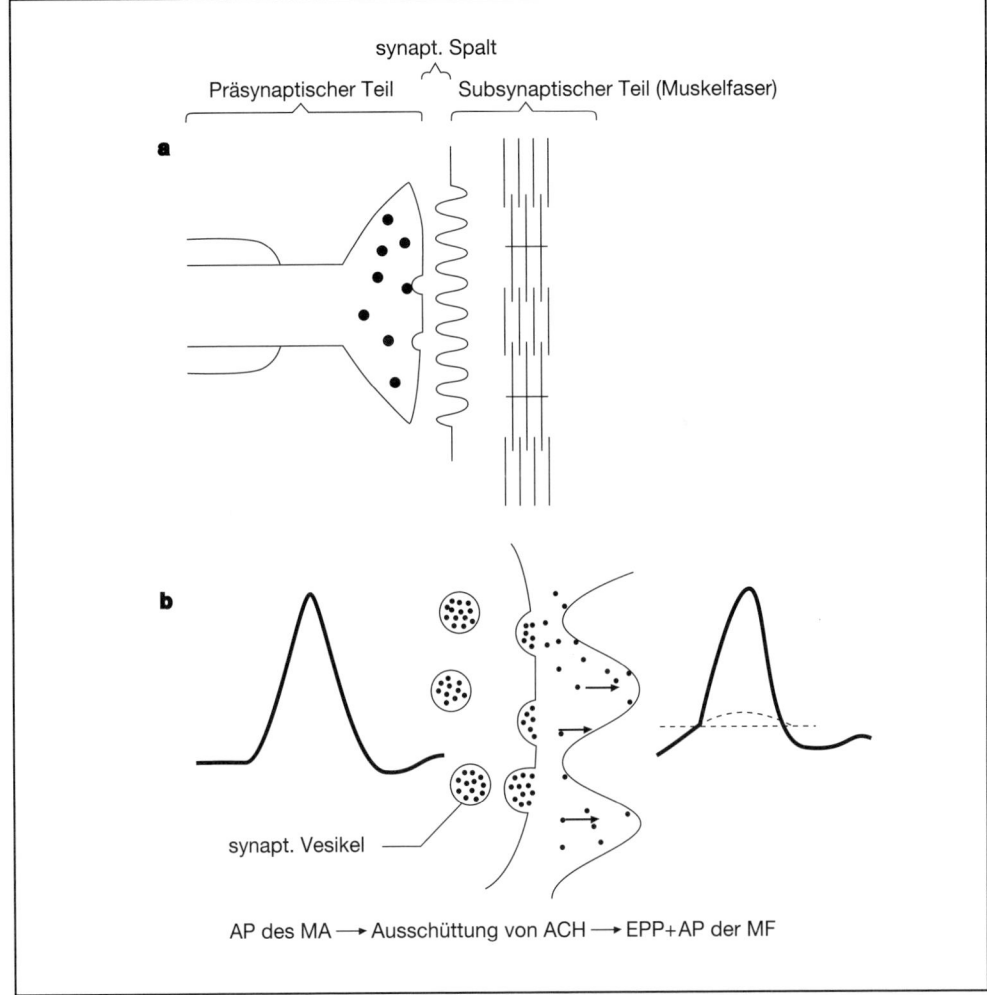

Abb. 7.25: *Schematische Darstellung der wichtigsten Strukturen einer motorischen Endplatte (a) und ihres Funktionsprinzips (b): Das Aktionspotential (AP) des Motoaxons (MA) führt zur Ausschüttung von Azetylcholin (ACH), das an der Muskelfaser (MF) Endplattenpotential (EPP) und Aktionspotential (AP) auslösen kann.*

Die Azetylcholin-Rezeptoren sind nur an der subsynaptischen Membran der motorischen Endplatte lokalisiert, die gegenüber den prä-synaptischen Endknöpfchen des Motoaxons liegt und zur Vergrößerung ihrer Oberfläche eine reiche Fältelung aufweist (Abb. 7.25 und 7.26). Die Muskelfasermembran außerhalb der Endplatte besitzt normalerweise keine Rezeptoren, ist daher auch nicht empfindlich gegen Azetylcholin. Im allgemeinen sind die Rezeptoren nur wenige Millisekunden lang mit den Azetylcholin-Molekülen verbunden. Der Grund dafür sind die Azetylcholin-Esterasen, die wie die Rezeptoren in großer Zahl Strukturbestandteil der subsynapti-schen Membran sind. Diese Esterasen fan-gen die Azetylcholin-Moleküle aus dem syn-aptischen Spalt ab und spalten sie in das unwirksame Cholin und Azetat (Abb. 7.27). Die chemische Reaktion der Azetylcholin-(ACh-)Spaltung kann man so formulieren:

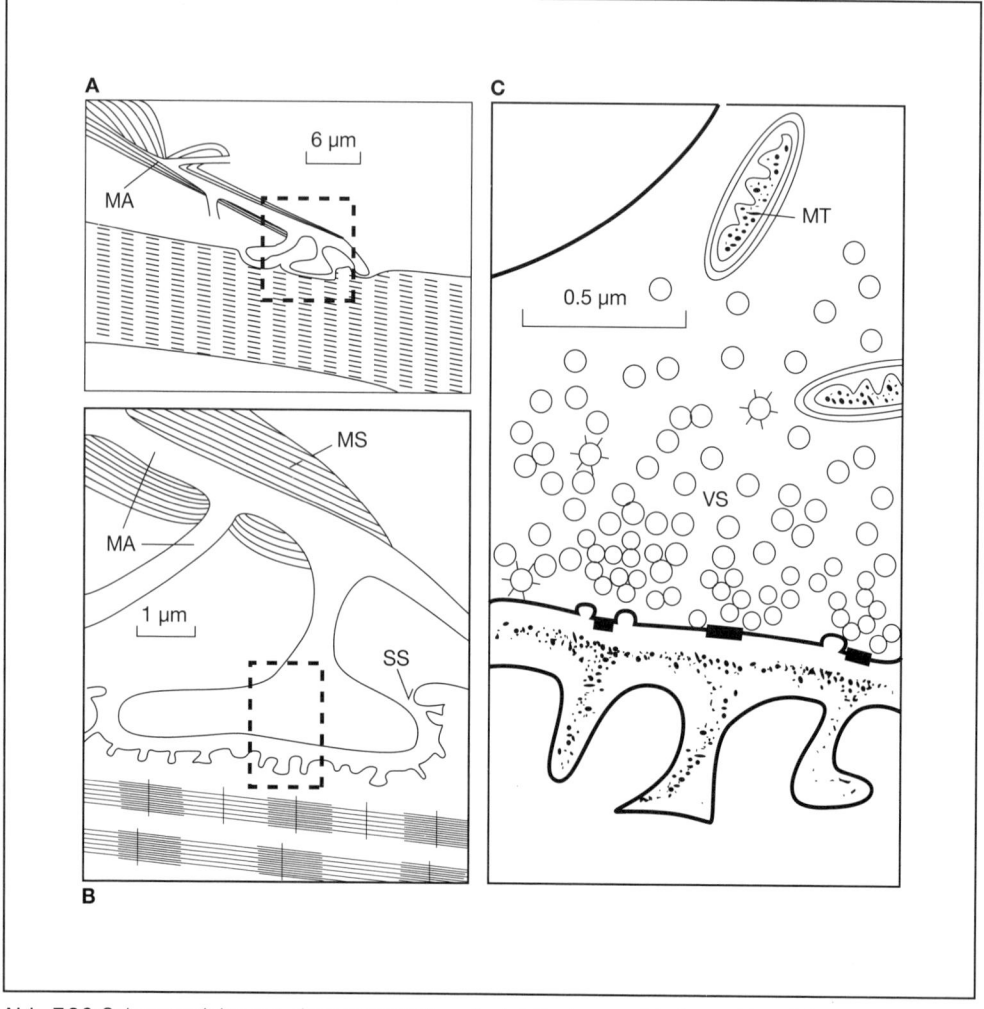

Abb. 7.26: *Schemazeichnung einer motorischen Endplatte in verschiedenen Vergrößerungen nach elektronenoptischen Befunden. MA = Motoaxon, MS = Myelinscheide, SS = synaptischer Spalt, MT = Mitochondrium, VS = synaptische Vesikel.*

$$ACh + H_2O \xrightarrow[\text{Esterase}]{\text{ACh-}} Cholin + Essigsäure$$

Diese Reaktion dauert nur einige Millisekunden. Deshalb ist der physiologische Effekt der Azetylcholin-Ausschüttung auf die subsynaptische Membran sehr kurz. Es leuchtet ein, daß der Azetylcholin-Effekt viel länger andauern muß, wenn die Azetylcholin-Esterase nicht funktioniert. Genau das erreicht man durch die Substanzen, die Azetylcholin-Esterasen hemmen, und die daher Azetylcholin-Esterase-Hemmer genannt werden. Succinylcholin kann im Gegensatz zu Azetylcholin von der spezifischen Azetylcholin-Esterase nicht gespalten werden. Es paßt aber in das „Schlüsselloch" der Azetylcholin-Rezeptoren hinein und hat auch den gleichen Effekt wie Azetylcholin.

Wirkung von Azetylcholin auf die subsynaptische Membran der Endplatte

Die Membran der Endplatte ist, genau wie alle anderen elektrisch erregbaren Membranen, in Ruhe polarisiert, d. h., sie ist zum Intrazellulärraum hin negativ und zum synaptischen Spalt hin, der ja zum Extrazellulärraum gehört, positiv geladen (Membranruhepotential, vgl. Kap. 6.7). Wie erinnerlich, beruht das Membranruhepotential auf der Diffusion kleiner Mengen von K^+-Ionen, während die Membran in Ruhe für Na^+-Ionen nahezu undurchlässig ist. Die subsynaptische Membran der Endplatte ist in Ruhe polarisiert, solange die Rezeptoren nicht mit Azetylcholin-Molekülen besetzt sind. Sobald aber Azetylcholin-Moleküle „im Schlüsselloch der Rezeptoren stecken" wird die Membran für K^+- und Na^+-Ionen durchlässiger (Abb. 7.28). Man muß sich vorstellen, daß die Verbindung

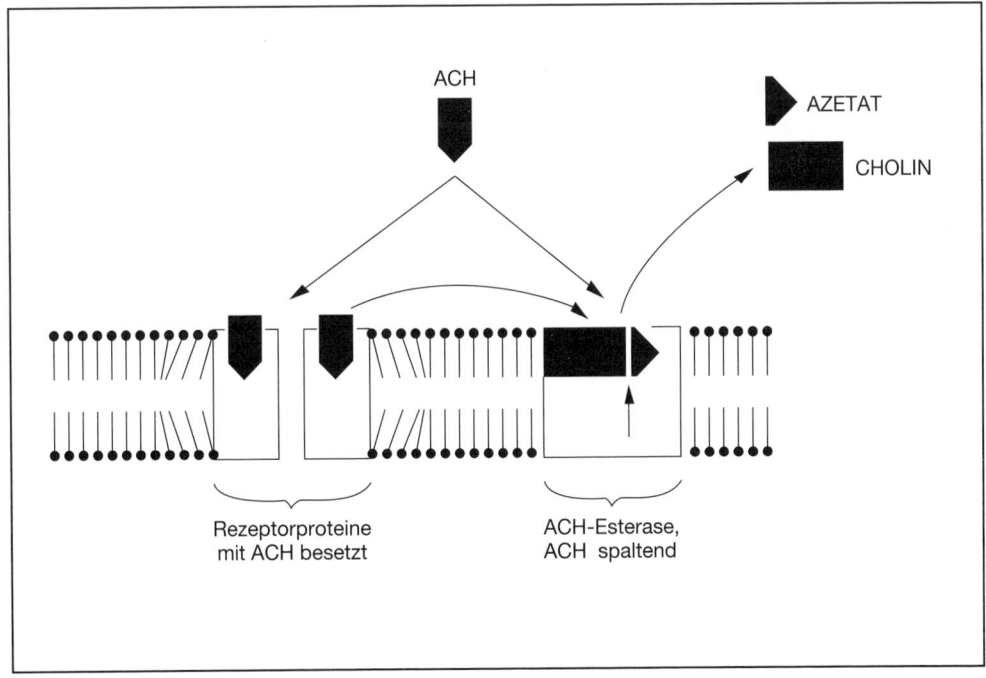

Abb. 7.27: *Wirkungsschema der Azetylcholin-Esterase.*

des Azetylcholins mit den Rezeptormolekü-
len die Struktur der Membran so verändert,
daß zwischen den großen Proteinmolekülen
der Membran die kleinen Na⁺- und K⁺-lonen
besser hindurchschlüpfen können. Man hat
auch davon gesprochen, daß „Membran-
poren", die normalerweise verschlossen sind,
durch die Anlagerung von Azetylcholin an
das Rezeptorprotein geöffnet werden. Solange die Rezeptoren mit Azetylcholin besetzt
sind, werden die kleinen Na⁺- und K⁺-lonen
entsprechend ihren Konzentrationsgradien-
ten durch die Membran wandern: Na⁺ von
außen nach innen und K⁺ von innen nach

außen. Dies wird in Abb. 7.28 schematisch
veranschaulicht. Je höher der Prozentsatz
der mit Azetylcholin besetzten Rezeptoren
ist, desto größere Mengen von Na⁺- und
K⁺-lonen fließen durch die Membran: Es entsteht eine Depolarisation. Das Ausmaß dieser
Depolarisation ist dabei abhängig von der
Menge der die Membran durchwandernden
lonen, die wiederum von der Rezeptorbesetzung mit Azetylcholin abhängt.

Die Dauer der Membrandepolarisation hängt
natürlich davon ab, wie lange Azetylcholin mit
den Rezeptoren reagiert. Da, wie wir gesehen
haben, das vom Motoaxon durch ein Aktions-

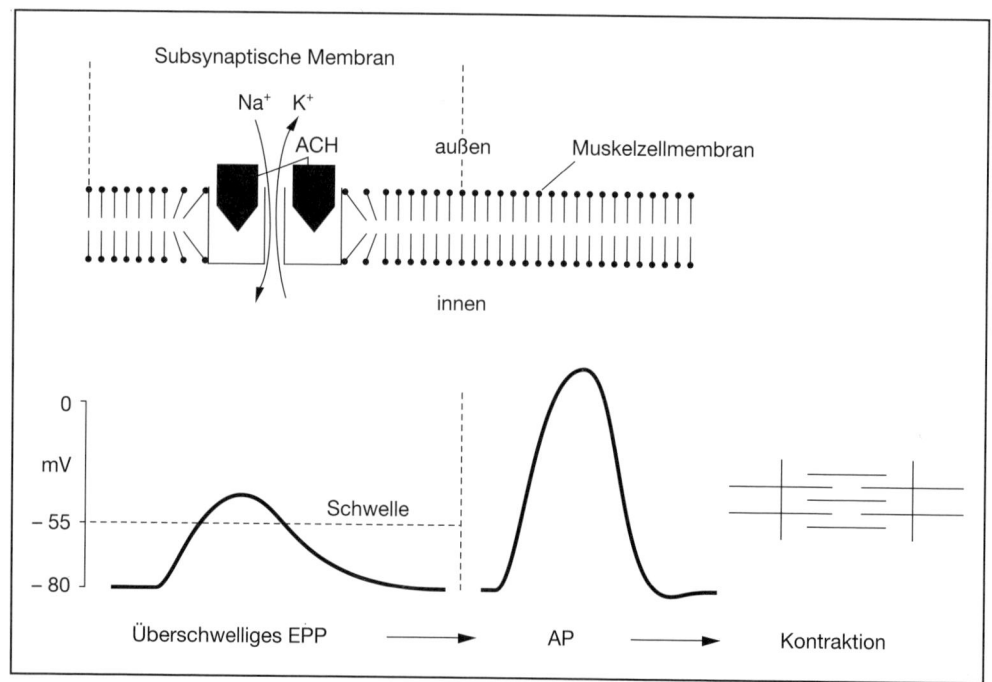

Abb. 7.28: *Sind die Azetylcholin-Rezeptoren der subsynaptischen Muskelzellmembran mit Azetyl-
cholin besetzt, so kommt es zur vermehrten Durchlässigkeit der Membran für Na⁺- und K⁺-lonen.
Das Endplattenpotential (EPP) übersteigt die kritische Schwelle von –55 mV. Dies führt zur
Auslösung eines Aktionspotentials (AP) und zur Kontraktion der Muskelzelle.*

potential ausgeschüttete Azetylcholin normalerweise nur wenige Millisekunden die Rezeptoren besetzen kann, weil es so rasch gespalten wird, dauert die Depolarisation der Endplatte normalerweise auch nur wenige Millisekunden. Diese durch Azetylcholin ausgelöste Endplattendepolarisation nennen wir das Endplattenpotential (Abb. 7.28). Das Endplattenpotential darf nicht mit dem Aktionspotential der Muskelzellmembran verwechselt werden. Das Endplattenpotential wird durch die Besetzung der Rezeptoren der Endplatte ausgelöst. Da die Rezeptoren normalerweise auf den Bereich der Endplatte lokalisiert sind, ist auch das Endplattenpotential nur an der Endplatte zu finden. Das Endplattenpotential ist in seiner Höhe variabel und abhängig vom Anteil der mit Azetylcholin besetzten Rezeptoren. Das Endplattenpotential kann per se keine Muskelkontraktion induzieren. Durch das Endplattenpotential wird sekundär das Aktionspotential der der Endplatte benachbarten Muskelzellmembran ausgelöst. Wenn das Aktionspotential der Muskelzellmembran an der Grenze zur Endplatte erst einmal ausgelöst ist, so wandert es ohne Abschwächung über die gesamte Muskelfaseroberfläche hinweg und induziert über die Ausschüttung von Ca^{++}-Ionen in den intrazellulären Raum die Kontraktion der Muskelfaser.

Aktionspotential und Kontraktion der Muskelfaser gehorchen dem Alles-oder-Nichts-Prinzip. Versucht man z.B., einen Muskel direkt elektrisch zu reizen, gelingt es mit kleinen Stromstärken zunächst nicht, ein Aktionspotential oder eine Kontraktion auszulösen. Erst mit Reizen über einer bestimmten Stärke (der Schwellenstromstärke) lassen sich konstant große Aktionspotentiale und Kontraktionen auslösen. Der physiologische Reiz für die Auslösung des Aktionspotentials und der Kontraktion ist das Endplattenpotential. Messungen haben ergeben, daß das Endplattenpotential ein kritisches Membranpotential (ca. –55 mV, Abb. 7.28), die Schwelle, errei-

chen muß, um ein Aktionspotential auslösen zu können. Endplattenpotentiale, die diese Schwelle nicht erreichen, können kein Aktionspotential auslösen. Die im normalen Muskel zu messenden Endplattenpotentiale übertreffen bei weitem die Schwelle, so daß die Übertragung mit hoher Sicherheit gewährleistet ist. Die Amplitude des Endplattenpotentials ist ebenso von der Anzahl der mit Azetylcholin besetzten Rezeptoren abhängig, wie die neuromuskuläre Erregungsübertragung. Schematisch ist die normale Erregungsübertragung in Abb. 7.28 dargestellt.

7.6.2 Wirkungsweise der nicht-depolarisierenden (kompetitiven, stabilisierenden) Muskelrelaxantien

Der Mechanismus der Wirkung der nicht-depolarisierenden Blocker wird in Abb. 7.29 illustriert. In Abb. 7.29 A ist der Versuchsaufbau dargestellt. Gekennzeichnet ist eine Muskelfaser mit ihrem zugehörigen Motoaxon. Das Motoaxon wird elektrisch gereizt. Abgeleitet wird durch eine Mikroelektrode, die in unmittelbarer Nähe der Endplatte in den Intrazellulärraum der Muskelfaser eingestochen wird. Solange das Motoaxon nicht gereizt wird, beträgt das Membranpotential –80 mV (Membranruhepotential). In Abb. 7.29 B entsteht bei Reizung des Motoaxons ein Alles-oder-Nichts-Aktionspotential, das durch das überschwellige Endplattenpotential (gestrichelt gezeichnet) ausgelöst wird. In Abb. 7.29 C ist eine geringe und in Abb. 7.29 D eine größere Menge eines nicht-depolarisierenden Muskelrelaxans der Badlösung zugesetzt worden. In Abb. 7.29 C ist das Endplattenpotential gegenüber der Norm zwar deutlich reduziert, erreicht aber gerade noch die Potentialschwelle, so daß Aktionspotential und Kontraktion normal verlaufen. In Abb. 7.29 D wird die Schwelle nicht mehr erreicht:

Aktionspotential und Kontraktion fallen aus, die neuro-muskuläre Erregungsübertragung ist blockiert. Das Ergebnis des Versuchs ist, daß die nicht-depolarisierenden Muskelrelaxantien die neuro-muskuläre Erregungsübertragung blockieren, indem sie das Endplattenpotential reduzieren.

Muskelrelaxantien vom nicht-depolarisierenden Typ besetzen, ebenso wie Azetylcholin, die Rezeptoren der Endplatte, aber diese Rezeptorbesetzung ist im Gegensatz zum Azetylcholin nicht gefolgt von einer Zunahme der Durchlässigkeit der Membran für Na^+- und K^+-Ionen und einer Depolarisation. Nicht-depolarisierende Muskelrelaxantien konkurrieren (englisch „competition") mit Azetylcholin um die Besetzung der Rezeptoren. Wir sprechen von einem „kompetitiven Antagonismus". Je höher die Muskelrela-

xans-Konzentration in der Nähe der Endplatte ist, desto mehr Rezeptoren werden von den Muskelrelaxantien besetzt sein, die den Azetylcholin-Molekülen den Zutritt verwehren. Da die Gesamtzahl der verfügbaren Rezeptoren begrenzt ist, wird bei Anwesenheit von Muskelrelaxantien die Rezeptorbesetzung mit Azetylcholin kleiner werden. Als Folge wird das Endplattenpotential reduziert und, wenn das Schwellenpotential nicht erreicht wird, ein neuro-muskulärer Block erzeugt. Bei konstanter Konzentration von Muskelrelaxantien könnte man den Block nur dadurch aufheben, daß man die Konzentration von Azetylcholin an der Endplatte erhöht. Genau das erreicht man durch die Azetylcholin-Esterase-Hemmer, die man als Antagonisten der nicht-depolarisierenden Muskelrelaxantien verwendet (s. u.). Schematisch ist der

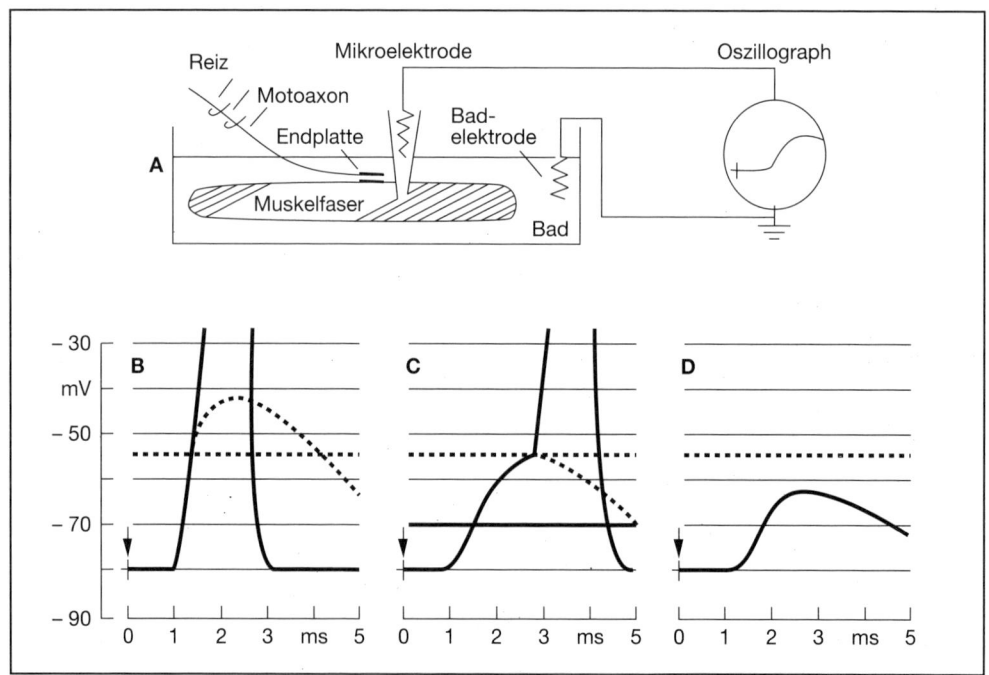

Abb. 7.29: *Versuchsaufbau zur Demonstration der Wirkung nicht-depolarisierender Muskelrelaxantien. Einzelheiten siehe Text.*

Effekt der nicht-depolarisierenden Muskelrelaxantien auf die Erregungsübertragung in Abb. 7.30 dargestellt.

7.6.3 Wirkungsweise der depolarisierenden Muskelrelaxantien

Muskelrelaxantien vom depolarisierenden Typ reagieren wie Azetylcholin mit den Azetylcholin-Rezeptoren. Die Rezeptorbesetzung ist, im Gegensatz zur Rezeptorbesetzung durch Muskelrelaxantien vom nicht-depolarisierenden Typ, von einer Erhöhung der Membrandurchlässigkeit für Na^+- und K^+-Ionen und von einer Depolarisation gefolgt. Was die Muskelrelaxantien vom depolarisierenden Typ von Azetylcholin unterscheidet, ist, daß sie von der spezifischen Azetylcholin-Esterase nicht gespalten werden können. Sie haften daher, verglichen mit Azetylcholin, sehr lange am Rezeptor und bewirken eine Dauerdepolarisation der Endplatte. Die neuromuskuläre Erregungsübertragung ist blockiert (Abb. 7.31). Lediglich, wenn in der Anflutungsphase die Moleküle der depolarisierenden Muskelrelaxantien die Rezeptoren in Besitz nehmen und das Endplattenpotential von –80 mV auf etwa –30 mV ansteigt, können einzelne Aktionspotentiale an der Muskelzellmembran entstehen und Kontraktionen an der Muskelfaser auslösen. Dem entsprechen in der klinischen Praxis die mehr oder weniger deutlichen Muskelfibrillationen, die wir an Patienten ca. eine bis zwei Minuten nach der i.v.-Gabe von Succinylcholin beobachten können. Aus dem Wirkungsmechanismus folgt, daß die durch depolarisierende Muskelrelaxantien bewirkte Muskelerschlaffung nicht durch Azetylcholin-Esterase-Hemmer antagonisiert werden kann.

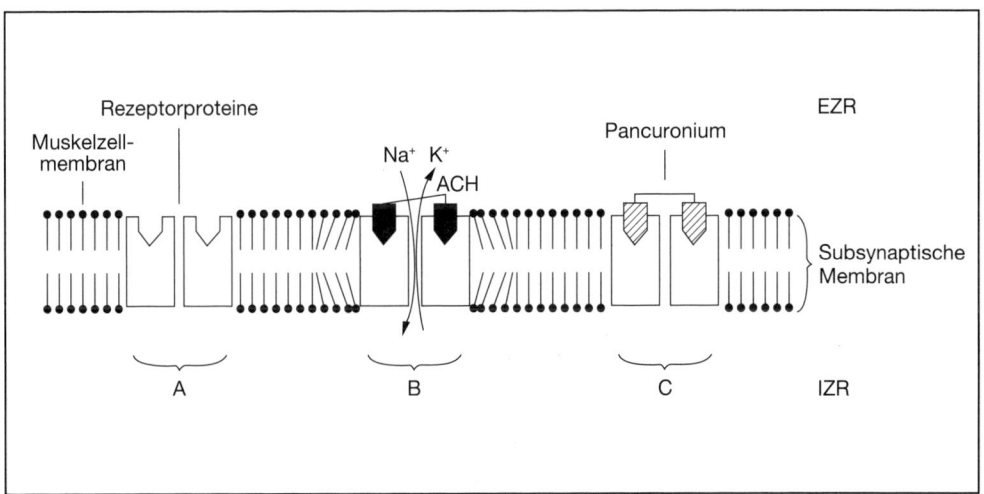

Abb. 7.30: *Wirkung nicht-depolarisierender Muskelrelaxantien am Beispiel des Pancuroniums.*
A: Die Rezeptorproteine sind nicht mit Azetylcholin besetzt, die Poren sind geschlossen.
B: Die Rezeptorproteine sind mit Azetylcholin besetzt, die Poren sind geöffnet, Na^+- und K^+-Ionen wandern durch die Poren, die Membran wird depolarisiert. C: Die Rezeptorproteine sind mit einem nicht-depolarisierenden Muskelrelaxans besetzt, die Proteine sind geschlossen, es erfolgt keine Depolarisation der Membran.

7.6.4 Die einzelnen Muskelrelaxantien

Die Moleküle der Muskelrelaxantien tragen elektrische Ladungen und können Membranen daher schlecht durchdringen. Das hat eine Reihe von Konsequenzen, nämlich:

a) Muskelrelaxantien müssen parenteral appliziert werden, da sie kaum aus dem Gastrointestinaltrakt resorbiert werden. Die Indianer des Amazonas konnten deshalb das mit Curare erlegte Wild bedenkenlos verzehren.

b) Muskelrelaxantien durchdringen nicht die Zellmembranen, sie verteilen sich ausschließlich im EZR.

c) Muskelrelaxantien durchdringen kaum die Blut-Hirn-Schranke. Daher haben Muskelrelaxantien keinen Effekt auf das ZNS. Die Muskelrelaxation setzt bei vollem Bewußtsein ein, wenn die Muskelrelaxantien ohne jede Narkose verabreicht werden. Da der bewußtseinshelle Patient die Ausschaltung seiner Muskelfunktionen (und der willkürlichen Atmung) mit großer Angst erlebt, muß der Anästhesist unter allen Umständen durch gleichzeitige Gabe von Narkotika sicherstellen, daß der relaxierte Patient ohne Bewußtsein ist.

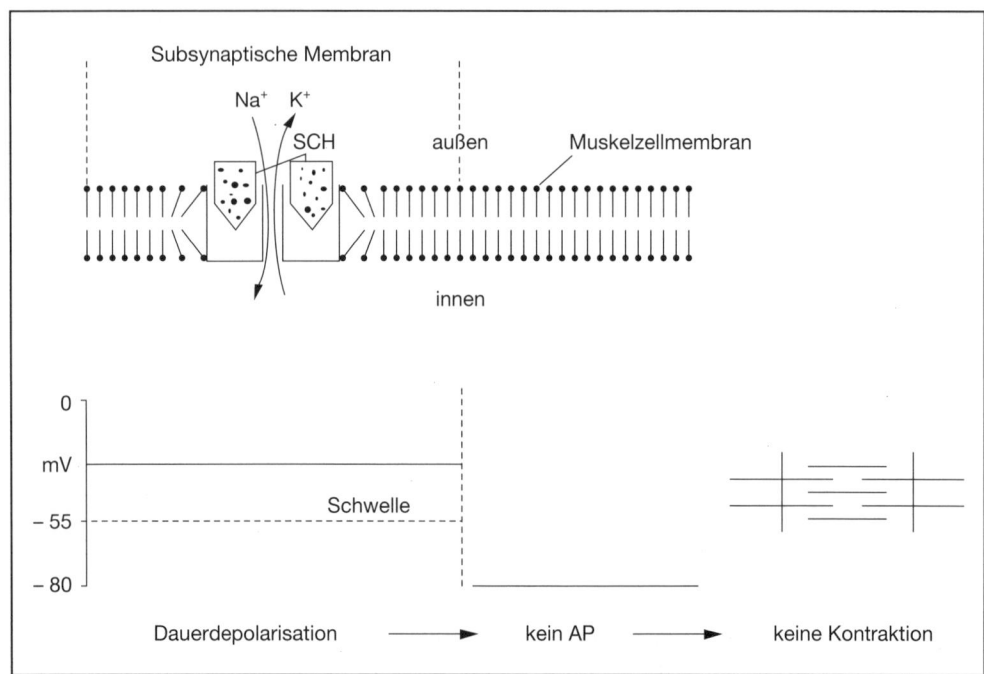

Abb. 7.31: *Schema zur Wirkung depolarisierender Muskelrelaxantien am Beispiel des Succinylcholins (SCH). Die Rezeptorproteine der subsynaptischen Membran sind mit Succinylcholin besetzt, Na^+- und K^+-Ionen können durch die Poren wandern, das Endplattenpotential ist ständig über −55 mV erhöht (Dauerdepolarisation), am Muskel kann kein Aktionspotential (AP) und keine Kontraktion ausgelöst werden.*

d) Muskelrelaxantien treten ebenfalls über die Plazenta in den kindlichen Kreislauf über. Bei der Sectio caesarea bevorzugt man bis zur Abnabelung des Kindes die depolarisierenden Muskelrelaxantien, weil sie rascher abgebaut werden und der kindliche Organismus besonders empfindlich auf nicht-depolarisierende Muskelrelaxantien reagiert.

7.6.4.1 Nicht-depolarisierende Muskelrelaxantien

Die vier in Deutschland z. Zt. gängigen nicht-depolarisierenden Muskelrelaxantien sind Alcuronium (z. B. Alloferin®), Pancuronium (z. B. Pancuronium Organon®), Vecuronium (z. B. Norcuron®) und Atracurium (z. B. Tracrium®). Sie können ihrer Wirkdauer und Erholungszeit entsprechend in zwei Gruppen eingeteilt werden: Alcuronium und Pancuronium sind langwirkende nicht-depolarisierende Muskelrelaxantien, Vecuronium und Atracurium sind mittellang wirkende nicht-depolarisierende Muskelrelaxantien. In Tab. 7.6 sind Initialdosis (Intubationsdosis), Anschlagszeit, klinische Wirkdauer und Erholungszeit der vier Relaxantien gegenübergestellt.

Die Nachinjektionsdosis beträgt normalerweise 20 – 35% der Initialdosis. Anschlagszeit, klinische Wirkdauer und Erholungszeit können mit Hilfe eines Nervstimulators (vgl. Kap. 7.6.6) ermittelt werden. Dabei wird ein motorischer Nerv (üblicherweise der Nervus ulnaris am Handgelenk) elektrisch stimuliert und die zugehörige Muskelkontraktion (Musculus adductor pollicis brevis) gemessen. Bei einem nicht relaxierten Patienten beträgt die Reizantwort 100%, ein voll relaxierter Patient zeigt keine Reizantwort (0%). Die Anschlagszeit ist definiert als die Zeit zwischen Injektion des Muskelrelaxans und vollständigem Erlöschen der Reizantwort, was gute Intubationsbedingungen gewährleistet. Die klinische Wirkdauer ist die Zeit zwischen Injektion des Muskelrelaxans und Erholung der Reizantwort auf 25%. Üblicherweise besteht in dieser Zeit eine für den chirurgischen Eingriff ausreichende Relaxation. Unter Erholungszeit versteht man die Zeit zwischen einer 25%igen und 75%igen Erholung. Sie ist ein Maß dafür, wie schnell sich die neuro-muskuläre Funktion erholt. Abb. 7.32 veranschaulicht den oben beschriebenen Sachverhalt.

> **Merke:** „Klinische Wirkdauer plus Erholungszeit" ist nicht identisch mit einer ausreichenden Erholung der neuromuskulären Funktion, die eine gefahrlose Extubation und Verlegung (von seiten der Relaxation) erlauben würde! Diese ist erst wieder bei einer Reizantwort von 100% gegeben. Auf die Problematik der Restrelaxation wird in den Kap. 7.6.6 und 7.6.7 näher eingegangen.

Tab. 7.6: *Initialdosis, Anschlagszeit, klin. Wirkdauer und Erholungszeit von Alcuronium, Pancuronium, Vecuronium und Atracurium*

	Initialdosis (mg/kg KG)	Anschlagszeit (min)	klin. Wirkdauer (min)	Erholungszeit (min)
Alcuronium	0.2 – 0.3	3 – 5	45 – 60	45 – 60
Pancuronium	0.08 – 0.1	3 – 5	80 – 100	ca. 40
Vecuronium	0.1 – 0.12	2 – 3	40 – 50	ca. 12
Atracurium	0.4 – 0.5	2 – 3	30 – 40	ca. 12

Grundsätzlich sind die nicht-depolarisieren-den Muskelrelaxantien arm an Nebenwirkun-gen. Wegen der strukturellen Ähnlichkeit mit Azetylcholin, das nicht nur der Überträgerstoff an der neuro-muskulären Endplatte, sondern auch an allen präganglionären Synapsen und an den postganglionären parasympathi-schen Synapsen ist (vgl. Kap. 6.6), sind unerwünschte Wirkungen auf das vegetative Nervensystem denkbar. Bei Alcuronium kann gelegentlich ein leichter Blutdruckabfall (durch Blockade sympathischer Ganglien) und ein leichter Anstieg der Herzfrequenz beobachtet werden. Letzterer kann auch nach Gabe von Pancuronium auftreten. Ursache dafür ist ein parasympatholytischer Effekt durch Blockade muskarinartiger Rezeptoren am Herzen. Atracurium kann abhängig von der Dosis und der Injektionsgeschwindigkeit Histamin freisetzen. Die Gefahr der Histamin-freisetzung ist umso größer, je höher die Dosis ist und je schneller Atracurium injiziert wird.

Die vier nicht-depolarisierenden Muskelrela-xantien unterscheiden sich auch in ihren pharmakokinetischen Eigenschaften. Wäh-rend Alcuronium und Pancuronium haupt-sächlich unverändert über die Niere elimi-niert werden, erfolgt die Ausscheidung von Vecuronium zum größten Teil unverändert über Leber und Galle. Pancuronium und Vecuronium werden außerdem in der Leber biotransformiert. Die dabei entstehenden Abbauprodukte 3-OH-Pancuronium bzw. 3-OH-Vecuronium haben ebenfalls neuro-

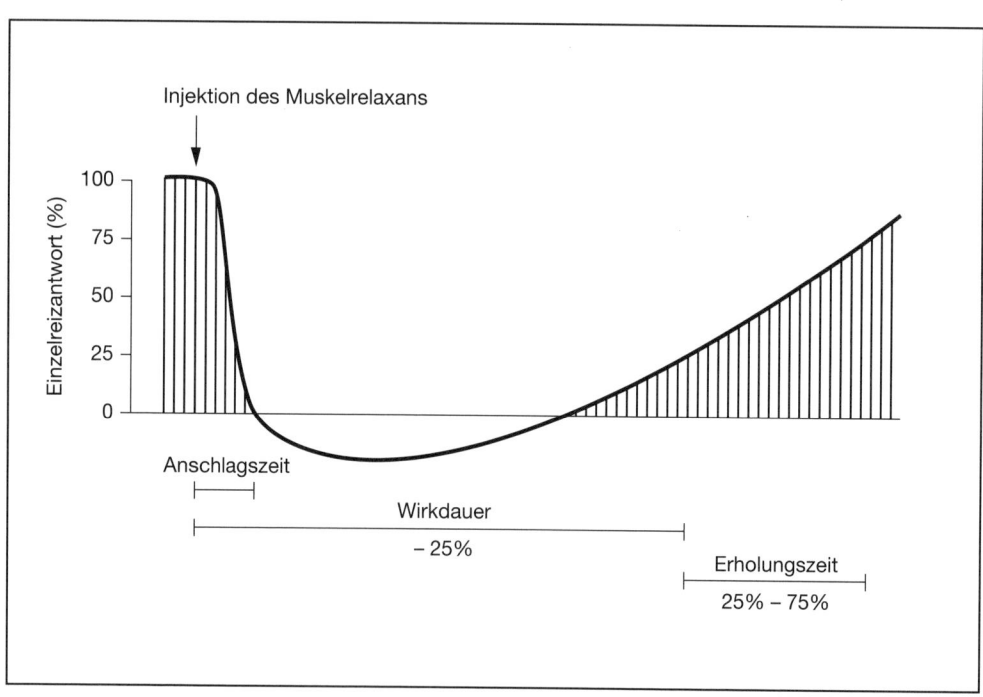

Abb. 7.32: *Anschlagszeit, Wirkdauer und Erholungszeit von Muskelrelaxantien.*

muskulär blockierende Eigenschaften in einer Größenordnung von ca. 50% der Ausgangssubstanzen. Im Gegensatz zu den eben genannten Verbindungen wird Atracurium praktisch vollständig über Hofmann-Reaktion und Esterhydrolyse biotransformiert. Unter der Hofmann-Reaktion versteht man einen Spontanzerfall des Atracurium-Moleküls, der nur von pH-Wert und Temperatur abhängig ist. Je höher der pH-Wert und die Temperatur sind, desto schneller erfolgt der Zerfall. Die während einer Allgemeinanästhesie auftretenden Veränderungen im Sinne einer geringen respiratorischen Alkalose (geringe Hyperventilation bei kontrollierter Beatmung) und einer leichten Auskühlung bleiben normalerweise ohne Auswirkung auf die Wirkdauer von Atracurium. Bei der Esterhydrolyse handelt es sich um eine Spaltung des Atracurium-Moleküls durch unspezifische Esterasen im Plasma. Die Pseudocholinesterase, die für den Abbau von Succinylcholin verantwortlich ist, ist daran nicht beteiligt. Atracurium ist wegen seines besonderen Abbaus sehr gut steuerbar.

7.6.4.2 Depolarisierende Muskelrelaxantien

Von den depolarisierenden Muskelrelaxantien wird in der Klinik praktisch nur noch Succinylcholin (z. B. Lysthenon®, Pantolax®) verwendet. In der üblichen Dosierung (1 mg/kg KG) setzt die muskelrelaxierende Wirkung von Succinylcholin innerhalb von einer Minute ein und erreicht in zwei Minuten ihr Maximum. Die Wirkung klingt nach ca. acht Minuten ab, da die Substanz einerseits durch unspezifische Cholinesterasen (Serumcholinesterase = Pseudocholinesterase) im Plasma rasch zu unwirksamen Produkten abgebaut wird und andererseits seine Konzentration an den Rezeptoren durch Redistri-

bution in andere Organe abnimmt. Seine schnell einsetzende und kurzdauernde Wirkung macht Succinylcholin besonders geeignet zur Narkoseeinleitung und zur Intubation. Bei einigen Patienten (ca. 1:2500) kommt es bei üblicher Dosierung zu einer deutlichen Verlängerung der muskelrelaxierenden Wirkung bis zu einigen Stunden. Diese Patienten besitzen keine normale Pseudocholinesterase, die das Succinylcholin rasch abbauen könnte, sondern genetisch bedingte Varianten der Pseudocholinesterase (sog. atypische Pseudocholinesterase), deren Fähigkeit, Succinylcholin abzubauen, um vieles geringer ist. In solchen Fällen bleibt dem Anästhesisten nichts anderes übrig, als den Patienten so lange (manchmal mehrere Stunden lang) künstlich zu beatmen, bis das Succinylcholin abgebaut ist. Mit aus menschlichem Serum gewonnener Cholinesterase kann man die Inaktivierung von Succinylcholin beschleunigen. Die Indikation dafür sollte jedoch wegen der, wenn auch sehr geringen Gefahr der Übertragung von Erregern (z. B. Hepatitis) zurückhaltend gestellt werden. Ist der Patient bereits vor der Narkose als Träger der atypischen Pseudocholinesterase bekannt, wird man auf die Gabe von Succinylcholin verzichten und primär mit einem nicht-depolarisierenden Muskelrelaxans arbeiten.

Unerwünschte Wirkungen sind beim Succinylcholin leider nicht selten, nämlich:

a) Muskelschmerzen („Muskelkater") im Rücken und Schultergebiet können ein bis mehrere Tage nach der Gabe von Succinylcholin auftreten. Sie sind eine Folge der asynchronen und unkoordinierten Muskelfaszikulationen während der initialen Depolarisation der Endplatte beim Anfluten des Succinylcholins. Die Präcurarisierung, d.h. die vorherige Gabe kleiner Dosen von nicht-depolarisierenden Muskelrelaxantien (z. B. 1 – 2 mg Pancuronium) ca. 5 min vor der Gabe von Succinylcholin kann das Auftreten von Muskelfaszikulationen verhindern oder abschwächen, so daß der Patient von Muskelkater weitgehend verschont bleibt.

b) vorübergehende Hyperkaliämie: Schon beim normalen Patienten ist synchron zur muskelrelaxierenden Wirkung ein vorübergehender Anstieg der Serumkonzentration von Kalium-Ionen um ca. 0.5 mmol/l zu beobachten. Dieser Anstieg resultiert direkt aus dem Effekt von Succinylcholin auf die Endplattenmembran, weil während der Dauerdepolarisation vermehrt Kalium-Ionen aus dem Zellinneren durch die Membran in den extrazellulären Raum hindurchtreten. Bei chronischer Denervierung ist die Empfindlichkeit der Muskelzellmembranen gegen Azetylcholin und Succinylcholin erhöht, weil die Azetylcholin-Rezeptoren sich dann auch auf Muskelbereiche außerhalb der eigentlichen Endplatte ausbreiten. Wegen der vergrößerten Durchtrittsfläche sind die Anstiege der Kaliumkonzentration im Serum viel größer als bei normal innervierten Muskeln. Mit gefährlichen Hyperkaliämien nach Gabe von Succinylcholin muß man demnach rechnen bei

– ausgedehnten Verbrennungen,

– Polytraumen mit erheblichen Weichteilverletzungen (etwa vom vierten Tag bis Ende der zehnten Woche nach dem Trauma),

– Patienten mit motorischen Lähmungen (Poliomyelitis, Multiple Sklerose, Querschnittslähmung),

– generalisierten Myopathien,

– Tetanus und

– Niereninsuffizienz.

Alle die genannten Zustände bedingen die Gefahr einer erheblichen vorübergehenden Hyperkaliämie bei Gabe von Succinylcholin. Herzrhythmusstörungen bis zu Asystolie und Kammerflimmern können die Folge sein. Daher gelten diese Zustände als Kontraindikationen für die Anwendung von Succinylcholin.

c) Anstieg des Augeninnendrucks: Succinylcholin bedingt einen Anstieg des intraokulären Drucks. Dies ist unerwünscht bei penetrierenden Augenverletzungen, unbehandeltem Glaukom und Netzhautablösungen. Die Präcurarisierung kann den Anstieg des Augeninnendrucks weitgehend verhindern.

d) Erhöhung des Mageninnendrucks: Die Erhöhung des Mageninnendrucks kann zur Regurgitation von Mageninhalt mit der Gefahr der Aspiration führen. Auch diese Nebenwirkung kann durch die Präcurarisierung relativ sicher verhindert werden.

e) Bradykardie: Besonders bei wiederholten großen Einzeldosen und bei Kindern wurden extreme Bradykardien beobachtet. Zusätzliche vagale Reize (Intubation!) können eine Asystolie bedingen. Prämedikation mit Atropin (notfalls nachinjizieren!) schützt weitgehend vor dieser Komplikation.

f) Dualblock: Wenn Depolarisationsblocker in hoher Dosierung und über einen längeren Zeitraum gegeben werden, kann der typische Depolarisationsblock in einen sogenannten „Dualblock" umschlagen. Dann ist die neuromuskuläre Erregungsübertragung über längere Zeit (Stunden!) nach der letzten Gabe von Succinylcholin blockiert. Ein solcher Dualblock kann durch Azetylcholin-Esterase-Hemmer antagonisiert werden. Als Ursache für den Dualblock vermutet man, daß die Rezeptoren durch den langen Kontakt mit Succinylcholin unempfindlich geworden sind, d. h., der Kontakt der Rezeptoren mit Azetylcholin führt nicht mehr zur Depolarisation der Endplatte. Der Dualblock kann auftreten, wenn die Gesamtdosis von Succinylcholin etwa 500 mg übersteigt. Daher sollte allzu häufiges Nachspritzen von Succinylcholin vermieden und die Relaxation über längere Zeit nicht mit Succinylcholin (z. B. über einen Succinylcholin-Dauertropf) herbeigeführt werden. Auch wenn man eine zur Intubation notwendige Relaxation mit Succinylcholin herbeigeführt hat, sollte man auf nicht-depolarisierende Muskelrelaxantien übergehen, wenn für eine länger dauernde Operation eine Muskelerschlaffung erwünscht ist.

7.6.5 Interaktionen der Muskelrelaxantien mit anderen Pharmaka

Muskelrelaxantien werden immer in Kombination mit anderen Pharmaka angewendet. Von diesen Pharmaka haben einige eigene muskelrelaxierende Effekte, die die Wirkung der Muskelrelaxantien verstärken können. Die wichtigsten in der Narkose gebrauchten Pharmaka mit eigenen muskelrelaxierenden Effekten sollte man kennen, damit relative Überdosierungen der Muskelrelaxantien vermieden werden können.

Von besonderer Bedeutung ist sicherlich die Wirkungsverstärkung nicht-depolarisierender Muskelralaxantien durch die volatilen Anästhetika Halothan, Enfluran und Isofluran. Der Effekt ist dosisabhängig, d. h. je tiefer die Inhalationsanästhesie, desto geringer der Bedarf an nicht-depolarisierenden Muskelrelaxantien, und ist bei Enfluran und Isofluran stärker als bei Halothan ausgeprägt. Als Mechanismus der muskelrelaxierenden Wirkung der volatilen Anästhetika vermutet man einen curareähnlichen Effekt auf die subsynaptische Membran der Endplatte, aber auch eine blockierende Wirkung auf die reflexübertragenden zentralen Synapsen im Rückenmark. Auch Antibiotika (z. B. Aminoglykoside) und Benzodiazepine können die Wirkung von Muskelrelaxantien verstärken.

Angriffspunkte für die muskelrelaxierende Wirkung der Antibiotika sind die subsynaptische Membran der Endplatten, die gegen Azetylcholin weniger empfindlich werden, und die synaptischen Endknöpfchen des Motoaxons, aus denen die Azetylcholin-Ausschüttung erschwert wird. Für die Ausschüttung von Azetylcholin aus den Vesikeln ist Ca^{++} notwendig, das während des Aktionspotentials aus dem extrazellulären Raum in das Motoaxon aufgenommen wird. Dieser Ca^{++}-Fluß scheint nun durch die Antibiotika gehemmt zu werden. Man kann daher versuchen, eine unerwünschte, durch Antibiotika ausgelöste Muskelrelaxation durch die i.v.-Gabe von Ca^{++} zu antagonisieren.

Neben Arzneimittelinteraktionen, die u.a. auch für Antiarrhythmika (z. B. Chinidin, Lidocain), Lokalanästhetika (z. B. Lidocain, Mepivacain, Bupivacain) und Ca-Antagonisten (z. B. Verapamil, Nifedipin) beschrieben wurden, kann es auch bei Störungen im Säure-Basen- und Elektrolythaushalt zu Veränderungen der neuro-muskulären Erregungsübertragung kommen. Ein Anstieg der H^+-Ionen Konzentration bei einer respiratorischen Azidose, die beispielsweise im Aufwachraum durch Hypoventilation nach Gabe von Opioiden zur postoperativen Schmerztherapie entstehen könnte, führt zur Abnahme der neuro-muskulären Erregbarkeit und damit zur Verstärkung einer eventuell bestehenden Restrelaxation. Auch Mg^{++}, das bei geburtshilflichen Patientinnen mit einer Präeklampsie häufig zur Anwendung kommt, verstärkt eine neuromuskuläre Blockade. Werden zwei verschiedene nicht-depolarisierende Muskelrelaxantien miteinander kombiniert, so können sich ihre Wirkungen nicht nur addieren, sondern sogar potenzieren. D. h. nach einer Initialdosis einer langwirkenden Substanz (z. B. Pancuronium) muß mit einer verlängerten Wirkdauer der Nachinjektionsdosis eines mittellang wirkenden Relaxans (z. B. Vecuronium) gerechnet werden.

7.6.6 Monitoring der neuro-muskulären Funktion

Eine Überwachung der neuro-muskulären Funktion ist bei Verwendung von Muskelrelaxantien unerläßlich. Diese soll zum einen eine gute intraoperative Relaxierung gewährleisten, die für den Operateur optimale Bedingungen schafft. Zum anderen, und noch wichtiger aus Sicht des Anästhesisten, ist jedoch die ausreichende Erholung der neuro-muskulären Funktion am Ende der Operation, die eine gefahrlose Extubation und Verlegung ermöglicht. Steht kein Nervstimulator (s. u.) zur Verfügung, so kann anhand klinischer Kriterien der Grad der Relaxierung zumindest abgeschätzt werden.

Ein Maß für die intraoperative Relaxierung sind Kriterien wie Anstieg des Beatmungsdrucks oder gar Husten und Bewegen des Patienten.

Von einer ausreichenden Erholung der neuro-muskulären Funktion kann ausgegangen werden, wenn der Patient die in Tab. 7.7 aufgeführten Kriterien erfüllt. Während beim Opioidüberhang die zentrale Atemdepression zu einem „lautlosen Ersticken" führt, ist der Patient mit einem Relaxansüberhang durch eine periphere Atemlähmung mit niedrigen Atemzugvolumina bei hoher Atemfrequenz gekennzeichnet. Die daraus resultierende Ateminsuffizienz wird vom wachen Patienten als sehr belastend empfunden. Die für eine einwandfreie Atmung notwendigen Muskelgruppen sind unterschiedlich empfindlich gegenüber nicht-depolarisierenden Muskelrelaxantien. Während für eine Relaxation des Zwerchfells relativ hohe Konzentrationen erforderlich sind, ist bei den kleinen Muskeln im Halsbereich (Pharynx, Larynx) bereits bei niedrigen Relaxanskonzentrationen mit Funktionseinschränkungen zu rechnen. Klinisch kann sich das in einer ausreichenden Spontanatmung bei liegendem Endotrachealtubus äußern; nach Extubation könnte der Patient durch eine Atemwegs-

verlegung ateminsuffizient werden. Fehlende Schutzreflexe könnten auch eine Aspiration zur Folge haben.

Tab. 7.7: *Kriterien für eine ausreichende Erholung der neuro-muskulären Funktion*

Augen öffnen	> 5 sec
Zunge herausstrecken	> 5 sec
Kopf anheben	> 5 sec
Hand drücken	> 5 sec
gestreckten Arm heben	> 5 sec
effektiv husten	
inspiratorischer Sog	> 25 cm H_2O
Atemfrequenz	< 25 – 30/min
Vitalkapazität	> 15 – 20 ml/kg KG
normales Atemzugvolumen	

Die meisten der in Tab. 7.7 aufgeführten Manöver können nur von wachen, kooperativen Patienten ausgeführt werden, was unmittelbar postoperativ oftmals nicht der Fall ist. Gerade hier bietet der Nervstimulator wertvolle zusätzliche Informationen. Wie bereits erwähnt, wird dabei mittels aufgeklebter Hautelektroden der Nervus ulnaris elektrisch stimuliert (siehe Abb. 7.33). Dies führt zur Kontraktion der vom Nervus ulnaris versorgten Muskeln, z. B. des Musculus adductor pollicis brevis, der eine Einwärtsbewegung des Daumens bewirkt. Diese Reizantwort kann nun beobachtet, gefühlt oder mit Hilfe spezieller Vorrichtungen gemessen werden. Ein Nervstimulator bietet verschiedene Möglichkeiten der elektrischen Stimulation. Zwei davon sollen herausgegriffen werden und im folgenden näher erläutert werden.

Bei der Einzelreizstimulation wird üblicherweise alle 10 sec 1mal, d. h. mit einer Frequenz von 0.1 Hz, stimuliert. Ein nicht relaxierter Patient hat eine Reizantwort von 100%. Nach Injektion der Intubationsdosis eines

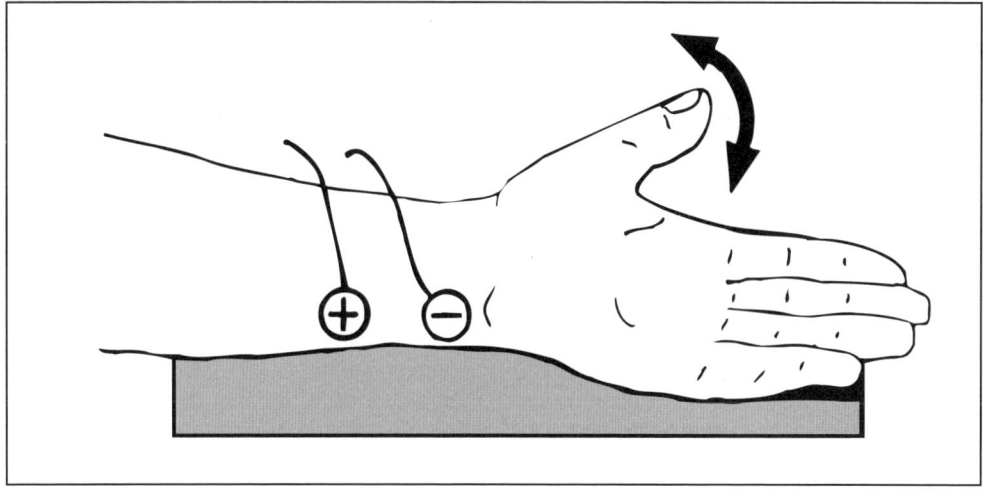

Abb. 7.33: *Prinzip des Nervstimulators.*

Relaxans, egal ob depolarisierend oder nicht-depolarisierend, fällt die Reizantwort (je nach Anschlagszeit) relativ schnell auf 0 ab und bleibt einige Zeit auf diesem Niveau. Je nach Wirkdauer und Erholungszeit steigt die Reizantwort dann wieder mehr oder weniger schnell auf den Ausgangswert (100%) (siehe Abb. 7.34).

Bei der Train-of-four- (TOF-) Stimulation wird in Viererreizen stimuliert, d.h. 4 Stimuli in 2 sec. Die Viererreize werden alle 10 sec wiederholt. Dabei verhält sich die 1. der vier Reizantworten wie unter Einzelreizstimulation: Nach Injektion eines Relaxans fällt sie relativ schnell auf 0 ab, um dann langsam wieder anzusteigen. Die 2. bis

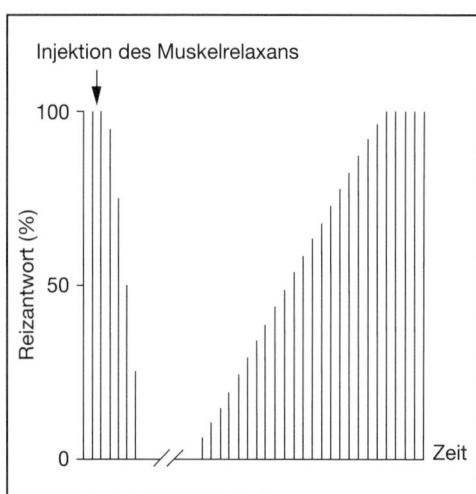

Abb. 7.34: *Zeitlicher Ablauf der neuromuskulären Blockade unter Einzelreizstimulation.*

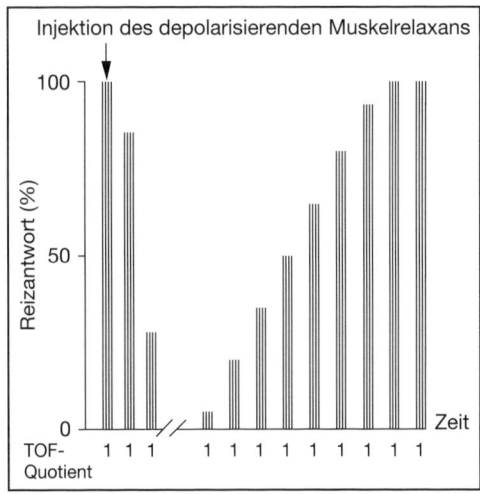

Abb. 7.35: *Zeitlicher Ablauf der neuromuskulären Blockade mit depolarisierenden Muskelrelaxantien unter TOF-Stimulation.*

4. Reizantwort verhält sich in Abhängigkeit des verwendeten Muskelrelaxans unterschiedlich: Bei einem depolarisierenden Relaxans (z.B. Succinylcholin) sind sie genauso groß wie die 1. (siehe Abb. 7.35) Dagegen fallen sie bei einem nicht-depolarisierenden Relaxans (z.B. Atracurium) kontinuierlich ab, d.h. die 1. Reizantwort ist größer als die 2., die 2. ist größer als die 3., usw. (siehe Abb. 7.36). Dies führt auch dazu, daß von den vier möglichen Reizantworten alle vier oder nur drei, zwei, eine oder gar keine nachweisbar sein können. Je tiefer die neuro-muskuläre Blockade, desto weniger Reizantworten sind nachweisbar! Die Ursache für den Abfall von der 1. zur 4. Reizantwort liegt darin, daß nicht-depolarisierende Relaxantien offensichtlich in der Lage sind, die Bereitstellung von Azetylcholin in der präsynaptischen Nervenendigung so zu verhindern, daß nicht genügend Azetylcholin ausgeschüttet werden kann, um alle vier Reize gleich stark zu beantworten. Eine wichtige Größe für die Beurteilung der Erholung der neuro-muskulären Funktion bei nicht-depolarisierenden

Muskelrelaxantien ist der TOF-Quotient. Er errechnet sich dadurch, daß man die 4. Reizantwort durch die 1. teilt. Sein Wert liegt somit zwischen 0 und 1. Mit Hilfe der Zahl der Reizantworten unter TOF-Stimulation und des TOF-Quotienten kann der Grad der Relaxierung mit nicht-depolarisierenden Muskelrelaxantien relativ genau bestimmt werden. Eine ausreichende chirurgische Relaxation ist normalerweise bei 2–3 Reizantworten unter TOF-Stimulation gegeben, was ungefähr einer Reizantwort bei Einzelreizstimulation von 20–25% entspricht. Eine ausreichende Erholung der neuro-muskulären Funktion liegt bei einem TOF-Quotienten von > 0.7 vor. Dieser Wert korreliert sehr gut mit dem klinischen Kriterium „Kopfanheben für mindestens 5 sec". Die TOF-Stimulation ist das Stimulationsmuster, das üblicherweise im klinischen Routinebetrieb eingesetzt wird.

7.6.7 Antagonisierung von Muskelrelaxantien

Die Wirkung nicht-depolarisierender Muskelrelaxantien kann durch Azetylcholin-Esterase-Hemmer (Neostigmin = z.B. Prostigmin®; Pyridostigmin = z.B. Mestinon®) aufgehoben werden. Durch Blockade der Azetylcholin-Esterase wird Azetylcholin nicht mehr abgebaut (vgl. Abb. 7.27), die Konzentration von Azetylcholin am Rezeptor nimmt zu und, da es sich um einen kompetitiven Block handelt, verdrängt Azetylcholin die Relaxansmoleküle vom Rezeptor. In der Folge normalisiert sich die neuro-muskuläre Erregungsübertragung.

Obwohl es schwer ist, generell Empfehlungen zu geben, sollte die Gabe von Azetylcholin-Esterase-Hemmern in Betracht gezogen werden, wenn

– langwirkende nicht-depolarisierende Muskelrelaxantien verwendet werden da die Häufigkeit von Relaxansüberhängen bei langwirkenden Substanzen um ein Vielfaches größer ist als bei den mittellang wirkenden,

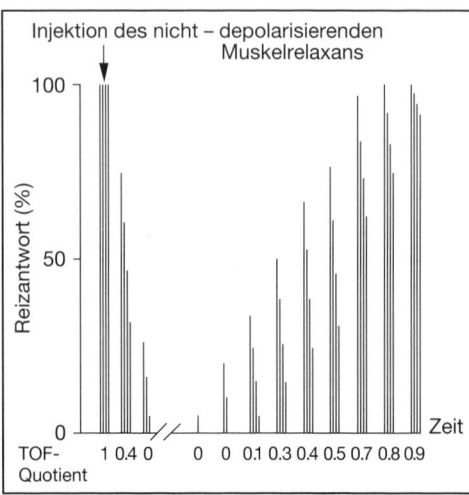

Abb. 7.36: *Zeitlicher Ablauf der neuromuskulären Blockade mit nicht-depolarisierenden Muskelrelaxantien unter TOF-Stimulation.*

– kein Nervstimulator zur Verfügung steht,

– die letzte Dosis Relaxans noch nicht lange zurückliegt,

– und in jedem Fall, wenn der Patient Zeichen eines Relaxansüberhangs bietet.

Die Dosis beträgt für Erwachsene bei Neostigmin 1 – 3 mg i.v., bei Pyridostigmin 5 – 10 mg i.v.. Die Wirkung von Pyridostigmin setzt langsamer ein, hält dafür aber länger an. Wie bereits erwähnt, ist Azetylcholin nicht nur Überträgerstoff an der neuro-muskulären Endplatte, sondern auch an allen präganglionären sympathischen und parasympathischen Synapsen und an den postganglionären parasympathischen Synapsen. Auch hier hemmen Neostigmin und Pyridostigmin die Azetylcholin-Esterase. Die Folge ist ein Überwiegen des Parasympathikus, was sich z.B. in Bradykardie, Bronchokonstriktion, Hypersalivation, Übelkeit und Erbrechen äußern kann. Diese Nebenwirkungen können durch gleichzeitige Gabe von Atropin (0.5 – 1 mg i.v.) aufgehoben oder zumindest abgeschwächt werden. Trotzdem ist insbesondere bei Patienten mit bradykarden Herzrhythmusstörungen, Asthma bronchiale oder chronisch obstruktiven Lungenerkrankungen Vorsicht bei der Anwendung von Azetylcholin-Esterase-Hemmern geboten.

7.7 Pharmakologie der Lokalanästhetika (G. Wiesner, K. Taeger)

Lokalanästhetika blockieren die Entstehung und Weiterleitung von Impulsen der in einem umschriebenen Gewebebezirk verlaufenden Nerven. Die Unterbrechung der nervalen Funktionen ist vollständig reversibel. Ein für die klinische Anwendung geeignetes Lokalanästhetikum ist charakterisiert durch gute Gewebeverträglichkeit (keine Reizung oder Schädigung des Nervengewebes) und geringe systemische Toxizität. Obwohl eine Vielzahl von Arzneimitteln lokalanästhetisch

wirksam sind (z.B. Barbiturate, Alkohole, beta-Blocker), weisen doch nur die typischen Lokalanästhetika die oben erwähnten Eigenschaften auf.

7.7.1 Geschichtlicher Rückblick

Cocain ist das am längsten bekannte Lokalanästhetikum. Seine Entdeckungsgeschichte ähnelt in merkwürdiger Weise der des Curare. Seit vielen Jahrhunderten kauten die Indios der Hochländer von Peru und Bolivien die Blätter des Cocastrauches wegen der anregenden Wirkung, zur Leistungssteigerung und zur Vertreibung des Hungergefühls. Cocain ist tatsächlich das einzige Lokalanästhetikum, das zentral stimulierend wirkt. Daß die Mundschleimhaut taub wurde, galt als lästige Begleiterscheinung. Erst in der zweiten Hälfte des 19. Jahrhunderts begannen sich europäische Wissenschaftler für diese Substanz zu interessieren. 1860 isolierte NIEMANN in Göttingen Cocain aus den Cocablättern und bemerkte auch dessen lokalanästhetische Wirkung. In den achtziger Jahren des vorigen Jahrhunderts beschäftigte sich der später berühmte Psychoanalytiker Sigmund FREUD in Wien mit dem Cocain. Er benutzte es als Entzugsmittel für einen morphinsüchtigen Kollegen und machte ihn zum ersten Cocainsüchtigen in Europa. Auch Freud erkannte die Bedeutung der lokalen Wirkungen nicht, wies aber einen Kollegen, den Augenarzt Karl KOLLER, mehrfach darauf hin. Dieser demonstrierte schließlich 1884 das Cocain als ein zur Anästhesierung der Hornhaut des Auges geeignetes Lokalanästhetikum auf einem ophthalmologischen Kongreß und führte es damit in die klinische Praxis ein. Kurze Zeit später (1898) wurde die erste Spinalanästhesie durch den Chirurgen August BIER ausgeführt. Insgesamt entwickelte sich aber die Lokalanästhesie wegen der großen Toxizität des Cocains nicht wesentlich weiter, bis 1905 EINHORN Procain synthetisierte und damit ein vielseitig verwendbares Lokalanästhetikum zur Verfügung stand. 1930 kam Tetracain hinzu. Weitere, und auch die heute überwiegend gebräuchlichen

Lokalanästhetika, wurden erst in den letzten 50 Jahren entwickelt, z. B. 1944 Lidocain, 1955 Chlorprocain, 1957 Mepivacain, 1960 Prilocain, 1964 Bupivacain und 1972 Etidocain.

7.7.2 Chemische Grundlagen

Die in der Klinik verwendeten Lokalanästhetika haben einen im wesentlichen einheitlichen molekularen Bauplan:

wird im geladenen Zustand entfaltet (s. u.). Lokalanästhetika sind nur in Form ihrer Salze stabil und damit sterilisierbar. Sie kommen als wäßrige Lösung ihrer Salze in den Handel. Üblicherweise enthalten sie einen Säurezusatz, der nach Injektion im Gewebe gepuffert wird. Dadurch wird das Salz wieder zur freien Base, die rasch Membranen durchdringt und an den Ort der Wirkung gelangt. Die Versuche, durch Zusatz von CO_2 bzw. $NaHCO_3$

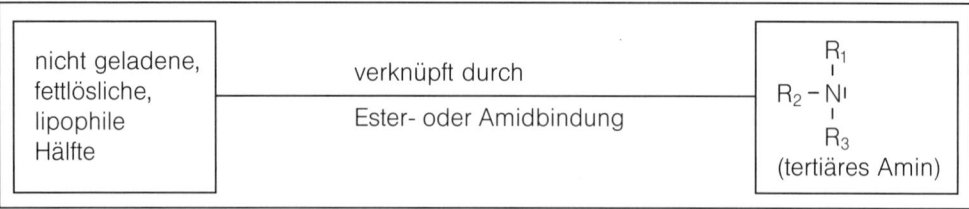

Nach der Art der Verknüpfung können Lokalanästhetika unterteilt werden in solche vom Ester- und solche vom Amidtyp. Estertyp: Cocain, Procain, Tetracain (z. B. Pantocain®), Chlorprocain.

Amidtyp: Lidocain (z. B. Xylocain®), Prilocain (z. B. Xylonest®), Mepivacain (z. B. Meaverin®, Scandicain®), Bupivacain (z. B. Carbostesin®, Meaverin ultra®), Etidocain (z. B. Dur-Anest®).

Überwiegend werden in Deutschland Lokalanästhetika vom Amidtyp verwendet.

Der für das chemische Verhalten der Lokalanästhetika, und damit für ihre Wirkung, entscheidende Teil des Moleküls ist das tertiäre Amin:

die Membrangängigkeit zu verbessern und damit die Anschlagszeit zu verkürzen, führten zu widersprüchlichen Ergebnissen. Dagegen scheint der Zusatz von CO_2 die Qualität der Lokalanästhesie positiv zu beeinflussen.

Bei Injektion in entzündetes Gewebe wird das Lokalanästhetikum nicht in die ungeladene Form übergeführt. Da das geladene Molekül nicht membrangängig ist, gelangt es nicht zu den Axonen und wirkt nicht.

> **Merke:** Die Anwendung von Lokalanästhetika im entzündeten Gewebe ist kontraindiziert, da sie nicht wirken, und da die Gefahr der Keimverschleppung besteht.

$$R_2 - \overset{\overset{\textstyle R_1}{|}}{\underset{\underset{\textstyle R_3}{|}}{N}} \quad + \quad H^+ \quad \overset{\text{Azidose}}{\underset{\text{Alkalose}}{\rightleftharpoons}} \quad \left[R_2 - \overset{\overset{\textstyle R_1}{|}}{\underset{\underset{\textstyle R_3}{|}}{N}} - H \right]^+$$

Das Stickstoffatom des tertiären Amins kann über das freie Elektronenpaar ein Proton binden. Dadurch entsteht aus der ungeladenen, fettlöslichen Base das geladene, wasserlösliche Salz. Lokalanästhetika sind also schwache Basen, die im ungeladenen Zustand biologische Membranen gut durchdringen und so ihren Wirkort erreichen. Die Wirkung selbst

7.7.3 Pharmakodynamik der Lokalanästhetika

Lokalanästhetika wirken in ionisierter Form an den Membranen der Nervenfasern (Axone). Sie vermindern die Permeabilität der Nervenzellmembranen für Natriumionen. Eine Depolarisation der Membran durch

Na^+-Ionen-Einstrom (vgl. Kap. 6.7) ist nicht mehr möglich, das Membranruhepotential bleibt unverändert, Impulsbildung und Impulsweiterleitung sind blockiert. Lokalanästhetika wirken an allen Arten von Nerven, sensorischen, motorischen und autonomen. Im Versorgungsgebiet der blockierten Nerven resultieren:

– Verlust der Sensibilität,

– motorische Paralyse und

– Sympathikolyse.

Dünne, nicht myelinisierte Fasern werden eher und vollständiger blockiert als dicke, myelinisierte Fasern. In der Klinik kann dies an der Reihenfolge der Blockade der Nervenfasern beobachtet werden:

Zuerst werden die sehr dünnen sympathischen Fasern unterbrochen. Die peripheren Gefäße verlieren dadurch ihren Tonus und werden maximal weitgestellt. Im Gefolge sinkt der Blutdruck, der venöse Rückstrom zum Herzen nimmt ab (venöses Pooling), die Hauttemperatur steigt an. Als nächstes werden sensorische Fasern blockiert, durch die Temperaturempfindungen und Schmerzimpulse an das ZNS weitergeleitet werden. Die Blockade der motorischen Nerven beginnt, wenn bereits vollständige Analgesie besteht. Zuletzt erlischt die Berührungs- und Druckempfindung. So erlebt man es nicht selten, daß Patienten den Druck des schneidenden Messers verspüren, ohne über Schmerzen zu klagen. Mit dem Abklingen der lokalanästhetischen Wirkung kehren diese Funktionen in umgekehrter Reihenfolge zurück.

Alle Lokalanästhetika haben prinzipiell gleiche Wirkungen. Allerdings unterscheiden sich z. B. Bupivacain und Etidocain hinsichtlich ihrer Fähigkeit, motorische Fasern zu blockieren. Bei gleicher sensorischer Blockade ist die motorische Blockade bei Bupivacain deutlich schwächer ausgeprägt. Deshalb ist Bupivacain dem Etidocain vorzuziehen, wenn nur eine Schmerzausschaltung bei erhaltener Motorik erwünscht ist. Dies ist üblicherweise in der Schmerztherapie und der geburtshilflichen Anästhesie (PDA zur Geburt) der Fall.

Lokalanästhetika zeigen v. a. hinsichtlich Wirkungsstärke, Konzentration, Wirkungseintritt und Wirkungsdauer ohne und mit Adrenalin (Zusatz von Vasokonstriktoren vgl. Kap. 7.7.5) deutliche Unterschiede. In Tab. 7.8 sind die oben erwähnten Parameter für die Lokalanästhetika vom Amidtyp aufgeführt. Die Wirkungsstärke wurde in vivo ermittelt (Procain = 1), die übrigen Angaben gelten für eine Periduralanästhesie mit einem Volumen von 20 – 30 ml. Die Wirkungsdauer von Prilocain ist mit der von Lidocain und Mepivacain vergleichbar.

Aus dem lokalen Depot werden Lokalanästhetika resorbiert und erreichen mit dem Blutstrom die Organe. Hohe Konzentrationen im Blut sind für den Patienten gefährlich. Des-

Tab. 7.8: *Wirkungsstärke, Konzentration, Wirkungseintritt und Wirkungsdauer ohne und mit Adrenalin der Lokalanästhetika vom Amidtyp (weitere Angaben siehe Text).*

	Wirkungs-stärke (Procain = 1)	Konzen-tration (%)	Wirkungs-eintritt (min)	Wirkungsdauer (min) ohne Adrenalin	mit Adrenalin
Lidocain	2	2	ca. 15	80 – 120	120 – 180
Mepivacain	2	2	ca. 15	90 – 140	140 – 200
Prilocain	2	2	ca. 15	–	–
Bupivacain	8	0.5 – 0.75	ca. 20	165 – 225	180 – 240
Etidocain	6	1	ca. 15	120 – 200	150 – 225

halb sollte prinzipiell eine möglichst niedrige Dosis angestrebt werden, mit der die gewünschte Wirkung noch erreicht werden kann. Andererseits wächst die Chance einer vollständigen Blockade mit der Dosis, wenn man von Unterschieden in der Technik einmal absieht. Hier gilt es, mit Übung und Erfahrung den richtigen Weg zu wählen. Die vom Hersteller empfohlenen Höchstdosen, auf deren Angabe hier bewußt verzichtet wurde, sollen dem Arzt als Anhaltspunkt für die Dosierung dienen. Sie dürfen keinesfalls als sichere Dosierungsrichtlinien verstanden werden, da sie dem Anwender das falsche Gefühl einer ausreichenden und sicheren Dosierung vermitteln. In manchen Fällen reichen die angegebenen Maximaldosen nicht aus (Beispiel: axillärer Block), andererseits können auch durch übliche Dosen gefährlich hohe Konzentrationen im Blut erreicht werden.

Beispiele:

a) Versehentliche intravasale Injektion: In einem solchen Fall ist auch eine 'normale' Dosis gefährlich. Die Gefahr wächst noch, wenn dem Lokalanästhetikum ein Vasokonstriktor zugesetzt wurde. Deshalb sollte vor der Injektion eine Aspiration, im Zweifel eine Aspiration in zwei Ebenen erfolgen.

b) Injektion in ein stark vaskularisiertes Gebiet, z.B. Kopf- und Halsbereich. Applikation von Lokalanästhetika in diesen Bereich hat am häufigsten zu Zwischenfällen und Todesfällen geführt.

c) Resorption von Schleimhäuten, besonders wenn diese entzündet (= stark durchblutet) sind. Die Resorption läuft so schnell ab, daß die Konzentration im Blut fast das Niveau nach intravenöser Injektion erreicht.

d) Bei Patienten mit erhöhter Empfindlichkeit oder gestörter Biotransformation (Leberzirrhose, floride Hepatitis) sind durchschnittliche Dosen eventuell zu groß.

e) Injektion einer irrtümlich zu hohen Konzentration.

f) Zahlreiche Injektionen in ein ausgedehntes Gebiet, z.B. Intercostalblock.

Alter, Geschlecht, Gewicht und Größe des Patienten, sowie Art der Grundkrankheit sind keine relevanten Parameter für die Feststellung einer „sicheren" Dosis, mit der toxische Konzentrationen im Blut sicher vermieden werden können.

Systemisch-toxische Reaktionen

Durch die konzentrationsabhängige Hemmung des Erregungsablaufs aller erregbaren Strukturen können hohe Lokalanästhetikakonzentrationen im Blut gefährliche, ja lebensbedrohende Auswirkungen haben. Im Vordergrund stehen die Wirkungen auf Herz und Gehirn, wobei normalerweise die Schwellenkonzentration für toxische Reaktionen am Herz höher ist als am Gehirn.

a) Herz: Das Reizleitungsgewebe reagiert außerordentlich empfindlich. Lokalanästhetika im Blut wirken

aa) negativ dromotrop: Die AV-Überleitung wird verzögert. Im schlimmsten Fall entsteht ein AV-Block III. Grades mit Asystolie.

ab) negativ bathmotrop: Die Erregungsbildung wird gehemmt. Bestehende Rhythmusstörungen werden unterdrückt. Wie bekannt, werden Lokalanästhetika ja auch als Antiarrhythmika verwendet (vgl. Kap. 1.6). Die Arbeitsmuskulatur wird erst bei sehr hohen Konzentrationen negativ inotrop beeinflußt.

b) Gehirn: Toxische Wirkungen manifestieren sich am ZNS im allgemeinen zunächst als Erregung, verursacht durch die Lähmung hemmender Neurone (Renshaw-Zellen). Dem gelegentlich nur flüchtigen Stadium der Stimulation kann das für den Patienten äußerst gefährliche Stadium der Depression aller neuronalen Aktivitäten sehr rasch folgen.

ba) Phase der Erregung:
Cortex: Unruhe, Angst, Rededrang, Euphorie, Verlust der Orientierung. Nach unkoordinierten Muskelzuckungen klonische Krämpfe.
Medulla oblongata: Durch Stimulation des Kreislaufzentrums Anstieg von Blutdruck und Herzfrequenz, durch Stimulation des Atem-

zentrums Anstieg der Atemfrequenz und Störung des Atemrhythmus, durch Stimulation des Brechzentrums Brechreiz und Erbrechen.

bb) Phase der Depression:
Cortex: Stupor oder Coma, Areflexie.
Medulla oblongata: Durch Lähmung des Kreislaufzentrums extreme Hypotension durch Verlust der vasomotorischen Kontrolle, rascher und nicht mehr tastbarer Puls. Durch Lähmung des Atemzentrums Atemlähmung bis Atemstillstand.

Therapie der ZNS-Wirkungen
von Lokalanästhetika
Phase der Erregung:
– eventuell Benzodiazepine bei Krampfanfällen

Die Phase der Erregung kann rasch in die Phase der Depression umschlagen!

Phase der Depression:
– Intubation und Beatmung mit Sauerstoff,
– Volumenzufuhr,
– Katecholamine,
– bei Kreislaufstillstand Herzmassage.

Glücklicherweise sind derartige Zwischenfälle sehr selten.

Allergische Reaktionen
Allergische Reaktionen sind bei Lokalanästhetika vom Amidtyp extrem selten. Häufiger treten sie bei den Lokalanästhetika vom Estertyp auf, respektive, wenn als Konservierungsstoff Methylparaben verwendet wird.

Methämoglobinämie
Bei Prilocain kann ab einer Dosis von 600 mg eine Methämoglobinämie entstehen. Dies entspricht 40 ml der 1.5% Xylonest®-Lösung, die gelegentlich für axilläre Plexus-Anästhesien eingesetzt wird. Methämoglobin vermindert das für den Sauerstofftransport zur Verfügung stehende Hämoglobin. Eine Therapie ist ggf. mit Methylenblau i.v. möglich.

7.7.4 Pharmakokinetik der Lokalanästhetika

Die Konzentration von Lokalanästhetika im Blut hängt von folgenden Faktoren ab:

– injizierte Dosis
– Resorption vom Applikationsort
– Verteilung in andere Gewebe
– Biotransformation und Elimination

Daß der Blutspiegel direkt von der injizierten Dosis abhängig ist, liegt auf der Hand und bedarf keiner weiteren Erläuterung.

Die Resorption vom Applikationsort wird v. a. von den Substanzeigenschaften (z. B. pKa und Wasser- bzw. Fettlöslichkeit) und von der Durchblutung des Gewebes bestimmt, in das das Lokalanästhetikum injiziert wurde. Aus stark vaskularisierten und entsprechend gut durchbluteten Geweben werden Lokalanästhetika schnell resorbiert (z. B. Interkostalblockade). Der Zusatz von Vasokonstriktoren (vgl. Kap. 7.7.5) reduziert die Durchblutung und verlängert damit die Wirkungsdauer der Lokalanästhetika.

Nach Resorption vom Applikationsort mit dem Maximum der Konzentration im Blut, kommt es zu einem Konzentrationsabfall in zwei Phasen. In der ersten Phase sinkt der Blutspiegel als Folge der Verteilung der Lokalanästhetika in andere, gut durchblutete Gewebe (z. B. Lunge, Leber, Nieren) schnell ab. Die langsame Abnahme in der zweiten Phase ist bedingt durch Verteilung in schlechter durchblutete Gewebe (z. B. Muskulatur) und zunehmend durch Biotransformation.

Lokalanästhetika vom Estertyp werden im Plasma durch die Pseudocholinesterase abgebaut. Die dabei entstehende Paraaminobenzoesäure wird für die allergischen Reaktionen nach Lokalanästhetika vom Estertyp verantwortlich gemacht. Lokalanästhetika vom Amidtyp werden in der Leber biotransformiert und dann über die Niere ausgeschieden. Schwere Leberfunktionsstörungen könnten also durch eine deutliche Verminderung der dort synthetisierten Pseudocholinesterase bzw. durch eine reduzierte Biotransformationsrate zu einem verzögerten Konzentrationsabfall mit der Gefahr systemischtoxischer Reaktionen führen.

7.7.5 Zusatz von Vasokonstriktoren

Durch den Zusatz von Vasokonstriktoren zu Lokalanästhetika wird die Durchblutung im Bereich des Depots drastisch vermindert. Damit erreicht man eine Verlängerung der Wirkung, da die Resorption des Lokalanästhetikums aus dem Depot erheblich verzögert wird. Außerdem sinkt die Gefahr des Auftretens systemisch-toxischer Wirkungen, da die Biotransformationsrate mit der Resorptionsrate besser Schritt halten kann. Vasokonstriktoren dürfen Lokalanästhetika nicht zugesetzt werden, wenn Gebiete mit Endarterienversorgung wie Finger oder Zehen infiltriert werden sollen. Im Falle von Bupivacain und Etidocain kann auf den Zusatz von Vasokonstriktoren verzichtet werden, da beide Substanzen so fest im Gewebe gebunden werden, daß der Zusatz die Resorption nicht wesentlich verzögert. Dementsprechend ist die Wirkungsdauer mit Adrenalin nur geringfügig länger als ohne (siehe Tab. 7.8)

Verwendet werden:
a) Katecholamine
Adrenalin (z.B. Suprarenin®) liegt in der Ampulle als Stammlösung in einer Konzentration von ein Promille vor, also 1 g in 1000 ml. Davon befindet sich 1 ml in einer Ampulle = 1 mg. Adrenalin wird Lokalanästhetika in der Regel in einer Konzentration von 1:200000 zugesetzt. Wir verdünnen 1 ml der Stammlösung (1:1000) mit physiologischer Kochsalzlösung auf 10 ml (1:10000). Von dieser Lösung wird 1 ml (0.1 mg) 19 ml eines Lokalanästhetikums zugesetzt (1:200000). Eine Gesamtdosis von 0.25 mg Adrenalin sollte nicht überschritten werden. Nebenwirkungen von Adrenalin, die v.a. nach versehentlicher intravenö-

ser Injektion auftreten und in seltenen Fällen lebensbedrohlich sein können, sind: Blutdruckanstieg mit der Gefahr einer intrazerebralen Blutung, Herzfrequenzanstieg, Herzinsuffizienz und Lungenödem, Angina pectoris und Myokardinfarkt, Herzrhythmusstörungen. Letztere sind besonders dann zu erwarten, wenn gleichzeitig Halothan appliziert wird, da Halothan das Myokard für endogene und exogene Katecholamine sensibilisiert. Der Einsatz von Adrenalin in der Geburtshilfe ist wegen der Gefahr einer verminderten Uterusdurchblutung mit den entsprechenden Folgen für den Feten umstritten.

Phenylephrin (z.B. Neosynephrine®) und Noradrenalin (z.B. Arterenol®) scheinen keine wesentlichen Vorteile gegenüber Adrenalin zu bieten.

Der Zusatz von Katecholaminen zu Lokalanästhetika kann auch lokal unerwünschte Folgen haben, da sie den Sauerstoffverbrauch der Gewebe steigern, durch Vasokonstriktion jedoch die Sauerstoffversorgung der Gewebe verschlechtern. Mögliche Folgen sind verzögerte Wundheilung und lokale Gewebsschädigung.

b) Vasopressinabkömmlinge
Ornipressin (z.B. POR 8®) und Felypressin (z.B. Octapressin®, nur in fester Kombination mit Prilocain 3%) sind Vasopressin- (ADH-) Derivate mit Betonung der vasokonstriktorischen Komponente und ohne antidiuretische Wirkung auf die Niere. Im Gegensatz zu Adrenalin wirken sie auf die postkapillären Venolen und nicht auf die präkapillären Arteriolen. Die Maximaldosis wird bei Ornipressin mit 2.5 IE angegeben, bei Felypressin mit 6 ml der 0.03 IE/ml Lösung. Die Auswirkungen auf das Herz-Kreislauf-System sind deutlich geringer als bei Adrenalin, obwohl auch bei Ornipressin über lebensbedrohliche Komplikationen berichtet wurde. Die lokalen Nebenwirkungen (z.B. Wundheilungsstörungen) sind ebenfalls geringer. Wegen der uteruskontrahierenden Wirkung sind Vasopressinabkömmlinge in der Schwangerschaft kontraindiziert.

8. Allgemeine Anästhesie

8.1 Vorbereitung und Durchführung der Narkose (W. Funk)

8.1.1 Das Narkose- und Operationsrisiko

Das Risiko eines ernsthaften Anästhesiezwischenfalls hat sich in den letzten Jahrzehnten erheblich vermindert. Mußte man 1956 noch mit 6.4 **anästhesiebedingten** Todesfällen auf 10000 Narkosen rechnen, betrugen diese Zahlen 1982 noch 3.2/10000 und 1990 0.6/10000. Das anästhesiebedingte Letalitätsrisiko junger, gesunder Patienten wird derzeit sogar mit unter 0.05/10000 angegeben. In Deutschland bedeutet dies bei etwa fünf Millionen Anästhesien pro Jahr, daß immerhin 300 Patienten, die sich einer Operation in Narkose unterziehen, allein an den Folgen der Anästhesie perioperativ versterben. Dabei geht das um ein mehrfaches höhere operative Risiko nicht in die Berechnung ein. Nicht lebensbedrohliche Komplikationen, die bei etwa 10% aller Anästhesien auftreten, belasten die Patienten teilweise erheblich (z.B. Stimmbandläsion bei Lehrern) und bedingen darüber hinaus durch Verlängerung der Krankenhausliegedauer wesentliche Kostensteigerungen. 80% der Komplikationen gehen auf nur vier Ursachen zurück: Intubationsprobleme (27%), Ventilationsstörungen (20%), Volumenmangel (19%) und kardiale Arrhythmien (17%). Etwa die Hälfte dieser Komplikationen und damit 150 Todesfälle pro Jahr in der BRD gelten als vermeidbar.

Um das perioperative Risiko zu reduzieren, sind hauptsächlich vier Faktoren zu beachten:

– der operative Eingriff

– die Anästhesie selbst

– der Zustand des Patienten

– die postoperative Überwachung und Therapie

Veränderungen der operativen Technik wie z.B. die minimal invasive Chirurgie (endoskopische Operationen) oder neue Techniken der Blutstillung können zwar das allgemeine Risiko eines Eingriffs senken, dürften jedoch die anästhesiebedingte Morbidität und Mortalität kaum beeinflussen.

Bei der Anästhesie selbst ist von der Einführung neuer Pharmaka außer für spezielle Patientengruppen derzeit keine wesentliche Verbesserung zu erwarten. Ob neue Hilfsmittel wie die Larynxmaske das Intubationsrisiko mindern können, bleibt abzuwarten. Einen großen Sicherheitsgewinn stellt das moderne Monitoring dar. Es bedarf jedoch eines erheblichen Aufwands, um das bereits sehr niedrige Risiko hier weiter zu senken (s. Kap. 8.3). Erfolgversprechend sind vor allem Verbesserungen am Ausbildungsstand von Ärzten und Pflegekräften. Eine wichtige Rolle kommt dabei dem Training des Verhaltens bei Komplikationen zu (Entscheidungsbäume, „Was tue ich, wenn...", Computersimulation).

Der Zustand des Patienten hingegen bietet durch gezielte Voruntersuchung und Vorbereitung auf diese Eingriffe vielfältige Möglichkeiten, das individuelle Narkose- und Operationsrisiko zu mindern. Ungenügende Voruntersuchungen und unzureichende Vorbehandlung müssen immer noch als eine wesentliche Ursache für Anästhesiezwischenfälle angesehen werden. Das Risiko von Notoperationen ist im Vergleich zum elektiven Eingriff (Eingriff zum Zeitpunkt der freien Wahl) 3–10mal höher. Als wesentliche Risikofaktoren gelten

– der reduzierte Allgemeinzustand (incl. Sepsis, Schock),

– koronare Herzkrankheit, Hypertonus und Herzinsuffizienz,

– chronisch-obstruktive Atemwegserkrankungen (COPD),

nicht aber das Alter des Patienten, wenn man von Frühgeborenen und sehr alten Menschen absieht.

8.1.2 Befunderhebung zur Minderung des Narkoserisikos

Der wichtigste Teil der Narkosevorbereitung ist daher die Anamneseerhebung und körperliche Untersuchung durch den Anästhesisten. Auf der Basis dieser Befunde können dann die nächsten Schritte erfolgen, nämlich

– Festlegung der notwendigen Zusatzuntersuchungen

– Einleiten der erforderlichen Vorbehandlung

– Auswahl des bestgeeigneten Anästhesieverfahrens.

Damit die Vorbereitung auf die Narkose in dieser Weise erfolgen kann, ist eine rechtzeitige Vorstellung des Patienten wesentliche Voraussetzung. Diese sollte bei Wahleingriffen Tage bis Wochen vorher erfolgen, damit eine eventuell notwendige Vorbehandlung noch durchgeführt werden kann. Auch die heute gesetzlich vorgeschriebene Aufklärung über die Möglichkeit der Eigenblutspende ist nur zu diesem frühen Zeitpunkt sinnvoll. Um eine eventuelle Vorbehandlung oder weitere Diagnostik ohne größere Kostenbelastung und ohne vermeidbaren Zeitdruck vornehmen zu können, werden zunehmend Anästhesieambulanzen eingerichtet, denen die Patienten längere Zeit vor der Operation durch die operativen Fächer überwiesen werden.

Es herrscht Einigkeit darüber, daß der Anästhesist präoperativ bestimmte Befunde benötigt, um ein möglichst gutes Gesamtbild vom Patienten zu erhalten. Dennoch konnte man sich bisher nicht auf ein Minimalprogramm erforderlicher Befunde einigen.

Es konnte nämlich in vielen Untersuchungen **nicht** gezeigt werden, daß klinisch-chemische, röntgenologische oder sonstige Untersuchungen, die ohne anamnestische Hinweise durchgeführt wurden („Screening"), zu einer Veränderung der Narkoseführung geführt hätten. Vor einer relativ gefahrlosen Operation bei einem gesunden jungen Menschen kann man also keinen Befund zwingend fordern. Würde man sich auf einige Laborbefunde oder etwa ein EKG als präoperativ unbedingt erforderlich festlegen, so würde selbst das wohlbegründete Fehlen eines solchen Befundes bei einem anästhesiologischen Zwischenfall auch ohne direkten Zusammenhang fast automatisch als Kunstfehler gedeutet.

Dennoch haben wir feste Vorstellungen über den Umfang der vor einem Wahleingriff von uns gewünschten Basisuntersuchungen, wobei auch Kosten-Nutzen Abwägungen in die Auswahl eingehen (Tab. 36). Ergänzungen sind je nach Anamnese (z.B. häufiges Zahnfleischbluten), dem Ergebnis der körperlichen Untersuchung (z.B. Pulsdefizit) oder nach Operationserfordernis (z.B. Gerinnung bei Tonsillektomie) erforderlich.

Tab. 8.1: *Basisbefunde für Wahleingriffe.*

– Ausführliche, anästhesiespezifische Anamnese

– Klinische Untersuchung (u.a. Gewicht, RR, HF, Zahnstatus),

– Laborbefunde:
Blutbild: Hämoglobin, Hämatokrit, Leukozyten, Thrombozyten

Serumelektrolyte (K^+, Na^+), Transaminasen (SGOT, SGPT, Gamma-GT)

Serumkreatinin, Blutzucker, Quick, partielle Thromboplastinzeit

Kinder unter 10 Jahren:
Nur Hb, Leukozyten

– EKG ab dem 20. Lebensjahr

– Röntgen-Thorax und Lungenfunktion ab dem 60. Lebensjahr

Die Anamnese bleibt der wesentlichste Bestandteil der präoperativen Befunderhebung. Hierher gehört die Frage nach früheren Anästhesien, nach der körperlichen Leistungsfähigkeit, nach dem Ergebnis von Vorsorgeuntersuchungen, nach ständiger Einnahme von Medikamenten, nach Unverträglichkeiten gegenüber Medikamenten und anderen Substanzen. Die körperliche Untersuchung berücksichtigt vor allem die kardiale und pulmonale Leistungsfähigkeit. Körpergewicht und Körpergröße sollten zumindest als Schätzwert vorhanden sein, da die Dosierung der Narkotika daran grob orientiert wird. Hb und Hämatokrit sollten bekannt sein, um den möglichen Bedarf an Blutkonserven rechtzeitig festlegen oder evtl. eine präoperative Eigenblutspende (Hämodilution) vorschlagen zu können. Diese Werte geben außerdem Hinweise auf den Hydratationszustand des Organismus (vgl. Kap. 3.3.2.6).

Die Kenntnis des Serum-Kaliums ist wichtig zur Diagnose der Ursache einer intraoperativen Rhythmusstörung. Eine Hypokaliämie (unter 3.5 mmol/l), die besonders gefährlich wird bei gleichzeitiger Digitalisierung, ist durch Substitution leicht zu therapieren. Eine Hyperkaliämie kann durch Gabe von Succinylcholin verstärkt werden und ist kurzfristig nur in engen Grenzen durch Glukose-Insulin-Gaben zu bessern. Bei einem Herzstillstand unter Hyperkaliämie hat eine Reanimation nur geringe Erfolgsaussichten. Der Natrium-Spiegel gibt wichtigen Aufschluß über den Wasserhaushalt des Körpers. Da Narkotika überwiegend zu einer Gefäßweitstellung führen, sollte präoperativ immer eine ungefähre Abschätzung des Hydratationszustandes und ein Ausgleich von Dehydradationen erfolgen. Transaminasenbestimmungen dienen dem Ausschluß nicht diagnostizierter Lebererkrankungen und angeblich narkotikabedingter Leberschädigungen. Orientierenden Aufschluß über die Nierenfunktion liefert der Serum-Kreatinin-Spiegel (vgl. Kap. 3.5). Bei der Dosierung der Relaxantien und der Flüssigkeits- und Elektrolytzufuhr sollten diese Werte berücksichtigt werden.

Eine Blutzuckerbestimmung ist bei der großen Zahl unerkannter Diabetiker präoperativ zu fordern. Gefahren drohen intraoperativ mehr durch eine Hypoglykämie, mit der man nicht rechnet, als durch eine Hyperglykämie, die erst langsam bedrohliche Werte erreicht. Besteht kein Anhalt für eine Blutgerinnungsstörung und ist nur ein begrenzter operativer Eingriff ohne rückenmarksnahe Anästhesie geplant, so erübrigen sich Quick und PTT.

Das nicht-invasive EKG sollte routinemäßig angefertigt werden, wenn es auch bei weniger als 1% der anamnestisch und klinisch Gesunden einen pathologischen Befund ergibt. Selbst bei ischämischen Herzerkrankungen (KHK) sind bis zu 30% unauffällige EKGs ableitbar (falsche Sicherheit!). Andererseits ist die Häufigkeit unerkannter jugendlicher Myokarditiden oder symptomloser Herzinfarkte höher, als vielfach angenommen wird. So wird beinahe ein Drittel der Myokardinfarkte von den Patienten nicht erkannt oder angegeben. Nach einem Myokardinfarkt sollten wegen des stark erhöhten Risikos eines tödlichen Reinfarktes in den ersten sechs Monaten keine elektiven, aufschiebbaren Eingriffe durchgeführt werden. Danach ist das Reinfarktrisiko bei ausreichendem perioperativem Monitoring nicht mehr größer als bei gleichaltrigen Patienten ohne vorausgegangenen Infarkt.

Das Röntgen-Thorax-Bild gibt groben Aufschluß über Herzgröße und Lungenstruktur, über das Vorliegen z. B. von Lungenstauung, Lungenemphysem, Infiltraten, Atelektasen, eventuellem Pneumothorax oder Pleuraerguß. Da bei fehlenden anamnestischen Hinweisen die Untersuchung vor dem 60. Lebensjahr nahezu immer einen Normalbefund ergibt, verzichten wir auf dieses Bild als Screeningmethode (Strahlenbelastung!). Weil die Häufigkeit pulmonaler Vorerkrankungen jenseits dieses Alters rasch ansteigt, fordern wir dann zusätzlich immer eine Lungenfunktionsprüfung mit Blutgasanalyse. Gegebenenfalls und vor ausgedehnteren Lungenresektionen kommt ein Perfusionsszintigramm, das Legen eines Rechtsherz-katheters und die Bestimmung der Blutdrucke im kleinen Kreislauf in Ruhe und evtl. unter leichter Belastung hinzu.

Diese Befunde sollten aktuell sein, wobei (je nach Befund) Aktualität ein Alter von Stunden bis mehreren Wochen bedeutet. Welche Befunde nun im Einzelfall vorliegen müssen, hängt auch von der Dringlichkeit des Eingriffs ab. Eine ungefähre Beurteilung der Dringlichkeit sollte auch dem Anästhesisten möglich sein, festgelegt wird sie jedoch durch den Operateur. Zur Durchführung der Narkose bei vitaler Indikation ist der Anästhesist auch ohne jede Voruntersuchung verpflichtet. Die folgende Tabelle zeigt eine ungefähre Einstufung der Dringlichkeit operativer Eingriffe. Die Stufen III und IV lassen eine ausführliche, Stufe II nur eine eingeschränkte präoperative Diagnostik zu.

Tab. 8.2: *Einstufung der Dringlichkeit operativer Eingriffe.*

I Soforteingriffe (Vitale Indikation) Hämorrhagisches oder ischämisches Ereignis, akute intrakranielle Drucksteigerung, Bronchusverletzung u. a. Vorbereitungszeit: Minuten
II Dringliche, nicht geplante Eingriffe Ileus, Frakturen, penetrierende Verletzungen ohne akute Blutungen u. a. Vorbereitungszeit: Stunden
III Bedingt dringliche, geplante Eingriffe (Elektiv) Malignome, diagnostische Eingriffe, Probeexzisionen Vorbereitungszeit: Tage
IV Nicht dringliche, geplante Eingriffe (Elektiv) Kosmetische Operationen, Cholelithiasis ohne Verschlußsymptomatik, Hernien ohne Inkarzeration u. a. Vorbereitungszeit: Wochen bis Monate

8.1.3 Notwendige Vorbehandlungen vor der Anästhesie

Hat sich der Anästhesist ein Bild über den Zustand des Patienten verschafft, so ist nach unserer Erfahrung in den meisten Fällen keine spezielle Vorbehandlung mehr für die Narkose erforderlich. Der Patient kann nach normaler Prämedikation und Nahrungskarenz anästhesiert werden. Bei Funktionsstörungen einzelner Organe oder des Gesamtorganismus ist allerdings eine Vorbehandlung sinnvoll und notwendig:

Hypertonus: Die Hypertonie, also diastolische Blutdruckwerte über 95 bis 100 mmHg und systolische Werte über 160 mmHg, ist eine besondere Gefahrenquelle für den zu Anästhesie und Operation anstehenden Patienten. Nicht therapierte, „instabile" Hypertoniker neigen intraoperativ zu exzessiven Blutdruckschwankungen bei starker Abhängigkeit von der Balance zwischen Narkosetiefe und Reizstärke. Bei seit längerer Zeit durchgeführter antihypertensiver Therapie ist folgendes zu berücksichtigen: Fast allen Antihypertensiva ist gemeinsam, daß sie die Spannung und Reaktionsfähigkeit der Gefäße vermindern. Bei einem nicht voll reaktionsfähigen Gefäßsystem kann es während einer Narkose zu erheblichen Blutdruckabfällen mit Minderdurchblutung verschiedener Organe kommen. Auslösende Faktoren eines solchen Blutdruckabfalls sind:

– plötzlicher Blutverlust oder Lagewechsel des Patienten,

– die gefäßerweiternde Wirkung einiger Anästhetika,

– Vagusreizung und somit Verstärkung des bei antihypertensiver Therapie ohnehin überwiegenden Parasympathikotonus

– Verminderung der Kontraktilität des Herzens durch die Narkotika.

Aus diesen Gründen wurde früher, wenn möglich, eine antihypertensive Therapie einige Tage vor jeder Operation abgesetzt. Heute weiß man, daß es in der Regel leichter ist, einen Patienten mit gut eingestelltem Blutdruck durch ausreichende Volumensubstitution und geeignete Narkosetechnik auch mit vorsichtiger Katecholamingabe vor der Hypotonie zu bewahren, als einen Patienten mit nicht behandeltem Hypertonus in normalen Blutdruckbereichen zu halten. Deshalb sollten unbehandelte Hypertoniker präoperativ einer internistischen Therapie zugeführt werden. Dies kann bei einem Wahleingriff auch einmal eine längere Vorbereitung erfordern.

Herzinsuffizienz, Herzrhythmusstörungen: Jede latente oder manifeste Herzinsuffizienz sollte vor einer Operation z. B. mit positiv inotropen oder diuresefördernden Medikamenten soweit als möglich gebessert werden. Arrhythmien sollten ebenfalls soweit als möglich behoben werden. Bei bestimmten Blockbildern im Reizleitungssystem (AV-Block III. Grades, trifaszikulärer Block) wird vor der Operation wegen der Gefahr extremer Bradykardien oder einer Asystolie ein zeitweiser (passagerer) Herzschrittmacher gelegt.

Diabetes mellitus: Die Behandlung der Kohlenhydratstoffwechselstörung in der perioperativen Phase muß individuell gestaltet werden und ist u. a. abhängig von der Schwere des Diabetes mellitus, von der Art und Größe des operativen Eingriffs und von der Dauer der erforderlichen postoperativen Nahrungskarenz. Zu fordern ist eine exakte präoperative Diabeteseinstellung und ein tageszeitlich früher Operationstermin, um die präoperative Nahrungskarenz nicht unnötig zu verlängern. Wichtig sind häufige Blut- und Urinzucker-Kontrollen in Abständen von 1 – 2 Std in der intra- und unmittelbaren postoperativen Phase. Hierzu sollten im OP-Bereich und AWR Glucometer mit digitaler Anzeige des Meßwerts vorhanden sein.

Perioperativ können Patienten mit leichtem, diätetisch oder mit oralen Antidiabetika gut eingestellten Diabetes behandelt werden wie Patienten ohne Diabetes. Am Operationstag sollte früh ein Nüchternblutzucker bestimmt werden, orale Antidiabetika (z. B. Euglucon®) dürfen nicht eingenommen werden. Biguanide (Glucophage®) sollten wegen der langen Wirkdauer und der Gefahr einer Lactatazidose 2 – 3 Tage vorher durch kürzer wirksame Präparate ersetzt werden. Patienten mit schwerem, insulinpflichtigen Diabetes mellitus oder solche, die mit oralen Antidiabetika nur schwer einzustellen sind, sollten am OP-Tag und während der postoperativen Nahrungskarenz auf Altinsulin umgestellt werden. Routinemäßige subkutane Insulingaben sind abzulehnen, da ein unter Prämedikation oder Narkose auftretender hypoglykämischer Schock allzuleicht übersehen werden kann. Zudem ist die Resorption subkutan gegebener Pharmaka unter den Bedingungen von Narkose und operativem Stress unsicher und oft verzögert. Insulin wird perioperativ am besten **intravenös** nach Höhe des zuvor bestimmten Blutzuckerspiegels dosiert, was wegen der kurzen Halbwertszeit per Infusion oder Perfusor geschieht. Zur Vermeidung von Hypoglykämien wird dazu meist Glucose 5% oder 10% infundiert, wobei zu Beginn stündlich 2.5 – 5 g Glucose (50 – 100 ml, 5%) und 1 – 2 U Insulin empfohlen werden. Dieses Verhältnis (0.4 U/g) muß mittels 1 – 2 stündlicher BZ-Kontrollen individuell angepaßt werden, damit der BZ im erwünschten Bereich von 120 – 180 mg/dl bleibt. Bei niedrigem Serum-Kalium empfiehlt sich die Zugabe von 20 – 40 mmol K^+/l Glucose. Bei kurzen, vormittags durchgeführten Eingriffen erscheint es allerdings vertretbar, unter regelmäßiger BZ-Kontrolle auf die Insulingabe zu verzichten, wenn der Patient anschließend wieder essen kann.

Lungenfunktionsstörungen: Erkrankungen der Atemwege und der Lunge beeinflussen die Narkoseführung selbst nur wenig. Sie bestimmen aber erheblich den postoperativen Verlauf und verlangen somit präoperativ besondere Aufmerksamkeit. Bei akuten und chronischen Lungenerkrankungen erhöht sich die Komplikationsrate um das Drei- bis

Vierfache, bei merklicher Einschränkung der Lungenfunktion um das Zwanzigfache. Zigarettenrauchen ab ca. zehn Zigaretten pro Tag erhöht das postoperative Risiko um das Zwei- bis Siebenfache, Fettleibigkeit mit einem Übergewicht von mehr als 30% verdoppelt z. B. die Rate respiratorischer Komplikationen. Therapeutisch sind präoperative Atemgymnastik (z. B. Triflo®) und Sekretolytika sowie ggf. Antiasthmatika zu erwägen.

Störungen des Wasser- und Elektrolythaushalts: Flüssigkeitsbilanzstörungen sollten durch Substitution oder Diureseförderung behoben werden. Eine Hypokaliämie (< 3.5 mmol/l) soll substituiert werden. Eine Hyperkaliämie muß behoben werden, entweder durch Steigerung der Diurese, durch Resoniumklysma oder durch Glukose-Insulin-Infusion. Bei Niereninsuffizienten kann eine Dialyse erforderlich werden.

8.1.4 Vorbereitung zu dringlichen Eingriffen

Ungünstigere Verhältnisse werden wir immer bei der Vorbereitung zu dringlichen Operationen vorfinden, einmal, weil Anamnese und Befund meist nicht in wünschenswertem Umfang erhoben werden können, zum anderen, weil auch die Zeit fehlt, den Patienten präoperativ in einen guten Zustand zu bringen. Dabei ist hier die Erkennung von vorbestehenden Störungen besonders wichtig, denn Erkrankungen oder Verletzungen, die zu dringlichen Eingriffen zwingen, haben häufig bereits zu einer ausgeprägten Beeinflussung von Kreislauf, Atmung und Stoffwechsel geführt. Es bedarf daher in solchen Fällen nicht nur der operativen Korrektur, sondern es muß zudem versucht werden, die Normalisierung der gestörten physiologischen Funktionen herbeizuführen. Bleiben noch ein bis zwei Stunden Zeit für die Operationsvorbereitung, so sollten möglichst viele der bereits aufgeführten Basisbefunde erhoben werden. Je nach Einzelfall muß entschieden werden, ob weitere diagnostische oder therapeutische Maßnahmen erforderlich sind oder ob weiteres Zuwarten nur mehr eine Verschlechterung der Ausgangslage bringen kann (z. B. Geburtshilfe, Blutung etc.).

Schockzustände (vgl. Kap. 1.8): Zunächst sollten sofort ein oder mehrere möglichst großlumige Venenverweilkanülen und zusätzlich ein zentralvenöser Zugang gelegt werden. Wichtigste therapeutische Maßnahme ist neben großzügiger Sauerstoffgabe ein ausreichendes Volumenangebot in Form von künstlichen Kolloiden und Elektrolytlösungen, eventuell Spenderblut und Plasmaproteinlösungen unter Überwachung von Blutdruck, Puls, zentralvenösem Druck, Hämoglobin und Hämatokrit. Schmerzbekämpfung, Stimulierung der Nierenfunktion bzw. Prophylaxe der Entwicklung eines akuten Nierenversagens und eventuell Beseitigung einer metabolischen Azidose mit Natriumbikarbonat nach Blutgaskontrolle stellen weitere therapeutische Schritte dar. Ziel der Behandlung ist die Stabilisierung des Kreislaufs in kürzester Zeit, um eine Operabilität des Patienten herbeizuführen. Nur wenn ein Blutverlust massiver ist, als durch größtmögliche Volumenzufuhr ausgeglichen werden kann, darf der Grundsatz, nie im Schock zu operieren, verlassen werden.

Ileus und Peritonitis (akutes Abdomen): Auch hier gibt es nur wenige hochakute Notfälle, so daß in den meisten Fällen eine sinnvolle Vorbereitung die Prognose zu verbessern vermag. Häufig sind hier der Kreislauf, der Stoffwechsel und die Atmung gestört. Meist wird eine Hypovolämie beobachtet, bedingt durch Verluste in den atonischen Darm oder durch Erbrechen und Einlagerung größerer Flüssigkeitsmengen in die Bauchhöhle. Die Folge sind Störungen im Säure-Basen- und im Wasser-Elektrolyt-Haushalt. Ein Zwerchfellhochstand durch das geblähte Abdomen und eine schmerzbedingte Hypoventilation führen zur respiratorischen Insuffizienz.

Wichtig ist zunächst die Schockbekämpfung (s.o.) und das Legen einer möglichst großlumigen Magensonde, die in manchen Kliniken vor Narkoseeinleitung jedoch wieder entfernt wird. Durch orale Gabe von 30 ml 0.3 molarem Natriumzitrat kann man den pH-Wert des Mageninhalts anheben, um die Folgen einer möglichen Aspiration zu mildern. Der Wert von Antiemetika (z.B. Paspertin) ist nicht bewiesen. Die Narkose sollte nach ausreichender Oxygenierung des Patienten (einige Minuten Atmung von Sauerstoff bei dichtsitzender Maske und hohem Flow) in Oberkörper-Hochlage bei leicht zurückgebeugtem Kopf eingeleitet werden (Ileuseinleitung). Ein großlumiger Absaugkatheter muß griffbereit sein. 3 – 5 min nach Präcurarisierung wird die Narkose eingeleitet und der Kehlkopfeingang nach ausreichend hoher Gabe von Succinylcholin (bis 2 mg/kg) oder Vecuronium (0.1 mg/kg) bzw. Atracurium (0.6 mg/kg) **ohne assistierende Zwischenbeatmung** dargestellt, wobei man den Ösophagus durch Cricoiddruck (SELLICKscher Handgriff) verschließt. Nach beginnender Muskelerschlaffung erfolgt die rasche Intubation. Während dieser Zeit sollte ständig der entblößte Oberkörper des Patienten beobachtet werden, da sich eine drohende Regurgitation durch singultusartige Bewegungen des Epigastriums ankündigen kann. Erst nach erfolgter Intubation und sofortigem Aufblasen der Abdichtungsmanschette darf der Patient in die Horizontallage gebracht werden. Es bleibt festzustellen, daß es trotz der Vielzahl der vorgeschlagenen Methoden bislang keine gibt, bei der eine Aspiration absolut sicher vermieden werden kann.

Dringliche Thoraxoperationen: Dringliche Thoraxoperationen sind am häufigsten notwendig nach Traumen, z.B. Stich- oder Schußverletzungen oder Lungenverletzungen infolge von Rippenfrakturen. Neben einem bestehenden hämorrhagischen Schock können ein Hämatopneumothorax oder eine intrapulmonale Blutung das klinische Bild bestimmen. Eine längere Operationsvorbereitung ist meist nicht möglich, man muß sich auf die Schockbekämpfung und Beseitigung eines Hämatopneumothorax durch Punktion bzw. Drainage beschränken. Jeder geschlossene Pneumothorax muß vor Narkosebeginn und Überdruckbeatmung in einen offenen verwandelt werden, um die Entstehung eines Spannungspneumothorax mit Mediastinalverdrängung zu vermeiden.

8.1.5 Die Prämedikationsvisite

Die Prämedikationsvisite findet derzeit in aller Regel am Tag vor dem operativen Eingriff statt. Nach einem Urteil des Bundesgerichtshofs genügt dies zumindest bei Wahleingriffen nicht, da den Patienten eine längere Bedenkzeit zugestanden werden kann. Hier kann nur die Einrichtung von Anästhesieambulanzen Abhilfe schaffen. Diese Visite besteht aus:

– anamnestischen Erhebungen mit Hilfe eines Patientenfragebogens,

– klinischer Untersuchung, Sichtung der vorhandenen Befunde

– Anforderung nötiger Zusatzuntersuchungen

– Festlegung von Narkoserisiko und Auswahl des geplanten Anästhesieverfahrens,

– psychische Vorbereitung des Patienten, Aufklärung, soweit der Patient es wünscht, schriftliche Einverständniserklärung für das geplante Anästhesieverfahren,

– Verordnung der medikamentösen Vorbereitung („Prämedikation") und Hinweis auf die Nahrungskarenz,

– Bereitstellen von Blut.

Die anamnestische Befragung hat neben der kardialen und pulmonalen Leistungsfähigkeit besonders zu beachten:

– Wann und warum wurde in letzter Zeit ein Arzt aufgesucht?

– Sind frühere Narkosen durchgeführt worden, welcher Art waren sie, wie wurden sie vertragen? Sind Narkosezwischenfälle bei Blutsverwandten bekannt? Diese Frage ist besonders wichtig, selbst wenn man beabsichtigt, eine andere Anästhesieform durchzuführen (Beispiel: maligne Hyperthermie; vgl. Kap. 8.7.5).

– Wurde bereits einmal Blut transfundiert? Wie wurde es vertragen?

– Bestehen Allergien allgemein, insbesondere Medikamentenallergien?

– Ist der Patient an Schlaf- oder Schmerzmittel gewöhnt? Betreibt er Drogen-, Alkohol-, Nikotinabusus? Ein erhöhter Analgetika- und Narkotikabedarf läßt sich damit unter Umständen vorhersehen.

– Welche Medikamente werden zur Zeit eingenommen?

– Welche weiteren Erkrankungen bestehen?

Neben der Furcht vor der Operation und ihren Folgen besteht oft auch eine ausgeprägte Angst vor der Narkose. Eine Aufklärung in groben Zügen über den Ablauf der Narkose kann in dem Bestreben, diese Furcht abzubauen, sehr hilfreich sein. Man hat festgestellt, daß operative und anästhesiologische Eingriffe im Durchschnitt dann am besten psychisch verarbeitet werden, wenn die Patienten sich vorher schon mit diesen Problemen auseinandergesetzt haben. Weder völlige Gleichgültigkeit noch blinde Angst sind gute Voraussetzungen für eine vernünftige Verarbeitung des Anästhesie- und Operationstraumas in der postoperativen Phase. Besonders wichtig ist während der Prämedikationsvisite noch die Forderung an den Patienten, eine mindestens sechsstündige, bei Kleinkindern vierstündige präoperative Nahrungskarenz einzuhalten. Auch davor sollte nur noch wenig leichte Kost eingenommen werden.

8.1.6 Medikamentöse Vorbereitung (Prämedikation)

Die medikamentöse Vorbereitung kann bei entsprechendem Wunsch des Patienten am Vorabend der Operation mit einem Hypnotikum oder Sedativum (per os) beginnen. Man verwendet Tranquilizer wie Diazepam (z. B. Valium®) oder Dikaliumclorazepat (z. B. Tranxilium®) oder Baldrianpräparate. Bei Säuglingen und Kindern und älteren Patienten in schlechtem Allgemeinzustand verzichtet man auf die abendliche Gabe. Die medikamentöse Vorbereitung am Operationstag sollte den Patienten psychisch sedieren und angstfrei machen sowie das Warten auf den OP-Zeitpunkt subjektiv verkürzen. Sie kann darüber hinaus dazu dienen, Reflexe, insbesondere Vagusreize, abzublocken, die Speichel- und Bronchialsekretion zu hemmen (Atropin), eine antiemetische Wirkung zu erzielen (z. B. DHB) oder Schmerzen zu bekämpfen (z. B. Opioide). Eine orale Prämedikation sollte am besten morgens, mindestens aber 60 min vor Narkosebeginn erfolgen. Im Notfall und bei vorhandenem Zugang kann auch vorsichtig i.v. prämediziert werden. Intramuskuläre Gaben sind heute obsolet.

Übersicht über die gebräuchlichsten Arzneimittel zur Prämedikation

Benzodiazepine:

Flunitrazepam (Rohypnol®) besitzt eine starke Schlaf-induzierende Wirkung, löst ängstliche Spannungen und erzeugt eine Amnesie. Insbesondere bei älteren Patienten in schlechtem Allgemeinzustand sollte eine Dosis von 1 mg p.o. nicht überschritten werden. Jüngere Erwachsene erhalten 2 mg p.o. Ähnlich wirkt Dikaliumclorazepat (Tranxilium®), die Dosis beträgt hier 10 bzw. 20 mg. Midazolam (Dormicum®) wirkt wesentlich kürzer und hat Vorteile bei ambulanten Eingriffen (Dosis: 7.5 mg p.o., Kinderdosis als Saft: 0.5 mg/kg oral)

Atropin:
Die Nebenwirkungen Mundtrockenheit, Tachycardie und evtl. Fieber belasten den Patienten bei Gabe von Atropin zur Prämedikation erheblich. Es kann ebenso gut bei Narkoseeinleitung i.v. gegeben werden. Die Dosis beträgt oral wie i.v. 0.5 mg. Kinder erhalten 0.01 bis 0.02 mg/kg bis max. 0.5 mg ebenfalls oral. Säuglinge erhalten außer 0.01 mg/kg Atropin oral keine Prämedikation. Bei Kleinkindern und Säuglingen ist Atropin oral eventuell dann indiziert, wenn die Narkoseeinleitung durch Inhalation von Halothan geplant ist (Bradycardiegefahr).

Kontraindikationen gegen die Anwendung von Atropin sind: Akuter Glaukomanfall, Hyperthyreose mit deutlicher Tachykardie, massive Koronarsklerose, Mitral- und Aortenstenose, Tachyarrhythmie und hochgradige Fieberzustände bei Kindern.

Promethazin (z. B. Atosil®)
Atosil® besitzt sedierende, parasympatholytische und mäßige antiemetische Eigenschaften. Es wird in einer Dosierung von 0.5 bis 1 mg/kg bis zu einer Höchstdosis von ca. 50 mg gegeben. Zwar ist es wegen seiner ausgeprägten antihistaminischen Wirkung bei Anästhesisten beliebt, die fehlende Anxiolyse führt aber bei vielen Patienten zur Erinnerung massiver präoperativer Angst. Es wird daher wie auch andere Neuroleptika zur Prämedikation nur noch selten verwendet.

Opioide (vgl. Kap. 7.4)
Dolantin® ist bei präoperativen Schmerzzuständen indiziert, die Dosis beträgt 1 – 2 mg/kg bis maximal 100 mg oral oder 0.5 – 1 mg/kg i.v.. Ein routinemäßiger Einsatz erscheint nicht sinnvoll.

8.1.7 Auswahl des Narkoseverfahrens

Es gehört zu den zentralen Aufgaben des Anästhesisten, für jeden Patienten individuell ein schonendes Narkoseverfahren auszusuchen, welches günstige Bedingungen für die Operation schafft. Bei der Auswahl des Narkoseverfahrens muß beachtet werden:

– Art der Operation
– Vorerkrankungen des Patienten
– psychische Situation des Patienten
– Einverständnis des Patienten mit der Art der Anästhesie (Regionalverfahren oder Narkose)
– Erfahrung des Anästhesisten

Zur Auswahl des Narkoseverfahrens gibt es keine allgemein gültigen Regeln. Einige Hinweise sollen hier genügen: Ergebnis vieler teils gegensätzlicher Studien ist, daß die Wahl des Anästhesieverfahrens grundsätzlich keinen Einfluß auf die anästhesiebedingte Letalität hat. Bei Störungen der Blutgerinnung und der Thrombozyten sind rückenmarksnahe Anästhesieverfahren kontraindiziert, da ein Hämatom im Bereich des Spinalkanals durch Kompression des Rückenmarks bleibende Ausfälle hervorrufen kann. Ebenso sollten Regionalverfahren z. B. bei neurologischen Erkrankungen und bei Infektionen im Punktionsbereich unterbleiben. Bei schwerwiegenden Eingriffen im höheren Alter favorisieren wir die Narkose gegenüber der Regionalanästhesie, da erstere bei gutem Monitoring eine bessere Steuerbarkeit von Kreislauf und Atmung ermöglicht. Ein zusätzlicher Periduralkatheter kann in der postoperativen Schmerztherapie von großem Nutzen sein.

8.1.8 Durchführung der Narkose

Unmittelbare präoperative Maßnahmen: Ein genügend weitlumiger (z. B. 17G), sicher fixierter venöser Zugang ist die erste Voraussetzung für die Durchführung einer Narkose. Ist bei der Operation mit größeren Blutverlusten zu rechnen, sollten mehrere, großlumige venöse Zugänge und ein zentralvenöser Katheter zur Messung des zentralvenösen Drucks gelegt werden.

Unmittelbar präoperativ sind zu überprüfen:

- Identität des Patienten, Vorliegen der Narkoseeinwilligung
- Nüchternheit, Erfolg der Prämedikation
- Entfernung der Zahnprothesen
- neueste Laborwerte und Befunde
- gegebenenfalls Vorhandensein von Blutkonserven

Bereits vor dem Auflegen des Patienten werden geprüft und bereitgestellt:

- Funktion und Dichtigkeit des Narkosegerätes und des Absaugers
- Gasdrucke und Vakuum zentral und am Gerät
- Füllungszustand der Resevegasflaschen
- Funktionsfähigkeit des Laryngoskops
- Endotrachealtuben mehrerer Größen
- Beatmungsmasken und Guedeltuben mehrerer Größen
- häufig verwendete und Notfallmedikamente (am besten aufgezogen in beschrifteten Spritzen in einer Schale)

Es gilt als Kunstfehler, wenn Narkosezwischenfälle durch Nichtbeachtung eines dieser Punkte auftreten. Die Dicke der Endotrachealtuben wird nach Charriere, einem französischen Instrumentenmacher, bezeichnet. 1 Ch. = 1 French (am.) = 1/3 mm. Ein Tubus der Größe 30 Charriere hat einen Außendurchmesser von 30 : 3 = 10 mm. Der meist in mm angegebene Innendurchmesser ist je nach Wandstärke 1–2 mm geringer. Tuben der Größe 32 bis 36 Charriere sind Normalgrößen für Erwachsene. Diese Vorbereitungsarbeiten darf der Anästhesist auf eingearbeitetes, zuverlässiges Anästhesiepersonal übertragen. Er ist nicht verpflichtet, diese Arbeiten in jedem Einzelfall auf ihre Richtigkeit hin zu überprüfen.

Narkoseeinleitung:

Im Routinefall wird zur Einleitung der Narkose bei einem gut prämedizierten Patienten zunächst eine geringe Menge eines nicht depolarisierenden Relaxans (10–15% der Intubationsdosis, sog. „Priming dose") und 1–2 µg/kg Fentanyl gegeben. Gleichzeitig läßt man den Patienten über die möglichst dicht sitzende Maske Sauerstoff atmen, um den Stickstoff aus der Lunge auszuwaschen und damit Sauerstoffreserven zu schaffen: Ein gut präoxygenierter Patient hat in seinen Alveolen (FRC) Sauerstoff für 5–10 min, so daß hier reichlich Zeit für die Intubation gewonnen werden kann. Nach 3–5 min kann das intravenöse Narkotikum injiziert werden. Nach Erlöschen des Lidreflexes und mit beginnender Hypopnoe wird der Patient über Maske beatmet. Ergeben sich dabei keine Schwierigkeiten, so erfolgt die Relaxierung heute in der Regel mit einem nicht depolarisierenden Relaxans (z.B. Atracurium oder Vecuronium). Succinylcholin hat seinen Platz vornehmlich noch bei der Ileuseinleitung. Nach Eintritt der Relaxierung (1–3 min) folgt die Intubation. Der Tubus liegt meist richtig, wenn man seine Passage durch die Glottis gesehen hat und sich das Atemgeräusch über beiden Lungen gleichzeitig mit den Bewegungen der Brustwand seitengleich wahrnehmen läßt. Sicheres Zeichen einer richtigen Intubation ist allerdings nur die Messung vernünftiger pCO_2-Werte über mehrere Atemzüge. Nach der Intubation wird der Tubus fixiert und die Narkose durch volatile und/oder Injektionsnarkotika vertieft. Das Lachgas-Sauerstoffgemisch sollte immer einen Sauerstoffanteil von mindestens 30 Vol% (ohne Pulsoxymetrie 35%) enthalten.

Lagerung des Patienten (vgl. Kap. 8.7.4):

Nach einer Vereinbarung der jeweiligen Berufsverbände teilen sich Anästhesist und Operateur die Verantwortung für die Lagerung des Patienten. Diese ist vor dem Abdecken zu überprüfen. Der Anästhesist achtet dabei besonders auf den Kopf und den Infusionsarm. Folgende Schäden können besonders häufig bei der Lagerung in Narkose auftreten:

Radialisparesen: Häufigste Ursache ist der Druck der Seitenkante des Operationstisches gegen die Innenseite des Oberarmschaftes. Daher muß der Arm in einer langen, gepolsterten Manschette gelagert werden.

Zerrung des Plexus brachialis: Durch Abduktion des ausgelagerten Armes über 90° bei gleichzeitiger Überstreckung des Armes im Ellenbogengelenk und Außenrotation kann der Plexus gezerrt werden. Dabei kann es auch zur Kompression der Arteria subclavia zwischen erster Rippe und Clavicula mit Minderdurchblutung des betreffenden Armes kommen. Daher sollte der Arm beim narkotisierten Patienten nicht über 90° abgewinkelt und im Ellenbogengelenk leicht gebeugt gelagert werden. Der Oberarm sollte sich in gleicher Höhe mit dem Thorax befinden. Die Kompressionsgefahr ist besonders groß, wenn der Patient Halsrippen hat.

Fibularisparesen: Verursacht durch Druck auf das Fibulaköpfchen können Lähmungen des Nervus fibularis entstehen. Daher muß auf ausreichende Polsterung in diesem Bereich geachtet werden.

Augen: Jeder Druck auf die Bulbi ist auszuschließen (Vorsicht insbesondere auch bei Bauchlage), da sonst Sehstörungen drohen. Bei offener Lidspalte sind Kornea und Konjunktiva durch Austrocknung gefährdet. Dies kann durch Einbringen fetthaltiger Augensalben verhindert werden. Der beste Schutz ist immer noch das geschlossene Auge.

Bauchlage: Bei Bauchlage ist darauf zu achten, daß durch Unterschieben von festen Polstern unter das Becken und den Thorax genügend Spielraum für die atemabhängige Ausdehnung des Abdomens geschaffen wird. Es besteht sonst die Gefahr von Atelektasen oder -durch hohe Beatmungsdrucke-

von Alveolarrupturen. Die Arme sind hier wie in der natürlichen Schlafposition im Ellenbogengelenk nach vorne abzuwinkeln.

Überwachung der vitalen Funktionen (vgl. Kap. 8.3):
Kreislauf und Beatmung bedürfen einer ständigen Überwachung. Vor einem Leck im Kreissystem beispielsweise und den sich daraus ergebenden fatalen Folgen ist man ohne mehrfache **Alarmierung** (nicht nur Messung von z. B. Atemwegsdruck und Minutenvolumen, Kapno- und Pulsoxymetrie) nie sicher. Zwischen Operateur und Anästhesist sollte zudem eine fortlaufende Kommunikation über den Gang der Operation bestehen, damit die Dauer des Eingriffs abgeschätzt und die Dosierung der Anästhetika richtig bemessen werden können. Der Anästhesist muß vor jeder Narkose entscheiden, welche Überwachung für den jeweiligen Patienten sinnvoll und notwendig ist, da invasive Methoden zahlreiche Komplikationsmöglichkeiten beinhalten.

Narkoseausleitung: Die besonderen Belastungen einer Narkose, besonders für kardial vorgeschädigte, ältere Risikopatienten, liegen in der Ein- und Ausleitungsphase. Beim Übergang vom wachen zum anästhesierten Zustand und umgekehrt treten gehäuft Blutdruckspitzen oder auch Blutdruckabfälle, Hypotonie, Tachykardie und eventuell eine Arrhythmie auf. Die kritischste Phase ist die Extubation. Um sie sicher und schonend zu gestalten, kann man wie folgt vorgehen:

– Dosierung und letzte Gabe von Opioid und Relaxans so wählen, daß kein Überhang entsteht, nur notfalls vorsichtig antagonisieren (Relaxometrie!)

– rechtzeitige, nicht zu frühe Reduktion der Narkosegase

– Übergang zur Spontanatmung unter assistierter Beatmung, nach OP-Ende 100% Sauerstoff (Vorsicht: Bei Raumluftatmung direkt nach Lachgas/Sauerstoff entsteht schnell die sog.Lachgasdiffusionshypoxie)

– Mund vorsichtig absaugen, Tubus nur falls erforderlich und in Narkose absaugen

– Extubation bei spontanem Zugvolumen > 5 ml/kg, zurückgekehrten Schluck- und Hustenreflexen, bedingter Ansprechbarkeit

Eine Extubation ist auch in tiefer Narkose möglich (z. B. bei Asthmatikern). Voraussetzung ist allerdings, daß die Maskenbeatmung problemlos war, der Magen des Patienten leer ist und kein Relaxansüberhang mehr besteht.

Aufwachraum:
Nach dem Umlagern vom Operationstisch ins Bett übergibt der Anästhesist den Patienten in die Obhut des Aufwachraumpersonals. Der Transport sollte immer unter Sauerstoffgabe erfolgen. Viele Studien haben gezeigt, daß sonst auch bei kurzen Transportwegen die Mehrzahl der Patienten beim Eintreffen im AWR Sauerstoffsättigungen unter 90 % aufweist. Zur weiteren Überwachung sollte der Patient im Aufwachraum bleiben, bis er ausreichend stabil und wach ist, um ihn der Obhut seiner Station übergeben zu können oder ihn nach Hause zu entlassen (vgl. Kap. 10).

8.2 Venöse Zugänge (N. Kutz)

Venöse Zugänge sind in der modernen Anästhesie unentbehrlich. Sie ermöglichen das Einbringen von Medikamenten, Infusionslösungen, Blut u. a. in den Kreislauf und ebenso Blutabnahmen zur Diagnostik. Über den venösen Zugang gelangen Narkotika in wenigen Sekunden an ihren Wirkungsort. Mit entsprechenden Medikamenten ist eine schnelle Therapie bei Komplikationen möglich. Ferner kann über ausreichend großlumige venöse Zugänge schnell Volumen bei Blutverlusten oder Schockzuständen zugeführt werden. Zentrale Venenkatheter erlauben die Beurteilung des zentralvenösen Drucks und sind Voraussetzung für eine

parenterale Ernährung. Wegen der Bedeutung venöser Zugänge zur Durchführung von Narkosen und vor allem zur schnellen Therapie von Komplikationen darf heute keine Narkose – außer eventuell bei kleinen Kindern – ohne einen zuverlässigen, genügend weitlumigen venösen Zugang begonnen und weitergeführt werden. Der verwendete venöse Zugang muß auch unter schwierigen Bedingungen (z. B. Schwitzen, Bewegung des Patienten, Zug am Infusionsschlauch) sicher funktionieren. Dies gelingt bei Verwendung geeigneten Materials (Kunststoffverweilkanülen), geeigneter Plazierung und zuverlässiger Fixierung.

8.2.1 Periphere venöse Zugänge

8.2.1.1 Wahl des Punktionsortes

Venöse Zugänge können in alle sicht- oder tastbaren peripheren Venen gelegt werden. Meist wählt man Venen der oberen Extremitäten. Gut geeignet sind z. B. die Venen des Handrückens und der radialen Unterarmseite. Venöse Zugänge sollten bei Rechtshändern möglichst an den linken Arm gelegt werden, um dem Patienten in der postoperativen Phase die Bewegungsfreiheit des rechten Armes zu erhalten. Man sollte venöse Zugänge nicht über Gelenken, z. B. Hand- oder Ellenbogengelenk, plazieren, da es durch Bewegungen leicht zu Abknickung oder Diskonnektion kommen kann, ebenso zu einer Reizung oder Verletzung der Vene. In der Ellenbeuge sollte nur im Notfall ein peripherer Zugang gelegt werden, da diese Venen unter Umständen zum Legen zentralvenöser Katheter benötigt werden. Im Bereich der Ellenbogeninnenseite kann es zur versehentlichen Punktion der räumlich eng benachbarten A. brachialis oder oberhalb der Fascie verlaufender Arterien (bei ca. 25 % der Patienten) kommen. Muß bei einem Patienten, der schon ein- oder mehrmals Infusionen erhalten hat, ein venöser Zugang gelegt werden, so sollte man die neue Kanüle nicht dorthin legen, wo sich erst vor kurzem ein Verweilkatheter befand. Durch die sich nicht selten entwickelnde Thrombophlebitis bestehen am Punktionsort häufig schmerzhafte Verhärtungen. Wenn möglich, sollte man dann eine Vene aus einem anderen Stromgebiet wählen oder zumindest größeren Abstand zu der entzündeten Stelle halten. Ist in seltenen Fällen an beiden Armen keine Vene zu finden, so kann auch in eine Vene am Fuß oder Unterschenkel ein Zugang gelegt werden. Wenn irgendwie möglich, sollte jedoch dieser Weg vermieden werden. Er hat folgende Nachteile:

- An den tiefen Beinvenen bilden sich häufig schon mit Narkosebeginn Thromben. Die Thrombosierung wird möglicherweise durch Venenpunktion und Infusion gefördert.
- Bei den meisten Eingriffen sind die Beine nach Operationsbeginn nicht mehr zugänglich, so daß Punktionsstelle und Infusionsschläuche nicht überwacht werden können.

In solchen Fällen sollte nach Einleiten der Narkose doch noch versucht werden, an der oberen Extremität eine Vene zu punktieren. In seltenen Fällen kann es vorkommen, daß bei Patienten keine peripheren Venen zu kanülieren sind (z.B. Schock, langdauernde Infusionstherapie über periphere Venen). Dann muß zur Narkoseeinleitung eine zentrale Vene, z.B. die Vena jugularis interna oder die Vena subclavia punktiert werden (s.u.). Da diese Punktionen schwierig sind und bedeutsame Komplikationen auftreten können, sollten sie nur von mit dieser Technik Vertrauten vorgenommen werden. Neben den Armvenen eignen sich die Venae jugulares externae als zusätzliche venöse Zugänge, wenn großlumige Venen zum Volumenersatz gebraucht werden. Sie sind intraoperativ auch meist gut zugänglich.

8.2.1.2 Aufbau und Einbringen von Venenverweilkanülen

Alle zur Zeit im Handel befindlichen Venenverweilkatheter sind ähnlich aufgebaut. In einem Plastikkatheter steckt die längere Stahlpunktionskanüle. Mit der Punktion gelangen beide in die Vene. Nach Entfernen der Stahlkanüle bleibt die stumpfe, elastische Plastikkanüle im Gefäß liegen. Die verschiedenen Fabrikate unterscheiden sich hauptsächlich im verwendeten Material des Plastikkatheters, im Schliff der Kanüle und der Formung des Ansatzstücks. Um eine sichere, belastungsfähige Verbindung mit dem Infusionsschlauch zu ermöglichen, sollte das Ansatzstück zur Verschraubung eingerichtet sein.

Vor der Punktion der ausgewählten Vene ist die Haut sorgfältig zu desinfizieren. Dadurch können ungefähr 80% aller Hautkeime abgetötet werden. Die Desinfektion ist zwingend, da Keime durch die Punktionsstelle in die Haut eindringen, den Katheter entlang wandern und in der Vene Entzündungen oder eine Thrombophlebitis verursachen können. Zur Punktion werden die Venen gestaut, d.h. der venöse Rückstrom wird bei erhaltenem arteriellen Einstrom durch eine proximal (herznah) der vorgesehenen Einstichstelle gelegene Stauung verhindert. Vor einer Narkose wird zweckmäßigerweise mit dem ohnehin angebrachten Blutdruckapparat gestaut. Wird mit dem Blutdruckapparat gestaut, so haben sich Druckwerte nahe dem diastolischen Blutdruck bewährt, weil damit auch in den Venen ein relativ hoher Druck herrscht. Ist die Venenfüllung durch die Stauung ungenügend, so kann versucht werden, sie durch Beklopfen der Vene oder Hängenlassen des Armes zu verbessern. Bringen diese Maßnahmen keinen Erfolg, so hilft häufig die Anwendung von Wärme.

An der ausgewählten Stelle wird die Haut zur Punktion gespannt. Dies erleichtert den Durchtritt der Kanüle durch die Haut und die Vene rollt nicht so leicht weg. Die erfolgreiche

Punktion der Vene zeigt sich durch Blutfüllung des Stopfens an der Kanüle. Damit die kürzere Kunststoffkanüle ebenfalls in die Vene gelangt, wird die Kanüle noch etwas vorgeschoben, möglichst ohne die gegenüberliegende Venenwand zu perforieren oder die Verweilkanüle wird über die mit der anderen Hand fixierte Stahlkanüle einige Zentimeter vorgeschoben. Nach Entfernung der Stahlkanüle wird die bereitgestellte Infusion angeschlossen und der Zugang sorgfältig mit Pflaster fixiert. War die Punktion nicht erfolgreich, so darf in den noch in der Haut liegenden Katheter die bereits zurückgezogene Stahlkanüle nicht wieder hineingeschoben werden, da eventuell ein Stück des Katheters durch die scharfe Stahlspitze abgeschnitten und fortgeschwemmt oder dieser beschädigt werden kann. Zum erneuten Punktionsversuch dürfen die Kanülenteile daher nur außerhalb der Vene wieder zusammengesetzt werden. Zur Verringerung des Punktionsschmerzes kann entweder eine intracutane Lokalanästhesie (Insulinspritze mit ca 0.5 ml Prilocain 1%) oder die etwa einstündige Anwendung einer 5%igen Xylocainsalbe unter einem Occlusivverband (EMLA®-System) beitragen. An die intravasal plazierte Verweilkanüle sollte eine Infusion angeschlossen werden. Läuft die Infusion gut und bildet sich keine Schwellung im Bereich der Kanüle, so kann eine extravasale oder intraarterielle Lage des Verweilkatheters ausgeschlossen werden. Es sollte jedoch bedacht werden, daß durch eine Schwerkraftinfusion (höher als 1 m) oder durch eine Infusionspumpe auch gegen den arteriellen Druck infundiert werden kann.

8.2.1.3 Komplikationen peripherer venöser Zugänge

a) Thrombose und Thrombophlebitis, extravasale Lage:

Periphere venöse Zugänge können zu verschiedenen Komplikationen führen. Ursachen sind Venenreizung durch den Katheter, durch Infusionslösungen und Pharmaka sowie Folgen eventueller Fehllagen des Katheters. Jeder in eine Vene eingebrachte Fremdkörper kann durch die Reizung der Venenwand zur Thrombosierung führen. Das Ausmaß der Thrombosierung ist abhängig von der Liegedauer, vom Verhältnis des Venendurchmessers zur Kanülenstärke und dem Material der Kanüle. Bei gebräuchlichen Kanülen und normalen Infusionslösungen ist die Thrombosierung meist nach ein bis drei Tagen so weit fortgeschritten, daß die Kanüle entfernt werden muß. Die Thrombose bildet sich in der Regel ohne wesentliche Folgen zurück, allerdings bei größerer Ausbreitung oft erst nach vielen Wochen. Eventuell entzündet sich der Thrombus. Es kann dann zu einer Thrombophlebitis kommen. Sie entwickelt sich umso häufiger, je länger die Kanüle liegt. Die Vene wird schmerzhaft, je nach Ausbreitung zeigt sich entlang ihrem Verlauf eine Hautrötung. Dann muß die Kanüle sofort entfernt werden. Ein Salben- oder Alkoholverband wirkt schmerzlindernd und beschleunigt die Heilung. Bei Patienten in reduziertem Allgemeinzustand kann eine Thombophlebitis wegen der geschwächten Abwehr auch eine lebensbedrohende Sepsis auslösen. Um die genannten Komplikationen zu verhindern bzw. möglichst gering zu halten, ist beim Legen venöser Zugänge auf Asepsis zu achten. Ebenso sind die Kanülen während der Liegezeit sorgfältig zu überwachen. Muß eine Kanüle entfernt werden, wenn noch weitere Infusionen notwendig sind, so ist ein neuer venöser Zugang möglichst am anderen Arm, sonst in eine zu einem anderen Stromgebiet gehörende Vene zu legen, um nicht die Ausheilung im betroffenen Gebiet zu behindern.

Neben der Venenreizung durch die Kanüle können auch Infusionslösungen und Pharmaka besonders bei längerdauernder Anwendung zu erheblicher Irritation der Venenwand führen. Dadurch werden eine Thrombosierung und die Ausbildung einer Thrombophlebitis deutlich beschleunigt. Das betrifft z.B. hochkonzentrierte Zucker-, Aminosäuren- und Elektrolytlösungen. Diese Lösungen sollten nur kurzfristig über periphere venöse Kanülen appliziert werden. Bei längerdauernder Anwendung ist unbedingt ein zentralvenöser Zugang vorzuziehen, der bei diesen Patienten sowieso häufig benötigt wird. Weitere Komplikationen peripherer venöser Zugänge können durch unbemerkte extravasale, d.h. meist subkutane, Applikation von Infusionslösungen und Pharmaka entstehen. Ursachen von Fehllagen sind primär extravasale Lage der Kanüle (z.B.: Die Punktionskanüle lag in der Vene, der kürzere Kunststoffkatheter noch außerhalb. Nach Entfernen der Stahlkanüle wird der Kunststoffkatheter neben der Vene vorgeschoben.), Venenperforation beim Vorschieben, späteres Herausrutschen der Kanüle aus der Vene infolge mangelhafter Fixierung oder Bildung eines Extravasates aus Venenläsionen vorausgegangener Punktionsversuche. Während in einem solchen Fall Infusionslösungen subkutan meist keinen Schaden anrichten, sind dort viele Pharmaka sehr schmerzhaft und können eventuell auch Entzündungen oder Nekrosen verursachen (u.a. Barbiturate, Digitalispräparate und Kaliumchlorid).

b) Versehentliche intraarterielle Injektion:
Schwere Komplikationen können entstehen, wenn man zur Narkoseeinleitung statt einer Vene versehentlich eine Arterie punktiert hat und in diese Narkotika injiziert werden. Es kann in solchen Fällen zu Nekrosen und zur Gangrän im Versorgungsgebiet der betreffenden Arterien kommen, die in ungünstigen Fällen zur Amputation zwingen kann. Beim Legen venöser Zugänge ist deshalb unbedingt darauf zu achten, daß keinesfalls Arterien punktiert und Medikamente in sie injiziert werden. Liegt bei einem Patienten neben einem venösen Zugang auch eine arterielle Nadel, so muß sorgfältig darauf geachtet werden, daß während der Narkose keine Medikamente versehentlich in die Arterie gespritzt

werden. Der arterielle Zugang ist deutlich mit Klebeetiketten, die die Aufschrift „Arterie" tragen, zu kennzeichnen. Für arterielle Meß- oder Infusionssysteme sind rote Dreiwegehähne oder rot markierte Leitungen zu verwenden.

Symptome einer versehentlich arteriellen Injektion von Narkotika oder anderer Pharmaka sind heftige Schmerzen im Arm, speziell in den Fingern. Die Haut blaßt ab, die peripheren Pulse sistieren. Später zeigt sich dann regelmäßig eine Marmorierung der Haut, der Ödem- und Blasenbildung folgen können. Bei gut prämedizierten Patienten und während Narkose ist jedoch zu beachten, daß Schmerz und Abblassen der Haut fehlen können. Blässe und Marmorierung der Haut können bei intraarterieller Injektion während der Narkose auch erst Stunden später auftreten. Nach Stunden und Tagen kann die Extremität dann trotz intensiver Therapie nekrotisch werden und muß amputiert werden. Die Ursache dieser massiven Reaktion ist bis heute noch nicht eindeutig geklärt. Klinische Befunde und Verlauf weisen auf eine arterielle Durchblutungsstörung und direkte gewebstoxische Wirkungen der Narkotika hin. Früher nahm man an, daß die alleinige Ursache der arterielle Gefäßspasmus wäre. Mit der Verabreichung von Spasmolytika kann man den Verlauf dieser Reaktion dennoch häufig nicht aufhalten. Therapeutische Maßnahmen zur Abwendung der schweren Schäden nach versehentlicher intraarterieller Injektion von Pharmaka haben keine großen Erfolgsaussichten. Deshalb kommt der Prophylaxe die größte Bedeutung zu. Dazu gehört vor der Punktion eine sorgfältige Palpation der Vene, um arterielle Pulsationen festzustellen. Außerdem sollte, wie schon erwähnt, in der Ellenbeuge wegen der hier häufig atypisch verlaufenden Arterien kein venöser Zugang gelegt werden. Das sicherste Mittel, eine arterielle Punktion zu erkennen, ist das Anschließen einer Infusion an die Kanüle. Befindet sich diese in einer Arterie, so läuft auch bei niedrigem Druck Blut in die Infusion zurück. Da mit diesem einfachen Mittel eine versehentliche intraarterielle Injektion mit ihren verhängnisvollen Folgen nahezu sicher verhindert werden kann, sollte an den zur Narkoseeinleitung benützten venösen Zugang auf jeden Fall eine Infusion angeschlossen werden. Liegt bei einem Patienten eine arterielle Kanüle zur Druckmessung oder wiederholten Blutgasanalyse, so muß streng darauf geachtet werden, die richtige Spritze zum Durchspülen zu benutzen. Viele der in der Literatur beschriebenen versehentlichen intraarteriellen Injektionen sind durch Verwechslung von Spritzen beim Spülen arterieller Kanülen zustande gekommen.

8.2.2 Zentralvenöse Zugänge

8.2.2.1 Allgemeine Eigenschaften zentralvenöser Zugänge

Zentralvenöse Katheter haben viel zu Entwicklung und Stand der modernen Intensivmedizin, der Unfallmedizin, des intraoperativen Monitorings und der intra- und postoperativen Infusionstherapie beigetragen. Viele Methoden, wie z.B. parenterale Ernährung oder die Kontrolle einer Volumentherapie, wären ohne zentrale Katheter wesentlich erschwert. Als zentralvenöse Zugänge bezeichnet man alle Venenkatheter, deren Lumen in der Vena cava liegt. Gegenüber peripheren venösen Zugängen bieten zentralvenöse viele Vorteile. So kann mit ihnen jederzeit der zentralvenöse Druck gemessen werden. Die Höhe des zentralvenösen Drucks bzw. seine Änderungen erlauben Rückschlüsse auf das Blutvolumen und eventuell auf die Leistungsfähigkeit des rechten Herzens oder auf Störungen im Lungenkreislauf (vgl. Kap. 1.7.1). Über zentrale Zugänge können problemlos Lösungen oder Medikamente verabreicht werden, die in peripheren Venen zu starker Wandreizung und damit zu Thrombosen führen würden. Dazu gehören z.B. hyperosmolare Zucker- und Aminosäurelösungen oder hochkonzentrierte Elektrolytlösungen. Diese Lösungen werden bei Zufuhr über zentrale Katheter durch die hier fließenden großen Blutvolumina rasch verdünnt und verlieren dadurch ihren schädigenden Einfluß. Venenkatheter in großen zentralen Venen führen weniger häufig zur Thrombose als Kanülen in peripheren Venen. Die Ursache für diese verminderte Thromboserate liegt in der relativ hohen Strömungsgeschwindigkeit in den großen Venen. Der Katheter nimmt auch nur einen kleinen Teil des Lumens ein, und Infusionslösungen wirken nur noch wesentlich verdünnt auf die Venenwand. Über zentrale Venenkatheter kann deshalb wesentlich länger infundiert werden als über periphere Zugänge. Es sind Fälle beschrieben worden, bei denen mehrere Monate lang über ein und denselben zentralen Zugang infundiert worden ist. Ein weiterer Vorteil dieser zentralen Katheter ist, daß man Blut für Laboruntersuchungen abnehmen kann, ohne dafür eigens eine Vene punktieren zu müssen. Allerdings ist für einige Laborbestimmungen Blut erforderlich, das durch direkte Venenpunktion gewonnen werden muß (z.B. für Gerinnungsanalysen und Blutkulturen). Neben den klassischen Einlumenkathetern wurden in den letzten Jahren vermehrt Katheter für Spezialindikationen entwickelt. Diese umfassen vor allem die differenzierte Medikamentenapplikation, gleichzeitige intravasale Untersuchungsverfahren, das Management ausgedehnter Volumenumsätze (z.B. Hämodialyse, Hämofiltration und massive Volumensubstitution) sowie zentralvenöse Langzeitanwendungen.

Den großen Vorzügen zentralvenöser Katheter stehen jedoch auch bedeutende Nachteile gegenüber. So ist die direkte Punktion zentraler Venen wie Vena subclavia oder Vena jugularis interna technisch schwieriger als die Kanülierung einer peripheren Vene. Auch sind Vorbereitung und Durchführung der Punktion wesentlich zeitaufwendiger als das Legen eines peripheren venösen Zuganges. Als schwerwiegender Nachteil zentraler Katheter muß jedoch gelten, daß durch die Punktion oder den Katheter selbst nicht selten ernste Komplikationen auftreten, die eventuell auch tödlich verlaufen können (s. u.). Aus diesen Gründen ist eine strenge Indikationsstellung für zentrale Katheter notwendig.

Diese Indikationen sind:

– Notwendigkeit intensiver Herz-Kreislaufüberwachung (z. B. eingreifende Operation, vorgeschädigter Patient, Intensivtherapie),

– Notwendigkeit längerdauernder Infusionstherapie, teilweiser oder vollständiger parenteraler Ernährung,

– Notwendigkeit intravenöser Therapie mit Medikamenten oder Infusionen, wenn peripher keine Venen auffindbar sind (z. B. im Schock),

– Notwendigkeit, differenziert Katecholamine zur Kreislauftherapie einzusetzen.

Zu bedenken sind wichtige Kontraindikationen:

– anatomische Hindernisse (z. B. massive Adipositas, Verletzungen, Defektheilungen, Lungenemphysem),

– Infektionen an der vorgesehenen Punktionsstelle,

– gravierende Störungen der Hämostase (vor allem bei Punktionsorten, die die Kompression eines verletzten Gefäßes nicht zulassen).

8.2.2.2 Vorbereitung und Durchführung der Kanülierung zentraler Venen

Zu unterscheiden sind zwei wichtige Einführungstechniken für die Katheter:

– Das direkte Einführen durch eine Kunststoffkanüle

– Das Einbringen des Katheters über einen SELDINGER-Führungsdraht

Bei der **direkten Methode** wird das Blutgefäß mit einem relativ dicken Kanülenset punktiert und eine Kunststoffverweilkanüle eingelegt. Durch diese wird ein entsprechend langer zentraler Verweilkatheter, der zur Versteifung einen Mandrin enthält, in die obere Hohlvene vorgeschoben. Dieser Katheter befindet sich in einer geschlossenen Kunststoffhülle, die über einen Einführstutzen mit der Verweilkanüle verbunden wird. Nach erfolgreicher Plazierung wird zunächst die Kunststoffhülle und anschließend der Mandrin entfernt. Nach Verbindung mit dem Infusionssystem wird die Punktionskanüle über den Katheter zurückgezogen.

Als Vorteil dieser Methode ist das schnellere Einführen über ein geschlossenes System anzusehen. Die großlumige Gefäßpunktion und eine mögliche Gefäßinnenwandverletzung durch den versteiften Katheter stellen gewichtige Nachteile dar.

Als wesentliche Zugangswege zur oberen Hohlvene haben sich bewährt:

Punktionsort:	Gefäß:	Katheterlänge:
zentral	V. jugularis interna , V. jugularis externa	15-20 cm
	V. subclavia	20-50 cm
	V. femoralis	30-50 cm
peripher	V. basilica und V. cephalica	70-80 cm

Bei der **SELDINGER-Technik** erfolgt die eigentliche Gefäßpunktion mittels einer dünnlumigen Metallkanüle oder in Abwandlung mittels eines Verweilkanülensets. Ein geringeres Punktionstrauma führt bei eventuellen Fehlpunktionen zu geringeren Auswirkungen.

Durch diese Kanüle wird ein flexibler Metallspiraldraht in das zentrale Venensystem eingeführt. Dieser besitzt eine J-förmig gebogene Spitze, die Gefäßinnenwandverletzungen verhindert und auch das Vorschieben um rechtwinklige Einmündungen erleichtert. Die Punktionskanüle wird anschließend nach hinten über den Führungsdraht entfernt und der eigentliche Zentralvenenkatheter auf den Draht gefädelt und bis zur regelrechten Lage in der oberen Hohlvene vorgeschoben. Zur Einführung von dickeren Kathetern helfen Dilatatoren oder Katheterschleusen die ebenfalls über den SELDINGER-Draht eingebracht werden können. Nach erfolgreicher Plazierung wird der Führungsdraht aus dem Katheter entfernt und das Infusionssystem angeschlossen.

An die Kathetermaterialien werden folgende Anforderungen gestellt:

– röntgenkontrastgebend,

– gleichbleibend elastische und antithrombogene Eigenschaften (kein Auswaschen von Weichmachern),

– dauerhaft aufgebrachte Längenmarkierungen.

Beim Legen zentralvenöser Katheter ist auf strenge Asepsis zu achten, um Infektionen der Punktionsstelle und vor allem des Katheters zu vermeiden. Die von zentralen Kathetern verursachte Sepsis macht einen großen Teil der tödlichen Komplikationen dieses Zugangsweges aus. Die Infektionsrate zentraler Venenkatheter ist geringer, wenn sie unter aseptischen Bedingungen (z.B. sterile Abdeckung, steriler Mantel, Kopf- und Mundschutz) gelegt werden. Zur Punktion zentra-

ler Venen sind auf alle Fälle sterile Abdecktücher und Handschuhe zu verwenden. Selbstverständlich ist auch eine sorgfältige Desinfektion der vorgesehenen Punktionsstelle. Nach Bereitstellung der nötigen Materialien wie Katheterset, Spritzen, Kompressen und Infusion wird der Patient auf dem Rücken gelagert. Eine leichte Kopftieflage (15 bis 30°) verbessert die Venenfüllung und hilft Luftembolien während kurzzeitiger, einführungstechnisch bedingter Diskonnektionen zu verhindern. Zur Überwachung und Katheterlagekontrolle empfiehlt sich der Anschluß eines EKG-Monitors. Die vorgesehene Punktionsstelle wird sorgfältig gereinigt und unter Einhalten der vorgeschriebenen Einwirkzeit desinfiziert. Nach steriler Abdeckung und eventueller örtlicher Betäubung kann die Punktion durchgeführt werden. Während des langsamen Vorschiebens der Kanüle muß mit der angesetzten Spritze ein Sog ausgeübt werden, um das Erreichen der Vene sofort zu bemerken. Liegt die Kanüle richtig in der Vene, kann leicht Blut aspiriert und Kochsalz injiziert werden. Zwischen Absetzen der Spritze und Einführen des Katheters sollten spontan atmende Patienten den Atem anhalten (Vermeidung eines inspiratorischen Soges mit negativem intrathorakalen Druck). Die Kanüle sollte mit einem Finger verschlossen werden. Bei der Punktion zentraler Venen kann, insbesondere bei Oberkörperhochlage und schlechter Füllung der Venen, eine Luftembolie auftreten (vgl. Kap. 1.9.1), wenn die Punktionskanüle oder der Katheter nach Einbringen in die zentrale Vene mehr als einige Sekunden gegen die Atmosphäre hin offen ist. Der zentrale Venenkatheter wird so weit vorgeschoben, bis seine Spitze in der oberen Hohlvene, 1 bis 2 cm vor der Einmündung in den rechten Vorhof, zu liegen kommt. Hierbei orientiert man sich zunächst an der auf die Körperoberfläche projizierten, Differenz zwischen Punktionsort und dem Herzen. Zur exakten Positionierung bedient man sich der intrakardialen EKG-Ableitung über einen elektrisch leitfähigen Führungsdraht oder eine elektrolythaltige Flüssigkeitssäule im Katheterlumen. Leitet man EKG-Potentiale über die Katheterspitze aus dem Inneren des rechten Vorhofs ab, so zeigt das EKG ausschließlich hier eine wesentlich überhöhte P-Welle. Wird der Katheter zurückgezogen, normalisiert sich die P-Welle ca 1 bis 2 cm vor dem rechten Vorhof. Dieses Phänomen zeigt die regelrechte Katheterlage an. Bei Katheterfehllagen, die auch radiologisch, trotz Zuhilfenahme von Kontrastmittel, nicht sicher ausgeschlossen werden können, kann die P-Wellenüberhöhung nicht dargestellt werden. Die Grenzen der Methode sind erreicht, wenn der Pateint keinen Sinusrhythmus aufweist.

Nach entsprechender Plazierung wird der Katheter fixiert (z. B. mittels Annaht), die Punktionsstelle gereinigt und steril verbunden. Bei korrekter Lage des Katheters fließt die angeschlossene Infusion schnell. Beim Senken der Infussionsflasche fließt Blut zurück. Diese Prüfung ist sehr wichtig, da nur mit ihr die intravasale Lage nachgewiesen werden kann. Zur weiteren Lagekontrolle des Katheters und zum Ausschluß eines Pneumothorax (siehe Komplikationen) dient eine Röntgenaufnahme. Hierbei projiziert sich die optimale Lage der Katheterspitze ca. 1 cm über den rechten Vorhof neben das Brustbein.

Zeigen sich Fehllagen, so muß die Katheterlage korrigiert werden, wobei ein nachträgliches Vorschieben des unsterilen, extrakorporalen Katheteranteiles verboten ist.

Für eine lange, komplikationsfreie Benützung des zentralen Zuganges ist eine entsprechende Pflege wichtig. Die Punktionsstelle sollte jeden Tag und zusätzlich bei Verunreinigung oder Durchfeuchtung des Verbandes neu steril verbunden werden. Zur Verhinderung einer Luftembolie oder des Verstopfens des Katheters durch zurücklaufendes Blut ist auf einen festen Sitz der Verbindungsstücke zu achten. Täglich sollte ebenfalls ein Wechsel der gesamten Infusionszuleitungen einschließlich aller Mehrfachverbinder und Dreiwegehähne erfolgen. Für Blutentnahmen und intravenöse Injektionen sind ausschließlich blaue (Farbmarkierung für Venen) Dreiwegehähne zu verwenden.

Während der Behandlung dienen als Zeichen für eine richtige Lage der Katheterspitze:

– zwischenzeitliche intrakardiale EKG-Ableitungen,

– regelrechte Blutaspirationen,

– atemabhängige Schwankungen der Flüssigkeitssäule bei ZVD-Messungen (siehe Monitoring).

Wann muß ein zentralvenöser Katheter entfernt werden?

– So früh wie möglich. (z. B. wenn die Indikation nicht mehr besteht.)

– Wenn sich eine Rötung, Sekretaustritt oder eine Schwellung an der Punktionsstelle zeigt.

– Wenn der Katheter verstopft ist.

– Wenn sich Defekte zeigen (Undichtigkeiten oder Knickstellen bedingen Embolisationsgefahr!).

– Wenn der Verdacht auf eine katheterinduzierte Infektion besteht.

In den Patientenakten sind die Katheteranlage mit der Lagekontrolle, Verbandswechsel, klinische Befunde, Komplikationen, sowie der Zeitpunkt und Grund der Entfernung zu dokumentieren.

8.2.2.3 Eigenschaften der einzelnen Venenkatheter

a) Armvenenkatheter:

Der über Venen in der Ellenbeuge eingeführte Katheter hat eine weite Verbreitung gefunden, da er auch ohne größere Erfahrung gelegt werden kann. Er wird normalerweise über die Vena basilica oder die Vena cephalica gelegt. Wenn möglich, bevorzugt man dabei die medial gelegene Vena basilica, da sie nur wenige Klappen aufweist und gradlinig zum Herzen führt. Dagegen hat die Vena cephalica viele Klappen und weist einige enge Biegungen auf. Außerdem mündet sie an der Schulter nahezu rechtwinklig in die Vena brachialis, so daß Katheter häufig an diesem Punkt hängenbleiben. Sind keine Venen sicht- oder tastbar, so könnte auch über eine Venae sectio einer oberflächlichen oder tiefen Vene ein Katheter vorgeschoben werden. Es ist jedoch zu bedenken, daß bei der üblichen Technik die Vene peripher ligiert wird und für immer als venöser Zugang verloren ist.

Da der Armvenenkatheter über eine lange Strecke in einer relativ dünnen Vene verläuft, sind Thrombosen und Thrombophlebitiden häufig, so daß die Liegedauer in der Regel kürzer als z. B. bei einem Subklavia-Katheter ist. Wenn auch die Punktion der Armvenen praktisch nicht mit schweren Komplikationen behaftet ist, so treten bei diesen Kathetern nach mehreren Studien ebenso häufig schwere Schäden für den Patienten auf wie bei anderen zentralen Kathetern. Durch Armbewegungen kann die Katheterspitze bis zu 15 cm in der V. cava bewegt werden. Hierdurch kann es zur Katheterfehllage in der Halsvene, Rhythmusstörungen oder unbemerkten Verletzungen der Gefäßwand oder der Herzinnenwand kommen. Daher kann nur die einfachere Punktionstechnik als Vorteil des Armvenenkatheters gelten.

b) Femoraliskatheter:
Auch über die Vena femoralis in der Leistenbeuge kann ein zentraler Katheter vorgeschoben werden. Seit langem ist bekannt, daß Femoraliskatheter eine außergewöhnlich hohe Quote von Komplikationen haben, vor allem Thrombose und Sepsis. Im Stromgebiet der unteren Hohlvene bilden sich aus verschiedenen, zum Teil unbekannten Gründen wesentlich häufiger Thrombosen aus als im Gebiet der oberen Hohlvene (vgl. Kap. 1.9). Eine der in Frage kommenden Ursachen ist die niedrigere Strömungsgeschwindigkeit des Blutes beim liegenden Patienten in die-

sem Bereich. Außerdem ist die Haut in der Leistenbeuge meist stärker bakteriell verunreinigt als andere Körperareale. Dadurch ist hier die Infektionsgefährdung besonders hoch. Gerechtfertigt scheint die kurzfristige Verwendung des Femoraliskatheters nur noch in solchen Fällen, in denen keine andere Vene punktiert werden kann und eine intravenöse Therapie unbedingt notwendig ist. Auch dann sollte bald versucht werden, einen anderen Zugang zu finden, da die Komplikationen mit der Liegezeit schnell zunehmen.

c) Jugularis-externa-Katheter:
Ein weiterer Zugang zu den zentralen Venen ist über die Vena jugularis externa möglich. Sie mündet nach ihrem Verlauf schräg seitlich am Hals und nach Durchtritt durch die Faszie oberhalb der Clavicula in die Vena subclavia. Soweit die Vena jugularis externa beim Patienten gut sichtbar ist, bereitet die Punktion keine großen Probleme. Häufig hat man jedoch Schwierigkeiten beim Vorschieben des Katheters, da die Vene beim Durchtritt durch die Faszie und bei der Einmündung in die Vena subclavia enge Biegungen aufweist. Durch die Benutzung eines J-förmigen SELDINGER-Drahtes kann die Passage erleichtert werden. Auch sind Fehllagen durch Abweichen in andere Richtungen nicht selten. So hat der Jugularis-externa-Katheter keine weite Verbreitung gefunden, obwohl seine Komplikationsquote sehr gering ist. Von der Punktion sind keine Komplikationen zu erwarten, da Arterien oder Lunge relativ weit entfernt liegen. Auch Thrombose und Sepsis kommen selten vor.

d) Subklavia-Katheter:
Unter den zentralen Kathetern wird der Subklavia-Katheter häufig benützt. Die Vena subclavia ist gut zum Einlegen eines zentralen Katheters geeignet, weil sie am Schlüsselbein durch Bänder nach allen Seiten so fixiert ist, daß sie auch bei Volumenmangel mit negativem Venendruck offengehalten wird. Durch diese Fixierung ist auch die anatomi-

sche Lage immer konstant, so daß das Auffinden des Gefäßes dem Geübten in der Regel keine Mühe bereitet. Es haben sich zwei Zugangswege zur Subklavia als geeignet erwiesen, nämlich entweder unter- oder oberhalb des Schlüsselbeins, auch als infra- oder supraklavikuläre Route bezeichnet. Wählt man den Zugang über die supraklavikuläre Route, so punktiert man am seitlichen Ansatz des M. sternocleidomastoideus am Schlüsselbein in Richtung der inneren Fläche des Schlüsselbeinkopfes. In einer Tiefe von 0.5 cm bis 4 cm trifft man auf die Vena subclavia. Dieser Zugangsweg hat einige Vorteile: Er ist während Operationen leichter erreichbar und auch bei thorakalen Eingriffen möglich. Allerdings hat er keine große Verbreitung gefunden, da offensichtlich die Markierungspunkte nicht so einfach zu finden und anatomisch so konstant sind wie bei der infraklavikulären Route. Zur infraklavikulären Subklaviapunktion schiebt man die Kanüle von der in der Medioklavikularlinie oder etwas lateral gelegenen Einstichstelle ganz dicht unter der Clavicula auf einen Punkt zu, der

12 mm bis 15 mm oberhalb der Incisura jugularis des Manubrium sterni liegt. In einer Tiefe von 4 cm bis 5 cm trifft man auf die Vena subclavia (Abb. 8.1). Da die Vene mit ihrer Hinterwand nur etwa 5 mm von der Pleura entfernt liegt (Abb. 8.2), muß die Kanüle parallel zur Thoraxwand vorgeschoben werden, um eine Pleuraverletzung zu vermeiden. Aus den vielen Publikationen lassen sich die häufigsten Komplikationen zusammenstellen. So entsteht in 0.5% bis 2% der Fälle, bedingt durch die geringe Distanz von Vene und Lunge, ein Pneumothorax. Die Arteria subclavia wird versehentlich in etwa 1,4% punktiert. Bei etwa 5% der Patienten ist auch mit mehreren Versuchen die Vena subclavia nicht zu punktieren, im selben Prozentsatz liegt der Katheter nicht in der Vena cava, sondern ist in andere Venen vorgeschoben worden (meist Vena subclavia der anderen Seite oder Vena jugularis interna). Während also Komplikationen bei der Punktion der Vena subclavia nicht so selten sind, verursacht ein in der Vene liegender Katheter nur wenig Komplikationen. Thrombose und Sepsis werden nur in 0.24% bzw.

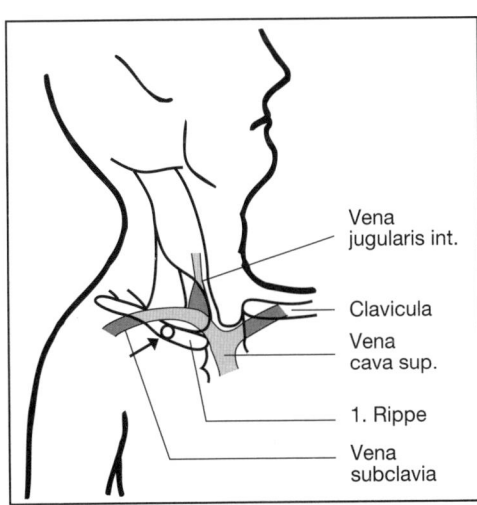

Abb. 8.1: *Infraklavikuläre Punktion der Vena subclavia von rechts.*

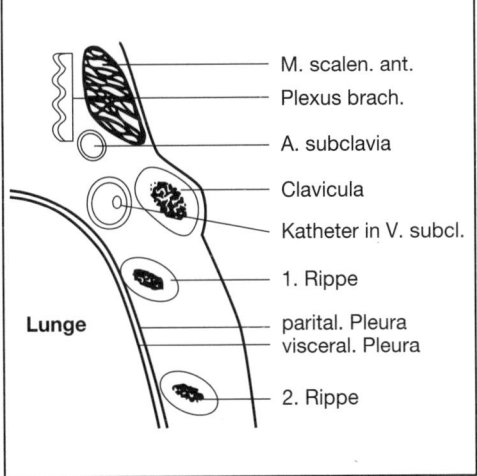

Abb. 8.2: *Sagittalschnitt etwa 4 cm vor der Medianlinie nach medial mit Darstellung der Vena subclavia und ihrer Beziehung zur Pleura.*

0.34% der Fälle angegeben. Kontraindikationen für die Subklavia-Punktion sind Infektionen und größere Verletzungen in diesem Bereich, sowie ein Pneumothorax auf der anderen Seite. Mißlingt die Subklavia-Punktion auf einer Seite, so sollte man nur nach sorgfältigster Abwägung der Risiken einen Versuch auf der anderen Seite unternehmen. Bei diesem Vorgehen ist daran zu denken, daß ein doppelseitiger Pneumothorax mit tödlichem Ausgang auftreten könnte. Weiterhin ist daran zu denken, daß durch Narkose und operativen Eingriff Komplikationen nach Subklavia-Punktion, wie das Auftreten eines Pneumothorax sowie eines Hämatothorax oder eines Hydrothorax, möglicherweise nicht rechtzeitig erkannt wird oder deren Symptome fehlgedeutet werden könnten.

e) Jugularis-interna-Katheter:

Ernste und zum Teil tödliche Komplikationen der Subklavia-Punktion haben seit 1966 verschiedene angelsächsische Autoren dazu bewogen, nach einem zentralvenösen Zugang mit geringerer Komplikationsquote zu suchen. Die von ihnen eingeführte Punktion der Vena jugularis interna hat diese Erwartungen weitgehend erfüllt. Die Vena jugularis interna verläuft lateral der Arteria carotis unter dem M. sternocleidomastoideus. Sie ist an diesen durch die Halsfaszie fixiert. Links mündet sie in die Vena subclavia, rechts in die Vena brachiocephalica. In ihrer Nachbarschaft befinden sich Halssympathicus, Plexus cervicalis, Nervus vagus, Nervus phrenicus und links der Ductus thoracicus, ebenso natürlich die Arteria carotis. Links ist die Vena jugularis interna dünner und hat engeren Kontakt zur Pleurakuppe. Daher ist die Punktion rechts günstiger. Hier ist auch die Verbindung zur Vena cava kürzer und gradlinig. In den letzten Jahren sind viele Zugangswege zur Vena jugularis interna bekannt geworden. Beim sogenannten ventralen Zugang (Abb. 8.3) schieben die Finger der linken Hand die Arteria carotis nach medial. Die Einstichstelle liegt in der Mitte des vor-

deren Sternocleidomastoideusrandes. Häufig läßt sich hier bei mäßiger Kopfdrehung zur Gegenseite eine deutliche venöse Doppelpulsation erkennen. Die Nadel wird im Winkel von 30 bis 45 Grad zur Sagittalebene in Richtung des inneren Klavikuladrittels vorgeschoben. Vorteile des Internakatheters sind die geringe Häufigkeit ernsthafter Komplikationen beim Legen, von Fehllagen und von Thrombose und Sepsis. Nicht selten kommt es allerdings zu Halshämatomen, die aber fast immer ohne ernste Folgen bleiben. Die Trefferquote beim Geübten entspricht mit über 90% etwa der des Subklaviakatheters. Im hypovolämischen Schock mit niedrigem zentralvenösen Druck kann allerdings die Vena jugularis interna kollabieren und ist dann nicht mehr zugänglich. Die Vena jugularis interna ist meist auch während Operationen erreichbar, ein Vorteil, wenn unter diesen Bedingungen ein zentraler Zugang gelegt werden muß.

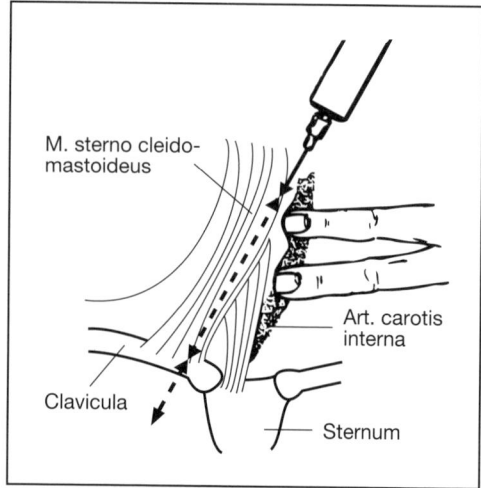

Abb. 8.3: *Punktion der Vena jugularis interna über den sogenannten ventralen Zugang.*

8.2.2.4 Komplikationen zentraler Katheter

Von zentralen Kathetern können unabhängig vom Zugangsweg Komplikationen verursacht werden, die in seltenen Fällen den Patienten auch vital bedrohen. Zur Angabe der Komplikationshäufigkeit in verschiedenen Publikationen ist zu berücksichtigen, daß in der Regel nur von erfahrenen Untersuchern Ergebnisse veröffentlicht werden. Da mit geringerer Erfahrung auch Komplikationen häufiger sind, dürfte deren Zahl tatsächlich höher liegen.

Zu unterscheiden sind:

– Frühkomplikationen, die beim Legen des Katheters auftreten können, und

– Spätkomplikationen, die im Laufe der Behandlung mit dem Katheter eintreten.

a) Frühkomplikationen:

Pneumothorax: Er ist meist Folge einer Subklavia-Punktion, kann jedoch auch nach Jugularis interna-Punktion vorkommen. Die Symptome können sehr unterschiedlich sein. Sie reichen von Beschwerdelosigkeit bis – in extremen Fällen – zum plötzlichen Tod infolge Spannungspneumothorax. Verdächtige Symptome bzw. Zeichen sind Schmerzen an der Lungenspitze, Unruhe, Zyanose, Atemnot und trockener Husten sowie Aspiration von Luft bei der Punktion. Die Diagnose wird anhand einer Röntgenaufnahme des Thorax gestellt. Bei größerer Ausdehnung des Pneumothorax muß eine Thorax-Drainage gelegt werden. Zeigt sich eine akute Symptomatik mit Hypotonie, Tachykardie, Zyanose und sonorem Klopfschall auf einer Seite, so besteht Verdacht auf einen Spannungspneumothorax, der sofort entlastet werden muß. Eventuell kann es auch vorkommen, daß sich ein Pneumothorax erst nach einigen Stunden ausbildet. Bei verdächtigen Symptomen muß nochmals eine Röntgenaufnahme des Thorax angefertigt werden. Im Verlauf einer Überdruckbeatmung kann sich nach einer Lungenverletzung aus einem bestehenden Pneumothorax ein lebensbedrohender Spannungspneumothorax entwickeln. Eine zusätzliche Lachgasanwendung sollte in jedem Falle unterbleiben, da dieses Gas in jeden lufthaltigen Raum diffundiert und dort zur Druckerhöhung führt.

Hydrothorax und Hämatothorax: Beim Hydrothorax befindet sich Infusionsflüssigkeit zwischen den beiden Pleurablättern. Das Blut beim Hämatothorax kann von Verletzungen der Lunge, der Pleura, größerer Arterien, Venen oder von Bluttransfusionen stammen. Als Ursache kommen primär extravasale Lage des Katheters, sekundäre Perforation der Katheterspitze infolge Drucknekrose der Gefäßwand oder Verletzungen bei der Punktion in Frage. Die Perforation einer zentralen Vene durch die Katheterspitze ist sehr gefährlich. Die Mortalität soll um 20% liegen. Bei Hydro- und Hämatothorax muß der Katheter auf alle Fälle entfernt und eine Thorax-Drainage gelegt werden.

Herzrhythmusstörungen und Herzperforation: Liegt ein zentraler Venenkatheter im rechten Ventrikel oder in den Pulmonalgefäßen, so können gefährliche, im Extremfall auch tödliche Herzrhythmusstörungen resultieren. Daher ist es zweckmäßig, beim Vorschieben eines Katheters das im Operationssaal oder auf der Intensivstation angeschlossene EKG zu beobachten. Bei intrakardialer Lage des Katheters kann es auch zur Herzperforation kommen. Sie tritt sofort beim Legen oder auch erst nach Stunden oder Tagen auf. Folge ist meist eine **Herzbeuteltamponade** mit eventuell letalem Ausgang. Die Mortalität der Herzperforation soll 85% betragen. Sie kommt, verglichen mit anderen zentralen Zugängen, häufiger beim Armvenenkatheter vor, möglicherweise, weil dieser bei Armbewegungen einen großen Hub ausführt (6 cm bis 8 cm). Wenn diese genannten Komplikationen in der Gesamtzahl auch sehr selten sind, so ergibt sich auch aus ihnen doch die Notwendigkeit einer exakten Plazierung und röntgenologischen Lagekontrolle des Venenkatheters sowie einer sorgfältigen Überwachung des Patienten in den ersten Stunden nach Einlegen eines zentralen Venenkatheters.

Luftembolie: Auf die Gefahr einer Luftembolie beim Legen zentraler Zugänge wurde bereits hingewiesen. Auch durch Diskonnektion von Infusionsschlauch und Katheter kann es zur Luftembolie kommen. Wegen des engen Katheterlumens dringen allerdings nur selten größere Luftmengen ein. Zur Vermeidung der sehr ernsten Komplikation einer Luftembolie beim Legen zentraler Venenkatheter ist daher unbedingt auf entsprechende Lagerung und korrekte Punktionstechnik zu achten. Die bekannt gewordenen Fälle tödlicher Luftembolie waren alle bei sitzender Lagerung eingetreten.

Katheterembolie: (vgl. Kap. 1.9.3) Noch vor wenigen Jahren waren Punktionsbestecke für zentrale Katheter mit außenliegender Stahlkanüle weit verbreitet. Wird bei einem solchen Besteck der Katheter zurückgezogen, wenn sich die Stahlkanüle noch in der Vene befindet, so ist die Gefahr sehr groß, daß der Katheter durch die scharfe Kanüle abgeschnitten und in der Vene fortgeschwemmt wird. Bleibt er in peripheren Venen liegen, so ist eine Entfernung ohne ernste Schäden möglich. Gelangt das Katheterfragment allerdings in zentrale Venen, ist das Risiko ernster Komplikationen hoch. Wird es dort belassen, so beträgt die Mortalität 40%. Bei Entfernung durch Thorakotomie ist immerhin noch in 2% der Fälle mit letalem Ausgang zu rechnen. Eventuell ist auch eine Entfernung des Katheterstückes mit endoskopischen Instrumenten durch die Vene möglich. Zur Vermeidung von Katheterembolien sollten nur noch Punktionsbestecke Verwendung finden, bei denen der Katheter mittels Seldinger-Technik eingeführt oder über eine Plastikkanüle vorgeschoben wird.

Arterienpunktion: Versehentliche Punktion von Arterien ist eine relativ häufige Komplikation bei der Kanülierung zentraler Venen wie z. B. Vena subclavia oder Vena jugularis interna. Die Häufigkeit sich daraus ergebender ernster Folgen ist offenbar sehr gering. Nach versehentlicher Carotispunktion sind bisher keine zerebralen Komplikationen bekannt geworden. Ist es beim Legen eines zentralen Zuganges zu einer Arterienpunktion oder -verletzung gekommen, muß die Kanüle sofort entfernt und dann mindestens 5 bis 10 min lang komprimiert werden. Selbstverständlich darf auf die Carotis nur ein mäßiger Druck ausgeübt werden. Es empfiehlt sich außerdem, nach einiger Zeit noch einmal zu kontrollieren, ob sich eventuell ein größeres Hämatom gebildet hat oder z. B. eine Minderdurchblutung des Armes vorliegt. Kann durch Kompression die Blutung nicht zum Stehen gebracht werden, ist eine chirurgische Revision erforderlich.

b) Spätkomplikationen:
Thrombose, Thrombophlebitis und Sepsis: Auch zentrale Katheter thrombosieren nicht selten. Häufig bleiben diese Thrombosen aber klinisch stumm und werden nur durch Phlebographie oder bei Sektionen entdeckt. Angaben zur Häufigkeit schwanken zwischen 1% und 60%. Die Thrombosequote wird offensichtlich neben anderen Faktoren wie Kathetermaterial und Blutströmungsgeschwindigkeit stark vom Verhältnis Venen- zu Katheterdurchmesser beeinflußt. Das erklärt auch die relativ hohe Zahl an Thrombosen und Thrombophlebitiden beim Armvenenkatheter. In absteigender Häufigkeit sind Katheter in der V. subclavia, der V. jugularis interna und der V. jugularis externa zu nennen. Bei klinisch manifester Thrombose muß der zentrale Katheter entfernt werden, eventuell kann eine Therapie mit Heparin oder Streptokinase erforderlich werden. Wird ein Katheterthrombus bakteriell infiziert, sei es hämatogen oder durch die Einstichstelle in der Haut, so kann

sich beim abwehrgeschwächten Patienten eine lebensbedrohende Sepsis entwickeln. Sie ist eine der gefürchtetsten Spätkomplikationen zentraler Katheter. Ihre Diagnose ist oft schwierig, da als Ausgangspunkt der Sepsis häufig verschiedene Organe (z. B. Lunge, Niere u. a.) in Frage kommen. Zeigt ein Patient Symptome einer Sepsis, so muß der zentrale Venenkatheter entfernt werden, wenn er nicht erst vor kurzem neu gelegt worden ist. Die Behandlung einer Sepsis erfordert alle Maßnahmen intensivmedizinischer Überwachung und Therapie. Um die Entwicklung einer Kathetersepsis mit ihrer hohen Mortalität so weit wie möglich zu verhindern, ist auf strenge Asepsis beim Legen eines zentralen Katheters zu achten. Thrombosegefährdete Zugänge, wie z. B. der Armvenenkatheter, sollten nur über einen Zeitraum von einigen Tagen benutzt werden. Ist ein zentralvenöser Zugang für wesentlich längere Zeit erforderlich, empfiehlt sich ein Katheter in der Vena subclavia oder jugularis interna.

8.2.2.5 Spezielle Zentralvenenkatheter:

Für spezielle Indikationen stehen neben den klassischen Einlumenkathetern mit Innenlumen der Größe 14G, 16G, 18G und pädiatrischen Größen weitere Katheterarten zur Verfügung:

- **Mehrlumenkatheter** für die differenzierte Applikation hochwirksamer, konzentrierter und untereinander nicht kompatibler Medikamente oder Infusionslösungen (Zwei- und Dreilumenkatheter)

- **SHALDON-Katheter** für die Akutdialyse, die Hämofiltration oder massive Volumensubstitution (weitlumige Ein- oder Zweilumenkatheter)

- **Pulmonaliskatheter** zur Messung des Herzzeitvolumens, der Drucke im kleinen Kreislauf oder der venösen Sauerstoffsättigung (mit Temperaturfühler, Lichtleiter und Schrittmacherelektrode)

- **Langzeitkatheter,** die ganz oder teilweise ins Unterhautfettgewebe verlagert werden. Sie dienen der parenteralen Langzeittherapie oder der intermittierenden Langzeitanwendung von Zytostatika und besitzen ins Subkutangewebe einwachsende Manschetten (HICKMAN- oder BROVIAC-Katheter). Vollimplantierte Systeme enden in einer unter der Haut liegenden Kammer, die von einer dicken Silikonmembran verschlossen ist. Durch diese wird perkutan mit entsprechend geformten atraumatischen Nadeln infundiert. (Portkatheter)

Alle Kathetertypen besitzen Spezialindikationen und zusätzliche spezielle Komplikationsmöglichkeiten.

8.3 Monitoring während der Narkose (N. Kutz)

8.3.1 Allgemeines

Unter Monitoring während Narkose und anderen Anästhesieverfahren versteht man die Überwachung des Patienten und seiner Organfunktionen ebenso wie die Überwachung aller Systeme und Geräte, die auf den Patienten Einfluß nehmen.

Das Monitoring besteht im wesentlichen aus den fünf Sinnen des Anästhesisten. Unterstützung finden diese durch technische Verfahren und Geräte, deren Entwicklung zur Zeit einem Höhepunkt entgegenstrebt, wobei das Ende nicht absehbar ist.

Durch die Einflüsse von Narkose, Beatmung, dem operativen Vorgehen und eventuell vorhandenen Grundkrankheiten wird die Leistungsbreite der verschiedenen Organfunktionen – wie die des Gehirns, des Herzens, des Kreislaufs und der Lunge – mehr oder weniger stark eingeschränkt. Hierdurch kann es innerhalb kurzer Zeit zu erheblichen

Veränderungen im empfindlichen Gefüge „Patient" kommen. Kompensationsmechanismen, die im Alltagsleben gefährliche Situationen ausgleichen, sind durch den Einfluß der Narkose (wie z. B. den Bewußtseinsverlust und die Einschränkung der Kreislaufregulation) und der Operation ausgeschaltet. Soll es nicht zu Entgleisungen, wie Schockreaktion, Organschaden oder Tod kommen, so müssen alle Störungen frühzeitig erkannt und behoben werden. Je kritischer die Situation und je instabiler das Gefüge, desto engmaschiger muß die Überwachung des Patienten sein.

Eine zentrale Bedeutung kommt hier der Auffassungsgabe und Urteilskraft des Anästhesieführenden zu. Er muß nicht nur einen oder mehrere Meßwerte, sondern die Summe aller Informationen in der augenblicklichen und der sich entwickelnden Situation des Patienten im Auge behalten. Hierzu gehört auch die Beobachtung des Operationsfeldes, soweit einsehbar, um zu einem Urteil über Fortschritt, Umfang, Blutverlust und eventuelle Komplikationen der Operation zu kommen.

Durch eine geeignete, übersichtliche Präsentation der Meßwerte und Verlaufskurven und eine sorgfältige Protokollierung der Ereignisse kann er seine Entscheidungsfindung wesentlich verbessern, indem er einordnet in Werte, die in der jeweiligen Situation zentral und lebenswichtig sind, und andere, die wichtig, interessant oder unwichtig sind.

Die Vielzahl an möglichen Monitoringverfahren muß sinnvoll und gezielt eingesetzt werden, da die Überwachungsverfahren selbst Risiken bedingen. Bei gleichem Aussagewert sind nichtinvasive den invasiven Verfahren vorzuziehen, da sie im Regelfall keine oder nur geringe unmittelbare Gefahren bergen. Indirekt können sie jedoch durch eine Vergrößerung der Informationsfülle und die zeitliche Inanspruchnahme oder Ablenkung des Anästhesisten zur Risikoquelle werden. Ferner müssen die Kosten der Geräte, des Einmalmaterials, der Einweisung, Wartung und Pflege bedacht werden.

Nicht zuletzt schützt ein entsprechendes Monitoring während der Narkose und die Dokumentation der gemessenen Werte den Anästhesisten bei Zwischenfällen und späteren Komplikationen vor dem Vorwurf mangelnder Überwachung. Wenn dieser Vorwurf bei einer eventuell stattfindenden Verhandlung vor Gericht durch entsprechende Dokumente nicht entkräftet wird, kann dem Anästhesisten die Schuld für Schäden oder Tod des Patienten angelastet werden, obwohl diese unvermeidbare Komplikationen von Narkose und/oder Operation waren. Sorgfältiges Monitoring und ein lückenloses schriftliches Protokoll über alle angefallenen Meßdaten und Beobachtungen dienen der Sicherheit des Patienten und der des Anästhesisten.

8.3.2 Monitoring der Herz- und Kreislauffunktionen

Dem Monitoring der Herz- und Kreislauffunktionen während der Narkose kommt eine wesentliche Bedeutung zu. Eine Beeinflussung von Herztätigkeit und Kreislauffunktion ist vor allem zu erwarten von

– intravenösen und gas-dampfförmigen Narkotika (negative Inotropie, Tonusveränderung arterieller und venöser Gefäße u. a.; vgl. Kap. 7.3 und 7.5),

– Beatmung unter Narkose (vor allem durch den verminderten venösen Rückstrom zum Herzen; vgl. Kap. 2.4 und 2.6),

– vermindertem Blutvolumen und Hämoglobingehalt des Blutes (durch prä- und intraoperativen Blutverlust, Volumendefizite durch Flüssigkeitsmangel bei Nüchternheit und durch die Grundkrankheit, z. B. Ileus), und

– erhöhtem Sympathikotonus oder Vagotonus.

Kommt es durch diese Mechanismen zum Schock mit länger andauerndem Blutdruckabfall, können vitale Organe vorübergehende oder dauernde Schäden durch Minderperfusion erleiden (Hirn, Lunge, Niere, Leber

u. a.). Ideal wäre es, wenn man zum Monitoring von Herz und Kreislauf fortlaufend Herzfrequenz, arterielle und pulmonal-arterielle Drucke, die Füllungsdrucke im rechten und linken Herzen, das intravasale Volumen, das Herzzeitvolumen und den Hämoglobingehalt messen könnte (vgl. Kap. 1.7.1). Da ein Großteil dieser Meßmethoden routinemäßig nicht anwendbar ist, da sie apparativ sowie zeitlich sehr aufwendig sind und gefährliche Komplikationen zur Folge haben können, muß man je nach Zustand des Patienten und der Schwere des vorgesehenen Eingriffs die nötigen Überwachungsverfahren auswählen.

8.3.2.1 Klinische Beurteilung

a) Pulspalpation

Das Tasten des Pulses einer nicht zu tief unter der Haut liegenden Arterie ist ein einfaches und zuverlässiges Mittel, um sich vom Vorhandensein der Herzaktion und eines zumindest minimalen Blutdruckes zu überzeugen. Es ist damit auch möglich, Herzrhythmusstörungen zu erkennen. Leicht tastbar sind z. B. die Arteria radialis, die Arteria carotis und die Arteria temporalis. Die Füllung des Pulses hat keine sehr enge Beziehung zum Blutdruck und kann dessen Messung nicht ersetzen. Die manuelle Pulstastung ist einfach und schnell durchzuführen und unabhängig von Geräten und Kathetern. Bei niedrigem Blutdruck oder Schock ist aber zu beachten, daß kleinere Arterien, wie z. B. die A. radialis, durch Vasokonstriktion nur schwach oder gar nicht zu tasten sind. Eine relativ zuverlässige Prüfung, ob ein Puls vorhanden ist, ist dann nur durch Palpation der Arteria carotis oder der Arteria femoralis möglich. Zusammen mit dem EKG-Monitor erhält man aber einen relativ guten Überblick, ob die elektrischen Herzaktionen mechanisch wirksam werden. Bei fehlerhafter Anzeige des EKG-Monitors durch Hochfrequenzeinstrahlung, Bewegungen des Patienten oder Elektrodenstörung kann

durch Pulstastung sofort die Herzaktion überprüft werden. Häufig erfolgt die Bestimmung der Pulsfrequenz unter Narkose praktisch immer über das mitlaufende EKG und die Pulsoximetrie.

b) Herzauskultation

Das Abhören der Herztöne mit dem präkordial aufgeklebten Stethoskop kann uns Auskünfte über die Kreislaufsituation geben. Gerade bei Kindern ändert sich die Lautstärke in enger Abhängigkeit vom Herzzeitvolumen. Ein deutliches Leiserwerden bedeutet eine Abnahme der Herzleistung.

c) Kapillardurchblutung

Durch Druck auf den Fingernagel verfärbt sich dieser weiß. Läßt man plötzlich wieder los so zeigt sich sofort wieder eine normale rote Durchblutung. Dauert dies länger als eine Sekunde, so spricht das für eine eingeschränkte Durchblutung, wie sie z. B. im Schock oder bei Auskühlung auftreten kann.

8.3.2.2 Nichtinvasive, gerätegestützte Überwachungstechniken

a) EKG-Monitoring

Das EKG-Monitoring während der Narkose ist heute eine Routinemaßnahme geworden. Es ist apparativ wenig aufwendig, in kurzer Zeit anzuschließen und praktisch nicht mit Komplikationen behaftet. Bildschirm-EKG, Pulston und Pulszähler erlauben die kontinuierliche Überwachung der elektrischen Aktivität, der Frequenz und des Rhythmus des Herzens. Da keine Standardableitung benutzt wird, ist die Diagnose von Reizbildung, Erregungsablauf, Hypoxiezeichen oder Herzbelastung nur mit Einschränkungen möglich (vgl. Kap. 1.5). Die Ableitung des EKG erfolgt im Operationssaal meist zweipolig (rot und gelb) mit einer dritten Elektrode (schwarzes oder grünes Kabel) als Erdung. Die Anordnung der beiden Elektroden in der Herzachse ergibt meist die höchste R-Zacke und die niedrigste T-Welle und damit eine zuverlässige Frequenzzählung im Gerät. Da die EKG-Potentiale recht gering sind (ca. 1 mV), waren früher Störungen durch andere elektrische Geräte häufig. Die modernen EKG-Monitore sind mit speziellen Filtern ausgestattet und daher gegen solche Störungen nicht mehr so anfällig. Bei der Beurteilung des EKG ist zu beachten, daß es nur den elektrischen Erregungsablauf am Herzen widerspiegelt. Schlägt das Herz leer (z.B. bei Luftembolie) oder liegt eine Hypoxie vor (z.B. Tubusdiskonnektion beim relaxierten Patienten), so sind EKG-Veränderungen wie Bradykardie, Extrasystolen oder S-T-Segment-Senkung erst nach Eintreten eines hypoxischen Hirnschadens zu erwarten, da das Herz wesentlich länger einen Sauerstoffmangel toleriert als das Gehirn. Das neue Auftreten von Extrasystolen oder Rhythmusstörungen muß immer Anlaß sein, das gesamte Narkosesystem zu überprüfen und den Patienten zu untersuchen. Zur Kontrolle der regelrechten Herz- und Kreislaufsituation ist daher unbedingt zusätzlich die Blutdruckmessung nötig. Der Vorteil des EKG ist die sofortige und kontinuierliche Anzeige von Veränderungen der elektrischen Herzaktion, wie sie z.B. durch Vagusreflexe, zu flache Narkose, Hypokaliämie oder operative Manipulationen ausgelöst werden. Auch geringe Änderungen von Frequenz und Kurvenform können sofort erfaßt und beurteilt werden. Ebenso wird der Erfolg therapeutischer Maßnahmen, wie z.B. Substitution von Kalium oder Narkosevertiefung schnell sichtbar. Da das EKG bei geringem Aufwand wesentliche Aufschlüsse über die Herzfunktion liefert, sollte es bei jeder Narkose angeschlossen werden.

b) Indirekte Blutdruckmessung
Die Blutdruckmessung gehört seit langem zur Standardüberwachung während der Narkose. Der Blutdruck darf nicht unter kritische Werte fallen, um die Durchblutung lebenswichtiger Organe wie Gehirn, Herz, Niere und Leber nicht zu gefährden. Ein zu hoher Blut-

druck belastet vor allem das Herz. Blutdruckanstiege werden meist durch zu flache Narkose, starke Schmerzreize (Zug am Peritoneum) oder hypertone Entgleisung bei zu flacher Narkose ausgelöst. Der kritische Minimalwert für den Blutdruck hängt von verschiedenen Faktoren, u.a. Alter und Vorerkrankung des Patienten, Zeitdauer der Hypotonie u.a. ab. Bei Hypertonikern soll der systolische Druck um nicht mehr als 30% des Ausgangswertes sinken und möglichst wenig ansteigen. Ursache von Blutdruckabfällen während der Narkose sind vor allem die negative Inotropie und die blutgefäßerweiternde Wirkung der meisten Narkotika, Blutverlust, eventuell auch Flüssigkeitsmangel, verminderter venöser Rückstrom, durch Beatmung oder Vagusreizung. Alle indirekt messenden Verfahren beruhen auf der Registrierung strömungsabhängiger Phänomene, während die direkte invasive Technik nur Druckänderungen im Gefäß ermittelt, und somit nichts über die eigentliche Blutströmung aussagt.

Manuelle Blutdruckmessung
Bereits 1896 wurde von RIVA-ROCCI eine aufblasbare Manschette mit einem Manometer zur indirekten Blutdruckmessung entwickelt, die für die meisten klinischen Situationen eine ausreichend genaue Messung des systolischen und des diastolischen Blutdruckes erlaubt. (Siehe auch 1.2.7) Folgendes Vorgehen bei der Messung wird von der American Heart Association und der Deutschen Liga zur Bekämpfung des Bluthochdruckes empfohlen:

Die Manschette wird über der Mitte des Oberarmes angelegt. Durch Aufpumpen der Manschette wird der Druck rasch auf Werte über den zu erwartenden systolischen Blutdruck erhöht (normalerweise bis auf etwa 180 mmHg). Der Blutfluß in der Arterie ist nun unterbrochen. Durch Öffnen des Manschettenventiles wird der Druck langsam um ca. 3 mmHg pro Herzschlag entlastet. Sobald der Manschettendruck den systolischen Druck unterschreitet, findet wieder ein Blutfluß statt. Das wird einerseits durch den nun tastbaren Puls der A. radialis und andererseits durch das Hörbarwerden von Strömungsgeräuschen, den sogenannten KOROTKOW-Geräuschen, mit einem Stethoskop über der A. brachialis in der Ellenbeuge, angezeigt. Das Verschwinden der Geräusche zeigt bei Erwachsenen, das plötzliche Leiserwerden bei Kindern und allen Patienten mit hyperdynamen Kreislaufverhältnissen, den diastolischen Blutdruckwert an.

Größere Meßfehler sind bei falscher Manschettenbreite, Stenose der zuführenden Arterie und im Schock möglich. Die Manschettenbreite soll etwa 40% des Oberarmumfanges betragen. Bei zu schmaler Manschette bzw. zu dickem Oberarm sind die gemessenen Werte zu hoch, umgekehrt bei zu breiter Manschette oder zu dünnem Oberarm zu niedrig. Ist die Arteria subclavia oder Arteria brachialis stenosiert, so kann am betreffenden Arm der Blutdruck wesentlich niedriger gemessen werden, als er zentral (z.B. in der Aorta) tatsächlich ist und schwerwiegende Irrtümer bei der Narkoseführung bedingen. Ist aus der Anamnese oder klinischen Untersuchung eine obliterierende Angiopathie bekannt, sollte bei der Prämedikationsvisite oder vor der Narkose der Blutdruck an beiden Armen gemessen werden, um eine Differenz auszuschließen. Da der Blutdruck jederzeit sicher meßbar sein muß, müssen Stethoskop und Manschette richtig plaziert und fixiert werden. Die Stethoskopkapsel wird genau über der palpierten Arteria brachialis so festgeklebt, daß sie am Unterrand der Manschette zu liegen kommt. Die Blutdruckmanschette wird in der Mitte des Oberarms straff angelegt und gegen Aufspringen mit Pflaster gesichert. Exakte Plazierung und Fixierung sind wichtig, damit auch bei Schwierigkeiten wie Hypotonie, Bewegung des Patienten o. ä. ohne Zeitverlust der Blutdruck sicher gemessen werden kann. Ist der Blutdruck niedriger als 80 mmHg, können sich Schwierigkeiten bei der Blutdruckmes-

sung nach RIVA-ROCCI ergeben. Die KOROTKOWschen Geräusche sind dann nur schwach oder gar nicht hörbar. Man kann dann versuchen, durch Palpation der Arteria radialis während des Ablassens der Luft aus der Manschette den systolischen Druck zu messen. Aus Vergleichsuntersuchungen mit blutiger Druckmessung unter diesen Bedingungen ist bekannt, daß die mit Manschette ermittelten Werte erheblich differieren. Zumindest als relative Werte sind sie jedoch brauchbar. Bei Kindern wird der Blutdruck in der gleichen Weise gemessen. Es müssen natürlich entsprechend schmalere Manschetten zur Verfügung stehen. Im Alter bis zu etwa zwölf Monaten kann bei Säuglingen und Kleinkindern der Blutdruck mit dieser Methode nicht ausreichend genau gemessen werden.

Oszillometrische, automatische Blutdruckmessung:

Praktisch alle automatischen Blutdruckmeßverfahren (z.B. DINAMAP®) arbeiten nach diesem Prinzip. Die Strömungen in der zum Teil durch den Manschettendruck verschlossenen Arterie erzeugen Wandschwingungen, die durch das Gewebe des Armes auf die Manschette übertragen werden. Dort führen sie zu Druckänderungen, die im Meßgerät registriert werden können. Der Beginn der Schwingungen (= Oszillationen) zeigt den systolischen, das Verschwinden den diastolischen Druckwert an. Das Maximum der Schwingungen während der Messungen entspricht dem mittleren arteriellen Druck, der so ebenfalls hinreichend genau ermittelt wird. Diese Methode erlaubt es, mit Spezialmanschetten auch bei Kleinkindern verläßliche Blutdruckmessungen durchzuführen. Die verschiedenen Geräte unterscheiden sich im wesentlichen in ihrer Fähigkeit, Fremdeinflüsse und Störsignale zu unterdrücken. Man sollte dieses Verfahren jedoch nicht häufiger als minütlich über kurze Zeit oder alle 5 min über längere Zeit einsetzen, da sonst Durchblutungsstörungen im Meßarm drohen. Messungen am Ober- oder Unterschenkel sind ebenfalls möglich.

c) Nichtinvasive Herzzeitvolumenbestimmung

Da die Beobachtung des Blutdruckverhaltens uns nur Teilaspekte der Kreislauffunktion vermittelt, wurden in den letzten Jahren vermehrt Anstrengungen unternommen, nichtinvasiv das Herzzeitvolumen zu messen oder abzuschätzen.

Bioimpedanz

Wird durch den Brustkorb über Oberflächenelektroden ein geringer Stromimpuls geschickt, so erfährt dieser eine Abschwächung, die gemessen und registriert werden kann. Die Stärke der Abschwächung ist abhängig vom Inhalt des Brustkorbes. Luft setzt dem Strom einen hohen, Flüssigkeit einen geringen Widerstand entgegen. Unter bestimmten Bedingungen entsprechen die gemessenen Widerstandsänderungen den Flüssigkeitsänderungen im Brustkorb, also dem Herzschlagvolumen, das, multipliziert mit der Herzfrequenz, dem Herzminutenvolumen entspricht. Weitere Kreislaufparameter können errechnet werden. Diese Methode erlaubt in vielen klinischen Situationen gute Abschätzungen und Verlaufskontrollen.

Ultraschalldoppler:

Mit einem Ultraschalldoppler kann die Blutflußgeschwindigkeit in der Aorta gemessen werden (oesophageale Sonde). Ermittelt man per Ultraschall den Gefäßquerschnitt in der aufsteigenden Aorta, so läßt sich das HZV, als das Produkt aus Geschwindigkeit und durchströmter Fläche, errechnen. Schwierigkeiten bestehen jedoch in der exakten Plazierung des Dopplermeßkopfes in der Speiseröhre und in der exakten Ermittlung der Aortenfläche.

8.3.2.3 Invasive, gerätegestützte Methoden

a) Arterielle Druckmessung
siehe 1.7.2

b) ZVD Messung

Zur Abschätzung des zirkulierenden Blutvolumens bzw. dessen Änderung ist die Bestimmung des zentralvenösen Drucks über einen Katheter in der Vena cava eine wertvolle Hilfe. Bei normaler Herz- und Lungenfunktion schwankt der ZVD proportional zum Blutvolumen. Da ein zentralvenöser Katheter durch Legen und Verbleiben in den großen Venen schwere, unter Umständen lebensbedrohende Komplikationen hervorrufen kann, darf er nur bei entsprechenden Indikationen gelegt werden (vgl. Kap. 8.2). Bei der Messung des ZVD ist auf genaue Feststellung des Nullpunktes, der dem Niveau des rechten Vorhofs entsprechen soll, zu achten. Dieser entspricht beim liegenden Patienten etwa der vorderen Axillarlinie oder dem oberen Drittel, wenn der Abstand zwischen der Unterlage und dem Sternum des Patienten gedrittelt wird. Der Wert des zentralvenösen Drucks zur Beurteilung der Volumensituation während der Narkose liegt nicht darin, daß man aus seiner Höhe auf das Blutvolumen schließen könnte, sondern Änderungen des ZVD zeigen bei wiederholten Messungen zuverlässig Volumenzunahmen oder Volumenverluste an. Bei sehr hohem ZVD (über etwa 15 cm H_2O) ist aber auch an eine Rechtsherzinsuffizienz zu denken, sofern der Katheter korrekt liegt (vgl. Kap. 1.3.3). Die Beurteilung des zeitlichen Verlaufs des ZVD wird häufig durch Änderungen der Lagerung des Patienten wie Erhöhen bzw. Senken des Oberkörpers oder der Beine und Kippen des Operationstisches erschwert oder gar unmöglich gemacht. In diesem Fall kann man versuchen, durch ZVD-Messung kurz vor und nach Umlagerung des Patienten die Änderung des ZVD durch den Lagewechsel zu erfassen. Weiter ist eine Verfälschung des ZVD bei Eingriffen im Abdomen und insbesondere im Thorax durch Sperrer oder Tücher möglich. Die Messung und Beurteilung des ZVD im Laufe eines großen bzw. schweren operativen Eingriffs oder bei Vorschädigung des Patienten ist bei Kenntnis der Gefahren und Fehlerquellen ein wertvolles Mittel, das intravasale Volumen wenigstens annähernd zu erfassen.

c) Pulmonalarterielle und Verschlußdruckmessung
siehe 1.7.3.

d) HZV- Messung mittels Thermodilutionsverfahren
siehe 1.7.3

e) Kontinuierliche Bestimmung des gemischtvenösen Sauerstoffgehaltes
siehe 1.7.4

8.3.3 Monitoring von Ventilation und Gasaustausch

Eine Narkose kann nicht nur wesentliche Störungen der Herz-Kreislauffunktionen verursachen, sondern auch Sauerstoffaufnahme und Gasaustausch so beeinflussen, daß eine lebensbedrohende Hypoxie (in seltenen Fällen auch Hyperkapnie) resultieren kann. Jede Art von Narkose führt zur Änderung der Lungenfunktion mit Verschlechterung des pulmonalen Sauerstofftransports (vgl. Kap. 2.4). Gleichzeitig ist der narkotisierte Patient aufgrund der Anwendung von atemdepressorisch wirkenden Narkotika (z.B. Fentanyl) und Muskelrelaxantien der Fähigkeit zur ausreichenden Spontanatmung beraubt und somit auf eine adäquate künstliche Beatmung angewiesen. Mangelndes Angebot an Blut, gleichbedeutend mit Ischämie durch Schock oder Kreislaufstillstand oder mangelnde Versorgung mit Sauerstoff, gleichbedeutend mit Hypoxie, führen schnell zu praktisch identischen Schäden durch Sauerstoffmangel. Aufgabe des Monitorings von Oxigenierung und Beatmung ist es, kontinuierlich eine ausreichende Sauerstoffzufuhr und eine adäquate Ventilation zu überprüfen.

8.3.3.1 Klinische Beurteilung von Ventilation und Gasaustausch

Zur klinischen Beurteilung der Ventilation des Patienten zählt das Abhören der Atemgeräusche über beiden Lungenflügeln und das Betrachten der Thoraxbewegungen, das nicht nur Informationen über die korrekte Tubuslage, sondern auch über eventuelle Atemwegsverengungen durch Sekret oder Spastik liefert. Die Auskultation der Lunge, am besten während manueller Beatmung zur Ausschaltung störender Maschinengeräusche, ermöglicht den Nachweis von Schleim in der Trachea oder eines Bronchospasmus. Schwierig kann der Ausschluß einer einseitigen, d.h. meist rechts-endobronchialen Intubation sein, da die Atemgeräusche auf die andere (nicht beatmete) Seite fortgeleitet werden und beidseits annähernd gleich laut sein können. Zur besten Unterscheidung empfiehlt sich das Abhören an der seitlichen Brustwand.

Die Farbe des Kapillarbettes unter den Fingernägeln, sowie von Haut und Lippen kann man zur Beurteilung der Oxigenierung einbeziehen. Diese Methoden können natürlich nur groben Aufschluß über die ausreichende Sauerstoffsättigung des Blutes geben. Die Beurteilung ist bei Vasokonstriktion erheblich eingeschränkt. Häufig wird der Farbton auch durch das Licht verfälscht, das von den grünen oder blauen Operationstüchern reflektiert wird.

8.3.3.2 Nichtinvasive Meßverfahren

a) Pulsoximetrie
Mit der Pulsoximetrie verfügen wir mittlerweile über ein einfaches und stabiles Verfahren die Oxigenierung des Blutes und somit der Gewebe kontinuierlich und nichtinvasiv zu messen. Im Gegensatz zum EKG wird bei diesem Verfahren ein drohender, atmungsbedingter Sauerstoffmangel der Gewebe unverzüglich angezeigt. Dies geschieht in der Regel früher als es mit dem Auge zu erkennen wäre, was den Handlungsspielraum entscheidend vergrößert.

Das Verfahren beruht auf der unterschiedlichen Lichtabsorption von oxigeniertem und reduziertem Hämoglobin. Es wird Licht unterschiedlicher Wellenlängen innerhalb eines Sensors (z. B. Fingersensor) durch das Gewebe gesandt und die Abschwächung gemessen. Durch eine rechnerische Trennung der Hintergrundabsorption des Gewebes und des venösen Blutes von der pulsierenden Lichtabsorption des arteriellen Blutes läßt sich die Sättigung des arteriellen Blutes mit Sauerstoff ermitteln und kontinuierlich zusammen mit der Pulswelle anzeigen.

Die Pulsoximetrie hat sich zu einem unverzichtbaren Bestandteil des Monitorings in OP, Aufwachraum und Intensivstation entwickelt. Diese Methode eignet sich hervorragend, akute Änderungen der Sauerstoffsättigung des Hämoglobins anzuzeigen; sie gibt keine Hinweise auf die Sauerstofftransportkapazität des Blutes. Verschiebungen der O_2-Bindungskurve oder ein Abfall der Hämoglobinkonzentration werden nicht angezeigt.

Die Grenzen der Methode zeigen sich bei eingeschränkter peripherer Durchblutung (z. B. Zentralisation im Schock).

b) Kapnographie

Durch die Kapnographie wird der CO_2-Gehalt in der Ausatemluft des Patienten ermittelt und in einer Kurve dargestellt. Dies kann im Hauptstromverfahren geschehen, wobei ein beheizter Meßkopf zwischen Tubus und Y-Stück eingesetzt wird. Hier wird mittels Infrarotlichtabsorption der CO_2-Gehalt des gesamten Atemgasstromes gemessen. Das kontinuierliche Absaugen einer Gasprobe aus dem Atemstrom wird als Seitenstromverfahren bezeichnet und ermöglicht über die CO_2-Messung hinaus die Analyse aller Atemgasbestandteile in einem Gerät fernab des Gasstromes.

Zu Beginn der Ausatmung enthält das Atemgas noch kein CO_2, da es aus dem Totraum der vorangegangenen Einatmung stammt. Durch zunehmende Beimischung von Alveolargas erhöht sich der CO_2-Gehalt, wobei angenommen wird, daß es sich am Ende der Ausatmung um reines Alveolargas handelt. Der endexspiratorische CO_2-Gehalt beträgt normalerweise etwa 5%, was unter normalen Bedingungen einem Partialdruck von ca. 40 mmHg in der Alveole entspricht. Der alveoläre pCO_2 spiegelt den arteriellen pCO_2 wieder, der aus der CO_2-Produktion des Organismus und der Abatmung über die Lunge resultiert. Ziel einer ausreichenden künstlichen Ventilation muß es sein, neben der Oxigenation eine angepaßte Entfernung des entstandenen Kohlendioxids sicherzustellen (siehe 2.3.2).

Ein Abfall der endexspiratorischen CO_2-Konzentration weist somit auf ein zu hohes, ein Anstieg auf ein zu niedriges Atemminutenvolumen hin.

Wir können jedoch noch weitere Vorteile dieses Verfahrens nützen:

Anzeige von Atmungsproblemen durch plötzlichen CO_2-Konzentrationsabfall infolge

– Tubusfehllage im Oesophagus, (die Magenventilation liefert kein CO_2)

– Diskonnektion, Tubusverlegung oder

– Ausfall des Beatmungsgerätes.

Anzeige von Kreislaufproblemen durch langsamen, tiefen Abfall der CO_2-Konzentration bei gleichbleibender Ventilation, da das produzierte CO_2 nicht mehr zur Alveole gelangt. Ursachen:

– Lungenembolie, Luftembolie,

– schwerer Kreislaufschock oder

– Kreislaufstillstand.

Durch beide Verfahren, Pulsoximetrie und Kapnographie, lassen sich Oxigenation und Ventilation kontinuierlich erfassen und relevante Probleme rechtzeitig erkennen. Sie sollten zum Standard bei jeder Narkose zählen.

c) Atemgas- und Narkosegaskonzentration

Das Monitoring der Beatmung umfaßt neben der Überwachung der Ventilation des Patienten die Kontrolle der Zusammensetzung des Gasgemisches und der Funktion des Beatmungsgerätes. Das „Frischgas" besteht in der Regel aus Sauerstoff, Lachgas und dampfförmigen Anästhetika, wie Isofluran, Enfluran oder Halothan. Es wird mittels Rotametern bzw. Präzisionsverdampfern dosiert. Die Überwachung des Rotametergasflusses dient vor allem dem schnellen Erkennen von Störungen wie leerer Gasflaschen oder des Ausfalls der zentralen Gasversorgung und der Korrektur falscher Einstellungen. In neueren Geräten sind Alarmvorrichtungen eingebaut, die bei fehlender Sauerstoffzufuhr ansprechen. Fällt der Lachgasfluß ebenfalls ab, kann es sein, daß der Alarm nicht anspricht. Diese Alarmeinrichtungen sind keineswegs geeignet, die Überwachung durch den Anästhesisten zu ersetzen. Neben einer genauen Überprüfung des Narkoseapparates und des Vorhandenseins aller Gase mit dem erforderlichen Druck vor Narkosebeginn ist die Kontrolle des Gasflusses in den ersten Minuten einer Narkose sehr wichtig. Es kommt nämlich immer wieder vor, daß Gaszufuhr oder Gasflasche verschlossen sind, obwohl Druck im System ist. Ist dann der Sauerstoff aus dem System nach wenigen Minuten verbraucht, droht bei Nichtbemerken dieser Störung die Hypoxie des Gehirnes. Die kontinuierliche Messung der Konzentration von Sauerstoff im Kreisteil oder in der Einatemluft stellt somit die Basis der Narkosegeräteüberwachung dar.

Neben der Frischgaszufuhr sollte auch der Verdampfer kontrolliert werden. Wird die Narkose ohne ein dampfförmiges Inhalationsanästhetikum durchgeführt, empfiehlt es sich zu überprüfen, ob der Verdampfer abgestellt ist, um unliebsamen Überraschungen während der Narkose vorzubeugen. Am Verdampfer sind die Einstellung (Reduktion der hohen Anflutungsdosis!) und der Vorrat an flüssigem Narkotikum zu kontrollieren.

Eine zusätzliche Sicherheit vor Fehleinstellungen und Funktionsstörungen der Verdampfer kann durch die Ermittlung der Konzentration von volatilen Narkotika geschaffen werden. Die Messung findet entweder in der Frischgasleitung unmittelbar nach dem Verdampfer (bautechnische Mindestvorschrift für alle neuen Geräte) oder über ein Seitenstromverfahren vor dem Tubus statt. Dieser Meßort erlaubt in- und expiratorische Bestimmungen und bietet somit Vorteile gerade bei der erschwerten Dosierung im Rahmen von Minimal- oder Low-Flow-Anästhesien.

d) Beatmungsparameter
(Druck, Volumen, Frequenz)

Das Narkosegerät selbst ist bautechnisch durch viele Steckverbindungen, Verschraubungen, Schläuche und Ventile anfällig gegen Leckagen (siehe 8.8.2). Daher ist die Dichtigkeitsprüfung des Systems vor Narkosebeginn obligat, um Gewißheit über seine einwandfreie Funktion zu erhalten. Das schließt allerdings nicht aus, daß sich unter Narkose doch Störungen durch lockere Schläuche und Ansatzstücke oder defekte Ventile ergeben. Ein Leck im Kreissystem oder in der Frischgaszufuhr (Extremfall: Diskonnektion) hat, je nach Größe, Verlust von mehr oder weniger Gas aus dem Kreissystem und Ansaugen von Raumluft zur Folge. Die Auswirkungen können von verminderter Ventilation, veränderter Atemgaszusammensetzung (verminderte O_2-Konzentration!) bis zur Apnoe reichen. Wird eine solche Störung nicht rechtzeitig erkannt, so sind bleibende Schäden oder der Tod des Patienten unvermeidlich. Ein entsprechend kurzfristiges Monitoring ist daher notwendig, um solchen Komplikationen vorzubeugen. Es umfaßt die Kontrolle von Beatmungsdruck, Beatmungsvolumen, gegebenenfalls auch die Inspektion der Thoraxexkursionen und die Auskultation der Atemgeräusche. Von den am Kreissystem angebrachten Meßgeräten für Druck und Volumen kann das Volumeter trotz eines Lecks Gasmengen anzeigen, die der Patient gar nicht ausgeatmet hat. Die Ursache ist folgende: Geht bei der Inspiration durch das Leck eine größere Gasmenge verloren, so reicht der Frischgasfluß nicht aus, um bei der Exspiration den Beatmungsbalg wieder ganz zu füllen, da ein Teil des sonst rückgeatmeten Gases fehlt. In bestimmten Beatmungsgeräten saugt der Beatmungsbalg zu seiner Füllung nun Raumluft über das Leck an. Sie wird vom Volumeter falsch als exspiriertes Volumen angezeigt. Bei einem Leck im Beatmungssystem (Kreisteil, Atemschläuche, Tubusblockade) wird auf jeden Fall ein unzureichender inspiratorischer Beatmungsdruck aufgebaut. Das wichtigste Instrument zur Überwachung der Beatmung unter Narkose ist daher das Manometer (Druckmeßgerät). Dieses muß über einen Leckagealarm verfügen, der nach Anschluß des Patienten an das Kreissystem unbedingt so einzustellen ist, daß die Alarmgrenze zwischen inspiratorischem Spitzen- und Plateaudruck liegt. Nur bei konstanten oder nicht wesentlich veränderten Beatmungsdrucken sind die vom Volumeter angezeigten Werte verläßlich.

8.3.3.3 Invasives Meßverfahren: Die arterielle Blutgasanalyse

Sie dient der (noch) diskontinuierlichen direkten Bestimmung des arteriellen Sauerstoff- und Kohlendioxidpartialdruckes, sowie der Ermittlung des pH-Wertes (siehe 3.1.4) und erlaubt eine sichere Beurteilung des pulmonalen Gasaustausches. Vorbedingung ist jedoch die arterielle Kanülierung und die regelrechte Probenentnahme, wobei auf Luftblasenfreiheit und Antikoagulation mit Heparin (wenig, sonst pH-Wert falsch niedrig) Wert gelegt werden muß. Lange Transportwege setzen eine ausreichende Kühlung der Proben voraus, da sonst Stoffwechselvorgänge Sauerstoff verbrauchen und Kohlendioxid erzeugen.

8.3.4 Zerebrales Monitoring und Beurteilung der Narkosetiefe

8.3.4.1 Klinische Beurteilung

Die Narkosetiefe, d. h. ein ausreichender Grad von Analgesie und Hypnose, ist mit einfachen Mitteln nicht meßbar oder überprüfbar. Mangelnde zerebrale Dämpfung während der Narkose kommt unter Inhalationanästhesie wohl kaum vor, war aber unter der klassischen Neuroleptanalgesie nicht selten. Sie kann beim relaxierten Patienten mit einfachen Mitteln nicht festgestellt werden. Man erfährt davon erst durch die Klagen des Patienten nach der Narkose. Mangelnde Schmerzausschaltung zeigt sich dagegen an Kreislaufreaktionen und eventuell auch an sonstigen vegetativen Zeichen. Häufig macht sich eine zu geringe Analgesie durch Puls- und Blutdruckanstieg bemerkbar, seltener beobachtet man Schwitzen oder Tränen der Augen. Ist die Narkose flach und der Patient nicht mehr voll relaxiert, sind auch Husten, Pressen und Abwehrbewegungen möglich. Da die meist auftretenden Kreislaufsymptome Tachykardie und Blutdruckanstieg neben mangelnder Analgesie auch viele andere Ursachen haben können, versucht man den Bedarf an Anästhetika durch Vergleich mit dem bisherigem Verbrauch unter Berücksichtigung der Dauer der Narkose, des Zustandes des Patienten und der Art des Eingriffes zu ermitteln. Entsprechendes Monitoring des Patienten und die Erfahrung des Anästhesisten ermöglichen eine mehr oder weniger optimale Narkoseführung.

Eine Beurteilung der Hirnfunktion ist unter Narkose naturgemäß durch die Ausschaltung des Bewußtseins nur eingeschränkt möglich. Pupillenstörungen, Muskeltonusverlust ohne Relaxierung und abnehmender Narkotikabedarf würden lediglich bereits eingetretene schwere Schädigungen anzeigen.

8.3.4.2 Nichtinvasiv: EEG, evozierte Potentiale

Gerade bei Operationen, die die Funktionen von Gehirn und Rückenmark direkt oder indirekt beeinflussen (Operationen an den extra- oder intrakraniellen Hirngefäßen, der Aorta, der Wirbelsäule und im Bereich der hinteren Schädelgrube) wäre ein zusätzliches Funktionsmonitoring des ZNS angezeigt, um frühzeitig mögliche Schädigungen zu entdecken. Alle bisher möglichen Verfahren sind jedoch extrem empfindlich gegen Störungen von außen und setzen besondere Erfahrungen in Einsatz der Methoden und Beurteilung der Ergebnisse voraus, weswegen sie speziellen Indikationen vorbehalten bleiben müssen.

a) EEG

Mit dem Elektroenzephalogramm (EEG) wird die spontane elektrische Aktivität aller im Meßbereich liegenden Nervenzellen aufgezeichnet. Räumlich umschriebene und globale Änderungen der Hirnrindenaktivität können dargestellt werden, wenn man die elektrische Erregung über Oberflächenelektroden ableitet, die auf der Schädeloberfläche nach einem bestimmten Schema verteilt sind. Die aufgezeichneten Kurven sind nur schwer interpretierbar und extrem störanfällig. Nach einer mathematischen Bearbeitung kann z. B. die Häufigkeit und die Größe der Kurvenschwankungen graphisch aufgetragen werden und so auch dem Ungeübten eine Interpretation ermöglicht werden. Vereinfacht kann davon ausgegangen werden, daß im Wachzustand schnellere und höhere Kurvenwechsel vorherrschen. Langsamere Frequenzen zeigen den Übergang zu Schlaf oder Narkose, wobei extreme Zustände durch intermittierende elektrische Stille, unterbrochen von langsamen hohen Wellen (Burst Suppression) oder den Übergang zur Nullinie gekennzeichnet sind. Schwere Störungen der Blut- oder Sauerstoffzufuhr zum Gehirn stellen sich in gleicher Weise dar.

Die Indikation zur Untersuchung besteht bei allen Operationsverfahren, die die Hirndurchblutung gefährden, oder zur Untersuchung von Anästhetikaeinflüssen.

b) Evozierte Potentiale (EP)

Im Gegensatz zur Messung der spontanen Aktivität im EEG erfolgt hier die Messung der elektrischen Antwort auf bestimmte Reize. Da die zu messenden Ströme etwa 10-fach kleiner sind als die im EEG, können sie nur nach Summation von Vielfachreizantworten dargestellt werden.

Entsprechend der verwendeten Reize werden die Ströme, die von den zuständigen Funktionseinheiten erzeugt werden, über der Wirbelsäule oder der Großhirnrinde abgeleitet. Aus Veränderungen des charakteristischen Wellenbildes kann auf die Verzögerung oder einen Stopp der Reizleitung oder der Verarbeitung geschlossen werden. Dies kann bedingt sein durch Anästhetika, Hypoxie, Hypokapnie, Hypothermie, Ischämie oder direkte Verletzung.

Drei wichtige Reizarten werden unterschieden:

	Reiz	Operationsgebiet
– somatosensible EP	elektrische Reizung N. Medianus, N.tibialis	Wirbelsäule, Aorta, A. carotis,
– visuelle EP	Optische Reize (Bildmuster)	Hypophyse, Sehnervenkreuzung
– akustische EP	Klicktöne über Kopfhörer	hintere Schädelgrube

8.3.4.3 Invasiv: Die Hirndruckmessung

(siehe Kap. 9.6.1.5)

8.3.5 Monitoring der neuromuskulären Funktion

8.3.5.1 Klinische Beurteilung

Bei vielen Patienten ist eine Relaxierung der Muskulatur notwendig. Sie ist in vielen Fällen (z. B. bei abdominellen Operationen) Voraussetzung für den Eingriff, kann die Beatmung während der Narkose erleichtern und den Verbrauch an Narkotika vermindern. Benötigte Dosis und Zeitdauer der Wirkung sind wie bei allen Pharmaka individuell verschieden. Zur groben Beurteilung des Grades der Relaxierung ist man in der Regel auf indirekte Zeichen wie Muskelspannung im Operationsgebiet, Spontanbewegungen, Eigenatmung oder erhöhten Beatmungsdruck angewiesen. Nach der Narkose ist eine ausreichende Funktion der neuromuskulären Übertragung für eine suffiziente Spontanatmung unbedingt notwendig. Die gerade ausreichende Spontanatmung genügt dafür nicht als Nachweis, da sie auch bei einem relativ hohen Prozentsatz an blockierten Azetylcholin-Rezeptoren möglich ist (vgl. Kap. 7.6). Kann der Patient einige Sekunden lang kräftig die Hand drücken und den Kopf von der Unterlage heben, so ist das ein klinisch einigermaßen zuverlässiger Nachweis der ausreichenden Muskelkraft.

8.3.5.2 Relaxometrie

Neben anderen Ursachen ist der Überhang der neuromuskulären Blockade, wie große internationale Studien belegen, eine häufige Ursache für anästhesiebedingte, postoperative Zwischenfälle und Todesfälle.

Durch die Relaxometrie, d.h. die Messung des Grades der Muskelerschlaffung, kann die Wirkung von Muskelrelaxantien und deren Wirkungsverlust über die Zeit dargestellt und überwacht werden. Hierbei wird die Funktion der Reizübertragung vom Nerv auf die Muskulatur untersucht. Als idealer Reizort stellt sich der N. ulnaris am Unterarm und als abhängige Untersuchungsmuskulatur die des Daumens dar.

Spezielle Reizmuster führen zu Antworten der Daumenmuskulatur, die sich entweder fühlen lassen oder mit Hilfsmitteln dargestellt werden können:

– mechanisch: Kraftmessung oder Beschleunigungsmessung

– elektrisch: Elektromyographie, Aufzeichnung der Muskelreizpotentiale

In der postoperativen Überwachung hat sich besonders die 4-fach-Reizung (Train-of-four, ToF) bewährt.

Sie ermöglicht die Einschätzung der Blockadestärke unabhängig von Ausgangsuntersuchungen aufgrund des Ermüdungsphänomenes, das bei nicht-depolarisierenden Relaxantien auftritt. Je stärker eine Ermüdung vorhanden ist, das heißt je niedriger die vierte Reizantwort gegenüber der ersten ist, desto weniger hat sich der Patient von der Muskelrelaxierung erholt.

Bei einer ToF-Rate von 0.7 – 0.8 (d. h. die 4. Zuckungsantwort beträgt 70 bis 80% der ersten Antwort) kann von einer weitgehenden Erholung der neuromuskulären Funktion ausgegangen werden. Man muß sich jedoch bewußt sein, daß zu diesem Zeitpunkt trotz klinischer Erholung noch ca. 80% der Rezeptoren von Muskelrelaxantien besetzt sind.

8.4.2 Grundsätze der Hämotherapie

Die wesentlichen Grundsätze der modernen Hämotherapie sind:

– so wenig wie möglich.

Dieser Grundsatz bezieht sich auf eine strenge Indikationsstellung, wie sie in den Richtlinien gefordert wird. Dazu ist die Auseinandersetzung mit kritischen Grenzwerten der Hämostase notwendig, d.h. mit Laborwerten, die man nicht unterschreiten will.

– so viel wie nötig.

Dies bedeutet eine Hämotherapie nach Maß, d.h. der Behandlungserfolg wird durch entsprechende Laborwerte kontrolliert und gesteuert.

– so gezielt wie möglich.

Dieser Grundsatz wird durch die „Komponententherapie" verwirklicht, bei der bevorzugt nur der Blutbestandteil ersetzt wird, für den ein Mangel besteht. Dazu sind Kenntnisse über die verfügbaren Blutkomponenten, über ihre speziellen Zubereitungsformen und über den spezifischen Umgang mit ihnen nötig.

– so sicher wie möglich.

Dieser Grundsatz richtet sich gegen Nebenwirkungen, die aus Lagerungsschäden entstehen können und gegen Risiken der Infektionsübertragung. Hierbei hat eine optimale Lagerungsart und möglichst kurze Lagerungsdauer, bzw. die Spenderauswahl und Infektionstestung wesentliche Bedeutung.

– so kompatibel wie möglich.

Dieser Grundsatz richtet sich gegen Transfusionsrisiken durch immunologische Inkompatibilität, die durch serologische Testung und Identitätssicherung verringert werden können. Eine grundlegende Vermeidung sowohl des Infektionsrisikos als auch der Unverträglichkeiten ist durch die autologe Transfusion möglich.

8.4.3 Indikation zur Hämotherapie

8.4.3.1 Kritische Grenzwerte

Die Einschätzung, ob und wieviel Hämotherapie notwendig ist, ist abhängig von

– dem Ausmaß des Mangels oder Verlustes.

Jeder Blutverlust ist relativ zu sehen und alters-, gewichts- und geschlechtsspezifisch zu bewerten.

– den Kompensationsmöglichkeiten.

Sie werden bestimmt durch die extravasale Reserve, die Halbwertszeit und die Neubildungsrate des jeweiligen, limitierenden Blutbestandteils (Tab. 8.3).

– die Geschwindigkeit und Dauer des Verlustes.

So ist es ein wesentlicher Unterschied, ob eine chronische Anämie vorliegt, an die der Patient sich adaptiert hat, oder ein akuter Blutverlust.

– den Vorerkrankungen des Patienten.

Sie können die Kompensationsmöglichkeiten einengen wie z.B. eine Leberinsuffizienz die Neubildung von Gerinnungsfaktoren, oder die Auswirkung verstärken wie z.B. eine Urämie eine blutungsbedingte Verdünnungskoagulopathie.

– den Laborwerten.

Die „kritischen Grenzwerte" wechseln jedoch mit den wissenschaftlichen Erkenntnissen. So hat die Toleranz von niedrigeren Hb-Werten nachweislich den größten Beitrag zur Einsparung von Fremdblut in den letzten Jahren geleistet. Die Bedeutung der Laborwerte muß individuell beurteilt werden.

– den Überwachungsmöglichkeiten.

So können niedrigere Hb-Werte toleriert werden, wenn eine kontinuierliche, hämodynamische Überwachung und eine Normovolämie gewährleistet werden können.

– der vorliegenden Erkrankung und Situation des Patienten.

Es ist z.B. wesentlich kritischer, das Gerinnungspotential bei Gefahr einer intrakraniellen Nachblutung als nach einer oberflächlichen Operation rasch wiederherzustellen.

– der Funktionsfähigkeit der verbleibenden Blutbestandteile.

So ist etwa die Funktionsfähigkeit der verbleibenden und der transfundierten Thrombozyten wesentlich wichtiger als deren Konzentration, die jedoch schwerer meßbar ist.

– den klinischen Symptomen.

So steht bei der Gabe von Plasma nicht die Korrektur von Laborwerten („Laborwert-Kosmetik"), sondern die Behandlung einer Blutungsneigung im Vordergrund.

8.4.3.2 Stufentherapie des akuten Blutverlustes

Die häufigste Indikation für eine Transfusion von Blutkomponenten ergibt sich beim akuten Blutverlust. Dabei erreichen die verschiedenen Blutbestandteile unterschiedlich schnell ihre kritischen Grenzwerte. Die physiologischen Kompensationsmechanismen eines akuten Blutverlustes beinhalten eine symphatikoadrenerge Reaktion mit Vasokonstriktion, eine Erhöhung des Herzzeitvolumens durch Zunahme von Frequenz und Kontraktilität des Herzens und eine HZV-Umverteilung zur Aufrechterhaltung einer ausreichenden Sauerstoffversorgung der lebenswichtigen Organe. Dazu kommt eine Flüssigkeitsverschiebung aus dem Interstitium in das Gefäßsystem. Nicht der Blutverlust selbst, sondern diese physiologische Reaktion ist der Grund für den Abfall von Hämatokrit- und Hämoglobinwert (die Konzentration ändert sich durch Verdünnung). Entsprechend ungenau ist die Abschätzung des Blutverlustes anhand dieses Abfalls des Hb-Wertes. Der Hämatokrit liefert **keine** zusätzliche Information diesbezüglich, da Größenveränderungen der Erythrozyten in dieser Situation gewöhnlich nicht auftreten (grob gilt: Hämatokrit = Hb-Wert x 3).

a) Hypovolämie

Der erste Parameter, der im Verlauf eines akuten Blutverlustes limitierend wird, ist das Blutvolumen, das allerdings nur sehr aufwendig zu messen ist. Blutvolumen und Blutverlust werden meist aus indirekten Größen

Tab. 8.3: *Reserve und Neubildung von Blutbestandteilen.*

	Erythrozyten	Thrombozyten	Granulozyten	Albumin	Gerinnungsfaktoren	Immunglobuline	
						IgG	IgM
Menge in 1 l Blut	400ml	4×10^{11}	9×10^9	23 g	600 IE	7 g	1 g
extravasale Reserve (intravasal= 100%)	1%	40%	800%	150%	ca. 50%	130%	30%
Halbwertszeit im Blut	60 d	3 d	0.3 d	20 d	0.2–14 d	23 d	5 d
Neubildung pro Tag (bis maximal)	1% (x 7)	12% (x 8)	250% (x 4)	4% (x 3)	30–400% (x 5)	9% (x 10)	6% (x 3)
Regenerationsdauer für 1 l Blut	10 d	1 d	0.1 d	6 d	0.1–1 d	3 d	4 d

wie ZVD und PCWP oder aus klinischen Zeichen wie Tachykardie, Blutdruckabfall und Sistieren der Urinproduktion abgeschätzt. Entsprechende Symptome einer Hypovolämie treten schon ab einem Verlust von 10% des Blutvolumens auf. Die Therapie besteht in einer Volumenzufuhr in Form von kristalloiden und kolloidalen Lösungen.

b) Anämie

Der nächste Parameter, der bei einem Verlust von 30 – 40% des Blutvolumens limitierend wird, sind die Erythrozyten. Als Grenzwert wird für sonst gesunde Patienten ein Hb-Wert von 9 g/dl angesehen, also etwa 60% des Normalwertes. Bei Patienten mit koronarer Herzkrankheit z. B. sollte jedoch ein Hb-Wert von 11 g/dl nicht unterschritten werden. Bei entsprechender Überwachung und Gewährleistung von Normovolämie kann bei einem jungen Patienten gegebenenfalls auch ein Hb-Wert von 8 g/dl toleriert werden. Eine Dekompensation zeigt sich durch eine Tachykardie an. Intraoperativ kann mit dem erniedrigten O_2-Verbrauch in Einzelfällen auch ein noch geringerer Hämatokrit schadlos überstanden werden, die Gefährdung setzt jedoch spätestens in der Aufwachphase mit erhöhtem O_2-Bedarf ein. Die Therapie der Anämie erfolgt durch Transfusion von Erythrozytenkonzentraten. Die Regel „Eine Konserve ist keine Konserve" und, mindestens zwei Konserven zu transfundieren, stammt aus Zeiten mit frühzeitiger Transfusionsindikation und bedeutet die Aufforderung, gegebenenfalls einen niedrigeren Hb-Wert zu tolerieren. Dieser Spielraum ist heute standardmäßig ausgenutzt, so daß unter diesen Umständen auch 1 Konserve ausreichen kann, um den niedrig angesetzten Grenzbereich wieder zu erreichen.

c) Hypoproteinämie

Eine Hypoproteinämie tritt bei einem Gesamteiweißwert von weniger als 35 g/l, also etwa 50% des Normalwerts, ein. Diese Hypoproteinämie wird aber keineswegs schon bei einem Blutverlust von 50% des Blutvolumens erreicht, da z. B. für Albumin eine große extravasale Reserve besteht. Der wirklich limitierende Parameter ist auch nicht die Proteinkonzentration, sondern der kolloidosmotische Druck (KOD). Um die Gefahr einer Ödembildung bei einem KOD unter 15 mm Hg zu vermeiden, ist daher nicht die Gabe von Proteinlösungen nötig, sondern die Infusion von kolloidalen Lösungen angezeigt. Zwischen Albumin und KOD besteht zudem nur eine schwache Korrelation, so daß bis auf eine vorbestehende Albuminverarmung (Lebererkrankung, Ernährungsstörung) auch aus Kostengründen in der akuten Blutungssituation auf seine Anwendung verzichtet werden kann.

d) Verdünnungskoagulopathie

Die plasmatische Gerinnung ist gestört, wenn einzelne Gerinnungsfaktoren unter 30% des Normalwertes abgefallen sind. Selbst bei einem entsprechenden Blutverlust von 70% des Blutvolumens folgt daraus nicht notwendigerweise die Indikation für eine Substitution, die durch gefrorenes Frischplasma (FFP) erfolgt. Zum einen korreliert nämlich der Blutspiegel der Gerinnungsfaktoren nicht direkt mit dem Blutverlust oder der Transfusionsmenge; die Gerinnungsstörung ist nicht vorhersagbar, sondern nur individuell meßbar. Zum anderen besteht auch keine klare Korrelation zwischen FFP-Gabe und einer Verbesserung von Gerinnungsparametern (häufig verschlechtern sie sich!) oder der Verringerung einer operativen, bzw. traumatischen Blutung. Vor allem ist ein starres Schema der FFP-Gabe nach einer gewissen Anzahl von Erythrozytenkonzentraten nicht angezeigt. Ein solcher prophylaktischer Einsatz beeinflußt nicht den Gesamttransfusionsbedarf und ein Nutzen ist in klinischen Studien nicht belegt. Eine Indikation für FFP bei Massivtransfusion erscheint demnach, wenn auch mit unsicherem Effekt, nur gegeben, wenn gleichzeitig eine Gerinnungsstörung nachgewiesen wurde. Bei Gabe von nur 1 – 2 FFP steht der geringe Anstieg der

Gerinnungsfaktoren um wenige Prozent in keinem Verhältnis zu den Risiken. Effektiv kann FFP nur in größeren Mengen sein.

e) Thrombozytopenie

Eine größere Bedeutung bei der Behandlung von akuten Blutungen kommt dem Ersatz von Thrombozyten zu, der bei Unterschreitung einer Zahl von 30000/µl angezeigt ist. Dies tritt gewöhnlich erst bei einem Verlust des gesamten Blutvolumens ein.

Andere Blutbestandteile wie Granulozyten oder Immunglobuline werden, bedingt durch hohe Neubildungsrate oder extravasale Reserve, im Rahmen eines Blutverlustes nie limitierend.

8.4.4 Komponententherapie

Blutkomponenten werden hergestellt aus

– Vollblut einer Blutspende mit Auftrennung durch Zentrifugation, oder

– Plasmapherese oder Hämapherese, d.h. durch Anwendung von Zellseparatoren mit extrakorporalem Kreislauf am Spender, bei der einzelne Blutkomponenten abgetrennt, die übrigen Blutbestandteile dem Spender sofort wieder zugeführt werden.

Komponententherapie bedeutet, daß bei Auftreten eines Mangels an einem Blutbestandteil nicht mit Vollblut, sondern mit der jeweiligen Blutkomponente substituiert wird.

Die Vorteile der Komponententherapie sind:

– eine bessere Nutzung des „Rohstoffes" Blut

– höhere Qualität

– weniger Lagerungsschäden

– weniger Volumenbelastung

– weniger allergische Nebenwirkungen, geringere Immunisierungsrate.

8.4.4.1 Lagerung von Blutkonserven

Blut wird haltbar durch

– Zusatz einer Stabilisatorlösung,

– Einhaltung von Sterilität und

– Lagerung bei niedrigen Temperaturen.

Der gebräuchliche Stabilisator, der in einer Menge von ca. 70 ml im Blutbeutel für 450 ml Nativblut enthalten ist, ist CPDA-1.

– C steht für Citrat; es bindet Calcium und verhindert die Aktivierung der Gerinnung. Dadurch wird die notwendige Antikoagulation erreicht.

– P steht für Phosphat ($NaH_2 PO_4$); es stabilisiert den Spiegel an 2.3-Di-Phosphoglycerat (2.3-DPG) der Erythrozyten, durch den die O_2-Dissoziationskurve des Hämoglobins und damit die Sauerstoffabgabe ins Gewebe reguliert wird. Phosphat erhält demnach die Funktionsfähigkeit der Erythrozyten.

– D steht für Dextrose und

– A für Adenin. Diese beiden Substrate sind zur Stabilisierung metabolischer Stoffwechselprozesse der Erythrozyten notwendig. Sie beeinflussen den Gehalt an Adenosintriphosphat (ATP), das die membranständige Natrium-Kalium-Pumpe und die Membranverformbarkeit aufrechterhält und direkt mit der Lebensfähigkeit der Erythrozyten korreliert. Die maximale Lagerungsdauer und damit der Verfallstermin ist nach den Richtlinien durch die Forderung bestimmt, daß nach Transfusion mindestens 70% der Erythrozyten für 24 Std im Empfänger überleben. Für CPDA-1-haltige Blutkonserven bedeutet dies eine Lagerungsfähigkeit bis maximal 35 Tage.

Die Lagerung erfolgt bei 4°C (2°C – 8°C), um den Zellstoffwechsel weitgehend zu unterdrücken. Die längerfristige Lagerung muß in speziellen, erschütterungsfreien Blutkühlschränken stattfinden, da die Zellen durch

Erschütterung beschädigt werden. Ein Einfrieren von Blut oder Erythrozytenkonzentraten führt (außer bei Anwendung besonderer Verfahren, s. 8.4.4.3.e) zur vollständigen Hämolyse!

Gegen eine bakterielle Kontamination mit der Gefahr der Keimvermehrung während der Lagerung findet die Blutspende unter sterilen Bedingungen und im „geschlossenen Beutelsystem" statt. Damit werden auch bei der weiteren Blutaufbereitung Diskonnektionen und Konnektionen mit der Gefahr bakterieller Kontamination vermieden. Sobald dieses „geschlossene System" oder die „Kühlkette" für eine Blutkomponentenzubereitung unterbrochen wird, wie z. B. beim gewaschenen oder bestrahlten Erythrozytenkonzentrat, ist die Konserve nur mehr 6 Std verwendungsfähig, da Funktionsfähigkeit und Lebensfähigkeit der Zellen rasch abnehmen, bei Kontamination die Keimzahl rasch zunimmt.

8.4.4.2 Vollblut

Für Vollblut in jeglicher Form gibt es eigentlich keine Indikation mehr, weil in allen Fällen, selbst bei der Austauschtransfusion bei Neugeborenen, die Gabe von Blutkomponenten oder ihre Kombination mindestens ebenso effektiv und wesentlich sicherer ist.

a) Warmblut (WB)

Für etwa 6 Std nach der Blutspende ist – in ungekühltem Zustand – die Funktionsfähigkeit aller Blutkomponenten, der plasmatischen wie der zellulären, weitgehend erhalten. Dieser hohen Qualität steht ein schwerwiegender Nachteil gegenüber. Innerhalb dieser Zeit sind nämlich die geforderten virologischen und serologischen Untersuchungen (HBs-Antigen; HIV-, HCV- und Lues-Antikörper) meist noch nicht abgeschlossen. Ein Nichtabwarten dieser Ergebnisse hat der transfundierende Arzt zu verantworten und zu

Tab. 8.4: *Blutkonserven und -komponenten und ihre Lagerung.*

Blut/Blutkomponente	Lagerung	Haltbarkeit	Indikation
Warmblut (WB)	RT	6 Std.	keine
Frischblut (FB)	4°C	3 Tage	keine
Vollblut (VB)	4°C	35 Tage	keine
Erythrozyten–konzentrat (EK)	4°C	35 Tage	Blutung
EK in additiver Lösung	4°C	42–49 Tage	Blutung
Tiefgefrorenes EK	–150°C	> 1 Jahr	seltene Blutgruppe, autol. Blut
EK leukozytenarm	RT	6 Std	nach febriler, nicht hämolyt. TR
EK gewaschen	RT	6 Std	Eiweißunverträglichkeit
EK bestrahlt	RT	6 Std	Immunschwäche/-suppression
Thrombozyten–konzentrat (TK)	RT	5 Tage	thrombozytopenische Blutung
Gefrorenes-Frisch-plasma (FFP)	–30°C	1 Jahr	Blutung bei Koagulopathie

RT = Raumtemperatur   TR = Transfusionsreaktion

begründen. Dies fällt schwer, da ein Vorteil gegenüber ausgetesteten, gelagerten Konserven nicht nachgewiesen ist. (Ein WB erhöht die Thrombozytenzahl nur um ca. 7000/µl, ein Thrombozytenkonzentrat dagegen um 30 – 50000/µl, bei halber Volumenbelastung.)

Für den Erhalt funktionsfähiger Thrombozyten darf Warmblut nicht gekühlt und nicht mikrofiltriert werden.

b) Frischblut (FB)
Die biologische Aktivität der Thrombozyten und der phagozytierenden Leukozyten sinkt innerhalb von Stunden ab, die Antigenität bleibt dagegen erhalten. Zunehmend bilden Thrombozyten und Leukozyten Mikroaggregate. Die labilen Gerinnungsfaktoren V und VIII verlieren 50% ihrer Wirksamkeit innerhalb von 24 – 72 Std. So stellt Frischblut, d. h. eine gespendete Blutkonserve innerhalb von 72 Std Lagerung bei 4°C, ein lagerungsgeschädigtes, verdünntes, mangelhaft untersuchtes Blut mit höchster Immunogenität dar. In Qualität und Sicherheit ist es den Blutkomponenten deutlich unterlegen. Besondere Eigenschaften oder Vorteile von „frischem Blut" gibt es nicht.

c) Depot-Vollblut (VB)
Mit zunehmender Lagerungsdauer reichern sich in der Vollblutkonserve saure Stoffwechselprodukte und Zerfallsprodukte von Erythrozyten, Thrombozyten und Leukozyten an. Die Funktionsfähigkeit der Erythrozyten, wie auch der Gerinnungsfaktoren nimmt laufend ab. Die Austestung ist abgeschlossen, aber wegen der schlechten Qualität und der erheblichen Lagerungsschäden und Immunogenität ist von der Verwendung von gelagertem Vollblut strikt abzuraten. Sollte es verwendet werden, ist auf eine geringe Lagerungsdauer und auf den Einsatz eines Mikrofilters gegen Zellaggregate zu achten.

8.4.4.3 Erythrozytenpräparate

a) Erythrozytenkonzentrat (EK)
Durch Zentrifugation wird aus einer Blutspende Plasma und Erythrozytenkonzentrat gewonnen. Die Leukozyten- und Thrombozytenhaltige Grenzschicht, der „buffy coat", wird dabei mehr oder weniger entfernt und verworfen. Im EK sind demnach Zellantigene und Plasmaproteine deutlich verringert und entsprechend kommen Transfusionsreaktionen und Alloimmunisierungen um 75% weniger häufig vor. Aus demselben Grund sind auch die Lagerungsschäden geringer als bei Vollblut.

Je nachdem, ob beim Abpressen des Plasmas der „buffy coat" verworfen wurde oder nicht, ist das EK leukozytenarm oder nicht, beträgt die Plasmabeimischung noch ca. 40 oder 80 ml und beträgt das Gesamtvolumen ca. 280 ml, bzw. 340 ml. Das EK hat einen Hämatokritwert von ca. 70%. Nach der Transfusion einer Konserve, genauer von 30 ml/kg KG, ist ein Anstieg im Hb-Wert des Patienten um ca. 1 g/dl und im Hämatokritwert um ca. 3% zu erwarten.

Die hohe Zellkonzentration reduziert die Volumenbelastung, verschlechtert jedoch deutlich die Fließeigenschaften. Daher sollte das EK vor Transfusion in ca. 100 ml NaCl-Lösung resuspendiert werden. Dazu stehen abgepackte Beutel mit Ventil und Überleitungssystem zur Verfügung (ErySet®, Schiwa). Bei entsprechendem Vorwärmen der Lösung kann gleichzeitig die erwünschte Erwärmung des EK erreicht werden.

b) Erythrozytenkonzentrat in additiver Lösung
Der Verlust an Stabilisator durch die Plasmaentfernung bei der Herstellung des EK kann durch Zugabe einer „additiven Lösung" ersetzt werden. Phosphat und Glukose verbessern über den 2.3-DPG-Spiegel in den Erythrozyten deren Funktionsfähigkeit, Mannit wirkt membranstabilisierend und durch Adenin und Guanosin wird über den ATP-Gehalt die Lebensdauer, und damit letztlich die Lagerungsfähigkeit erhöht. Verwendet

werden SAG-Mannit (Natriumchlorid, Adenin, Glukose und Mannit) oder PAGGS-Sorbit (Phosphat, Adenin, Glukose, Guanosin, Natriumchlorid und Sorbit), welche die Lagerfähigkeit des EK auf 42 bzw. 49 Tage verlängern.

Die Blutspende erfolgt dabei in ein geschlossenes Mehrbeutelsystem, in dem nach der Zentrifugation das Plasma in einen Beutel abgepreßt, der „buffy coat" verworfen und das EK in einen Beutel mit der additiven Lösung überführt wird, der schließlich abgeschweißt wird. Der Hämatokrit beträgt ca. 60%, so daß ein Aufschwemmen der Erythrozyten vor Transfusion nicht nötig ist. Die Notwendigkeit für ein Mikroaggregat-Filter entfällt.

Wegen der deutlichen Vorteile, nämlich

– längerer Lagerungsfähigkeit

– geringer Hämolyse während der Lagerung

– besserem Erhalt der Funktionsfähigkeit der Erythrozyten

– geringeren Lagerungsschäden und Antigenlast durch verringerten Leukozyten- und Thrombozytengehalt,

werden die EK in additiver Lösung zunehmend an Bedeutung gewinnen.

c) Tiefgefrorenes Erythrozytenkonzentrat
Durch Tiefkühlkonservierung kann die Lagerungsfähigkeit von Erythrozyten ganz wesentlich erhöht werden. Dies ist besonders für seltene Blutgruppen oder für die präoperative Eigenblutspende mit flexiblem Spendeintervall und Operationstermin von Bedeutung. Die Kryokonservierung ist nur nach Zugabe von Gefrierschutzmittel, gewöhnlich Glyzerin, zum EK und in speziellen Gefrierbeuteln möglich. Bei der verbreiteten „low glycerol"-Methode wird das EK dann in flüssigem Stickstoff (–196°C) eingefroren und über flüssigem Stickstoff in einem Tank gelagert. Ein Einfrieren von Blut oder EK in einem Gefrierschrank oder -fach ist unsachgemäß und unzulässig!

Vor Verwendung muß das tiefgefrorene EK in einem Wasserbad bei 37°C aufgetaut und das Glyzerin ausgewaschen werden. Dies kann in einem Zellwaschgerät im Blutdepot erfolgen, oder kosten- und arbeitsparend in einem Zellwaschgerät (z.B. Cell Saver®) im Rahmen der intraoperativen maschinellen Autotransfusion. Dazu wird das aufgetaute EK auf einem Schwenker erst mit einer NaCl/Glyzerin-1:1 Lösung versetzt und anschließend mit 3 l NaCl-Lösung gewaschen.

Das Endprodukt ist ein gewaschenes EK von hervorragender Qualität, aus dem Plasma, Leukozyten, Thrombozyten und Hämolyseprodukte weitgehend entfernt sind, und in dem die Erythrozyten höchste Vitalität und Funktionsfähigkeit aufweisen.

d) Gewaschenes Erythrozytenkonzentrat
Durch Zentrifugation und Waschen mit eiweißfreier Lösung läßt sich der Plasmaproteingehalt auf unter 0.5 g (von 20 g im VB) reduzieren. Dies ist indiziert bei bekannter Eiweißunverträglichkeit (febrile, nichthämolytische Transfusionsreaktion) oder bei speziellen hämolytischen Anämien mit Komplementbeteiligung.

e) Leukozytenarmes Erythrozytenkonzentrat
Die Mehrzahl febriler, nichthämolytischer Transfusionsreaktionen ist jedoch durch Antikörper gegen Leukozytenantigene, besonders durch HLA-Antikörper hervorgerufen, die notwendige Bluttransfusionen wesentlich erschweren. Bei entsprechender Anamnese oder zur Vermeidung der Alloimmunisierung bei Langzeittransfundierten ist die Entfernung von Leukozyten und Thrombozyten aus dem EK angezeigt. Die Leukozytenverarmung durch Abtrennung des „buffy coat" ist nicht ausreichend. Eine effektive Reduktion um ca. 10^3 („log3-Reduktion"), also etwa von 10^9 pro Konserve auf 10^6 kernhaltige Zellen, heute auch schon eine log4-Reduktion, kann durch sogenannte „Leukozytenfilter" (z.B. Leukostop®, Sepacell®, Pall RC400®) erreicht werden.

Diese Absorptionsfilter haben eine begrenzte Kapazität, gewöhnlich für 1 EK. Die Filtration erfolgt nach Vorfüllung des Filters oder Aufschwemmen des EK mit NaCl-Lösung durch Schwerkraft am Patienten und benötigt 30 – 60 min. Ein Nachspülen oder eine Druckanwendung ist nur bei entsprechenden, ausdrücklichen Angaben des Herstellers erlaubt.

Die Vorteile der Leukozytenfilter liegen in einer Verringerung

– febriler, nicht-hämolytischer Transfusionsreaktionen. Unterhalb eine Menge von 5×10^6 transfundierten Leukozyten sind diese Reaktionen selten.

– der Alloimmunisierung. Unterhalb einer Menge von 10^8 transfundierten Leukozyten ist die Sensibilisierung gegen Leukozytenantigene selten.

– des Infektionsrisikos durch Virenübertragung. Mit den Leukozyten werden auch leukotrope Viren wie CMV entfernt.

– von Mikroaggregaten und Zelltrümern.

– des Risikos der transfusionsbedingten Immunsuppression.

f) Bestrahltes Erythrozytenkonzentrat
Die Reduktion von Lymphozyten durch Leukozytenfilter reicht nicht aus, um in immuninkompetenten (z.B. M.HODGKIN) oder immunsupprimierten (z.B. Organtransplantation) Patienten sicher eine gefährliche „graft versus host"-Reaktion zu vermeiden, bei der sich transfundierte, überlebende Lymphozyten gegen den wehrlosen Empfänger richten. Hier ist eine Bestrahlung der Blutkonserve mit 30 Gy wirksam und angezeigt. Gleiches gilt für Thrombozytenkonzentrate bei diesen Patienten. Die kernlosen Erythrozyten und Thrombozyten werden bei dieser Strahlendosis nicht beeinträchtigt.

8.4.4.4 Thrombozytenpräparate

Den Plättchenpräparaten ist gemein, daß, um die Funktionsfähigkeit zu erhalten, sie nicht gekühlt werden dürfen und kein Mikroaggregatfilter verwendet werden darf. Für eine ausreichende Sauerstoffversorgung werden gasdurchlässige Beutel aus Polyolefin verwendet. Im geschlossenen Beutelsystem hergestellt und auf einem Schwenker in Suspension gehalten, bleiben die Thrombozyten bei 20 – 24°C bis zu 5 Tage lagerungsfähig.

In unterschiedlichem Ausmaß weisen Thrombozytenpräparate eine Beimischung von Leukozyten auf, die durch spezielle Leukozytenfilter reduziert werden kann, allerdings unter wechselnd hohem Verlust an Thrombozyten von durchschnittlich 20%. Besondere Bedeutung hat die Laborkontrolle des Transfusionserfolges, da ein fehlender Anstieg Zeichen einer Thrombozytendestruktion durch HLA- oder thrombozytäre Antikörper sein kann, die durch frühere Transfusionen induziert worden sind, und die aufwendige serologische Verträglichkeitsproben vor weiterer Thrombozytengabe notwendig machen.

a) Thrombozytenkonzentrat (TK) aus gepoolten Plasmen
Aus frischgespendetem Vollblut kann durch eine erste, langsame Zentrifugation „Plättchenreiches Plasma" (PRP) und aus diesem durch eine zweite, schnellere Zentrifugation das „Thrombozytenkonzentrat" hergestellt werden. Eine Anreicherung von Thrombozyten ist auch aus „buffy coat" möglich.

PRP selbst ist wegen der erheblichen Plasmabeimischung zur Transfusion nicht zu empfehlen. Bei einer normalen Sequestrierung von 35% der transfundierten Plättchen in der Milz benötigt man für einen erstrebten Anstieg um 30000 µl bei einem 70 kg-Patienten ca. 6 Einheiten. Dies sind bei Verwendung von PRP ein Volumen von 1500 ml, bei gepooltem TK dagegen nur 300 ml.

Die TK, von denen jedes $5 – 6 \times 10^{10}$ Thrombozyten enthält, werden erst kurz vor der Transfusion vereinigt und müssen dann, da nun das geschlossene System durchbrochen ist, innerhalb von 2 Std transfundiert werden. Weil das gepoolte TK von 6 oder mehr Spendern stammt, ist die Gefahr der Infektionsübertragung wie auch der Alloimmunisierung deutlich erhöht.

b) Thrombozytenkonzentrat aus Thrombozytapherese

Ein wesentlicher Vorteil von TK aus maschineller Thrombozytapherese ist darin zu sehen, daß das Präparat von einem einzelnen Spender stammt. In einer 1–2 stündigen Sitzung werden dem Spender an einer Durchflußzentrifuge (Zellseparator) $2–5 \times 10^{11}$ Thrombozyten in ca. 250 ml Plasma entnommen, alle übrigen Blutbestandteile zurückgegeben. Die Transfusion dieser Menge läßt im erwachsenen Patienten einen Anstieg um 50000 µl erwarten.

8.4.4.5 Plasmapräparate

a) Gefrorenes Frischplasma (FFP)

Plasma, das innerhalb von 6 Std (besser 2 Std) nach Blutabnahme schockgefroren (–80°C) worden ist, kann bei –30°C bis zu 1 Jahr gelagert werden, ohne wesentliche Einbuße auch der labilen Gerinnungsfaktoren. Ihre Aktivität beträgt noch mindestens 70% der ursprünglichen; 1 ml enthält 0.6–1.4 Einheiten der einzelnen Faktoren. Wegen des ausgewogenen Gehalts auch von Inhibitoren der Gerinnung muß bei der Transfusion nicht mit der Auslösung thromboembolischer Komplikationen gerechnet werden.

Das Plasma kann aus einer Vollblutspende stammen, nach Abtrennung von EK und „buffy coat". Um den Gehalt an Thrombozyten, die beim Einfrieren zerstört werden, gering (<20000 µl) zu halten, wird gewöhnlich eine zweite, schnelle Zentrifugation angeschlossen. Dennoch können die verbleibenden zellulären Elemente im Patienten eine Alloimmunisierung auslösen und entsprechende Antikörper induzieren. Das Volumen beträgt ca. 250 ml. Eine weitere Möglichkeit der Plasmagewinnung ist die Plasmapherese, bei der am Zellseparator durch Zentrifugation oder durch Hämofiltration dem Spender unter Rückführung der zellulären Bestandteile 600 ml Plasma entnommen werden. Wenn die daraus resultierenden 200 ml – Portionen des Einzelspenders gemeinsam bei einem Patienten eingesetzt werden, der

für eine effektive Therapie immer einer größeren Anzahl von FFP-Konserven bedarf, kann das Risiko der Infektionsübertragung und der Immunisierung durch Reduktion der beteiligten Spender etwas verringert werden. Eine Verbesserung ist auch durch Methoden der Virusinaktivierung im FFP zu erwarten, die bisher jedoch noch mit hohen Kosten und erheblichem Verlust an Gerinnungsfaktoren einhergehen.

Das Auftauen des FFP erfolgt bei maximal 37°C im Wasserbad oder Mikrowellengerät, wonach es innerhalb von 2 Std transfundiert werden sollte. Keinesfalls darf es wieder eingefroren werden. Gegen ausgeflocktes Eiweiß sollte bei der Transfusion ein 150 µm-Filter verwendet werden. Durch eine Konserve FFP ist ein Anstieg von nur 3–4% in der Aktivität der Gerinnungsfaktoren zu erwarten.

Eine Unterschätzung der FFP-vermittelten immunologischen und mikrobiologischen Risiken, eine Überschätzung der therapeutischen Effizienz bei Blutungen und ein Überangebot durch das Anfallen im Verhältnis 1:1 bei der EK-Herstellung haben zu einem Mißbrauch von FFP geführt. Keinesfalls stellt es ein vertretbares Volumenersatzmittel dar, oder ist es regelhaft gemeinsam mit EK-Transfusionen einzusetzen. Eine Indikation für FFP kann sich ergeben bei

– Faktor V- oder Faktor XI-Mangel, da keine speziellen Faktorenpräparate verfügbar sind.

– Massivtransfusion nur, wenn gleichzeitig eine Koagulopathie nachgewiesen ist.

– Leberinsuffizienz nur, wenn eine Koagulopathie besteht und eine Blutung vorliegt.

– Verbrauchskoagulopathie nur nach ATIII- und Heparintherapie.

– Austauschtransfusion bei Neugeborenen.

– thrombotisch-thrombozytopenischer Purpura.

Da eine Blutung oder pathologische Gerinnungswerte allein kein Grund für die Gabe von FFP sind, ist die Indikation im operativen Bereich eher selten zu stellen.

b) Gerinnungsfaktoren

Gerinnungsfaktorenkonzentrate dienen zum gezielten Ersatz fehlender Faktoren, z.B. im Rahmen einer Hämophilie (s. Kap. 5.2). Durch neuere Behandlungsmethoden und insbesondere bei gentechnologischer Herstellung können sie heute als virussicher angesehen werden. Ihr Einsatz bei erworbenen Gerinnungsstörungen, z.B. ausgelöst durch eine Blutung, ist nicht angezeigt, da bei Mangel entsprechender Inhibitoren das hämostaseologische Gleichgewicht in Richtung Thrombose verschoben werden kann. Die Gabe von Prothrombinkomplex (PPSB), der die Faktoren II, VII, IX und X enthält, kann zur raschen, präoperativen Antagonisierung einer Cumarinwirkung („Markumartherapie") oder bei Vitamin-K-Mangel indiziert sein, weil sie hier effektiver als FFP ist und nicht wie in der Blutungssituation auf eine Aktivitätsminderung korrespondierender Inhibitoren trifft.

c) Antithrombin (AT III)

Antithrombin III, ein Glykoprotein, ist der wichtigste Inhibitor des Gerinnungssystems, genauer der aktivierten Gerinnungsfaktoren II, IX, X, XI, XII und des Plasmins. Erst durch die Wechselwirkung mit dem Mukopolysaccharid Heparin wird seine Affinität zu den Gerinnungsfaktoren so gesteigert, daß es die Fibrinbildung hemmt. Andererseits ist Voraussetzung für eine Wirksamkeit von Heparin ein ausreichender Spiegel an AT III, der bei einer Aktivität > 70% der Norm gegeben ist.

Folgende Ursachen können zu einem Substitutionsbedarf an ATIII führen, der häufig als Heparintoleranz auffällig wird:

– ein angeborener ATIII-Mangel mit einem Vorkommen in der Bevölkerung von 1:10000.

– ein renaler Eiweißverlust bei Glomerulopathie.

– eine Proteinsynthesestörung bei chronischer (Leberzirrhose) oder akuter (toxisch oder schockbedingt) Lebererkrankung.

– ein vermehrter Verbrauch des Inhibitors bei Aktivierung des Gerinnungssystems, v.a. bei disseminierter intravasaler Gerinnung (DIC). Hier ist der ATIII-Ersatz von vitaler Bedeutung, weil nur mit ihm eine Heparintherapie wirken und die Verbrauchskoagulopathie unterbrechen kann.

– ein hohes Thromboserisiko, wie es bei Hüft- oder Knieoperationen vorliegt, wenn ein erniedrigter ATIII-Spiegel dazukommt.

Ansonsten ist eine Substitution bei Blutverlust so gut wie nie nötig, da bei gleichzeitigem Verlust an Gerinnungsfaktoren eine thrombotische Gefährdung entfällt. Durch ATIII-Konzentrate ist ein Anheben der ATIII-Aktivität wesentlich effektiver als mit FFP möglich. Außerdem sind die ATIII-Präparate virussicher. Dosiert wird nach der Regel, daß eine Einheit pro kg KG die Plasmaaktivität um 1% anhebt. Die primär angestrebte Sollaktivität beträgt 100%. Durch rasche Umverteilung in den Extravasalraum und intravasale Bindung an Endothelzellen, Komplexbildung mit Heparin, einer gegenüber physiologischem ATIII meist deutlich verkürzten Halbwertszeit und gegebenenfalls durch weiterlaufenden erhöhten Verbrauch kommt es nach der Kurzinfusion von ATIII bald wieder zu einem Abfall der Aktivität im Plasma, der Repetitionsdosen in Höhe der halben Initialdosis in 6-, später 8- oder 12-stündigem Abstand sinnvoll macht. Eine individuelle und situationsgerechte Steuerung der Therapie durch engmaschige ATIII-Bestimmungen ist angebracht.

d) Albumin

Albumin, ein ausschließlich in der Leber gebildetes Protein, stellt mit 50–60% den Hauptanteil der Plasmaeiweiße dar. Seine Bedeutung gewinnt es durch die Transportfunktion für physiologische und unphysiologische Stoffe, als Desaggregator für Blutzellen, als „Fänger" toxischer Stoffwechselprodukte und v.a. als Hauptträger des kolloidosmotischen Druckes (KOD), der die Flüssigkeitsverteilung zwischen interstitiellem und intravasalem Raum regelt. Zwar kann bei bestehender Schrankenstörung im Kapillargebiet Albumingabe sogar zu einer Zunahme des interstitiellen Ödems führen, doch bleibt Albumin das einzige Volumenersatzmittel, für das ein aktives Transportsystem existiert, das nach Behebung der Permeabilitätsstörung den physiologischen Gradienten wiederherstellen und aufrechterhalten kann. Die verfügbaren Präparate in 5%iger oder 20%iger Form sind virussicher, können aber in seltenen Fällen kreislaufwirksame Endotoxinverunreinigungen enthalten.

Die bei Intensivpatienten gefundene Korrelation zwischen Eiweiß- bzw. Albumingehalt im Plasma und der Morbidität ist nicht kausal, d.h. nur eine Korrektur der zugrundeliegenden Ursache und nicht eine Volumentherapie mit Albumin im Vergleich zur Gabe von künstlichen Kolloiden beeinflußt Krankenhausverweildauer, Auftreten eines Nierenversagens oder Lungenödems und schließlich die Prognose der Patienten. Wegen des hohen thorakalen Lymphflusses, der hohen Lymphproteinkonzentration und des geringeren Venendruckes pulmonal ist bei Hypoalbuminämie eher mit peripheren Ödemen als mit einem Lungenödem zu rechnen. Der therapeutische Effekt von Albuminlösungen auf den KOD ist nicht sicherer als der von künstlichen Kolloiden. Den hohen Kosten (20 mal teurer als künstl. Kolloide!) stehen beim Volumenersatz keine besondere Vorteile gegenüber.

Indikationen für eine Albumingabe ergeben sich daher

– bei akutem Blutverlust nur äußerst selten, nämlich bei vorbestehender Albuminverarmung (Kachexie, Leberinsuffizienz, gastrointestinales Malignom, Malabsorption),

– nicht bei renalem (nephrotisches Syndrom) oder enteralem Proteinverlustsyndrom, da bei ebenfalls erniedrigter interstitieller Albuminkonzentration der KOD-Druckgradient normal ist,

– bei Aszites erst nach Entlastungspunktion und auch nur, falls danach eine hypotensive Reaktion auftritt,

– bei massiven akuten Proteinverlusten wie bei Verbrennungen, Peritonitis, akuter Pankreatitis und bei Sepsis.

e) Immunglobuline

Immunglobulinkonzentrate sind virussicher und können wegen des geringen Gehaltes an Aggregaten, die das Komplementsystem aktivieren und einen anaphylaktischen Schock auslösen können, heute intravenös verabreicht werden. Therapieziel ist häufig ein Plasma-IgG-Spiegel von über 200 mg/dl, der mit Gaben von 200 mg/kgKG alle 2 Tage angestrebt wird.

Die Substitution von Immunglobulinen bei Operationen oder traumatischem Blutverlust ist nicht indiziert, da eine Verbesserung der Abwehrlage oder der Wundheilung nicht erreicht wird. Dies ist verständlich, da die humorale Immunantwort durch die Neubildung antigenspezifischer Immunglobuline vermittelt wird und nicht durch einen bestimmten Plasmaspiegel der Gesamtheit an Immunglobulinen.

Die Therapie mit Immunglobulinen im Rahmen intensivmedizinischer Behandlung, z.B. der Sepsis, ist bis heute äußerst umstritten. Durch negative Rückkoppelung kann eine Immunglobulingabe in hohen Dosen die körpereigene Immunreaktion auch unterdrücken, was bei der Behandlung von immunogenen Zytopenien (idiopathische Thrombozytopenie = M.WERLHOF, Posttransfusionspurpura, immunhämolytische Anämie) und der graft-versus-host (GVH)-Reaktion nach Knochenmarkstransplantation erfolgreich genutzt wird. Weitere bewährte Indikationen für die Gabe von Immunglobulin aus gepooltem Plasma sind

– primäres Antikörpermangelsyndrom (Agammaglobulinämie),

– sekundäres. Antikörpermangelsyndrom (immunsuppressive Therapie, Leukämie, Bestrahlung),

– Neugeborenensepsis.

Nebenwirkungen einer Immunglobulintherapie können anaphylaktoide Sofortreaktionen besonders bei Antikörpermangelsyndrom oder anaphylaktische Spätreaktionen durch Bildung von Immunkomplexen sein. Besonders in dem seltenen Fall eines kompletten IgA-Mangels kann ein anaphylaktischer Schock eintreten.

Wesentlich wirkungsvoller für Prophylaxe und Behandlung von Infektionskrankheiten sind Hyperimmunglobuline, d.h. Serum oder Immunglobulinpräparationen von Spendern, die eine Infektion mit dem jeweiligen Erreger durchgemacht haben, meist mit einem erhöhten Anteil an Immunglobulinen der Klasse IgM. Spezifische Antikörper für eine solche „passive Immunisierung" stehen für eine Reihe von Krankheitsbildern zur Verfügung (Tab. 8.5). Zunehmend werden in Zukunft auch sogenannte „monoklonale" Antikörper (z.B. anti-TNF) eingesetzt werden. Sie stellen nicht mehr ein Gemisch verschiedener Antikörper aus einer Immunreaktion dar, sondern werden von den Abkömmlingen eines einzigen B-Lymphozyten (B-Zell-Klon) in vitro gebildet, und besitzen deshalb eine einzige, sehr hohe Spezifität.

8.4.5 Risiken durch Lagerungsschäden

Stoffe, die während der Lagerung in den Blutkonserven durch Metabolismus oder Zerfall der Blutzellen entstehen, wie auch die Stabilisatorlösung, können im Empfänger Nebenwirkungen hervorrufen. Dieses Risiko ist abhängig von

– der Komponentenherstellung

So ist in einem FFP etwa 25mal soviel Zitrat wie in einem EK in additiver Lösung enthalten. Von entscheidender Bedeutung ist auch, inwieweit Leuko- und Thrombozy

Tab. 8.5: *Spezifische Antikörper zur passiven Immunisierung.*

virale Antigene	bakterielle Antigene	andere Antigene
Zytomegalie	Tetanus	Rhesus-Prophylaxe
Hepatitis A	Pertussis	(anti-D)
Hepatitis B	Botulismus*	
FSME	Diphtherie (anti-Toxin)*	Digitalis-Antidot*
Masern	Gasbrand*	
Mumps	Pseudomonas-Infektion	Immunsuppression für Organtransplantation (anti-HuLy Glob., OKT3)
Tollwut	gram-neg.Sepsis	
Röteln	(anti-Endotoxin, anti-Tumornekrosefaktor)	
Varizellen/Herpes zoster		

FSME = Frühsommer-Meningoencephalitis
* = tierische Seren oder Ig-Präparate
anti-HuLy Glob. = Ig gegen menschliche Lymphozyten
OKT3 = monoklonaler Antikörper gegen menschliche T-Lymphozyten

ten mit dem „buffy coat" vor der Lagerung entfernt wurden.

– der Lagerungsdauer

Da mit zunehmender Lagerungsdauer der Gehalt an unerwünschten Nebenprodukten ansteigt, gilt, sobald Blutserologie und Infektionstestung abgeschlossen sind, daß jede Blut- oder Blutkomponentenkonserve umso besser ist, je weniger alt sie ist.

– den Vorerkrankungen des Empfängers

Die Kompensationsmöglichkeiten können eingeschränkt sein, oder eine besondere Empfindlichkeit bestehen, wie z. B. auf Elektrolytstörungen bei Arrhythmie.

– der Transfusionsgeschwindigkeit

– der Transfusionsmenge Die lagerungsbedingten Risiken stellen vor allem ein Problem bei Massivtransfusion dar.

8.4.5.1 Biochemische, metabolische und physikalische Belastungen

a) Erhöhte Sauerstoffaffinität des Hb
Mit zunehmender Lagerungsdauer tritt eine Verarmung an 2.3-DPG in den Erythrozyten ein, die eine Linksverschiebung der Hb-O_2-Dissoziationskurve bewirkt und eine erschwerte Abgabe des O_2 an die Gewebe zur Folge hat. Sie kann bis zu 20% der gesamten O_2-Kapazität betreffen und wird durch ein gesteigertes HZV (mit erhöhtem O_2-Bedarf des Herzens) und Auffüllen der 2.3-DPG-Speicher nach Transfusion innerhalb von 24 Stunden kompensiert. Von Bedeutung ist diese Funktionseinschränkung der Erythrozyten, wenn die O_2-Versorgung durch zusätzliche Faktoren wie Anämie, toxische Hb-Fraktion (Met-Hb, CO-Hb) oder koronare Herzkrankheit beeinträchtigt ist.

b) Hämolyse
Schon innerhalb einer Woche nimmt der ATP-Gehalt der Erythrozyten deutlich ab, parallel mit einem Lipidverlust, einer Vesikelbildung, Sphärozytose und zunehmender Zellrigidität. Dies korreliert eng mit der Lebensfähigkeit der Erythrozyten und führt zur Hämolyse in der Konserve, ebenso wie nach Transfusion zur Hämolyse im Patienten (erniedrigte 24 h-Überlebenszeit). Sie ist gewöhnlich für den Patienten folgenlos. Auch die Freisetzung von Kaliumionen durch die Hämolyse und die blockierte ATP-abhängige Na^+/K^+-Pumpe führt nur selten, bei entsprechender vorbestehender Erkrankung, Hyperkaliämie und zusammen mit Hypocalciämie, zu EKG-Veränderungen und Rhythmusstörungen. Durch Wiederaufnahme in die Zellen und kompensatorisch erhöhte renale Kaliumelimination kommt es nach Transfusionen häufig sogar zu einer Hypokaliämie. Eine zusätzliche, evtl. massive Hämolyse durch Einfrieren ohne Gefrierschutzmittel, durch Erwärmung über 50°C oder durch Zumischen von hyper-/hypotonen Lösungen oder von Medikamenten ist unbedingt zu vermeiden. Nur isotonische Kochsalzlösung ist zum Mischen mit Blut zugelassen! Die Gefahr einer Nierenschädigung und Gerinnungsstörung geht dabei offensichtlich nicht vom freien Hb, sondern von den Zellmembranresten aus.

c) Zytolyse, Gerinnungsaktivierung, Mediatorenfreisetzung
Nicht minder gefährlich sind Stoffe, die durch Aktivierung oder Zellzerfall aus den Leukozyten und Thrombozyten freigesetzt werden. Aktivierte oder zerfallende Entzündungszellen vermitteln eine (nicht lokal begrenzte) Entzündungsreaktion. Es handelt sich um Mediatoren wie Histamin, Serotonin, Adrenalin, ADP, Leukotriene und Kinine, um Enzyme wie die Elastase und um Membrantrümmer. Sie können kreislaufwirksam sein, ein allergisches Geschehen nachahmen, das Endothel schädigen, sowie die plasmatische und zelluläre Gerinnung aktivieren. Neben ihrer direkten Wirkung können sie nach Transfusion auch über die empfängereigenen Kaskadensysteme, z.B. das Komplementsystem, wirksam werden. Die Bildung von Zellaggregaten (s. Kap. 8.4.5.2) ist Folge, aber auch erneuter Ausgangspunkt von Aktivierungsvorgängen.

d) Zitratintoxikation

Durch den überschüssigen Zitratgehalt in der Stabilisatorlösung wird bei rascher und reichlicher Transfusion, v. a. von Vollblut oder FFP, ionisiertes Calcium gebunden. Klinisch bedeutsam kann dies sein, wenn der Patient einen Leberschaden hat, ausgekühlt oder im Schock ist, weil dann die sonst rasche Verstoffwechselung von Zitrat in der Leber gestört ist. Die Hypocalcämie kann zu Arrhythmien bis hin zum Herzstillstand, zur Abnahme der Myokardkontraktilität mit bedrohlicher Hypotension und zu tetanischen Krämpfen führen. Sie schwächt die Digitaliswirkung und potenziert die β-Blocker-Wirkung. Eine Substitution von Calcium erfolgt nur nach Laborwerten. EKG-Veränderungen (QT-Verlängerung) sind unsichere Hinweise. Eine schematische Calciumsubstitution ist gefährlich und abzulehnen.

e) Azidose

Mit zunehmender Lagerungsdauer entsteht in den Erythrozyten durch anaerobe Glykolyse Milchsäure, die zusammen mit der Anhäufung von CO_2 und der Zitronensäure der Stabilisatorlösung ein Absinken des pH-Werts in der Konserve bis auf 6.0 bewirken kann. Bei einem schockierten Patienten, der viel lange gelagertes Blut erhält, muß die Azidose nach Blutgasanalyse evtl. mit Bikarbonatlösung ausgeglichen werden.

f) Ammoniak

Schwer lebererkrankte Patienten, die etwa bei gastrointestinaler Blutung massivtransfusionsbedürftig werden, könnten durch den erhöhten Ammoniakgehalt in alten Konserven und der damit verbundenen Neurotoxizität gefährdet sein.

g) Hypothermie

Das Absinken der Körpertemperatur durch Kalttransfusion führt zu peripherer Vasokonstriktion, Myokarddepression und Arrhythmieneigung, die bei ca. 30°C in lebensbedrohliches Kammerflimmern übergehen kann. In der Aufwärmphase zeigt der unterkühlte Patient einen stark erhöhten Energie- und Sauerstoffverbrauch mit starker Belastung der Koronarreserve. Auch die Blutgerinnung wird durch Unterkühlung ungünstig beeinflußt. Deshalb empfiehlt sich das Vorwärmen von Blut und Blutkomponenten, aber auch von Infusionslösungen, auf 36 – 37°C. Sie kann im Wärmebad, im Durchlauferwärmer oder, mit Vorbehalten, im Mikrowellenwärmer stattfinden. Höhere Temperaturen müssen unbedingt vermieden werden, weil dann Hämolyse eintritt.

8.4.5.2 Mikrofilter

Mikroaggregatfilter aus Polyesterfasern mit Porenweiten unter 40 µm wurden entwickelt und eingeführt, um Mikroemboli in zwei Situationen zu vermeiden: einmal bei extrakorporalem Kreislauf in der Herzchirurgie mit der Gefahr von Hirnschäden (arteriell), und zum anderen bei Massivtransfusionen mit der Gefahr des akuten Lungenversagens (venös), wie es bei erfolgreich operierten Verletzten des Vietnamkriegs beobachtet wurde.

Heute stellt sich die Lage verändert dar:

– Der Anteil an Vollblutkonserven und Konserven nahe dem Verfallsdatum bei Massivtransfusionen hat sich deutlich verringert. In den zunehmend verwendeten „buffy coat"-freien EKs, v. a. in EKs in „additiver Lösung" ist die Zahl an Leuko- und Thrombozyten und damit die Aggregatbildung stark reduziert.

– Die Ursache für eine pulmonale Beeinträchtigung bei massivtransfundierten Patienten ist eher in den Begleitumständen und der Situation, die den Transfusionsbedarf begründete, zu suchen, als in der Transfusion selbst. Trauma, Schock und Sepsis sind wesentliche Auslöser eines ARDS.

– Die Rolle der Transfusion bei der Entwicklung einer „Transfusionslunge" wird heute nicht in der mechanischen Verlegung von Gefäßen, sondern in der Freisetzung vasoaktiver Substanzen wie Thromboxan, Leukotrienen und Proteasen aus den Mikroaggregaten gesehen, die über eine Erhöhung des pulmonalen Gefäßwiderstandes und Endothelschäden zu Mikrozirkulationsstörungen und schließlich zum Lungenödem führen.

– Die klinische Relevanz von zahlreichen in vitro – Versuchen, in denen die Aggregate bestimmt und der „Siebungsdruck" gemessen wurde, ist unklar. Beachtenswert an den Ergebnissen ist, daß die Hälfte der Aggregate eine Größe kleiner als 40 μm aufweist, daß Poren- und Ausschlußgröße nicht übereinstimmen (d.h. daß Partikel > 40 μm einen 40 μm-Filter passieren können) und, daß durch den Mikroaggregatfilter kleinere Aggregate aus großen generiert werden. Zudem endet die Aggregatbildung nicht am Filter, sie kann sich hinter dem Filter fortsetzen.

– Die klinischen Studien haben einen Schutz der Lungenfunktion durch Mikroaggregatfilter nicht beweisen können. Auch bei vorgeschädigter Lunge waren nach Transfusion die Parameter der Lungenfunktion nicht unterschiedlich, ob ein Filter verwendet wurde oder nicht.

So ergibt sich keine Notwendigkeit, bei Transfusionen Mikroaggregatfilter einzusetzen, schon gar nicht bei der Transfusion einzelner Konserven, und bei Massivtransfusion höchstens im Fall von lange gelagerten Vollblutkonserven. Einen wirklichen Beitrag zur Vermeidung von transfusionsbedingter Lungenschädigung könnte die Anwendung von Leukozytenfiltern leisten, die jedoch durch Kosten und Zeitaufwand bei der Massivtransfusion bisher keine Rolle spielt. Uneingeschränkt sinnvoll ist die Verwendung von 170 μm-Filtern in der Transfusionsleitung gegen Koagel.

8.4.5.3 Massivtransfusion

Unter Massivtransfusion versteht man den akuten Ersatz einer Blutmenge, die höher als das gesamte (errechnete) Blutvolumen liegt, also z.B. bei über 12 Bluteinheiten (VB oder EK) innerhalb von 12 Stunden bei einem erwachsenen Patienten. Sie ist nach wie vor mit einer hohen Letalität belastet. Die Gründe für die enge Korrelation zwischen Transfusionsmenge und Letalitätsrate sind jedoch nicht in den Blutkonserven, sondern in der Schwere des Blutverlustes, der zugrundeliegenden Traumatisierung und des begleitenden Schockzustandes zu suchen. Ähnlich verhält es sich mit den Organschäden, insbesondere mit Störungen der Gerinnung, der Nierenfunktion und des pulmonalen Gasaustausches. Im Vordergrund steht die Beseitigung einer Blutungsursache und die Vermeidung oder rasche Behebung eines Kreislaufschocks. Dennoch gilt es, den wenn auch geringen Beitrag der transfusionsbedingten Schäden so gering wie möglich zu halten. Dies gelingt durch Verwendung von:

– kurz gelagerten Konserven

– Blutkomponenten statt Vollblut

– buffy-coat-freien EK

– EK in additiver Lösung

– angewärmten Konserven

– FFP nicht prophylaktisch, sondern nach Gerinnungswerten

8.4.6 Risiken durch Infektionsübertragung

Da bei vielen Infektionskrankheiten Erreger zeitweilig auch im Blut vorkommen, ist ihre Übertragung durch Blut oder Blutkomponenten möglich. Die meisten transfusionsbedingten Todesfälle gehen auf derartige Übertragung von Parasiten, Bakterien oder Viren zurück. Die größte Bedeutung kommt weiterhin der Posttransfusionshepatitis zu.

Gegen das Risiko der Krankheitsübertragung wirken die Verwendung virusinaktivierter Plasmaprodukte, eine sorgfältige Spenderauswahl und die Infektionstestung. **Da bei allen zellhaltigen Blutprodukten einschließlich FFP das Infektionsrisiko nicht auszuschließen ist, müssen Blut und Blut-**

produkte immer wie hoch infektiöses Material behandelt und die nötige Sorgfalt angewandt werden, z. B. durch Tragen von Einmalhandschuhen.

8.4.6.1 Übertragung exotischer Infektionskrankheiten

Mit zunehmendem Tourismus in ferne Länder müssen auch exotische Krankheiten in Betracht gezogen werden. Durch Verkennung und durch Verzögerung der Therapie können sie eine ernste Gefährdung darstellen.

Von den Wurmerkrankungen kommen nur die Filariosen für eine Übertragung durch Blut in Betracht. Wegen des Fehlens der für die Reifung notwendigen Zwischenwirte in Westeuropa kommt es nicht zum Vollbild der Erkrankung (Elephantiasis, Flußblindheit usw.), durch Parasitenzerfall aber zu fieberhaften, allergischen Symptomen.

Beispiele für die Übertragung von Protozoen nach Tropenreisen sind die Chagas-Krankheit durch Trypanosomen, die Babesiose durch Babesien und die Malaria durch Plasmodien. Als häufigste Infektionskrankheit weltweit kann letztere durchaus eine Rolle spielen, da zudem die Inkubationszeit durch Antimalariamittel auf Monate verlängert sein kann, Plasmodien mindestens 10 Tage bei 4°C überstehen und auch einzelne infizierte Erythrozyten in FFP oder TK ausreichen für eine Übertragung.

Neben den Parasiten muß auch mit der Übertragung tropischer Viruserkrankungen gerechnet werden.

8.4.6.2 Besondere Risikogruppen

Durch die hohe Durchseuchung der Normalbevölkerung haben manche Erreger für gesunde Transfusionsempfänger keine Bedeutung, wohl aber für abwehrgeschwächte. Als solche sind anzusehen:

– Früh- und Neugeborene

– Organtransplantierte

– Patienten mit fortgeschrittenem Malignom, inkl. Leukämie

– Patienten unter Chemotherapie

– Patienten nach Splenektomie

– Patienten mit angeborenem Immundefekt

– AIDS-Patienten

Für sie kann durch Neuinfektion oder Reaktivierung auch eine Übertragung von Toxoplasmen, aus der Gruppe der pathogenen Protozoen, oder von Epstein-Barr-Viren (EBV) oder von Cytomegalieviren (CMV) eine ernsthafte Gefährdung darstellen. EBV- und CMV-Infektionen können als Posttransfusionshepatitis imponieren.

– Schwangere sind eine weitere Risikogruppe. Bei ihnen kann eine Infektion mit Toxoplasmen oder CMV teratogen wirken, d. h. schwere Fruchtschädigungen auslösen.

Für Patienten aus diesen Risikogruppen ist die Verwendung Toxoplasmen-, EBV- und CMV-freier Blutkomponenten anzustreben. Eine gewisse Hilfe stellen auch Leukozytenfilter dar, da die Erreger v. a. in den Leukozyten überleben. Gegen CMV ist ein Hyperimmunserum zur passiven Immunisierung verfügbar.

8.4.6.3 Posttransfusionshepatitis

a) Hepatitis A

Trotz einer Durchseuchung der Bevölkerung von etwa 20% spielt die Hepatitis A durch Bluttransfusion kaum eine Rolle, weil sie keinen Trägerstatus hinterläßt und in der kurzen Virämiephase infizierte Spender an einem Transaminasenanstieg gut zu erkennen sind. Zudem verläuft die Hepatitis A meist gutartig und fast nie chronisch.

b) Hepatitis B

Bei einer Durchseuchung von ca. 4% und einem chronischen Verlauf in 10%, einem tödlichen Verlauf in 1% der Erkrankungen war die Hepatitis B als Transfusionsfolge früher von großer Bedeutung. Durch die Virustestung und durch die Transaminasentestung

Infektionsparameter vorliegen, muß eine Aufklärung und eine schriftliche Einwilligung erfolgen. Dies kann günstig im Rahmen der Narkosevorbereitung stattfinden.

Bei der Blutentnahme ist streng auf Sterilität zu achten. Die Punktionsstelle ist zweimalig zu desinfizieren; von dem geschlossenen System des Blutbeutels mit angeschweißter Stahlkanüle sollte nur bei Notwendigkeit (Kinder, schlechte Venenverhätnisse) abgewichen werden. Die Leitung wird anschließend mit Metallplomben verschlossen, noch besser abgeschweißt. Die zu empfehlende Komponentenauftrennung in FFP und EK wird im geschlossenen Mehrbeutelsystem durchgeführt. Eine sorgfältige Beschriftung ist erforderlich.

Die Überwachung des Patienten erfolgt, angepaßt an die Vorerkrankungen des Patienten, mindestens durch Blutdruckmessung und EKG. Mit Nebenwirkungen, hauptsächlich in Form vasovagaler Reaktionen, muß nicht häufiger als bei normalen Blutspendern d. h. in weniger als 5% der Fälle, gerechnet werden. Bei Risikopatienten kann nach der Blutabnahme ein Volumenersatz mit kolloidalen Lösungen erfolgen. Nach der Eigenblutabnahme bleibt der Patient mindestens eine weitere halbe Stunde in Überwachung.

d) Eisensubstitution

Die Abnahme von 500ml Blut geht mit einem Verlust von etwa 250 mg Eisen einher. Nur bei ausreichenden Eisenreserven kann die Blutneubildung gesteigert werden. Bei maximaler Blutbildung steigt der Bedarf an Eisen auf 50 mg/Tag und die enterale Resorption auf 20%, so daß bei Eigenblutspenden eine Substitution mit täglich 250 mg Fe^{++} oral, in 3 Dosen zu den Mahlzeiten, durchgeführt wird. Sie soll möglichst frühzeitig (spätestens bei der ersten Blutabnahme) begonnen und bis über den Operationstermin hinaus weitergeführt werden. Bei Unverträglichkeit in Form von Übelkeit oder Obstipation wird die Dosis verringert.

e) Präoperative Plasmapherese

Mit Geräten, die durch Zentrifugation oder durch Filtration Blutzellen und Plasma trennen, kann präoperativ, zu geplanten Spendeterminen, patienteneigenes Plasma gewonnen werden. Die Blutzellen werden dem Patienten zurückgeführt. Etwa 900 ml werden in einer 90 minütigen Sitzung entnommen und tiefgefroren gelagert. Das Plasma wird insbesondere als Ergänzung zur intraoperativen maschinellen Autotransfusion eingesetzt, da dort nur die autologen Erythrozyten zurücktransfundiert werden.

f) Perioperative Thrombozytensequestration

Bei Operationen mit extrakorporalem Kreislauf kann die Schädigung der Thrombozyten zu Blutungskomplikationen führen. Ähnlich der Hämodilution (s. Kap. 1.11) kann dem Patienten unmittelbar vor der Operation, nach Narkoseeinleitung, plättchenreiches Plasma entnommen und erst nach der Operation zurückgegeben werden, um die Thrombozyten vor der mechanischen Belastung und dem Kontakt mit künstlichen Oberflächen zu bewahren. Dazu kann das Zellwaschgerät verwendet werden, das zur intraoperativen Autotransfusion eingesetzt wird.

8.4.8.2 Intraoperative Autotransfusion (IAT)

Der intraoperative Blutverlust kann dem Patienten zum Teil erhalten und zurückgeführt werden, und damit zur Einsparung von Fremdblut beitragen.

a) Sammeln von Wundblut

Die wesentlichen Vorbedingungen für eine Retransfusion von Wundblut sind, daß es

– aus dem Operationsfeld steril angesaugt wird,

– antikoaguliert wird und

– durch einen Filter von Gewebsresten, Fremdmaterial und Blutkoageln befreit wird.

Verschiedene Geräte stehen dafür als Einmalmaterial zur Verfügung. Aber auch jedes Kardiotomiereservoir, wie es bei der maschinellen Autotransfusion verwendet wird, erfüllt diese Bedingungen. Die Antikoagulation erfolgt durch Vorlage von Citratlösung in das Gefäß oder durch Zutropfen einer Heparinlösung (3000 E/100 ml) durch eine Sauger-Doppelleitung an die Saugerspitze (siehe Abb. 8.5).

b) Retransfusion von Vollblut

Die Retransfusion eines solchen Vollblutes ist bedenklich wegen seiner Qualität: Das Blut war dem Kontakt mit traumatisiertem Gewebe und Fremdoberflächen ausgesetzt, Hämolyse und Gerinnung haben eingesetzt, es sind Antikoagulans, Spülflüssigkeit, Wundsekret und Fett darin enthalten. Dadurch sind in dem Wundblut Zelltrümmer, freies Hämoglobin, freigesetzte Mediatoren, Elektrolyte, aktivierte Gerinnungs- und Komplementfaktoren, aktivierte Fibrinolyseprodukte wie Fibrindimere, aktivierte Thrombozyten, Kinine, Cytokine, Proteasen und viele andere, bisher weniger gut charakterisierte Substanzen enthalten. Daraus ergeben sich die Risiken einer Nierenschädigung, einer Lungenschädigung, einer Überladung des retikuloendothelialen Systems, von Gerinnungsstörungen, einer Thrombose, von Elekrolytstörungen, Kreislaufreaktionen oder einer Volumenbelastung. Die Retransfusion von Wundblut als Vollblut kann daher nicht empfohlen werden, weil im Einzelfall die Belastung eines gesammelten Blutes mit diesen unerwünschten Substanzen bisher nicht meßbar ist, und ebenso die Belastbarkeit eines Patienten individuell nicht abgeschätzt werden kann. Zumindest ist die transfundierte Menge zu begrenzen (auf ca. 1 l). Vor allem aber muß die Anwendung kritisch beurteilt werden, weil es eine Lösung des Problems gibt: die Zellseparation.

c) Retransfusion eines gewaschenen EK („Zellseparation")

Ausgangspunkt ist wieder das sterile Ansammeln von antikoaguliertem, filtriertem Wundblut, das rasch und ohne Verzögerung auch im Notfall möglich ist, und das bei dem begrenzten Kostenaufwand auch verdachtsweise erfolgen kann. Die Entscheidung, ob das Blut aufbereitet und rücktransfundiert werden soll, kann zu einem späteren Zeitpunkt erfolgen, aber nur, wenn es erst einmal gesammelt wurde. Die Aufbereitung des Blutes bei der „maschinellen Autotransfusion" geschieht in einer Waschzentrifuge, bei der die Erythrozyten abgetrennt, gewaschen und konzentriert werden, das hämolytische Plasma verworfen wird (Abb. 8.5) Die Aufarbeitung in dem Zellwaschgerät (Cell Saver, Haemonetics; AT1000, Electromedics; Autotrans, Dideco) erfolgt halbautomatisch und benötigt für 1 EK ca. 4 min. Die Auswascheffizienz für Antikoagulans und andere Stoffe im Plasma entspricht einer Verdünnung auf 1/20. Da etwa 2/3 des intraoperativen Blutverlustes im Sauger erscheint und der Verlust an Erythrozyten 15% beträgt, ergibt sich, daß ca. die Hälfte der intraoperativ verlorenen Erythrozyten dem Patienten zurückgegeben werden können. Sie haben eine ausgezeichnete Qualität mit hoher Funktionsfähigkeit und Überlebensrate.

Kontraindiziert ist die Retransfusion von Wundblut aus bakteriell infiziertem Operationsgebiet und bei Tumorchirurgie wegen der Gefahr der Keim- bzw. Tumorzellaussaat. Zum Teil ist die Anwendbarkeit der maschinellen intraoperativen Autotransfusion eingeschränkt durch die hohen Kosten des Gerätes und des Einmalmaterials.

8.4.8.3 Postoperative Autotransfusion

Auch das Wundblut aus Drainagen kann retransfundiert werden, wenn es steril aufgefangen und antikoaguliert wird. Bei Thoraxdrainagen nach Herzchirurgie kann sich eine Antikoagulation erübrigen, weil durch den Herzschlag eine Defibrinierung stattgefunden hat. Eine Sammelperiode bis zu 6 Std erscheint akzeptabel, danach steigt die Gefahr einer bakteriellen Kontamination stark an. Die Qualität des Wundblutes aus Drainagen ist wie die von intraoperativem Wundblut zu beurteilen. Es ist deshalb ein Waschvorgang mit dem bereits intraoperativ eingesetzten Gerät anzustreben.

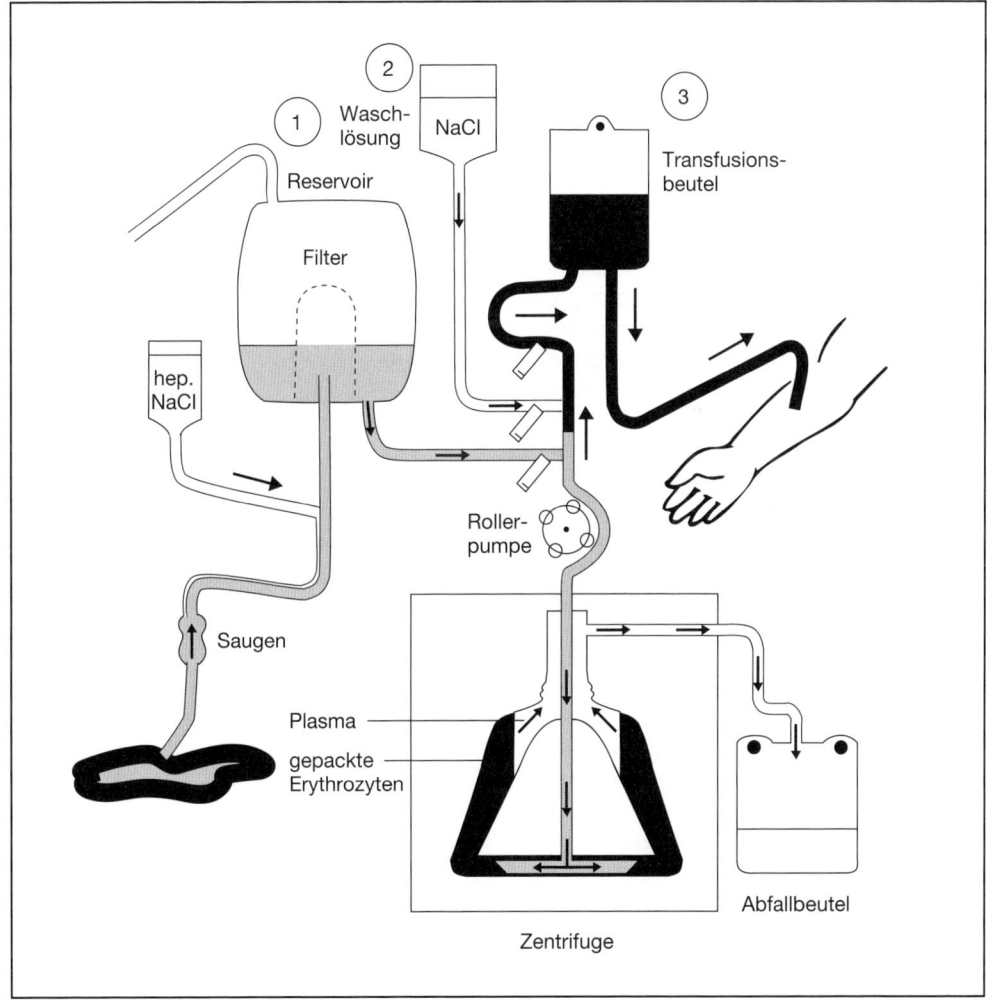

Abb. 8.5: *Maschinelle intraoperative Autotransfusion.*
1. Steriles Ansaugen des Wundblutes, Antikoagulation an Saugerspitze, Filtration.
2. Waschen des Erythrozytenkonzentrats.
3. Überführen des gewaschenen EK in einen Transfusionsbeutel zur Retransfusion.

8.4.8.4 Autotransfusionsprogramm

Mit einer Methode der Bluteinsparung allein gelingt es gewöhnlich nicht, Fremdblut zu vermeiden. Die Zahl der Eigenblutspenden sind durch den Operationstermin und die möglichen Spendeintervalle limitiert, der bluteinsparende Effekt der Hämodilution ist gering, nur etwa die Hälfte der intraoperativ verlorenen Erythrozyten können durch maschinelle Autotransfusion erhalten und zurückgegeben werden. Deshalb ist die **Kombination** dieser Methoden im Rahmen eines Autotransfusionsprogramms sinnvoll. Die Effizienz ist allerdings nicht einfach durch die Zahl der angewandten Methoden gewährleistet. Die deutlichste Einsparung an Fremdblut wird durch **Eigenblutspende und intraoperative Autotransfusion** (IAT) erreicht. Durch deren Kombination können die meisten elektiven, blutreichen Operationen (z. B. Herzchirurgie, Wirbelsäulenoperation, Operation großer Gefäße, Totalendoprotheseneinsatz oder -wechsel) ohne homologe Transfusion durchgeführt werden. Die Retransfusion von Drainagenblut kann eine sinnvolle Ergänzung sein. Die normovolämische Hämodilution erbringt, wenn effiziente Methoden wie Eigenblutspende oder IAT eingesetzt werden, keinen zusätzlichen bluteinsparenden Effekt, sondern ist bei geringem Blutverlust und Notfalleingriffen überlegenswert. Auch dort ist eine Bluteinsparung nur bei ausgeprägter Nutzung gegeben, da nicht das abgenommene Blut, sondern nur der Verdünnungsanteil „gewonnen" wird. Eine Blutabnahme und Hämodilution von 500 ml ist hinsichtlich einer Bluteinsparung absolut nutzlos. Ein absoluter Bedarf an Plasma etwa aus einer Plasmapherese kann aus der intraoperativen maschinellen Autotransfusion, bei der nur gewaschene EK retransfundiert werden, nicht abgeleitet werden (s. a. Kap. 8.4.3.2 d). In der Kombination von Eigenblutspende (mit Komponententrennung) und IAT ist eine, selbst nach der klassische Hämotherapie ausreichende, Plasmasubstitution im Verhältnis 1 FFP zu 3 EK gegeben.

Leider beträgt der Anteil der autologen Transfusion immer noch nur wenige Prozent an den Gesamttransfusionen, so daß weitere Anstrengungen notwendig sind, um den Patienten die mögliche, optimale Hämotherapie mit ihrem eigenen Blut zu gewähren.

8.5 Kolloidale Plasmaersatzmittel (W. Funk)

8.5.1 Grundsätzliches zur Therapie von Blutverlusten

Plasmaersatzlösungen sollen bestimmte Eigenschaften und Wirkungen menschlichen Blutes besitzen und ersetzen können. Es gibt bis heute keine künstliche Lösung, die die gesamten komplexen Funktionen des Blutes (Transport, Hämostase, immunologische Abwehr) ersetzen kann. Einzig frisches autologes Blut, d. h. Blut, das vom Empfänger selbst stammt, erfüllt diese Forderung. Frisches Eigenblut ist aber nur durch unmittelbar präoperativen Austausch von Blut gegen Ersatzlösungen zu gewinnen und steht daher gerade in Notfällen nicht zur Verfügung. Ähnlich gut wirksam und verträglich sind autologe Erythrozytenkonzentrate und gefrorene Frischplasmen, die mittels der in neuerer Zeit verstärkt empfohlenen Eigenblutspende einige Wochen präoperativ gewonnen werden (s. Kap. 8.4.8.1). Dieses Verfahren ist allerdings teuer und organisatorisch schwierig. In Notfällen ist es nicht einsetzbar. Alle anderen zur Verfügung stehenden Lösungen (humane homologe Blut- und Plasmakonserven, natürliche und künstliche Kolloide, kristalloide Lösungen, Fluorocarbone, Hämoglobinlösungen) haben nur einen Teil der erwünschten und meist mehrere nicht erwünschte Wirkungen. In der Behandlung von Blutverlusten hat sich aus den oben genannten Gründen eine „Komponententherapie", d. h. der jeweils gezielte Einsatz einer bestimmten Lösung zur Erzielung einer bestimmten Wirkung, als das zur Zeit optimale Verfahren erwiesen. Dabei ist die Normalisierung und Wiederherstellung des zirkulierenden intravasalen Volumens der erste Schritt in der Therapie von Blut- oder Plasmaverlusten. Dieses Ziel kann innerhalb gewisser Grenzen zufriedenstellend durch Verwendung kolloidaler Lösungen erreicht werden. Die dadurch erzeugte Verdünnung wesentlicher Blutbestandteile (Hämodilution der Erythrozyten, Thrombozyten, Gerinnungsfaktoren) kann bei Patienten, die keine gravierende Vorschädigung von Herz, Kreislauf oder Leber (Gerinnungsfaktoren!) aufweisen, ohne Nachteile bis zu einem Hämoglobingehalt von 6 – 8 g/100 ml durchgeführt werden. Dazu ist aber der Erhalt eines normalen Intravasalvolumens zwingend: Nur so kann der Organismus den verminderten Sauerstoffgehalt des Blutes über eine Steigerung des HZV wettmachen. Dieses geschieht, weil das verdünnte Blut verbesserte Fließeigenschaften besitzt und die Kapillaren leichter passiert. So steigt der venöse Rückstrom an, der über eine erhöhte diastolische Füllung des Herzens ein höheres Schlagvolumen bewirkt (vgl. Kap. 8.6.3.3).

Neben kolloidalen können auch kristalloide Lösungen, d. h. meist isotone Elektrolytlösungen mit Natrium als Hauptkation, zum Volumenersatz bei Hypovolämie herangezogen werden (vgl. Kap. 8.6.3.1). Soll allerdings Normovolämie erreicht und für länger als 20 – 40 min gesichert werden, so ist die drei- bis vierfache Menge kristalloider im Vergleich zu kolloidalen Lösungen erforderlich. Damit wächst die Zeit bis zum Erreichen der Normovolämie. Kristalloide Lösungen müssen häufiger nachinfundiert und das intravasale Volumen muß häufiger kontrolliert werden (ZVD, PCWP). Dabei besteht die Gefahr erheblicher interstitieller Ödeme, die die Gewebesauerstoffversorgung behindern und möglicherweise Wundheilungsstörungen verursachen. Vor allem wegen des schneller einsetzenden und stabileren Volumeneffekts ist also die Verwendung kolloidaler Lösungen bei Blutverlusten der sicherere Weg, eine Hypovolämie zu vermeiden. Die heute in der Klinik üblichen kolloidalen Plasmaersatzlösungen lassen sich je nach Art der verwendeten Grundstoffe in zwei Gruppen einteilen, nämlich

– „natürliche" Kolloide, hergestellt aus menschlichem Plasma (Albumin- und Plasmaproteinlösungen) und

– „künstliche" Kolloide, deren Grundstoffe von Tieren oder Pflanzen stammen (Gelatine-, Dextran- und Hydroxyäthylstärkelösungen).

8.5.2 Allgemeine Eigenschaften und Wirkungen kolloidaler Plasmaersatzlösungen

Kolloide mit einem Molekulargewicht kleiner als 50000 können die Glomerulummembran passieren und werden von der Niere ausgeschieden. Albumin mit seinem Molekulargewicht von 69000 wird hingegen normalerweise nicht glomerulär filtriert und verbleibt lange im Kreislauf. Albuminlösung hat neben der Erfüllung spezifischer Transportfunktionen den besonderen Vorteil, daß alle Moleküle das gleiche Molekulargewicht haben, d. h., die Albuminlösung ist „monodispers". Alle Albuminmoleküle haben die gleiche Verweildauer in der Blutbahn. Demgegenüber sind alle künstlichen Kolloidlösungen aufgrund ihrer Herstellung „polydispers", d. h., sie bestehen aus einer Mischung verschieden großer Moleküle, die sich in Form einer Zufallsverteilung (GAUSS'sche Glockenkurve) um das mittlere Molekulargewicht gruppieren. Die Streubreite dieser Verteilung liefert zusammen mit dem mittleren Molekulargewicht einen Anhaltspunkt zur Abschätzung der intravasalen Verweildauer der jeweiligen künstlichen Kolloide. Normalerweise steigt die intravasale Verweildauer mit steigendem mittleren Molekulargewicht und geringerer

Dispersität des Kolloids an. Die Wasserbindungskapazität, also die Ursache der kolloidosmotischen Kraft von Kolloidlösungen wird ebenfalls' von der eben beschriebenen „Dispersität", hauptsächlich aber von der Molekülstruktur und vom Kolloidgehalt, d. h. von der Kolloidkonzentration, bestimmt. Die Wasserbindungskapazität von Albumin beträgt z. B. 17 ml H_2O/g Albumin, die Wasserbindungskapazität von Dextran 60 (mittleres Molekulargewicht 60000) beträgt 20 bis 25ml H_2O/g Dextran. Kolloidlösungen, die im Vergleich zu menschlichem Plasma hyperonkotisch sind, d. h. eine höhere Kolloidkonzentration als Plasma besitzen (i. d. Regel 10%), entziehen dem Interstitium Wasser und vergrößern damit das Intravasalvolumen auf Kosten des interstitiellen Raumes. Diese Wirkung ist zur raschen Auffüllung des Intravasalraums und zur Beseitigung von Ödemen oft erwünscht, kann allerdings bei Patienten mit niedrigem EZR-Volumen zur Nierenfunktionsstörung im Sinne eines prärenalen Nierenversagens führen. In Tab. 8.8 sind die wesentlichen Charakteristika der einzelnen Kolloidlösungen festgehalten.

8.5.3 Natürliche Kolloide

Von den natürlichen Kolloiden sind die 4%igen Proteinlösungen und 5%iges humanes Serumalbumin zum Plasmavolumenersatz prinzipiell geeignet. Der Volumeneffekt ist bei normaler Kapillarpermeabilität ungefähr gleich der Menge der infundierten Flüssigkeit. Es sollten nur Plasmafraktionen verwendet werden, die durch entsprechende Vorbehandlung frei vom Risiko einer Hepatitisvirus- und HIV-Übertragung sind. Obwohl sie den physiologischen Kolloidersatz darstellen, sollten Plasmaprotein- und Albuminlösungen aus folgenden Gründen nicht zum routinemäßigen Volumenersatz verwendet werden:

– sie sind nur durch Blutspenden zu gewinnen und daher nur begrenzt verfügbar

– sie sind deshalb um ein Vielfaches teurer als künstliche Kolloide

– sie sind auch nach Vorbehandlung nur mit großer Wahrscheinlichkeit virussicher

– Unverträglichkeitsreaktionen werden in vergleichbarer Häufigkeit wie bei den künstlichen Kolloiden auch bei den natürlichen kolloidalen Lösungen beobachtet (vgl. Kap. 8.5.5.1).

Die natürlichen Kolloide sollen daher reserviert bleiben für Patienten mit der Kombination von Volumenmangel und Mangel an Plasmaproteinen. Die Bedeutung eines annähernd normalen Albuminspiegels für die Gesundung operativer Intensivpatienten konnte allerdings nie bewiesen werden. Im Gegenteil wurde kürzlich gezeigt, daß auch Serum-Albuminkonzentrationen unter 2 g/dl über mehrere Wochen keinen negativen Einfluß auf das Überleben Schwerstkranker ausüben. Man kann zudem vermuten, daß infundiertes Albumin eine ähnliche Verteilung im Körper erfährt wie körpereigenes (65% extravasal), so daß die Dauer seines Volumeneffekts vor allem bei Krankheitszuständen, die Albumin „verbrauchen" (Katabolie) durch aktiven Transport in das Interstitium eng begrenzt wird.

8.5.4 Künstliche Kolloide

Lösungen künstlicher Kolloide werden seit 70 Jahren in zunehmendem Umfang in der Infusionstherapie verwendet. Zusammensetzung und Wirkung der einzelnen Lösungen sind aus folgenden Gründen unterschiedlich:

– drei verschiedene Grundsubstanzen werden verwendet (Gelatine, Dextran, Hydroxyäthylstärke),

– die einzelnen Substanzen werden noch einmal zu verschiedenen Präparationen verarbeitet (drei verschiedene Präparationen von Gelatine, unterschiedliche Substitution der Stärkemoleküle mit Hydroxyäthylgruppen) und

– unterschiedliche Molekülgrößen und -verteilungen werden für verschiedene Indikationen angeboten.

Die Kenntnis physiko-chemischer Charakteristika der einzelnen Kolloidlösungen ist notwendig, wenn man die unterschiedlichen Wirkungen der Kolloide verstehen will (Tab. 8.8). Die besonderen Vorteile künstlicher Kolloide gegenüber humanen Plasmaproteinlösungen seien zunächst nochmals herausgestellt: Bei vergleichbarer oder besserer Volumenwirksamkeit sind sie

– in ausreichender Menge und billig herzustellen,

– sofort verfügbar

– ohne Infektionsrisiko und

– ohne besondere Maßnahmen sehr lange lagerfähig.

8.5.4.1 Gelatinelösungen

Von den künstlichen Plasmasubstituten wurden Gelatinepräparate als erste auf ihre klinische Verwendbarkeit geprüft. Ausgangsmaterialien sind Rinderknochen und Kalbshäute. Anfängliche Schwierigkeiten, wie schlechte Sterilisierbarkeit, Gehalt an Allergenen und hohe Viskosität bei Zimmertemperatur konnten später beseitigt werden. Drei Präparate stehen heute zur Verfügung, nämlich

– durch Harnstoffbrücken vernetzte Gelatine (z. B. Haemaccel®),

– Oxypolygelatine (z. B. Gelifundol®) und

– modifizierte flüssige Gelatine (z. B. Gelafundin®).

Die Verschiedenheit der Präparate ist durch unterschiedliche Vernetzung der Peptidmoleküle bedingt. Alle drei Gelatinepräparate haben ein relativ niedriges mittleres Molekulargewicht, das ihre intravasale Halbwertszeit auf etwa zwei Stunden begrenzt. Eine wirkungsvolle Volumentherapie ist nur möglich bei Verwendung entsprechend höherer Mengen im Vergleich zu Dextran 60 oder HÄS 200. Damit geht der Vorteil einer gegenüber Elektrolytlösungen rascheren Auffüllung des Intravasalraums weitgehend verloren. Da Gelatinepräparate keinen spezifischen Effekt auf die Gerinnung und damit keine anti-

Tab. 8.8: *Charakteristika künstlicher Kolloidlösungen.*

Präparate	Kolloidgehalt (%)	mittleres Molekulargewicht	intravasale Halbwertszeit (h)	Volumeneffekt
Gelatine				
Harnstoffvernetzte Gelatine	3.5	25.000	2 – 3	0.5
Oxypolygelatine	5.5	30.000	2 – 3	0.7
modifizierte flüssige Gelatine	4.0	35.000	2 – 3	0.5
Dextran				
Dextran 40	10.0	40.000	2 – 3	2
Dextran 60	6.0	60.000	6	1.2
Dextran 70	6.0	70.000	6 – 8	
Hydroxyäthylstärke				
HÄS 450/0.7	6.0	450.000	6 – 8	1
HÄS 200/0.5 bzw. 0.6	10.0	200.000	4 – 6	1.5
HÄS 40/0.5	6.0	40.000	2 – 3	0.5 – 0.7

thrombotische Wirkung besitzen, gibt es für sie auch keine Dosisbeschränkung wie etwa für Dextran oder HES (s. u.). Die maximale Infusionsmenge ergibt sich aus der Blutverdünnung, wobei ein Hk von 20–25% auch bei invasivem Monitoring und Sauerstoffgabe nicht unterschritten werden sollte. In jüngster Zeit wurde der Verdacht geäußert, daß die nach Gelatinegaben beobachtete Beeinträchtigung des Fibronectins Störungen der Fibrinvernetzung, der Wundheilung und der Infektabwehr hervorrufen könnte. Eine klinische Bestätigung hierfür steht noch aus.

8.5.4.2 Dextranlösungen

Dextrane sind aus Glukosemolekülen aufgebaute, hochmolekulare Polysaccharide, ähnlich wie Stärke und Glykogen, die aber auf Grund ihrer chemischen Struktur vom Organismus sehr viel langsamer abgebaut werden. Zur Verfügung stehen heute:

- Dextran 70 (6%ige Lösung mit einem mittleren Molekulargewicht von 70000, z.B. Longasteril 70®),
- Dextran 60 (6%ige Lösung mit einem mittleren Molekulargewicht von 60000, z.B. Macrodex®, Oncovertin®),
- Dextran 40 (10%ige Lösung mit einem mittleren Molekulargewicht von 40000, z.B. Rheomacrodex®, Oncovertin N®, Longasteril 40®).

10%ige Dextrane mit einem mittleren Molekulargewicht von 40000 sind stark hyperonkotisch. Der initiale Volumeneffekt beträgt bei diesen Präparaten das Doppelte des infundierten Volumens, d. h., daß entweder interstitielle oder zusätzlich infundierte Flüssigkeit intravasal gebunden wird. Wenn der Patient also nicht von vornherein hyperhydriert ist, dann sollte neben Dextran 40 das gleiche Volumen an Wasser oder Elektrolytlösungen infundiert werden. Die starke Wasserbindungsfähigkeit von Dextran 40 führt zur Verbesserung der Mikrozirkulation und ver-

hindert vor allem die Erythrozytenaggregation in den postkapillären Venolen. Dieser Effekt wird seit langem zur Durchblutungsverbesserung sowohl beim akuten Hörsturz als auch zur Therapie peripherer Durchblutungsstörungen und des zerebralen Insultes genutzt. Dextran 40 wird wegen seines geringeren Molekulargewichts schneller ausgeschieden als Dextran 60 oder 70. Die intravasale Halbwertszeit beträgt etwa zwei bis drei Stunden, die von Dextran 60 etwa sechs Stunden. Beide Dextranpräparate haben antithrombotische Eigenschaften (vgl. Kap. 1.9). Ihr sicherer Effekt zur Prophylaxe postoperativer tiefer Venenthrombosen und tödlicher Lungenembolien ist vielfach nachgewiesen. Er beruht auf folgenden Mechanismen:

- Thrombozyten und Gefäßendothelien werden mit Dextran überzogen ("Coating"), die Plättchenadhäsion und -aggregation wird dadurch gehemmt.

- Die Aktivität des Faktors VIII der plasmatischen Gerinnung wird erniedrigt.

- Die Fibrinolyse wird durch primäre Bildung gröberer Fibrinnetze erleichtert.

- Die Blutströmung wird durch die Hämodilution verbessert (dies trifft aber auch für andere Plasmasubstitute zu).

Überschreitet man allerdings eine Dosis von 1.5 g Dextran/kg KG pro Tag (1750 ml 6% Lsg./70 kg), so wird zunehmend die plasmatische Gerinnung gehemmt, was in intra- und postoperativen Blutungen resultieren kann.

8.5.4.3 Hydroxyäthylstärkelösungen (HES)

HES wird aus Stärke hergestellt, die in Mais und Getreide vorkommt. Um den raschen Abbau durch die Serumamylase zu verhindern, sind die Glukosemoleküle, aus denen Stärke aufgebaut ist, in unterschiedlicher Häufigkeit mit Hydroxyäthylgruppen besetzt. Ein Substitutionsgrad von 0.5 bedeutet z.B., daß pro zehn Glukosemolekülen fünf Hydroxyäthylgruppen gebunden sind, die aber ungleich verteilt sein können. Zur Zeit sind bei uns folgende Präparate verfügbar:

– HES 450/0.7 (z. B. Plasmasteril®: Die HES-Moleküle dieser Lösung haben ein mittleres Molekulargewicht von 450000 bei einem Substitutionsgrad von 0.7. Trotz dieses hohen Substitutionsgrades werden sie im Blut rasch zu Molekülgrößen um 70000 gespalten, so daß HES 450 einen ähnlichen Volumeneffekt wie Dextran 60/70 zeigt. Im Gegensatz zu den klinisch verwendeten Dextranlösungen wird HES 450/0.7 über längere Zeit im retikuloendothelialen System gespeichert und ist dort noch nach Monaten nachweisbar. Eine Beeinträchtigung der immunologischen Funktion der RES-Zellen konnte allerdings nie gezeigt werden. Wegen der langen Speicherung wurden HES-Präparate mit niedrigerem Molekulargewicht und schnellerer Ausscheidung entwickelt.

– HES 200/0.5 (z. B. HAES-Steril®, Elohäst®): Die HES-Moleküle dieser Lösungen haben ein mittleres Molekulargewicht von 200000, der Substitutionsgrad beträgt 0.5 oder 0.6. HES 200 wird als 6% isoonkotische oder 10% hyperonkotische Lösung angeboten. Die Verbesserung der Fließeigenschaften des Blutes und die antithrombotische Wirksamkeit sind mit Dextran vergleichbar. HES 200 wird deutlich weniger im RES gespeichert als HES 450

– HES 40/0.5 (z. B. Expafusin®): Die HES-Moleküle dieser Lösung haben ein mittleres Molekulargewicht von 40000, Substitutionsgrad 0.5. Der Volumeneffekt dieser 6%igen Lösung entspricht nur der von Gelatinelösungen, der kolloidosmotische Druck wird im Gegensatz zu allen anderen Kolloiden gesenkt. HES 40 ist daher als Volumenersatz ohne Vorteil gegenüber Gelatine oder kristalloiden Lösungen.

Ein antithrombotischer Effekt vergleichbar mit dem von Dextran beruht auch bei HES auf dem Coating der Blut- und Endothelzellen und einer Verminderung der Aktivität des von Willebrand-Faktors (Teil des Faktors VIII). Wegen der resultierenden Blutungsgefahr darf ein Volumen von 1500 ml/Tag beim Erwachsenen nicht überschritten werden.

In jüngster Zeit mehren sich Berichte, daß bei einigen Patienten Tage bis Wochen nach HES-Gabe ein Wochen bis Monate anhaltender Juckreiz auftritt, der mit Antihistaminika oder Cortikosteroiden kaum behandelbar sei. Dabei scheint die Inzidenz nach mehrfacher Gabe (Rheologische Therapie z. B. beim Hörsturz) und bei HES 450 wesentlich höher als nach einmaliger Gabe kleinener Moleküle. Bei vergleichbaren Patienten, die Dextran erhielten, trat dieser Juckreiz seltener auf. Der auslösende Mechanismus ist nicht bekannt, die Häufigkeit wird derzeit in einer prospektiven Studie erforscht.

8.5.5 Allgemeine Nebenwirkungen und Risiken kolloidaler Plasmaersatzlösungen

Unkontrollierte und zu reichliche Infusion von Kolloidlösungen, insbesondere in hyperonkotischer Form, kann natürlich zu massiver Hypervolämie führen. In diesem Fall besteht dann auch die Gefahr eines hämodynamischen Lungenödems. Gerinnungsstörungen können durch alle Plasmasubstitute hervorgerufen werden, wenn die Gerinnungsfaktoren durch exzessive Infusion zu sehr verdünnt werden. Bei intakter Leberfunktion tritt allerdings vorher eine transfusionsbedürftige Anämie ein. Nierenfunktionsstörungen wurden nach Infusion von 10%igem Dextran 40 bei Patienten mit beginnendem Nierenversagen und/oder dehydrierten Patienten wiederholt beschrieben. Diese Störungen ließen sich aber darauf zurückführen, daß bei Infusion der hyperonkotischen Lösung die zusätzliche Bindung interstitieller Flüssigkeiten nicht berücksichtigt worden war.

Anaphylaktoide oder anaphylaktische Unverträglichkeitsreaktionen aller Schweregrade, zum Teil auch mit tödlichem Ausgang, wurden nach Infusion aller kolloidalen Plasmaersatzlösungen beschrieben. Um die unterschiedliche klinische Symptomatik der verschiedenen Einzelbeobachtungen miteinander vergleichen zu können, hat sich die Klassifikation der Symptome in vier Schweregrade entsprechend Tab. 8.9 in den letzten Jahren sehr bewährt.

Tab. 8.9: *Schweregradskala der Unverträglichkeitsreaktionen bei Infusion von kolloidalen Plasmaersatzlösungen.*

Schweregrad	Klinische Symptomatik
I	Hauterscheinungen (Flush, Urtikaria)
II	Nicht lebensbedrohliche hämodynamische Reaktion (Pulsanstieg über 20/min, Blutdruckabfall mehr als 20 mmHg systolisch), Dyspnoe, Übelkeit, Erbrechen
III	Schock, lebensbedrohlicher Bronchospasmus
IV	Herz- und/oder Atemstillstand

Bezüglich des auslösenden Mechanismus dieser Reaktionen kann man unterscheiden:

– anaphylaktische Reaktionen, also systemische Sofortreaktionen, die durch Antigen-Antikörper-Reaktionen mit nachfolgender Aktivierung des Komplementsystems und Histaminfreisetzung aus Mastzellen ausgelöst sind

– anaphylaktoide Reaktionen, die die gleiche klinische Symptomatik wie eine Anaphylaxie zeigen, jedoch ohne Beteiligung des Immunsystems stattfinden (keine Antigen-Antikörper-Reaktion). Die Mediatoren stammen auch hier aus dem Komplementsystem, den Mastzellen und den basophilen Leukozyten.

Über die Häufigkeit der Unverträglichkeitsreaktionen auf Kolloidlösungen kann trotz zahlreicher Fallberichte und Studien keine endgültige Angabe gemacht werden. Wahrscheinlich liegt aber die Gesamthäufigkeit der Unverträglichkeitsreaktionen auf Kolloidlösungen im Bereich zwischen 0.05 und 2% (1 : 50 – 1 : 2000) bezogen auf die Anzahl der Infusionsempfänger.

8.5.5.1 Unverträglichkeitsreaktionen bei Anwendung natürlicher Kolloidlösungen

Bei Albumin- und Plasmaproteinlösungen ist das Risiko einer Übertragung von Serumhepatitis oder AIDS durch Vorbehandlung dieser Präparate heute weitestgehend ausgeschlossen. Unverträglichkeitsreaktionen der in Tab. 8.9 beschriebenen Symptomatik wurden jedoch wiederholt berichtet. Neben Sofortreaktionen sind auch sogenannte „Spätreaktionen" beschrieben, die bei wiederholter Anwendung von Infusionen auftraten und sich vor allem in Fieber, Schüttelfrost und generalisierter Urtikaria manifestierten. Die Immunisierung gegen Humanalbuminmoleküle ist theoretisch möglich, bisher aber noch nicht nachgewiesen worden. Nachgewiesen ist dagegen die Immunisierung gegen Immunglobulin A bei Patienten, die selbst an einem genetisch bedingten Immunglobulin-A-Mangel litten. Diese Patienten entwickelten Antikörper gegen Immunglobulin A und erlitten bei Infusion von Globulin- oder Plasmalösungen, die dieses Immunglobulin enthielten, schwerste Immunreaktionen (vgl. Kap. 8.4.7.5).

8.5.5.2 Unverträglichkeitsreaktionen bei Anwendung von Gelatine und HES

Unverträglichkeitsreaktionen (UVR), die bei Infusion von Harnstoff-vernetzter Gelatine auftraten, sind durch Histaminfreisetzung bedingt (anaphylaktoid). Bei den beiden anderen Gelatinepräparationen (s. o.) nimmt man aufgrund ähnlicher klinischer Symptomatik ebenfalls eine Histaminfreisetzung als Ursache von UVR an. Eine Modifikation bei der Reinigung der Gelatinepräparate hat diese Reaktionen deutlich reduziert. Durch prophylaktische Gabe von Histamin-H_1-Rezeptorantagonisten, z. B. Dimetinden (Fenistil®) plus H_2-Rezeptorantagonisten, z. B. Ramitidin(Sostril®, Zantic®) läßt sie sich weitgehend verhindern.

Anaphylaktoide Unverträglichkeitsreaktionen aller Grade nach HES-Infusionen wurden ebenfalls berichtet, ihre Häufigkeit liegt aber deutlich unter 0.1%. Das Risiko der schweren Unverträglichkeit (Grad III und IV) in sehr seltenen Fällen kann bei HES-Infusionen unter entsprechendem Monitoring in Kauf genommen werden.

8.5.5.3 Unverträglichkeitsreaktionen bei Anwendung von Dextranlösungen

In den Anfängen der klinischen Anwendung von Dextranlösungen vor etwa 30 Jahren wurden Unverträglichkeitsreaktionen auf Dextran häufig beobachtet. Dies beruhte auf der Verwendung größerer Moleküle bei stärkerer Verzweigung der Ketten. Durch Änderung des Herstellungsverfahrens konnten diese Ursachen beseitigt werden. Dennoch wurde in der Folgezeit immer wieder über zum Teil auch tödliche Zwischenfälle berichtet. Der Pathomechanismus der Dextran-induzierten anaphylaktischen Reaktion (DIAR) ist aus vielen Studien gut bekannt:

Bei über 70% der Menschen ließen sich präformierte, zirkulierende Dextran-reaktive Antikörper (DRA) nachweisen. Diese Antikörper entstehen nicht durch Immunisierung gegen Dextran: Es handelt sich hier vielmehr um Antikörper, die gegen Lipopolysaccharide von Bakterienwänden oder Speisereste gerichtet sind und mit Dextran kreuzreagieren.

Es ließ sich nachweisen, daß das Risiko, bei Infusion von Dextranlösungen eine schwere Unverträglichkeit zu erleiden, für die Patienten besteht, bei denen hohe Titer von DRA vorliegen. Bei diesen Patienten kann es zu einer Immunkomplex-Anaphylaxie kommen.

Die Identifizierung des Risikopatienten, der bei Infusion von Dextran von einer schweren DIAR bedroht ist, ist mit Hilfe eines einfachen Tests bislang nicht möglich. Es konnte jedoch eine Prophylaxe nach dem Prinzip der Haptenhemmung entwickelt werden: Mittels monovalenter Haptenmoleküle – kleiner (Halb-)Antigene, in diesem Fall Dextranmoleküle, wird die Immunreaktion spezifischer Antikörper abgeblockt. Die Bindung der Haptene an die DRA hat keine immunogene Wirkung im Sinne einer Mediatorenfreisetzung.

In der Praxis werden 20ml monovalentes Haptendextran 15% (Promit®) intravenös 2 min vor jeder Erstinfusion von Dextran injiziert. Dies führt zu einer deutlichen Reduktion vor allem der schweren DIAR. Patienten mit extrem hohen DRA-Titern können in sehr seltenen Fällen trotz Prophylaxe mit 20ml Hapten eine DIAR erleiden. Bei diesen Patienten muß unterstellt werden, daß die prophylaktisch injizierte Dosis von Haptendextran zur Blockierung sämtlicher Antikörper nicht ausreichend war, jedoch den potentiellen Verlauf der DIAR abzumildern vermochte. Vor weiteren Dextraninfusionen soll die Hapteninjektion dann wiederholt werden, wenn zwischen zwei Einzelinfusionen mehr als 48 Stunden vergangen sind.

Zur Verminderung von Zwischenfällen bei Infusion jeder kolloidalen Plasmaersatzlösung bleibt aber die entscheidende Maßnahme die genaue Überwachung des Patienten zu Infusionsbeginn. Während des Einlaufens der ersten Milliliter muß der Patient sorgfältig überwacht werden, da sich gerade die schwereren Unverträglichkeitsreaktionen während dieser Infusionsphase ereignen. Die Erkennung der Reaktion und die konsequente Behandlung zu diesem Zeitpunkt sind die wichtigsten Voraussetzungen für eine erfolgreiche Therapie.

8.5.5.4 Therapie des Infusionszwischenfalles

Bei Unverträglichkeitsreaktionen vom Schweregrad I genügt in der Regel der Stop des Infusionsmittels und eventuell die Gabe eines Antihistaminikums. Bei einer Reaktion vom Schweregrad II mit leichterer Beeinträchtigung von Kreislauf und Atmung sind Stop dieser Infusionslösung und Infusion einer anderen Kolloidlösung und mittlere bis hohe Dosen von Corticosteroiden (Dexamethason z.B. Fortecortin®, Decadron-P®, 40 – 100 mg) indiziert. Der Wert von Antihistaminika ist fraglich, da sie nicht sofort wirksam werden. Dabei ist wichtig zu wissen, daß eine Reaktion vom Schweregrad II rasch in eine Reaktion vom Schweregrad III oder IV übergehen kann. In diesen Fällen sind dann

– Volumensubstitution und

– Adrenalin wie bei der kardiopulmonalen Reanimation absolut vorrangig.

– Dexamethason wird zusätzlich in hohen Dosen gegeben.

Nach aller Erfahrung sind akute Hypotension, Vasodilatation und peripheres Blutpooling durch Volumensubstitution und Adrenalingabe schnell und sicher zu beherrschen. Die Erstdosierung von Adrenalin beträgt 0.05 bis 0.1 mg i.v. Dexamethason oder Triamcinolon (z.B. Volon®) ist in hohen Dosen indiziert zur Unterdrückung der Antigen-Antikörper-Reaktion, hat aber einen um 5 – 10 min verzögerten Wirkungseintritt. Andere Kortikosteroide wirken noch langsamer. Die ausreichende Volumensubstitution unter Wechsel des Infusionsmittels ist bei der Therapie der schweren anaphylaktoiden/anaphylaktischen Reaktion wesentlich. Für die Wahl der Infusionslösung (Elektrolytlösungen oder kolloidale Lösungen) spielt die Geschwindigkeit der Volumensubstitution eine wesentliche Rolle: Da Kolloide zunächt fast vollständig im Intravasalraum verbleiben, wird die Normovolämie mit ihnen schneller erreicht. Kreuzreaktionen zwischen den verschiedenen Kolloiden sind nicht zu erwarten. Wichtig zu wissen ist, daß 1000 bis 2000 ml Flüssigkeit erforderlich sein können, um zusammen mit gefäß- und herzstimulierenden Medikamenten eine suffiziente Kreislauffunktion wiederherzustellen.

8.6   Infusionstherapie unter Narkose und Operation (U. Finsterer)

Die parenterale Zufuhr von unterschiedlichen Infusionslösungen, die von plasmaisotonen und natriumfreien Kohlenhydratlösungen über sogenannte „Vollelektrolytlösungen" mit Natrium als Hauptkation und kolloidalen Lösungen mit synthetischen Makromolekülen oder Plasmaproteinen (vgl. Kap. 8.5) bis zu Vollblut und Erythrozytenaufschwemmungen (vgl. Kap. 8.4) reichen können, dienen grob schematisch in der Phase kurz vor und während Narkose und Operation zwei Zielen, nämlich

– dem Ersatz bereits präoperativ vorhandener Defizite, die zu diesem Zeitpunkt noch nicht erkannt und/oder behandelt wurden, und

– dem Ersatz intraoperativer Verluste von Flüssigkeit, wobei dem „chirurgischen" Blutverlust die überragende Bedeutung zukommt. Der Abschätzung und dem Ersatz von Blutverlusten, die durch das operative Trauma verursacht sind, kommt eine zentrale Rolle zu, doch werden wir sehen, daß bei einem großen und langdauernden Eingriff, z.B. im Bereich der Bauchhöhle, eine exakte intraoperative Infusionstherapie durchaus nicht nur „intraoperativen Blutersatz" bedeutet. Infusionstherapie beeinflußt das System Wasser- und Elektrolythaushalt im weitesten Sinne, und das zentrale Organ zur Aufrechterhaltung der Homöostase des Wasser- und Elektrolythaushalts ist die Niere (vgl. Kap. 3.3.1). So wird die prä- und intraoperative Nierenfunktion in besonderem Maße die intraoperative Infusionstherapie beeinflussen. Darüber hinaus ist wichtig, daß Narkose und Operation temporär die Nierenfunktion tiefgreifend beeinflussen können. Das Funktionssystem Wasser- und Elektrolythaushalt beeinflußt weiterhin andere vitale Funktionssysteme des Organismus: das Herz-Kreislaufsystem, z.B. über das zirkulierende Blutvolumen oder die extrazelluläre Kaliumkonzentration, die Lungenfunktion über den extravaskulären Raum der Lunge oder den kolloidosmotischen Druck im Plasma (vgl. Kap. 2.3.3). So wird also klar, daß im Regelfall die Infusionstherapie unter Narkose und Operation, die natürlich entsprechende venöse Zugänge (vgl. Kap. 8.2) zur Vorbedingung hat, neben der Applikation der die Narkose bewirkenden Pharmaka (vgl. Kap. 7), der maschinellen Beatmung (vgl. Kap. 2.4) und der Überwachung des Patienten unter Narkose (vgl. Kap. 8.3) den vierten entscheidenden Tätigkeitsbereich im Rahmen der klinischen Anästhesie darstellt. So wie Art und Menge der applizierten Anästhetika und der Umfang des Monitorings unter Narkose je nach Risiko des Patienten und Ausmaß des operativen Eingriffs schwanken können, so kann auch die Infusionstherapie unter Narkose und Operation von Fall zu Fall enorm variieren. Sie kann von der langsamen Zufuhr einer 5%igen Glukoselösung zum Offenhalten eines venösen Zugangs bei einer Tympanoplastik bis zur Massivtransfusion mit allen weiteren Maßnahmen der Schockbehandlung bei der operativen Erstversorgung eines polytraumatisierten Patienten reichen. In jedem Falle sind profunde Kenntnisse über den Wasser- und Elektrolythaushalt und seine Störungen und ein angemessenes Monitoring relevanter Parameter Voraussetzung für eine fachgerechte Infusionstherapie.

8.6.1 Abschätzung und Ersatz präoperativer Defizite

8.6.1.1 Möglichkeiten der Erkennung präoperativer Defizite

Zur Abschätzung präoperativer Defizite im Wasser- und Elektrolythaushalt sind im Rahmen der präoperativen Narkosevisite und natürlich auch noch im Narkoseeinleitungsraum

a) eine gezielte Anamnese,

b) die Interpretation einschlägiger Laborparameter,

c) die Betrachtung des Patienten und

d) eine kurze physikalische Untersuchung äußerst hilfreich.

Zu a) Anamnestisch von großer Bedeutung sind

– längerdauerndes präoperatives Hungern und Dursten ohne entsprechende parenterale Zufuhren,

– Ileus mit Ansammlung großer Flüssigkeitsmengen im Gastrointestinaltrakt, die reich an Natrium, Kalium, Bikarbonat und u.U. auch an Protein sind,

– Peritonitis mit Exsudation einer proteinreichen Flüssigkeit in die Peritonealhöhle,

– Verluste über Fisteln, Drainagen und Diarrhöe,

– Polyurie bei Niereninsuffizienz, Diabetes insipidus, Diabetes mellitus und bei Anwendung von Diuretika, bei der neben Wasser unterschiedliche Mengen an Natrium und Kalium verloren gehen, und

– Situationen mit Fieber und starkem Schwitzen.

Zu b)

Unter den Laboranalysen werden Hämoglobinkonzentration, Hämatokrit und Plasmaproteinkonzentration bei Überlegungen zur Sauerstofftransportkapazität (vgl. Kap. 1.8.2.1) und zum Blutvolumen immer besondere Beachtung genießen. Es sei jedoch darauf verwiesen, daß eine „normale" Hämoglobinkonzentration (in Gramm pro 100 ml Blut) nicht unter allen Umständen Gewähr dafür ist, daß im Blut genügend viele Erythrozyten zum Sauerstofftransport zur Verfügung stehen, d.h., daß das Erythrozytenvolumen (Normalwert etwa 30 ml/kg KG) ausreichend ist. Ein niedriges Plasmavolumen, wie es z.B. bei praktisch allen unter a) genannten Prozessen und bei arterieller Hypertonie angetroffen wird, kann, auch bei pathologisch niedrigem Erythrozytenvolumen, vermeintlich normale Werte für Hämoglobinkonzentration und Hämatokrit zur Folge haben. Ebenso kann bei Mangel an EZR-Flüssigkeit und damit auch an Plasmawasser eine vermeintlich normale oder hochnormale Plasmaproteinkonzentration beobachtet werden. Man ist immer wieder überrascht, wie bei einem solchen Patienten Hämoglobinkonzentration, Hämatokrit und Plasmaprotein-

konzentration dramatisch abfallen, wenn der pathologisch erniedrigte EZR, z.B. durch Infusion von Kochsalzlösung oder parenterale Ernährung, normalisiert wird. Auf die Bedeutung der Hypernatriämie als Beweis für relativen oder absoluten Wassermangel wurde in Kap. 3.3.2.6 ausführlich hingewiesen. Hypokaliämie weist auf eine Kaliumverarmung des Organismus (vgl. Kap. 3.3.4.2), ein Anstieg des Plasmakreatininspiegels auf ein eingeschränktes Glomerulumfiltrat (vgl. Kap. 3.5. 4) und ein niedriger pH-Wert in Kombination mit einem negativen BE-Wert auf ein Defizit an Pufferbasen im EZR hin (vgl. Kap. 3.4.3).

Zu c)

Bei der Inspektion des Patienten können trockene, rissige Haut und Schleimhäute, verminderte Füllung der Venen, starkes Schwitzen, kühle, schlecht durchblutete Extremitäten, Blässe, Ödeme und Aszites Hinweise für Mangel an Wasser, an Wasser und Natrium, oder an intravasalem Volumen sein.

Zu d)

Hohe Pulsfrequenz, niedriger arterieller Blutdruck und niedriger zentralvenöser Druck können den Verdacht auf Volumenmangel bestärken. Herzrhythmusstörungen können einen Hinweis auf Hypokaliämie darstellen (vgl. Kap. 1.5).

8.6.1.2 Präoperative Defizite im einzelnen und ihre Behebung

a) Erythrozytenvolumen:

Auf die Schwierigkeiten, generell vom Hämoglobingehalt auf das Erythrozytenvolumen zu schließen, wurde oben bereits hingewiesen. Wird jedoch bei einem Patienten präoperativ eine Hämoglobinkonzentration um oder unter 10 g/100 ml gemessen, die nicht auf eine kurzfristige und übermäßige Verdünnung durch kristalloide und/oder kolloidale Lösungen zurückzuführen ist, so muß die Frage geklärt werden, ob nicht eine präoperative Zufuhr von Erythrozyten angezeigt ist. Zu dieser Maßnahme mit all ihren Risiken (vgl. Kap. 8.4.5) wird man sich eher entschließen, wenn bei dem Patienten Anzeichen für Herzinsuffizienz, koronare Herzkrankheit oder zerebrale Durchblutungsstörungen bestehen, und wenn mit einem nennenswerten intraoperativen Blutverlust zu rechnen ist (Beispiel: 68jähriger, normovolämischer Patient, Myokardinfarkt vor drei Jahren, jetzt wieder relativ gut körperlich leistungsfähig, präoperative Hämoglobinkonzentration 9.5 g/100 ml, Grundleiden: relativ früh erkanntes, hochsitzendes Magenkarzinom, geplanter Eingriff: totale Gastrektomie). Dagegen wäre ein präoperativer Hämoglobinwert von 9.5 g/100 ml bei einer jungen, herzgesunden Frau vor geplanter Kürettage keine Indikation zur präoperativen Bluttransfusion.

b) Intravasaler Proteinbestand:
Bei einem normalen Plasmavolumen von 45 ml/kg KG und einer normalen Plasmaproteinkonzentration von etwa 6, 5 g/100 ml beträgt die normale intravasale Menge an Plasmaproteinen etwa 3 g/kg KG oder rund 200 g bei einem Patienten mit 70 kg. Davon sind etwa 60% Albumin. Neben vielen anderen Funktionen (z.B. Transport, Immunität u.a.) haben die Plasmaproteine die Aufgabe der Wasserbindung zu erfüllen, d.h., jedes Gramm intravasalen Proteins bindet etwa 16 ml Wasser. Ist der intravasale Proteinbestand niedrig, so muß das Plasmavolumen klein sein, ist er hoch, so wird das Plasmavolumen hoch sein. Viele der unter Kap. 8.6.1.1, Punkt a), genannten Krankheitsbilder und ebenso z.B. chronische Mangelernährung oder chronische Infektion führen zur Abnahme des intravasalen Protein-, und hier speziell des intravasalen Albuminbestandes, und damit eventuell zu chronischer Hypovolämie. Auf Möglichkeiten der Fehlinterpretation der Plasmaproteinkonzentration bei Mangel an EZR-Flüssigkeit (vermeintlich zu hohe Werte) und Dilution mit kristalloiden Lösungen (vermeintlich zu niedrige Werte) muß geachtet werden. Sind diese Fehlinterpretationen ausgeschlossen oder korrigiert und liegt die Plasmaproteinkonzentration um oder unter 5 g/100 ml und die Albuminfraktion in der Elektrophorese um 50%, so muß – insbesondere bei operativen Eingriffen, die weitere Proteinverluste erwarten lassen – eine präoperative Albuminsubstitution diskutiert werden.

c) Körperwasser:
Ursachen und Symptome des Verlustes an Körperwasser (Hypernatriämie, Hyperosmolarität des Plasmas, Anstieg der MCHC) sind in Kap. 3.3.2.6 ausführlich dargestellt. Klassische Wasserverlustsyndrome sind nach unserer Erfahrung bei präoperativen Patienten eher selten und wären mit der Zufuhr von isotonen oder halbisotonen Kohlenhydratlösungen zu behandeln. Es sei angemerkt, daß die übliche pränarkotische Flüssigkeitskarenz von acht bis zwölf Stunden beim nierengesunden Patienten ohne vorbestehende Defizite keinesfalls klinische Zeichen des Wasserverlusts hervorruft.

d) Wasser und Natrium:
Ein Defizit an Wasser und Natrium, z.B. aufgrund von unter Kap. 8.6.1.1, Punkt a), genannten Erkrankungen, d.h. ein Defizit an EZR-Volumen, ist präoperativ bei Patienten in bestimmten operativen Fächern, z.B. Bauchchirurgie, septische Chirurgie und Urologie, eher häufig. Zeichen sind im wesentlichen die der Kreislaufinsuffizienz (vgl. Kap. 3.3.3.3). In extremen Fällen kann eine metabolische Azidose bestehen. Kombinationen mit einem Defizit an Erythrozyten, Kalium und Plasmaproteinen sind häufiger anzutreffen. Die Therapie der reinen Form des Wasser- und Natriummangels besteht in der Zufuhr einer isotonen Kochsalzlösung oder einer ähnlichen „Vollelektrolytlösung".

Besteht bei dem Patienten nicht zusätzlich eine Myokard- oder Niereninsuffizienz oder eine Leberzirrhose mit Aszites, so ist die nicht zu rasche Zufuhr auch verhältnismäßig großer Mengen (z. B. 1 bis 2 Liter pro Stunde) relativ risikolos. Eine vermehrte Diurese und Natriurese ist dann nicht nur ein sinnvoller „Überlaufmechanismus", sondern auch Zeichen für eine nun ausreichende Wiederauffüllung des EZR.

e) Kalium:

Auf die relativ lockere Beziehung zwischen Plasmakaliumspiegel und Körperkaliumbestand wurde in Kap. 3.3.4 hingewiesen. Präoperative Kaliumdefizite, z. B. in der Bauchchirurgie, sind sehr häufig. Sie werden akzentuiert durch Darmspülungen, Einläufe sowie Laxantien- und Diuretikagaben und sollten rechtzeitig und ausreichend hoch behandelt werden (z. B. mit 40 bis 100 mmol K^+ in Form von Brausetabletten am Abend vor der Operation). Es sei hier bereits angemerkt, daß bei „larviertem" Kaliummangel eine Hypokaliämie häufig erst unter Narkose und Operation sichtbar wird und sich dann z. B. auch in Herzrhythmusstörungen äußert. So sind Substitutionen von 20 – 50 mmol Kalium bei größeren operativen Eingriffen relativ häufig vonnöten.

f) Pufferbasen:

Bei bestimmten Krankheitsbildern wie chronischer Niereninsuffizienz oder Dünndarmfisteln kann sich aufgrund von Basenverlusten eine metabolische Azidose entwickeln, die anhand von Körpergewicht und BE entsprechend den Richtlinien in Kap. 3.1.4.6 präoperativ parenteral zu korrigieren ist.

8.6.2 Die typische Reaktion der Niere auf Anästhesie und Operation

Da bei der Erstellung intraoperativer Flüssigkeitsbilanzen auf der Ausfuhrseite nicht nur Blutverluste sowie geschätzte Verluste in den sogenannten „dritten Raum" und über Perspiratio insensibilis (s. u.), sondern naturgemäß auch die Urinvolumina mitgeführt werden müssen, ist es wichtig, zumindest pauschale Vorstellungen über die typische Reaktion der Niere auf Anästhesie und Operation zu entwickeln. Aus klinischen und experimentellen Untersuchungen zu dieser Frage geht hervor, daß es auch beim normovolämischen Patienten mit Narkosebeginn zu einer bedeutenden Drosselung von Nierendurchblutung und Glomerulumfiltrat kommt, wobei der Renin-Angiotensin-Mechanismus möglicherweise eine bedeutende Rolle spielt (vgl. Kap. 3.2.2). Gleichzeitig kommt es zu einer ausgeprägten Antidiurese und Antinatriurese, d. h., es werden nur geringe Harnzeitvolumina mit einer niedrigen Natriumkonzentration produziert, und im Extremfall kann bei tiefer Narkose und großem operativem Eingriff trotz ausreichend hoher renaler Perfusionsdrucke und ausreichendem Blutvolumen über einen gewissen Zeitraum hinweg praktisch Anurie bestehen. Die extreme Antidiurese unter Narkose und Operation kann unter anderem durch hohe ADH-Spiegel mitverursacht werden, die durch „nichtosmotische Stimuli" der ADH-Sekretion erklärt werden können (vgl. Kap. 3.3.2.4). In einer solchen Situation ist die Oligo-Anurie jedoch nicht Ausdruck einer „schlechten" Nierenfunktion oder gar einer Gefährdung der Niere, denn die Sauerstoffversorgung des Organs ist allemal ausreichend. Vielmehr ist der Tatbestand, daß die Tubuli das wenn auch vermindert filtrierte Load an Wasser und Natrium praktisch komplett rückresorbieren, Ausdruck einer intakten Organfunktion mit dem Ziel, unter Narkose und Operation bei eher knappem EZR-Volumen zusätzliche renale Verluste zu verhindern. Werden nun Blutvolumen und EZR-Volumen durch die intraoperative Infusionstherapie über den Normalwert des wachen Patienten hinaus weiter expandiert, so kommt auch die Diurese intraoperativ wieder in Gang. Wir haben sogar bei forcierter Expansion des Blutvolumens während bauchchirurgischer Eingriffe vorübergehende Wasserdiuresen beobachtet (U/P osmol unter 1; vgl. Kap. 3.2.6 und 3.3.2.5), die im Sinne eines völligen Versiegens der ADH-Sekretion bei starker Vorhofdehnung interpretiert werden können. Das Auftreten einer Diurese unter Narkose und Operation, soweit dies nicht durch die Gabe von Diuretika provoziert wurde, kann als sehr empfindlicher Hinweis dafür angesehen werden, daß durch die Infusionstherapie alle prä- und intraoperativen Defizite hinreichend ersetzt worden sind. Aus diesem Grunde sollte man im Regelfalle intraoperativ mit der Anwendung von Diuretika äußerst zurückhaltend sein. Ausnahmen von dieser Empfehlung können Operationen mit extrakorporaler Zirkulation (vgl. Kap. 9.2), Eingriffe mit zeitweiliger Unterbrechung der Nierendurchblutung (Aortenaneurysma, Nierenarterienstenose, Nierentransplantation) oder neurochirurgische Eingriffe mit Hirnödem sein. Es sei noch erwähnt, daß die intraoperative Drosselung von Nierendurchblutung, Glomerulumfiltrat, Diurese und Natriurese im Regelfall in der frühen postoperativen Phase abklingt. Allerdings werden nach großen operativen Eingriffen bedeutende Retentionen – d. h. kumuliert positive Bilanzen – von Wasser und Natrium typischerweise über mehrere Tage fortbestehen (s. u.).

8.6.3 Ersatz des intraoperativen Blutverlustes

Der intraoperative Blutverlust kann in Abhängigkeit von Art und Verlauf des Eingriffs von 20 ml bis 50 ml, z. B. bei Mittelohroperationen, bis zu weit mehr als 10 l, z. B. bei Leberresektionen u. ä., reichen. Exakte Messungen des intraoperativen Blutverlustes scheinen in der Praxis im Moment noch undurchführbar zu sein und müssen daher durch möglichst zutreffende Schätzungen ersetzt werden. Diese müssen die Berücksichtigung des Saugerinhalts, nicht abgesaugte Blutmengen in Tupfern und Tüchern, intraoperative Hämoglobinbestimmungen mit allen ihren Unwägbarkeiten (s. o.) und eine entsprechende Interpretation von Kreislaufgrößen und Diurese umfassen. Die Gefahr von gravierenden Fehleinschätzungen ist, insbesondere bei größeren Blutverlusten, bei Weichteil- und Sickerblutungen und in der transurethralen Prostatachirurgie relativ groß. Unterschätzungen des intraoperativen Blutverlustes sind, statistisch betrachtet, sicher häufiger als Überschätzungen und können, insbesondere bei Patienten mit deutlich eingeschränkter Koronarreserve (vgl. Kap. 1.3.4) und mit zerebralen Durchblutungsstörungen, katastrophale Folgen haben. Dagegen kann ein zu energischer intraoperativer Blutersatz, z. B. bei Patienten mit Myokardinsuffizienz, zum Lungenödem führen.

8.6.3.1 Volumenersatz mit Kristalloiden

Wie in Kap. 3.3.2.1 dargelegt, ist Natrium das Hauptkation des EZR (20% vom Körpergewicht), der etwa zu einem Viertel aus dem Plasmaraum (5% KG) und zu etwa drei Vierteln aus dem interstitiellen Raum (15% KG) besteht. Zugeführtes Natrium wird sich daher zunächst gleichmäßig über den gesamten EZR verteilen (vgl. Kap. 3.3.2.1, Beispiel c.). Gleichzeitig ist allerdings bei intaktem Kreislauf und intakter Nierenfunktion mit einer mehr oder weniger raschen renalen Ausscheidung dieser „Vollelektrytlösung" zu rechnen. Isotone Kochsalzlösung oder vergleichbare Lösungen mit Natrium als Hauptkation und Chlorid als Hauptanion sind daher prinzipiell nicht nur zur Behebung von Natriumverlustsyndromen, die sich durch ein niedriges EZR-Volumen auszeichnen (vgl.

Kap. 3.3.3.3), sondern in gewissen Grenzen auch zur Behandlung von Blutverlusten geeignet. Dabei ergeben sich die Grenzen dieser Therapie allein daraus, daß die Elektrolytlösungen den Plasmaraum auffüllen und damit eine „Verdünnung" der Erythrozyten und der Plasmaproteine herbeiführen. Zu berücksichtigen ist dabei natürlich, daß die applizierten Elektrolytlösungen immer nur zu 25% im Intravasalraum verbleiben und zu 75% den interstitiellen Raum auffüllen (wobei die renale Ausscheidung noch nicht berücksichtigt ist). Folgendes stark vereinfachte Beispiel soll den Sachverhalt weiter klären: Ein 70 kg schwerer Patient mit einem Blutvolumen von 5 Litern, einem Hämatokrit von 40% (Erythrozytenvolumen: 2 Liter, Plasmavolumen: 3 Liter) und einer Plasmaproteinkonzentration von 7 g/100 ml (intravasale Proteinmenge: 210 g) möge schlagartig 2 Liter Blut verlieren, die unmittelbar anschließend ebenso schlagartig mit Vollelektrolytlösung ersetzt werden. Damit hätte der Patient 800 ml Erythrozyten, 1200 ml Plasma und 84 g Plasmaproteine verloren. Die Zufuhr an Vollelektrolytlösung müßte 8 Liter betragen, wovon 2 Liter im Plasmaraum und 6 Liter im Interstitium verbleiben würden. Das neue Erythrozytenvolumen wäre 1200 ml, das neue Plasmavolumen 3800 ml, der neue Hämatokrit $1200/5000 = 24$ Vol% und die neue Plasmaproteinkonzentration $(210 - 84) \times 100/3800 = 3.3$ g/100 ml. Damit dürfte der kolloidosmotische Druck im Plasma auf etwa 50% vom Ausgangswert abgefallen sein. Gleichzeitig ist zu berücksichtigen, daß der Patient etwa 6 kg an Gewicht zugenommen hat. In der Folgezeit werden zwei Prozesse dieses relativ klare theoretische Bild „stören":

a) aus dem Interstitium werden über den nun massiv gesteigerten Lymphfluß Plasmaproteine in den Intravasalraum „hineingewaschen", die, auch bei konstantem Plasmavolumen, die Plasmaproteinkonzentration erhöhen, und

b) unmittelbar nach Infusion wird eine relativ rasche renale Ausscheidung der zugeführten Vollelektrolytlösung beginnen, die quantitativ ersetzt werden muß, wenn eine Hypovolämie verhindert werden soll. Weitere theoretische „Störfaktoren" des beschriebenen Modells sollen hier nicht berücksichtigt werden. Auf jeden Fall steht fest, daß nicht nur theoretisch, sondern auch in der Praxis in einer vergleichbaren klinischen Situation der Blutersatz mit kristalloiden Lösungen in der beschriebenen Form möglich ist und, z.B. im Vietnamkrieg, auch vielfach erfolgreich durchgeführt wurde.

Vorteile dieses Verfahrens sind

– rasche Verfügbarkeit der Lösungen in großen Mengen auch unter Extrembedingungen,

– der niedrige Preis der Lösungen, und

– ein günstiger Effekt auf die Nierenfunktion.

Als Nachteile der massiven Volumentherapie mit Kristalloiden müssen angesehen werden:

– eine massive Mitauffüllung des interstitiellen Raumes, der dadurch expandiert („überdehnt") wird, da er primär ja gar kein Volumen verloren hatte. Dadurch kommt es zum Auftreten von Ödemen, die sich bevorzugt in dem lockeren Bindegewebe der Unterhaut ansammeln. Unter Umständen könnte auch in der Lunge der interstitielle Raum vergrößert werden, was von Nachteil für den Gaswechsel wäre.

– eine bedeutende Abnahme des kolloidosmotischen Drucks im Plasma und damit eine abnehmende Fähigkeit des Plasmas, aufgrund der Wasserbindungsfähigkeit seiner Proteine sein Sollvolumen relativ konstant zu halten. Das bedeutet, daß bei Abnahme des relativ überdehnten interstitiellen Volumens auch das Plasmavolumen nahezu gleichsinnig mitverkleinert wird.

– die rasche renale Elimination der kristalloiden Lösungen bei intakter Nierenfunktion. Sie hat zur Folge, daß für den Fall, daß größere Blutverluste ausschließlich mit Kristalloiden ausgeglichen werden sollen, in der Folgezeit die renalen Verluste, unter Umständen über Stunden bis Tage, quantitativ ersetzt werden müssen, um eine spätere Hypovolämie sicher zu vermeiden.

Es wird also deutlich, daß der Ersatz größerer Blutverluste ausschließlich mit Vollelektrolytlösungen auf der einen Seite wohl das „natürlichste" und unbestritten preiswerteste Verfahren darstellt, auf der anderen Seite aber labile Verhältnisse schafft, die eine sehr sorgfältige Überwachung und Bilanzierung erforderlich machen.

8.6.3.2 Natürliche und künstliche Kolloide

Insbesondere aufgrund des erhaltenen kolloidosmotischen Drucks im Plasma und des daraus resultierenden stabileren Plasmavolumens ohne zwangsweise Mitexpansion des Interstitiums kommt dem Blutersatz mit natürlichen (Plasmaproteinlösungen, Humanalbumin) und künstlichen Kolloiden (Gelatine, HES, Dextran) heute in der operativen Medizin eine überragende Bedeutung zu. Wie in Kap. 8.5 ausführlich dargelegt, besteht unter den Bedingungen von Narkose und Operation nur selten eine Indikation zur Gabe der sehr teuren und begrenzt verfügbaren Plasmaproteinlösungen, während künstliche Kolloide im großen Stil angewendet werden können. Bei beiden Gruppen von kolloidalen Lösungen kann näherungsweise davon ausgegangen werden, daß beim Ersatz des Blutverlustes im Verhältnis 1:1 Normovolämie erhalten werden kann. Während bei Dextran der antithrombotische Effekt zunächst erwünscht ist, sollte die insgesamt zugeführte Menge auf 1.5 g/kg KG entsprechend z.B. 1.5 Liter der 6%igen Dextranlösung bei einem 70 kg-Patienten limitiert

werden. Die Möglichkeit von Unverträglichkeitsreaktionen und die unterschiedlichen intravasalen Verweilzeiten der verschiedenen künstlichen Kolloide sind zu berücksichtigen (vgl. Kap. 8.5).

8.6.3.3 Die Indikation zur Bluttransfusion unter Narkose und Operation

Beim Ersatz von Blutverlusten mit erythrozytenfreien Lösungen jeder Art ist unter den Bedingungen der Normovolämie die dilutionsbedingte Abnahme der Hämoglobinkonzentration des Blutes und damit die Beeinträchtigung des Sauerstofftransportes schließlich der limitierende Faktor für das Wohlergehen des Patienten. Bei nennenswerten Blutverlusten wird sich im Rahmen der intraoperativen Infusionstherapie regelmäßig die Frage stellen, wann in der speziellen Situation die nicht eben risikoarme und zudem kostspielige Bluttransfusion nicht mehr zu umgehen ist (vgl. Kap. 8.4.5). Obwohl zu dieser Frage eine allgemein gültige Regel nicht gegeben werden kann, ist die Berücksichtigung der Sauerstofftransportkapazität und des myokardialen Sauerstoffverbrauchs entsprechend Abb. 8.6 äußerst hilfreich.

Die Sauerstofftransportkapazität (vgl. Kap. 1.8.1) entspricht bei optimaler Oxygenierung des Blutes dem Produkt aus Hämoglobinkonzentration und HZV. Sinkt unter den Bedingungen der intraoperativen isovolämischen Hämodilution der Hämoglobingehalt des Blutes, so sollte gleichzeitig und im gleichen Maße das HZV ansteigen, um die Möglichkeit der Sauerstoffabgabe an die peripheren Gewebe stabil zu halten. In der Tat ist normalerweise unter Hämodilution allein durch die Abnahme des Hämatokrits und damit der Viskosität des Blutes mit einer Abnahme des peripheren Strömungswiderstandes zu rechnen (vgl. Kap. 1.2.5; Hagen-Poiseuillesches Gesetz). Durch diese Abnahme des peripheren Widerstandes (afterload) bei gleichzeitiger Zunahme des venösen Rückstroms (preload) wird eine Zunahme des Schlagvolumens und damit des HZV erreicht, ohne daß Blutdruck oder Herzfrequenz ansteigen müssen (vgl. Kap. 1.7.1). Die Zunahme des HZV bedeutet jedoch vermehrte Herzarbeit und vermehrten myokardialen Sauerstoffverbrauch (MVO_2), der nach dem Fickschen Gesetz als Produkt von Koronardurchblutung (MBF) und koronarer $avDO_2$ aufgefaßt werden kann (vgl. Kap. 1.2.3 und 1.3.4). So wird unter den Bedingungen einer nennenswerten Anämie das Herz zum entscheidenden Organ, denn auf der einen Seite ist es durch Steigerung des Schlagvolumens (und eventuell auch der Frequenz) zu einer bedeutenden Vermehrung des HZV in der Lage, auf der anderen Seite muß es diese Mehrleistung mit einem gesteigerten Sauerstoffverbrauch erkaufen. Wir hatten in Kap. 1.2.3 gesehen, daß die $avDO_2$ des Herzens mit etwa 12 Vol.% normalerweise schon

so hoch liegt, daß sie durch vermehrte venöse Ausschöpfung kaum noch gesteigert werden kann. Im Gegenteil muß sie bei bedeutender Anämie sogar verkleinert werden, denn bei einem Hb-Gehalt von z.B. 7 g/100 ml ist der arterielle Sauerstoffgehalt bei Vollsättigung des Hämoglobins nur noch $7 \times 1.36 = 9.5$ Vol.%, und die $avDO_2$ des Herzens kann höchstens noch um 7 Vol.% betragen, wenn im Myokard nicht Sauerstoffmangel auftreten soll. Unter den Bedingungen einer bedeutenden Anämie muß nach dem Fickschen Gesetz im Verhältnis zur Steigerung von HZV und MVO_2 die koronare Durchblutung also überproportional stark ansteigen, was durch den doppelten Pfeil in Abb. 8.6 kenntlich gemacht ist. Dies wird beim gesunden Herzen durch eine mehr oder weniger vollständige Ausschöpfung der Koronarreserve (vgl. Kap. 1.3.4) bewerkstelligt, die jedoch beim Patienten mit koronarer Herzerkrankung eingeschränkt ist

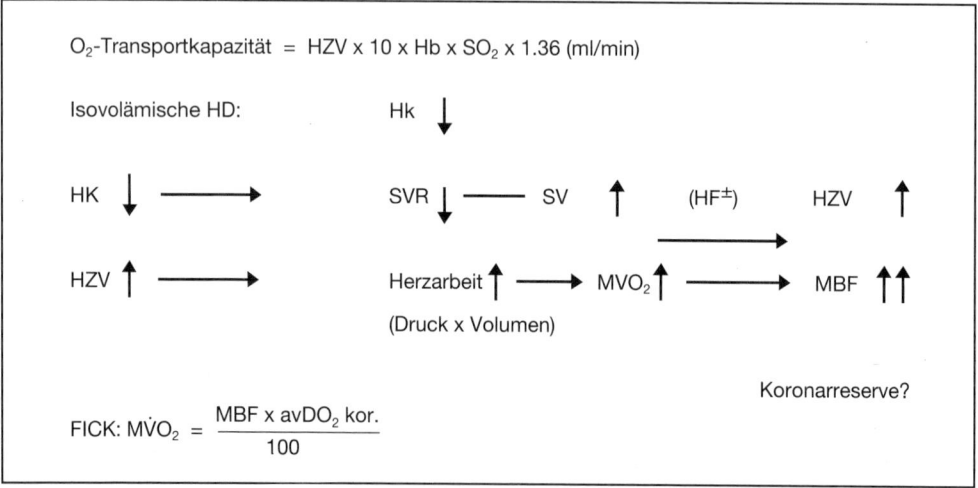

Abb. 8.6: *Gedankenschema zur isovolämischen Hämodilution beim Blutersatz mit Erythrozytenfreien Lösungen. SVR = peripherer Gefäßwiderstand; SV = Schlagvolumen; MVO_2 = myokardialer O_2-Verbrauch; MBF = koronarer Blutfluß; $avDO_2$ kor. = arterio-venöse Sauerstoffgehaltsdifferenz des Herzens.*

oder fehlt. So kann man als Faustregel zu oben aufgeworfener Frage feststellen, daß beim Herzgesunden eine Reduktion des Hämoglobingehalts durch isovolämische Hämodilution auf etwa die Hälfte des Normalwerts etwa zur Verdoppelung des HZV bei gleichzeitiger vermehrter Ausschöpfung der Koronarreserve führt und damit relativ unbedenklich ist. Beim Patienten mit Herzinsuffizienz oder koronarer Herzerkrankung ist nur noch eine begrenzte Fähigkeit des Herzens zur Steigerung des HZV bzw. zur Ausschöpfung der Koronarreserve zu erwarten, und hier sollten je nach Schwere der Herzerkrankung Hämoglobinwerte zwischen 10 und 12 g/100 ml nicht unterschritten werden.

8.6.4 Der sogenannte „dritte Raum"

Bei Operationen mit nennenswerter Gewebstraumatisierung, wie z.B. abdominoperineale Rektumresektion, Wertheimsche Operation oder retroperitoneale Lymphadenektomie, gelingt es erfahrungsgemäß nicht, Normovolämie aufrechtzuerhalten, auch wenn der operative Blutverlust exakt im Verhältnis 1:1 mit Vollblut oder kolloidalen Lösungen ersetzt wird. Vielmehr kommt es im Verlaufe der Operationen und unmittelbar postoperativ zur Hypovolämie mit Anstieg des Hämatokrits, die dadurch zu erklären ist, daß ein Teil der interstitiellen Flüssigkeit, die zum „funktionellen Extrazellulärraum" gehört, also des Flüssigkeitsraumes, der im raschen Austausch mit dem Blutvolumen steht und für den raschen Stofftransport zwischen Blut und Gewebe verantwortlich ist, in einem sogenannten „dritten Raum" stillgelegt oder „sequestriert" wird und damit als Puffer zur Auffüllung des Plasmaraumes nicht mehr zur Verfügung steht. Dieser „dritte Raum" setzt sich vermutlich im wesentlichen aus dem Wundödem und Flüssigkeitsansammlungen im Magen-Darm-Kanal und im Peritoneum zusammen, und seine Größe dürfte in erster Linie von der Art des Eingriffs und dem Aus-

maß der Gewebstraumatisierung abhängen. Während er bei Operationen außerhalb der großen Körperhöhlen kaum in Erscheinung tritt, kann er z.B. bei der Operation eines abdominellen Aortenaneurysmas ein Volumen von 3 bis 4 Litern erreichen. Dieses Volumen wird prinzipiell dem „funktionellen EZR", also dem Interstitium und dem Plasmavolumen, entzogen und dürfte im wesentlichen als isotone Kochsalzlösung mit einem mehr oder weniger hohen Gehalt an Plasmaproteinen aufzufassen sein. Nur wenn dieser „Sequester" zusätzlich zum Blutverlust mit Vollelektrolytlösung aufgefüllt wird, kann Normovolämie längerfristig aufrechterhalten werden. Die Bildung des „dritten Raumes" erklärt die vorübergehende Retention von Wasser und Natrium und eine entsprechende Gewichtszunahme des Patienten, wie sie typischerweise nach großen operativen Eingriffen angetroffen wird. Sie bildet sich in der Regel mit fortschreitender Wundheilung innerhalb weniger Tage zurück. Bedauerlicherweise ist dieser „dritte Raum" der Messung bisher praktisch nicht zugänglich, und 0.5 bis 1 Liter für eine Cholecystektomie, 1 bis 2 Liter für eine Magenresektion und 2 bis 3 Liter für eine abdomino-perineale Rektumexstirpation sind bestenfalls grobe Richtwerte. Mit seiner ungenügenden Auffüllung ist immer dann zu rechnen, wenn nach primär ausreichendem Blutersatz Zeichen der Hypovolämie bei stabilem oder ansteigendem Hämatokrit auftreten, die nicht durch Verluste über den Urin, Drainagen oder Schwitzen erklärlich sind.

8.6.5 Zur Frage der Perspiratio insensibilis aus dem Peritoneum

Die Perspiratio insensibilis wird unter den Bedingungen einer Standardanästhesie und -operation mit 0.5 ml/kg Körpergewicht und Stunde angegeben. Sie kommt etwa je zur Hälfte durch Abdampfen von Wasser über die Haut und über die Atmung zustande und entspricht recht exakt den Werten einer wachen Normalperson unter normalen klimatischen Bedingungen. Ein Verlust von (destilliertem) Wasser in der Größenordnung von 35 ml/Stunde (für einen 70 kg-Patienten) müßte demnach im Normalfall keineswegs ersetzt werden, zumal ein Teil davon durch das Oxydationswasser nachgeliefert wird (vgl. Kap. 3.3.2.3). Besondere Bedingungen ergeben sich lediglich bei einer breiten Eröffnung des Peritoneums, unter Umständen mit Auslagerung von Baucheingeweiden, wobei von einer relativ großen, warmen und feuchten Oberfläche wesentlich größere Wassermengen verdunstet werden können. Erwartungsgemäß herrscht auch über die Höhe dieser Flüssigkeitsmenge keine Einigkeit, da exakte Messungen unter standardisierten Versuchsbedingungen bisher praktisch nicht vorliegen. Wir halten derzeit bei einem typischen intraperitonealen Eingriff einen Wasserverlust von etwa 1 ml/kg Körpergewicht und Operationsstunde für realistisch, der in der Regel nicht ausgeglichen werden muß.

8.6.6 Praktisches Vorgehen am Beispiel eines mittleren bauchchirurgischen Eingriffs

Es möge sich um einen herzgesunden 50jährigen Patienten mit 70 kg Körpergewicht handeln, der sich einer Hemikolektomie (Operationszeit 2.5 Std) unterziehen muß. Der Ausgangshämatokrit beträgt 38 Vol.% (chronische intestinale Sickerblutung), der intraoperative Blutverlust betrage 1000 ml, wobei aufgrund der fortschreitenden Hämodilution im verlorenen Blut ein mittlerer Hämatokrit von 35 Vol.% angenommen wird. Das Ausgangsblutvolumen beträgt 5000 ml (Erythrozytenvolumen 1900 ml, Plasmavolumen 3100 ml). Der Blutverlust wird im Verhältnis 1:1 kontinuierlich mit 6%iger Dex-

tranlösung ersetzt. Daraus resultiert ein End-Hämatokrit von etwa 30 Vol.%. Gleichzeitig werden aufgrund einer intraoperativen Hypokaliämie 40 mmol KCl substituiert. Zur Auffüllung des „dritten Raumes" werden zusätzlich 2 Liter einer Vollelektrolytlösung infundiert. In der frühen postoperativen Phase kann bei abklingender Volumenwirkung des Dextrans weiterhin Vollelektrolytlösung, eventuell auch weitere 500 ml eines künstlichen Kolloids (z.B. Gelatinelösung) verabreicht werden.

8.7   Komplikationen der Anästhesie (H. Holzfurtner)

Unter einem Narkosezwischenfall verstehen wir eine unvorhergesehene akute Komplikation, die den Patienten in seinem Leben oder seiner Gesundheit bedroht, die zwischen Beginn der Narkoseeinleitung und der vollständig beendeten Narkoseausleitung eintritt und die im weitesten Sinne mit der Tätigkeit des Anästhesisten zusammenhängt. Eine während des Intubationsvorgangs auftretende Zahnbeschädigung wäre also ebenso ein Narkosezwischenfall wie eine sich beim Patienten entwickelnde „maligne Hyperthermie". Nicht unter die oben angegebene Definition fiele aber der Tod eines Schwerkranken „auf dem Tisch" vor Narkosebeginn oder der Tod eines Patienten aufgrund einer unbeherrschbaren chirurgischen Blutung, vorausgesetzt, daß der Anästhesist die in seinen Möglichkeiten liegenden Maßnahmen, wie ausreichende Kanülierung sowie Volumen- und Blutersatz, getroffen hat. Aus dem weiten Feld der in Frage kommenden Komplikationen sollen im folgenden nur einige besonders wichtige herausgegriffen werden.

8.7.1 Respiratorische Komplikationen unter der Narkose

Aufgrund des Gebrauchs von Muskelrelaxantien, des damit verbundenen Ausfalls der Spontanatmung und der Notwendigkeit zur künstlichen Ventilation kommt der Atmung und Beatmung in der Anästhesie besonders große Bedeutung zu. Da die pathophysiologischen Ursachen der respiratorischen Insuffizienz bereits ausführlich dargestellt wurden (vgl. Kap. 2.3 und 2.5), sollen hier nur noch die im weitesten Sinne technischen Ursachen einer respiratorischen Insuffizienz abgehandelt werden.

8.7.1.1 Die klinischen Zeichen der Hypoxie unter der Narkose

Fällt die arterielle O_2-Sättigung unter einen Wert, der gerade noch die ausreichende Versorgung des Organismus mit Sauerstoff gewährleistet, so tritt als Kompensationsmechanismus zunächst über die Ausschüttung von Katecholaminen eine Erhöhung des Herzzeitvolumens ein, die sich klinisch als Tachykardie und häufig als Blutdruckanstieg bemerkbar macht. Bei flacher Narkose beginnt der Patient häufig zu schwitzen und wird motorisch unruhig. Liegt keine vollständige Muskelrelaxation vor, so setzt zumindest andeutungsweise die Spontanatmung ein. Sinkt die O_2-Sättigung weiter, so daß im arteriellen Blut mehr als 5 g% nicht oxygenierten Hämoglobins vorliegen, so zeigt der Patient eine Zyanose. Dabei ist zu beachten, daß bei niedrigem Hb-Wert dieses Symptom erst spät auftritt, denn die genannte Bedingung wird bei einem Hb-Wert von 10 g% beispielsweise erst bei weniger als 50% O_2-Sättigung erreicht. Fällt nun die O_2-Sättigung immer weiter ab, so wird ein Punkt erreicht, wo der Sauerstoffbedarf des Gehirns nicht mehr gedeckt werden kann. Von allen Organen des Körpers hat das Gehirn die geringste Überlebenszeit, es kann nicht länger als etwa 3 min völlig ohne Sauerstoff auskommen, ohne daß Gehirnzellen zu Schaden kommen und zugrunde gehen. Aus diesem Grund kann auch eine vorübergehende Hypoxie, die die Funktion anderer Organe und speziell des Herzens nicht beeinträchtigt, zu einem schweren Hirnschaden bis hin zum apallischen Syndrom oder zum Hirntod führen. Beim weiteren Absinken erreicht die O_2-Sättigung einen auch für das Herz kritischen Punkt, ab welchem sein aufgrund der oben erwähnten Stimulation noch erhöhter O_2-Verbrauch nicht mehr gedeckt werden kann. Es kommt zur Schädigung des Herzmuskels und des Reizleitungssystems mit Rhythmusstörungen, Bradykardie und Blutdruckabfall und kurz darauf zum hypoxischen Herzstillstand.

Merke: Hypoxieorgan Gehirn!

In Kap. 2.3.2.2 wurde darauf hingewiesen, daß es nicht nur unter Hypoxie, sondern auch unter Hyperkapnie zur Ausschüttung von Katecholaminen kommt, was im Regelfall zu Hypertonie, Tachykardie, Hautrötung, Schwitzen und Arrhythmien führt. Diese klinischen Zeichen der Hyperkapnie werden auch unter Narkose immer dann auftreten, wenn diese nicht so tief geführt wird, daß es bereits zu einer Lähmung des sympathischen Nervensystems gekommen ist. Ebenso wird der Patient unter diesen Bedingungen Spontanatmung zeigen (Stimulation des Atemzentrums), wenn diese nicht durch Muskelrelaxantien unterbunden ist.

8.7.1.2 Technische Ursachen der Hypoxie und ihre Behebung

a) Ursachen im Narkoseapparat:
- Stenose (z.B. abgeknickter Schlauch),
- Leck (z.B. Diskonnektion, vor allem am Übergang vom Narkose-Kreissystem zum Tubus; undichte oder defekte Ventile),

– unzureichende Sauerstoffzufuhr (z. B. O_2-Vorratsflasche leer, Wandanschluß plötzlich ausgesteckt, defekter Respirator).

b) Ursachen am Tubus:
– Stenose (z. B. abgeknickter Tubus, Verlegung des Tubus-Lumens durch Sekret, bei Woodbridge-Tuben Vorwölbung des Cuffs ins Tubuslumen, Prolaps des Tubuscuffs vor die endständige Tubusöffnung),
– Leck (z. B. defekter, nicht blockbarer Tubuscuff).

c) Fehlerhafte Anästhesietechnik:
– FIO_2 zu niedrig eingestellt (unter Narkose muß der Patient mit einer FIO_2 von mindestens 0.35 beatmet werden (vgl. Kap. 2.4),
– Spontanatmung unter Narkose ohne manuelle oder maschinelle Assistenz (Anästhesie führt in der Regel zur Atemdepression),
– Intubation des Ösophagus, die unbemerkt bleibt,
– zu tiefe Intubation in den rechten Hauptbronchus, die unbemerkt bleibt (dann entsteht in der nicht oder nicht ausreichend belüfteten linken Lunge ein großer intrapulmonaler venoarterieller Rechts-Links-Shunt – (vgl. Kap. 2.3.1.4) – mit konsekutiver Hypoxämie und ein zunehmender Alveolarkollaps),
– Herausrutschen eines ungenügend befestigten Tubus, das unbemerkt bleibt.

Richtiges Verhalten beim Auftreten von Hypoxiezeichen:
Tritt unter Narkose unvermittelt eines der genannten Zeichen auf, so ist zunächst nach einer technischen Ursache zu suchen. Dabei beatmet man den Patienten mit reinem Sauerstoff zunächst manuell, entweder mit Atembeutel im Narkosesystem oder mit Ambu-Beutel. Auch die Möglichkeit der Mund-zu-Tubus-Beatmung darf im Notfall nicht vergessen werden. Ist eine manuelle Beatmung über den Narkoseapparat in normaler Weise möglich, so scheiden Stenose und Leck als Hypoxieursache aus. Bewegt sich die Spindel im O_2-Rotameter und ist damit ausgeschlossen, daß sie festhängt, so ist die Hypoxieursache auch nicht in mangelnder Sauerstoffzufuhr zu suchen. Man muß dann eine Ursache im Patienten vermuten und beginnt zur weiteren Abklärung mit der Auskultation der Lunge.

Füllt sich bei manueller Beatmung der Beutel nicht ausreichend, so liegt ein Leck vor. Kann dieses nicht sofort gefunden und beseitigt werden, trennt man den Patienten vom Gerät und führt eine Beatmung Maske-Ambu-Beutel oder Tubus-Ambu-Beutel bzw. Mund-zu-Mund oder Mund-zu-Tubus durch, bis eine herbeigerufene Hilfsperson entweder das Narkosegerät funktionsfähig gemacht oder ein neues beschafft hat. Steigt unter Beatmung von Hand der Druck stark an, ohne daß Volumen gefördert wird, so liegt eine Stenose im System oder beim Patienten vor. Ist das System augenscheinlich durchgängig, so wird beim intubierten Patienten der Versuch der endotrachealen Absaugung unternommen und bei Mißlingen sofort der Tubus gewechselt. Kann bei durchgängigem Tubus nicht oder nur schwer beatmet werden, so liegt der Verdacht auf einen Bronchospasmus vor (s. u.). Beim nicht intubierten Patienten, der plötzlich nicht mehr beatmet werden kann, ohne daß z. B. der Zungengrund zurückgefallen wäre, liegt der Verdacht auf Obstruktion der oberen Luftwege durch Laryngospasmus oder Aspiration vor (s. u.). Bei lebensbedrohlicher Hypoxie ist eine Blutgasanalyse aus zeitlichen Gründen meist nicht möglich, sie ist jedoch zum frühest möglichen Zeitpunkt nachzuholen.

> **Merke:** Bei Hypoxiezeichen muß der Patient „an die Hand" genommen und mit reinem Sauerstoff beatmet werden.

Die Erwärmung des Absorberkalks und patientennaher Teile des Narkosesystems kann den Verdacht einer malignen Hyperthermie erhärten. Das Leitsymptom Fieber, das der Erkrankung den Namen gegeben hat – es wurden Temperaturanstiege bis 44°C gemessen – kann erst als Spätsymptom auftreten.

Durch die Tatsache, daß nicht alle Symptome gleichzeitig vorhanden und gleich stark ausgeprägt sein müssen, kann sich die Diagnose der malignen Hyperthermie schwierig gestalten. Der begründete Verdacht auf eine maligne Hyperthermie-Manifestation erfordert den sofortigen Einsatz therapeutischer Maßnahmen. Sofort müssen alle Inhalationsanästhetika abgesetzt, muß ein schnelles Ende der Operation herbeigeführt werden. Mit einem frischen Beatmungsgerät nach Austausch aller Gummiteile, in denen volatile Anästhetika gelöst sein könnten, wird mit 100% Sauerstoff im halboffenen System, d. h. ohne Rückatmung, ventiliert. Wegen der hohen Kohlendioxidproduktion muß das Atemminutenvolumen auf das Drei- bis Vierfache des Ausgangswertes erhöht werden. Gleichzeitig sollten Abkühlungsmaßnahmen eingeleitet werden, die von der Oberflächenkühlung durch Bepackung des ganzen Körpers mit Eiskies, der Lavage von Magen, Blase und Rektum mit eisgekühlter physiologischer Kochsalzlösung, der Gabe eisgekühlter Infusionslösungen bis hin zur extrakorporalen Abkühlung über einen venoarteriellen Bypass reichen können.

Seit 1975 steht zur spezifischen medikamentösen Therapie der malignen Hyperthermie **Dantrolen** zur Verfügung. Dantrolen hemmt die Freisetzung von Kalziumionen aus dem sarkoplasmatischen Retikulum der Muskelzellen und unterbricht damit den Pathomechanismus der der malignen Hyperthermie zugrundeliegenden Störung. Als Initialdosis werden 2.5 mg/kg KG über 15 min intravenös gegeben. Ggf. wird die Infusion bis zum Verschwinden der Symptome wiederholt.

(**Dantrolen muß in allen Kliniken, in denen Narkosen durchgeführt werden, verfügbar sein!**) Die begleitende symptomatische medikamentöse Behandlung besteht im Ausgleich der metabolischen Azidose durch Bikarbonat, der Therapie der Hyperkaliämie mit Glukose-Insulin-Infusionen, der Förderung der Diurese durch Volumenzufuhr und evtl. Diuretika. Bei Rhythmusstörungen sollte Procain (1 – 2 mg/kg KG) eingesetzt werden.

Bei Patienten, die durch eine maligne Hyperthermie gefährdet sind, werden bei Durchführung der Narkose als relativ sicher geltende Anästhetika eingesetzt wie Barbiturate, Benzodiazepine, Opioide, Etomidat, Propofol, Ketamin, Lachgas sowie nicht depolarisierende Muskelrelaxantien. Für Regionalanästhesie-Verfahren können sowohl Lokalanästhetika vom Ester- als auch vom Amid-Typ angewandt werden. Das Monitoring umfaßt die Überwachung des endexspiratorischen CO_2-Partialdruckes, der Sauerstoffsättigung, der zentralen Körpertemperatur, von EKG, ZVD, Blutdruck und Blutgasen. Wenn alle evtl. erforderlichen Therapeutika bereitliegen, ist auch bei gefährdeten Patienten eine sichere Narkoseführung möglich.

8.8 Grundlagen zu Narkosegeräten (S. Ullrich, R. Weber, V. Wunsch)

8.8.1 Gasversorgung

8.8.1.1 Zentrale Gasversorgungseinrichtungen

Moderne Kliniken wären ohne zentrale Gasversorgungseinrichtungen undenkbar. Diese sind sicher, wirtschaftlich und gewährleisten eine weitgehend lückenlose Versorgung mit Sauerstoff, Druckluft und Lachgas. Bei sehr großen Kliniken ist eine zentrale Vakuumversorgung wegen der Leitungslänge nicht ganz unproblematisch und sehr kostenaufwendig. Auch sprechen sich immer mehr Hygieniker gegen eine zentrale Vakuumanlage aus, da die Verkeimungsgefahr sehr groß ist. Ausnahmen bilden die Vakuumanlagen für die Narkosegasabsaugung. Deshalb entschließt man sich immer mehr zum Ejektorprinzip mit Druckluft oder für Sauger mit Elektromotor-Pumpen. Die Ejektornarkosegasabsaugung funktioniert nach dem Prinzip der Wasserstrahlpumpe. Wird aus einer Düse ein gebündelter Luftstrom über einen Hohlraum in eine am Ende offene Röhre geblasen, so entsteht je nach Flußstärke im Hohlraum ein entsprechend hoher Sog. Der Hohlraum (Vakuum) wird dann z. B. mit einer Absaugvorrichtung verbunden (Abb. 8.7).

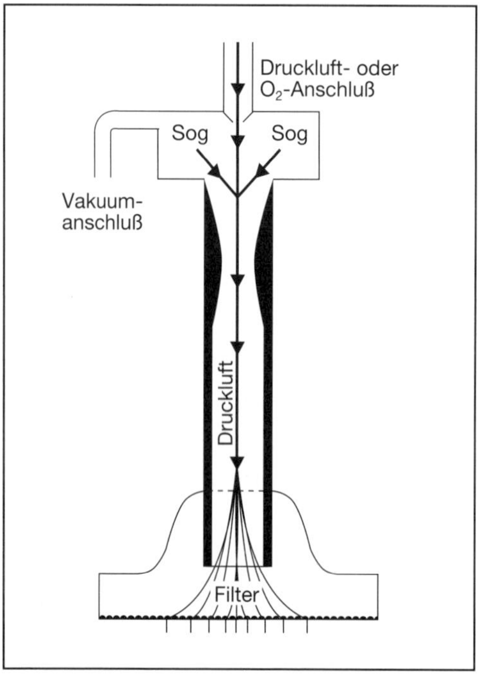

Abb. 8.7: *Absaugung nach dem Ejektorprinzip.*

Als Gasentnahmestellen haben sich wandebene Steckkupplungen oder Deckenversorgungsampeln bewährt. In jeder zu versorgenden Funktionseinheit (Operationssaal, Intensivstation, Ambulanz) befinden sich mindestens an einer zentralen Stelle Kontrollmanometer, meist auch eine optische und akustische Warneinrichtung für den Leitungsdruck. Jeder, der mit Narkosegasen zu tun hat, sollte diese Stellen und ihre Funktion kennen. In einer sogenannten Leitwarte ist eine Schalttafel mit Manometern und Alarmeinrichtungen sämtlicher Leitungsendstellen. Sind zwei Entnahmestellen des gleichen Gases nebeneinander, so sollten die Zuleitungen unabhängig voneinander sein, so daß bei Ausfall oder Reparatur nur eine Entnahmestelle ohne Gas ist.

Der Gasdruck in den Versorgungsleitungen beträgt in Deutschland einheitlich 5 bis 6 bar, d. h. 5 bis 6 kp/cm^2.

Definition:
Der durchschnittliche Luftdruck auf Meereshöhe entspricht:

1 atm = 1 kp/cm^2 = 1 bar = 1013 mbar = 760 mmHg.

Im Ausland wird häufig mit psi (pounds per square inch) gerechnet:

1 psi = 0.07 kp/cm^2; 1 bar = 14.3 psi.

Die Gasversorgungsdrucke liegen in Deutschland zwischen 5 und 6 bar, das entspricht etwa 70 bis 80 psi. In Erwartung des europäischen Binnenmarktes ist mit einer größeren Gerätevielfalt zu rechnen, wobei in den jeweiligen Herstellungsländern mit unterschiedlichen Eingangsdrucken gearbeitet wird.

8.8.1.2 Gasflaschen

Für den täglichen Klinikbetrieb gibt es Gasflaschen mit 2, 3, 5, 8 und 11 Litern Rauminhalt.

Es handelt sich um Stahlflaschen, die mit 300 bis 350 bar geprüft sind und für die ein Fülldruck von 200 bar erlaubt ist. Es gibt ältere Flaschen mit einem erlaubten Fülldruck von 100 bar. Diese sollte man allerdings aus dem Verkehr ziehen. Die 11- und 8-Liter-Flaschen sind für einen Gerätebetrieb ohne zentrale Gasversorgung vorgesehen. Die 2- und 3-Liter-Flaschen sind für einen kurzzeitigen Betrieb ohne zentrale Gasversorgung vorgesehen und bieten einen nicht unerheblichen Gewichtsvorteil während des Transportes. Nach Ausfall der zentralen Gasversorgung reicht ihr Inhalt bei Vollfüllung (400 Liter bei 200 bar) zur Weiterführung einer Narkose um nicht mehr als eine Stunde.

Gasflaschen für Sauerstoff:
Die Kennfarbe der Sauerstoffflaschen in der BRD ist blau (im Ausland meist grau). Die Flaschengröße, erlaubter Fülldruck (z. B. 200 kp/cm^2) sowie die letzte TÜV-Prüfung sind im Flaschenhals eingestanzt. Der O_2-Vorrat einer angeschlossenen Sauerstoffflasche kann errechnet werden, indem man den Füllungsdruck mit dem Rauminhalt der Flasche multipliziert.

Beispiel: *Inhaltsdruck 200 kp/cm^2, Rauminhalt der Flasche 2 Liter, O_2-Vorrat 200 x 2 = 400 Liter.*

Dieser Vorrat reicht bei einem O_2-Bedarf von z. B 6 l/min. für ca. 66 min.

Gasflaschen für Lachgas (N_2O):
Ähnlich wie Kohlensäure verflüssigt sich auch Lachgas unter hohem Druck. N_2O kommt also in flüssiger Form in Stahlflaschen in den Handel. Die Kennfarbe von Lachgas in der BRD ist grau (im Ausland meist blau). Das angeschlossene Lachgasmanometer zeigt bei gefüllter Flasche und Raumtemperatur etwa 50 bis 60 kp/cm^2. Dies sagt aber nichts aus über den wirklichen Gasvorrat. Sinkt die Manometer-Nadel bei Raumtemperatur und geöffneter Flasche unter 30 kp/cm^2, d. h., tritt der Zeiger aus dem roten bzw. grünen Feld, ist kein flüssiges N_2O mehr in der Flasche, und der Vorrat geht schnell zu Ende. Bei 10 kp/cm^2 sollte die Flasche ausge-

wechselt werden. Ein Kilogramm flüssiges N_2O ergibt etwa 500 Liter entspanntes Gas. Will man den Inhalt einer Lachgasflasche errechnen, so muß man die Flasche wiegen. Ihr Leergewicht ist am Flaschenhals eingeprägt.

Beispiel: *Aktuelles Gewicht der Lachgasflasche 9.3 kg, Leergewicht der Lachgasflasche 7 kg, Inhalt der Lachgasflasche 2.3 kg, Lachgas-Vorrat 2.3 x 500 = 1150 Liter verfügbares Gas.*

> **Merke:** Es gibt auch Prüfgasflaschen in blauer oder grauer Farbe. Ihr Inhalt ist Mischgas zum Prüfen oder Eichen von Laborgeräten. Vor dem Anschluß von Gasflaschen muß unbedingt die ganze Flaschenaufschrift gelesen werden. Bereits geöffnete Flaschen dürfen nicht verwendet werden. Der Umgang mit Gasflaschen unterliegt besonderen Vorschriften. Die wichtigsten sind:

a) Die Flaschen sind gegen Umfallen zu sichern. Sonst können Schäden am Ventil oder Haarrisse im Flaschenmantel entstehen (Explosionsgefahr).

b) Gasflaschen sind vor direkter Wärmeeinwirkung zu schützen (Sonneneinstrahlung, Heizung). Flaschenventile und Druckminderer dürfen nicht mit Öl, Fett oder ähnlichen Stoffen in Berührung kommen (Brandgefahr).

c) Ventilhandräder dürfen nur von Hand bedient werden, keinesfalls mit einem groben Werkzeug. Flaschen mit schwergängigen Ventilen sollen gekennzeichnet und an die Lieferfirma zurückgegeben werden. Es ist sinnlos, ein Gasflaschenventil um mehr als eine Umdrehung (360 zu öffnen, da die entstehende Öffnung dann bereits weiter ist als die Flaschenbohrung.

8.8.1.3 Druckminderer

Druckminderer werden entweder direkt an die Gasflasche angeschraubt, oder sie sind im Narkosegerät flaschennah integriert. Bei Zentralgas-Anschlüssen sind sie entweder im Kupplungsstecker vor dem Gerät oder im Gerät eingebaut. Druckminderer reduzieren den Gasflaschen- oder Gasleitungsdruck auf die erforderlichen Druckbedürfnisse. Meist sind sie auf 2 bis 3 bar eingestellt. Dies muß vom Kundendienst in regelmäßigen Abständen kontrolliert werden. Neuere Modelle sind gleichzeitig Rückschlagventile, die bei Druck in der Gegenrichtung schließen.

8.8.2 Narkosesysteme

Die aus dem Englischen übernommene Benennung ist die sicherste Grundlage für eine klare Darstellung der Narkosesysteme.

Man unterscheidet:

das offene System	(open system)
das halboffene System	(semiopen system)
das halbge-schlossene System	(semiclosed system)
das geschlossene System	(closed system)

Das offene System:

Inspiration und Exspiration sind getrennt. Typischer Vertreter ist die SCHIMMEL-BUSCH-Maske, ein aufklappbarer Metall-doppelrahmen in Form einer Maske. Zwischen die Metallbügel werden mehrere Lagen Mull gelegt. Den Patienten wird die Maske auf Mund und Nase aufgesetzt und das Narkosemittel (Äther) aufgetropft. Der Patient atmet somit atmosphärische Luft, angereichert durch Narkosemitteldämpfe. Bei Vereisung der Maske nimmt die CO_2-Rückatmung erheblich zu.

Das halboffene System:

Inspirations- und Exspirationsgas werden patientennah getrennt. Die Rückatmung wird entweder durch zwei Einwegventile oder durch ein „Nichtrückatemventil" (z. B. RUBEN-Ventil, Abb. 8.7) verhindert. Die Einatmung erfolgt aus einem Frischgasreservoir bzw. Beatmungsbeutel oder Balg. Die Ausatmung erfolgt vollständig in die Atmosphäre oder in die Narkosegasabsauganlage, d. h. es erfolgt keinerlei Rückatmung (oder anders ausgedrückt: Die Exspirationsluft wird nicht für ein neues inspiratorisches Zugvolumen aufbereitet).

Daher ist auch keine CO_2-Absorption erforderlich. Dieses System ist gebräuchlich bei allen Geräten zur Dauerbeatmung. Auch bei Narkose findet das halboffene System Anwendung. Einfachheit und geringe Verkeimung, sowie ein geringes kompressibles Volumen sind Vorteile dieses Systems. Nachteilig ist der höhere Verbrauch an Sauerstoff, Lachgas und dampfförmigen Anästhetika und die Umweltbelastung durch Narkosegase. Bei Narkosen im halboffenen System muß das Inspirationsgas angefeuchtet werden.

Das halbgeschlossene System:

Inspirations- und Exspirationsgas werden patientennah streng voneinander getrennt. Ein mehr oder weniger großer Teil des Exspirationsgases wird über einen CO_2-Absorber geleitet und dem Patienten zur nächsten Inspiration wieder zugeleitet (Abb. 8.8). Dadurch spart man Narkosegas und Anfeuchtung. Über ein Ventil (meist ein Überdruckventil) wird überschüssiges Exspirationsgas oder Atemgas in die Atmosphäre oder in die Narkosegasabsaugung abgeleitet. Das halbgeschlossene System ist das in Deutschland gebräuchlichste Narkosesystem. Es ist allerdings bezüglich Technik, Arbeitsaufwand und Hygiene nicht unproblematisch.

Das geschlossene System:

Bei der Entwicklung moderner Narkosegeräte kommen die Prinzipien des geschlossenen Systems künftig vermehrt zur Anwendung. Inspirations- und Esxpirationsgas werden patientennah voneinander getrennt. Das gesamte Ausatemgas wird von CO_2 befreit, die Konzentrationen der Bestandteile des Gasgemisches gemessen und für die nächste Inspiration unter Berücksichtigung gewünschter Konzentrationen ergänzt. Die Zumischung von Frischgas erfolgt in Abhängigkeit vom tatsächlichen Verbrauch an Gas durch den Patienten.

Voraussetzung hierfür ist die kontinuierliche Messung und Überwachung folgender Konzentrationen:

Die Vorteile von Narkosen im geschlossenen System liegen im geringen Frischgasverbrauch, einer maximalen Anfeuchtung und Erwärmung der Inspirationsgase, und der geringen Umweltbelastung durch abgeleitete Narkosegase.

8.8.3 Das Kreissystem

Das Kreisteil vereint die verschiedenen Narkosesysteme. Trotz verschiedener Variationen arbeiten alle Kreissysteme nach demselben Prinzip. In einem kreisförmig angelegten System von Schläuchen und Metallröhren kann der Gasstrom durch zwei Einwegventile nur in einer Richtung fließen. Somit sind Inspiration und Exspiration getrennt. Unterbrochen wird dieser Gaskreislauf durch den

Inspir. O_2	Inspir. CO_2	Inspir. Konz. volatiler Anaesthetika,
Exspir. O_2	Exspir. CO_2	Exspir. Konz. volatiler Anaesthetika.

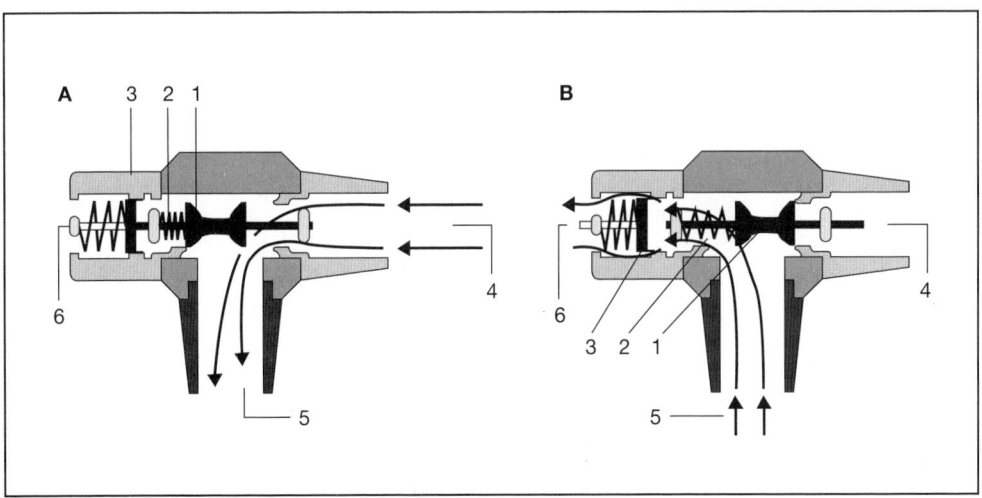

Abb. 8.8: *RUBEN-Ventil als typisches Nichtrückatemventil in Inspirationsstellung (A) und Exspirationsstellung (B).*

1 = hantelförmiger Ventilkörper; 2 = Feder; 3 = Tellerventil zum Verschluß der Inspirations- bzw. Exspirationsöffnung; 4 = Frischgasschenkel (blau); 5 = Patientenschenkel (rot); 6 = Ausatemschenkel (gelb).

Beatmungsbeutel, den Patientenanschluß und das Überdruckventil sowie die Frischgaszuleitung. Dazwischen geschaltet sind die zwei Einwegventile, der CO_2-Absorber, ein Manometer zur Messung des Beatmungsdruckes und ein Volumeter. Das Volumeter mißt das Atemzugvolumen und das Atemminutenvolumen.

| Merke: Das Volumeter muß immer im Exspirationsschenkel sein! |

Bei zu großer Feuchtigkeit entspricht das angezeigte Volumen unter Umständen nicht mehr dem tatsächlichen Atemvolumen des Patienten. Dann muß das Volumeter ausgewechselt und getrocknet werden. Das Kreis-

system wird vorwiegend als halbgeschlossenes System betrieben. Das überschüssige Gasvolumen entweicht entweder automatisch durch ein Überdruckventil, oder es muß manuell durch Ventilöffnen abgeblasen werden. Bei maschineller Beatmung wird das Beatmungsgerät anstelle des Beatmungsbeutels mit dem Kreissystem verbunden (Abb. 8.9).

Das Manometer zeigt den Systemdruck an. Es sollte im Inspirationsschenkel angeordnet sein! Besonders Anfänger sollten während der Handbeatmung die Beatmungsdrucke am Manometer überwachen, um das Gefühl für den richtigen Beatmungsdruck zu bekommen.

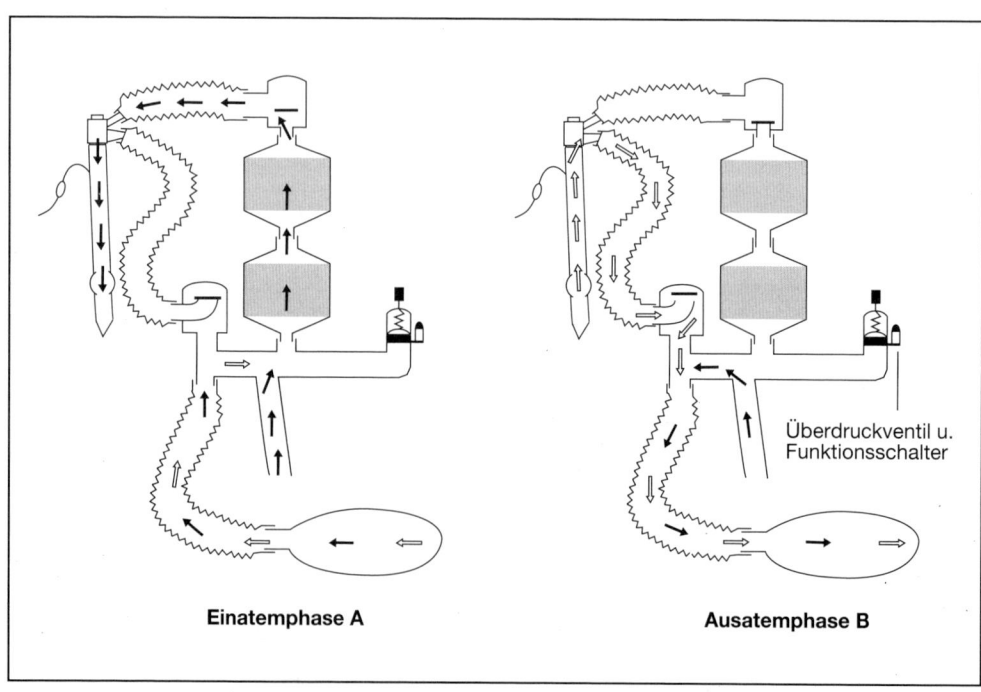

Einatemphase A　　　　　　　　**Ausatemphase B**

Überdruckventil u. Funktionsschalter

Abb. 8.9: *Schema eines halbgeschlossenen Narkosesystems (Kreissystem IIIa, Dräger-Werk, Lübeck) in der Einatemphase (A) und in der Ausatemphase (B).*

O₂-Bypass:

Der O₂-Bypass ist eine direkte O₂-Leitung vom Reduzierventil unter Umgehung des Gasflußmessers und des Narkosemittelverdampfers zum Kreissystem. Der O₂-Bypass dient dazu, das Inhalationsnarkotikum mit Überdruck möglichst schnell aus dem Kreissystem auszuwaschen und dem Patienten möglichst schnell eine große Menge Sauerstoff zuzuführen.

8.8.4 Der CO₂-Absorber

Zur CO₂-Absorption wird in Deutschland im allgemeinen Kalziumhydroxyd mit Zusätzen von Natriumhydroxyd, Silikaten und einem Farbindikator verwendet. Es kommt als Granulat (2.5 mm bis 5 mm-Körnung) in luftdicht verschlossenen 5- und 10 l-Behältern in den Handel. Es gibt CO₂-Absorber mit 700 ml Fassungsvermögen für 1.5 Stunden Narkosedauer und mit 1000 ml Fassungsvermögen für 2.5 bis 3 Stunden Narkosedauer. Setzt man nach dieser Zeit einen zweiten Absorber hinzu, verlängert sich die Gesamtgebrauchs-Zeit auf maximal fünf bis acht Stunden. Diese Zeiten sind natürlich abhängig von der Güte und dem Zustand des Atemkalks. Beim „Aufstocken" ist darauf zu achten, daß der Gasstrom vom angebrauchten über den frischen Absorber fließt.

Die Absorption ist ein chemischer Vorgang nach der Formel:

Aus Kalziumhydroxyd wird also Kalziumkarbonat, dabei entstehen Wasser und Wärme. Durch das entstehende Wasser erübrigt sich ein Atemgasanfeuchter im halbgeschlossenen System. Ein Absorber gilt als verbraucht, wenn das gefilterte Atemgas 0.6 Vol.% und mehr CO₂ enthält. Orientiert man sich an der Indikatorfarbe (ein verbrauchter Absorber nimmt eine blaue Farbe an), sollte man bedenken, daß sich die Filtermitte schneller verbraucht als der sichtbare Rand.

> **Merke:** Bei häufigem Kurzbetrieb ist daran zu denken, daß sich die Indikatorfarbe zurückbilden kann, der Atemkalk sich aber nicht regeneriert. Prinzipiell, nicht nur aus hygienischen Gründen, sollte man nach einem Narkosetag alle angebrauchten Filter neu aufbereiten. Atemkalk verbraucht sich an der Luft, da diese Spuren von CO₂ enthält. Vorgefüllte Absorber und Absorberbehälter von Narkosegeräten, die nicht in Betrieb sind, müssen daher luftdicht verschlossen gehalten werden. Erwärmung beim Betrieb eines Filters ist ein Zeichen für einen funktionierenden und nicht etwa für einen verbrauchten Absorber.

Abb. 8.10 gibt eine Übersicht über den Weg des Atemgases vom Vorratsbehälter bis zum Verlassen des Kreissystems.

$$Ca\,(OH)_2 + CO_2 \longrightarrow Ca\,CO_3 + H_2O + \text{Wärme.}$$

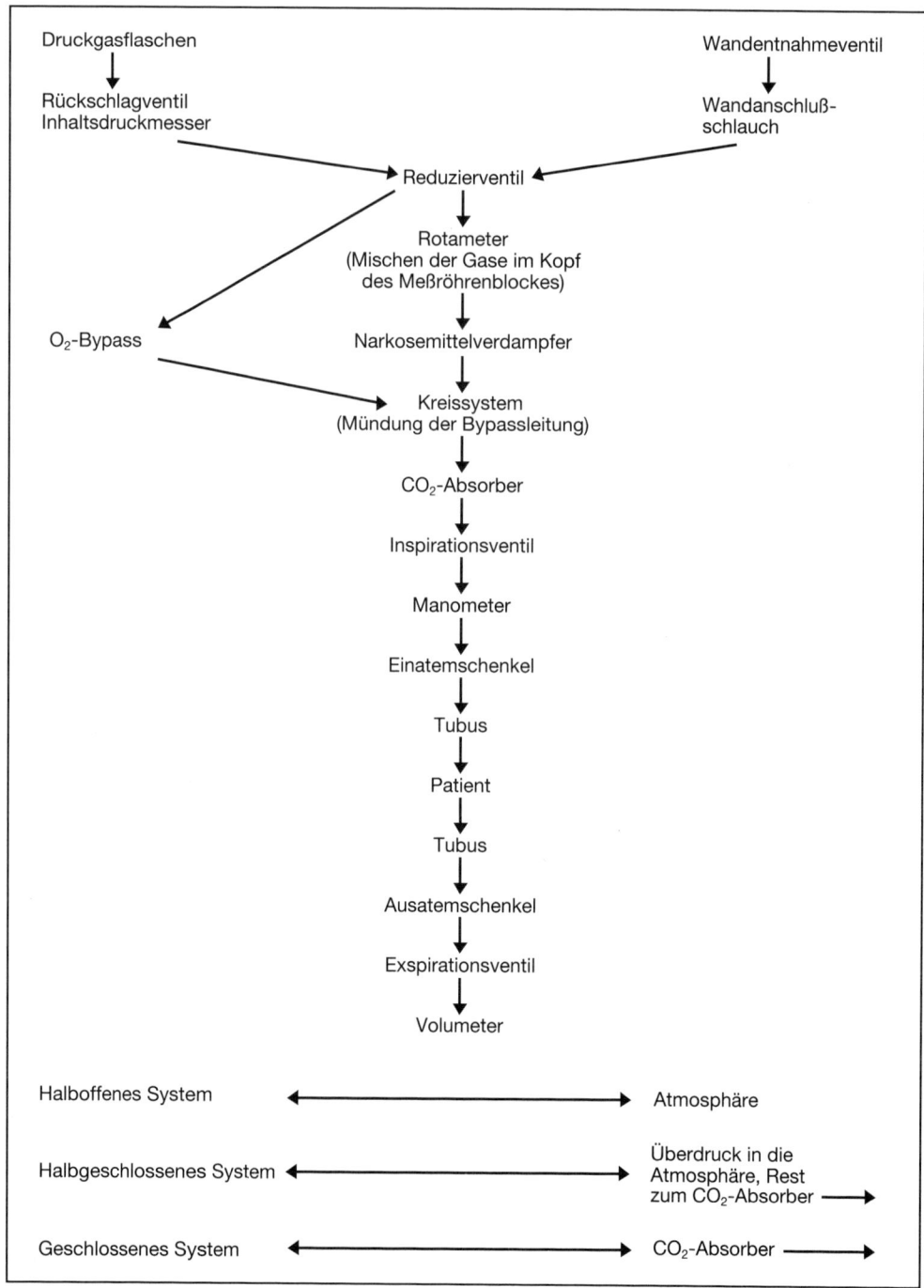

Abb. 8.10: *Der Gasweg am Narkosegerät.*

8.8.5 Integrale Bestandteile des Narkoseapparates

8.8.5.1 Der Meßröhrenblock für O₂ und N₂O

Der Meßröhrenblock enthält am unteren Ende die Feinregulierventile und darüber die Meßröhren. Feinregulierventile sind Nadelventile von höchster Präzision und daher sehr empfindlich. Abb. 8.11 zeigt, daß bei kräftigem und wenig gefühlvollem Schließen des Ventils Nadel und Konusränder beschädigt werden können. Dies hat zur Folge, daß die Durchflußmenge immer schwieriger zu regulieren ist, und daß das Ventil immer fester geschlossen werden muß. Es wird dadurch immer mehr beschädigt. Abb. 8.10 zeigt ein Feinregulierventil mit langem Weg, d.h., man muß sehr lange drehen, kann dafür aber sehr genau dosieren (z.B. für Narkosen bei Kleinkindern). Die Meßröhren haben eine Graduierung und sind innen konisch. Sie werden nach oben weiter und enthalten einen Metallkegel oder eine Graphitkugel. Fließt nun Gas von unten nach oben durch die Meßröhre, so wird der Kegel oder die Kugel so weit nach oben geblasen, bis das strömende Gas an den Seiten genügend Raum hat, um den Kegel oder die Kugel zu passieren. Bei stabilisiertem Schwebekörper kann man also an der Graduierung das fließende Minutenvolumen ablesen. Die Ungenauigkeit wird mit plus/minus 3% angegeben. In der Praxis kann sie aber bis zu plus/minus 10% und mehr betragen, z.B. durch veränderte Drucke bei eventuellem Gegendruck.

8.8.5.2 Verdunster für Narkosemittel

Von einem Verdunster für hochwirksame Narkotika muß gefordert werden, daß er eine konstante Dampfkonzentration entsprechend der Einstellung bei wechselndem Gasdruck, wechselndem Gasfluß und sich ändernder Temperatur liefert.

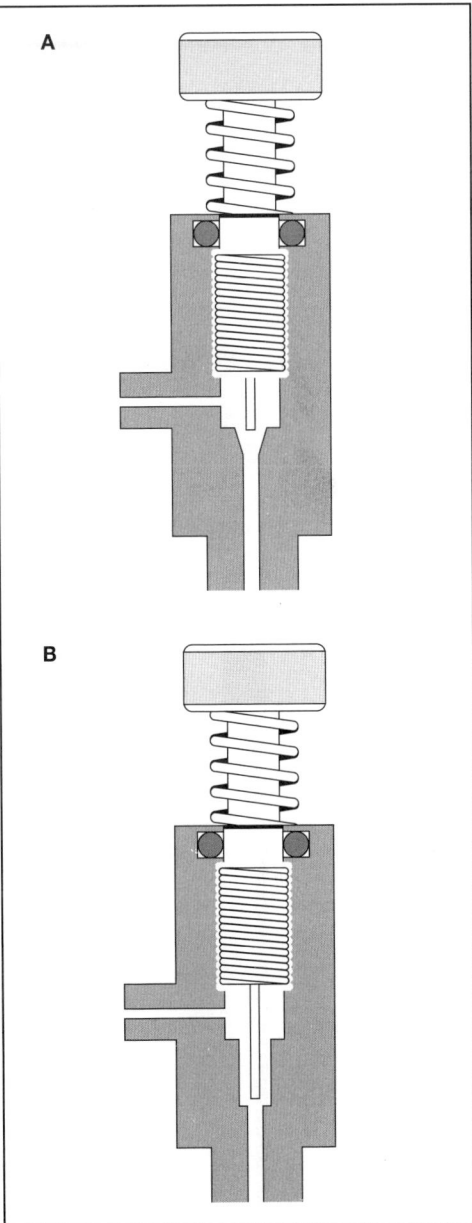

Abb. 8.11: *Beispiele für Feinnadelventile.*

a) *Die Nadel des Ventils besteht aus einem zylindrischen Stift. Die Bohrung im Ventilgehäuse ist dagegen konisch*

b) *Stift und Bohrung sind zylindrisch. Die Regelwirkung wird durch eine Veränderung der Länge der Austrittsöffnung hervorgerufen.*

Stellvertretend für passive Verdunstersysteme wird hier das Funktionsprinzip des Dräger-Vapor 19 vorgestellt (Abb. 8.12):

Ein Teil des Frischgases strömt in die Verdunsterkammer, reichert sich mit dem Anaesthetikum an und vermischt sich hinter der Verdunsterkammer mit dem restlichen Frischgas. Steht das Handrad auf Stellung 0, fließt das Frischgas über einen Bypass direkt in das Patientensystem.

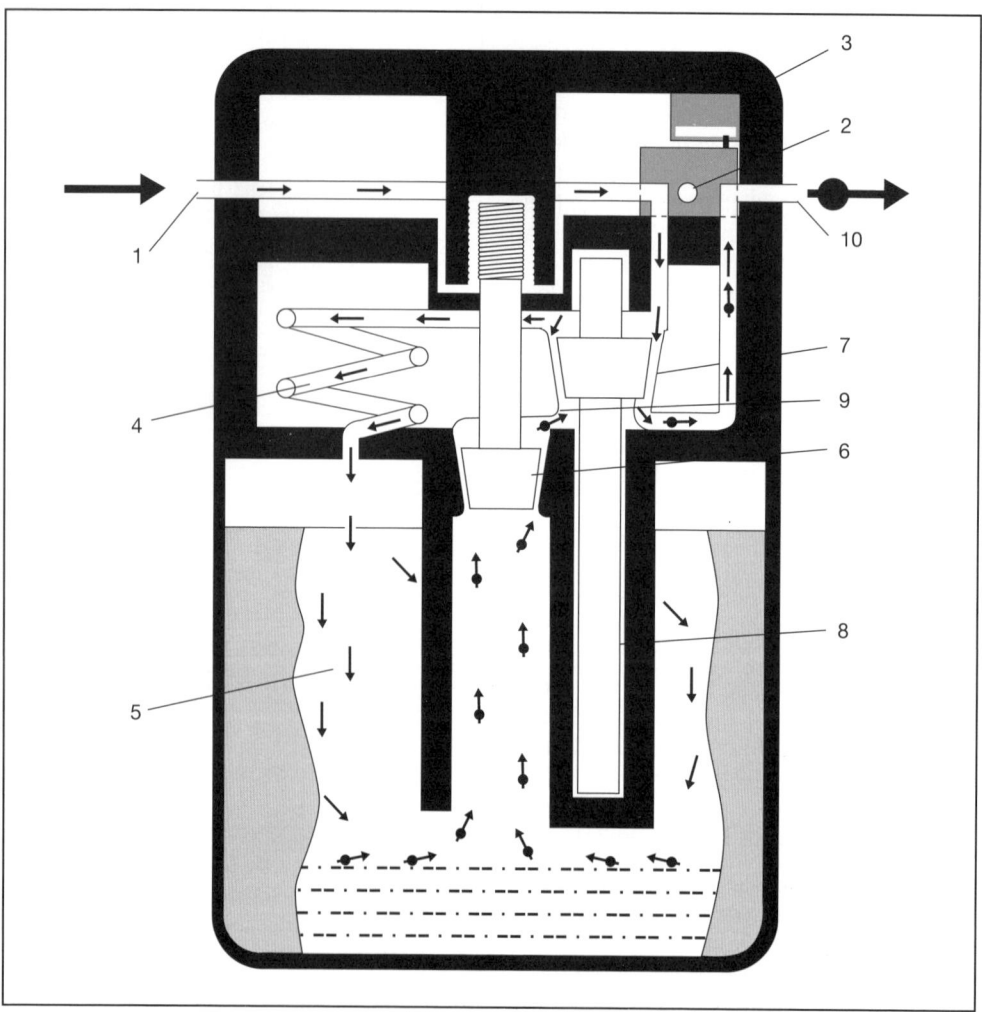

Abb. 8.12: *Funktionsdarstellung des Vapor 19 (Fa. Dräger, Lübeck).*

1 = Frischgaseingang; 2 = Ein-Aus-Schalter; 3 = Handrad; 4 = Druckkompensation;
5 = Verdunsterkammer; 6 = Steuerkonus; 7 = Verdunsterkammer-Bypass-Konus;
8 = Ausdehnungskörper für Temperaturkompensation, 9 = Mischkammer,
10 = Frischgasauslaß.

Merke: Verdunster dürfen nur für das für sie vorgesehene Narkosemittel verwendet werden. Vorsicht beim Transport von Narkosemittel-Verdunstern: Nach Schräghalten oder Umkippen des mit Narkosemittel gefüllten Vapors kann flüssiges Anaesthetikum in die Dosiereinheit gelangen. Es besteht Überdosierungsgefahr. Der Verdunster muß in einem solchen Fall entsprechend gewartet werden (Austrocknung und Dampfkonzentrationsmessung).

8.8.5.3 Sekretabsaugung

Die Sekretabsaugung ist eine der wichtigsten, aber auch problematischsten Einrichtungen an einem Narkoseapparat: Wichtig, weil man ohne sie keine Narkose durchführen kann und darf, problematisch, weil mit keinem anderen Gerät unter hygienischen Aspekten so unsauber gearbeitet wird und, weil die Sekretabsaugung durch mangel-

hafte Handhabung relativ störanfällig ist. Daran sollte jeder denken und seine Arbeitsweise daraufhin immer wieder überprüfen und verbessern. Sinnvoll ist es, herkömmliche Sekretabsauggläser durch geschlossene Einmalbehälter zu ersetzen.

8.8.6 Das KUHN-System

Dieses System wird häufig bei Kindernarkosen oder zur Handbeatmung auf Intensivstationen eingesetzt. Das KUHN-System (Abb. 8.13) besteht aus einem etwas verlängerten Tubus- oder Maskenansatzstück, einem kurzen Faltenschlauch und einem Beatmungsbeutel, in den im vorderen Drittel ein Loch gestanzt ist. Über eine Zuleitung im Ansatzstück gelangt das Frischgas in das System. Der Frischgasfluß muß so hoch gewählt werden, daß das Exspirationsvolumen durch das Loch im Atembeutel ausgespült wird, er sollte also mindestens das Doppelte des Atemminutenvolumens betragen. Während der Inspiration verschließt der

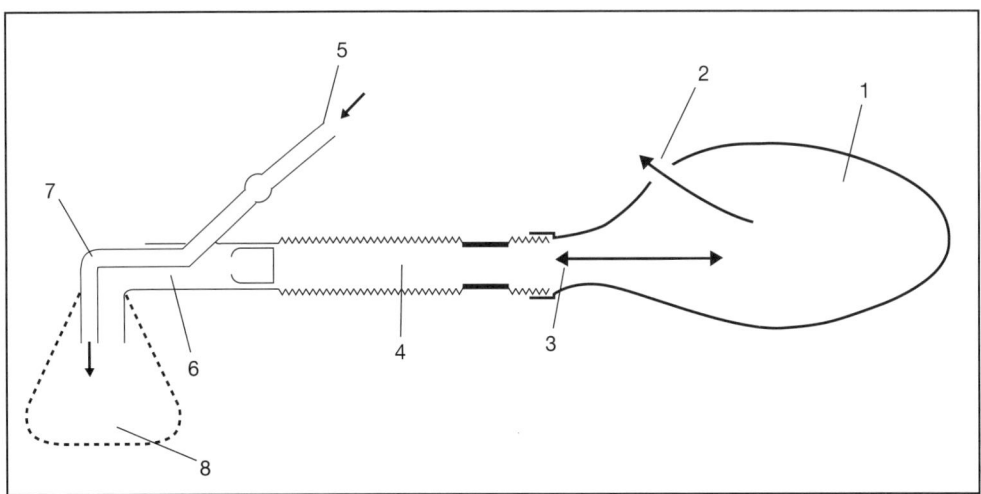

Abb. 8.13 *Das sogenannte KUHN-System.*

1 = Reservoirbeutel; 2 = verschließbare Auslaßöffnung; 3 = Verbindungsmuffe;
4 = als Reptilschlauch ausgebildeter Exspirationsschenkel; 5 = Frischgaszuleitung;
6 = Ansatz für Endotrachealtuben; 7 = Maskenanschlußkrümmer mit eingebauter
Frischgaszuleitung; 8 = Beatmungsmaske.

Daumen des Beatmenden das Loch im Beutel. Das KUHN-System entspricht einem halboffenen System. Für Narkosen darf es lt. § 19 Gefahrstoffverordnung nur mit absaugendem Doppelbeutel benutzt werden.

8.8.7 Sicherheitstechnische Anforderungen, Gesetze und Verordnungen im Zusammenhang mit Narkosegeräten

Jeder, der mit Narkosegeräten arbeitet, sollte über die wichtigsten sicherheitstechnischen Vorschriften, Gesetze und Verordnungen informiert sein.

8.8.7.1 Sicherheitstechnische Anforderungen an die Ausstattung von Narkosegeräten (vgl. DIN-Blätter 13 252, Jun. 1984):

– Steckverbindungen (sind nach DIN genormt für den Anschluß an die zentrale Gasversorgungsanlage).

– Schlauchverbindungen (druckgeprüfte Schläuche, Farbcodierung, Gasart-spezifische Anschlüsse).

– Sauerstoffmangelalarm (Bei Ausfall der O_2-Versorgung oder Druckabfall muß eine Warnung von mindestens 7 sek. Dauer erfolgen, die nicht unterdrückbar ist).

– Lachgassperre (Schutzvorrichtung für den Fall, daß die Sauerstoffzufuhr unterbrochen wird, d.h., sinkt der O_2-Gasfluß unter 1 l/min, wird N_2O automatisch gesperrt).

– Dosierventile am Rotameter (sind entsprechend der Farbcodierung für medizinische Gase gekennzeichnet, sind durch einen Bügel gegen unbeabsichtigtes Verstellen gesichert und besitzen ein haptisches Unterscheidungsmerkmal).

– Narkosemittelverdunster
Verwendet werden dürfen nur kalibrierte Geräte mit einer Sicherheitsfüllvorrichtung, Nullpunktarretierung und einer Limitierung der Maximalkonzentration.

– Messung der Sauerstoffkonzentration im Inspirationsteil (Bei Abfall der O_2-Konzentration unter 25% erfolgt akustische und optische Warnung).

– Das Volumeter ist grundsätzlich im Exspirationsschenkel einzusetzen.

– Beatmungsdruckmessung (Diskonnektionsalarm, Stenosealarm).

– Konzentrationsmessung für Narkosegase

8.8.7.2 Medizingeräteverordnung

Narkosegeräte sind Geräte mit erhöhter Patientengefährdung und gehören in die Gruppe 1 der MedGV. Gültige Schutzvorschriften für Narkosegeräte sind:

– Das Gerät auf sichtbare Mängel überprüfen

– Gebrauchsanweisung des Herstellers beachten

– Funktionsbeschreibung am Gerät in deutscher Sprache

– zugehörige Bauteile vollständig und funktionssicher montieren

– sterilisierte Kreissystembauteile verwenden

– druckgeprüfte Schläuche und gasartspezifische Anschlüsse verwenden

– Funktionssicherheitstests durchführen

– Narkosegasabsaugung anschließen

– Vorschriften beim Umgang mit Narkotikaverdampfern beachten

– CO_2-Absorber funktionsfähig halten (Farbindikator)

– nach Anwendung gründliche Reinigung und Desinfektion des Gerätes.

Bei Geräten, die nach dem 01.01.86 gekauft wurden, sind Wartungsarbeiten nach den Herstellerangaben in der Gebrauchsanweisung durchzuführen. (§ 6 Abs. 1 und 4 Abs. 1 MedGV) und sicherheitstechnische Kontrollen gemäß Bauartzulassung durchzuführen (§ 11 MedGV).

8.8.7.3 Gefahrstoffverordnung

Beim Umgang mit Narkosegasen sind die Richtlinien der Gefahrstoffverordnung zu beachten. Mögliche Schädigungen des Personals durch Inhalationsanaesthetika sollen vermieden werden.

Dafür sind folgende Schutzmaßnahmen erforderlich:

- Leckarme Narkosegeräte

- Wirksame Absaugung und Lüftungstechnik

- Zusätzliche Absaugung bei bestimmten Anaesthesien (z.B. ungeblockter Tubus, Bronchoskopien)

- Regelmäßig Gaskonzentrationsmessungen in der Umgebung vornehmen.

9. Spezielle Anästhesie

9.1 Besonderheiten der Anästhesie in der Thoraxchirurgie (G. Rödig)

Häufige in der Thoraxchirurgie durchgeführte Eingriffe sind die Entfernung eines Lungenlappens (Lobektomie), zweier Lappen (Bilobektomie), der gesamten linken oder rechten Lunge (Pneumonektomie) bei primären Lungentumoren sowie die Exzision von Lungenmetastasen ohne Beachtung der anatomischen Lungenstrukturen (atypische Resektion). Diese Operationen werden meistens in Seitenlage des Patienten durchgeführt. Aus den Auswirkungen der Eröffnung des Thorax in Seitenlage auf die Atemfunktion sowie aus der Technik der bisweilen gewünschten und erforderlichen seitengetrennten Beatmung – das Kollabieren der zu operierenden Lunge bei selektiver Beatmung der gesunden Lunge kann das chirurgische Vorgehen erleichtern – ergeben sich Besonderheiten der anästhesiologischen Praxis bei nicht kardialen thoraxchirurgischen Eingriffen.

9.1.1 Vorbereitende Maßnahmen vor operativen Eingriffen am Thorax

Vor geplanten Thoraxoperationen ist eine umfangreiche Diagnostik erforderlich, um den Funktionszustand und die Reserven des Atmungs- sowie des Herz-Kreislaufsystems festzustellen. Da jeder Thoraxeingriff zumindest eine vorübergehende Einschränkung der Lungenfunktion verursacht, kann nur bei genauer Kenntnis vorbestehender Störungen intra- und postoperativen Komplikationen begegnet werden. Erhebliche Einschränkungen der Lungenfunktion können eine Kontraindikation für einen geplanten thoraxchirurgischen Eingriff darstellen, da dann eventuell die Resektion von Lungengewebe oder auch die damit verbundene Reduktion des pulmonalen Gefäßbettes mit folgendem Anstieg des Pulmonalarteriendruckes (vergleiche die Auswirkungen des Verschlusses eines Pulmonalarterienastes bei Lungenembolie) sowohl pulmonal als auch hämodynamisch nicht kompensiert werden können. In jedem Fall ist die Durchführung einer arteriellen Blutgasanalyse eines Raumluft atmenden Patienten zu fordern, nicht zuletzt, um einen Referenzwert zu haben, an dem sich die Indikation zur postoperativen Nachbeatmung und Extubation orientieren kann. Jeder klinische Hinweis auf eine bestehende Störung der funktionellen Leistungsfähigkeit der Lunge, z.B. Atemnot beim Treppensteigen, sollte Anlaß zur Durchführung einer Lungenfunktionsprüfung geben. Die forcierte exspiratorische 1-Sekunden-Kapazität (FEV_1), d.h., das nach einer maximalen Inspiration innerhalb der ersten Sekunde so rasch und kräftig wie möglich ausgeatmete Volumen, vor Pneumonektomie sollte größer als 2 Liter sein bzw. das Verhältnis der FEV_1 zur Vitalkapazität sollte größer als 55% sein (s. Kap. 2.2.8.4). Eine $FEV_1 < 0.8$ Liter erhöht das Operationsrisiko deutlich. Vor einer Thoraxoperation sollten darüber hinaus atemgymnastische Übungen durchgeführt werden. Präoperative Störungen der Lungenfunktion sind durch fachgerechte Atemgymnastik zumindest teilweise reversibel. Außerdem wird der Patient mit diesen Methoden vertraut gemacht und für die postoperative Phase trainiert, in der diese Übungen eine ganz wesentliche Hilfe bei der Verhinderung von respiratorischen Komplikationen darstellen. Pulmonale Infekte müssen präoperativ gezielt antibiotisch behandelt werden und sollten nach Möglichkeit vor dem Eingriff ausgeheilt sein.

Von Wichtigkeit ist die enge Kooperation mit dem Chirurgen schon in der Phase der präoperativen Vorbereitung. Da das Vorgehen des Anästhesisten, z. B. die Wahl des geeigneten Tubus, unter anderem von der vorliegenden Grunderkrankung – die Kontamination der gesunden Lunge durch infektiöses Material der erkrankten Lunge beispielsweise beim Lungenabszeß zu verhindern, stellt die wichtigste Indikation zur seitengetrennten Beatmung dar – und von der Operationstechnik des Chirurgen abhängt, muß man sich über Art und Ausmaß des zu erwartenden Eingriffs genau informieren. Um z. B. Intubationsschwierigkeiten bei Patienten mit stenosierenden oder narbigen Prozessen in den Luftwegen, wie sie sich nach Trauma, Tracheotomie oder Langzeitintubation ergeben können, vor geplanter Trachealresektion voraussehen zu können, empfiehlt sich ein exaktes Studium der Röntgen-Thoraxaufnahme bzw. von Schichtaufnahmen. Oft wird einige Tage vor geplanten Lungenoperationen eine diagnostische Bronchoskopie durchgeführt, um beispielsweise Gewebeproben zu entnehmen oder gezielt Sekret abzusaugen. Die Informationen, die sich aus dem Bronchoskopiebefund ergeben, können dem Anästhesisten in der präoperativen Beurteilung hilfreich sein.

Die medikamentöse Prämedikation erfolgt vor Thoraxeingriffen bei Patienten mit guter Lungenfunktion in der auch sonst üblichen Weise und Dosierung. Bei deutlich eingeschränkter Lungenfunktion sollten Sedativa und Opioide zurückhaltend dosiert werden. Parasympatholytika wie Atropin wirken bronchodilatatorisch und reduzieren die Sekretproduktion. Die Eindickung des Sekrets kann jedoch insbesondere bei Patienten mit chronisch obstruktiven Lungenerkrankungen unerwünscht sein.

9.1.2 Veränderungen der Kreislauf- und Lungenfunktion bei Thorakotomie

Beim wachen, spontan atmenden Patienten in Seitenlage wird die unten liegende, „abhängige" Lunge aufgrund der Schwerkraftverhältnisse besser durchblutet und aufgrund der günstigeren Alveolarradiengröße in dieser durch ihr Eigengewicht stärker komprimierten Lunge in der Inspiration auch besser belüftet als die oben liegende, „nicht abhängige" Lunge. Die regionalen Unterschiede der Ventilation und Perfusion zwischen oberer, nicht abhängiger und unterer, abhängiger Lunge entsprechen den Unterschieden, wie sie beim stehenden Menschen von oben, Lungenspitze, nach unten, Lungenbasis, vorliegen (vergl. Kap. 2.2.3.3).

Die Thoraxeröffnung unter Spontanatmung würde, wie im folgenden beschrieben wird, zum offenen Pneumothorax mit Lungenkollaps der betroffenen Seite, Mediastinalflattern mit daraus resultierenden hämodynamischen Folgen und zur Pendelluftatmung mit vermehrter Totraumventilation führen (Abb. 9.1). Bei intakter Thoraxwand ist die Lunge gedehnt und füllt die gesamte Pleurahöhle aus. Zwischen der Pleura der Thoraxwand (Pleura parietalis) und dem Pleuraüberzug der Lunge (Pleura visceralis) befindet sich nur ein kapillärer, mit Flüssigkeit gefüllter Spalt. In ihm herrscht, bedingt durch die Eigenelastizität der Lunge, ein Unterdruck von etwa -8 bis -10 cm H_2O während der Inspiration und etwa -3 bis -5 cm H_2O während normaler Exspiration. Die Flüssigkeitsschicht gewährleistet ein reibungsloses Gleiten der beiden Pleurablätter aufeinander. Die Übertragung der Atembewegung des Thorax auf die Lunge basiert auf dem Unterdruck zwischen Thoraxwand und Lunge. Bei Eröffnung der Thoraxwand dringt nun Luft in den Pleuraspalt ein und hebt den darin herrschenden Unterdruck auf. Es entsteht ein **Pneumothorax**. Die Lunge zieht sich, ihrer Eigenelastizität folgend, zusammen, sie kollabiert. Besteht, wie während Thorakotomie, eine Verbindung zwischen Pleurahöhle und Außenluft, entsteht ein sogenannter **offener Pneumothorax.** Ein Ausfall von etwa 50% der Lungenoberfläche für die Ventilation durch den Lungenkollaps, bei nachwievor erhaltener Perfusion, führt zu einer erheblichen Zunahme des **intrapulmonalen Rechts-Links-Shunts.** Bei Spontanatmung zeigt die kollabierte Lunge atemsynchrone Veränderungen, die aber den Lungenveränderungen der gesunden Seite entgegengesetzt verlaufen (paradoxe Atmung). Während der Ausatmung preßt die gesunde Lunge einen Teil der Ausatemluft in die kollabierte Lunge, die sich teilweise entfaltet. Diese von der einen zur anderen Seite strömende Luft wird als **Pendelluft** bezeichnet. Die Pendelluft, in ihrer Zusammensetzung Exspirationsluft, wird während der folgenden Einatmung der Inspirationsluft der gesunden Seite beigemengt. Es resultiert eine Erhöhung der Totraumventilation. Während der Inspiration bewegt sich das Mediastinum infolge des auf der gesunden Seite herrschenden Unter-

drucks zu dieser Seite hin. Diese Bewegung kehrt sich während der Exspiration um. Diese als **Mediastinalflattern** bezeichnete Bewegung schränkt die Entfaltung der gesunden Lunge zusätzlich ein. Die Aufhebung des intrathorakalen Unterdrucks, durch den die Füllung der Vorhöfe erleichtert wird, führt zu einer Verminderung des venösen Rückstroms zum Herzen. Das Mediastinalflattern bewirkt infolge Verdrehung bzw. Abknickung der großen Gefäße eine mechanische Ein- und Ausflußbehinderung des Herzens. Beides bewirkt eine **Verminderung des Herzzeitvolumens.**

Die Behandlung des offenen Pneumothorax, wie er nach Thoraxtraumen vorliegen kann, besteht in einer kontrollierten Beatmung, eventuell mit Anlegen eines kontrollierten Soges über eine Thoraxdrainage. Schließt sich die Wunde in der Thoraxwand wieder luftdicht ab, oder kommt es zu einer Verletzung eines Lungenflügels bei intakter

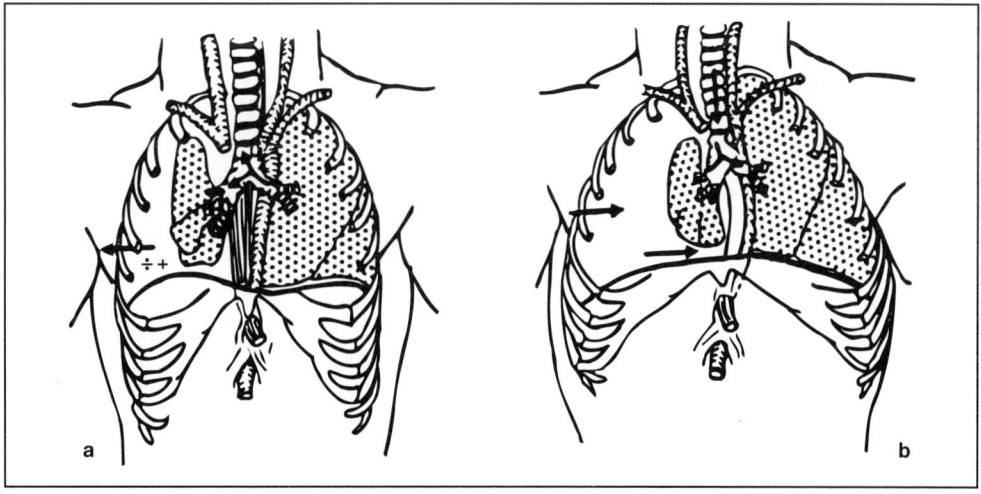

Abb. 9.1: *Spontan atmender Patient mit offenem Pneumothorax rechts und gesunder Lunge links. Die Pendelluft ist durch Pfeile symbolisiert. Beachte die Größe der kollabierten Lunge bei Exspiration (a) und Inspiration (b) und die Verziehung des Mediastinums zur gesunden Seite bei Inspiration.*

Thoraxwand (z. B. durch das Platzen einer Emphysemblase), entsteht ein sogenannter **geschlossener Pneumothorax**, der besonders bei Überdruckbeatmung sehr rasch zum akut lebensbedrohlichen **Spannungspneumothorax** werden kann. Bei einem Spannungspneumothorax kommt es zu einer massiven Verziehung des Mediastinums und einer ganz erheblichen Beeinträchtigung der Ausdehnung des intakten Lungenflügels. Zudem werden die Hohlvenen komprimiert. Daraus resultiert eine Abnahme des Herzzeitvolumens und eine erhebliche Störung der Atemfunktion, die lebensbedrohlich werden kann. Daher muß ein Spannungspneumothorax rasch und sicher erkannt werden und ist sofort durch Anlegen einer Thoraxdrainage zu beheben. Ein geschlossener Pneumothorax muß bei der geringsten Gefahr des Auftretens eines Spannungspneumothorax durch Anlegen einer Thoraxdrainage in einen offenen Pneumothorax übergeführt werden.

Die Folgen einer Thorakotomie beim spontanatmenden Patienten wären also lebensbedrohliche Störungen von Atmung und Kreislauf. **Eine kontrollierte Beatmung ist für Thorakotomien in Seitenlage zwingend erforderlich.**

Allerdings treten auch bei kontrollierter Beatmung Störungen des Belüftungs-Durchblutungsverhältnisses auf. Mit Einleitung einer Allgemeinanästhesie kommt es zur Reduktion der funktionellen Residualkapazität (FRC, s. Kap. 2.4), die beide Lungen betrifft. Das auf der unten liegenden Lunge lastende Mediastinum führt zu einer weiteren Verringerung der FRC in dieser abhängigen Lunge. Die Belüftung der Alveolen der so komprimierten Lunge in der Inspiration wird erschwert. Die Alveolarradiengröße der oberen, nicht abhängigen Lunge rückt durch die globale Reduktion der Lungenvolumina, insbesondere der FRC, beim kontrolliert beatmeten Patienten während Allgemeinanästhesie in den günstigeren Dehnungsbereich,

wie er beim wachen Patienten in der abhängigen Lunge vorliegt, d. h., die Ventilation der oberen Lunge, deren Compliance bei eröffnetem Thorax obendrein zunimmt, wird in dieser Situation begünstigt, während, entsprechend den herrschenden Schwerkraftverhältnissen, nach wie vor die untere Lunge besser perfundiert wird. Beim relaxierten Patienten während Allgemeinanästhesie wird also in Seitenlage sowohl bei geschlossenem als auch bei offenem Thorax die obere Lunge relativ hyperventiliert bei gleichzeitiger relativer Minderperfusion, die untere Lunge relativ unterbelüftet, jedoch vermehrt durchblutet. Die hieraus resultierenden **Ventilations-Perfusionsstörungen** bewirken eine **Erhöhung der AaDO$_2$** (vergleiche Kap. 2.4). Um ein kritisches Absinken des PaO$_2$ zu vemeiden, wird bei Seitenlage noch vor Thoraxeröffnung üblicherweise die **inspiratorische Sauerstoffkonzentration auf 50% erhöht.** Die Auswirkungen dieser ungünstigen Konstellation auf den pulmonalen Gasaustausch können, solange beide Lungen beatmet werden, noch über eine selektive PEEP-Applikation in der unteren Lunge gemildert werden, die dort über eine Zunahme der FRC zu günstigeren Ventilationsverhältnissen führt.

9.1.3 Maßnahmen zur Freihaltung der Luftwege bei thoraxchirurgischen Eingriffen

Die Notwendigkeit der Intubation und kontrollierten Beatmung bei Thorakotomien ist unzweifelhaft. Keine absolute Einigkeit herrscht in der Frage nach der Art des zu verwendenden Tubus. Für Eingriffe am Mediastinum, an der Thoraxwand und am Zwerchfell genügt in der Regel die übliche endotracheale Intubation. Problematischer ist die Situation bei lungenchirurgischen Eingriffen. Zwar ist mit der Einführung der Antibiotika die Zahl der Patienten mit infektiösen Prozessen, wie Bronchiektasen, abszedierenden Pneumonien, Lungengangrän, tuberkulösen Kavernen u. a. zurückgegangen. Trotzdem stellt die Verhinderung der endobronchialen Sekretverschleppung nach wie vor eines der Hauptprobleme bei Eingriffen an Lunge und Bronchien dar. Insbesondere stenosierende Prozesse am Bronchus sind oftmals sehr heimtückisch, da sie präoperativ absolut trocken zu sein scheinen. Das hinter der Stenose angestaute Bronchialsekret und eingeschmolzene Karzinommassen werden aber häufig unmittelbar nach Intubation und Blähen der Lunge und während der Operation durch Mobilisierung und Kompression der erkrankten Lungenbezirke freigesetzt. So kann es durch Obstruktion des Bronchialsystems zu Gasaustauschstörungen von lebensbedrohlichem Charakter kommen. Die oft unbemerkte Verschleppung kleiner Sekretmengen in gesunde Lungenbezirke und die durch die Überdruckbeatmung bewirkte Verlagerung in periphere Lungenbezirke bilden die Voraussetzung zur Atelektasenbildung und den Ausgangspunkt bronchopneumonischer Veränderungen.

Die häufig durchzuführende endotracheale Absaugung stellt eine wichtige Maßnahme zur Prophylaxe von Komplikationen dar. Sie sollte erstmals unmittelbar nach der Intubation erfolgen, da bereits zu diesem Zeitpunkt häufig Sekret in der Trachea und in den Bronchien liegt, das durch die Beatmung in periphere Lungenbezirke verlagert werden könnte. Es empfiehlt sich daher, während lungenchirurgischer Eingriffe in relativ kurzen Abständen abzusaugen, da ein Sekretübertritt von der oberen, zu operierenden in die unten liegende, gesunde Lunge oftmals unbemerkt erfolgen kann. Die Gefahr der Sekretverschleppung ist zu bestimmten Phasen der Operation besonders hoch, zum Beispiel beim Umlagern von der Rücken- in die Seitenlage, nach Eröffnen des Thorax und bei der ersten Exploration der Lunge und der Thoraxhöhle durch die Hand des Operateurs.

Ein Verfahren, um die Sekretverschleppung zu verhindern, ist die **endobronchiale Intubation** der gesunden Seite mit speziell dafür entwickelten Tuben (Endobronchialtuben). Sie unterscheiden sich vom normalen endotrachealen Tubus durch den kleineren Cuff und den kürzeren Abstand zwischen Cuff und Tubusspitze. Die Anatomie des Bronchialsystems bedingt für die endobronchiale Intubation einige Schwierigkeiten. Die linksseitige endobronchiale Intubation gelingt in den wenigsten Fällen ohne die Hilfe eines flexiblen Bronchoskops. Die rechtsseitige endobronchiale Intubation stellt in der Regel kein Problem dar. Die nur etwa 1.5 cm lange Strecke zwischen der Bifurkation der Trachea und dem Abgang des rechten Oberlappenbronchus birgt allerdings die Gefahr des Abrutschens des Tubus in die Trachea in sich. Auch kommt es leicht zum Verschluß des Abgangs des rechten Oberlappenbronchus durch den zu tief eingedrungenen Cuff. In einem solchen Fall sind erhebliche Anteile der Lungenoberfläche von der Ventilation ausgeschlossen. Die Abgangswinkel und die Entfernungen zwischen den einzelnen Segmenten der oberen Luftwege sind in Abb. 9.2 dargestellt.

Eine Indikation zur Verwendung von Endobronchialtuben stellen operative Eingriffe dar, bei denen mit der Eröffnung eines großen Bronchus gerechnet werden muß. Die Eröffnung eines Hauptbronchus, etwa beim Absetzen eines Lungenflügels während einer Pneumonektomie, verursacht ein Leck, das eine Ventilation der anderen Lunge völlig unmöglich macht. Durch intermittierendes Verschließen des Bronchusstumpfes mit einem Stilltupfer durch den Chirurgen, und die Durchführung der Bronchusnaht in der kurzen Phase der Apnoe läßt sich dieses Problem in der Regel lösen. Das Vorschieben eines Endobronchialtubus in den Hauptbronchus der anderen Lungenhälfte ermöglicht aber eine weitaus problemlosere Naht des Bronchus. Die gezielte Ventilation einer Lunge bzw. die Ausschaltung einer Lunge von der Ventilation kann also durch endobronchiale Intubation erreicht werden. Von Nachteil ist jedoch, daß über Endobronchialtuben das Operationsgebiet nicht abgesaugt werden kann.

Eine funktionelle Trennung beider Lungen kann auch mittels Anwendung sog. **Bronchusblocker** erreicht werden. Über einen endotrachealen Tubus wird beatmet, ein integrierter Bronchusblocker kann bronchoskopisch so im Bronchialsystem plaziert werden, daß damit der dahinter liegende Teil der Lunge von der Beatmung ausgeschlossen werden kann.

Ist die Indikation zu einer funktionellen Trennung beider Lungen gegeben, um, wie beschrieben, z.B. eine Infektion der gesunden Lunge zu verhindern, oder um die Operationsbedingungen an der kollabierten Lunge zu erleichtern, werden heutzutage allerdings fast ausschließlich **Doppellumentuben** verwendet. Der Broncho-Cath®-Tubus, eine Weiterentwicklung des klassischen CARLENS-Doppellumentubus, stellt eine Kombination aus Endobronchial- und Endotrachealtubus dar. Dabei stehen Tuben sowohl zur linksendobronchialen als auch zur rechtsendobronchialen Intubation zur Verfügung. Der Broncho-Cath® zur linksendobronchialen Intubation z.B. besitzt zwei Krümmungen, nämlich eine distale, nach links gerichtete Abbiegung der Spitze, und eine proximale, etwa am Übergang vom mittleren zum oberen Drittel liegende, stumpfe Abwinkelung nach vorn (Abb. 9.3).

Die abgebogene Tubusspitze dient zur Intubation des linken Hauptbronchus. Sie trägt eine aufblasbare Manschette. Das Tubusinnere ist durch eine Scheidewand in zwei Kanäle getrennt. Während der linke sich in die abgebogene Tubusspitze fortsetzt, endet der rechte in einer Öffnung einige Zentimeter oberhalb der Tubusspitze. Proximal davon befindet sich eine zweite aufblasbare Manschette zur Abdichtung der Trachea. Die Öffnung des Tubusanteils, der zur Beatmung der rechten Lunge dient, muß natürlich nach erfolgter Intubation möglichst exakt am Abgang des rechten Hauptbronchus liegen. Die korrekte Lage des Broncho-Cath® kann mittels Röntgendurchleuchtung, durch Auskultation bei seitengetrennter Belüftung, respektive am einfachsten endoskopisch (flexibles Bronchoskop mit 4 mm Durchmesser), gesichert werden.

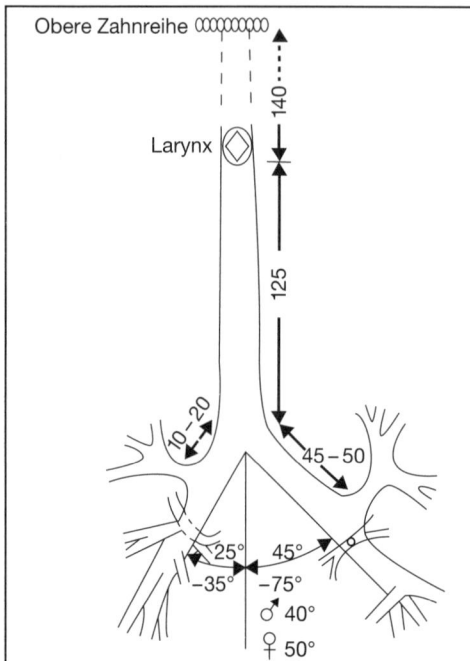

Abb. 9.2: *Schemazeichnung der oberen Luftwege mit Länge der einzelnen Abschnitte in Millimetern und Abgangswinkel des linken und rechten Hauptbronchus. Beachte, daß der rechte Hauptbronchus nahezu in der Verlängerung der Trachea liegt (Ursache der häufigen, versehentlichen, rechts-endobronchialen Intubation) und daß der Abstand zwischen Carina und Abgang des rechten Oberlappenbronchus nur 10–20 mm beträgt.*

Die Vorteile des Doppellumentubus sind:

- Weitgehend sichere Verhütung des Übertritts von Sekret von der erkrankten in die gesunde Lunge.

- Wahlweise Beatmung nur der bei Seitenlage unten liegenden Lunge, den operativen Erfordernissen angepaßt, bzw. Vermeidung größerer Gasverluste bei offenem Bronchus. Dabei ist die obere Lunge kollabiert, damit dem Operateur ein optimales Arbeiten ermöglicht wird (**Einlungenventilation** = ELV). Über das endobronchiale Lumen kann derweil jederzeit aus dem OP-Gebiet abgesaugt werden.

- Vermeidung der Nachteile einer länger dauernden Einlungenventilation durch zwischenzeitliches Blähen der oberen Lunge. Das Blähen dient nach Beendigung der operativen Maßnahmen an der Lunge der Wiedereröffnung von Atelektasen unter Sicht.

- Möglichkeit der **apnoischen Oxygenierung** der nichtbeatmeten Lunge, d.h., der Oxygenierung des Blutes ohne Ventilation der Lunge, indem ein kontinuierlicher Sauerstoffstrom zugeführt wird.

Gegen die Verwendung des Doppellumentubus sprechen einige zum Teil gravierende Nachteile:

- Die Technik der Intubation ist nicht problemlos.

- Bei Unerfahrenheit mit dieser Technik besteht die Gefahr der Hypoxie bei Narkoseeinleitung. Unbedingt notwendig ist daher eine ausreichende Präoxygenierung.

- Fehllagen des Tubus kommen relativ häufig vor. Auf genaue Kontrolle des korrekten Tubussitzes ist unbedingt zu achten. Von Kritikern des Doppellumentubus wird die Gefahr des Abrutschens aus der richtigen Position als Nachteil angeführt. Die Befürworter des Tubus schätzen diese Gefahr bei korrekter Technik und Fixierung als gering ein. Sie sehen diese Fälle als primär falsche Lage des Tubus nach Intubation an. Bei Verwendung eines **rechtsläufigen Doppellumentubus** kommt es am häufigsten zu Fehllagen in Form einer **Verlegung des rechten Oberlappenbronchus** durch den zu weit vorgeschobenen Tubus. Linksläufige Tuben, die sich

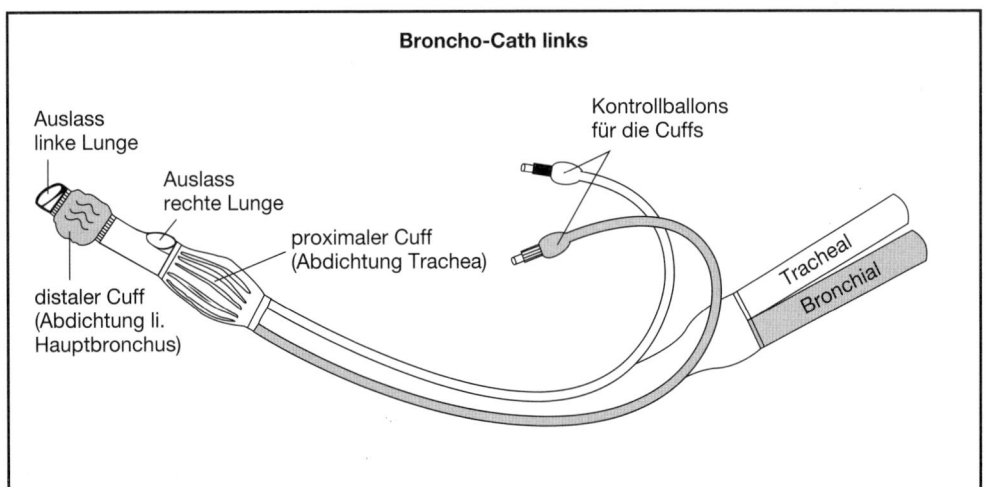

Abb. 9.3: *Schemazeichnung des Bronchocath®-Doppellumentubus zur linksendobronchialen Intubation.*

sowohl zur selektiven Beatmung der linken als auch der rechten Lunge eignen, sollten wegen ihrer geringeren Komplikationsrate bevorzugt werden. Rechtsläufige Tuben werden dann verwendet, wenn die operative Eröffnung des linken Hauptbronchus bzw. eine Manschettenresektion bei Pneumonektomie vorgesehen ist.

– Die Atemwegswiderstände der Einzellumina des Doppellumentubus sind relativ hoch. Unter kontrollierter Beatmung spielt es im allgemeinen keine große Rolle. Gravierender ist, daß nur relativ dünne Absaugkatheter in den Tubus eingeführt werden können. Dies kann zu Schwierigkeiten beim Absaugen größerer und zäher Sekretmengen führen.

Die Möglichkeit der endoskopischen Kontrolle der Tubuslage, auch intraoperativ, hat diese Nachteile des Doppellumentubus relativiert. In stark zunehmendem Maße wird deshalb heute vom Thoraxchirurgen die Verwendung von Doppellumentuben gefordert.

9.1.4 Änderungen der Lungenfunktion unter Einlungenventilation (ELV)

Es muß damit gerechnet werden, daß bei der ELV auch bei Anwendung hoher Sauerstoffkonzentrationen ($FIO_2 = 0.7$ bis 1.0) 10 bis 15% der Patienten PaO_2-Werte unter 60 mmHg aufweisen, und in Einzelfällen kann die Hypoxämie unter ELV lebensbedrohlich werden. Die Hauptursache der verschlechterten Oxygenierung während ELV ist die Durchblutung der nicht belüfteten Lunge, die theoretisch zu einem Shunt um 50% vom HZV führen müßte. Zusätzlich ist jedoch auch der Gaswechsel in der unten liegenden, weiterhin belüfteten Lunge keinesfalls ideal, und hier können regionale Anteile mit sehr niedrigem $\dot{V}A/\dot{Q}$ zu einer weiteren Zunahme der venösen Beimischung sogar über 50% vom HZV führen. Wie in Kap. 2.3.1.4 dargestellt, sind diese extrem hohen Shunts auch bei Beatmung mit einer FIO_2 von 1.0 immer mit Hypoxie verbunden. Es sollte demnach mit Be-

ginn der ELV eine hohe FIO_2 gewählt werden und anschließend durch mehrere arterielle Blutgasanalysen in kurzen Abständen, respektive durch eine pulsoxymetrische Überwachung gesichert werden, daß der Patient keine lebensbedrohliche Hypoxämie entwickelt.

Das Ausmaß der venösen Beimischung unter ELV wird entscheidend davon abhängen, wie hoch der Anteil des HZV ist, der die obere, kollabierte Lunge durchblutet. Hierfür wiederum ist im wesentlichen das Ausmaß der **hypoxischen pulmonalen Vasokonstriktion** (HPV) in der atelektatischen Lunge entscheidend. Ein niedriger alveolärer PO_2 und, in geringem Maße, auch ein niedriger gemischtvenöser PO_2 führen beim Lungengesunden zur Konstriktion der präkapillären Lungengefäße. Dieser äußerst sinnreiche Mechanismus führt bei regionaler alveolärer Hypoxie (wie im vorliegenden Beispiel der ELV) zur Durchblutungsminderung der hypoxischen Lungenareale zugunsten besser belüfteter Bezirke und damit zur Abnahme der venösen Beimischung.

Maximale hypoxische pulmonale Vasokonstriktion kann während ELV zu einer Flußreduktion in der nicht beatmeten Lunge um 50% führen. Auch wenn der Mechanismus der HPV noch nicht in allen Einzelheiten aufgeklärt werden konnte, so ist doch aus zahlreichen, experimentellen Untersuchungen bekannt, daß diese Reaktion auf alveoläre Hypoxie von Individuum zu Individuum extrem stark variieren kann. Einem Patienten kann demnach vor Beginn der ELV nicht angesehen werden, ob bei ihm die HPV stark ausgeprägt und damit der Shunt eher niedrig und PaO_2 hoch sein wird oder umgekehrt. Es ist auch nicht bekannt, inwieweit die Reaktionsfähigkeit des pulmonalen Gefäßbettes im Sinne einer Vasokonstriktion bei Hypoxie in einer erkrankten Lunge erhalten bleibt. So führt die Gabe von Vasodilatatoren wie Nitroglyzerin und Nitroprussid-Natrium, die bei wirksamer HPV deren Effekt aufheben und wieder zu einer Zunahme der Shuntfraktion führen müßten, tatsächlich bei Patienten mit chronisch obstruktiver Bronchopneumopathie zu keiner Erhöhung der venösen Beimischung.

Grundsätzlich gilt jedoch, daß alle Mechanismen, die die hypoxische Vasokonstriktion der nicht belüfteten Lunge beeinträchtigen können, vermieden werden sollten. Dazu gehört die Anwendung von vasodilatatorisch wirksamen Medikamenten ebenso wie eine Hyperventilation, da ein niedriger $PaCO_2$ zur Vasodilatation und damit zur Zunahme der Durchblutung der nicht beatmeten Lunge führen kann. Auch ein Anstieg des pulmonalen Gefäßwiderstands in der abhängigen, beatmeten Lunge kann zu einer ungünstigen Verteilung der Durchblutung zugunsten der oben liegenden Lunge führen. Zu einer Zunahme des Gefäßwiderstands in der unteren Lunge kann infolge einer Anhebung des mittleren Atemwegsdruckes die Anwendung zu hoher Atemzugvolumina führen, ebenso die Anwendung von PEEP. Selektiver PEEP der unteren Lunge verbessert zwar die Belüftung dieser Lunge, wirkt sich jedoch insgesamt auf den pulmonalen Gasaustausch in dieser Situation eher ungünstig aus, da der pulmonale Gefäßwiderstand der abhängigen Lunge unter PEEP zunimmt und die daraus resultierende Umverteilung der Durchblutung zugunsten der oberen Lunge dem sinnvollen Mechanismus der HPV entgegengerichtet ist. PEEP der unteren Lunge während ELV soll also nicht angewendet werden.

Stellt sich kurz nach Beginn der ELV ($FIO_2 = 1.0$) heraus, daß der PaO_2 auf lebensbedrohlich niedrige Werte absinkt, so muß die oben liegende Lunge wieder, zumindest teilweise, am pulmonalen Sauerstoffaustausch beteiligt werden. Dies geschieht entweder durch intermittierendes Blähen der oben liegenden Lunge mit reinem Sauerstoff und anschließendes Abklemmen des Tubus, oder, noch besser, durch Insufflation von Sauerstoff in die obere Lunge bei gleichzeitiger Anwendung eines PEEP von etwa 10 cm H_2O auf die oben liegende Lunge. Der PEEP wird mittels

einer entsprechenden Zusatzeinrichtung nur auf die obere, nicht ventilierte Lunge gegeben und bewirkt einerseits eine ausreichende Blähung und andererseits eine verminderte Durchblutung der stillstehenden oberen Lunge. Ist eine Pneumonektomie geplant, kann frühzeitiges Abklemmen der Arteria pulmonalis den Shunt reduzieren.

ELV kann also nur bei enger Kooperation zwischen Chirurgen und Anästhesisten für den Patienten vertretbar sein, und **fortlaufendes Monitoring des PaO_2 und der SaO_2** (Pulsoxymetrie) ist oberstes Gesetz.

Die zweite Komponente des intrapulmonalen Gasaustausches, nämlich die Elimination von CO_2, bietet auch bei ELV kaum jemals Probleme. Der $PaCO_2$ bleibt in etwa unverändert oder sinkt ab, wenn die abhängige Lunge mit dem gleichen Atemminutenvolumen beatmet wird, das zuvor bei Ventilation beider Lungen einen normalen $PaCO_2$ bewirkte. Die Totraumventilation ist in diesem Fall verringert.

9.1.5 Besonderheiten der Narkoseführung bei Thoraxeingriffen

Die Allgemeinanästhesie mit kontrollierter Beatmung ist das Verfahren der Wahl bei thoraxchirurgischen Eingriffen. Die balanzierte Anästhesietechnik mit kombinierter Anwendung von Inhalationsanästhetika und Opioiden hat sich zur Aufrechterhaltung der Narkose bewährt. Es gibt kein Anästhetikum, das spezifische Vorteile für die Thoraxanästhesie hätte. Es muß berücksichtigt werden, daß durch den hohen Sauerstoffpartialdruck im Einatemgemisch (während bestimmter Phasen der Operation $FIO_2 = 1.0$) der Anteil des Lachgases am Gasgemisch zwangsläufig reduziert wird bzw. fortfällt, woraus eine Verringerung des Analgesieniveaus resultiert. Inhalationsanästhetika in höherer Dosierung sollen zur Aufhebung der hypoxisch-pulmonalen Vasokonstriktion führen, weswegen u. a. keine ausschließliche Narkoseführung mit Inhalationsanästhetika, sondern eben die sog. balanced anaesthesia empfohlen wird, bzw. der vollständige Verzicht auf Inhalationsanästhetika zugunsten einer totalen, intravenösen Anästhesie.

Die ständig wechselnden Oxygenierungsverhältnisse im Verlauf eines Thoraxeingriffs machen eine engmaschige Kontrolle der Blutgaswerte unumgänglich. Die arterielle Verweilkanüle erleichtert die häufige Durchführung von Blutgasanalysen. Mit der Pulsoxymetrie steht ein nichtinvasives Verfahren zur kontinuierlichen Messung der O_2-Sättigung des Blutes zur Verfügung. Die Messung der endexspiratorischen CO_2-Konzentration, die beispielsweise Hinweise auf vermehrte Totraumventilation geben kann, ist ebenfalls hilfreich bei der Beurteilung der pulmonalen Situation. Bei thorakalen Eingriffen sollte eine Magensonde gelegt werden, um einen durch Magendilatation bedingten Zwerchfellhochstand und die damit verbundene Einschränkung der pulmonalen Compliance zu vermeiden. Außerdem kommt es unter der bei Thorakotomien meist gewählten geknickten Seitenlage leicht zur Regurgitation von Mageninhalt. Die Magensonde kann postoperativ zu einem relativ frühen Zeitpunkt (in der Regel noch im Aufwachraum) entfernt werden. Ein zentralvenöser Zugang ist in Abhängigkeit vom Schweregrad des operativen Eingriffs sowie der Vorerkrankungen des Patienten erforderlich. Die Aussagekraft des zentralen Venendrucks in Seitenlage ist begrenzt. Ein von peripher gelegter Katheter knickt zudem in Seitenlage leicht ab, sicherer ist ein Zugang über die Vena jugularis interna oder die Vena subclavia. Bei der Wahl des Zugangs über die Vena subclavia sollte immer die Seite punktiert werden, auf der anschließend thorakotomiert wird. Ein Pneumothorax auf der nicht operierten Seite bei eröffnetem Thorax der anderen Seite kann fatale Folgen haben.

Die aufmerksame Beobachtung des OP-Feldes und des Verlaufs der Operation ist bei Thoraxeingriffen von größter Bedeutung. Während der Eröffnung des Thorax sollte der Patient manuell beatmet werden. Die Lunge soll etwas kollabieren, damit sie bei der Eröffnung des Thorax nicht verletzt wird. Störungen der Kreislauffunktion haben oftmals mechanische Ursachen, wie Manipulationen am Mediastinum oder unachtsamer Hakendruck auf das Herz. Zug am Lungenhilus, Lageveränderungen des Herzens oder direkte Manipulation am Perikard können zu erheblichen Rhythmusstörungen führen. Ein Hinweis an den Operateur, vermeidbare mechanische Irritationen nach Möglichkeit zu unterlassen, oder die Manipulationen kurz zu unterbrechen, sind wirksamer als jedes Antiarrhythmikum. Die Dichtigkeit einer Bronchusnaht wird geprüft, indem die Nahtstelle unter Kochsalzlösung gesetzt und bei verstärktem Beatmungsdruck durch manuelles Blähen das eventuelle Entweichen von Luftblasen beobachtet wird. Ebenso wird am Ende einer Operation nach größeren Fisteln an der Lungenoberfläche gesucht.

Bei allen Lungenteilresektionen, im Extremfall bei der Pneumonektomie, muß das HZV nach Unterbindung der Pulmonalgefäße durch einen verminderten Gefäßquerschnitt fließen. Beim Gesunden ist das Kapillarsystem der Lunge in der Lage, diesen vermehrten Zustrom ohne Drucksteigerung aufzunehmen. Ist das pulmonale Gefäßbett von vornherein nicht genügend anpassungsfähig, und sind die enddiastolischen Drucke des linken Ventrikels bereits grenzwertig, kommt es, verstärkt durch mechanische Irritation des Lungengewebes, während der Operation leicht zum interstitiellen Ödem insbesondere der unten liegenden Lunge, wodurch der Gasaustausch dieser beatmeten Lunge weiter beeinträchtigt wird. Übermäßige Volumenzufuhr ist daher bei Thoraxeingriffen unbedingt zu vermeiden. Ohnehin sind die durchschnittlichen Volumenverluste nicht allzu hoch. Bei einer Pneumonektomie beträgt der typische Blutverlust zwischen 200 und 500 ml.

9.1.6 Maßnahmen am Ende einer Thorakotomie

Vor Verschluß des Thorax wird die Lunge unter manueller Beatmung nochmals vollständig entfaltet, um Atelektasen unter Sicht so weit wie möglich zu beseitigen. Besonders nach Resektionen von Lungengewebe, Bronchien oder Teilen der Trachea ist zu prüfen, ob sich die verbliebenen Lungenanteile noch gut belüften lassen und keine Stenosen an den Luftwegen entstanden sind. Wie bei Eröffnung des Thorax sollte auch bei seinem Verschluß wieder von Hand beatmet werden. Üblicherweise werden vor Verschluß des Thorax ein oder zwei Drainageschläuche in den Pleuraraum eingelegt, um Luft, Sekret oder Blut aus der Pleurahöhle abzuleiten. Nach Pneumonektomie ist in der Regel keine Thoraxdrainage erforderlich. Bei größeren Parenchymfisteln muß zusätzlich abgesaugt werden. Dies geschieht üblicherweise über eine Zweiflaschensaugdrainage mit −15 bis −25 cm H$_2$O (Abb. 9.4) oder eine elektrische Pumpe. Nach dem Verschluß der Thoraxwand würde eine nicht drainierte bronchopleurale Fistel zur Entwicklung eines sog. geschlossenen Pneumothorax führen, der, insbesondere bei Beatmung mit positivem Atemwegsmitteldruck, sehr rasch zum akut lebensbedrohlichen Spannungspneumothorax werden kann. Luft dringt während der Inspiration durch die Fistel in den Pleuraspalt ein, kann aber über die ventilartige Fistelöffnung während der Exspiration nicht entweichen, so daß die Luftansammlung im Pleuraraum ständig zunimmt. Beim Spannungspneumothorax wird die Ausdehnung der Lunge in der Pleurahöhle durch die Gasansammlung massiv beeinträchtigt. Es kann zu einer massiven Verdrängung und Verziehung des Mediastinums mit Kompression der Hohlvenen kommen. Daraus resultiert eine Abnahme des Herzzeitvolumens und eine erhebliche Störung der Atemfunktion, die rasch lebensbedrohlich werden kann (s. Kap. 9.1.2).

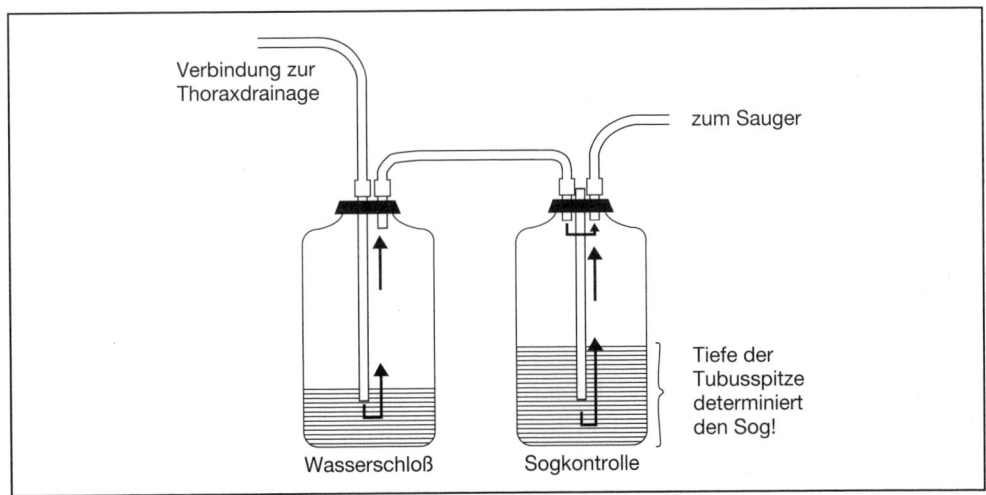

Abb. 9.4: *Zweiflaschen-Saugdrainage, bestehend aus der üblichen Ableitungsflasche mit Wasserschloß (links) und einer zweiten Flasche, durch die der Sog über die Eintauchtiefe des Glasrohres gesteuert werden kann.*

Auf korrekte Lage und Funktion der Thoraxdrainagen nach Thorakotomie ist daher besonderes Augenmerk zu richten.

Ein Röntgenbild des Thorax, noch vor der Extubation des Patienten, gibt Auskunft darüber, ob die Lunge vollständig entfaltet ist. Zu diesem Zeitpunkt kann nochmals gebläht werden, um Atelektasen zur Entfaltung zu bringen. Falls die Ursache der Minderbelüftung in einer Obstruktion der Bronchien zu suchen ist, die durch blindes Absaugen durch den Tubus nicht zu beheben ist, kann mit Hilfe des flexiblen Bronchoskops unter Sicht und gezielt abgesaugt werden. Dieses Vorgehen hat sich auch bei Verlegung der Luftwege während der Operation bewährt.

Störungen des pulmonalen Gasaustausches nach thoraxchirurgischen Eingriffen sind nicht selten. Eine Beatmung in der postoperativen Phase wird daher gelegentlich erforderlich sein. Nach Resektion von Lungengewebe mit Bronchusnaht sollte allerdings eine frühzeitige Extubation angestrebt werden, um die Belastung, die eine Überdruckbeatmung und das regelmäßige Absaugen für die Bronchusnaht darstellen, so gering wie möglich zu halten. Insbesondere hoher PEEP ist nach Möglichkeit zu vermeiden.

9.1.7 Postoperative Analgesie nach Thorakotomien

Nach Thorakotomien ist die Kooperation des Patienten bei der Atemgymnastik von eminenter Wichtigkeit. Dem stehen die z.T. erheblichen Schmerzen im Bereich der Thorakotomiewunde, aber auch häufig an der Durchtrittsstelle der Drainagen durch die Thoraxwand, entgegen. Die nach Verwendung volatiler Anästhetika schnell wieder einsetzende Schmerzempfindung führt zu schmerzbedingter Hypoventilation und mangelndem Abhusten, was der Retention von Sekret, der Atelektasenbildung und letztlich der Entwicklung einer postoperativen Hypox-

ämie Vorschub leistet. Dies spricht eher für die Verwendung von Opioiden bei Thoraxeingriffen. Aber auch Opioide sind wegen ihrer atemdepressorischen und sedierenden Wirkungen nicht unbegrenzt verwendbar. Eine, wenn auch nur vorübergehende, Analgesie im Bereich der Thorakotomie läßt sich durch Applikation langwirkender Lokalanästhetika (z.B. Bupivacain) in die Interkostalräume, also durch eine **Blockade der Interkostalnerven** durch den Chirurgen vor Verschluß des Thorax, erreichen. Gute Analgesie für einen Zeitraum variabler Länge läßt sich durch eine **thorakale Periduralanästhesie** erreichen. Die Applikation des Lokalanästhetikums erfolgt über den mit seiner Spitze im Periduralraum liegenden Katheter, entweder intermittierend oder kontinuierlich über eine Motorpumpe. Auch die Applikation von Morphin, Opioiden, oder eine Kombination aus z.B. Fentanyl und Lokalanästhetikum über den Periduralkatheter hat sich bewährt. Der Periduralkatheter wird vor Einleitung der Allgemeinanästhesie plaziert. Auch über einen von **lumbal gelegten Periduralkatheter** ist eine erfolgreiche Schmerztherapie nach Thorakotomie möglich. Lokalanästhetika können auch über einen **interpleuralen**, d.h., einen zwischen Pleura visceralis und Pleura parietalis vom Chirurgen plazierten **Katheter** verabreicht werden. Alternativ kann man auch über eine Thoraxdrainage Lokalanästhetikum in den Interpleuralraum instillieren, wobei diese nach Bolusgabe eine entsprechende Zeit abgeklemmt werden muß. Die Lokalanästhetika sollen bei diesem Verfahren nach Diffusion durch die Pleura parietalis und die innere Interkostalmuskulatur die Interkostalnerven erreichen und den intrathorakalen sympathischen Grenzstrang sowie Nervenendigungen innerhalb der Pleura blockieren. Bei der Kryoanalgesie wird intraoperativ mit Hilfe einer Kältesonde ($-60°C$) die Impulsleitung in den „vereisten" Interkostalnerven unterbrochen. In Abhängigkeit von der Art und Dauer der Kälteapplikation gewinnt der betroffene Nerv erst nach ein bis drei Monaten seine volle Funktionsfähigkeit zurück, so daß Patienten gelegentlich über Wochen anhaltende Hypästhesien im Versorgungsbereich der so behandelten Interkostalnerven klagen.

Von Nachteil ist, daß diese Technik ebenso wie alle anderen Regionalverfahren nur segmentale Schmerzausschaltung im Bereich der blockierten Interkostalnerven gewährleistet. Nach lateralen Thorakotomien in Seitenlage häufige Schulterschmerzen des hochgelagerten Arms werden mit diesem Verfahren nicht gemildert. Das optimale Regime zur postoperativen Schmerztherapie nach Thorakotomie, das volle Schmerzfreiheit ohne Sedierung des Patienten und ohne atemdepressorische Nebenwirkungen gewährleistet, gibt es derzeit nicht, so daß es jeweils gilt, die individuell beste Lösung zu finden. Nicht zuletzt ist zu klären, ob der Patient postoperativ auf einer Intensivstation weiterbetreut werden kann und ob die Versorgung eines Periduralkatheters auf der Normalstation gewährleistet ist. Daraufhin wird ein entsprechendes Anästhesie- und Schmerztherapieverfahren ausgewählt.

9.2   Besonderheiten der Anästhesie in der Herzchirurgie (G. Rödig)

Die Narkose für herzchirurgische Operationen unterscheidet sich nicht grundsätzlich von der Anästhesie für allgemeinchirurgische Eingriffe. Besonderheiten ergeben sich vor allem aus der bei den meisten herzchirurgischen Eingriffen angewendeten Technik der extrakorporalen Zirkulation. Auf sie wird deshalb im folgenden ausführlich eingegangen. Systematik und Pathophysiologie der wichtigsten kardiologischen Erkrankungen wurden bereits früher abgehandelt (vgl. Kap. 1.3).

9.2.1 Narkoseverfahren bei herzchirurgischen Eingriffen

Prämedikation: Das Ziel der Prämedikationsvisite ist neben der ausführlichen Befunderhebung (kardiale Anamnese, Ruhe- und Belastungs-EKG, Herzkatheterbefunde, Laborwerte, Medikamentenanamnese u.a.), die bestmögliche psychologische und medikamentöse Vorbereitung auf die Operation und die unmittelbare postoperative Phase. Der Aufklärung über die vorgesehenen Maßnahmen, ihren Sinn und ihre Risiken kommt besondere Bedeutung zu bei Patienten, die am Herzen operiert werden sollen. Aus dem Wissen um die zentrale Funktion des Herzens für den Organismus resultiert nicht selten zu Recht eine Angst vor lebensbedrohlichen Komplikationen der bevorstehenden Operation. Im Prämedikationsgespräch sollen Ängste des Patienten erkannt und patientenorientiert bearbeitet werden. **Anxiolyse** ist auch das Ziel der medikamentösen Prämedikation. Die Auswahl eines geeigneten Medikaments sowie der adäquaten Dosierung sollte sowohl der individuellen psychischen als auch physischen Situation des Patienten Rechnung tragen. Bei einem ängstlichen Patienten mit koronarer Herzerkrankung vor geplanter Bypass-Operation kann bei guter Pumpleistung des Herzens die Reduktion einer angstbedingten Tachykardie durch adäquate Anxiolyse sich günstig auf die myokardiale Sauerstoffbilanz auswirken. Bei schwerkranken Patienten mit stark eingeschränkter Herzfunktion muß jegliche weitere Depression von Herz-, Kreislauf- und Atmungsfunktion vermieden werden. Dosisreduktion, eventuell der Verzicht auf medikamentöse Prämedikation muß bisweilen erwogen werden. Häufig werden als Prämedikationssubstanzen mittel- und kurzwirksame Benzodiazepine in oraler Verabreichung verwendet, deren Wirkprofil sich durch Anxiolyse und Amnesie auszeichnet. Auf die routinemäßige Gabe von Atropin wird bei Herzpatienten verzichtet.

Herzpatienten nehmen häufig als Dauermedikation eine Vielzahl herzkreislaufwirksamer Medikamente ein, z. B. Digitalispräparate, Antihypertensiva, Antiarrhythmika, Diuretika u. a.. Abruptes Absetzen des Beta-Blockers Propranolol beispielsweise bei einem Patienten mit koronarer Herzkrankheit kann zu einer Exazerbation der Angina pectoris mit dem Risiko eines Myokardinfarktes führen. Hingegen bringt die Fortführung einer chronischen Diuretikatherapie bis unmittelbar präoperativ oft kaum entscheidende Vorteile, birgt aber ein erhöhtes präoperatives Risiko von Hypovolämie und Hypokaliämie. So muß der Anästhesist für jedes Medikament des Patienten entscheiden, ob es präoperativ abgesetzt oder weitergegeben werden soll. Grundsätzlich verstößt die Einnahme der indizierten Medikamente mit einem Schluck Wasser nicht gegen das Nüchternheitsgebot.

Narkoseeinleitung und -fortführung: Anästhetika werden auf der Basis ihrer narkotischen Eigenschaften sowie ihrer hämodynamischen Effekte ausgewählt. Dabei gilt es zu beachten, daß die hämodynamischen Nebenwirkungen vieler Anästhetika dosisabhängig sind. So kann man aus der Kombination mehrerer Substanzen, wobei jede einzelne Substanz niedriger dosiert werden kann, den Vorteil guter anästhesiologischer Wirksamkeit ziehen unter Minimierung unerwünschter hämodynamischer Nebenwirkungen. Ein suffizientes hämodynamisches Monitoring ist daher schon vor Narkoseeinleitung erforderlich. Nach Anlegen von EKG-Elektroden, Blutdruckmanschette und einer peripheren venösen Kanüle erfolgt in Lokalanästhesie die Kanülierung der Arteria radialis, fakultativ der Arteria femoralis, um von diesem Zeitpunkt an kontinuierlich den arteriellen Druck überwachen zu können. Für Risikopatienten mit schlechter Pumpfunktion des Herzens (cardiac index < 2 l/min x m^2

Körperoberfläche) kommt auch das Anlegen eines Swan-Ganz-Katheters vor Narkoseeinleitung in Betracht. Zur Narkoseeinleitung gilt **Etomidat** für den kardialen Risikopatienten als Injektionsanästhetikum der Wahl. Benzodiazepine (Diazepam, Midazolam, Flunitrazepam) und Opioide (Fentanyl, Sufentanil) bilden in vielen herzchirurgischen Zentren die Pfeiler der anästhesiologischen Medikation sowohl zur Narkoseeinleitung als auch zur Narkosefortführung. Zur Komplettierung einer balanzierten Anästhesietechnik bieten sich aufgrund ihrer hervorragenden hypnotischen Eigenschaften in dosisadaptierter Form Inhalationsanästhetika an. Vom Gebrauch von Lachgas für herzchirurgische Eingriffe an der Herz-Lungen-Maschine wird von manchen Autoren gänzlich abgeraten aufgrund des Risikos, die Entwicklung potentiell immer vorhandener Luftbläschen, beispielsweise aus dem Schlauchsystem der Herz-Lungen-Maschine, zur Luftembolie hin fulminant zu unterstützen. Die Auswahl eines geeigneten Muskelrelaxans muß die Auswirkungen von Muskelrelaxantien auf das autonome Nervensystem berücksichtigen. So kann Pancuronium über parasympatholytische Wirkungen Tachykardien induzieren, Succinylcholin hingegen als depolarisierendes Muskelrelaxans führt zu Bradykardien. Vecuronium beeinträchtigt im allgemeinen das vegetative Nervensystem in nur geringem Ausmaß.

Monitoring während der Narkose. Folgende Meßgrößen werden in Abhängigkeit vom Schweregrad der Erkrankung sowie des Ausmaßes und der Dauer der geplanten Operation registriert:

- Elektrokardiogramm (inklusive ST-Segment-Analyse, V5-Ableitung zur Erkennung anterolateraler Ischämien),

- arterieller Druck über Druckwandler kontinuierlich,

– intrakardinale Füllungsdrücke über Druckwandler als zentralvenösen Druck (kontinuierlich über zentralvenösen Katheter
oder proximales Lumen des Swan-Ganz-
Katheters), gegebenenfalls als pulmokapillären Druck (Swan-Ganz-Katheter in
wedge position, punktuelle Messung) und
als linken Vorhofdruck (über vom Chirurgen durch direkte Punktion im linken Vorhof plazierten Katheter, kontinuierliche
oder punktuelle Messung),

– pulmonalarterieller Druck kontinuierlich,

– Herzzeitvolumen, das derzeit im klinischen
Routinebetrieb mittels Thermodilutions-
methode über Swan-Ganz-Katheter nur
punktuell gemessen werden kann,

– rektale und ösophageale Temperatur, Bluttemperatur (über Swan-Ganz-Thermistor
oder über Herz-Lungen-Maschine),

– arterielle und gemischtvenöse Sauerstoffsättigung kontinuierlich, Blutgaswerte
punktuell,

– Laborkontrollen: Hämoglobinkonzentration und Hämatokrit, Thrombozytenzahl,
Natrium- und Kaliumkonzentration im
Serum und Parameter der Blutgerinnung
wie Quick, PTT, activated clotting time
(s. u.), kolloidosmotischer Druck, weiterhin
nicht nur bei Diabetikern der Blutzucker,

– Urinausscheidung,

– transösophageales Echokardiogramm,

– Elektroenzephalogramm.

9.2.2 Herz-Lungen-Maschine und extrakorporale Zirkulation

Herz-Lungen-Maschine: Längerdauernde
Eingriffe am Herzen sind erst durch die Einführung der **Herz-Lungen-Maschine** (HLM)
möglich geworden. Die Entdeckung des
Heparins und seines Antagonisten Protamin
ermöglichten den ersten klinischen Einsatz
im Jahre 1951.

Während der extrakorporalen Zirkulation
fließt das venöse Blut über Kanülen und
Schläuche passiv, in der Regel aus den beiden Hohlvenen, in ein Reservoir der HLM. Von
hier wird es nach Anreicherung mit Sauerstoff und Regularisierung des Kohlendioxidpartialdruckes im Oxygenator in den arteriellen Kreislauf des Patienten über die Aorta
ascendens oder die Arteria femoralis zurückgepumpt. Die HLM ersetzt also die Pumpfunktion des Herzens durch Rollerpumpen
und die Gasaustauschfunktion der Lunge
durch einen Gasaustauscher (Oxygenator)
(Abb. 9.5).

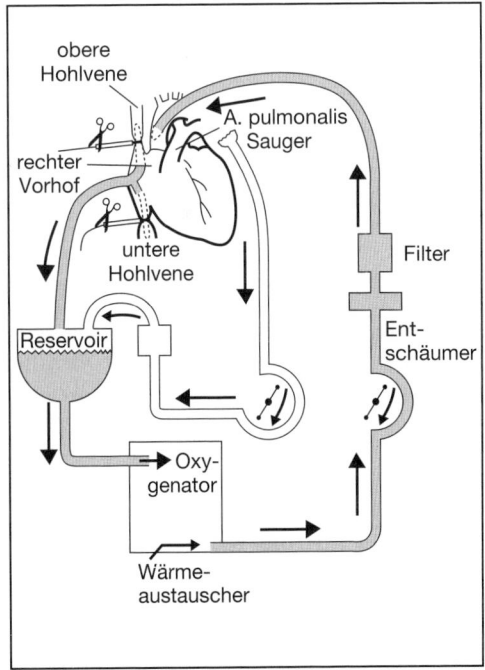

Abb. 9.5: *Schematischer Aufbau der Herz-
Lungen-Maschine.*

Weitere Bestandteile der HLM sind ein Blut-reservoir, ein Wärmeaustauscher (meist im Oxygenator integriert), Blutfilter und Schlauchleitungen. Alle mit Blut in Kontakt tretenden Bestandteile sind Einmalartikel. Vor Anschluß an den Kreislauf des Patienten wird die Herz-Lungen-Maschine beim Er-wachsenen mit 1.5 bis 2.5 Liter (abhängig unter anderem vom Oxygenatortyp) Flüssig-keit, dem sogenannten **"priming volume"** gefüllt. Dieses Volumen setzt sich zusammen aus Elektrolytlösung, möglichst physiologi-scher Zusammensetzung, osmotisch aktiven Substanzen (Hydroxyäthylstärke, Humanal-bumin, Mannitol) zur Stabilisierung des kol-loidosmotischen Drucks, Puffersubstanzen (z.B. Natriumbikarbonat 8.4% 1 mmol/kg KG), Heparin. Der Zusatz von Glukose wird bei verminderter Glukoseutilisation, bedingt unter anderem durch während Hypothermie nachlassende Insulinsekretion und reduzier-ten Glukosebedarf, nicht empfohlen, zumal in Anbetracht der potentiell deletären Folgen daraus resultierender exzessiver Blutgluko-sekonzentrationen. Fremdblut wird nur dann dem priming volume zugefügt, wenn Durch-mischung des Füllvolumens der HLM mit dem Patientenblut zu zu niedrigen Hämato-kritwerten führen würde (Grenzwert 20–25% Hämatokrit in Abhängigkeit von der indivi-duellen Situation des Patienten).

Oxygenierung: Zwei Typen von Oxygena-toren kommen derzeit klinisch zur Anwen-dung, nämlich Blasen- und Membranoxyge-natoren. Beim Blasen- (Bubble-) Oxygenator werden feine Sauerstoffblasen durch das im Reservoir befindliche venöse Blut geleitet. Blut und Gas stehen also in direktem Kontakt miteinander. Das Blut wird so mit Sauerstoff gesättigt, entschäumt, gefiltert und in das arterielle System des Patienten zurückge-pumpt. Bubble-Oxygenatoren sind leicht zu handhaben, verhältnismäßig billig und be-nötigen weniger Volumen zur Füllung. Aller-dings schädigen sie – vor allem nach Bypass-zeiten von mehr als 2 Std – die zellulären Be-standteile des Blutes, was zu Hämolyse

und starkem Abfall der Thrombozytenzahl führen kann. Beim Membranoxygenator sind Blut- und Gasphase durch eine für Gase durchlässige Membran getrennt. Blut steht also nicht in direktem Kontakt mit dem Gas. Daraus resultiert eine geringere Traumatisie-rung des Blutes, ein Vorteil, der insbesondere bei länger dauernden Herzoperationen zum Tragen kommt. Dieser Oxygenatortyp kommt daher überwiegend bei Operationen zur Anwendung, bei denen von vornherein mit langen Bypasszeiten zu rechnen ist (z.B. Mehrfachklappenersatz). Bei kürzerer erwar-teter Bypasszeit verwendet man den Bubble-Oxygenator, nicht zuletzt weil der Membran-Oxygenator teurer und arbeitsaufwendiger ist und höhere Füllungsvolumina benötigt als der Blasenoxygenator.

Perfusion: Während der extrakorporalen Zir-kulation (EKZ) wird der Blutfluß durch den Organismus durch das Minutenvolumen der HLM bestimmt (HLM-Flow). Der angestrebte Wert liegt bei 2.5 l/min x m² Körperoberflä-che, was dem normalen Ruheherzzeitvolu-men des Patienten entspricht. Die Flußrate ist entscheidend für eine ausreichende Gewe-beperfusion und muß während extrakorpora-ler Zirkulation aufrechterhalten werden. Eine Reduktion des Flusses kann in Abhängigkeit vom Ausmaß der systemischen Hypothermie (s. u.) und der damit verbundenen Abnahme des Sauerstoffbedarfs erfolgen. Der Perfusi-onsdruck, d. h. der arterielle Druck während EKZ, resultiert bei vorgegebenem Fluß aus dem Widerstand des Gefäß- und Schlauch-systems, durch das das Blut mit fixer Fluß-rate zirkulieren soll (Ohm'sches Gesetz). Dieser Widerstand (Hagen-Poiseuille'sche Gleichung) hängt u. a. von der Gefäßweite ab, die durch Vasopressoren (z.B. Noradrenalin, Phenylephrin) und Vasodilatatoren (z.B. Nitroglyzerin, Inhalationsanästhetika) regu-liert werden kann. In Hypothermie steigt die Blutviskosität an. Der Widerstand nimmt also zu. Eine Hämodilution, wie sie allein aus der Durchmischung des Patientenblutes mit dem priming volume resultiert, gleicht diesen

Effekt günstig aus. Da die meisten derzeit verwendeten Rollerpumpen ohne Pulsation arbeiten, d. h. einen kontinuierlichen **nicht-pulsatilen Blutstrom** erzeugen, entspricht der Perfusionsdruck einem Mitteldruck. Er soll zwischen 50 und 100 mmHg liegen und wird reguliert durch medikamentöse Beeinflussung des Widerstandes und nicht durch größere Veränderungen der Flußrate.

Antikoagulation und Antagonisierung: Vor dem Anschluß der HLM an den Kreislauf des Patienten erfolgt die Antikoagulation mit **Heparin.** Der Kontakt von nicht heparinisiertem Blut mit den Schlauch- und Filtersystemen der HLM würde in kürzester Zeit zur Verstopfung der Filter durch Blutgerinnsel und damit zum Stillstand der Blutzirkulation führen. Die intravenöse Verabreichung des Heparins muß deshalb absolut verläßlich erfolgen. Dies geschieht durch Injektion des Heparins in den zentralen Venenkatheter nach Aspirationsprobe. Die Anfangsdosierung liegt zwischen 300 und 400 Einheiten Heparin pro kg Körpergewicht (entsprechend 3 bis 4 mg/kg). Grundlage der Dosierungsrichtlinien ist das Ziel, die sog. ACT (activated clotting time) auf das Drei- bis Vierfache ihres Ausgangswertes anzuheben, womit eine ausreichende Antikoagulation während EKZ gewährleistet sein soll. Für die Bestimmung der activated clotting time, einem Bettsidetest zur Blutgerinnungsdiagnostik, werden 2 ml Blut in ein Röhrchen gefüllt, das einen Aktivator und einen kleinen Magneten enthält. Anschließend wird das Röhrchen durch einen Apparat in einem Magnetfeld solange bewegt, bis der Magnet von einem Blutgerinnsel festgehalten wird und die Rotation stoppt. Die Zeitspanne beträgt bei nichtheparinisiertem Blut zwischen 100 und 140 sec. Während EKZ muß die ACT ständig höher sein als 400 sec bzw. das Drei- bis Vierfache des Ausgangwertes betragen. Vor Beginn der EKZ muß kontrolliert werden,

ob dieser Wert durch die Heparingabe erreicht worden ist. Die Halbwertszeit von Heparin wird mit 60 bis 90 min angegeben. Da diese Halbwertszeit durch Hypothermie beispielsweise verlängert wird, empfiehlt es sich, eventuelle Nachinjektionen von Heparin bei längeren Bypasszeiten nicht schematisch durchzuführen, sondern durch engmaschige Kontrollen der ACT, etwa alle 20 min, den individuellen Heparinbedarf zu ermitteln. Für eine suffiziente Heparinwirkung ist eine entsprechende **Antithrombin-III** Konzentration, als dessen Kofaktor Heparin fungiert, im Patientenblut erforderlich. Führt eine übliche Heparindosierung nicht zur gewünschten Verlängerung der ACT, muß die Antithrombin-III Konzentration bestimmt und gegebenenfalls AT-III substituiert werden.

Nach Beendigung der EKZ, nach Entfernung der venösen und aortalen Kanülen der HLM und nach Stillung der größeren chirurgischen Blutungen erfolgt die Antagonisierung des Heparins mit **Protamin.** Protamin ist der Antagonist von Heparin. 10 mg Protamin (entspricht 1 ml der 1%igen Lösung) neutralisieren 1000 Einheiten Heparin. Die Kontrolle der Antagonisierung erfolgt wiederum durch Messung der ACT. Sie erreicht bei voller Antagonisierung ihren Ausgangswert. Über- sowie Unterdosierungen müssen vermieden werden. Da Protamin selbst fibrinpolymerisationshemmend wirkt, beeinträchtigt Protamin bei Überdosierung die Blutgerinnung, statt sie zu normalisieren. Protamin muß langsam infundiert werden, da eine zu rasche Injektion zu ausgeprägten Herzkreislaufdepressionen führen kann.

Anschließen der Herz-Lungen-Maschine: Nach Heparingabe erfolgt zunächst die arterielle Kanülierung, meist der Aorta ascendens, seltener, vor allem bei pathologisch veränderter Aorta, der Arteria femoralis. Über diese Kanüle wird später das in der Herz-Lungen-Maschine oxygenierte Blut in den Körper zurückgepumpt. Die Chirurgen achten bei der Aortenkanülierung auf peinlich genaue Entlüftung des Schlauchsystems, da bereits kleinste Blasen zu zerebralen Embolien führen können. Die venöse Kanülierung erfolgt über den rechten Vorhof entweder getrennt, wobei je ein Katheter in die untere und die obere Hohlvene eingeführt wird, oder mit einem großlumigen Katheter, dessen Öffnung im rechten Vorhof liegt. Aus diesen Kanülen fließt später der Schwerkraft folgend das Blut in die Herz-Lungen-Maschine. Etwaige größere Blutverluste bei der venösen Kanülierung können aus der HLM über die bereits angeschlossene arterielle Kanüle ersetzt werden. Nach erfolgter arterieller und venöser Kanülierung ist der Patient an die HLM angeschlossen. Alle Voraussetzungen für den Übergang auf die EKZ („Bypass") sind erfüllt; der Eingriff am Herzen kann beginnen.

Beginn der EKZ: Beim schlagenden Herzen wird die am venösen Schenkel der HLM liegende Klemme geöffnet. Das Blut gelangt durch Schwerkraft aus dem rechten Vorhof in das Reservoir des Oxygenators. Die Rollerpumpe wird eingeschaltet und der Strom des oxygenierten Blutes in das arterielle System langsam bis auf den für den Patienten berechneten Flow-Index von 2.5 l/min x m^2 Körperoberfläche gesteigert. Das Herz des Patienten kann zu diesem Zeitpunkt noch schlagen und eine Auswurfleistung erbringen. Da nicht alles Blut über den/die venösen Katheter drainiert wird, nimmt ein Teil des venösen Blutes den physiologischen Weg durch das rechte Herz, die Lungenstrombahn und das linke Herz in die Aorta ascendens. Der Patient befindet sich am **partiellen Bypass**. In dieser Phase beginnt das Herz oft spontan zu flimmern, bedingt unter anderem durch chirurgische Manipulation, Abkühlung des Blutes in der Herz-Lungen-Maschine, oder aber es wird elektrisch zum Flimmern gebracht. Das „Herzminutenvolumen" wird nun ausschließlich von der HLM erbracht. Der **Bypass** ist **total**. Beispielsweise ein Aortenklappenersatz kann nur am totalen Bypass durchgeführt werden, da bei dieser

Operation die Aorta ascendens eröffnet werden muß und linkes Herz sowie Aorta ascendens blutleer sein müssen. Zu diesem Zweck werden obere und untere Hohlvene mit Bändern umschlungen, beide festgezogen, so daß jetzt kein venöses Blut mehr aus den Hohlvenen in das rechte Herz gelangen kann, sondern vollständig über die venösen Kanülen drainiert wird. Venöses Blut aus dem bronchialen Gefäßbett (Vv. THEBESII) entleert sich weiterhin in das linke Herz. Um eine Überdehnung des nicht mehr schlagenden linken Ventrikels zu vermeiden, wird ein sogenannter linksventrikulärer Vent (Ventrikeldrainage über einen Katheter, der über Lungenvenen und linken Vorhof im linken Ventrikel plaziert wird oder über einen Katheter, der direkt über die linke Herzspitze eingeführt wird) eingelegt. Der Kardiotechniker saugt bei Bedarf am Vent. Während des totalen Bypasses wird die Aorta ascendens zwischen der Höhe des Abgangs der Koronararterien und der Aortenkanülierungsstelle abgeklemmt, u.a., um bei insuffizienter Aortenklappe ein Zurückfließen des über die Aortenkanüle in die Aorta ascendens gepumpten Blutes in den linken Ventrikel zu vermeiden. Am totalen Bypass wird also venöses Blut der unteren und oberen Hohlvene vollständig über venöse Kanülen drainiert, in die HML eingeleitet und nach Oxygenierung über die Aortenkanüle distal der Aortenabklemmstelle in die Aorta ascendens gepumpt. Der kleine Kreislauf ist aus der Zirkulation ausgeschaltet. Bei fehlender Lungenperfusion während des totalen Bypasses kann auf eine Beatmung verzichtet werden. Zur Vermeidung von Atelektasen empfiehlt es sich jedoch, eine minimale Ventilation von 1 bis 2 l/min, aufrecht zu erhalten, wobei zur Vermeidung von Resorptionsatelektasen mit Raumluft beatmet wird. Der linke Ventrikel wird durch Saugen am Vent blutleer gepumpt. Es findet bei distal der Abgänge der Koronararterien abgeklemmter Aorta keine Durchblutung des Herzens mehr statt. Die Unterbrechung der Koronardurchblutung ist insbesondere bei Operationen an den Koronargefäßen in der Bypass-Chirurgie erforderlich. Beim Eröffnen der Koronararterien würde selbst bei geringen Blutungen aus diesen Gefäßen das Operationsfeld unübersichtlich werden in einer Situation, in der der Chirurg üblicherweise mit einer Lupenbrille feinste Anastomosennähte setzt.

Um während des Stops der Myokardperfusion den Sauerstoffverbrauch des Myokards zu vemindern und damit die Ischämietoleranz des Herzens zu steigern und Schäden am Myokard zu vermeiden, werden verschiedene Maßnahmen der **Myokardprotektion** ergriffen:

Lokale Hypothermie: Myokardhypothermie hemmt den Abbau energiereicher Phosphate in der Herzmuskelzelle, reduziert also den myokardialen Stoffwechsel und damit den Sauerstoffverbrauch, so daß die Toleranz des Myokards gegenüber einer Ischämie für eine begrenzte Zeit erhöht wird. Das Herz wird zu diesem Zweck mit auf 4° C gekühlter Elektrolytlösung übergossen. Über ein steril angereichtes Infusionssystem wird ständig kalte Lösung in die eröffnete Perikardhöhle instilliert, kontinuierlich abgesaugt und durch nachfließende kalte Lösung erneuert (sogenannter SHAMWAY-Brunnen). Als einziges Verfahren der Myokardprotektion reicht jedoch die lokale Hypothermie nicht aus.

Kardioplegische Lösungen: Die Perfusion des ischämischen Myokards mit gekühlter kardioplegischer Lösung bewirkt eine Unterbrechung jeglicher elektrischer und mechanischer Aktivität des Herzens. Kammerflimmern wird in Asystolie übergeführt, wodurch wesentlich weniger Energie verbraucht wird. Reduzierter Verbrauch bei Stop des Angebots verbessert die Überlebenschance des Myokards. Am totalen Bypass wird nach Abklemmen der Aorta kardioplegische Lösung in die Aortenwurzel instilliert, von wo sie in die Koronararterien fließt. Bei insuffizienter Aortenklappe beispielsweise würde auf diese Weise applizierte kardioplegische Lösung in den linken Ventrikel zurückfließen. In dieser Situation sondiert der Operateur nach Eröffnung der Wand der Aortenwurzel beide Koronarostien und instilliert kardioplegische Lösung über Kanülen direkt in das Lumen der linken und rechten Herzkranzarterie. Über die optimale Zusammensetzung einer kardioplegischen Lösung besteht keine Einigkeit. Häufig verwendet werden hyperkaliämische Lösungen oder natriumarme Lösungen. Bei relativer Hyperkaliämie bzw. Hyponatriämie werden die physiologischen Unterschiede zwischen intra- und extrazellulärer Ionenzusammensetzung nivelliert, so daß die physiologische Erregungsbildung und -ausbreitung gestört wird. Lösungen, die Calcium- oder Magnesiumionen, die normalerweise für den Erregungs- und Kontraktionsvorgang der Herzmuskelzellen notwendig sind, nicht enthalten, führen zu einem Mangel des extrazellulären Milieus an diesen Ionen und damit ebenfalls zu einer Beeinträchtigung der Leistung des Myokards. Der pharmakologisch induzierte Herzstillstand (Kardioplegie) bewirkt also über eine Reduktion des Sauerstoffbedarfs durch eingeschränkte myokardiale Leistungsfähigkeit eine Zunahme der Ischämietoleranz, so daß Ischämiezeiten des Herzens auch für mehrere Stunden dauernde Herzoperationen möglich werden.

Während der extrakorporalen Zirkulation entspricht auch die Perfusion und Sauerstoffversorgung aller übrigen Organe und Organsysteme, beispielsweise der Nieren, der Leber, des ZNS, nicht den physiologischen Verhältnissen. So erzeugen die meisten heutzutage verwendeten Rollerpumpen einen nicht pulsatilen, d. h. kontinuierlichen Fluß im Gegensatz zur physiologischen pulsatilen Perfusion. Um in dieser Situation einen

Sauerstoffmangel der Gewebe zu vermeiden, wird der Sauerstoffbedarf vermindert über eine systemische Hypothermie. Hypothermie senkt den Stoffwechsel und erhöht die Ischämietoleranz der Organe. Mit Beginn der EKZ wird der Organismus über den Wärmeaustauscher in der HLM gekühlt. Je nach der zu erwartenden Ischämiezeit erfolgt eine Absenkung der Körpertemperatur auf Werte zwischen 28 und 32° C, im Bedarfsfalle noch deutlich tiefer (bis 18° C).

Monitoring während EKZ:

a) EKG: Anfänglicher Sinusrhythmus geht u. a. während Hypothermie in Kammerflimmern über. Dieses wird durch die Kardioplegielösung in Asystolie übergeführt (s. o.).

b) Mittlerer arterieller Druck: Der Perfusionsdruck soll zwischen 50 und 100 mmHg liegen (Mitteldruck bei nichtpulsatilem Fluß).

c) Förderleistung der Herz-Lungen-Maschine: Der Fluß soll bei 2.5 l/min x m² Körperoberfläche liegen.

d) Zentralvenöser Druck: Der ZVD wird in der oberen Hohlvene gemessen. Er gibt, falls der zentral- oder pulmonalvenöse Katheter nach Einlegen der venösen Kanülen der EKZ noch meßbereit positioniert ist, wertvolle Hinweise auf eine suffiziente Drainage der oberen Hohlvene. Bei gutem venösem Rückfluß in die HLM ist der Venendruck nahezu Null. Eine ungenügende Drainage des Einflußgebietes der Vena cava superior erkennt man klinisch an Ödemen gut einsehbarer abhängiger Partien wie der Stirn und der Augenlider.

e) Temperatur: Die Körperkerntemperatur wird üblicherweise über eine ösophageale Sonde gemessen, oder es erfolgt eine direkte Messung der Bluttemperatur. Die rektale Temperaturmessung gibt die Temperatur in der Körperperipherie an. Die Erfassung von Differenzen zwischen zen-

traler und peripherer Temperatur gibt wertvolle Hinweise, insbesondere in der Wiedererwärmungsphase während EKZ nach systemischer Hypothermie. Ein großer Gradient (hohe Kerntemperatur bei niedriger peripherer Temperatur) zeigt die Wahrscheinlichkeit an, daß es nach Beendigung der EKZ wieder zu einer Abkühlung des Körperkerns kommen würde, da der Temperaturausgleich zwischen zentral und peripher noch nicht erfolgt ist. Abnahme der zentralen Temperatur (unter 35° C) erhöht die Flimmerbereitschaft des Myokards.

f) Klinische Beobachtung: Die Pupillen sollen beidseits eng sein. Bei rascher Abkühlung können sie aber vorübergehend erweitert sein. Schwitzen kann eine unzureichende Narkosetiefe anzeigen, tritt aber häufig in der Aufwärmphase auf.

g) Elektroenzephalogramm: Die Überwachung der Hirnströme wird nicht in allen Zentren durchgeführt. Veränderungen von Amplitude und Frequenz der EEG-Wellen können eine zerebrale Minderdurchblutung anzeigen.

h) Urinausscheidung: Die Ausscheidung sollte 1 ml/h x kg Körpergewicht nicht unterschreiten. Zur Unterstützung der Nierenfunktion während EKZ wird die kontinuierliche venöse Gabe von Dopamin in einer Dosierung, die die dopaminergen Rezeptoren des Splanchnikusgebietes stimulieren soll, empfohlen (2 bis 3 µg/kg x min, sog. Nierendosis).

i) Laboruntersuchungen:

– Blutgase und Säure-Basen-Parameter: Arterielle und venöse Blutgase werden während EKZ etwa 5 min nach Beginn des Bypasses sowie alle 15 bis 30 min während des Bypasses bestimmt. Bei der Beurteilung der Blutgase wird folgendes Vorgehen empfohlen. Die Blutgase werden im Gerät bei 37° C gemessen und nicht auf die aktuelle Körpertemperatur des Patienten korrigiert. Die so gemessenen Werte sollten während der Hypothermie den Normwerten von 37° entsprechen (sogenannte α-STAT-Methode).

– Hämatokrit: Während EKZ soll der Hämatokrit u. a. in Abhängigkeit von der Temperatur zwischen 25 und 30 Vol.% liegen.

– Elektrolyte und Blutzucker: Der Kaliumwert muß engmaschig überwacht werden, insbesondere in Anbetracht des unterschiedlichen Kaliumgehaltes verschiedener kardioplegischer Lösungen sowie der zentralen Bedeutung der Kaliumkonzentration für die Elektrophysiologie des Herzens.

– Gerinnungskontrolle: Die ACT muß über 400 sec liegen (s. o.).

Abgehen von der EKZ: Rechtzeitig vor dem Ende des Eingriffs am Herzen wird der Organismus über den Wärmeaustauscher der HLM wieder erwärmt. Eingriffe mit Eröffnung der Herzhöhlen (Herzklappenoperationen) erfordern vor Wiederaufnahme der Herzfunktion ein sorgfältiges Entlüften der Ventrikel. Das manuelle Blähen der Lunge bewirkt eine vermehrte Füllung des linken Vorhofs und linken Ventrikels. Die Bänder um die beiden Hohlvenen werden gelockert. Durch eine an der angehobenen Herzspitze eingeführte Punktionskanüle entweicht ein Großteil der vorhandenen Luft. Nach Öffnen der Aortenklemme werden die Koronargefäße wieder durchblutet. Das Herz erwärmt sich und beginnt meist zu flimmern. Seltener entwickelt sich sofort ein stabiler Sinusrhythmus. Nach angemessener Reperfusion entflimmert das Herz spontan oder es wird mit ca. 10 bis 60 Joule intern defibrilliert, um einen regelmäßigen Rhythmus herzustellen. In dieser Situation hilft oft eine temporäre Schrittmachersonde (Ventrikel-, Vorhof- oder sequentielle Stimulation), die auf das Herz aufgenäht wird, zur Etablierung stabiler Rhythmusverhältnisse. Es beginnt die Phase des Übergangs vom totalen auf den partiellen

Bypass. Durch Drosselung der Drainage über die venösen Kanülen füllt sich der rechte Ventrikel. Es wird dem rechten Herzen Blut zum Auswurf in die Lungenstrombahn angeboten. Bei vorhandener Pumpfähigkeit des rechten Ventrikels erhält nun der linke Ventrikel Blut aus den Lungenvenen und beginnt auszuwerfen. Der Vent saugt nicht mehr. Am Monitor werden erste Pulswellen erkennbar. Dies ist der Zeitpunkt, an dem die Beatmung wieder angestellt werden muß ($FIO_2 > 0.5$), da sonst die venöse Beimischung von nicht oxygeniertem Blut aus der Lungenstrombahn zur arteriellen Hypoxämie führt. Durch schrittweise Drosselung der venösen Leitung wird das Schlagvolumen der Ventrikel erhöht und der Fluß der HLM entsprechend reduziert. Schließlich wird die venöse Kanüle abgeklemmt, während über die arterielle Kanüle langsam noch Blut aus der HLM in den Organismus befördert wird. Ist der Füllungszustand des Herzens ausreichend, wird auch die arterielle Kanüle abgeklemmt, die EKZ ist beendet. Die Entwöhnung von der HLM („Weaning") ist eine der sensibelsten Phasen im Ablauf einer herzchirurgischen Operation. Schwierigkeiten beim Abgehen von der EKZ sind insbesondere dann zu erwarten, wenn die Herzkreislauffunktion schon präoperativ stark eingeschränkt war, oder auch nach insuffizienter Myokardprotektion, wenn beispielsweise die kardioplegische Lösung wesentliche Myokardanteile aufgrund einer diffusen peripheren Koronarsklerose nicht erreichen konnte. Der Einsatz vasoaktiver Substanzen (Katecholamine, Phosphodiesterasehemmstoffe, Vasodilatatoren) kann dann bereits in der Weaningphase indiziert sein, um den Übergang vom totalen auf den partiellen Bypass und schließlich auf eine ausreichende Eigenleistung des Herzens zu ermöglichen. Von der kontinuierlichen zuverlässigen Zufuhr dieser Pharmaka hängt nun die Kreislaufstabilität des Patienten ab. Die Entwöhnung von diesen Medikamenten kann oft erst postoperativ auf der Intensivstation erfolgen. Nach dem Ende der EKZ muß der Heparineffekt auf die Gerinnung durch Protamingabe aufgehoben werden (s. o.). Langsame Injektion unter engmaschiger Beobachtung eventueller hämodynamischer Nebenwirkungen von Protamin (Kardiodepression, periphere Vasodilatation, pulmonale Vasokonstriktion) ist geboten.

9.2.3 Anästhesiologische Überlegungen zu verschiedenen kardiochirurgischen Krankheitsbildern

Koronare Herzkrankheit (KHK): Die **aortokoronare Bypassoperation** ist die derzeit am häufigsten durchgeführte Herzoperation beim Erwachsenen. Bei einer kritischen Einengung des Gefäßlumens einer Koronararterie um mehr als 75% (entspricht einer 50%igen Verringerung des Gefäßdurchmessers in der zweidimensionalen Sicht des Angiogramms) wird das myokardiale Sauerstoffgleichgewicht gefährdet. Eine gute Pumpfunktion des Herzmuskels ist von einer ausreichenden Energiezufuhr abhängig. Der Abbau der energieliefernden Substrate (Glukose, freie Fettsäuren) verläuft weitgehend aerob. Die Sauerstoffausschöpfung des Koronarblutes ist mit einer arteriovenösen Sauerstoffgehaltsdifferenz von etwa 12 Vol.% (siehe Kap. 1.2.3) bereits unter Ruhebedingungen beim Gesunden sehr hoch. Bei einem arteriellen Sauerstoffgehalt von 20 Vol.% beträgt also die Sauerstoffextraktion aus dem Koronarblut in Ruhe etwa 60%, die unter Belastung auf etwa 75% ansteigen kann. Ein darüber hinausgehender Sauerstoffbedarf muß hauptsächlich über die Zunahme der Koronardurchblutung gedeckt werden. Das Verhältnis des koronaren Gefäßwiderstandes in Ruhe und unter maximaler Gefäßdilatation, die sogenannte Koronarreserve (siehe Kap. 1.3.4), ist beim Patienten mit Koronarsklerose durch Verminderung der koronaren Dilatationsfähigkeit eingeschränkt. Die in Ruhe meist hinlängliche Durchblutung des Herzens reicht bei Belastung nicht aus, den erhöhten Sauerstoffbedarf zu decken. Eine Zunahme der Koronardurchblutung als Mechanismus der Anpassung der Koronarperfusion an den jeweiligen Sauerstoffverbrauch steht dem koronarkranken Patienten also nicht oder nur sehr begrenzt zur Verfügung. Steigt der Sauerstoffverbrauch des Herzmuskels an, und es kann beim koronarkranken Patienten keine entsprechende Zunahme der Koronardurchblutung erfolgen, so kommt es zu einer Hypoxie des Herzmuskels, die sich klinisch als Angina pectoris äußern kann, oder es kommt zum Myokardinfarkt. Die Aufrechterhaltung des Gleichgewichts zwischen Sauerstoffangebot und Sauerstoffverbrauch **(myokardiale Sauerstoffbilanz)** ist das zentrale Anliegen der Anästhesie beim koronarinsuffizienten Patienten. Um das bestmögliche Sauerstoffangebot im Koronarblut zu gewährleisten, sollten Hämoglobingehalt (Hb nicht unter 10 g%), Sauerstoffsättigung und Sauerstoffbindungskurve in einem optimalen Bereich gehalten werden. Um die Koronardurchblutung nicht zu beeinträchtigen, muß ein minimaler Perfusionsdruck von 60 bis 70 mmHg, der aus der Differenz von diastolischem Aortendruck und linksventrikulärem enddiastolischen Druck ermittelt werden kann, aufrecht erhalten werden. Da aber die Möglichkeiten, das Sauerstoffangebot zu erhöhen, begrenzt sind, muß der Schwerpunkt der Bemühungen auf der Begrenzung des myokardialen Sauerstoffverbrauchs liegen. Hierzu ist die Kenntnis der Faktoren erforderlich, die den Sauerstoffbedarf des Herzmuskels bestimmen. Dieser wird im wesentlichen von drei Determinanten bestimmt, nämlich von der Herzfrequenz, von der Kontraktilität und von der myokardialen Wandspannung. Die Bedeutung der einzelnen Faktoren für die myokardiale Sauerstoffbilanz ist jedoch unterschiedlich. So bewirkt eine Steigerung der Herzfrequenz neben der Zunahme des Sauerstoffverbrauchs des Herzens zusätzlich eine Verminderung des Sauerstoffangebots, weil sich bei einer Tachykardie die Diastolendauer, also die

Zeitspanne, in der der größte Teil der Koronardurchblutung stattfindet, verkürzt. Demgegenüber führt eine Zunahme des arteriellen Druckes zwar zu einer Vermehrung des myokardialen Sauerstoffbedarfs, erhöht aber gleichzeitig das myokardiale Sauerstoffangebot infolge einer Zunahme des koronaren Perfusionsdrucks. Die Folge ist, daß Blutdruckanstiege von Koronarpatienten in der Regel besser toleriert werden als Frequenzanstiege. Bereits bei der Prämedikation sollte eine gute Sedierung angestrebt werden, um Tachykardien als Reaktion des sympathischen Nervensystems beim ängstlichen koronarkranken Patienten zu vermeiden. Die antianginöse Therapie muß gegebenenfalls sogar mittels Nitroglyzerinperfusor bis unmittelbar vor Operationsbeginn fortgeführt werden. Bei der Wahl des Anästhesieverfahrens müssen die Grundsätze beachtet werden, Tachykardien und starke Blutdruckanstiege zu vermeiden, den diastolischen arteriellen Blutdruck im Normbereich zu halten und den Wedgedruck (entsprechend dem linksventrikulären enddiastolischen Druck) nicht in pathologische Bereiche ansteigen zu lassen. In der klinischen Praxis hat sich die Anästhesiemethode der „balancierten Anästhesie" bewährt. Ihr Prinzip liegt in der Kombination von Inhalationsanästhetika, Opioiden und Muskelrelaxantien. Zur Narkoseeinleitung empfiehlt sich Etomidat langsam intravenös zur Vermeidung des Stresses bei der Intubation in Kombination mit Fentanyl. Die Intubation erfolgt, eventuell unter Lokalanästhesie des Larynx mit Lidocainspray, unter Relaxierung mit Vecuronium oder auch mit Succinylcholin und Pancuronium. Im Verlauf der Narkose wird die Analgesie durch Fentanyl sichergestellt, die Hypnose durch Inhalationsanästhetika, deren Dosierung in Abhängigkeit von der Pumpfunktion des Herzens erfolgt, eventuell kombiniert mit Benzodiazepinen.

Ziel der aortokoronaren Bypassoperation ist es, die Koronarstenose/n mit einem von der Aorta ascendens zum poststenotischen Abschnitt der Koronararterie führenden Stück Vene zu überbrücken. Am häufigsten wird hierzu ein autologes Transplantat der Vena saphena magna entnommen, wobei bei der Implantation des Bypasses die durch die Venenklappen vorgegebene Flußrichtung beachtet werden muß. Bei entsprechender Indikation kann auch die Arteria mammaria interna, meist die der linken Seite, als Bypass benutzt werden. Die Arteria mammaria interna entspringt aus der Arteria subclavia und verläuft am Sternalrand in der Thoraxwand. In entsprechender Herzhöhe wird sie aus ihrem ursprünglichen Gefäßbett gelöst, durchtrennt und jenseits der Stenose mit der Koronararterie anastomosiert. Hierbei ist also nur eine Anastomose, nämlich die distale, erforderlich.

Durch eine erfolgreiche Bypassoperation wird die Sauerstoffversorgung des Myokards verbessert. Trotzdem gelten auch nach Beendigung der extrakorporalen Zirkulation und verbessertem Blutfluß in poststenotischen Arealen für die sensible Phase der postmaschinellen Äquilibrierung die präoperativen Grundsätze zur Überwachung und Therapie des koronarkranken Patienten.

Im folgenden wird die Pathophysiologie der häufigsten Herzklappenfehler, sog. **Vitien**, im Erwachsenenalter erklärt (siehe auch 1.3.6). Aus dem Verständnis dieser Pathomechanismen erklärt sich das jeweilige anästhesiologische Vorgehen sowohl hinsichtlich des indizierten hämodynamischen Monitorings als auch hinsichtlich der Medikamentenauswahl. Ist beispielsweise bei einem Krankheitsbild die Senkung des systemischen Gefäßwiderstandes für die kardiale Leistungsfähigkeit erwünscht, kann der Anästhesist in Kenntnis der vasodilatatorischen Eigenschaften der Inhalationsanästhetika diese zum Einsatz bringen.

Aortenklappenstenose: Die verkleinerte Klappenöffnungsfläche (< 1 cm^2; Norm 2.5 bis 3.5 cm^2), heutzutage am häufigsten durch degenerative Veränderungen bedingt, setzt dem Blutstrom aus dem linken Ventrikel einen erhöhten Widerstand entgegen. Daher wird zur Aufrechterhaltung eines ausreichenden arteriellen Blutdrucks ein erhöhter intraventrikulärer Druck benötigt. Der Drucksprung an der Aortenklappe ist ein Maß für die Schwere der Erkrankung. Ein niedriger Druckgradient kann jedoch bereits ein Linksherzversagen ankündigen. Auf die chronische Druckbelastung reagiert der linke Ventrikel mit einer Zunahme der Muskelmasse, wobei das Ventrikelvolumen zunächst konstant bleibt (konzentrische Hypertrophie). Vermehrte Muskelmasse und hohe Druckbelastung führen zu einer Zunahme des Sauerstoffverbrauchs. Dadurch kommt es auch bei intakten Koronararterien zu einer relativen Koronarinsuffizienz. Pektanginöse Beschwerden sind deshalb für das fortgeschrittene Stadium der Erkrankung typisch.

Ein weiteres klassisches Symptom der Aortenklappenstenose als Ausdruck eines Vorwärtsversagens des überlasteten linken Ventrikels ist die Synkope, eine kurzzeitige Bewußtlosigkeit des Patienten. Diese sogenannte „symptomatische Aortenstenose" ist mit einer Lebenserwartung von nicht länger als zwei bis fünf Jahren verbunden. Durch die Verdickung der Ventrikelwand nimmt die Steifigkeit des linken Ventrikels zu. Für eine ausreichende diastolische Füllung sind deshalb ein erhöhter Füllungsdruck sowie eine ausreichende Diastolendauer erforderlich. Der PCWP-Druck unterschätzt dabei den linksventrikulären enddiastolischen Druck (LVEDP der steifen linken Kammer). Eine ausreichende diastolische Füllung ist die Voraussetzung für den linken Ventrikel, in der Systole ein ausreichendes Schlagvolumen fördern zu können. Ebenso wichtig ist eine zeitgerechte Vorhofkontraktion. Die Vorhofkontraktion trägt bis zu 40% zur ventrikulären Füllung bei. Der Verlust des Sinusrhythmus kann zur akuten Dekompensation führen. Arrhythmien müssen daher unbedingt vermieden werden. Ein regelmäßiger Sinusrhythmus (Frequenz 70 bis 90 Schläge pro Minute) sollte aufrechterhalten werden. Die Myokardkontraktilität bleibt üblicherweise lange gut erhalten, so daß die Prognose nach Klappenersatz meist günstig ist. Symptome treten in der Regel auf, ehe das Myokard irreversibel geschädigt ist, so daß rechtzeitig interveniert werden kann.

Beide Faktoren, die gefährdete myokardiale Sauerstoffversorgung und die Notwendigkeit eines erhöhten linksventrikulären Füllungsdrucks, bestimmen das anästhesiologische Vorgehen beim Patienten mit Aortenklappenstenose. Es gilt, durch eine adäquate Prämedikation Blutdruckanstiege und Tachykardien zu vermeiden, die den Sauerstoffverbrauch des ischämiegefährdeten Ventrikels steigern würden. Blutdruckabfälle durch zu starke Prämedikation gefährden die myokardiale Sauerstoffversorgung durch Reduktion des koronaren Perfusionsdrucks. Eine V5-EKG-Ableitung gehört zum Monitoring des Patienten mit Aortenklappenstenose bereits in der Narkoseeinleitung, um Ischämien in Form von ST-Streckenveränderungen zu erkennen. Pectanginöse Zustände können durch Gabe von Sauerstoff behandelt werden. Tachykardien, die den myokardialen Sauerstoffverbrauch erhöhen, sind noch in einer weiteren Hinsicht gefährlich. Durch die Verkürzung der Diastolendauer füllt sich der „steife" linke Ventrikel nur unvollständig, es kommt zu einer Abnahme des Herzzeitvolumens und des arteriellen Drucks. Der Druckabfall bewirkt eine weitere Verschlechterung der ohnehin gefährdeten myokardialen Sauerstoffversorgung. Adrenerge Substanzen sind deshalb wegen ihrer frequenzsteigernden Wirkung möglichst zu vermeiden.

Arrhythmien, insbesondere ein Verlust des Sinusrhythmus, wirken sich nachteilig auf die enddiastolische Füllung des linken Ventrikels aus. Das Einschwemmen eines Pulmonalarterienkatheters, der Arrhythmien induzieren kann, muß kritisch abgewogen werden bei diesen Patienten, die auf eine Vorhofkontraktion zur ausreichenden Füllung des linken Ventrikels dringend angewiesen sind. Die Beurteilung der Volumensubstitution des linken Ventrikels ist allerdings mittels des PCWP-Druckes allemal genauer möglich als anhand des zentralvenösen Drucks, wenngleich selbst der PCWP den LVEDP des steifen linken Ventrikels unterschätzen mag. Vasodilatatoren wie Nitroglyzerin, die beim koronarkranken Patienten eine Verbesserung der myokardialen Sauerstoffbilanz bewirken, wirken bei der kompensierten Aortenstenose weit weniger günstig. Durch die Senkung des „preloads" kann es zur mangelhaften diastolischen Füllung mit den oben beschriebenen Folgen kommen. Das Anästhesieverfahren der Wahl für Patienten mit Aortenklappenstenose für den operativen Eingriff des Aortenklappenersatzes ist die balancierte Anästhesietechnik unter Beachtung der Grundsätze, den Sinusrhythmus zu erhalten, Tachykardien, systemische Hyper- und Hypotension zu vermeiden sowie ein adäquates intravaskuläres Volumen aufrechtzuerhalten, gegebenenfalls unter Einsatz vasoaktiver Medikamente.

Aortenklappeninsuffizienz: Erkrankungen der Aortenklappe selbst, rheumatischer, infektiöser oder degenerativer Genese, können zu ihrer Schlußunfähigkeit führen. Aber auch nach Prozessen wie Aortendissekation, die zu einer Dilatation der Aortenwurzel und damit zu einer funktionellen Inkompetenz der Klappe führt, kann es zur Aortenklappeninsuffizienz kommen. Die mangelnde Schlußfähigkeit der Aortenklappe bewirkt einen diastolischen Blutrückstrom aus der Aorta in den linken Ventrikel und führt zu einer Volumenüberlastung des linken Ventrikels. Die „Regurgitationsfraktion" (Regurgitieren = Zurückströmen) gibt den Anteil des durch die Aortenklappe zurückströmenden Blutes am Schlagvolumen an und ist ein Maß für die Schwere der Erkrankung. Die Regurgitation führt darüber hinaus zu einem Abfall des diastolischen Aortendrucks, dessen Ausmaß ebenfalls mit dem Grad der Insuffizienz korreliert. Das myokardiale Sauerstoffangebot kann durch die diastolische Hypotonie beeinträchtigt werden, wobei der Sauerstoffbedarf des hypertrophierten Myokards gesteigert ist. Durch den diastolischen Rückstrom kommt es zur Dilatation – das linksventrikulär enddiastolische Volumen kann das Drei- bis Vierfache des Normalwertes erreichen – und zur Hypertrophie des linken Ventrikels (exzentrische Hypertrophie), wodurch die myokardiale Sauerstoffversorgung gefährdet wird, wenngleich Myokardischämien seltener als bei Aortenklappenstenosen sind. Die Größe des regurgitierten Volumens wird durch mehrere Faktoren bestimmt, nämlich durch die lichte Öffnung der Aortenklappe in der Diastole, durch den mittleren Druckgradienten zwischen Aorta und linkem Ventrikel in der Diastole und durch die Diastolendauer, die die Zeit der Regurgitation determiniert. Eine Bradykardie ist mit einer Verlängerung der Diastolendauer und damit mit einem vermehrten Regurgitieren verbunden und wird schlechter toleriert als eine Tachykardie. Während Tachykardien verringert sich zwar das Regurgitationsvolumen pro Auswurf, pro Minute verändert sich aber die diastolische Zeit, in der Regurgitation möglich ist, wenig, so daß nur moderate Tachykardien bzw. Normofrequenz anzustreben sind.

Für die Anästhesie beim Patienten mit Aorteninsuffizienz zum Aortenklappenersatz ergeben sich folgende Grundsätze: Sicherstellung eines adäquaten myokardialen Sauerstoffangebots, Vermeidung einer ausgeprägten Kardiodepression, Verminderung oder Konstanthalten des peripheren Widerstands, da ein erhöhter Widerstand zu einem erhöhten diastolischen Druckgradienten und damit zu vermehrter Regurgitation führt, Aufrechterhaltung einer Herzfrequenz von etwa 80/min. Ein erweitertes hämodynamisches Monitoring, das die Anlage eines Pulmonaliskatheters umfaßt, ist in dieser Situation erforderlich. Das Ausmaß der Beeinträchtigung der myokardialen Pumpleistung ist anhand der Anamnese der Patienten oft schwer beurteilbar, so daß sich ein individuelles Anästhesiekonzept an aktuellen hämodynamischen Parametern orientieren muß. Vasodilatatoren (z. B. Nitroprussidnatrium) senken den peripheren Widerstand, können aber durch Absenken des diastolischen Blutdrucks die myokardiale Sauerstoffversorgung gefährden. Positiv inotrope Substanzen können indiziert sein. Der Einsatz von Anästhetika, die dosisabhängig negativ inotrop wirksam sind, z. B. Inhalationsanästhetika, sollte vorsichtig erfolgen. Als Muskelrelaxans wird Pancuronium auch zur Intubation empfohlen, da es dem intubationsbedingten Vagotonus sympathomimetisch entgegenwirkt.

Mitralklappenstenose: Die Verengung der Mitralklappenöffnungsfläche (< 2.5 cm^2, Norm $4-6$ cm^2) führt zu einem Rückstau des Blutes in den linken Vorhof. Der erhöhte Druck im linken Vorhof bewirkt über lange Zeit eine ausreichende diastolische Füllung des linken Ventrikels und die Aufrechterhaltung eines normalen HZV. Ein reduziertes Preload vor allem gefährdet eine suffiziente Linksherzleistung, da durch die zu enge Klappe die diastolische Füllung des linken Ventrikels erschwert ist. Der Rückstau vom linken Vorhof in den Lungenkreislauf ist von einer Zunahme des Lungengefäßwiderstandes gefolgt, – der pulmonal vaskuläre Widerstand kann bis zum fünf- bis zehnfachen des Normalwertes erhöht sein – und führt damit zu einer chronischen Druckbelastung des rechten Ventrikels, im Endstadium zum Bild des Links- und Rechtsherzversagens mit pulmonaler Stau-

ung, Lungenödem und Aszites. Darüber hinaus kommt es im fortgeschrittenen Stadium der Erkrankung zum Vorhofflimmern, was die hämodynamische Situation noch weiter verschlechtert. Insbesondere bei schneller atrioventrikulärer Überleitung kommt es infolge der Verminderung der Diastolendauer (=Füllungszeit des Herzens) zu einem Abfall des HZV. Tachykardien verkürzen die Diastolendauer einer Herzaktion relativ mehr als die Dauer der Systole. Durch die Therapie mit Digitalis wird die atrioventrikuläre Überleitungszeit verlängert, dadurch die Frequenz gebremst und dieser Komplikation vorgebeugt. Bei Patienten mit Mitralstenose sollte die präoperative Digitalistherapie daher bis zum Operationstermin fortgesetzt werden unter Kontrolle der Serumkaliumwerte. Eine moderate, nicht atemdepressorisch wirksame Prämedikation vermindert die bei den stauungsbedingten pulmonalen Gasaustauschstörungen bestehende Gefahr der arteriellen Hypoxämie. Tachykardien sollen möglichst vermieden, und, wenn sie eingetreten sind, entschlossen therapiert werden (Digitalis, Betablocker, Defibrillation). Tachykardien bei Fieber, Anämie oder körperlicher Anstrengung können bei Patienten mit Mitralklappenstenose ein akutes Lungenödem auslösen. Daher muß auch eine zu leichte Prämedikation, die zu angstbedingten Tachykardien führen kann, vermieden werden. Kardiodepressiv wirkende Medikamente sind mit Vorsicht zu verwenden, da bei der Mehrzahl der Mitralstenosen eine Störung des Kontraktionsablaufs des linken Ventrikels vorliegt.

Patienten mit Mitralstenose reagieren besonders empfindlich auf Volumenüberlastung. Zur dosierten Volumensubstitution empfiehlt sich die Steuerung nach dem PCWP, wobei der PCWP den LVEDP wegen des Druckgradienten an der Mitralklappe notwendigerweise überschätzt. Postoperativ ist wegen der stauungsbedingten pulmonalen Veränderungen meist eine routinemäßige Nachbeatmung indiziert.

Mitralklappeninsuffizienz: Ist der Schluß der Mitralklappe infolge Schrumpfung der Klappensegel oder des Halteapparates (rheumatisch) oder infolge des Abrisses eines Sehnenfadens nach Myokardinfarkt oder infolge einer Papillarmuskeldysfunktion nach Myokardischämie nicht vollständig, so kommt es bei jeder Systole zur Regurgitation eines Teils des Schlagvolumens in den linken Vorhof. Die Mitralinsuffizienz kann akut auftreten, z. B. beim Myokardinfarkt, bei akuter Endokarditis, oder sie entwickelt sich chronisch. Das während der Systole nach retrograd durch die insuffiziente Klappe gegen geringen Widerstand in den linken Vorhof ausgeworfene Volumen wird dem linken Ventrikel in jeder Diastole zusätzlich angeboten und führt zur Volumenüberlastung der linken Kammer mit deutlich erhöhtem linksventrikulärem enddiastolischem Volumen. Die Auswurfbedingungen für den linken Ventrikel sind bei erhöhtem Preload und niedrigem (retrogradem) Afterload energetisch günstig. Die Auswurfleistung (EF) ist daher lange Zeit hochnormal, eine niedrige EF zeigt ein Pumpversagen des linken Ventrikels bei deutlich eingeschränkter Kontraktilität an. Eine „normale" EF ist bei Mitralinsuffizienz kein Parameter, der den Kontraktilitätszustand des Myokards zuverlässig beurteilen läßt. Nicht selten versagt ein Ventrikel mit präoperativ normaler Auswurfleistung nach dem Klappenersatz, da er dann „nur" gegen den höheren Widerstand in der Aorta auswirft, zudem, wenn die künstliche Klappe ihres physiologischen Zusammenspiels mit dem Halteapparat beraubt wurde. Die **Mitralklappenrekonstruktion** ist daher eine Alternative zum Mitralklappenersatz. Die Folge der linksventrikulären Volumenüberlastung bei Mitralinsuffizienz ist eine exzentrische Hypertrophie des linken Ventrikels, wobei der Anteil des in die Aorta ausgeworfenen (kreislaufwirksamen) Volumens vom peripheren Gesamtwiderstand abhängig ist. Steigt der Widerstand im großen Kreislauf, so vermindert sich das kreislaufwirksame Schlagvolumen und umgekehrt. Andererseits führt die chronische Regurgitation zu einer Dilatation des linken Vorhofs mit Zunahme der Vorhofdehnbarkeit. Damit wirkt der linke Vorhof als Druckausgleichskammer und schützt die Lungenstrombahn bis zu einem gewissen Grad vor erhöhten Drücken. Anstiege des pulmonalen Gefäßwiderstandes und die Ausbildung einer pulmonalen Hypertension sind weit weniger häufig als bei der Mitralklappenstenose.

Die Anästhesie bei Mitralklappeninsuffizienz sollte auf eine Verminderung des peripheren Widerstands bei möglichst geringer Kardiodepression abzielen. Die Senkung des Widerstandes im großen Kreislauf durch Vasodilatatoren führt zu einer Zunahme des HZV. Eine balancierte Anästhesietechnik unter Verwendung vasodilatatorisch wirksamer Inhalationsanästhetika in niedriger Dosierung ist geeignet. Hypoxie, Hyperkapnie, Azidose, die zu einem Anstieg des pulmonalen Gefäßwiderstandes führen, gilt es zu vermeiden. Von der Anwendung von Lachgas, das bei bereits erhöhtem pulmonalem Gefäßwiderstand zu einer weiteren Erhöhung beitragen kann, ist abzuraten.

Nach dem Klappenersatz bzw. der Klappenrekonstruktion sind die physiologischen Druck- und Volumenverhältnisse wieder hergestellt. Je nach Art des Herzklappenfehlers, je nach Dauer der pathologischen Situation, je nach dem Ausmaß der Myokardschädigung durch das oft jahrelang bestehende Vitium fällt die Adaptation leichter, z. B. nach Aortenklappenersatz bei Aortenklappenstenose, oder sie verlangt von dem geschädigten Myokard nach dem operativen Eingriff eine höhere Leistung als zuvor, z. B. nach Mitralklappenersatz bei Mitralklappeninsuffizienz. Der differenzierte Einsatz vasoaktiver Substanzen ist in dieser sensiblen Situation, die die volle Aufmerksamkeit des Anästhesiepflegepersonals und des Anästhesisten verlangt, oft erforderlich.

Angeborene Herzfehler: Die meisten angeborenen Herzfehler kommen im Kindesalter
zur Operation. Für Narkose und Beatmung
gelten die für die Kinderanästhesie üblichen
Regeln (vgl. Kap. 9.4 und Kap. 1.3.7).

Wegen der relativ größeren Körperoberfläche
besteht bei Säuglingen und Neugeborenen,
in verstärktem Maße jedoch bei Frühgeborenen, die Gefahr der Auskühlung. Hypothermie
führt zur metabolischen Azidose und zu myokardialer Depression. Wärmematte und Infrarotstrahler verhindern eine Auskühlung während Narkoseeinleitung, Operationsvorbereitung und Operation. Auch eine Hyperthermie
muß vermieden werden, da sie über eine
Zunahme des Sauerstoffverbrauchs zu einer
akuten Hypoxie führen kann. Eine genaue
Temperaturkontrolle durch rektale und ösophageale Temperatursonden ist deshalb
erforderlich.

Kinderherzchirurgische Eingriffe werden nur
in wenigen spezialisierten Kliniken durchgeführt. An dieser Stelle sollen die Ausführungen auf das allgemeine anästhesiologische
Vorgehen begrenzt werden, was nicht zuletzt
durch das häufige Vorliegen von Shunts
beeinflußt wird.

Shuntvitien: Bei einem Großteil der angeborenen Herzfehler besteht ein Kurzschluß zwischen großem und kleinem Kreislauf (Shunt).
Je nach Strömungsrichtung unterscheidet
man einen Links-Rechts-Shunt (oxygenier-
tes Blut gelangt in den kleinen Kreislauf) oder
einen Rechts-Links-Shunt (desoxygeniertes
Blut aus dem rechten Herzen tritt in das arterielle System über). Ein überwiegender Links-
Rechts-Shunt besteht bei Vorhofseptumde-
fekt, Ventrikelseptumdefekt und bei offenem
Ductus Botalli. Ein überwiegender Rechts-
Links-Shunt tritt bei der Fallotschen Tetralogie
und bei der Transposition der großen Gefäße
auf. Der hohe Anteil reduzierten Hämoglobins
im arteriellen Blut bewirkt eine zentrale Zyanose. Das Ausmaß eines jeden Shunts wird

von dem herrschenden Druckgradienten
bestimmt. Sinkt bei bestehendem Rechts-
Links-Shunt der arterielle Druck ab, was z.B.
bei einer narkosebedingten Senkung des
peripheren Widerstands geschehen kann, so
nimmt der Rechts-Links-Shunt zu: Die Lungendurchblutung nimmt weiter ab, die Zyanose verstärkt sich und bessert sich auch
unter Gabe von reinem Sauerstoff nicht. Die
Gabe eines Vasokonstriktors (z.B. Phenyle-
frin) führt zu einer raschen Verbesserung der
Situation. Der Druck im großen Kreislauf
nimmt zu und im gleichen Maße vermindern
sich der Rechts-Links-Shunt und die daraus
resultierende Zyanose. Bei der Anästhesie
zyanotischer Shuntvitien sollte deshalb stets
ein Vasokonstriktor injektionsfertig bereitliegen. Bei Kindern mit Rechts-Links-Shunt verläuft die Narkoseeinleitung per inhalationem
proportional zur Größe des Shunts verzögert,
insbesondere für schlecht lösliche Inhalationsanästhetika, weil die Lungendurchblutung vermindert ist. Hingegen ist der Wirkungseintritt intravenöser Narkotika wegen
des verkürzten Weges Vene-Gehirn beschleunigt. Bei allen Shuntvitien, vor allem
beim Vorliegen eines Rechts-Links-Shunts,
müssen die venösen Zugänge peinlich ent-
lüftet werden. Selbst kleine Luftblasen, die
z.B. beim Anschluß der Infusion oder bei
venösen Injektionen in die Blutbahn gelangen, können, wenn sie in das arterielle
System übertreten, zu schwersten, vor allem
zerebralen Komplikationen führen (Gas-
embolie; vgl. Kap. 1.9.1).

Besonderheiten der extrakorporalen Zirkulation ergeben sich aus der Tatsache, daß das
priming volume einen relativ sehr viel höheren Anteil des Blutvolumens ausmacht, der
Dilutionseffekt also selbst bei Verwendung
entsprechenden Kinderzubehörs der Herz-
Lungen-Maschine sehr viel größere Ausmaße erreicht. Der Zusatz von Erythrozyten
zum Füllvolumen der HLM ist oft angezeigt.
Die Flußrate muß den höheren metabolischen Bedürfnissen des kindlichen Organis-

mus temperaturabhängig angepaßt werden. Um den Sauerstoffbedarf zu reduzieren, wird bisweilen in tiefer Hypothermie (18 – 20° C) operiert. Phasen des totalen Kreislaufstillstandes erleichtern und beschleunigen nach Entfernen aller Schläuche das chirurgische Arbeiten. Die Dauer des totalen Kreislaufstillstandes während tiefer Hypothermie darf 50 – 60 min nicht überschreiten. Das Gehirn ist durch Ischämie und Reperfusionsschäden am stärksten gefährdet.

Ohne Einsatz der Herz-Lungen-Maschine wird in Rechtsseitenlage heutzutage oft auch thorakoskopisch ein persistierender Ductus botalli verschlossen.

9.2.4 Herztransplantation

Seit der ersten Herztransplantation 1967 nimmt der Anteil der Herztransplantationen an der Gesamtzahl herzchirurgischer Operationen ständig zu. Potentielle Empfänger sind Patienten im Endstadium eines Herzversagens bei Kardiomyopathie, das mittels konventioneller Therapieverfahren medikamentös oder operativ nicht mehr zu bessern oder zu beherrschen ist. Eine relative Kontraindikation für eine orthotope Transplantation (Spenderherz an der Stelle des Empfängerherzens) stellt ein ausgeprägter, fixierter pulmonaler Hypertonus dar, da sich ein normaler rechter Spenderventrikel, der nicht gewohnt ist, gegen hohe pulmonale Gefäßwiderstände auszuwerfen, nach Transplantation nicht entsprechend schnell an die ungewohnten Verhältnisse adaptieren kann. Ein Rechtsherzversagen wäre die Folge.

Während der Narkosevorbereitung und -einleitung ist beim Legen aller intravenösen Katheter auf streng aseptische Technik zu achten in Anbetracht der nach Transplantation notwendigen Immunsuppression. Die Narkoseführung bis zum Anschluß an die HLM muß bei diesen Patienten mit geriner kardialer Reserve äußerst „sanft" erfolgen. Die verlängerte Kreislaufzeit vieler Medikamente ist zu beachten.

Nach dem Start der EKZ wird das Empfängerherz nach Durchtrennen der Aorta, der Pulmonalarterie und der Vorhöfe entfernt. Das Spenderherz wird über Anastomose beider Vorhöfe, der A. pulmonalis und der Aorta implantiert. Nach Freigabe der Aortenklemme beginnt die Reperfusion des neuen Herzens. Es beginnt oft spontan zu schlagen. Die Frequenz des denervierten Herzens bedarf in dieser Phase häufig der Stimulation, medikamentös z. B. mit Isoproterenol oder mittels eines passageren Herzschrittmachers.

Das anästhesiologische Vorgehen nach Beendigung der EKZ entspricht dem nach anderen herzchirurgischen Eingriffen.

Die Immunsuppression kann präoperativ beginnen (Cyclosporin oral – cave Nüchternheit), sie erfolgt intra- und postoperativ in Absprache mit dem Herzchirurgen und dem Transplantationsmediziner.

9.2.5 Die postoperative Phase

Nachbeatmung: Zur Vermeidung hypoxischer oder hyperkapnischer Zustände in der unmittelbaren postoperativen Phase wird nach herzchirurgischen Eingriffen in der Regel eine Nachbeatmung über einige Stunden durchgeführt. Die Respiratoreinstellung erfolgt unter Kontrolle der arteriellen Blutgaswerte. Die Extubation erfolgt, wenn der Patient wach ist, stabile Kreislaufverhältnisse ohne hohe Dosen kardiovaskulär wirksamer Medikamente bei normaler Körpertemperatur aufweist, nach den üblichen Kriterien. Häufige postoperative Komplikationen sind Nachblutung, Perikardtamponade und das Low-Output-Syndrom.

Nachblutung: Das postoperativ im Operationsgebiet ausgetretene Blut wird durch Drainagen abgeleitet. Kommt es in den ersten postoperativen Stunden zu keinem Rückgang der von den Drainagen stündlich geförderten Blutungen, so muß, wenn eine Gerinnungsstörung ausgeschlossen wurde, eine Rethorakotomie mit operativer Blutstillung erfolgen.

Perikardtamponade: Wird der Abstrom des intrathorakal austretenden Blutes behindert (z.B. durch Verstopfung der Drainagen durch Blutkoagel), so kommt es zu einer Druckerhöhung in der Perikardhöhle und schließlich zur Behinderung der diastolischen Füllung des Herzens. Die Perikardtamponade bietet klinisch das Bild einer akuten Rechtsherzinsuffizienz: Venöse Einflußstauung, prall gefüllte Jugularvenen, Gesichtszyanose, niedriger arterieller Druck, zunehmende Zentralisation und abnehmende Urinproduktion. Der zentralvenöse Druck ist stark erhöht, der Linksvorhofdruck ist erniedrigt. Die Diagnose wird gesichert durch das Röntgenbild: Es zeigt eine typische Mediastinalverbreiterung. Die akute Perikardtamponade erfordert eine alsbaldige Rethorakotomie mit Ausräumung der Koagel aus der Perikardhöhle und chirurgischer Blutstillung.

Low-Output-Syndrom: Das postoperative Low-Output-Syndrom äußert sich in Hypotension, Oligurie, Bewußtseinstrübung, Zentralisation und Azidose. Das HZV und die gemischtvenöse Sauerstoffsättigung sind erniedrigt, der Linksvorhofdruck ist erhöht. Im Röntgenbild des Thorax fehlt hingegen die für die Perikardtamponade typische Mediastinalverbreiterung. Ursache für das postoperative Low-Output-Syndrom ist häufig ein funktionell unzureichendes Operationsergebnis. Ischämiebedingte Myokardschädigungen sind dank verbesserter kardioprotektiver Techniken seltener geworden. Für die medikamentöse Therapie des Low-Output-Syndroms ist die differenzierte Anwendung vasoaktiver Substanzen (Katecholamine, Phosphodiesterasehemmstoffe, z.B. Enoximon [Perfan®], eventuell der Einsatz mechanischer Hilfen (z.B. intraaortale Ballonpumpe) erforderlich.

9.3 Besonderheiten der Anästhesie in der Geburtshilfe (M. Diebold, U. Finsterer)

9.3.1 Spezielle Aspekte der Physiologie und Pharmakologie während Schwangerschaft und Geburt

Die Schwangerschaft führt zu tiefgreifenden funktionellen und morphologischen Veränderungen im mütterlichen Organismus, von denen nur respiratorische und kardiovaskuläre Veränderungen kurz erwähnt werden sollen.

9.3.1.1 Veränderungen der Atemphysiologie während der Schwangerschaft

Gegen Ende der Schwangerschaft nimmt der mütterliche Sauerstoffverbrauch bis zu 35% zu, ebenso steigt die Kohlendioxidproduktion an.

Die in der Schwangerschaft zu beobachtende Zunahme der alveolären Ventilation, der eine Zunahme des Atemminutenvolumens und des Tidalvolumens, weniger der Atemfrequenz, bei gleichbleibendem Totraum zugrunde liegt, deckt nicht nur diese metabolischen Erfordernisse, sondern führt zu einer Hyperventilation mit Hypokapnie (Tab. 9.1).

Tab. 9.1: *Schwangerschaftsbedingte Veränderungen der Respiration.*

Minutenvolumen	↑↑↑↑	50%
Alveoläre Ventilation	↑↑↑↑↑	50–70%
Tidalvolumen	↑↑↑	45%
Atemfrequenz	↑→	0–15%
Vitalkapazität	→	0%
Funktionelle Residualkapazität	↓↓	20%

Durch eine metabolische Kompensation mit Abnahme des BE auf ca. -2 bis -4 mmol/l bleibt der pH-Wert konstant (Tab. 9.2).

Tab. 9.2: *Blutgasveränderungen in der Schwangerschaft.*

PaO$_2$	$+10$ mmHg
PaCO$_2$	-10 mmHg
pH	$+/-0$
BE	-2 bis -4 mmol/l

Der Zwerchfellhochstand in der Spätschwangerschaft führt durch eine Abnahme der funktionellen Residualkapazität bei gleichbleibendem closing volume zu einer Abnahme der pulmonalen Sauerstoffreserven. Dadurch entsteht leichter eine Hypoxie als außerhalb der Schwangerschaft.

9.3.1.2 Veränderungen der Kreislaufphysiologie während der Schwangerschaft

In der Schwangerschaft nimmt das Herzzeitvolumen sowohl durch eine Zunahme der Herzfrequenz als auch des Schlagvolumens zu (Tab. 9.3).

Tab. 9.3: *Schwangerschaftsbedingte Veränderungen des Herz-Kreislauf-Systems.*

Herzzeitvolumen	↑↑↑↑	50%
Schlagvolumen	↑↑	20–30%
Herzfrequenz	↑↑	20%
Gesamtperipherer Widerstand	↓↓	20%
Blutdruck	↓→	0–15%
Blutvolumen	↑↑↑	40%
Plasmavolumen	↑↑↑↑	50%
Erythrozytenvolumen	↑↑	25%

Da auch eine Abnahme des gesamtperipheren Widerstands stattfindet, sinkt der Blutdruck leicht ab. Ein beträchtlicher Anteil des Herzzeitvolumen-Zuwachses kommt dem uteroplazentaren Stromgebiet zugute (insgesamt ca. 20% des Herzzeitvolumens). Durch eine relativ größere Zunahme des Plasmavolumens als des Erythrozytenvolumens entsteht eine leichte Anämie mit einem Hb-Wert um 12 g%. Ursache der schwangerschaftsbedingten Hypervolämie ist zum einen eine wohl durch Aldosteron bedingte vermehrte Retention von Natrium und Wasser, zum anderen eine durch vermehrte Erythropoetin-Produktion stimulierte Erythrozytenproduktion.

9.3.1.3 Vena-cava-Kompressionssyndrom

Eine hämodynamische Besonderheit in der Schwangerschaft stellt das Vena-cava-Kompressionssyndrom dar. Liegt die Schwangere auf dem Rücken, kann es zu einer Kompression der Vena cava inferior und der Aorta zwischen dem vergrößerten Uterus und der Lendenwirbelsäule kommen. Dadurch können Probleme für Mutter und Kind entstehen.

– Bei der Mutter kann es durch den verminderten venösen Rückstrom zum rechten Herzen zu einer Abnahme des Herzzeitvolumens kommen. Reicht die Gegenregulation durch Erhöhung des Sympathikotonus mit Steigerung des Gefäßwiderstandes nicht aus, kommt es durch Hypotension zu einer kollapsartigen Symptomatik mit Bradykardie, Blässe, Schwitzen, Übelkeit bis hin zur Synkope.

– Eine fetale Beeinträchtigung kann durch Abnahme der uteroplazentaren Durchblutung entstehen. Das uterine Gefäßbett ist schon unter Normalbedingungen maximal dilatiert und unterliegt keiner Autoregulation, d.h. die uterine Durchblutung ist abhängig vom mittleren Perfusionsdruck:

$$\text{Uteriner Blutfluß} = \frac{P(\text{Art. uterina}) - P(\text{Vena uterina})}{\text{Uteriner Gefäßwiderstand}}$$

Bei aortokavaler Kompression kommt es zum Abfall des arteriellen und Anstieg des venösen Druckes im uterinen Gefäßbett, das distal der Kompression liegt, mit einer Abnahme des Perfusionsdruckes. Dadurch und durch die gleichzeitige Abnahme des mütterlichen Herzzeitvolumens kann die uteroplazentare Durchblutung auf kritische Werte abfallen. Dies kann eine fetale Asphyxie zur Folge haben. Die Einnahme einer 15°-Linksseitenlage (Kippen des Tisches, Unterpolsterung des Beckens) dient gleichzeitig zur Prophylaxe und Therapie dieses Syndroms.

9.3.1.4 Die uteroplazentare Einheit

Stoffaustausch über die Plazenta

Die reife Plazenta wiegt ca. 500 g und ist diskusförmig gebaut mit einem Durchmesser von ca. 20 cm und einer Dicke von 3 cm. Das fetale Blut tritt über zwei Nabelschnurarterien in die Plazenta ein. Nach Verzweigung der Nabelschnurarterien in eine große Anzahl kleinerer Gefäße durchströmt das fetale Blut die Chorionzotten und wird am Ende über eine Nabelschnurvene zum Feten zurückgeleitet. Die Chorionzotten ragen in den intervillösen Raum hinein, den das mütterliche Blut durchfließt. Zwischen intervillösem Raum und Chorionzottenkapillaren findet durch wenige Gewebsschichten hindurch der materno-fetale Stoffaustausch statt. Die Oberfläche der Zotten, die hierzu zur Verfügung steht, beträgt ca. 15 m².

Der Stofftransport durch die Plazenta hindurch erfolgt über mehrere Mechanismen

- Diffusion (als wichtigste Transportart)
- aktiver Transport
- Pinocytose (Transport als Plasmaeinschluß)
- Leckpassage (Übertritt durch Gewebespalten)

Der Diffusion liegt das FICK'sche Diffusionsgesetz zugrunde:

Die Permeabilität einer Substanz durch die Plazentarmembran wird durch folgende Faktoren bestimmt:

- Molekülgröße (Diffusionsgrenze bei Molekulargewicht von ca. 1000 erreicht)
- Lipidlöslichkeit
- elektrische Ladung.

Kleine (MG < 100), lipidlösliche, ungeladene Moleküle durchqueren die Plazenta sehr leicht, während z.B. große, ionisierte Moleküle wie Atracurium nur schwer übertreten.

Sauerstoffaustausch über die Plazenta

Am Termin beträgt der O_2-Bestand des Feten ca. 40 ml und sein O_2-Verbrauch ca. 20 ml/min. Aufgrund verschiedener Kompensationsmöglichkeiten ist jedoch erst ca. 10 min nach Unterbrechung des O_2-Transportes zum Feten mit irreversiblen Hirnschäden zu rechnen.

Der mütterlich-kindliche O_2-Transfer wird im wesentlichen bestimmt durch

- intraplazentare Faktoren wie

  mütterlicher und kindlicher Blutfluß

  Durchblutungsverteilung

  Plazentargeometrie

  Diffusionskapazität

- Faktoren, die den Sauerstofftransport im mütterlichen und kindlichen Blut beeinflussen wie

  O_2-Partialdruck

  O_2-Affinität

  O_2-Kapazität

Die entscheidende Größe für den O_2-Transfer zum Feten ist der uterine und fetale Blutfluß. Die uteroplazentare Durchblutung besitzt eine Sicherheitsspanne (Plazentarreserve) von ca. 100%, d.h. erst ab einer Reduktion des uterinen Blutflusses auf etwa die Hälfte wird

$$\text{Diffundierte Menge} = \frac{\text{Konzentrationsgradient x Fläche x Permeabilität}}{\text{Membrandicke}}$$

die Versorgung des Feten beeinträchtigt. Dies gilt nicht für pathologische Verhältnisse wie z.B. bei einer Mutter mit Bluthochdruck. Wehentätigkeit schränkt die Durchblutung ebenfalls ein.

Erleichtert wird der O_2-Transfer durch die höhere O_2-Affinität des fetalen Hämoglobins (Linksverschiebung der O_2-Bindungskurve). Dadurch und durch einen höheren fetalen als mütterlichen Hb-Wert (ca. 15 g% gegenüber ca. 12 g%) ist der Fetus in der Lage, bei niedrigem PO_2 ausreichend Sauerstoff zu binden (siehe Abb. 9.6).

Effekte der Anästhesie auf den graviden Uterus

Anästhesie, sowohl allgemein als auch regional durchgeführt, kann auf vielerlei Art und Weise den graviden Uterus beeinflussen.

Die **Uterusdurchblutung** wird beeinträchtigt durch

– Abfall des Herzzeitvolumens (z.B. durch Barbiturate)

– Abfall des arteriellen Blutdruckes (z.B. Regionalanästhesie)

– Einsatz von vorwiegend alpha-adrenerg wirkenden Katecholaminen (z.B. Adrenalin)

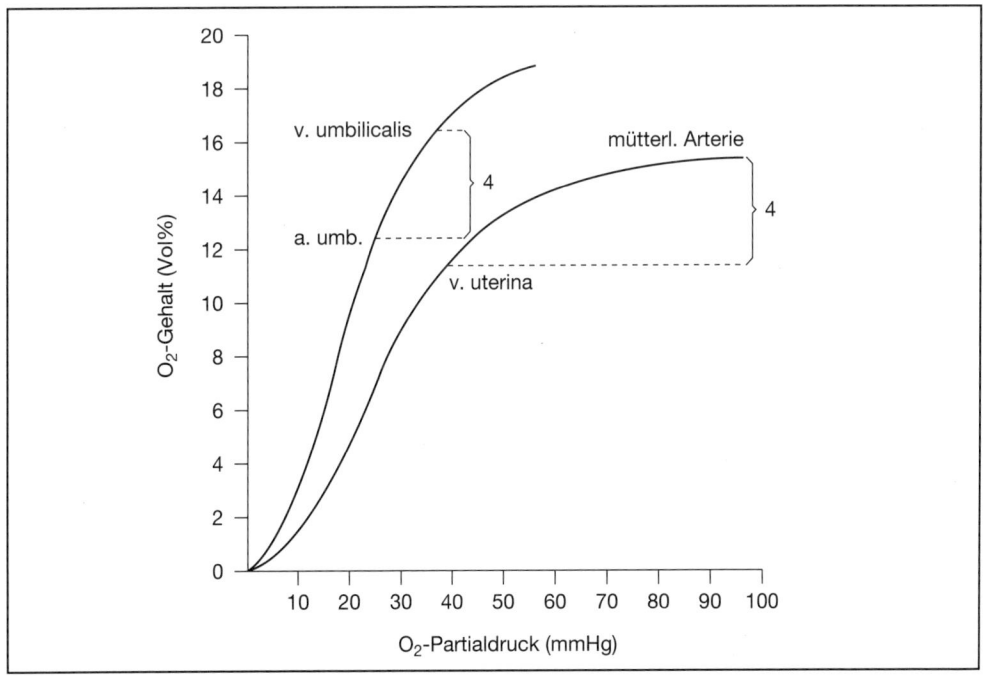

Abb. 9.6: *Die avDO$_2$ beträgt im uterinen (zwischen Arteria und Vena uterina) und im fetalen Kreislauf (zwischen Vena und Arteria umbilicalis) etwa jeweils 4 Vol.%, obwohl die O$_2$-Partialdrücke sehr unterschiedlich sind. Dies wird durch die Linksverschiebung der O$_2$-Dissoziationskurve und den höheren Hb-Gehalt im fetalen Blut (steilerer Kurvenverlauf) ermöglicht. Der PO$_2$ in der Arteria uterina ist etwa 100 mmHg, in der Vena uterina etwa 40 mmHg, in der Vena umbilicalis etwa 40 mmHg und in der Arteria umbilicalis etwa 25 mmHg.*

– Hypoxie

– extreme Hypokapnie (umstritten)

– maschinelle Beatmung

Die Uterusaktivität wird beeinflußt durch

– Inhalationsanästhetika: Dämpfung von Kraft und Dauer der Kontraktionen; bis ca. 1.5 MAC bleibt die Ansprechbarkeit auf Uterotonika erhalten.

– Ketamin: Stimulation der Uterusaktivität

– β_2-adrenerge Katecholamine: Abschwächung der Wehentätigkeit (Einsatz als Tokolytika)

Eine regelrecht durchgeführte Regionalanästhesie beeinflußt den graviden Uterus offenbar nur indirekt über Sympathikolyse und arterielle Hypotension.

Uterotonika

Substanzen, die die Uterusaktivität anregen können, werden oxytocisch genannt. Dazu gehören

– Oxytocin

– Secalealkaloide

– Prostaglandine

Oxytocin ist ein natürlicherweise im Hypophysenhinterlappen erzeugtes Polypeptid, das insbesondere bei Schwangeren am Termin Wehen auslöst. Im Handel erhältlich ist es z.B. als Syntocinon®, oder Orasthin®. Die Dosierung erfolgt in U.S.P-Einheiten.

Indikationen für Oxytocin sind z.B. die Einleitung der Geburt, die Verstärkung vorhandener Wehen und die Kontraktion des Uterus nach erfolgter Geburt. Nebenwirkung kann eine direkt relaxierende Wirkung auf die Gefäßmuskulatur sein, was Blutdruckabfall, Tachykardie und Flush zur Folge haben kann. Eine unerwünschte Wirkung kann das Auftreten einer Wasserintoxikation durch die ADH-ähnliche Wirkung des Oxytocins sein.

Secalealkaloide werden aus dem Mutterkorn gewonnen und bewirken eine Kontraktion der Uterusmuskulatur. Im Gegensatz zu Oxytocin erhöhen sie auch den Ruhetonus des Uterus. Bei uns wird derzeit das Methylergometrin-Maleat (z.B. Methergin®, 0.2 mg/ml) eingesetzt. Indikation ist die Verstärkung der Uteruskontraktionen, z.B. nach Sectio caesarea, nach vaginaler Geburt und Plazentaausstoßung, nach Abortabrasio. Nebenwirkung kann ein deutlicher Blutdruckanstieg durch Vasokonstriktion sein.

Prostaglandine sind Gewebshormone, die im gesamten Organismus zu finden sind. In den Unterformen PGE_2 und $PGF_{2\,alpha}$ können sie im Gegensatz zu Oxytocin während der gesamten Schwangerschaft den Geburtsvorgang auslösen.

Die Indikation ist ähnlich der von Oxytocin zu sehen, darüberhinaus auch die Auslösung eines therapeutischen Abortes in der Frühschwangerschaft.

Nebenwirkungen können in erheblichem Maße auftreten, vor allem Übelkeit, Erbrechen und Durchfall.

9.3.1.5 Anästhesiologische Aspekte des Geburtsvorganges

Der Geburtsverlauf wird in drei Phasen eingeteilt:

1. Eröffnungsperiode
   (vom Einsetzen regelmäßiger Wehen bis zur vollständigen Eröffnung des Muttermundes; Zeitdauer ca. 6–12 Std)

2. Austreibungsperiode
   (vollständige Eröffnung des Muttermundes bis zur Geburt des Kindes; Zeitdauer 20–40 min)

3. Nachgeburtsperiode

Die während der Eröffnungsperiode auftretenden Schmerzen entstehen im wesentlichen durch die Dehnung und Eröffnung der Cervix uteri. Die sensorischen Nerven von

Corpus und Cervix uteri treten auf dem segmentalen Niveau Th_{10} bis L_1 in den Spinalkanal ein. Die während der Austreibungsperiode auftretenden Schmerzen entstehen im wesentlichen durch Dehnung des Dammes. Die sensorische Innervation des Dammes läuft über den Nervus pudendus und die sakralen Segmente S_2 bis S_4 (Abb. 9.7). Zusätzliche Beschwerden können entstehen durch Druck des Feten auf benachbarte Organe und Strukturen im kleinen Becken. Unter der Geburt kommt es zu einer Aktivierung des sympathischen Nervensystems, im wesentlichen durch den Geburtsschmerz ausgelöst. Herzfrequenz und Herzzeitvolumen nehmen deutlich zu; Hyperventilation führt zu einer ausgeprägten Hypokapnie und respiratorischen Alkalose, außerdem durch die gesteigerte Atemarbeit zu einer drastischen Zunahme des Sauerstoffverbrauches mit Entwicklung einer metabolischen Azidose. All diese Veränderungen können bei Mutter und Feten zu nachteiligen Folgen führen. Abgesehen von humanitären Erwägungen leitet sich auch daraus die Indikation zur Schmerzlinderung in der Geburtshilfe ab.

9.3.2 Allgemeinanästhesie in der Geburtshilfe

9.3.2.1 Indikationen

Die Hauptindikationen für die Durchführung einer Allgemeinanästhesie sind

– Sectio caesarea

– manuelle Nachtastung bei unvollständiger Plazenta (nach vaginaler Geburt)

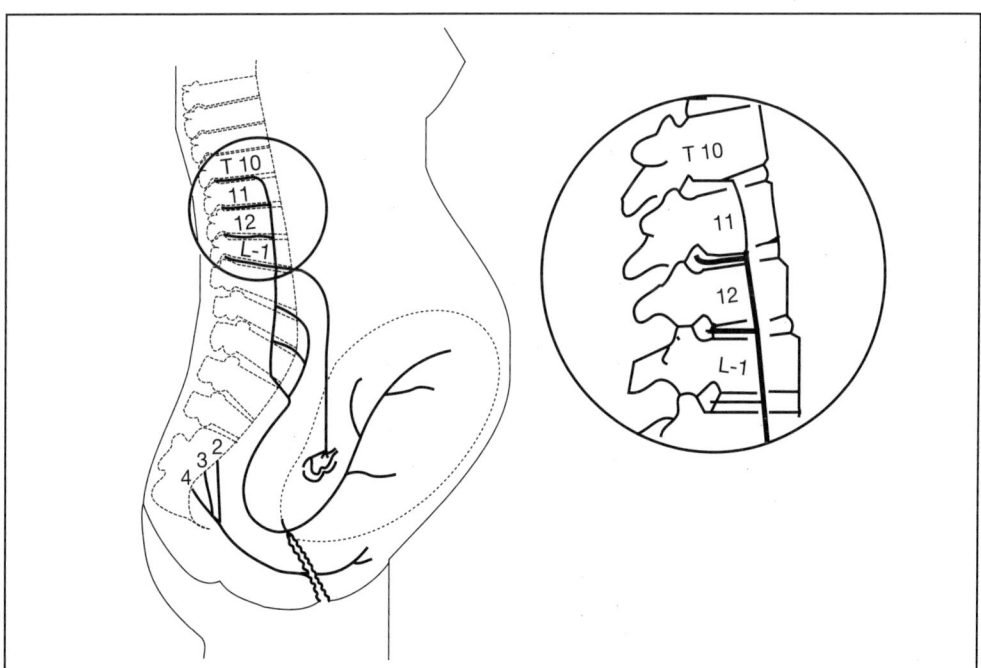

Abb. 9.7: *Leitung der Schmerzimpulse bei der Geburt. Die afferenten Fasern von Corpus und Cervix uteri laufen mit sympathischen Nervengeflechten auf das Niveau Th_{10}-L_1. Die Afferenzen vom Perineum gehen mit dem Nervus pudendus zu den Segmenten S_2-S_4.*

– „Durchtrittsnarkose", speziell bei vaginal-operativer Entbindung, z.B. Zange (eher seltene Indikation)

– Abortkürettage

Bei Betrachtung der geburtsbezogenen mütterlichen Mortalität zeigt sich ein Anästhesieanteil von ca. 10–15% an der Gesamtsterblichkeit. Fast immer sind Probleme bei der Durchführung einer Allgemeinanästhesie, in der Regel zum Kaiserschnitt, dafür verantwortlich, hauptsächlich die pulmonale Aspiration von Magensaft und die schwierige bzw. unmögliche endotracheale Intubation. Aus diesen Gründen wird versucht, wenn immer möglich, ein Regionalanästhesieverfahren durchzuführen.

Die **Vorteile** einer Allgemeinanästhesie liegen

– in der raschen Durchführbarkeit

– in der geringen Wahrscheinlichkeit einer Hypotension

– in den besseren Bedingungen für den Operateur

Die **Nachteile** sind

– Aspirationsgefahr

– potentielle Intubationsschwierigkeiten bei verminderten O_2-Reserven in der mütterlichen Lunge (FRC↓) und gesteigertem O_2-Verbrauch: Hypoxiegefahr für Mutter und Kind

– kindliche Depression durch Anästhetika

– Probleme der mütterlichen Wachheit bei flacher Narkose bis zur Kindesentwicklung.

9.3.2.2 Die pulmonale Aspiration von Mageninhalt

Die pulmonale Aspiration von saurem Mageninhalt wird für etwa 50% aller anästhesiebezogenen mütterlichen Todesfälle verantwortlich gemacht. 1946 beschrieb der Gynäkologe MENDELSON 66 Fälle von Säureaspiration bei Schwangeren im Zusammenhang mit geburtshilflicher Allgemeinanästhesie; dies bedeutet eine Inzidenz von einer Aspiration auf 668 Schwangerschaften. Das dabei entstehende Krankheitsbild wird als MENDELSON-Syndrom bezeichnet. Es tritt insbesondere auf, wenn die Atemwegsschutzreflexe ausgeschaltet werden (wie bei der Einleitung einer Allgemeinanästhesie) und der saure Mageninhalt ungehindert in Larynx und Trachea eintreten kann.

Folgende schwangerschaftsspezifische Faktoren begünstigen diesen Vorgang:

– Beeinträchtigte Funktion des unteren Oesophagusverschlußmuskels (80% der Schwangeren leiden an gastro-oesophagealem Reflux, d.h. Sodbrennen)

– verzögerte Magenentleerung durch Streß, Opioidanwendung, hormonelle und mechanische Faktoren sowie oft fehlende Nüchternheit der Schwangeren

– durch die gesteigerte Produktion des Hormons Gastrin Erniedrigung des Magensaft-pH-Wertes

– durch Uterusgröße und Steinschnittlagerung bedingte Erhöhung des Mageninnendrucks

– gehäuftes Auftreten von Übelkeit und Erbrechen

Als Grenzwerte zur Entwicklung eines MENDELSON-Syndroms werden eine Aspiration von mehr als 0.4 ml/kg Körpergewicht sowie ein pH-Wert des Aspirats von unter 2.5 angesehen, d.h. sowohl Säuregrad als auch Menge des Aspirats bestimmen den Schweregrad der Aspirationspneumonitis.

Klinische Zeichen einer Aspiration sind u.a.

– Hypoxie

– Zyanose

– Bronchospasmus

– Dyspnoe

Die Letalität des MENDELSON-Syndroms wird mit 30% angegeben; eine komplikationsreiche und lange Intensivtherapie mit Entwicklung eines Lungenödems, einer Pneumonie oder eines ARDS ist in einem Großteil der Fälle zu erwarten.

Eine Reihe von Maßnahmen kann getroffen werden, um das Aspirationsrisiko zu verringern:

– Vermeidung einer Allgemeinanästhesie, d.h. Durchführung einer Regionalanästhesie

– Durchführung einer sogenannten „Ileuseinleitung" zur Einleitung einer Allgemeinanästhesie

– Pharmakologische Maßnahmen

Mögliche pharmakologische Maßnahmen sind

– orale Gaben eines klaren, nicht-partikulären Antazidums wie z.B. 30 ml 0.3 molare Natriumcitratlösung. Dadurch wird der pH-Wert, nicht aber die Menge des Magensaftes gesenkt. Die Gabe von partikelhaltigen Antazida (z.B. Magnesium-Hydroxid) wird nicht empfohlen, da bei Aspiration derselben eine chemische Pneumonitis verursacht werden kann.

– Verabreichung von Histamin-H_2-Rezeptorenblockern wie Cimetidin oder Ranitidin zur Senkung der Salzsäureproduktion im Magen. Wichtig ist hierbei, daß die Gabe rechtzeitig, d.h. mehrere Stunden vor Narkoseeinleitung erfolgt. Ein neues Präparat, das hier zum Einsatz kommen könnte, ist das Omeprazol, das ebenfalls die Salzsäurereproduktion des Magens hemmt, allerdings über einen anderen Mechanismus.

– Verabreichung von Pharmaka, die die Darmmotilität anregen, wie z.B. Metoclopramid. Metoclopramid beschleunigt die Magenentleerung, erhöht den Verschlußdruck im unteren Oesophagus und wirkt antiemetisch. Allerdings ist es plazentagängig und kann beim Feten zentrale Nebenwirkungen wie z.B. extrapyramidale Symptome bewirken.

Sinnvoll ist in jedem Fall die Kombination verschiedener Pharmaka wie z.B. von Natriumcitrat und Metoclopramid.

9.3.2.3 Allgemeinanästhesie zur Sectio caesarea

Indikationen für die Allgemeinanästhesie zur Sectio caesarea sind

– Zeitdruck wegen fetaler Probleme

– Kontraindikationen gegen Regionalverfahren (z.B. Gerinnungsstörungen)

– zu erwartende operative Probleme

– mütterliche Vorerkrankungen, die gegen Regionalverfahren sprechen, sowie

– Ablehnung eines solchen durch die Schwangere.

Die zu erwartenden Probleme bei einer Allgemeinanästhesie wurden bereits erwähnt.

Die Durchführung ist wie folgt:
Die Schwangere wird in Linksseitenlage (ca. 15°) zur Vermeidung eines Cava-Kompressions-Syndroms gelagert und ein leistungsfähiger Sauger bereitgestellt. Eine sorgfältige Präoxygenierung ist unbedingt erforderlich, d.h. die Schwangere sollte einige Minuten lang reinen Sauerstoff (Fluß: 6–10 l/min) atmen, bei großem Zeitdruck genügen auch einige tiefe Inspirationen mit reinem Sauerstoff. Angestrebt wird ein PaO_2-Wert von ca. 400 mmHg. Durch die bereits erwähnten physiologischen Veränderungen in der Schwangerschaft fällt der PaO_2-Wert während der Narkoseeinleitung bei einer Schwangeren am Termin um ca. 140 mmHg/min ab, im Gegensatz zu ca. 60 mmHg/min

bei Nichtschwangeren. Eine Präcurarisierung wird mit reduzierter Dosis durchgeführt, da Muskelfaszikulationen durch Succinylcholin bei Schwangeren wesentlich schwächer ausgebildet sind und schwangere Patientinnen auf die Gabe von nichtdepolarisierenden Muskelrelaxantien sehr empfindlich reagieren, und unter Umständen bereits nach der Präcurarisierung eine klinisch wirksame Relaxierung, d. h. z. B. Atemnot entwickeln können. Ob Faszikulationen einer Aspiration Vorschub leisten können, ist im übrigen keineswegs gesichert.

Die Sectionarkose läßt sich in zwei Phasen einteilen, in Phase 1: von der Einleitung bis zur Abnabelung des Kindes; und in Phase 2: nach Abnabelung bis zum Ende des Eingriffs. Phase 1 ist gekennzeichnet durch das Balancieren zwischen ausreichender mütterlicher Narkosetiefe und gleichzeitig möglichst geringer kindlicher Beeinträchtigung.

Die Einleitung wird nach den Regeln einer klassischen Ileuseinleitung durchgeführt; als Induktionsmittel ist nach wie vor Thiopental das Mittel der Wahl. Bis zu einer Dosierung von 4 mg/kg Körpergewicht ist mit keiner nennenswerten kindlichen Beeinträchtigung zu rechnen. Die Relaxierung zur Intubation erfolgt mit Succinylcholin, ca. 1.5 mg/kg KG. Zur analgetischen Supplementierung kann Ketamin (ca. 0.5 mg/kg KG) ohne nachteilige kindliche Folgen eingesetzt werden; die Anwendung von Opioiden wie Fentanyl zur Einleitung ist umstritten. Aufrechterhalten wird die Narkose während Phase 1 durch volatile Anästhetika wie z. B. Isofluran in niedriger Konzentration; es ist zu beachten, daß in der Schwangerschaft der MAC-Wert der Inhalationsanästhetika um ca. 30% vermindert ist.

Eine hohe inspiratorische O_2-Konzentration, d. h. eine FIO_2 von mindestens 0.5 ist zur Optimierung der kindlichen Oxygenation anzuraten; wir verwenden in der Regel eine FIO_2 von 1.0. Der Einsatz von N_2O, wenn überhaupt, ist dadurch von vornherein limitiert auf niedrige Konzentrationen; N_2O geht schnell auf den Feten über, d. h. es muß bei höheren Konzentrationen und längerer Applikation mit kindlichen respiratorischen Problemen nach der Abnabelung im Sinne einer Diffusionshypoxie gerechnet werden.

Entsprechend den physiologischen Veränderungen (s. o.) muß das Atemminutenvolumen um ca. 50% erhöht werden; kapnographische Überwachung ist hier wünschenswert.

Nach Abnabelung des Kindes (Phase 2) wird die Narkose wie eine „normale" Allgemeinanästhesie fortgeführt, d. h. Anwendung von N_2O, Fentanyl, DHB u. a. Medikamenten in üblicher Art und Weise. Bei der Anwendung von nichtdepolarisierenden Relaxantien muß mit der Notwendigkeit einer postoperativen Antagonisierung gerechnet werden. Angestrebt wird, Phase 1 der Sectionarkose so kurz wie möglich zu halten, um kindliche Depression sowie mütterliche Wachheit weitestgehend zu vermeiden. Deshalb werden die Operationsvorbereitungen wie Lagerung, Abwaschen und Abdecken der Patientin vor Narkoseeinleitung durchgeführt.

Für die Vitalität des Kindes ist jedoch eine kurze Zeitspanne zwischen Uterusinzision und Abnabelung (< 3 min) wichtiger als eine kurze Zeitspanne zwischen Hautinzision und Abnabelung.

Folgendes Schema zur Durchführung einer Sectio caesarea in Allgemeinanästhesie kommt bei uns üblicherweise zum Einsatz:

– Prämedikation: Na-Citrat 0.3 molar, 30 ml

– Anlage zweier großlumiger peripherer Zugänge (16 G)

– Ausgleich präoperativer Flüssigkeitsdefizite

- Linksseitenlage (ca. 15°)

- Präoxygenierung (ca. 3 min, 100% O_2, 6–10 l/min)

- Präcurarisierung: 0.5–1 mg Vecuronium

- Klassische Ileuseinleitung mit Thiopental (3–4 mg/kg KG) und Succinylcholin (1.5 mg/kg KG) in rascher Folge

- Eventuell Ketamin (ca. 0.5 mg/kg KG)

- FIO_2 von 1.0; AMV 100–150 ml/kg KG = 8–10 l

- Isofluran ca. 0.6 Vol%

nach Abklemmen der Nabelschnur

- Uterotonika

- Fentanyl 0.2–0.3 mg

- DHB 2.5 mg

- 50 Vol% N_2O; Isofluran nach Bedarf

- Vecuronium in reduzierter Dosis (ca. 0.05 mg/kg KG)

9.3.3 Regionalanästhesie in der Geburtshilfe

9.3.3.1 Indikationen

Eine Reihe von Regionalanästhesieverfahren werden von den Geburtshelfern selbst durchgeführt, z.B. Parazervikal – oder Pudendusblockade; auf sie wird hier nicht näher eingegangen. Von Anästhesisten werden in der Geburtshilfe die rückenmarksnahen Regionalanästhesieverfahren sowohl in Form von periduralen als auch von spinalen Blockaden durchgeführt.

Rückenmarksnahe Verfahren eignen sich zur Schmerzausschaltung bei Kaiserschnitten, zur Analgesie bei vaginaler Entbindung und zur Durchführung vaginal-operativer Eingriffe (z.B. instrumentelle Entbindung, manuelle Plazentalösung, Kürettage).

9.3.3.2 Besonderheiten geburtshilflicher Regionalanästhesie

Bei der Durchführung einer rückenmarksnahen Anästhesie in der Schwangerschaft muß folgendes beachtet werden:

- Die Wirkung der Nervenblockaden setzt schneller ein

- Die Ausbreitung einer Spinalanästhesie bei gleicher Dosis ist größer, d.h. der Dosisbedarf ist erniedrigt

- Die Ausbreitung einer niedrig dosierten Periduralanästhesie ist ebenfalls größer;

bei höherer Dosierung scheint kein Unterschied zu bestehen.

Die Ursachen hierfür sind nicht ganz klar. Folgende Möglichkeiten kommen in Betracht:

- mechanische Faktoren, die die Größe des Peridural- und des Spinalraumes reduzieren, wie erhöhter intraabdomineller Druck, erweiterte peridurale Gefäße, ausgeprägte Lumballordose,

- hormonelle Faktoren wie erhöhte Progesteronspiegel,

- biochemische Faktoren wie ein erniedrigter Bikarbonatspiegel und dadurch erniedrigte Pufferkapazität.

9.3.3.3 Komplikationen

Auf die Komplikationen der Regionalanästhesie allgemein wird an anderer Stelle (Kap. 7.7 und 9.8) bereits eingegangen. Einige speziell für die geburtshilfliche Regionalanästhesie interessante Gesichtspunkte sollen noch erwähnt werden.

Toxizität von Lokalanästhetika
In der Schwangerschaft ist die Schwelle für die ZNS-Toxizität des bei uns hauptsächlich eingesetzten Bupivacains unverändert, die Schwelle für die Kardiotoxizität jedoch deutlich erniedrigt. Es muß also bei versehentlicher intravaskulärer Injektion oder bei

Applikation großer Gesamtmengen von Bupivacain mit dem frühzeitigen Auftreten von zerebralen **und** kardiovaskulären Symptomen gerechnet werden. Die Therapie der kardiotoxischen Symptome kann durch die lange Wirkdauer des Bupivacains sehr erschwert werden. Die üblicherweise empfohlene Testung auf intravaskuläre Katheterlage bei periduraler Anästhesie durch Katecholamine wie Adrenalin ist in der geburtshilflichen Anästhesie aus zwei Gründen problematisch:

– Bei tatsächlicher intravaskulärer Gabe von Adrenalin (üblicherweise 15 μg als Testdosis) kann es zur Beeinträchtigung der uteroplazentaren Durchblutung kommen.

– Durch physiologischerweise auftretende Tachykardie und RR-Anstieg unter Wehentätigkeit ist die Interpretation einer Kreislaufreaktion auf die Testdosis erschwert.

Eine alternative Möglichkeit der Testung auf intravaskuläre Katheterlage ist die Gabe einer kleinen Menge Luft unter gleichzeitiger präkordialer dopplersonographischer Kontrolle (Veränderung des Signals durch Luftbläschen).

Hypotension

Bei der Durchführung eines rückenmarksnahen Anästhesieverfahrens kann es durch die entstehende Sympathikolyse leicht zu einer arteriellen Hypotension kommen. In der Schwangerschaft, insbesondere am Termin, kann dies aus zwei Gründen zum Problem werden.

– Durch ein gleichzeitig bestehendes Vena-cava-Kompressions-Syndrom kann die Hypotension dramatische Ausmaße annehmen.

– Da die uteroplazentare Durchblutung über keine Autoregulation verfügt, sondern druckabhängig ist, kann es bei Hypotension rasch zu fetalen Problemen kommen.

Deshalb müssen bei Anlage einer Regionalanästhesie folgende Dinge beachtet werden:

– Die Patientinnen müssen ausreichend prähydriert werden, d. h. es müssen vor Anlage der Anästhesie mindestens 500–1000 ml Kristalloide infundiert werden.

– Mutter und Kind müssen intensiv überwacht werden, d. h. EKG-Monitoring bei Mutter und Kind (Cardiotokographie) sind obligat.

– Eine Rückenlage der Mutter sollte vermieden werden.

– Fetale Probleme im Sinne einer Einschränkung der O_2-Versorgung zeigen sich in der Regel durch Dezelerationen im CTG, d. h. durch Entwicklung einer Bradykardie (die normale fetale Herzfrequenz liegt zwischen 120 und 160 Schlägen/Minute). Bei Auftreten einer solchen „Herztonsenke" sind folgende Maßnahmen angezeigt:

– Linksseitenlage, evtl. auch Kopftieflage der Mutter

– O_2-Zufuhr über Maske

– RR-Kontrolle

– Bei Hypotension (RR syst. < 100 mmHg oder mehr als 20% unter Ausgangswert) Volumenzufuhr und/oder Applikation von Ephedrin (5–10 mg i. v.). Ephedrin, ein vorwiegend β-Rezeptoren-wirksames Katecholamin, ist nach den vorliegenden Untersuchungen der Vasopressor mit der geringsten negativen Beeinflussung der uteroplazentaren Durchblutung.

Hohe Ausbreitung

Eine unerwartet hohe Ausbreitung der Anästhesie kann auftreten

– unter Spinalanästhesie bei inadäquater Dosierung

– unter Periduralanästhesie bei subduraler/ spinaler Katheterfehllage und „periduraler" Dosierung

Eine hohe Ausbreitung der Anästhesie kann sich zeigen als

- hohe Spinalanästhesie (Ausbreitung des Lokalanästhetikums bis in die oberen thorakalen oder die zervikalen Segmente).

Die Symptome sind:

Hypotension

Bradykardie

Dyspnoe

- totale Spinalanästhesie (Ausbreitung des Lokalanästhetikums nach intrakraniell).

Die Symptome sind:

Hypotension

Bradykardie

Dyspnoe, dann Apnoe

Bewußtlosigkeit

Die Therapie ist symptomatisch, d.h. Intubation, Beatmung, Vasopressorgabe, evtl. kardiopulmonale Reanimation.

- Subduraler Block (Periduralkatheter liegt zwischen Dura und Arachnoidea, d.h. weder peridural noch spinal, sondern dazwischen).

Merkmale eines subduralen Blockes im Gegensatz zur spinalen Blockade sind:

- verzögertes Auftreten (20 – 30 min)
- minimale motorische Blockade
- nur milde Hypotension
- fleckförmige, „bizarre" Ausbreitung (unzureichende Analgesie!) über alle Segmente, sogar mit Hirnnervenbeteiligung.

Zusammenfassend ist zu fordern, daß bei der Durchführung einer rückenmarksnahen Anästhesie in der Geburtshilfe wie sonst auch die Möglichkeit gegeben sein muß, jederzeit **umgehend** eine Intubationsnarkose sowie eine kardiopulmonale Reanimation durchführen zu können.

9.3.3.4 Regionalanästhesie und vaginale Entbindung

Daß im Verlauf einer vaginalen Geburt häufig eine analgetische Therapie durchgeführt werden muß, ist unbestritten. Eine breite Palette an Möglichkeiten steht zur Verfügung, um eine Analgesie zu erreichen.

- Zur systematischen Schmerztherapie werden hauptsächlich Opioide eingesetzt, z.B. Pethidin oder Pentazocin. Von Nachteil sind dabei die typischen Nebenwirkungen der Opioide, die sich bei der Mutter in Einschränkung der Vigilanz, Atemdepression, Übelkeit und Erbrechen äußern können. Kindliche Beeinträchtigung kann entstehen zum einen als direkte Folge der mütterlichen, vor allem der respiratorischen Nebenwirkungen, zum anderen durch plazentaren Übertritt der Opioide mit der Folge einer kindlichen Atemdepression und Auffälligkeiten bei der neurologischen Beurteilung.

- Die Inhalationsanalgesie, in der Regel durch N_2O (Lachgas) ist heute weitgehend verlassen worden, u.a. wegen der schlechten Steuerbarkeit mit potentiellen mütterlichen und kindlichen Nebenwirkungen (z.B. Beeinträchtigung der Vigilanz und des Gasaustausches).

- Rückenmarksferne Regionalanästhesieverfahren decken in der Regel nur eine der zwei Geburtsperioden ab. Schmerz während der Eröffnungsperioden kann durch eine **Parazervikalblockade** therapiert werden. Dabei werden größere Mengen eines Lokalanästhetikums beiderseits des Gebärmutterhalses eingespritzt. Die Parazervikalblockade ist wegen der möglichen kindlichen Beeinträchtigung heute nicht mehr das Verfahren der Wahl. Schmerz während der Austreibungsperiode kann durch eine beidseitige **Pudendusblockade** therapiert werden; der N. pudendus leitet die sensorischen Afferenzen des Dammes zu den Segmenten S_2-S_4.

– Rückenmarksnahe Regionalanästhesieverfahren, die während der Austreibungsperiode zur Analgesie eingesetzt werden
können, sind zum einen der **Sattelblock,**
also eine auf die sakralen Segmente
beschränkte Spinalanästhesie, zum anderen die **Kaudalanästhesie,** also eine über
den Hiatus sacralis durchgeführte Periduralanästhesie, die vorzugsweise die
sakralen Segmente blockiert.

Die lumbale Katheter-Periduralanästhesie
ist das einzige Regionalanästhesieverfahren,
das beide Geburtsperioden analgetisch abdecken kann. Zusätzlich bietet sie die Möglichkeit, praktisch alle geburtshilflichen operativen Eingriffe bis hin zum Kaiserschnitt zu
ermöglichen. Korrekt durchgeführt, ist sie
ein extrem sicheres Verfahren mit nur minimaler mütterlicher und kindlicher Beeinträchtigung.

Von Nachteil ist die mehr oder weniger ausgeprägte motorische Blockade unter lumba-
ler PDA, die sich zwar in Form von Becken-
bodenrelaxation günstig auswirkt, aber auch
das Mitpressen der Mutter beeinträchtigen
kann sowie die Mobilisierbarkeit einschränkt.
Unstrittig ist, daß die Austreibungsperiode
unter PDA verlängert ist; es ist immer noch
ungeklärt, ob die Häufigkeit instrumenteller
Entbindungen (Zange, Saugglocke) unter
PDA zunimmt.

Typische Indikationen sind:

– Erstgeburtlichkeit

– Beckenendlage

– Frühgeburtlichkeit

– Zwillingsgeburt.

Ziel einer optimalen periduralen Medikation
ist es, eine dem Geburtsverlauf angepaßte,
auf die entsprechenden spinalen Segment
beschränkte, mit möglichst geringer motorischer Beeinträchtigung einhergehende peridurale Blockade zu erreichen. Das Lokalanästhetikum der Wahl hierzu ist derzeit das
Bupivacain (z.B. Carbostesin®).

Es bietet die Vorteile:

– lange Wirkdauer

– geringer Übertritt auf den Feten

– relativ geringe motorische bei guter sensorischer Blockade.

Der Stellenwert periduraler Opioide wie z.B.
Fentanyl ist noch nicht ganz geklärt; der
Sinn liegt in einer Einsparung von Lokal-
anästhetika, dadurch geringerer motorischer
Blockade bei trotzdem guter Analgesie.

Die Applikation der periduralen Medikation
ist möglich als

– intermittierende Bolusgabe

– kontinuierliche Gabe über Spritzenpumpe

– Patienten-kontrollierte Analgesie (PCA)
über entsprechende Geräte

Folgendes Vorgehen zur Anlage einer PDA
zur Geburtserleichterung hat sich bewährt:

– Einholung der Einwilligung und Aufklärung
der Schwangeren

– Ausschluß von Kontraindikationen (z.B.
Gerinnungsstörungen) durch Anamnese,
Laborwerte (Quick, PTT, Thrombozyten)

– Vorgabe von Kristalloiden (ca. 1000 ml)

– EKG, RR- und CTG-Überwachung, kontinuierlich bzw. engmaschig

– Anlage der PDA im Sitzen oder in Seitenlage bei L 2/3 oder L 3/4 nach der Wider-
standsverlustmethode (Katheter sollte ca.
3 cm im Periduralraum liegen)

– Gabe von 2 ml Bupivacain 0.5% isobar als
Testdosis zum Ausschluß einer spinalen
Katheterlage.

– Nach ca. 5–10 min Gabe der Medikation
z.B. durch kontinuierliche Gabe von
Bupivacain 0.125% über Spritzenpumpe
(ca. 10 ml/h).

Nochmals muß darauf hingewiesen werden, daß bei Rückenlage die auftretende Sympathikolyse und ein eventuell vorhandenes Vena-cava-Kompressionssyndrom sich gegenseitig in ihren Auswirkungen verstärken und durch gravierende mütterliche Hypotension zu einem fetalen O_2-Mangelsyndrom führen können. Deshalb ist nach Gabe der initialen Wirkdosis abwechselnde Seitenlage vorzuziehen.

9.3.3.5 Regionalanästhesie und Schnittentbindung

Eine Reihe von Gründen sprechen für die Durchführung eines Kaiserschnittes in Regionalanästhesie:

– Vermeidung einer Intubation mit den damit verbundenen potentiellen Problemen (z. B. Aspiration)

– Geringe systemische Blutspiegel den Feten eventuell belastender Pharmaka

– Kein Zeitdruck für den Operateur bei der Entwicklung des Kindes, dadurch auch geringerer Blutverlust

– Miterleben des Geburtsvorgangs durch die Mutter.

Aus diesen Gründen bevorzugen wir, wenn möglich, die Durchführung eines Regionalverfahrens zur Kaiserschnittentbindung (s. auch 9.3.2.1).

Spinalanästhesie und Schnittentbindung
Die Spinalanästhesie bietet den Vorteil der einfachen und schnellen Durchführbarkeit sowie einer zuverlässigen Wirkung bei einer geringen Gesamtmenge an Lokalanästhetikum.

Die Punktion wird bevorzugt im Sitzen oder in Rechtsseitenlage mit anschließender Linksseitenlage durchgeführt, um eine möglichst symmetrische Ausbreitung der Blockade zu erzielen. In der Regel wird hyperbares Bupivacain 0.5% in einer Menge von 2 – 3 ml verwendet. Angestrebt wird ein Anästhesieniveau von Th_4.

Mögliche Probleme im Zusammenhang mit der Spinalanästhesie sind:

– hohe Ausbreitung der Anästhesie bis in zervikale Segmente

– Arterielle Hypotension durch ausgedehnte und schnelle Sympathikolyse, die auch trotz Vorgabe großer Mengen von Kristalloiden (1500 – 2000 ml) und prophylaktischer oder therapeutischer Anwendung von Ephedrin (als Dauertropf oder Bolus) drastische Ausmaße annehmen kann.

– Postspinaler Kopfschmerz. Durch die Einführung dünnlumiger, atraumatischer Spinalnadeln (z. B. mit Schliff nach SPROTTE) konnte die Inzidenz postspinaler Kopfschmerzen deutlich gesenkt werden, so daß dieses Problem im Hintergrund steht.

Periduralanästhesie und Schnittentbindung
Die Periduralanästhesie bietet den Vorteil der geringen Nebenwirkungsrate bei guter Steuerbarkeit. Nachteile gegenüber der Spinalanästhesie sind

– weniger zuverlässige Wirkung

– Notwendigkeit großer Gesamtmengen eines Lokalanästhetikums (Problem der möglichen Toxizität)

– größerer Zeitbedarf zur Durchführung

Die Anlage der PDA entspricht dem in 9.3.3.4 skizzierten Vorgehen. Das Lokalanästhetikum der Wahl ist auch hier Bupivacain, eventuell kombiniert mit einem Opioid, z. B. Fentanyl. Eine Gesamtmenge von mindestens 20 ml Bupivacain 0.5% ist in der Regel notwendig, um eine Blockadehöhe von Th_4 zu erreichen. Es empfiehlt sich eine fraktionierte Gabe der

Wirkdosis. Zum einen wird das Risiko einer systemisch-toxischen Reaktion bei versehentlicher intravasaler Applikation kleinstmöglich gehalten, zum anderen tritt die Sympathikolyse mit nachfolgender arterieller Hypotension nicht schlagartig, sondern protrahiert auf und ist dadurch besser beherrschbar.

9.3.4 Die komplizierte Schwangerschaft

9.3.4.1 Präeklampsie

Unter den hypertensiven Erkrankungen während Schwangerschaft ist die Präeklampsie von besonderer anästhesiologischer Bedeutung. Sie wird auch als SIH (schwangerschaftsinduzierte Hypertonie) oder EPH-Gestose (EPH = edema, proteinuria, hypertension) bezeichnet, tritt bevorzugt bei Erstgebärenden auf und ist eine Erkrankung der zweiten Schwangerschaftshälfte. Die Häufigkeit wird mit ca. 5% aller Schwangerschaften angegeben. Die Hauptsymptome sind

- Hypertonus (systolisch > 140 mmHg, diastolisch > 90 mmHg, in Ruhe und mit mindestens 6 Std Abstand gemessen)
- Proteinurie > 300 mg/24 h
- Ödeme (eher unsicheres Symptom, da generalisierte Ödemneigung häufig in der Schwangerschaft).

Die Ursachen dieser Erkrankung sind noch unbekannt. Diskutiert werden immunologische Einflüsse, Verschiebungen im Prostazyclin/Thromboxan-Gleichgewicht (zweier Gewebshormone aus dem Prostaglandin-System) sowie Veränderungen der Plazentadurchblutung. Die pathophysiologischen und klinischen Auswirkungen der Präeklampsie sind folgende:

- Durch eine generalisierte Engstellung der Arteriolen kommt es zu einer Zunahme des peripheren Widerstandes und zu einer arteriellen Hypertonie.

- Dies führt auch zu einer Flüssigkeitsverschiebung vom intravasalen zum interstitiellen Kompartiment, d. h. das Plasmavolumen nimmt ab, dadurch nimmt der Hämatokrit zu, und es entsteht eine Neigung zu Ödemen.

- Durch eine Durchblutungsabnahme der Nieren kommt es zu einer Verschlechterung der Nierenfunktion bis hin zur Insuffizienz sowie zur Proteinurie. Proteinverlust über die Nieren führt zu einer weiteren Abnahme des Plasmavolumens sowie zu einem Abfall des kolloidosmotischen Druckes.

- Die pathophysiologischen Veränderungen im zentralen Nervensystem sind schwer erklärbar. Klinische Symptome sind z.B. eine Hyperreflexie, Sehstörungen und Kopfschmerzen; treten generalisierte Krampfanfälle auf, spricht man von Eklampsie. Eine wesentliche Ursache für Todesfälle bei Eklampsie ist das Auftreten einer Hirnblutung und/oder eines Hirnödems.

- Eine Leberbeteiligung bei Präeklampsie zeigt sich meist in Form des sogenannten HELLP-Syndroms (HELLP = hemolysis, elevated liver enzymes, low platelet count, d. h. Hämolyse, Anstieg der Leberenzyme, insbesondere der Transaminasen GOT und GPT sowie Abfall der Thrombozytenwerte). Dieses oft dramatisch verlaufende Krankheitsbild kann über die Bildung eines Leberhämatoms zu einer Leberruptur sowie über eine weitere Aktivierung des Gerinnungssystems zu einer Verbrauchskoagulopathie und zum Multiorganversagen führen.

- Durch die pathologisch veränderte Plazenta mit eingeschränkter Durchblutung kommt es zu fetalen Problemen wie z.B. Wachstumsstörungen.

Die kausale Therapie der Präeklampsie besteht in der Entbindung, da das Auftreten dieser Erkrankung mit der Existenz einer Plazenta verknüpft ist und nach der Entfernung derselben mit einer baldigen Besserung der klinischen Symptome zu rechnen ist.

Folgende anästhesiologischen Besonderheiten sind bei Patientinnen mit Präeklampsie zu beachten:

– Eine Periduralanästhesie hat durch die auftretende Sympathikolyse mit Verbesserung der uteroplazentaren Durchblutung einen positiven Effekt auf den Feten. Voraussetzungen sind aber, daß ein drastischer Blutdruckabfall durch die Sympathikolyse vermieden wird, und daß die Blutgerinnung nicht beeinträchtigt ist.

– Bei Einleitung einer Allgemeinanästhesie können während Intubation dramatische Blutdruckanstiege auftreten, die durch kurzwirksame Antihypertensiva wie Nitroglycerin oder Urapidil (z.B. Ebrantil®) kupiert werden sollten.

– Invasives Monitoring wie arterielle Druckmessung, zentralvenöse oder im Einzelfall auch pulmonal-arterielle Katheterisierung ist durch die pathophysiologischen Veränderungen (s. o.) häufig indiziert.

– Postoperativ sollte zur Überwachung und zur Erkennung eventueller Komplikationen wie Nierenversagen, Lungenödem oder eklamptische Anfälle eher großzügig eine intensivmedizinische Betreuung durchgeführt werden.

9.3.4.2 Mehrlingsschwangerschaften

Die Häufigkeit von Zwillingsschwangerschaften wurde bisher mit 1 auf 90 Schwangerschaften angegeben; durch die Fortschritte der Sterilitätstherapie scheint die Häufigkeit von Mehrlingsschwangerschaften zuzunehmen.

Anästhesiologische Probleme können hier auf verschiedene Weise entstehen:

– Die Häufigkeit geburtshilflicher Probleme wie Präeklampsie, vorzeitige Plazentalösung oder vermehrte Blutung nach der Geburt ist größer als bei Einlingsschwangerschaften.

– Die physiologischen Veränderungen während der Schwangerschaft (vor allem kardiovaskuläre und respiratorische, s. auch 9.3.1) sind ausgeprägter gegenüber einer Einlingsschwangerschaft.

– Durch einen relativ größeren Uterus wird ein Cava-Kompressionssyndrom begünstigt, die Aspirationsgefahr erhöht und die pulmonale Reserve verringert.

– Häufiger ist eine längere medikamentöse Tokolyse in der Regel durch β_2-Mimetika notwendig. Dadurch kann das Auftreten eines Lungenödems begünstigt werden.

9.4 Kinderanästhesie (J. Groh, C. Geyr)

Einführung

Kinder sind keine kleinen Erwachsenen. Je kleiner ein Kind ist, umso ausgeprägter sind die anatomischen, physiologischen, biochemischen und psychologischen Besonderheiten, die das anästhesiologische Vorgehen beeinflussen. Da auch innerhalb des Kindesalters deutliche Unterschiede bestehen, sollen die verwendeten Begriffe für die verschiedenen Altersstufen kurz definiert werden:

– Frühgeborene:
Kinder, die vor Ende der 38. Schwangerschaftswoche (SSW) geboren wurden

– Neugeborene:
Alter 0 bis 28 Tage. Reife Neugeborene haben ein Geburtsgewicht über 2500 g. Kinder, die nach der 38. SSW geboren wurden und ein Geburtsgewicht unter 2500 g aufweisen, bezeichnet man als Mangelgeborene („small for date babies")

– Säuglinge:
bis zur Vollendung des ersten Lebensjahres

– Kleinkinder:
1–6 Jahre

– Schulkinder:
6–10 Jahre

– Jugendliche:
bis 18 Jahre

9.4.1 Anatomische und physiologische Grundlagen

Körperproportionen

Je kleiner ein Kind ist, desto größer ist der relative Anteil des Kopfes am Körpergewicht und an der Körperoberfläche. Im Gegensatz dazu nimmt der Anteil der Extremitäten mit steigendem Lebensalter zu. Bei Verbrennungen muß daher die „Neunerregel" zur Berechnung der verbrannten Körperoberfläche entsprechend variiert werden (Abb. 9.8).

Respiratorisches System

Anatomie

– Die **Atemwege** sind eng, geringe Schleimhautschwellungen können bereits zu einer Atemwegsbehinderung führen. Dies gilt bei den obligatorisch durch die Nase atmenden Neugeborenen (bis zum Alter von ca. 5 Monaten) besonders auch für die Nasenschleimhaut. Bei Kleinkindern können Adenoide die Nasenatmung behindern und hyperplastische Tonsillen die Intubation möglicherweise erschweren.

– Die **Zunge** ist relativ groß.

– Der **Kehlkopf** steht bei Kindern höher (auf Höhe des 3.–4. Halswirbels) als bei Erwachsenen (auf Höhe des 5.–6 Halswirbels), die **Epiglottis** ist relativ lang und U-förmig. Zur Intubation von Kindern unter 1–1.5 Jahren empfiehlt sich daher ein gerader Laryngoskopspatel. Die Epiglottis

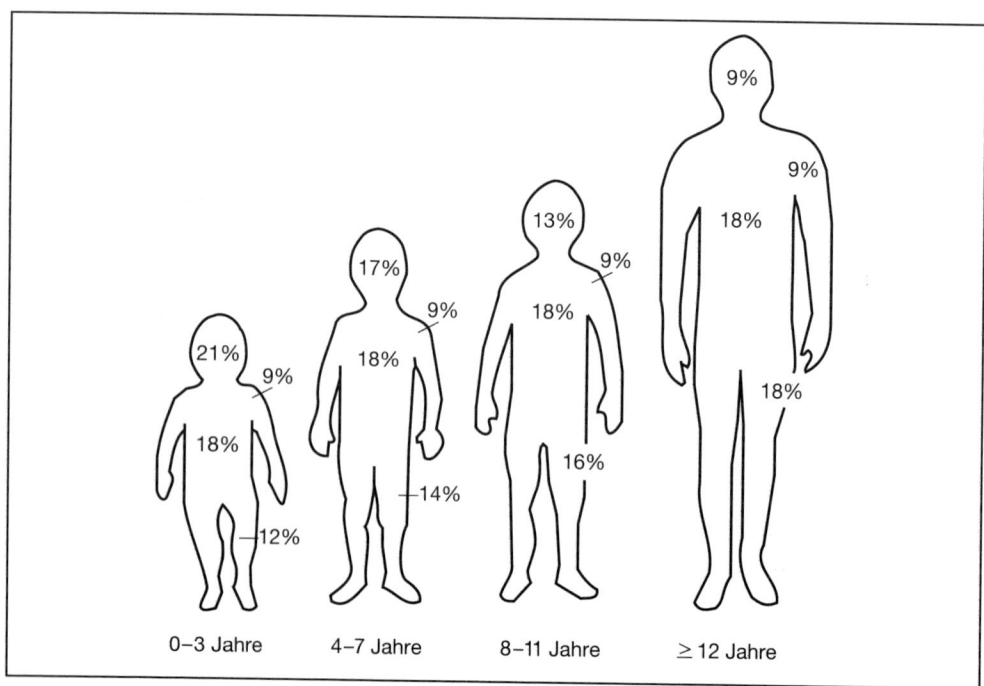

Abb. 9.8: *Veränderungen der „Neunerregel" zur Berechnung der verbrannten Körperoberfläche im Kindesalter.*

wird mit der Spatelspitze angehoben, damit wird der direkte Einblick in die Stimmritze gewährleistet.

- Die engste Stelle der oberen Luftwege liegt **subglottisch** im Bereich des Ring-knorpels. Wird bei der Intubation hier ein Widerstand spürbar, so muß der nächst-kleinere Tubus gewählt werden.

- Die **Trachea** ist kurz (ca. 4 cm bei Neuge-borenen). Sie verläuft im Gegensatz zum Erwachsenen nach dorsal. Aus diesem Grund ist der Krikoiddruck zur Erleichte-rung der Intubation effektiver als beim Erwachsenen.

- Beide **Hauptbronchien** entspringen im gleichen Winkel aus der Trachea. Die ein-seitige endobronchiale Intubation ist da-her auch links gut möglich!

Physiologie

- Der **Hustenreflex** ist bei Neugeborenen noch unvollkommen entwickelt. Dies erhöht die Aspirationsgefahr, erleichtert jedoch andererseits die Intubation im Wachzustand.

- **Atemregulation:** Bei Hypoxie und erhöh-ten CO_2-Werten wird die Ventilation wie beim Erwachsenen gesteigert. Die Atmung des Neugeborenen, besonders aber die des Frühgeborenen, ist allerdings noch unregelmäßig bis hin zu periodischer Atmung (rasche Atemzüge im Wechsel mit kurzen apnoischen Phasen von einigen Sekunden Dauer). Anästhesie, Hypoxie und Sepsis können das Auftreten von Apnoe-Phasen verstärken.

- Der Atemantrieb ist im Neugeborenenal-ter in hohem Maße von einer normalen Körpertemperatur abhängig. Neugebo-rene dürfen postoperativ erst extubiert werden, wenn die Extremitäten rosig sind und die Körpertemperatur im Normbe-reich liegt.

Lungenfunktion:

- Die **Lungenvolumina** entsprechen, be-zogen auf die Körperoberfläche, denen des Erwachsenen.

- Das **Totraumvolumen** pro kg KG und das Verhältnis von Totraum zu Atemzugvolu-men stimmen ebenfalls mit den Werten von Erwachsenen überein. Aufgrund der kleinen Absolutwerte beim Kind fallen Totraumzunahmen durch Narkosegeräte und Narkosezubehör relativ stärker ins Gewicht. Für Kindernarkosen ist daher spe-zielles Zubehör mit kleinstmöglichem Tot-raum unerläßlich.

- Die **funktionelle Residualkapazität** (FRC) und das Residualvolumen (RV) sind beim Neugeborenen in Relation zur Totalkapazi-tät deutlich größer als beim Erwachsenen.

- Die **alveoläre Ventilation** ($\dot{V}_A$) ist beim Neugeborenen aufgrund der höheren Stoffwechselrate und des gesteigerten O_2-Verbrauchs zwei- bis dreimal so groß wie beim Erwachsenen. Dies wird im wesentlichen durch eine höhere Atemfrequenz erreicht (40–60/min). Der Quotient $\dot{V}_A$/FRC ist beim Neugebore-nen wesentlich größer, die An- und Ab-flutungszeit von Inhalationsanästhetika daher wesentlich kürzer als im Erwachse-nenalter. Ebenso kommt es bei vermin-derter Sauerstoffzufuhr wesentlich rascher zu bedrohlichen Hypoxämien.

- Die **Compliance** der Thoraxwand ist bei kleinen Kindern, besonders bei Neugebo-renen, sehr hoch. Die elastische Retrakti-onskraft der Lunge entspricht dagegen der des Erwachsenen. Im Pleuraspalt herrscht daher ein geringer Unterdruck. Bis zum Kleinkindesalter ist das **Closing Volume** größer als die FRC (Abb. 9.9), so daß es bei einem normalen Atemzug zum Ver-schluß kleiner Atemwege mit Anstieg der alveoloarteriellen Sauerstoffdruckdifferenz ($AaDO_2$) kommt (PaO_2 beim Neugeborenen ca. 70 mmHg). Um einen ausreichenden PaO$_2$ zu gewährleisten, sollten daher alle Säuglinge (und Kleinkinder) in Narkose mit einem PEEP von 3 – 5 cm H$_2$O beatmet werden.

– Der absolute **Atemwegswiderstand** ist beim Kind höher, denn nach dem Gesetz von HAGEN-POISEUILLE (vgl. Kap. 1.2) hängt der Widerstand einer laminaren Strömung ganz wesentlich vom Durchmesser

des durchströmten Rohres ab. Schon kleine Schwellungen oder Sekretansammlungen können ihn erheblich erhöhen und zur Ateminsuffizienz führen.

– **Surfactant:** Ab der 24. SSW werden die Innenwände der Alveolen zunehmend mit oberflächenaktiven Substanzen (= Surfactant) ausgekleidet, die die Oberflächenspannung vermindern und einem Kollaps der Alveolen entgegenwirken. Surfactant

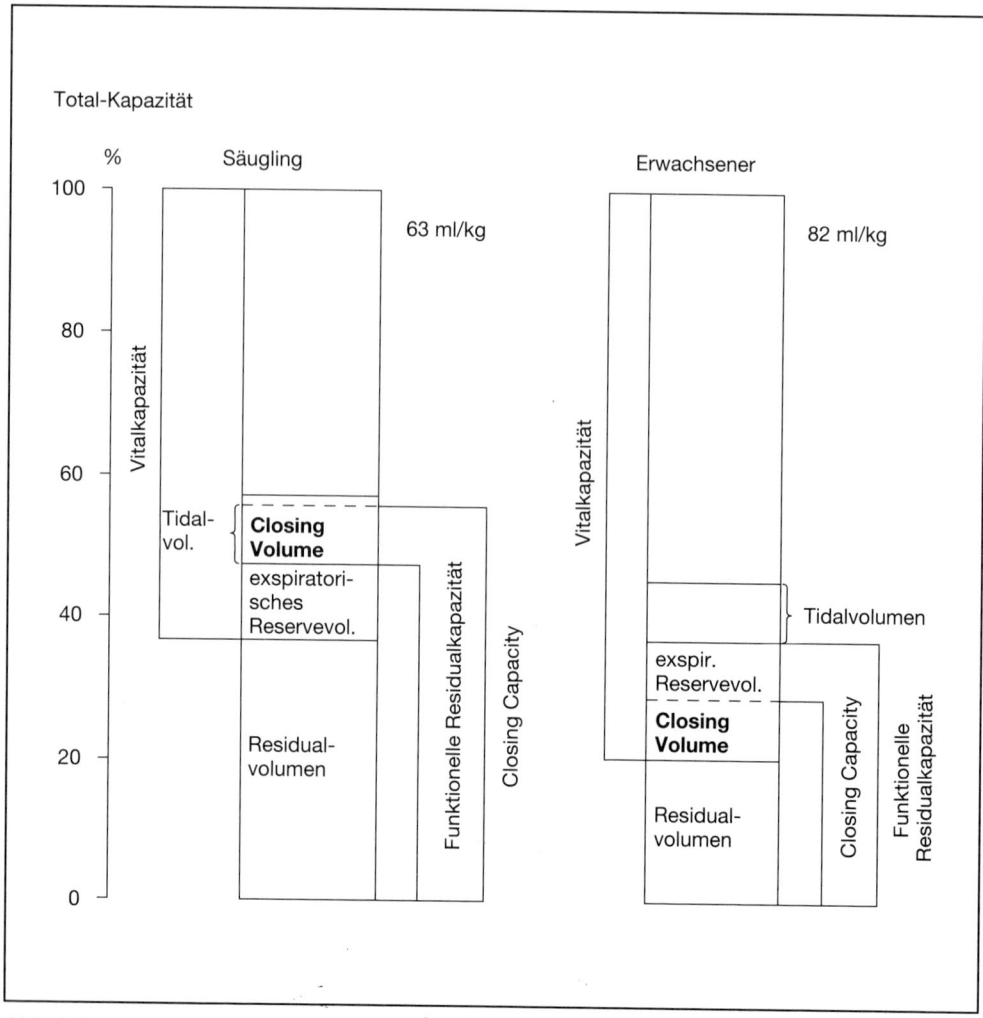

Abb. 9.9: *Lungenvolumina, FRC und Closing Volume bei Neugeborenen und Erwachsenen.*

ist erst um den Geburtstermin in ausreichendem Maße vorhanden. Seine unvollständige Ausbildung, die auch durch Hypoxie, Hyperoxie, Azidose und Hypothermie bewirkt werden kann, führt zum Atemnotsyndrom des Frühgeborenen (RDS = respiratory distress syndrome), dem heute durch externe Surfactant-Substitution entgegengewirkt werden kann.

Herz-Kreislauf-System

Im **fetalen Kreislauf** tritt der bei weitem größte Anteil des Blutes, das aus dem großen Kreislauf und der Plazenta zum rechten Herzen zurückströmt, über das offene Foramen ovale und den Ductus arteriosus BOTALLI direkt ins linke Herz bzw. die Aorta über (s. Abb. 9.10). Nur 10% des vom rechten Ventrikel ausgeworfenen Blutes passieren die Lungenstrombahn (vgl. Kap. 1.1).

Mit den ersten Atemzügen des Neugeborenen kommt es zu einem plötzlichen Abfall des pulmonalen Strömungswiderstandes mit entsprechender Zunahme der Lungendurchblutung und des Druckes im linken Vorhof. Durch das Abklemmen der Nabelschnur fällt zusätzlich der rechte Vorhofdruck ab, es besteht nun ein Druckgefälle von links nach rechts und das Foramen ovale wird verschlossen. Der Anstieg des PaO_2 führt innerhalb der ersten zehn bis zwölf Lebensstunden zum Verschluß des Ductus BOTALLI.

Der neonatale Kreislauf ist allerdings nach dieser Umstellung noch labil. Ein Anstieg des pulmonalen Gefäßwiderstandes durch Hypoxie, Hyperkapnie oder Azidose kann zur Wiedereröffnung des Ductus BOTALLI und des Foramen ovale mit weiterer Verschlechterung von PaO_2, $PaCO_2$ und pH führen. Auch bei normaler Entwicklung bestehen funktionelle Unterschiede zum Erwachsenenalter:

Tab. 9.4: *Arterielle Blutgaswerte in Abhängigkeit vom Lebensalter.*

	Frühgeborenes	Neugeborenes	6 Mon – 2 Jahre	2 – 10 Jahre
pH	7,35 – 7,39	7,38 – 7,41	7,35 – 7,45	7,35 – 7,45
$PaCO_2$ (mmHg)	37 – 44	34 – 35	35 – 45	35 – 45
PaO_2 (mmHg)	40 – 70	40 – 70	90 – 100	90 – 100
SaO_2 (%)	90 – 99	90 – 99	95 – 100	95 – 100

Tab. 9.5: *Normwerte für Lungenfunktionsparameter im Kindesalter.*

	Neugeborenes (0 – 3 Tage)	Kleinkind (1 Jahr)	>1 Jahr – 18 Jahre
AMV (ml/kg/min)	50 – 170	175 – 185	80 – 100
Atemfrequenz (1/min)	30 – 50	20 – 30	12 – 16
Tidalvolumen (ml/kg)	6 – 8	6 – 8	7 – 8
Vitalkapazität (ml/kg)	35 – 40	45 – 50	50 – 60
FRC (ml/kg)	22 – 25	25 – 30	30 – 45
Compliance (ml/cmH$_2$O)	5 – 6	15 – 20	130 – 150
Atemwegswiderstand (cmH$_2$O/l/sec.)	25 – 30	10 – 15	1,5 – 2

Zentralisation: Der Kreislauf des Neugeborenen ist zentralisiert, der periphere Gefäßwiderstand ist hoch. Es besteht ein erhöhter Sympathikotonus. Die Kompensationsbreite bei Blutverlusten ist eingeschränkt, da die Herzfrequenz nicht so stark gesteigert werden kann wie beim Erwachsenen.

Herzfrequenz: Die Herzfrequenz ist hoch bei kleinem Schlagvolumen. Sie nimmt mit zunehmendem Alter des Kindes ab (Tab. 9.6) und erreicht etwa bei Zwölfjährigen die Werte des Erwachsenen. Sie wird beim Kleinkind stärker als beim Erwachsenen durch Vagusreize beeinflußt. Vagale Stimulation durch Intubation, Zug am Peritoneum, Bulbusdruck usw. sowie Hypoxie können daher schnell zu ausgeprägten Bradykardien führen, die durch Vorgabe von Atropin vermieden werden. Tachykardien sind im Neugeborenen- und Säuglingsalter von geringerer pathologischer Bedeutung. Nach Atropingabe und unter Inhalationsanästhesie sind Frequenzen um 170–180/min häufig, bis zu 200/min werden kurzfristig gut toleriert.

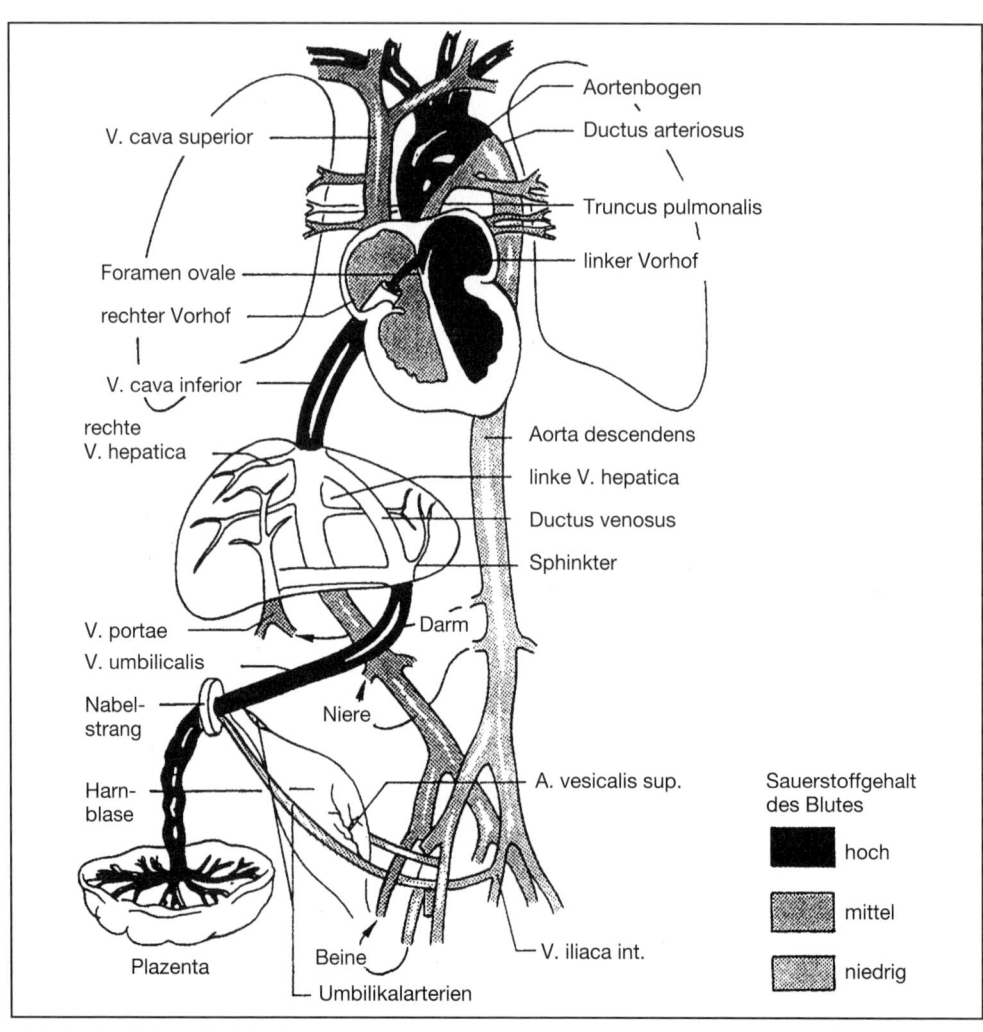

Abb. 9.10a: *Fetaler Kreislauf.*

Tab. 9.6: *Typische Werte für Herzfrequenz und Blutdruck in Abhängigkeit vom Lebensalter.*

Alter	Herzfrequenz (min−1)	Blutdruck (mmHg)
Frühgeborene	120–170	40–50/30
Neugeborene	115–150	65/40
6 Monate	100–140	90/60
1 Jahr	100–140	95/65
3 Jahre	85–115	100/65
5 Jahre	80–100	100/65
10 Jahre	70– 90	110/60

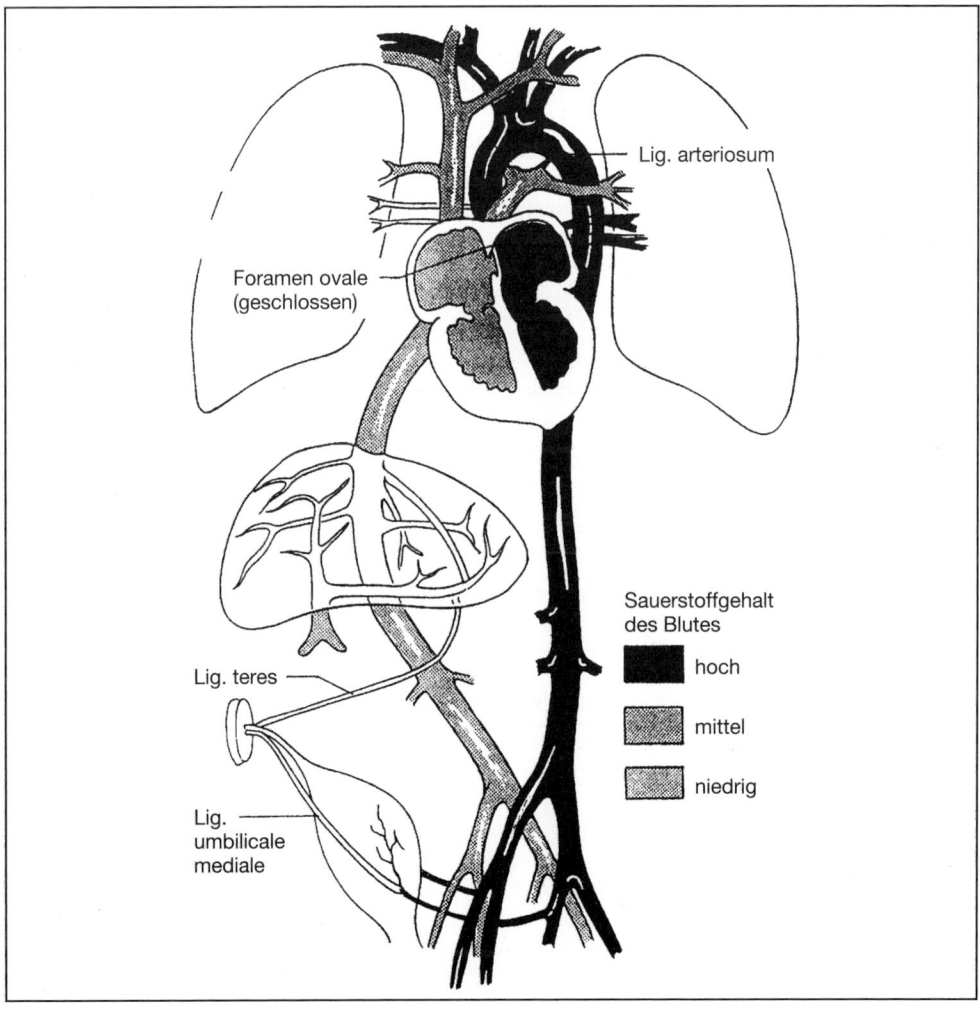

Abb. 9.10b: *Neonataler Kreislauf.*

Blutdruck: Auch der arterielle Blutdruck ändert sich mit dem Alter (Tab. 9.6). Im Gegensatz zur Herzfrequenz ist er jedoch beim Frühgeborenen am niedrigsten und steigt mit zunehmendem Alter an. Der zentrale Venendruck bleibt über alle Altersstufen hinweg etwa gleich.

Blutvolumen: Das Blutvolumen pro kg KG ist bei der Geburt am größten (ca. 90 ml/kg) und nimmt zum Erwachsenenalter hin ab (s. Tab. 9.6). Die absoluten Blutvolumina sind aber beim Neugeborenen (ca. 200–300 ml) und Kleinkind so gering, daß bereits kleine Verluste zu bedrohlichem Volumenmangel und Anämie führen (50 ml entsprechen beim Neugeborenen bereits 20% des Gesamtblutvolumens). Bis zum Kleinkindesalter besteht eine enge Korrelation zwischen systolischem Blutdruck und zirkulierendem Blutvolumen; der Blutdruck fällt proportional zum Blutverlust ab, während eine kompensatorische Zunahme der Herzfrequenz in dieser Altersgruppe nicht so deutlich ist.

Blut

Vor der Geburt wird trotz der niedrigen PO_2-Werte im Blut der fetalen Aorta durch drei Kompensationsmechanismen eine ausreichende Sauerstoffversorgung des kindlichen Organismus gewährleistet, nämlich

– durch ein erhöhtes Herzzeitvolumen,

– durch eine erhöhte Hämoglobin-(Hb)-Konzentration und

– durch eine erhöhte O_2-Affinität des fetalen Hämoglobins (HbF; Tab. 9.7). Ursache ist eine niedrigere Konzentration von 2,3-DPG.

Bei der Geburt beträgt der Hämoglobingehalt 18–24 g/100ml, wovon 75–80% in Form von fetalem Hämoglobin (HbF) vorliegen. Aufgrund der erhöhten O_2-Affinität von HbF ist die Sauerstoffdissoziationskurve nach links verschoben, d.h. bei einem PO_2 von 40 mmHg ist bereits 90% des Hämoglobins abgesättigt (s. Abb. 9.11).

Die höheren Hämoglobinwerte des Fetus und Neugeborenen tragen ebenfalls zur Steigerung der O_2-Transportkapazität bei. Der Abbau des fetalen Hämoglobins nach der Geburt wird begleitet von einem Abfall des Hämoglobingehalts, der im Alter von etwa drei Monaten **(Trimenonanämie)** mit etwa 10–11 g/100ml seinen Tiefpunkt erreicht. Mit Zunahme der HbA-Blutbildung (HbA – adult hemoglobin) steigt die Hb-Konzentration anschließend wieder an und erreicht mit etwa 10–12 Jahren die Erwachsenenwerte. Eine Abnahme des Hb-Gehalts wird bei Aufrechterhaltung eines ausreichenden intravasalen Volumens (Isovolämie) von Kindern jenseits des Säuglingsalters gewöhnlich gut kompensiert. Erst wenn der Hb unter 6–7 g/100ml

Tab. 9.7: *Veränderungen von Blutvolumen, Hämoglobinkonzentration und Hämatokrit in Abhängigkeit vom Lebensalter.*

Alter	Blutvolumen (ml)	(ml/kg KG)	Hämoglobin (g/100 ml)	Hämatokrit (%)	HbF (%)
Frühgeborene	90– 200	95	15–22	45–66	–
Neugeborene	250– 300	90	16–24	47–66	61–84
1 Monat	–	–	11–15	33–60	46–78
3 Monate	–	–	10–12	30–60	13–44
6 Monate	600– 800		11–13	33–40	4
1 Jahr	800– 900	85	12.0±0.8		2.5
2 Jahre	1000–1100	–	12.5±0.7	37	–

abfällt, muß mit einer Gewebehypoxie gerechnet werden. Beim Neugeborenen sollte dagegen die Hb-Konzentration bei etwa 15–16 g/100ml gehalten werden.

Temperaturregulation und Energiestoffwechsel

Je kleiner ein Kind ist, desto größere Probleme bereitet die Aufrechterhaltung einer normalen Körpertemperatur in der perioperativen Phase. Dies hat mehrere Ursachen:

– Das Verhältnis von Körperoberfläche zu Körpervolumen ist bei Neugeborenen wesentlich größer als bei Erwachsenen und begünstigt den Temperaturausgleich zwischen Körper und Umgebung.

– Subkutanes Fettgewebe ist nur spärlich vorhanden.

– Effektives Kältezittern fehlt.

Bei Kältereiz erfolgt die Wärmebildung durch Abbau des speziell beim Neugeborenen vorhandenen braunen Fettgewebes (vorwiegend im Nacken und zwischen den Schulterblättern). Hierbei steigt der Sauerstoffverbrauch erheblich an. Bei längerem Kälteeinfluß kann sich durch anaeroben Stoffwechsel mit Bildung von Milchsäure rasch eine metabolische Azidose entwickeln. Die ideale Umgebungstemperatur beträgt bei Neugeborenen 32–34°C.

Ältere Kleinkinder und Schulkinder können auf Narkose und Operation auch mit einem Anstieg der Körpertemperatur reagieren. Dies ist besonders häufig bei:

– hoher Umgebungstemperatur (Hochsommer)

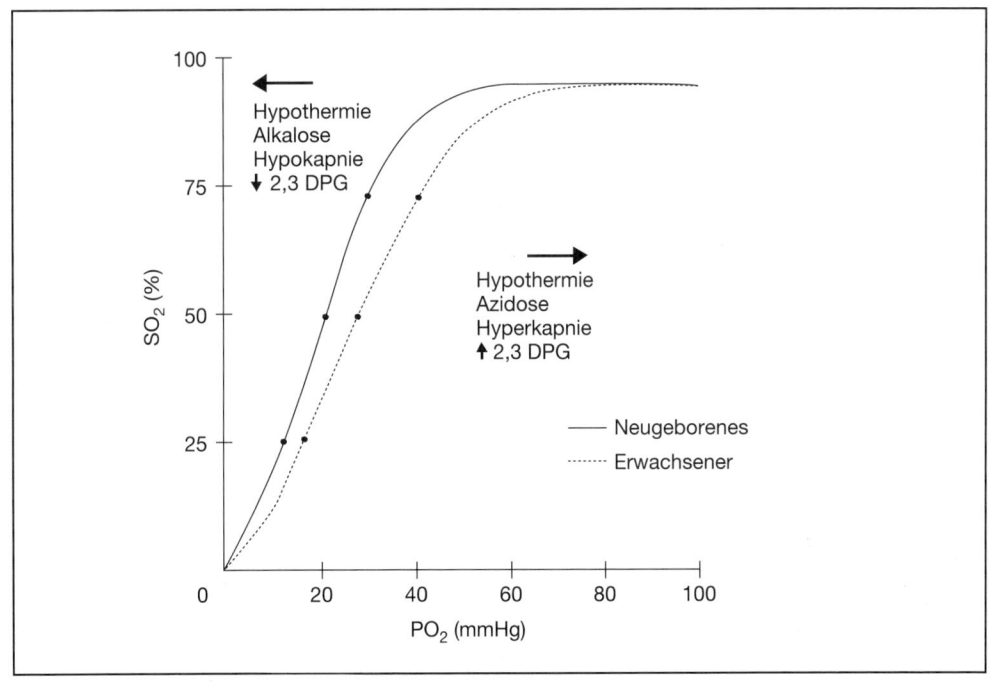

Abb. 9.11: *Sauerstoffdissoziationskurven von Hämoglobin (Hb) bei Neugeborenen und bei Erwachsenen: Beim Neugeborenen hat fetales Hämoglobin (HbF) einen Anteil von 75–80% am Gesamthämoglobin. HbF hat eine höhere Sauerstoffaffinität als Erwachsenen-Hämoglobin (HbA). Die Sauerstoffdissoziationskurve des Neugeborenen ist daher nach links verschoben, d. h. bei einem PO_2 von 40 mmHg ist bereits 90% des Hämoglobins abgesättigt.*

– langer präoperativer Flüssigkeitskarenz
(„Durstfieber")

– frühzeitiger und hochdosierter Atropin-
Prämedikation (Überwiegen des Sympathikus, Stoffwechselsteigerung, Hemmung
der Schweißsekretion).

Die Temperatur muß bei allen Kindern engmaschig, am besten kontinuierlich überwacht
werden. Bei jedem Verdacht auf eine maligne
Hyperthermie (vgl. Kap. 8.7.5) sind entsprechende Maßnahmen zu ergreifen.

Der basale Stoffwechsel und damit auch
der Sauerstoffverbrauch liegt bei Kindern
höher als bei Erwachsenen. Die Hauptener-
giequellen sind Kohlenhydrate und Fett. Die
Reserven sind, besonders bei kleinen Kindern, gering. Eine kontinuierliche Energiezufuhr ist von großer Bedeutung.

Flüssigkeits- und Elektrolythaushalt

Der Wassergehalt und Wasserumsatz von
Neugeborenen und Kleinkindern ist relativ
größer als der des Erwachsenen. Sie benötigen daher größere Flüssigkeitsmengen.
Abgesehen vom ersten Lebenstag, an dem
der Bedarf noch vermindert ist, brauchen
reife Neugeborene 100 – 150 ml/kg KG/24h
(Tab. 9.8).

Flüssigkeitsverluste werden von kleinen
Kindern besonders schlecht toleriert. Bei
bestimmten Krankheitsbildern kann es
durch Erbrechen, Durchfall, Flüssigkeitsverluste in Körperhöhlen, Fieber, Diuretika und
präoperative Flüssigkeitskarenz schnell zu
Dehydratation und Elektrolytverschiebung
kommen. Vor Narkoseeinleitung ist bei
Kindern immer auf Zeichen einer Dehydratation zu achten (verminderter Hautturgor,
trockene Schleimhäute, eingesunkene Fon-
tanelle, blaßgraue oder marmorierte Haut,
eventuell niedriger Blutdruck und Tachykardie). Gegebenenfalls muß eine Volumen-
bzw. Elektrolytsubstitution durchgeführt werden.

Die **Nierenfunktion** ist beim Neugeborenen
eingeschränkt, was bei Flüssigkeits- und Elek-
trolytverschiebungen zu einer weiteren Verschlechterung führen kann. Die **glomeruläre
Filtrationsrate (GFR)** beim Neugeborenen
beträgt lediglich 30% der Werte beim Erwachsenen und gleicht sich gegen Ende des
ersten Lebensjahres an die Erwachsenenwerte an. Die **tubuläre Funktion** ist erst im
Alter von ca. 2 – 3 Jahren voll ausgereift. Aus
diesem Grund können die Nieren von Säuglingen und Kleinkindern nur in eingeschränk-
tem Maß Urin konzentrieren oder verdünnen.
Übertriebene Flüssigkeitszufuhr führt rasch
zu Überwässerung, Natriumüberschuß und
Ödemen.

Zentralnervensystem

Das ZNS des Neugeborenen ist unreif; die Myelinisierung ist etwa im 3.–4. Lebensjahr abgeschlossen. Bei der Geburt sind noch sog. Primitivreflexe auslösbar (z. B. Greifreflex, Moro-Reflex), die im Laufe der Entwicklung verschwinden.

9.4.2 Pharmakologische Besonderheiten

Viele physiologische Funktionen und Stoffwechselvorgänge im Kindesalter korrelieren besser mit der Körperoberfläche als mit dem Körpergewicht. Dennoch hat sich die Dosisberechnung von Medikamenten nach der Körperoberfläche, besonders in der Akutmedizin, nicht durchsetzen können, da deren genaue Bestimmung relativ kompliziert ist. Üblich ist hingegen die einfachere Dosierung nach dem Körpergewicht, auch wenn die Berechnungen nur grobe Anhaltspunkte geben. Bei Früh- und Neugeborenen kann der exakte Bedarf darüber hinaus durch keine Formel vorausgesagt werden, da die Mechanismen der Entgiftung und Ausscheidung noch nicht ausgereift sind.

Aufnahme und Verteilung von Pharmaka

Bei der Aufnahme von Medikamenten gibt es im Kindesalter drei wichtige Besonderheiten:

– Oral zugeführte Substanzen werden bis zum Kleinkindalter zum Teil vermindert oder verzögert resorbiert, da die Transportmechanismen noch unvollständig entwickelt sind.

– Inhalationsanästhetika haben wegen der atemphysiologischen Besonderheiten (s. o.) eine verkürzte An- und Abflutungszeit.

– Die Resorption von Pharmaka nach i. m.-Injektion kann durch verminderte Muskeldurchblutung und/oder Muskelmasse verzögert sein.

Die wichtigsten Ursachen für eine veränderte Verteilung im Vergleich zum Erwachsenenalter sind:

– verminderte Plasmaproteinbindung aufgrund des im Säuglingsalter verminderten Serumalbumingehalts sowie durch Verdrängung des Pharmakons aus seiner Proteinbindung durch das bei Neugeborenen häufig erhöhte Bilirubin. Erst mit etwa einem Jahr entspricht die Plasmaproteinbindung der des Erwachsenen.

– veränderte Zusammensetzung der Körperkompartimente. Das Verhältnis von Extrazellulärvolumen zu Gesamtkörperwasser ist bei der Geburt am höchsten und nimmt im Verlauf der Kindheit immer weiter ab.

Tab. 9.8: Tagesbedarf an Flüssigkeit, Elektrolyten und Glukose im Kindesalter in Anhängigkeit vom Körpergewicht.

Körpergewicht	Wasser (ml/kg)	Natrium (mmol/kg)	Kalium (mmol/kg)	Glukose (g/kg)
<1000 g	(80) – 130 – 150 – (200)	3	2 – 2.5	bis 10
1000 – 1500 g	(80) – 130 – 150 – (200)	2.5	2 – 2.5	bis 10
1500 – 2500 g	(80) – 130 – 150 – (200)	2	1.5 – 2	bis 8
>2500 g	(80) – 130 – 150 – (200)	1.5 – 2	2	bis 5
4 – 10 kg	100 – 120	2 – 2.5	2 – 2.5	5 – 6
10 – 20 kg	80 – 100	1.5 – 2	1.5 – 2	4 – 5
20 – 40 kg	60 – 80	1.2 – 1.5	1.2 – 1.5	3 – 4

– veränderte Fettverteilung. Bei der Geburt ist das Gehirn im Verhältnis zum Gesamtorganismus relativ groß und schwer, während subkutanes Fettgewebe nur spärlich vorhanden ist. Das ZNS beinhaltet den größten Teil des Körperfetts, lipidlösliche Medikamente wie z. B. Anästhetika erreichen daher dort schneller höhere Spiegel als beim Erwachsenen.

– veränderte Membrandurchlässigkeit. Die Blut-Hirn-Schranke ist beim Früh- und Neugeborenen noch unreif und erlaubt in stärkerem Maße die Passage mancher Pharmaka ins Gehirn und ihre Kumulation dort.

Biotransformation

Einige Stoffwechselwege sind beim Neugeborenen und Säugling noch unzureichend entwickelt, die Halbwertszeit verschiedener Medikamente wird hierdurch verlängert. Dies betrifft insbesondere oxidative und reduktive Stoffwechselwege sowie die renale Ausscheidung (sowohl die glomeruläre Filtrationsrate als auch die aktive tubuläre Sekretion sind bei Neugeborenen deutlich vermindert, s. o.).

Einzelne Substanzen

Barbiturate:

Neugeborene reagieren sehr empfindlich auf Barbiturate. Biotransformation und Ausscheidung sind verzögert. Durch die rasche Umverteilung entspricht jedoch die Schlafdauer nach i.v.-Gabe kurzwirksamer Barbiturate der beim Erwachsenen.

Opioide:

Sowohl Morphin als auch Pethidin (z. B. Dolantin®) reichern sich im Gehirn stärker an (Pethidin deutlich weniger als Morphin) und führen zu stärkerer Atemdepression als im Erwachsenenalter.

Benzodiazepine:

Sie erreichen höhere Konzentrationen im Gehirn von Neugeborenen. Ihre Plasmahalbwertszeit ist beim Frühgeborenen (ca. 75 Std) und Neugeborenen (ca. 36 Std) gegenüber älteren Kindern (ca. 18 Std) deutlich verlängert.

Ketamin:

Ketamin erfordert bei Kindern höhere Dosierungen und häufigere Nachinjektionen als im Erwachsenenalter.

Inhalationsanästhetika:

Diese fluten bei Neugeborenen und Kleinkindern schneller an und ab (s. o.). Der Anästhetikumbedarf ist in dieser Altersstufe erhöht. Die MAC von Isofluran z. B. liegt bei Neugeborenen mit 1.55% deutlich höher als bei Erwachsenen (1.15%).

Muskelrelaxantien:

Säuglinge und Kleinkinder haben, bezogen auf das Körpergewicht, einen höheren Bedarf an depolarisierenden Muskelrelaxantien bis zum Doppelten der Erwachsenendosis. Muskelfaszikulationen nach Gabe von Succinylcholin sind beim Neugeborenen und Säugling so gut wie unbekannt. Ursache dafür scheint die noch unausgereifte neuromuskuläre Endplatte zu sein. Erst ab 12 – 15 kg KG wird eine Vorgabe nichtdepolarisierender Relaxantien erforderlich. Die intravenöse Gabe von Succinylcholin führt, besonders bei Repetitionsdosen, häufig zu Bradykardien, die jedoch durch Vorgabe von Atropin abgeschwächt oder verhindert werden können. Die Empfindlichkeit kleiner Kinder für nichtdepolarisierende Muskelrelaxantien ist nach Meinung einiger Autoren erhöht.

9.4.3 Praxis der Kinderanästhesie

Narkosevorbereitung

Psychologische Besonderheiten: Eine behutsame psychologische Vorbereitung auf die Operation sowie eine liebevolle und ruhige perioperative Führung sind im Kindesalter besonders wichtig. Für Kinder unterhalb des Kindergartenalters ist die Trennung von der Mutter bzw. der entsprechenden Bezugsperson und die Isolation aus der gewohnten familiären Umgebung der wichtigste Faktor für Verhaltensstörungen. Eine möglichst großzügige Besuchsregelung bzw. Beteiligung der Mutter an pflegerischen Maßnahmen sind hier in besonderem Maße erforderlich und wünschenswert. Das Vorschulalter ist in vieler Hinsicht die verletzbarste Phase im Kindesalter. Vorschulkinder haben viele Ängste, sie erleben Trennung und Schmerz schon sehr bewußt. Ihr Realitätssinn ist jedoch noch relativ schwach ausgebildet. Der Krankenhausaufenthalt wird häufig als Bestrafung erlebt, die Furcht vor Verstümmelung und Verletzung ist besonders groß. Bei Kindern zwischen 3 und 5 Jahren sollten daher möglichst keine elektiven Eingriffe durchgeführt werden. Schulkinder ertragen die Trennung meist schon besser, ihre mehr differenzierten Ängste sind durch vernünftige Erklärungen zum Ablauf und Sinn medizinischer Maßnahmen eher zu beeinflussen.

Routinemäßige präoperative Untersuchungen: Die Blutabnahme für Laboruntersuchungen kann bei sonst völlig gesunden Kindern mit unauffälliger Anamnese vor kleineren Routineeingriffen bis zur Narkoseeinleitung aufgeschoben werden. Dies erspart dem Kind das Trauma der zusätzlichen Venenpunktion, die in Narkose wesentlich einfacher durchzuführen ist. Besteht jedoch der Verdacht auf eine Infektion oder Anämie, hat das Kind bedeutsame Vorerkrankungen, traten in der letzten Zeit Diarrhoe oder Erbrechen auf bzw. ist eine größere Operation mit eventuell umfangreicherem Blutverlust geplant, so müssen präoperativ Laboruntersuchungen in die Wege geleitet werden. Ebenso ist der Anästhesist für die rechtzeitige und ausreichende Bereitstellung von Blut und Blutkomponenten mitverantwortlich. EKG und Thorax-Röntgenbild gehören im Kindesalter nicht zum präoperativen Routineuntersuchungsprogramm, wenn keine Hinweise auf schwerwiegendere Erkrankungen vorliegen.

Präoperative Nahrungskarenz: Die Einhaltung einer sechs- bis achtstündigen präoperativen Nahrungs- und Flüssigkeitskarenz wie beim Erwachsenen führt bei kleinen Kindern zu unerwünschter Dehydratation, zu unnötigem Hunger und zu Hypoglykämie. Die Nüchternheitsdauer muß mit dem Alter des Kindes variiert werden:

– Bei Säuglingen, die alle 3–4 Std Nahrung erhalten, wird die letzte Mahlzeit vor der Operation durch klare Flüssigkeit (Tee) ersetzt, der Abstand zur Narkoseeinleitung sollte 3 Std betragen.

– Kinder jenseits des Säuglingsalters sollten 6 bis 8 Std präoperativ keine feste Nahrung zu sich nehmen, klare Flüssigkeit ist bis zu 4 Std vor der Narkose erlaubt.

– Bei hoher Umgebungstemperatur oder verzögertem Operationsbeginn muß eventuell präoperativ intravenös Flüssigkeit zugeführt werden.

Prämedikation: Wichtigstes Ziel der Prämedikation ist ein gut sediertes, möglichst angstfreies Kind, bei dem die Narkose ruhig, ohne Schreien und heftigen Widerstand, eingeleitet werden kann. Darüber hinaus sollen unerwünschte Reflexe gedämpft und der Anästhetikabedarf herabgesetzt werden. Die Auswahl der zur Prämedikation verwendeten Substanzen ist vom Alter und Zustand des Kindes, dem bevorstehenden operativen Eingriff sowie in hohem Maße von der individuellen Erfahrung und Bevorzugung des Anästhesisten abhänig.

Keine Prämedikation: Neugeborene und Säuglinge bis etwa zum achten bis neunten Lebensmonat erhalten keine Sedativa oder Analgetika zur Prämedikation. Ist kein venöser Zugang vorhanden, so ist eine Dämpfung der vagalen Reflexe mit Atropin 0.02 mg/kg i.m. oder 0.05 mg/kg oral wünschenswert.

Orale Prämedikation: Sie ist für Kinder ebenso wie für Erwachsene die mit Abstand angenehmste Form der Medikamentenzufuhr, da sie nicht schmerzhaft ist und über den gewohnten Weg der Nahrungsaufnahme erfolgt. Seit von verschiedenen Untersuchern nachgewiesen werden konnte, daß bei vertretbaren Tropfen- bzw. Saftvolumina kein Anstieg der Magensaftmenge und Magensaftazidität gegenüber der intramuskulären Prämedikation zu verzeichnen ist, erfreut sie sich zunehmender Beliebtheit. Ihre Nachteile sind jedoch die längere Zeit zwischen Applikation und Entfaltung der vollen Wirkung, die größeren Schwankungen in der Resorption und die Inaktivierung eines Teils der Wirksubstanz in der Leber vor Erreichen des großen Kreislaufs. Für die orale Prämedikation eignen sich besonders Midazolam (z.B. Dormicum®) 0.5 mg/kg, Diazepam (z.B. Valium®) 0.2 bis 0.3 mg/kg KG, Flunitrazepam (z.B. Rohypnol®) 0.05 bis 0.1 mg/kg KG und Chlorprothixen 1 bis 2 mg/kg KG. Auch Atropin kann oral zur Prämedikation gegeben werden (0.05 mg/kg KG), seine Resorption ist jedoch wesentlich unsicherer als nach i.m.-Gabe.

Intramuskuläre Prämedikation: Heutzutage wird zunehmend auf die intramuskuläre Prämedikation verzichtet. Die schmerzhafte Injektion und die möglichen Folgeschäden wie Infektion oder Hämatomentwicklung lassen diese Applikationsform nicht mehr als Verfahren der Wahl erscheinen. Vorteile der i.m.-Prämedikation liegen in der relativ raschen und sicheren Resorption und Wirkung der applizierten Substanzen (innerhalb von 20–40 min) und ihrer Anwendbarkeit auch bei Darmobstruktionen.

Verwendet werden:

– Thalamonal® = Kombinationspräparat, 1 ml enthält 2.5 mg Dehydrobenzperiodol + 0.05 mg Fentanyl, Dosierung 0.05 ml/kg KG,

– Midazolam (z.B. Dormicum®) 0.08–0.5 mg/kg KG

– Promethazin (z.B. Atosil®) 0.05–1.0 mg/kg in Kombination mit

– Pethidin (z.B. Dolantin®) 1–2 mg/kg KG,

– Piritramid (z.B. Dipidolor®) 0.1 mg/kg KG

In jedem Fall ist, außer bei Kindern mit Tachykardie oder Fieber, die Kombination mit Atropin 0.02 mg/kg KG möglich und wünschenswert.

Rektale Prämedikation: Sie kommt im wesentlichen nur dann zum Einsatz, wenn auch eine rektale Narkoseeinleitung (z.B. mit Methohexital) geplant ist. Nach der rektalen Gabe (20–30 mg Methohexital/kg KG in 10% Lösung), die nur im OP bzw. in der Einleitung erfolgen sollte, muß das Kind kontinuierlich überwacht werden.

Intravenöse Prämedikation: Kinder, bei denen ein venöser Zugang liegt, können zur Verminderung der Angst und Vermeidung von Schmerzen bei der Umlagerung unmittelbar vor dem Transport in den Operationssaal intravenös prämediziert werden. Die Injektion wird von einem Anästhesisten vorgenommen, der das Kind dann auch auf dem Transport in den Operationssaal begleitet. Injiziert wird vor allem Midazolam 0.3 mg/kg KG, Diazepam 0.3 mg/kg KG, Flunitrazepam 0.005–0.01 mg/kg KG bzw. Pethidin 0.5–1 mg/kg, eventuell auch Thalamonal 0.025 ml/kg.

Orale transmukosale bzw. nasale Applikation: In letzter Zeit wird zunehmend die Anwendung lipophiler Opioide (Fentanyl, Sufentanil) und Midazolam empfohlen. Die orale Gabe als Lutscher (Fentanyl 15–20 µg/kg) ist atraumatisch, aufgrund der erhöhten Magensaftvolumina und der möglichen Assoziation von Lutschern mit Drogen jedoch nicht unumstritten. Die nasale Applikation (Sufentanil, Midazolam 0.2 mg/kgKG) wird von vielen Kindern als unangenehm empfunden.

Auswahl des Narkoseverfahrens

Allgemeinanästhesie

Die Allgemeinanästhesie ist im Kindesalter fast immer das Verfahren der Wahl. Der alleinige Einsatz eines Regionalanästhesieverfahrens bleibt speziellen Indikationen bzw. geeigneten operativen Eingriffen im Jugendalter vorbehalten. Die Kombination mit der Allgemeinanästhesie (z.B. Peniswurzelblock, 3-in-1-Block) wird jedoch zunehmend angewendet, um die Nebenwirkungen der Anästhetika zu reduzieren und eine optimale postoperative Analgesie zu gewährleisten. Grundsätzlich können beim Kind dieselben Narkosemittel eingesetzt werden wie beim Erwachsenen, es sind jedoch einige Besonderheiten zu bedenken.

Inhalationsanästhetika: Aufgrund der guten Steuerbarkeit, der relativ guten intraoperativen Relaxierung auch ohne zusätzliche Anwendung von Muskelrelaxantien, der raschen und sicheren Elimination der Anästhetika und der praktisch fehlenden postnarkotischen Atemdepression steht die Inhalationsnarkose in der Kinderanästhesie noch immer an erster Stelle. Dies trifft in besonderem Maße für alle kurzdauernden Eingriffe und ambulanten Narkosen zu. Um das Einschlafen für die Kinder weniger unangenehm zu gestalten, kann jede Inhalationsanästhesie mit einer intravenösen oder rektalen Narkoseeinleitung kombiniert werden.

Halothan ist das bei Kindern am häufigsten angewendete volatile Anästhetikum. Sein Einsatz muß jedoch neu überdacht werden, da in jüngster Zeit im Gegensatz zur langjährigen Lehrmeinung eine potentielle Leberschädigung auch im Kindesalter (allerdings in wesentlich geringerer Häufigkeit als beim Erwachsenen) nachgewiesen wurde. Enfluran und Isofluran führen aufgrund ihrer schleimhautreizenden Wirkung bei der Narkoseeinleitung per inhalationem häufiger zu Hypersekretion, Husten, Apnoe und Laryngospasmus. Durch die Prämedikation mit Atropin und langsame Steigerung der inspiratorischen Anästhetikakonzentration können diese Nebenwirkungen jedoch z.T. vermieden werden. Enfluran kann in höheren Dosen, besonders bei gleichzeitiger Hyperventilation, die Krampfschwelle des Gehirns erniedrigen und wird daher nicht gerne verwendet. Isofluran hat die geringste Biotransformationsrate aller gebräuchlichen volatilen Anästhetika und verdrängt Halothan in zunehmendem Maße. Lachgas wird bei Kindern mit den gleichen Vor- und Nachteilen und in den gleichen Konzentrationen eingesetzt wie bei Erwachsenen. Derzeit werden zwei neue volatile Anästhetika in klinischen Studien geprüft: Desfluran, das aufgrund seiner Nebenwirkungen (ausgeprägte Schleimhautirritation) in der Kinderanästhesie wohl nur eingeschränkte Bedeutung gewinnen wird, und Sevofluran. Dieses Inhalationsanästhetikum flutet rascher an und ab als Isofluran, wird in wesentlich geringerem Ausmaß metabolisiert als Halothan und irritiert die Schleimhäute nicht. Zur definitiven Beurteilung sind jedoch weitere klinische Studien erforderlich.

Intravenöse Anästhetika: Die üblichen intravenösen Einleitungsmedikamente Thiopental und Etomidat werden jenseits des Säuglingsalters ebenso eingesetzt wie beim Erwachsenen. Thiopental sollte bei Früh- und Neugeborenen wegen der erhöhten Empfindlichkeit niedriger dosiert werden. Ketamin spielt im Kindesalter in Kombination mit Diazepam vor allem bei wiederholt erforderlichen Kurznarkosen (z.B. für Verbandswechsel, Nekrosenabtragung nach Verbrennungen) eine Rolle. Darüber hinaus wird es gelegentlich bei unkooperativen bzw. schlecht prämedizierten Kleinkindern intramuskulär in einer Dosierung von 7 bis 10 mg/kg KG zur Narkoseeinleitung angewendet. Die **Neuroleptanalgesie (NLA)** in ihrer klassischen (Fentanyl + DHB) oder modifizerten (Fentanyl + Diazepam, Fentanyl + Flunitrazepam) Form in Kombination mit Lachgas und Muskelrelaxation wird in der Kinderanästhesie vor allem bei folgenden Indikationen eingesetzt:

– alle Operationen an Frühgeborenen und fast alle größeren Eingriffe an Neugeborenen (abgesehen von kurzen, oberflächlichen Operationen wie Leistenhernien). Die NLA führt seltener zu Blutdruckabfällen als eine entsprechend tiefe Inhalationsanästhesie und gewährleistet eine gute Analgesie in der ersten postoperativen Periode. Die Atemdepression spielt keine bedeutsame Rolle, da diese Patienten ohnehin solange postoperativ nachbeatmet werden müssen, bis die Wirkung aller Narkotika und Muskelrelaxantien abgeklungen und eine normale Körpertemperatur erreicht ist.

– Eingriffe an älteren Kindern, bei denen eine postoperative Nachbeatmung von vorneherein geplant ist.

– größere, schmerzhafte Eingriffe (Knochenchirurgie). Der Vorteil liegt hier in einem sanfteren, schmerzfreien Erwachen. Es muß jedoch unbedingt eine engmaschige und ausreichend lange postoperative Überwachung gewährleistet sein.

In neuerer Zeit wird zunehmend **Propofol (Disoprivan®)** verwendet, sowohl zur Sedierung bei diagnostischen Eingriffen (z.B. NMR, CT, ERA) als auch zur Allgemeinanästhesie. Der Hauptvorteil dieser Substanz liegt in der kurzen Wirkdauer und guten Steuerbarkeit, was besonders bei ambulanten Narkosen von Bedeutung ist.

Regionalanästhesie

Grundsätzlich können alle bekannten Regionalanästhesieverfahren auch beim Kind eingesetzt werden. Da aber jüngere Kinder die erforderlichen Punktionen bzw. Nervenstimulation im Wachzustand meist nicht tolerieren und die technischen Anforderungen an den Anästhesisten aufgrund der engen anatomischen Verhältnisse höher sind, wird die Regionalanästhesie fast ausschließlich erst nach Narkoseeinleitung durchgeführt. Die Nerven bei Kindern sind dünner als bei Erwachsenen, der Lokalanästhetikabedarf daher vermindert.

Die Indikation zur **Spinalanästhesie** wird seit einigen Jahren wieder zunehmend diskutiert, insbesondere im Zusammenhang mit der operativen Versorgung von Leistenhernien bei ehemaligen Frühgeborenen. Das Risiko perioperativ auftretender Apnoephasen soll unter Spinalanästhesie erniedrigt sein. Allerdings müssen diese Kinder auch nach Operationen in Spinalanästhesie bis zu einem Alter von 60 Wochen post conceptionem mind. 24 h postoperativ überwacht werden.

Häufig eingesetzte **periphere Nervenblockaden** sind der Peniswurzelblock, die axilläre Plexusblockade, der 3-in-1-Block und die Blockade der Nn. ilioinguinalis und hypogastricus.

Narkosezubehör

Für Kindernarkosen ist ein spezielles Zubehör erforderlich, das bezüglich Größe, Gewicht, Totraum usw. auf die Besonderheiten der verschiedenen Altersstufen abgestimmt ist.

Spritzen und Medikamentenverdünnung:
Mit den für Erwachsene üblichen Medikamentenverdünnungen und Spritzengrößen ist es unmöglich, die geringen, bei Neugeborenen bzw. Kleinkindern erforderlichen Mengen exakt zu dosieren. Medikamente für Kindernarkosen im ersten Lebensjahr werden daher in 1 ml-Insulinspritzen bzw. 1:10 verdünnt in 10-ml Spritzen aufgezogen.

Infusionssysteme: Frühgeborene, Neugeborene und Säuglinge benötigen sehr kleine Infusionsvolumina. Eine unkontrolliert bzw. zu schnell laufende Infusion kann rasch zu Kreislaufüberladung und Lungenödem führen (100 ml in wenigen Minuten reichen beim Neugeborenen bereits aus). Aufgrund dessen werden in dieser Altersstufe nur kleine Infusionsportionen gewählt, und zwar

– kristalloide Lösungen:
in 100 ml-Flaschen oder noch besser über ein Infusionssystem mit variablen Einzelportionen und verminderter Tropfengröße (z.B.: Dosifix®)

– kolloidale Lösungen:
in 50 ml-Portionen

– Blut und Blutkomponenten:
über Perfusor.

Masken: Für Kinder bis zum Schulalter haben sich RENDELL-BAKER-Masken bewährt, die durch ihre der Anatomie des kindlichen Gesichtes angepaßte Form zur Totraumverkleinerung beitragen.

GÜDEL-Tuben der Größen 00, 0, 1, 2 und 3 sind für Kindernarkosen gedacht. Mit ihrem Einsatz bei Maskennarkosen sollte man bei Kindern, speziell in der Einleitungs- und Aufwachphase, sehr zurückhaltend sein, da der pharyngeale Reiz leicht zum Laryngospasmus führen kann. In ihrer Funktion als Beiß-Schutz bei Intubationsnarkosen werden sie durch weichere Mullbinden-Rollen ersetzt, die zudem den Pharynx weniger irritieren und auch nach der Fixation das leichte Vorschieben einer Magensonde ermöglichen.

Larynxmasken: Für die Kinderanästhesie eignen sich grundsätzlich Larynxmasken der Größen 1, 2, und 3. Aufgrund der anatomischen Besonderheiten (große Zunge, lange Epiglottis) ist jedoch die korrekte Plazierung im Vergleich zu Erwachsenen deutlich erschwert. Ist allerdings eine schwierige Intubation wahrscheinlich (z.B. PIERRE-ROBIN-Syndrom) und handelt es sich um einen kurzen Eingriff, ist die Larynxmaske eine sinnvolle Alternative.

Endotrachealtuben für Kinder müssen dünnwandig sein, um ein ausreichendes Lumen zu gewährleisten. Sie dürfen jedoch nicht zu leicht kollabieren oder knicken. PVC-Tuben sind wegen der besseren Gewebeverträglichkeit zu bevorzugen. Richtwerte für die Auswahl der Tubusgröße können nach folgender Formel errechnet werden:

für normale Tuben:
Größe (Ch = Charrière) = 18 + Lebensalter (J = Jahre)

für Spiraltuben:
Größe (Ch) 16 + Lebensalter (J)

Tab. 9.9: *Tubusgrößen für Kinder in Abhängigkeit vom Körpergewicht bzw. Lebensalter.*

Alter bzw. Gewicht	mm Innendurchmesser	Charrière	Entfernung Mundwinkel Tubusspitze (cm)
1500 g	2.5	12	8
0 bis 6 Monate	3.0	14	10
6 bis 18 Monate	3.5	16	12
18 bis 36 Monate	4.0 – 4.5	18	14
3 bis 5 Jahre	4.5 – 5.0	20	15
5 bis 6 Jahre	5.0 – 5.5	22	16
6 bis 8 Jahre	5.5 – 6.0	24	17
8 bis 10 Jahre	6.0 – 6.5	26	18
10 bis 14 Jahre	6.5 – 7.0	28 bis 30	21 bis 22
16 bis 21 Jahre	7.0 – 8.0	30 bis 34	22

Die Umrechnung von Charrière in mm Innendurchmesser ist möglich nach der Formel:

$$\text{Innendurchmesser (mm)} = \frac{\text{Größe (Ch)} - 2}{4}$$

Beispiel:

$$\frac{22\ \text{Ch} - 2}{4} = 5.0\ \text{mm I.D.}$$

Eine grobe Orientierung ist möglich anhand der Regel:

Tubusdurchmesser =
Kleinfinger-Durchmesser des Kindes

Blockbare Tuben werden erst bei Kindern ab sechs bis acht Jahren bzw. Tubusgrößen ab 5.5 bis 6.0 mm Innendurchmesser eingesetzt. Die engste Stelle der Luftwege bei Kindern befindet sich subglottisch (s. o.), so daß auch ohne Cuff mit der passenden Tubusgröße ein ausreichender Schutz vor Aspiration gewährleistet ist. Bei Verwendung von Spiraltuben sollte der Rachen möglichst mit einem Mullstreifen austamponiert werden, da diese aufgrund ihrer Flexibilität sonst leicht herausrutschen.

Laryngoskop: Bei Neugeborenen und Säuglingen läßt sich die Stimmritze besser mit geraden Laryngoskopspateln einstellen. Manche Anästhesisten bevorzugen diese auch noch bei Kleinkindern. Zum vollständigen Kinderanästhesie-Set gehören gerade Spatel der Größen 0 und 1 sowie gebogene Spatel Größe 1, 2 und 3.

Narkosesysteme: Kindernarkosesysteme müssen vor allem folgende Anforderungen erfüllen:

– minimaler Totraum,

– geringer Atemwegswiderstand.

KUHN-System: Hierbei handelt es sich um ein halboffenes Spülgassystem. Eine sichere Vermeidung der Rückatmung von Narkosegasen ist bei Intubationsnarkosen nur möglich, wenn der Frischgasfluß mindestens dreimal so groß ist wie das Atemminutenvolumen des Kindes. Weitere Nachteile sind die fehlende Möglichkeit der Anfeuchtung und Erwärmung der Narkosegase sowie der hohe Frischgasverbrauch. Vorteilhaft sind die geringe Größe und die leichte Handhabung. Für Kinder über 20 kg ist dieses System kaum geeignet.

Kinder-Kreissystem: Durch Austausch aller Schläuche und Endstücke des Erwachsenenkreissystems gegen speziell für Kinder geeignetes Material (z. B. Ulmer Kindernarkose-Set) entsteht ein halbgeschlossenes Narkosesystem, das für Kinder aller Altersstufen geeignet ist. Neben der universellen Verwendbarkeit liegt sein Vorteil in der wesentlich besseren Erwärmung und Anfeuchtung der Atemgase. Außerdem bietet das Kinderkreissystem im Gegensatz zu dem halboffenen System prinzipiell die Möglichkeit zu einer genaueren Überwachung der inspiratorischen Sauerstoffkonzentration, des Atemzug- und Atemminutenvolumens. Das normale Erwachsenenkreissystem kann bei Kindern ab etwa 25 – 30 kg verwendet werden.

Beatmungsgeräte: Für die kontrollierte Beatmung von Neugeborenen und Säuglingen wurden früher vorwiegend halboffene Respiratoren empfohlen. Nachteile halboffener Systeme sind der hohe Frischgasverbrauch, die fehlende Erwärmung und Anfeuchtung der Narkosegase sowie der hohe Frischgasverbrauch. Im Zuge der Entwicklung und zunehmenden Verbreitung der Kinderkreissysteme werden in wachsendem Umfang auch Erwachsenenrespiratoren, zum Teil nach Umrüstung auf spezielle Kinderbeatmungsbälge, für die Narkosebeatmung von Kindern verwendet. Für den Einsatz von Erwachsenen-Beatmungsgeräten in Kombination mit dem Kinderkreissystem bei Früh- und Neugeborenen bleibt letztlich wohl entscheidend, ob die Atemfrequenz hoch genug und das Atemminutenvolumen hinreichend genau und klein eingestellt werden kann.

Blutdruckmanschetten: Um bei der Blutdruckmessung exakte Werte zu erhalten, muß die Breite der Blutdruckmanschette dem Armumfang des Kindes angepaßt sein. Zu breite Manschetten ergeben zu niedrige, zu schmale hingegen zu hohe Blutdruckwerte (optimale Manschettenbreite 1.2 x Oberarmdurchmesser). Zur unblutigen Druckmessung bei Frühgeborenen, Neugeborenen und kleinen Säuglingen sind Meßgeräte nach dem Ultraschall-Doppler-Prinzip (z.B.. Arteriosonde, Firma Kontron) bzw. mit geringer Einschränkung auch Geräte mit oszillometrischer Druckmessung (z.B. Dinamap, Firma Criticon) zu empfehlen.

Monitoring während der Narkose

Die Standardüberwachung bei Routineeingriffen im Kindesalter umfaßt:

- präcordiales Stethoskop,

- EKG-Monitor,

- Blutdruckmessung,

- Temperatursonde,

- Pulsoximeter

Je nach klinischem Zustand des Kindes und Art des chirurgischen Eingriffs wird diese Basisüberwachung durch zusätzliche Meßparameter ergänzt.

- zentraler Venendruck: wenn größere Blutverluste oder Flüssigkeitsverluste in den sogenannten „dritten Raum" zu erwarten oder bereits eingetreten sind,

- Blasenkatheter zur Messung der Urinproduktion bei allen größeren Operationen,

- transkutane PO_2-Messung: Bei Früh- und Neugeborenen zur Vermeidung und Früherkennung von Hypoxie und Hyperoxie. Ein unphysiologisch hoher PaO_2 kann bei Neugeborenen, besonders aber bei Frühgeborenen, schnell zu Bindegewebsproliferation im Glaskörper des Auges mit Erblindung führen (=retrolentale Fibroplasie),

- endexspiratorische PCO_2-Messung,

- arterielle Kanülierung und direkte Druckmessung bei schwerkranken Kindern und großen Eingriffen,

- arterielle Blutgasanalyse,

- Laboruntersuchungen (Hb, Hk, Elektrolyte, Glukose, Gerinnungsparameter).

Narkoseeinleitung

Vor der Ankunft des Kindes im Einleitungsraum muß sämtliches erforderliches Narkosezubehör vollständig bereit liegen, damit die Narkose unverzüglich eingeleitet werden kann. Jede Kindernarkose sollte behutsam, geduldig und möglichst in ruhiger Umgebung eingeleitet werden. Vier verschiedene Wege stehen zur Auswahl, nämlich

- durch Inhalation,

- intravenös,

- rektal und

- intramuskulär.

Inhalationseinleitung: Zur Narkoseeinleitung durch Inhalation wird bis heute vorwiegend Halothan-Lachgas-Sauerstoff verwendet, in jüngerer Zeit gewinnt jedoch Isofluran gegenüber Halothan zunehmend an Bedeutung. Die Inhalationseinleitung kommt zur Anwendung bei allen Säuglingen und Kleinkindern, sofern keine rektale Einleitung geplant ist, sowie bei älteren Kindern, die vor der Venenpunktion mehr Angst haben als vor Narkosemaske und Gasgeruch. Die schonende Einleitung unter Ablenkung beim wachen Kind bleibt dem individuellen Geschick von Anästhesist und Schwester/Pfleger überlassen. Gut prämedizierte, schlafende Kinder sollten schleichend eingeleitet werden, ohne zur Einleitung aufgeweckt zu werden. Zunächst sollte man nur Lachgas-

Sauerstoff inhalieren lassen, ohne das Gesicht des Kindes mit Maske oder Frischgasschlauch zu berühren. Nach ca. 4 min fügt man Halothan bzw. Isofluran in langsam steigenden Konzentrationen bis zu 2 Vol.% (Halothan) bzw. 3 Vol% (Isofluran) dem Frischgasfluß hinzu und hält die Maske allmählich dichter. Sobald das Kind eingeschlafen ist, kann die Maske fest aufgesetzt werden und der Kopf überstreckt werden. Solange noch kein intravenöser Zugang geschaffen ist, sollte das Kind möglichst spontan atmen, da durch phasenverschobene assistierte Beatmung relativ leicht ein Laryngospasmus ausgelöst werden kann.

Die **intravenöse Narkoseeinleitung** kommt bei älteren Kindern zur Anwendung, die mit der Venenpunktion einverstanden sind, sowie bei fast allen Kindern, bei denen bereits präoperativ ein venöser Zugang liegt. Die Ausnahme bilden hier Neugeborene und kleine Säuglinge, bei denen manche Anästhesisten eine vorsichtige Inhalationseinleitung mit erhaltener Spontanatmung bevorzugen. Die verwendeten Substanzen sind die gleichen wie in der Erwachsenenanästhesie. Bei präoperativ intubierten Kindern wird die Narkose meist gleich mit Fentanyl/DHB bzw. Fentanyl/Diazepam begonnen.

Die **rektale Einleitung** ist für Kleinkinder häufig die angenehmste Form. Sie kennen die Prozedur vom Fiebermessen, auf die unangenehme Narkosemaske und schmerzhafte Injektion kann verzichtet werden. Nachteile sind die nicht immer vorhersehbare Resorption sowie die abführende Wirkung, gelegentlich trotz vorheriger Verabreichung von Suppositorien zur Prämedikation. Manche Operateure stehen dieser Einleitungsform daher, besonders bei Operationen im Bereich des Gesäßes (z. B. orthopädische Hüftoperationen), aus Sterilitätsgründen sehr ablehnend gegenüber. Verwendet wird für die rektale Einleitung fast immer Methohexital 25 – 30 mg/kg KG in 10%iger Lösung. Bei

rektal eingeleiteten kurzen Inhalationsnarkosen kann durch verzögerte Resorption des Barbiturats die Aufwachphase verlängert sein.

Die **intramuskuläre Narkoseeinleitung:** Bei unkooperativen bzw. schlecht prämedizierten Kindern, die schreiend zur Operationsschleuse kommen und sich nicht beruhigen lassen, befürworten manche Anästhesisten eine intramuskuläre Narkoseeinleitung mit Ketamin 7 bis 10 mg/kg KG. Andere vertreten dagegen die Meinung, daß bei diesen Kindern eine rasche Inhalationseinleitung nicht stärker psychisch traumatisierend wirkt als eine i. m. Injektion bei einem tobenden Kind, das meist ohnehin von mehreren Personen fixiert werden muß. Darüber hinaus besteht bei Ketamin-Einleitung eine erhöhte Laryngospasmusgefahr.

Narkoseeinleitung bei nicht sicher nüchternen Kindern (Ileuseinleitung): Neben den aus der Erwachsenenanästhesie bekannten Krankheitsbildern, die eine rasche Narkoseeinleitung erfordern (Notoperationen, bei denen die Nüchterngrenze nicht abgewartet werden kann, akutes Abdomen, gastrointestinale Blutungen), muß auch bei allen Kindern nach Unfällen (Platzwunden, Frakturen, Schädel-Hirn-Trauma) zum Teil noch Stunden nach Erreichen der „juristischen" Nüchternheitsgrenze mit einem vollen Magen gerechnet werden. Bei Kindern jenseits des ersten Lebensjahres kommt wie bei Erwachsenen die intravenöse Blitzeinleitung nach Magendekompression, Präoxygenierung und Lagerung zur Anwendung. Für Neugeborene und Säuglinge kommen drei Verfahren in Betracht, nämlich

– Intubation im Wachzustand,

– vorsichtige Inhalationseinleitung nach Dekompression des Magens durch Absaugen durch eine weitlumige Magensonde. Hierbei darf nicht mit Maske beatmet werden. Das Kind atmet bis zur Intubation spontan,

– die intravenöse Blitzeinleitung.

Die Wahl des Verfahrens hängt in erster Linie davon ab, welche Methode der jeweilige Anästhesist bevorzugt und worin er die meiste Übung hat.

Venöse Zugänge und arterielle Kanülierung

Auch bei Kindern sollte für jede Narkose ein venöser Zugang gelegt werden. Wird die Narkose durch Inhalation, rektal oder intramuskulär eingeleitet, so kanüliert man die Vene erst nach der Einleitung, jedoch möglichst vor der Intubation. Bewährt haben sich Kunststoffkanülen, die zum angemessenen Volumenersatz bei größeren Eingriffen ausreichend weitlumig sein müssen. Bei Neu- und Frühgeborenen werden zur Punktion peripherer Venen 22-24G-Kanülen verwendet.

Die in der Pädiatrie verbreiteten Stahlkanülen (z.B. Butterfly) führen bei Lagerung und rascher Infusion häufig zu Venenperforation und paravenöser Medikamenteninjektion. Für periphere Zugänge geeignet sind Hand-, Fuß- und Knöchelvenen, die Vena jugularis externa sowie im Säuglingsalter auch die Schädelvenen. Zentralvenöse Zugangswege sind vor allem die Vena jugularis interna und die Vena subclavia. Wegen der weniger schwerwiegenden Komplikationen und selteneren Katheterfehllagen wird meist die rechte Vena jugularis interna bevorzugt. Kann durch Punktion kein zentralvenöser Katheter plaziert werden, dann wird er über ein geeignetes, operativ freigelegtes Gefäß eingeführt (venae sectio).

Die Zugangswege zur Kanülierung einer Arterie sind dieselben wie im Erwachsenenalter. Für die Punktion der Arteria radialis werden je nach Größe 20G-(Schulkinder), 22G-(Kleinkinder, Säuglinge, Neugeborene) und 24G-Kanülen (Frühgeborene, eventuell Neugeborene) verwendet. Die Arteria femoralis wird in der Regel mit Seldinger-Technik katheterisiert; ihre Kanülierung führt bei den kleinlumigen, irritablen Gefäßen im Säuglingsalter relativ häufig zu Gefäßspasmen mit zum Teil schwerwiegenden Durchblutungsstörungen des betroffenen Beines (funktionelle Endstrombahn!) und wird daher bis zum Kleinkindesalter möglichst vermieden. Am ersten Lebenstag kann meist noch über eine Nabelarterie ein Katheter in die Aorta vorgeschoben werden. Für die dünnen Arterienkatheter im Kindesalter ist eine kontinuierliche Spülung mit Heparin-Kochsalzlösung besonders wichtig. Die Spülung über einen Perfusor mit ca. 1 bis 2 ml/Std ist dem bei Erwachsenen üblichen Intraflow-System vorzuziehen (unkontrollierte, bei kleinen Kindern zu hohe Volumenzufuhr beim Spülen).

Intubation, Atmung und Beatmung in Narkose

Die Indikation zur Intubation ist im Kindesalter großzügig zu stellen. Kinder unter einem Jahr werden auch für kurze Eingriffe fast immer intubiert. Bei Routineoperationen und schneller intravenöser Narkoseeinleitung (Ileuseinleitung) wird oral intubiert. Bei Kindern, die voraussichtlich postoperativ intubiert bleiben sollen (Früh- und Neugeborene, große abdominelle, thorakale und neurochirurgische Operationen), wird von vornherein der nasale Zugangsweg gewählt. Die „blinde" nasale Intubation ist selten erforderlich und bei Kindern zumeist nur in Inhalationsnarkose möglich. Eleganter ist bei Intubationsproblemen die fiberoptische Intubation (Vorschieben des Tubus über ein Fiberbronchoskop), die mit speziellen dünnen Instrumenten der neuen Generation heute auch bei kleinen Kindern durchgeführt werden kann.

Kleinere Eingriffe können am spontan atmenden Kind in Inhalationsanästhesie durchgeführt werden. Kinder im ersten Lebensjahr, besonders Neugeborene, sollten jedoch wegen der verminderten therapeutischen Breite zwischen chirurgischer Toleranz und

Atemdepression bei allen Narkosen zumindest assistiert beatmet werden. Für die kontrollierte maschinelle Beatmung von Kindern geeignete Narkosesysteme und Respiratoren sind oben aufgeführt.

Die Einstellung des Beatmungsgerätes kann auf folgende Weise geschehen:

– Wahl der altersgemäßen Beatmungsfrequenz: Frühgeborene 40 bis 60/min, reife Neugeborene 40/min, Säuglinge 30 bis 35/min, Kleinkinder 20 bis 25/min, Schulkinder 16/min, Jugendliche 10 bis 12/min.

– Vorsichtige Steigerung des Atemhub- und damit Atemminutenvolumens beginnend mit sehr kleinen Werten, bis der inspiratorische Spitzendruck bei der altersgemäßen Frequenz knapp 20 cm H_2O beträgt (Anhaltswert für das Atemzugvolumen 15 bis 20 ml/kg). Das erforderliche Hubvolumen kann, sofern das kompressible Volumen der Maschine bekannt ist (vgl. Kap. 2.7.4) auch nach dem RADFORD-Nomogramm bestimmt werden.

– Inspiration/Exspiration = 1:1.5

– bei Früh- und Neugeborenen, Säuglingen und Kleinkindern PEEP 3–5 cm H_2O

– bei Früh- und Neugeborenen besonders auf nicht zu hohe inspiratorische Sauerstoffkonzentration achten (PaO_2 soll nicht über 100 mmHg liegen, optimal sind 80 mmHg). Die Kontrolle hierüber kann durch transkutane PO_2-Messung verbessert werden. Bei längeren Narkosen sind arterielle Blutgasanalysen unerläßlich.

Wärmeschutz

Je kleiner ein Kind ist, umso größer wird aufgrund der oben genannten physiologischen Besonderheiten die Gefahr der intraoperativen Auskühlung. Bei größeren, vor allem abdominellen Operationen im Früh- und Neugeborenenalter ist es trotz des großen Aufwandes häufig nicht möglich, die Körpertemperatur im Normbereich zu halten. Folgende Maßnahmen helfen, den Wärmeverlust zu vermindern:

– hohe Raumtemperatur im Operationssaal (bei Frühgeborenen 32°C wünschenswert),

– Transport von Früh- und Neugeborenen im Inkubator zum Operationssaal, Kinder erst unmittelbar vor Narkoseeinleitung herausnehmen,

– Infrarotstrahler (auf gebührenden Abstand achten: Verbrennungsgefahr!),

– Warmwasser-Heizmatte auf dem Operationstisch,

– warme Infusions-, Desinfektions- und Spüllösungen,

– bei Früh- und Neugeborenen werden die Extremitäten (soweit nicht für i.v.-Zugänge und Überwachungsmaßnahmen benötigt) in Watte gepackt und anschließend mit Aluminiumfolie umwickelt. Eventuell wird auch der Kopf mit einer entsprechenden Mütze bedeckt.

Intraoperative Infusion und Transfusion

Der **Flüssigkeits-Erhaltungsbedarf** für Kinder aller Altersstufen beträgt:

für die ersten 10 kg Körpergewicht:
4 ml/kg/h

für die zweiten 10 kg Körpergewicht:
2 ml/kg/h

und für jedes weitere kg Körpergewicht:
1 ml/kg/h

Beispiele:
Körpergewicht 8 kg:
8 x 4 = 32 ml/h

Körpergewicht 16 kg:
(10 x 4) + (6 x 2) = 52 ml/h

Körpergewicht 32 kg:
(10 x 4) + (10 x 2) + (12 x 1) = 72 ml/h

Das **präoperative Flüssigkeitsdefizit** errechnet sich aus dem Erhaltungsbedarf, multipliziert mit der Stundenzahl der präoperativen

Flüssigkeitskarenz. Etwa die Hälfte des so ermittelten Defizits soll innerhalb der ersten Stunde infundiert werden, in der zweiten Stunde ein Viertel der errechneten Menge und in der dritten Stunde das letzte Viertel (Beispiel: Kind mit 23 kg ist nüchtern für 8 Std. Das Flüssigkeitsdefizit beträgt $((10 \times 4) + (10 \times 2) + (3 \times 1)) \times 8 = 504$ ml. Zusätzliche prä- und intraoperative Flüssigkeitsverluste in den Darm bzw. über die offene Bauch- und Thoraxhöhle müssen getrennt geschätzt und ersetzt werden.

Dabei werden bei Baucheingriffen je nach Größe der Wunde zwischen 5–20 ml/kg/h als zusätzlicher Verlust gerechnet. Der Erhaltungsbedarf wird je nach Alter des Kindes mit Infusionslösungen verschiedener Glukose- und Elektrolytgehalte ausgeglichen. Drei Lösungen kommen in Betracht, nämlich:

– für Kinder bis zum zweiten Lebensjahr: Glukose/Ringer (4:1),

– für Kleinkinder: Glukose/Ringer (2:1),

– für Schulkinder: Glukose/Ringer (1:1).

Zusätzliche Flüssigkeitsverluste werden in der Regel durch isotone Kochsalz- bzw. Vollelektrolytlösung ersetzt. Kinder ab 10 bis 11 Jahren erhalten die gleichen Lösungen wie Erwachsene.

Blutverluste müssen bei Kindern immer im Verhältnis zum Gesamtblutvolumen gesehen werden. Die Frage, ab welchen Hämoglobinkonzentrationen bzw. Hämatokritwerten und in welcher Form (Warmblut, Frischblut, Erythrozytenkonzentrat) Blut transfundiert werden soll, muß in Abhängigkeit vom Alter des Kindes und seinen Vorerkrankungen beantwortet werden. Grundsätzlich sollte vor größeren Operationen abgeschätzt werden, ab welchem maximalen Blutverlust mit einer Transfusion zu rechnen ist. Dazu muß das ungefähre Blutvolumen errechnet und der niedrigste noch tolerierte Hämatokrit festgelegt werden:

$$EBV = GBV \times \frac{Hk_{pat} - Hk_{ziel}}{Hk_{pat}}$$

EBV = erlaubter Blutverlust, GBV = Gesamtblutvolumen, Hk_{pat} = präoperativer Hk, Hk_{ziel} = niedrigster tolerierter Hk.

Bei elektiven Eingriffen an älteren Kindern mit voraussehbar höherem Blutverlust ist eine präoperative Eigenblutspende sinnvoll. Zusätzlich können durch intraoperative Autotransfusion (Cell-saver) bzw. akute normovolämische präoperative Hämodilution Häufigkeit und Umfang von Fremdbluttransfusionen reduziert werden, was im Hinblick auf das Risiko der Übertragung von Hepatitis und anderen Infektionskrankheiten besonders bei Kindern und Jugendlichen wichtig und wünschenswert ist.

Intraoperative Stoffwechselstörungen bei Säuglingen und Kleinkindern

In dieser Altersstufe kommt es häufig zu typischen metabolischen Störungen, die durch entsprechende Überwachungsmaßnahmen rechtzeitig erkannt und gegebenenfalls behandelt werden müssen:

– metabolische Azidose: bei Hypovolämie und hypoxischen Perioden,

– Hypoglykämie: besonders bei Früh- und Neugeborenen aufgrund der geringen Reserven,

– Hypokaliämie: bei Neugeborenen und schwerkranken Kleinkindern.

Narkoseausleitung und Extubation

Grundsätzlich wird erst dann extubiert, wenn das Kind warm ist und ausreichend spontan atmet. Bei Kindern kann durch die Extubation, vor allem bei Inhalationsnarkosen, relativ leicht ein Laryngospasmus ausgelöst werden, wenn das Kind noch nicht völlig wach ist. Daher sollten unbedingt vor der Extubation für einige Minuten 100% Sauerstoff zugeführt und sämtliches Zubehör für Beatmung und Reintubation bereitgelegt werden. Bei Beachtung der folgenden Grundsätze kann ein Laryngospasmus fast immer vermieden werden:

- vor der Extubation Rachen sorgfältig und schonend absaugen,

- Kinder immer wach, d. h. falls gezielte Abwehrreaktionen vorhanden, extubieren. Ausnahmen bilden Eingriffe, bei denen Husten während der Ausleitung den Operationserfolg gefährden kann (z. B. Tympanoplastik). Hier wird in tiefer Narkose extubiert, nie jedoch im Exzitationsstadium,

- nicht endotracheal durch den Tubus absaugen, sondern

- Kind bei spontaner Inspiration synchron assistieren und Tubus dann mit der Exspiration unter geringem Überdruck herausziehen.

9.4.4 Spezielle Neugeborenenanästhesie

Einige Krankheitsbilder, die nur beim Neugeborenen beobachtet werden und wichtige Besonderheiten für das perioperative anästhesiologische Vorgehen aufweisen, sollen hier kurz erörtert werden. Mit Ausnahme von Pylorusstenose und Epiglottitis sind es ausschließlich angeborene Fehlbildungen.

Omphalocele und Gastroschisis

In beiden Fällen handelt es sich um angeborene Defekte der Bauchwand, die durch Fehlentwicklung in der Embryonalperiode entstehen. Bei der **Omphalocele** ist ein Teil der Baucheingeweide in die stark erweiterte Basis der Nabelschnur prolabiert und von einem dünnen Sack aus Peritoneum und Amnionmembran bedeckt, sofern dieser nicht schon bei der Geburt eingerissen ist. Begleitfehlbildungen sind häufig. Unter **Gastroschisis** versteht man eine seitliche Bauchwandlücke neben der Nabelschnur. Die vorgefallenen Eingeweide liegen frei ohne bedeckende Membran.

Anästhesiologische Besonderheiten

- hoher Wärme- und Flüssigkeitsverlust über die freiliegenden Eingeweide bei Gastroschisis und rupturierter Omphalocele

(kann durch Einpacken der Eingeweide oder der gesamten unteren Körperhälfte in einen sterilen Plastiksack bis zur Operation reduziert werden), sowie in allen Fällen

- Flüssigkeits- und Elektrolytverluste durch Transsudation,

- Ileuseinleitung bzw. Intubation im Wachzustand,

- Lachgas ist kontraindiziert, da es die Därme erweitert und den Bauchwandverschluß erschwert. Zur Vermeidung eines zu hohen PaO_2 Beatmung mit Sauerstoff/Luftgemisch,

- beim Verschluß der Bauchdecken Beeinträchtigung des venösen Rückstroms aus der unteren Körperhälfte durch Kompression der Vena cava inferior, dennoch Anstieg des ZVD durch gleichzeitige Zunahme des intrathorakalen Druckes,

- postoperative Atemstörungen durch hohen intraabdominellen Druck und Zwerchfellhochstand. Nachbeatmung fast immer erforderlich.

Angeborene Zwerchfellhernie

Hierbei sind Baucheingeweide durch eine mehr oder weniger große Lücke in den (meist linken) Thorax verlagert, das Mediastinum ist verschoben. Dieses Krankheitsbild tritt bei 1 : 5000 Geburten auf. Die Lunge der betroffenen Seite ist hypoplastisch, führendes Symptom ist eine respiratorische Insuffizienz. Begleitfehlbildungen sind häufig (Katarakt, intestinale Malrotation). Die Prognose wird im wesentlichen vom Ausmaß der pulmonalen Hypoplasie bestimmt.

Symptome sind

- eingefallenes Abdomen,

- Darmgeräusche über den Lungen zu auskultieren,

- Ateminsuffizienz und Zyanose.

Anästhesiologische Besonderheiten

– Die Kinder sind ateminsuffizient und häufig in desolatem Allgemeinzustand.

– Es besteht eine extreme Pneumothoraxgefahr prä-, intra- und postoperativ, besonders bei hohen Beatmungsdrucken. Ein Pneumothorax der gesunden Seite wirkt sich besonders fatal aus, da sich über die kontralaterale hypoplastische Lunge kein suffizienter Gasaustausch erzielen läßt.

Vorgehen

– Lagerung auf die betroffene Seite mit erhöhtem Oberkörper,

– Sauerzustoff zuführen,

– Magensonde legen, um den Magen zu entlasten,

– nicht mit Maske beatmen (kann den Magen ausdehnen und damit das Lungengewebe zusätzlich komprimieren), sondern nach Präoxigenierung frühzeitig im Wachzustand intubieren und danach sofort und ausreichend relaxieren und sedieren, um den Beatmungsdruck so niedrig wie möglich zu halten,

– kein Lachgas (Pneumothoraxgefahr)

– häufige arterielle Blutgasanalysen, am besten Nabelarterienkatheter bzw. periphere arterielle Kanüle. In der postoperativen Phase folgt typischerweise auf eine initiale Besserung („honeymoon-Periode") eine Verschlechterung. Das Ausmaß der pulmonalen Hypertonie und ihr Ansprechen auf die medikamentöse Therapie (mit Nitroglycerin, Tolazolin oder Prostaglandinen) bestimmen im wesentlichen den Krankheitsverlauf. Unter Umständen ist eine temporäre extrakorporale Lungenunterstützung (extracorporeal lung assist = ECLA) zur Durchbrechung des Circulus vitiosus von Hypoxämie und pulmonaler Hypertonie indiziert.

Ösophagusatresie und tracheoösophageale Fistel

Dieses Krankheitsbild entsteht durch eine Fehlentwicklung bei der Teilung des embryonalen Vorderdarms in Trachea und Ösophagus. Die mit Abstand häufigste der möglichen Formen ist ein oberer Ösophagusblindsack bei einer Fistel zwischen Trachea und distalem Ösophagus (Abb. 9.12). Begleitfehlbildungen (Herzfehler) sind häufig.

Anästhesiologische Besonderheiten

– Gefahr der Aspiration,

– intraoperativ eventuell Verlegung der Atemwege durch operative Maßnahmen,

– postoperativ häufig Trachealwandschwäche im Bereich der ehemaligen Fistelöffnung.

Vorgehen

– Oberkörper hochlagern,

– möglichst bald nach Diagnosestellung doppellumige Schlürfsonde zur Absaugung von Sekreten aus dem oberen Ösophagusblindsack legen,

– frühzeitig intubieren und Tubus möglichst über die Fistelöffnung vorschieben, um ein Aufblähen des Magens bei der Beatmung zu verhindern,

– manuelle Beatmung während der operativen Manipulationen im Bereich der Trachea, um Atemwegsverlegungen frühzeitig zu erkennen,

– Kinder nachbeatmen,

– Atemmonitoring nach der Extubation aufgrund der häufigen Trachealwandschwäche ist besonders wichtig.

Hypertrophische Pylorusstenose

Dieses Krankheitsbild betrifft vorwiegend männliche Neugeborene und Säuglinge, die klinische Symptomatik beginnt meist im Alter von 3 bis 6 Wochen. Durch die Obstruktion des Magenausgangs kommt es zum charakteristischen Erbrechen im Strahl, Dehydratation, Hypochlorämie und hypokaliämischer metabolischer Alkalose (Verlust von saurem, chlorhaltigem Magensaft). Typischerweise kann ein ovaler Tumor in der Pylorusregion getastet werden. Die Ursache ist eine Hypertrophie der Antrummuskulatur.

Anästhesiologische Besonderheiten
Flüssigkeits- und Elektrolytverluste und metabolische Alkalose gehören zum Krankheitsbild und müssen präoperativ ausgegli-

chen werden. Die Pylorusstenose stellt einen medizinischen, keinen chirurgischen Notfall dar. Die Operation sollte daher erst nach Korrektur der Defizite erfolgen. Es besteht eine erhöhte Gefahr des Erbrechens und der Aspiration.

Vorgehen
– Magensonde legen (meist schon auf Station geschehen), Magen absaugen,

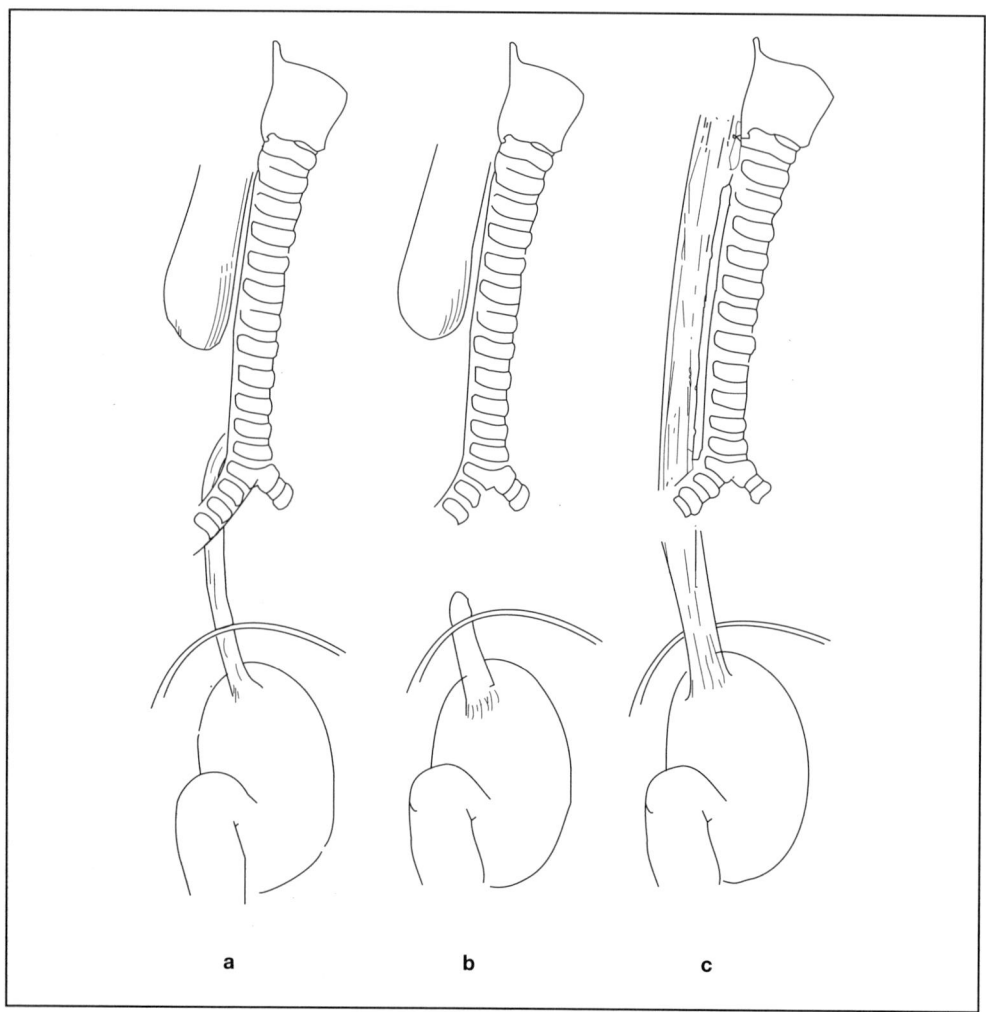

                a   b   c

Abb. 9.12: *Häufigste Formen der Ösophagusatresie und Trachealfistel. Am häufigsten ist Typ a mit distaler ösophagotrachealer Fistel (ca. 86%), gefolgt von Typ b (ca. 8%). Die Häufigkeit der übrigen Fehlformen liegt um 1%.*

– Intubation im Wachzustand bzw. Ileuseinleitung,

– postoperative Nachbeatmung für einige Stunden ist wünschenswert.

Epiglottitis

Bei der Epiglottitis handelt es sich um eine akute, u. U. lebensbedrohliche Entzündung des Larynxeingangs, insbesondere der Epiglottis. Verursacht wird diese Infektion durch Bakterien (überwiegend Hämophilus influenzae Typ B, seltener beta-hämolysierende Streptokokken oder Staphylokokkus aureus). Epiglottis und Umgebung sind ödematös angeschwollen. Das Prädilektionsalter liegt zwischen dem 2. und 7. Lebensjahr.

Symptome sind

– meist kurze Anamnese

– schwere Allgemeinerkrankung mit hohem Fieber

– Halsschmerzen, Schluckbeschwerden

– inspiratorischer Stridor, z.T. erhebliche Atemnot

– Zyanose.

Vorgehen

Grundsätzlich sollte man **am wachen Kind so wenig wie möglich manipulieren**, Aufregung, Schreien etc. müssen vermieden werden. Das Kind wird halbsitzend gelagert und (am besten mit den Eltern) rasch in **ärztlicher Begleitung in eine (Kinder-) Klinik** verbracht. In der Notaufnahme sollte alles für eine notfallmäßige Tracheo- bzw. Koniotomie vorbereitet sein. Ist die Diagnose zweifelhaft und die zeitliche Verzögerung vertretbar, so kann eine seitliche Röntgenaufnahme der Larynxregion eventuell durch Nachweis einer Epiglottisschwellung zur Klärung beitragen. Bei klinischem Verdacht auf eine Epiglottitis sollte jedoch im Zweifelsfall unverzüglich eine direkte Laryngoskopie in Allgemeinanaesthesie durchgeführt werden. Verfahren der Wahl ist die schonende Narkoseeinleitung **per inhalationem** mit einem Halothan-Lachgas-Sauerstoff-Gemisch. Erst wenn eine ausreichende Narkosetiefe erreicht ist, wird ein venöser Zugang gelegt und Atropin intravenös injiziert. Dann erfolgt die Laryngoskopie und Intubation. Der Tubus muß in der Regel kleiner sein, als es dem Alter und der Körpergröße entspricht (Tuben verschiedener, v. a. kleiner Größen bereithalten). Die Intubation kann durch die vergrößerte Epiglottis erschwert sein, die Verwendung eines **Führungsmandrins** ist zu empfehlen. Anschließend wird das Kind auf einer Intensivstation nachbeatmet. Unter antibakterieller Chemotherapie geht die Schwellung üblicherweise nach 36–48 Std zurück, was durch am Tubus vorbeistreichende Luft angezeigt wird. Mit einer zweiten Laryngoskopie wird dann der Befund überprüft und ggf. extubiert.

Differentialdiagnostisch muß die Epiglottitis von einer akuten Laryngotracheobronchitis (Pseudokrupp) abgegrenzt werden. Bei diesem Krankheitsbild sind die Patienten meist jünger (6 Monate bis 3 Jahre), der Beginn ist eher allmählich. Typisch ist der bellende Husten. Ursache ist eine subglottische Schwellung aufgrund eines viralen Infektes.

9.5 Besonderheiten der Anästhesie bei Erkrankungen des Urogenitaltrakts (K. Taeger)

9.5.1 Einflüsse der Anästhesie auf die physiologische Nierenfunktion

Alle Anästhesieformen, auch die Regionalanästhesie

– führen zu einer Reduktion der glomerulären Filtrationsrate,

– können zu einer Abnahme des renalen Blutflusses führen,

– verursachen eine Abnahme des Harnzeitvolumens.

Keine dieser reversiblen Veränderungen, die durch ausreichende Volumensubstitution nahezu ausgeglichen werden können, haben eine ernsthafte Beeinträchtigung der Nierenfunktion im Sinne eines akuten Nierenversagens oder der Entwicklung einer chronischen Niereninsuffizienz zur Folge. Die Situation ist anders gelagert, wenn die zur Anwendung kommenden Arzneimittel nephrotoxische Eigenschaften haben. Im Bereich der Anästhesie trifft dies nur auf gewisse Inhalationsanästhetika zu. Das nephrotoxische Methoxyfluran ist heute nicht mehr im klinischen Gebrauch. Die Gefahr einer nephrotoxischen Wirkung des Enflurans durch anorganisches Fluorid aus dem Enfluranstoffwechsel ist sehr gering, zumindest besteht aber bei langdauernder Enfluranzufuhr in hoher Konzentration bei adipösen, Enzym-induzierten Patienten mit niedrigem Urin-pH (bei einem Urin-pH unter fünf werden nur etwa 5% des anorganischen Fluorids im Endharn ausgeschieden, bei einem Urin-pH über acht mehr als 65%) die hypothetische Möglichkeit einer vorübergehenden Einschränkung der Konzentrierfähigkeit der Nieren. Die Biotransformationsrate von Isofluran ist so gering, daß ein nephrotoxischer Effekt weitgehend ausgeschlossen werden kann.

9.5.2 Akutes Nierenversagen während der Narkose

Pathophysiologie und Klinik des akuten Nierenversagens sind im Kap. 3.4.1 ausführlich dargestellt. Etwa die Hälfte aller akut notwendigen Hämodialysen mußten, einer in den USA durchgeführten Studie zufolge, aufgrund eines akuten Nierenversagens nach Operationen durchgeführt werden. Eine perioperativ auftretende Oligurie darf nicht mit der Entwicklung eines akuten Nierenversagens gleichgesetzt werden. Die folgenden prädisponierenden Faktoren sollten aber Anlaß sein, beim Auftreten einer Oligurie frühzeitig an die Möglichkeit eines akuten Nierenversagens zu denken:

Hohes Alter, Arteriosklerose, myokardiale Insuffizienz, vorbestehende Nierenerkrankungen, Einnahme nephrotoxischer Medikamente, Hypovolämie, Sepsis, ausgedehnte Verbrennungen. Bei den folgenden Eingriffen kommt es in der postoperativen Phase relativ häufig zur Entwicklung eines akuten Nierenversagens: Operationen am Herzen und an den großen Gefäßen, polytraumatisierte Patienten mit erheblichem Blutverlust und ausgedehnten Gewebszerstörungen.

Tritt während Narkose eine akute Oligurie auf, und besteht eine gewisse Wahrscheinlichkeit dafür, daß die Oligurie auf ein akutes Nierenversagen hinweist, ist unverzüglich eine adäquate Therapie einzuleiten.

Hierfür gelten die folgenden Grundsätze:

– Eine renale Minderperfusion ist die häufigste Ursache eines akuten Nierenversagens beim chirurgischen Patienten.

– Dauer und Ausmaß der initialen Schädigung der Niere entscheiden über den Schweregrad des Nierenversagens.

– Je länger das Intervall zwischen initialer Schädigung und Therapiebeginn ist, desto eher ist mit dem Auftreten eines akuten Nierenversagens zu rechnen.

– Die Prophylaxe ist in jedem Fall effektiver als die Therapie eines akuten Nierenversagens.

Wichtigstes Therapieziel ist das Vermeiden einer renalen Minderperfusion. Die Therapie eines vermuteten Nierenversagens beginnt daher mit großzügiger Volumenzufuhr. Ist diese Maßnahme erfolgreich, kommt es zu einer adäquaten Urinausscheidung. Bleibt der Erfolg aus, wird man die Volumenzufuhr vorsichtig fortführen. Da eine Überlastung des Kreislaufs rasch problematisch werden kann (Entwicklung eines „hämodynamischen" Lungenödems), muß durch Messung des pulmokapillären Verschlußdrucks (PCWP) mittels Pulmonaliskatheter geprüft werden, ob eine weitere Volumenzufuhr toleriert wird (vgl. Kap. 1.7.3 und 2.3.3.3). Bei PCWP-Werten unter 18 mmHg ist eine weitere Volumenbelastung im allgemeinen gut möglich. Zwischen 18 und 25 mmHg nimmt das Risiko der Entwicklung eines Lungenödems erheblich zu. Statt Volumen wird nun Dopamin in einer Dosierung von 1 bis 3 mg/kg/min empfohlen. Wird auch diese Maßnahme nicht mit einer ausreichenden Urinproduktion beantwortet, sollten 1 bis 3 mg/kg KG Furosemid (z.B. Lasix®) und

0.5 bis 1 g/kg KG Mannit kombiniert verabreicht werden. Kommt nun eine ausreichende Diurese in Gang, sollte das ausgeschiedene Volumen ersetzt werden. Bei PCWP-Werten über 25 mmHg ist eine Volumenzufuhr kontraindiziert, statt dessen eine diuretische Therapie mit Furosemid und Mannit einzuleiten.

Die folgende Übersicht faßt das Vorgehen bei vermuteter Entwicklung eines akuten Nierenversagens zusammen (PROUGH):

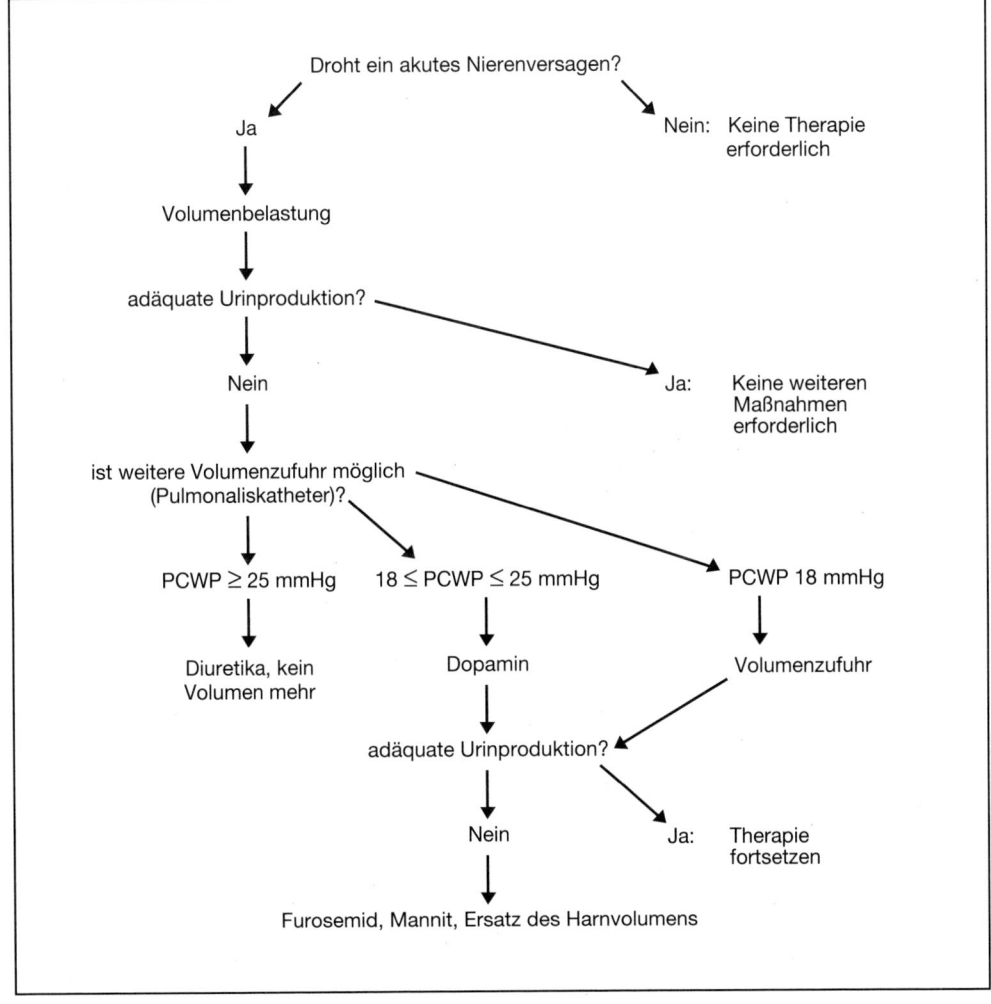

Trotz wesentlicher Verbesserungen in Prophylaxe und Therapie des akuten Nierenversagens ist die Letalität dieses Krankheitsbildes nicht zurückgegangen. Dies dürfte folgende Ursachen haben: Durch eine verbesserte Behandlung von Patienten im Schock kommt es seltener zur Entwicklung eines unkomplizierten akuten Nierenversagens. Dem stehen aber eine Zunahme ausgedehnter Operationen und schwer und mehrfach traumatisierter Patienten gegenüber, die früher die Klinik nicht mehr lebend erreichten. Schließlich haben Fortschritte auf intensivmedizinischem Gebiet erhebliche Verbesserungen der Überlebensraten erbracht. Dadurch erleben mehr Patienten als früher die Entwicklung eines akuten Nierenversagens.

9.5.3 Anästhesie bei Patienten mit chronischer Niereninsuffizienz

Stadieneinteilung und Klinik der chronischen Niereninsuffizienz sind im Kap. 3.4.2 abgehandelt. Für Prämedikation und Auswahl des Narkoseverfahrens relevante Störungen der Organfunktionen bei chronischer Niereninsuffizienz sollen hier noch einmal angeführt werden. Die Psyche funktionell anephrischer Patienten ist durch die Dialyse und nicht selten notwendige Operationen (Shuntprobleme) verändert. Die Patienten sind im Rahmen ihrer urämischen Enzephalopathie häufig müde und neigen zu Krampfanfällen. Auswirkungen der Urämie auf Herz und Kreislauf sind erheblich. Der regelmäßig anzutreffende Hypertonus ist begleitet von koronarer Herzkrankheit und/oder Herzklappenerkrankungen, die eine myokardiale Insuffizienz zur Folge haben können. Eine Hyperkaliämie kann Herzrhythmusstörungen verursachen. Eine metabolische Azidose führt zur kompensatorischen Hyperventilation (KUSSMAUL'sche Atmung). Liegt eine maligne Hypertonie vor, ist an die Möglichkeit des Auftretens komatöser Zustände und eines Hirnödems zu denken. Die urämische Lunge ist durch eine zunehmende Dyspnoe und im Röntgenbild durch eine perihiläre Stauung („Schmetterlingsbild") gekennzeichnet. Neigung zu Übelkeit, häufiges Erbrechen, verzögerte Magenentleerung und Hyperazidität des Magensaftes erhöhen die Gefahr der Aspiration. Die generalisierte Knochenentkalkung mit der Gefahr von Spontrafrakturen muß bei der Lagerung des Patienten zur Operation berücksichtigt werden. Der Shuntarm ist im besonderen zu schonen. Bei Nebennierenrindeninsuffizienz im Rahmen einer Steroiddauermedikation kann eine perioperative Substitution mit Hydrocortison erforderlich werden. Die Glukosetoleranz ist häufig gestört. Die renale Anämie mit Hb-Werten zwischen 6 und 8 g% bewirkt eine Abnahme der O_2-Transportkapazität des Blutes, die durch Steigerung des Herzzeitvolumens und eine Rechtsverschiebung der O_2-Dissoziationskurve mit erleichterter Sauerstoffabgabe ans Gewebe kompensiert wird. Gelegentlich werden Störungen der Blutgerinnung beobachtet. Schließlich ist daran zu denken, daß Dialysepatienten häufig eine Hepatitis-Infektion durchgemacht haben.

Prämedikation

Im Rahmen der Prämedikationsvisite macht sich der Anästhesist aus Anamnese, körperlicher Untersuchung, Laborparametern, EKG und Röntgenbefund des Thorax ein Bild vom klinischen Zustand des Patienten. Von besonderer Wichtigkeit sind der Zeitpunkt der letzten Dialyse und Art und Dosierung der vom Patienten eingenommenen Medikamente. Niereninsuffiziente Patienten werden häufig mit Digitalis, beta-Blockern, Antihypertensiva, Diuretika, Antiarrhythmika, Nitraten, Steroiden und Immunsuppressiva behandelt. Digitalisintoxikationen sind bei diesen Patienten häufiger. Beta-Blocker und Antihypertensiva können kardiovaskuläre Reflexe beeinträchtigen, Diuretika zu Hypovolämie und Störungen des Elektrolythaushaltes führen. Die letzte Dialyse sollte möglichst nicht länger als 24 Std zurückliegen, das Labor danach abgenommen sein. Insbesondere sollte der letzte Kaliumwert nicht älter als 6 Std sein, da es kurzfristig zu enormen Kaliumanstiegen kommen kann. Die medikamentöse Prämedikation sollte eine Sedierung ohne Beeinträchtigung der Funktionen von Herz, Kreislauf und Atmung erreichen. Üblicherweise wird hierfür ein Benzodiazepin per os verordnet. Bei der Dosierung ist die erhöhte Arzneimittelempfindlichkeit dieser Patienten zu berücksichtigen.

Allgemeinanästhesie

Monitoring

Das Monitoring niereninsuffizienter Patienten sollte neben EKG und Blutdruckmessung einen zentralvenösen Katheter zur besseren Flüssigkeitsbilanzierung umfassen. Eine noch vorhandene Harnproduktion wird mittels Blasenkatheter bzw. suprapubischer Harnableitung kontrolliert. Ein peripherer Nervenstimulator ist bei Eingriffen, die eine Relaxation des Patienten erfordern, eine gute Hilfe zur Überwachung der Relaxanswirkung. Die Indikationen für einen arteriellen respektive einen pulmonalarteriellen Katheter ergeben sich aus klinischem Zustand des Patienten und Art des chirurgischen Eingriffs. Gegen die Vorteile einer arteriellen Kanülierung ist die Gefahr der Läsion eines Gefäßes abzuwägen, das der Patient für eine Dialysebehandlung möglicherweise noch dringend benötigt.

Injektionsnarkotika

Barbiturate, Etomidat, Ketamin und Opioide sind lipophile Pharmaka, die in unveränderter Form renal kaum eliminiert werden, da sie das Tubulussystem der Niere jederzeit wieder verlassen können. Erst durch Biotransformation werden sie in einen ausreichend wasserlöslichen Zustand übergeführt, der ihre Elimination über Niere und/oder Darm erlaubt. Die Stoffwechselprodukte der oben aufgeführten Anästhetika sind in aller Regel pharmakologisch unwirksam und, soweit

bekannt, nicht toxisch. Die Thiopentaldesulfurierung zum aktiven Pentobarbital ist, quantitativ gesehen, vernachlässigbar gering. Inaktivierung und Exkretion dieser Substanzen hängen also nicht primär von der Nierenfunktion ab. Dennoch ist bei niereninsuffizienten Patienten eine Dosisreduktion häufig erforderlich, da niereninsuffiziente Patienten eine höhere Arzneimittelempfindlichkeit aufweisen.

Diesen Gegebenheiten ist in Form einer langsamen Applikation einer sorgfältig an der erzielten Wirkung ausgerichteten Dosis eines Injektionsanästhetikums Rechnung zu tragen.

Inhalationsnarkotika

Ein wichtiger Vorteil dieser Narkotika ist die Möglichkeit, sie, gleich welcher Grad der Nierenfunktionsstörung vorliegt, in Abhängigkeit von der alveolären Ventilation aus dem Organismus zu eliminieren. Sie sind geeignet, intraoperative Blutdruckschwankungen zu regulieren und vermindern den Bedarf an Muskelrelaxantien. Nachteilig sind ihre negativ inotrope und – besonders im Falle des Halothans – arrhythmogene Wirkung.

In der Regel wird man beim niereninsuffizienten Patienten Opioide und Inhalationsanästhetika, z. B. Isofluran, in Form der sog. „balanced anaesthesia" kombinieren.

Muskelrelaxantien

Arzneimittel mit einem hohen Ionisationsgrad bei physiologischem pH werden überwiegend renal eliminiert. Nierenfunktionsstörungen führen daher zu einer verminderten Clearance und – eventuell – einer längeren Wirkung. Die Clearance des nichtdepolarisierenden Relaxans Pancuronium ist bei Niereninsuffizienz verringert, seine Eliminationshalbwertszeit verdoppelt. Diese Veränderung der Kinetik darf nicht a priori mit einer verlängerten Wirkung gleichgesetzt werden. Die Wirkungen des Pancuroniums enden überwiegend durch Umverteilung von den motorischen Endplatten zu wirkungsneutralen Bindungsstellen. Da deren Zahl aber begrenzt ist, muß eine Überdosierung unter allen Umständen vermieden werden. Tritt eine solche dennoch ein, ist mit einer ganz erheblichen Verlängerung der Dauer der Relaxation zu rechnen.

Vecuronium (z.B. Norcuron®) und Atracurium (Tracrium®) werden in letzter Zeit zur Relaxation niereninsuffizienter Patienten favorisiert, da sie überwiegend durch Biotransformation in der Leber inaktiviert werden. Die Eliminationshalbwertszeiten sind dementsprechend bei Nierenkranken nur unwesentlich verlängert. Jedoch ist im Falle des Vecuroniums nach Überdosierung eine ungewöhnlich lang anhaltende Relaxation beobachtet worden. Eine Antagonisierung mit Pyridostigmin (z.B. Mestinon®) sollte bei Verdacht auf Relaxansüberhang (Relaxometrie!) stets durchgeführt werden (vgl. Kap. 7.6.6). Die Aktivität der Pseudocholinesterase ist beim Niereninsuffizienten normal. Succinylcholin ist dann nicht kontraindiziert, wenn das Serumkalium unter 5.5 mmol/l liegt und keine anderen Kontraindikationen zu beachten sind (vgl. Kap. 7.6.4.2). Eine Verstärkung der neuromuskulären Blockade durch metabolische Azidose, Hypokalzämie und die Anwendung mancher Antibiotika, insbesondere Aminoglykoside, ist zu berücksichtigen.

Regionalanästhesie

Verfahren der Regionalanästhesie bieten sich bei manchen Eingriffen an niereninsuffizienten Patienten an, da die Probleme der Muskelrelaxation, der Opioid-bedingten postoperativen Atemdepression, die negativ inotropen Effekte der Inhalationsanästhetika und die höhere Aspirationsgefahr damit umgangen werden können. Die Anwendbarkeit dieser Verfahren findet ihre Grenzen bei

– Ablehnung durch den Patienten,

– erhöhter Blutungsneigung,

– Verfahren, die zur Sympathikusblockade führen können, da es zu ausgeprägten Blutdruckabfällen und Beeinträchtigung der renalen Perfusion kommen kann (solange eine Restfunktion mit Harnproduktion besteht),

– urämischer Polyneuropathie.

Auf Adrenalinzusatz zum Lokalanästhetikum sollte wegen der Gefahr, Arrhythmien auszulösen, verzichtet werden. Es wird empfohlen, die Dosis der Lokalanästhetika um etwa 1/4 zu reduzieren.

Perioperative Volumentherapie

Im Stadium I der chronischen Niereninsuffizienz haben Narkoseverfahren und operativer Eingriff keine wesentlichen Auswirkungen auf die reduzierte Nierenfunktion. In den Stadien II und III, die mit einer zunehmenden Funktionseinschränkung und entsprechender klinischer Symptomatik einhergehen, ist unter Umständen mit negativen Auswirkungen der Anästhesie auf die renale Restfunktion zu rechnen. Im Stadium der Retention mit noch vorhandener Harnproduktion sollte daher durch eine großzügige Volumentherapie, eventuell unterstützt durch vasoaktive Substanzen, eine adäquate Perfusion der Niere aufrechterhalten werden. Beim komplett anurischen Patienten ist hingegen die Volumenzufuhr höchst vorsichtig durchzuführen. Kaliumhaltige Lösungen sollten vermieden werden.

9.5.4 Das Einschwemmsyndrom bei der transurethralen Resektion der Prostata

Bei diesem Syndrom, das während oder kurz nach einer transurethralen Resektion der Prostata auftritt, handelt es sich um eine akut einsetzende Verschlechterung des Zustandes des Patienten (TUR-Syndrom).

Die etwa kastaniengroße Prostata liegt zwischen Blasengrund und muskulärem Beckenboden. Sie wird von der Harnröhre durchquert. Das Prostataadenom ist eine gutartige

Neubildung, die von den Drüsen in der Nähe der Harnröhre ausgeht. Durch das Wachstum des Adenoms von innen heraus sitzt das eigentliche Prostatagewebe dem Adenom schalenförmig auf. Bei der transurethralen Resektion werden mit der Hochfrequenz-schlinge Späne des Adenoms abgetragen, die nach Füllung der Blase mit der Spülflüs-sigkeit ausgeschwemmt werden. An die Spülflüssigkeit werden folgende Anforderun-gen gestellt:

- fehlende Toxizität,

- annähernde Isoosmolarität,

- elektrisch nicht leitfähig,

- gute optische Eigenschaften.

Derzeit wird ein Gemisch aus Sorbit und Mannit in einer elektrolytfreien Lösung verwendet mit einer Osmolarität von 178 mosmol/kg.

CREEVY beobachtete 1947 als erster einen Zusammenhang zwischen der akuten Ver-schlechterung eines Patienten während transurethraler Resektion und der intrava-salen Einschwemmung von Spülflüssigkeit. Untersuchungen haben ergeben, daß zwi-schen 800 und 2000 ml bei Spitzenwerten bis 4.5 Liter eingeschwemmt werden. Die Operation geht mit einem Blutverlust von im Mittel 600ml einher.

Das Auftreten einer Einschwemmung hängt ab von
- der Radikalität des Eingriffs: Nur wenn der Operateur den Venenplexus nahekommt, die die Prostata einhüllen, ist mit einer Ein-schwemmung zu rechnen. Andererseits treten bei radikaler Operation seltener Rezidive auf,

- der Höhe des Drucks, den die Spülflüs-sigkeit in der Blase ausübt. Je höher der Spülkanister über dem OP-Tisch aufge-hängt ist, und je kleiner die Blasenkapazität ist, umso höher ist der Druck der Spül-flüssigkeit. Unterhalb 30 mmHg tritt keine relevante Einschwemmung auf.

Die Klinik des Syndroms wird entscheidend beeinflußt von der Hypervolämie und der Hyponatriämie.

Hypervolämie
Der Volumenzunahme durch die Einschwem-mung stehen der intraoperative Blutverlust und die Abnahme des intravasalen Volu-mens durch Ödembildung gegenüber. Eine Erhöhung des zentralvenösen Drucks um 4 cm H_2O ist ein Hinweis auf eine klinisch relevante Einschwemmung. Daraus resultie-ren Blutdruckanstieg und Bradykardie. Bei eingeschränkter Herzleistung kann es auch zu Blutdruckabfall und Tachykardie kommen.

Hyponatriämie
Das Serumnatrium kann durch die Ein-schwemmung der salzfreien Spüllösung innerhalb sehr kurzer Zeit auf 120 mmol/l und darunter abfallen. Da Natrium das Haupt-kation des Extrazellulärraumes ist und ca. 90% der Osmolalität der Extrazellulärflüssig-keit ausmacht, bedeutet das, daß in kurzer Zeit sehr viel osmotisch freies Wasser anfällt (Wasserüberschußsyndrom; vgl. Kap. 3.3.2.7). Dieses folgt dem osmotischen Gefälle in die Zelle und bewirkt

- Hirnödem: Unruhe, Verwirrtheit, Krämpfe, Koma, verzögertes Erwachen aus der Nar-kose,

- Lungenödem,

- Ödem der Niere mit Rückgang der Urin-produktion.

Die Verdünnung der Plasmaproteine durch die Einschwemmung fördert die Entstehung eines Lungenödems. Während der transure-thralen Resektion kann es auch zu einer Ein-schwemmung von Bakterien und Gewebs-thrombokinase mit der eventuellen Folge eines septischen Schocks bzw. einer Ver-brauchskoagulopathie kommen.

Therapie des TUR-Syndroms:
- Abbruch des Eingriffs,

- Unterstützung von Herz und Kreislauf: Reduktion der Vorlast durch Vasodilatantien, Steigerung der Inotropie durch Dopamin oder Dobutamin,

- Substitution von hypertoner (10%iger) NaCL-Lösung nach der Formel: mmol NaCl $= 0.2 \times KG \times (Na_{soll} - Na_{ist})$

- forcierte Diurese (Furosemid),

- Hirnödemprophylaxe (Dexamethason),

- Intubation, kontrollierte Beatmung.

9.6 Besonderheiten der Anästhesie in der Neurochirurgie (P. Eberl)

In der Neurochirurgie wirken Operateur und Anästhesist am gleichen Zielorgan, dem Gehirn. Durchblutung des Gehirns, intrakranieller Druck und zerebraler Stoffwechsel werden durch die verschiedenen Anästhesietechniken beeinflußt. In gewissen Grenzen kann der Anästhesist durch gezielten Einsatz geeigneter Narkoseverfahren und Medikamente für den Patienten und den Operateur günstige Bedingungen herbeiführen. Von der Anästhesie wird gefordert, Gehirndurchblutung und intrakraniellen Druck so zu beeinflussen, daß kein Hirndruckanstieg resultiert, respektive sogar eine Hirndrucksenkung. Weiterhin sollte die Narkose ausreichend tief, dennoch rasch auszuleiten sein, um eine frühe postoperative Beurteilung der neurologischen Funktionen des Patienten zu gestatten.

9.6.1 Physiologische und pathophysiologische Grundlagen

9.6.1.1 Zerebraler Stoffwechsel

Aktivität und Metabolismus der Nervenzellen sind eng miteinander verbunden. Die Hirndurchblutung hängt direkt von der Stoffwechselaktivität des Gehirns ab. Ein Zustand erhöhter neuronaler Aktivität wie beim Grand Mal-Anfall bedeutet eine gesteigerte Stoffwechselaktivität und Hirndurchblutung. Im Koma hingegen, bei tiefer Bewußtlosigkeit also, ist die Stoffwechselaktivität stark vermindert. Die Hirndurchblutung sinkt stark ab. Der zerebrale O_2-Verbrauch beträgt normalerweise $3-3.5$ ml/100 g Gewebe/min, wobei der größte Anteil von der Hirnrinde beansprucht wird. Die Gehirnzellen verbrauchen unter Normalbedingungen ca. 5 g Glukose/100 g Gewebe. Bei Glukosemangelzuständen, wie sie z.B. unter Fastenbedingungen vorliegen, können auch Ketonkörper metabolisiert werden. Aminosäuren und Fette vermag das Gehirn nicht zu verstoffwechseln.

9.6.1.2 Hirndurchblutung, zerebraler Blutfluß (CBF)

Die Durchblutung des Gehirns beträgt etwa 50 ml/100 g Gewebe/min unter physiologischen Bedingungen, wobei auf die graue Substanz ca. 100 ml/100 g/min und auf die weiße Substanz ca. 25 ml/100 g/min entfallen. Diese Werte entsprechen ca. 800 ml/min oder 15% des Herzzeitvolumens. Die Blutversorgung wird durch die beiden Arteriae carotides internae und die Arteriae vertebrales sichergestellt. An der Schädelbasis vereinigen sich die aus den Arteriae vertebrales hervorgegangene Arteria basilaris und die Arteriae carotides internae zum basalen Gefäßkranz, dem Circulus arteriosus cerebri

(WILLISII) (Abb. 6.16; vgl. Kap. 6.2.9), aus dem wiederum die einzelnen Hirnarterien hervorgehen. Große, klappenlose intrazerebrale Blutleiter, die sogenannten Sinus, sammeln das venöse Blut und leiten es in die Jugularvenen, zu einem geringen Teil über vertebrale Venen in die obere Hohlvene.

9.6.1.3 Autoregulation der Hirndurchblutung

Die Durchblutung des Gehirns folgt nicht den physiologischen Schwankungen des arteriellen Blutdrucks. Sie wird über einen weiten Bereich des mittleren arteriellen Blutdrucks (MAP) weitgehend konstant gehalten. Damit werden die empfindlichen Gehirnzellen einerseits vor hohen Pulswellenamplituden (Beispiel: Hochdruck), andererseits vor einer Minderperfusion bei Druckabfall geschützt. Bei hohem MAP kommt es zur intrakraniellen Gefäßverengung, bei niedrigem MAP zur Gefäßerweiterung, um den CBF konstant zu halten. Die Breite der Autoregulation umfaßt die Spanne von 60 bis 140 mmHg MAP. In diesem Bereich bleibt der CBF konstant (Abb. 9.13).

Bei Patienten mit Hypertonie ist der Autoregulationsbereich nach rechts verschoben. Das bedeutet, daß diese Patienten einerseits höhere Blutdruckwerte zerebral tolerieren können, sie andererseits aber bei für sie relativ niedrigen MAP-Werten ischämiegefährdet sind.

Die Autoregulation der Gehirndurchblutung kann durch verschiedene Faktoren beeinträchtigt werden. Das hat zur Folge, daß der CBF mehr oder weniger stark vom arteriellen Blutdruck abhängig wird (Abb. 9.13, gekreuzte Linie). Die zerebrale Autoregulation wird beeinträchtigt durch Hypoxie, Hyperkapnie, bestimmte Anästhetika, Hirntrauma und Hirnischämie.

Volumenverluste bis ca. 30% der gesamten Blutmenge führen noch nicht zu einer Abnahme des CBF (Abb. 9.14).

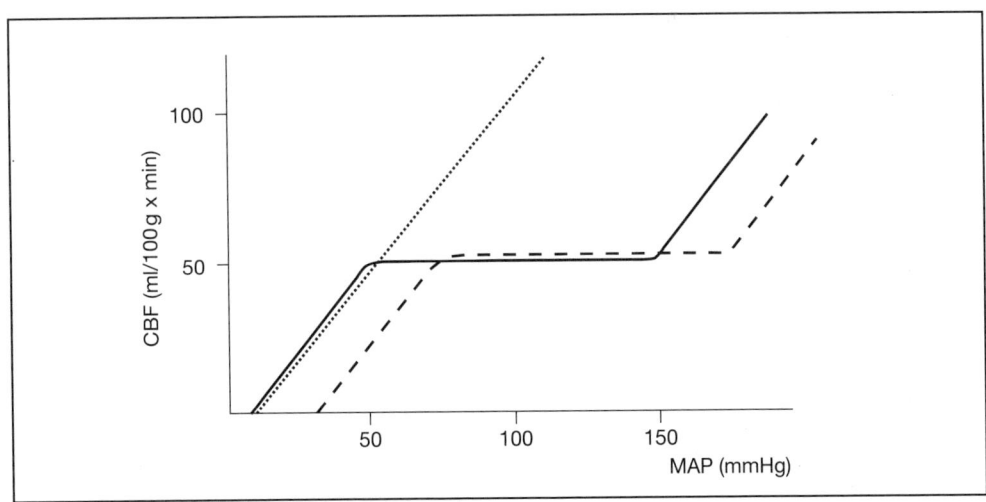

Abb. 9.13: *Autoregulation der Hirndurchblutung. Bei steigendem Druck (MAP) nimmt der cerebrale Blutfluß (CBF) nicht linear zu (gekreuzte Linie), sondern bleibt zwischen 60 und 140 mmHg (MAP) konstant. Beim Hypertoniker ist der Autoregulationsbereich nach rechts verschoben (gestrichelte Linie).*

Unterschreitet der PaO$_2$ 50 mmHg, so kommt es zu einem starken Anstieg des CBF. Sauerstoffmangel des Gehirns bewirkt eine Anhäufung saurer Metabolite (Laktat), die eine Vasodilatation nach sich zieht. Der Einfluß des PaCO$_2$ auf die Hirndurchblutung ist in Abb. 9.15 dargestellt. Hypokapnie ruft eine zerebrale Vasokonstriktion mit Abnahme des CBF hervor, umgekehrt bewirkt eine Hyperkapnie eine Vasodilatation mit CBF-Anstieg.

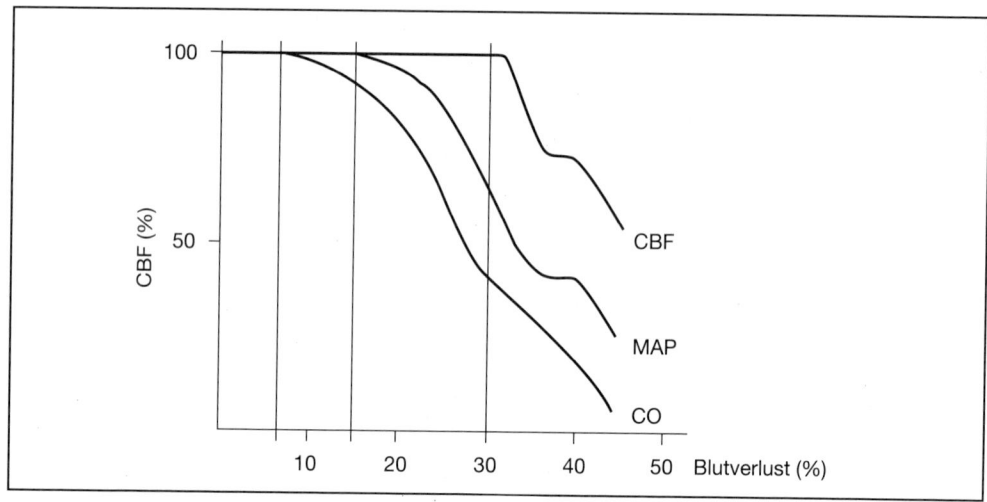

Abb. 9.14: *Dank der Autoregulation der zerebralen Perfusion nimmt der CBF erst ab einem Blutverlust von ca. 30% ab, obwohl Herzzeitvolumen (CO) und arterieller Mitteldruck (MAP) schon erheblich abgefallen sind.*

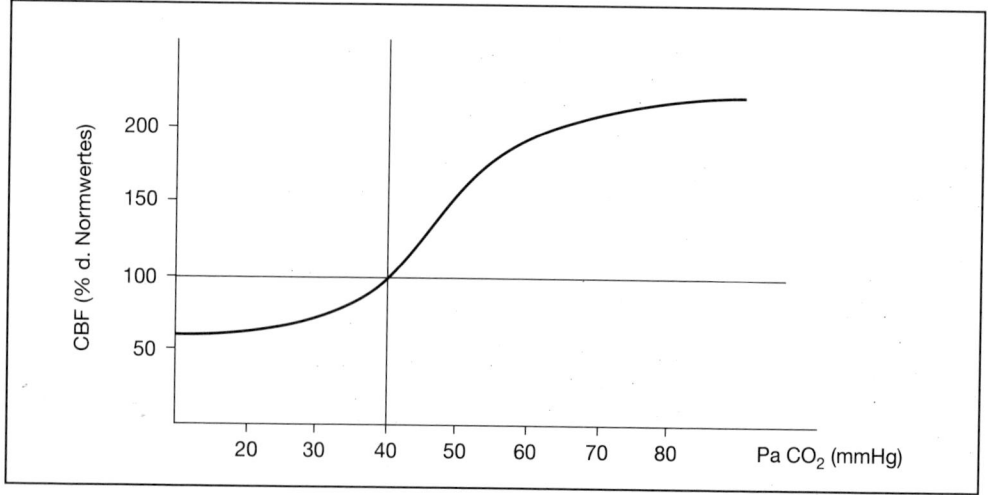

Abb. 9.15: *Abhängigkeit des CBF vom PaCO$_2$.*

9.6.1.4 Intrakranieller Druck (ICP)

Der Schädelinhalt setzt sich zusammen aus Gehirnmasse, Blut und Liquor. Keiner dieser drei Bestandteile ist kompressibel. Kommt es zu einer Volumenzunahme einer der Komponenten, so ist ein Anstieg des ICP nur zu verhindern, wenn eine oder beide der anderen Komponenten entsprechend weniger Volumen beanspruchen. Diese Gesetzmäßigkeit beschreibt die MONROE-KELLIE-Doktrin. Die einzelnen Volumina betragen in etwa: 1400 ml Gehirngewebe, 130 ml Blut, 75 ml Liquor cerebrospinalis. Die Liquorproduktion beläuft sich auf ca. 0.35 ml/min. Das gesamte zirkulierende Liquorvolumen beträgt ca. 150 ml einschließlich des Spinalkanales. Liquor wird überwiegend durch die Plexus chorioidei der Seitenventrikel gebildet. Der Abfluß erfolgt über den III. und IV. Ventrikel in den Spinalkanal, wo der Liquor teilweise resorbiert wird, sowie vom IV. Ventrikel auf die Hirnoberfläche zum Hauptresorptionsort, den in das Schädeldach eingestülpten Zotten der Arachnoidea. Beim liegenden Patienten beträgt der ICP 10 bis 15 mmHg. Wird der Kopf um 20 cm angehoben, fällt der ICP auf 0 bis 5 mmHg ab. Kopftieflage führt zu einem ICP-Anstieg, abhängig vom Neigungswinkel, bis zu 50 mmHg. Beim Husten und Pressen schnellen die Druckwerte kurzfristig auf 30 mmHg empor.

Folgende Prozesse können zu anhaltend erhöhten Hirndruckwerten führen: raumfordernde intrakranielle Prozesse (Abszeß, Tumor, Blutung, Ödem), Störungen der normalen Liquorzirkulation und -resorption (Hydrozephalus). Anhaltende ICP-Anstiege um mehr als 15 bis 20 mmHg bedürfen der Therapie. Darauf soll hier nicht näher eingegangen werden.

Im Rahmen der Anästhesie kann es zu Hirndrucksteigerung kommen durch Husten und Pressen bei Intubation und endotrachealer Absaugung, bestimmte Anästhetika, Lagerung des Patienten, Behinderung des venösen Abflusses über die Jugularvenen,

Blutdruckanstieg während Narkose und Operation durch zu flache Narkose und Hyperkapnie. Die einzelnen Faktoren wirken additiv. In begrenztem Umfang kann eine intrazerebrale Volumenvermehrung durch Verschiebung von Liquor in den spinalen Subarachnoidalraum und Induktion einer vermehrten Liquorresorption aufgefangen werden. Verringerung des venösen Blutanteils hat den gleichen Effekt.

Nach Ausschöpfung der Kompensationsmechanismen steigt der ICP steil an (Abb. 9.16). Initial ruft eine definierte Volumenzunahme ($\Delta V1$) einen geringen Druckanstieg ($\Delta P1$) hervor. Nach erneuter Volumenzunahme ($\Delta V1$) resultiert nach Erschöpfung der Kompensationsmöglichkeiten ein wesentlich größerer Druckanstieg ($\Delta P2$). Bei rascher Volumenzunahme steigt der ICP früher steil an.

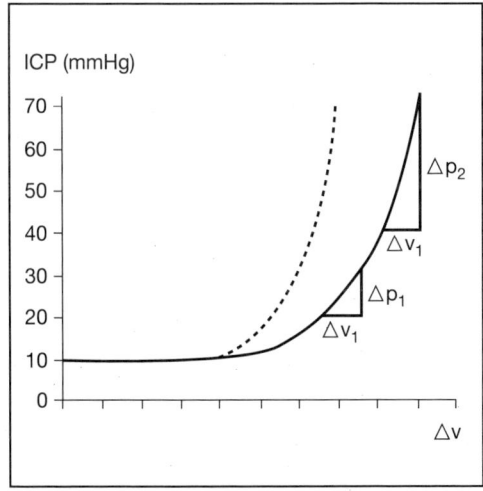

Abb. 9.16: *Druck-Volumen-Beziehung des intrakraniellen Raumes. Je nach intrakraniellem Volumen verursacht ein Zuwachs an Volumen kleinere oder größere Steigerungen des ICP. Bei rascher Volumenzunahme steigt der ICP früher und steiler an (gestrichelte Linie).*

Die entscheidende Größe für die zerebrale Perfusion ist der zerebrale Perfusionsdruck (CPP). Er resultiert aus der Differenz zwischen MAP und ICP: $CPP = MAP - ICP$.

Bleibt bei einem Hirndruckanstieg eine kompensatorische Zunahme des MAP aus, so wird der CPP abfallen. Die Folge kann eine zerebrale Ischämie sein. Eine starke Hirndrucksteigerung z. B. im Gefolge einer intrazerebralen Blutung kann akut lebensbedrohlich sein, da es am Foramen occipitale magnum zu einer Einklemmung der Kleinhirntonsillen und einer Kompression des Hirnstamms mit Ausfall des Kreislauf- und Atemzentrums kommen kann. Klinisch äußert sich ein erhöhter intrakranieller Druck in für sich gesehen unspezifischen Symptomen; zusammen auftretend gelten sie jedoch als typisch: Kopfschmerzen, Übelkeit, Erbrechen, Nackensteifigkeit und Bewußtseinstrübung. Eine Einklemmung ist zu erkennen an: Bewußtlosigkeit, Streckstellung der Extremitäten, zunehmender Pupillenerweiterung, Atemantriebsstörung, schließlich Zusammenbruch der Kreislaufregulationsmechanismen.

9.6.1.5 Messung des intrakraniellen Druckes

Im wesentlichen kommen in der Praxis drei verschiedene Meßmethoden zum Einsatz (Abb. 9.17):

– Über ein frontal angelegtes Bohrloch wird ein Druckaufnehmer zwischen Dura und knöchernem Schädeldach plaziert (epidurale Druckmessung). Diese Methode ist wenig invasiv, es besteht eine nur geringe Infektionsgefahr. Nachteilig erscheint, daß eine Liquorentnahme nicht möglich ist.

– Über ein frontales Bohrloch wird die Dura eröffnet und ein subduraler Druckaufnehmer implantiert (subdurale Druckmessung). Vorteil: Unabhängig von der bei erhöhtem Hirndruck schwierigen Ventrikelpunktion kann eine Messung durchgeführt werden. Nachteile: Liquor kann nicht entnommen werden. Das Infektionsrisiko ist hierbei hoch, weil die Dura eröffnet ist.

– Über ein frontales Bohrloch wird ein Kunststoffkatheter in das Vorderhorn eines Seitenventrikels eingeführt und mit einem kochsalzgefüllten Meßsystem verbunden.

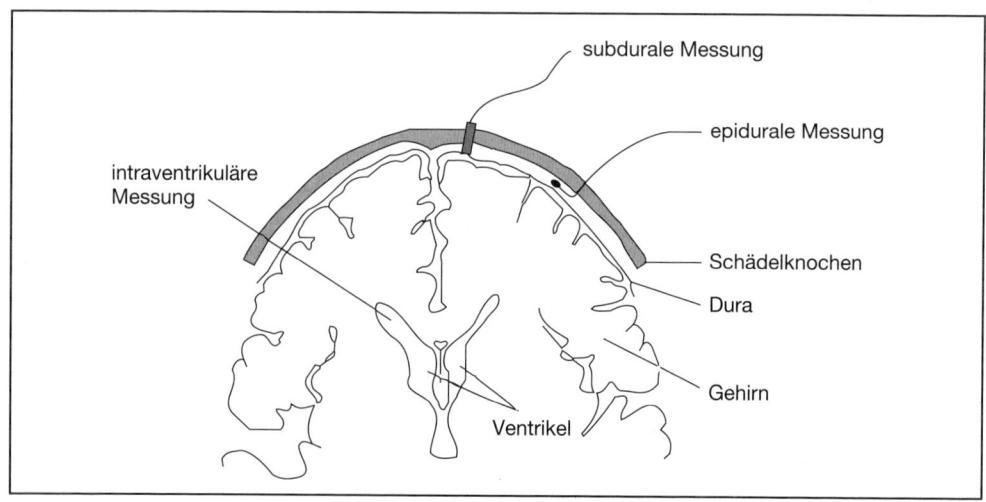

Abb. 9.17: *Meßmethoden des intrakraniellen Druckes: epidural, subdural oder intraventrikulär.*

Vorteile: Eine Liquorentnahme ist jederzeit möglich, zum einen, um den Hirndruck zu senken, und zum anderen für Liquoruntersuchungen. Herkömmliche Druckaufnehmer können Verwendung finden. Nachteile: Erschwerte Punktion bei generalisierter Hirnschwellung; hohes Infektionsrisiko (bis zu 20% am 5. Tag nach Punktion).

Der intrakranielle Druck weist physiologische Schwankungen auf. Druckanstiege treten atmungsabhängig sowie beim Husten und Pressen auf. Bei erhöhtem intrakraniellen Druck können verschiedene Druckanstiegsphänomene beobachtet werden.

A-Wellen oder Plateau-Wellen nach LUND-BERG: Im Rhythmus von ca. 60 min tritt ein plateauförmiger Druckanstieg von etwa 20 min Dauer auf. Der ICP steigt auf ca. 50 mmHg und mehr an (Abb. 9.18).

Mit B-Wellen bezeichnet man Druckerhöhungen von niedriger Amplitude, bis ca. 25 mmHg und einer Frequenz von 1/min, die als Vorläufer der A-Wellen auftreten sollen.

9.6.2 Effekte verschiedener Anästhetika auf den intrakraniellen Druck (vgl. Kap. 7)

Die in der Anästhesie gebräuchlichen Pharmaka nehmen in unterschiedlichem Ausmaß Einfluß auf die Hirndurchblutung. Anästhetikainduzierte Gefäßkonstriktion bzw. -dilatation senkt bzw. steigert die Hirndurchblutung und damit den intrakraniellen Druck. Zudem beeinflussen Anästhetika den ICP mittelbar aufgrund ihrer Wirkungen auf die Atemfunktion ($PaCO_2$!), wie u.a. die Opioide, oder auf den Hirnstoffwechsel, wie die Barbiturate.

Volatile Anästhetika erweitern die Hirngefäße und führen zu einer Zunahme der Hirndurchblutung. Die intravenösen Anästhetika bewirken mit Ausnahme des Ketamins eine Abnahme der Stoffwechselaktivität der Nervenzellen. Die verminderte CO_2-Produktion des Nervengewebes verursacht eine Vasokonstriktion der Hirngefäße. CBF und ICP nehmen entsprechend ab.

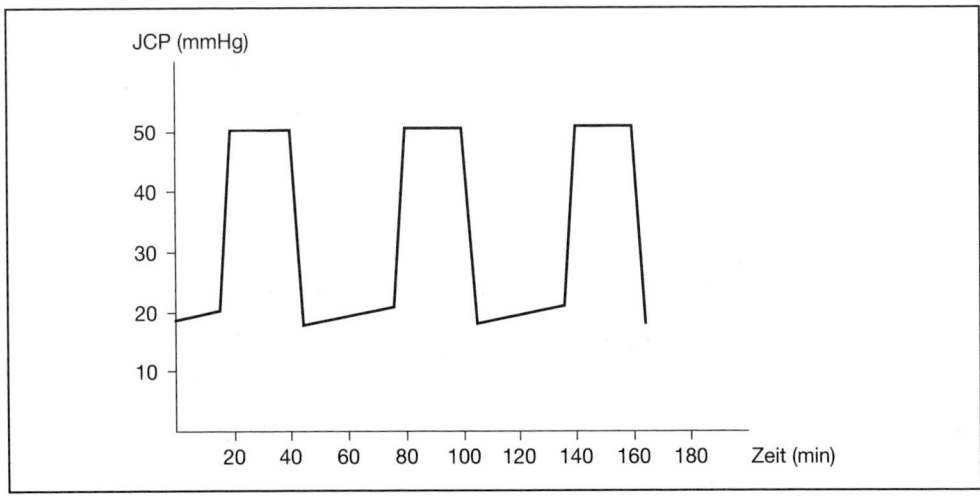

Abb. 9.18: *Periodischer Anstieg des ICP bei erhöhtem Hirndruck. Beachte die Plateaus.*

9.6.3 Anästhesie des neurochirurgischen Patienten

9.6.3.1 Vorbereitung

Grundsätzlich gelten auch in der Neuroanästhesie die allgemeinen Richtlinien zur Prämedikation. Dem neurologischen Status des Patienten muß besondere Aufmerksamkeit gewidmet werden. Hierbei gilt das besondere Augenmerk des Anästhesisten den Anzeichen eines erhöhten intrakraniellen Druckes, der Bewußtseinslage, dem Auftreten von Krampfanfällen und fokalen neurologischen Ausfällen. Bezüglich der medikamentösen Vorbereitung des Patienten ist Vorsicht geboten bei der Anwendung zentral dämpfender Pharmaka wie Opioiden und Sedativa. Bei bewußtseinsgetrübten Patienten entfällt eine Prämedikation mit den genannten Substanzen grundsätzlich.

9.6.3.2 Auswahl des geeigneten Anästhesieverfahrens

Von einem geeigneten Narkoseverfahren wird gefordert, einen Anstieg des ICP unbedingt zu vermeiden, eine ausreichend tiefe Narkose herbeizuführen und eine rasche postoperative Erholung sicherzustellen, um den neurologischen Status des Patienten frühzeitig beurteilen zu können. Ein Verfahren, das allen Ansprüchen genügt, existiert nicht. Bei bereits primär erhöhtem Hirndruck muß auf die erniedrigte zerebrale Compliance Rücksicht genommen werden. Hier erscheint nach Einleitung mit einem Barbiturat die Fortführung der Narkose mit N_2O/O_2-Beatmung und intermittierender Opioidgabe (z.B. Fentanyl) sinnvoll, eventuell in Kombination mit einem kurzwirksamen Benzodiazepin, z.B. Midazolam. In den anderen Fällen bietet sich für die Narkosefortführung ein balanciertes Verfahren an, indem ein Opioid, z.B. Fentanyl, mit einem niedrig dosierten volatilen Anästhetikum kombiniert wird, wie z.B. Isofluran oder

Enfluran. Möglich ist auch die Kombination eines Opioids mit dem intravenösen Anästhetikum Propofol. Eine kontrollierte Hyperventilation mit einem Absenken des $PaCO_2$ auf Werte um 32 mmHg unterstützt die hirndrucksenkenden Maßnahmen. Husten und Pressen müssen bei Einleitung der Narkose vermieden werden. Für die Intubation muß eine ausreichende Narkosetiefe gegeben sein. Zur Muskelrelaxierung eignen sich Succinylcholin und Vecuroniumbromid gleichermaßen. Von Vorteil kann eine Schleimhautanästhesie des Kehlkopfes und der oberen Trachea sein. Nach ausreichender Präoxygenierung intubiert man mit einem Spiraltubus, der anschließend mit allen Verbindungsschläuchen sehr gut fixiert werden muß. Die Abb. 9.19 zeigt das Verhalten des ICP bei Narkoseeinleitung.

In der Ausleitungsphase müssen einerseits Husten und Pressen des Patienten vermieden werden. Andererseits soll eine frühzeitige neurologische Beurteilung möglich sein. Es empfiehlt sich, den Patienten in Narkose zu extubieren und anschließend mit einer FIO_2 von 1.0 bis zum Erwachen mit der Maske assistiert zu beatmen.

9.6.3.3 Intraoperative Überwachung

Bei Kraniotomien wird das intraoperative Monitoring über den üblichen Standard hinaus erweitert. Neben der EKG-Überwachung kommen eine blutige Druckmessung, eine Messung des zentralen Venendrucks und eine Messung der endexspiratorischen CO_2-Konzentration zur Anwendung. Intraoperativ werden die Blutgase regelmäßig analysiert.

9.6.3.4 Intraoperative Flüssigkeitstherapie

Die intraoperative Flüssigkeitszufuhr wird eher restriktiv gehandhabt. Gewöhnlich genügt es, den Basisbedarf zuzuführen einschließlich des präoperativ notwendigen Flüssigkeitsersatzes. Blutverluste müssen aber rasch mittels kolloidaler Volumenersatzmittel und, bei gegebener Indikation, mit Bluttransfusionen ausgeglichen werden.

9.6.3.5 Maßnahmen bei Auftreten eines Hirnödems

Entwickelt sich ein Hirnödem, so stehen physikalische und medikamentöse Möglichkeiten zur Beeinflussung zur Verfügung.

Lagerung: Oberkörperhochlagerung um 30° senkt den ICP um ca. 10 mmHg.

Hyperventilation: Absenken des $PaCO_2$ auf ca. 32 mmHg vermindert CBF und ICP.

Medikamente: Dexamethason verringert vor allem perifokale Ödeme; wegen seines allmählichen Wirkungseintritts sollte es allerdings bereits präoperativ verabreicht werden. Mannitol 20% (Osmodiuretikum) 0.5 g/kg KG in 15 min verabreicht, führt durch Entwässerung zur Verminderung des Ödems.

9.6.4 Spezielle Probleme in der Neuroanästhesie

9.6.4.1 Operationen von Aneurysmen der Hirngefäße

Nach einer spontanen Blutung aus einer zerebralen Gefäßmißbildung muß die Blutungsquelle operativ ausgeschaltet werden, um die mit einer hohen Letalität belastete Nachblutung zu verhindern. Für den Anästhesisten ergeben sich im Verlauf der Narkose zwei besonders kritische Phasen: Narkoseeinleitung und Ausschaltung des Aneurysmas. Bei Einleitung der Narkose darf es nicht zu einem Blutdruckanstieg in Verbindung mit dem Intubationsreiz kommen. Eine tiefe Narkose ist hierfür Voraussetzung. Bereits vor der Induktion sollte eine blutige Druckmessung verfügbar sein. Kommt es trotz ausreichender Narkotikagabe zur Hypertension, müssen rasch wirkende Antihypertensiva gegeben werden. Um den bei einer intraoperativen Ruptur des Aneurysmas auftretenden Volumenverlusten wirksam begegnen zu können, müssen rechtzeitig großlumige venöse Zugänge geschaffen

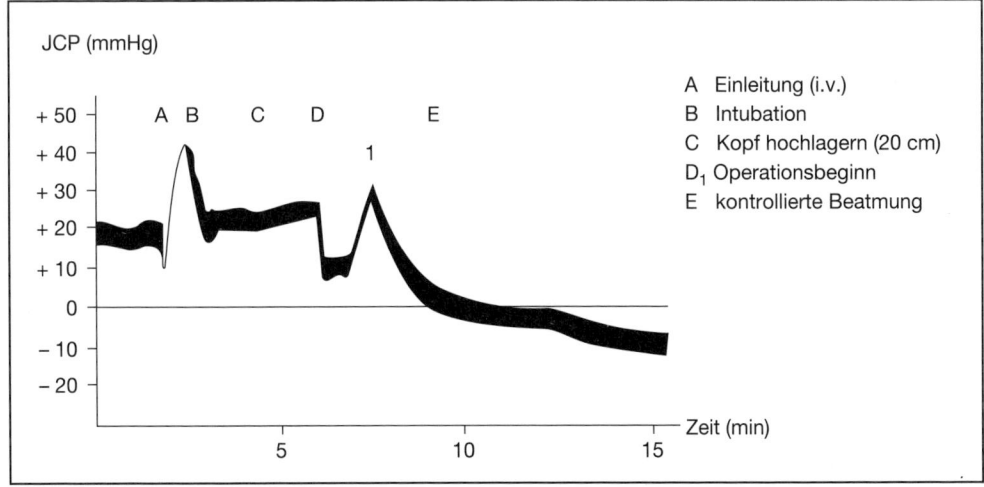

Abb. 9.19: *Veränderungen des ICP bei Narkoseeinleitung.*

werden. Einige Operateure befürworten bei ungünstiger Lokalisation des Aneurysmas die Durchführung der sogenannten kontrollierten Hypotension (vgl. Kap. 1.10). Darunter wird die medikamentös herbeigeführte Senkung des MAP mit gut steuerbaren Vasodilatatoren wie z. B. Nitroglyzerin verstanden. Ziel ist es, über eine Abnahme des CBF eine Abnahme des intrakraniellen Volumens zu erreichen. Natriumnitroprussid bewirkt eine CBF-Zunahme, ist daher für diesen Zweck nicht geeignet.

Eine verbindliche Untergrenze des MAP kann nicht angegeben werden; grundsätzlich sollte man 50 mmHg bei normotensiven Patienten nicht unterschreiten. Bei Hypertonikern sollte ein Absenken um mehr als 30% des normalen MAP nicht vorgenommen werden.

Die Absenkung des MAP kann auf die Phase der Aneurysmaausschaltung beschränkt werden.

Aus operationstechnischen Gründen kann es notwendig werden, die das Aneurysma speisenden Gefäße kurzfristig mittels eines Clip zu unterbinden. Die diesen Gefäßen nachgeschalteten Gehirnbezirke sind damit in gewissem Umfang der Gefahr einer Ischämie ausgesetzt. Als protektive Maßnahme wird empfohlen, vor Anlage des temporären Clips Barbiturate, z. B. Thiopental, zu applizieren.

9.6.4.2 Eingriffe im Bereich der hinteren Schädelgrube (HSG)

In der HSG befinden sich Kleinhirn, Pons und das verlängerte Mark. In der Medulla oblongata liegen die wichtigen Regulationszentren für Kreislauf und Atmung. Zudem sind dort die Kerngebiete der kaudalen Hirnnerven lokalisiert, die für die Schutzreflexe der Atemwege verantwortlich sind. Aus operationstechnischen Gründen werden die Eingriffe im Bereich der HSG in sitzender Lagerung des Patienten durchgeführt. Daraus resultieren verschiedene Probleme.

Aufgrund der Lagerung in sitzender Position ergeben sich narkosebedingte, erhebliche Kreislaufregulationsstörungen. Bei intraoperativen Manipulationen am Hirnstamm mit Irritation des Kreislaufzentrums kann eine Instabilität der Kreislaufverhältnisse auftreten (Bradykardie, Tachykardie, Hypertension, Hypotension). Um eine lagerungsbedingte Hypotension aufzufangen, muß genügend Volumen vorab gegeben werden, z. B. 500 ml eines kolloidalen Volumenersatzmittels (vgl. Kap. 8.5). Der Patient muß langsam und unter fortwährender Blutdruckkontrolle in die sitzende Position gebracht werden. Empfohlen wird das anschließende Hochlagern und Auswickeln der Beine. Gegebenenfalls müssen z. B. Sympathikomimetika appliziert werden.

Liegt das Operationsgebiet wesentlich (> 5 cm) über dem Niveau des rechten Vorhofes, so besteht die Gefahr einer Luftembolie, d. h. des Ansaugens von Luft in Venen mit subatmosphärischem Druck, die über das rechte Herz in die Lungenstrombahn gelangt. Die Luftblasen wirken als Mikroemboli und verschließen die Lungenkapillaren. Daraus ergeben sich $\dot{V}A/\dot{Q}$-Störungen im Sinne einer vermehrten Totraumventilation (vgl. Kap. 2.3) und eine pulmonale Hypertonie. Schließlich kann es zu einem akuten Cor pulmonale, einem Rechtsherzversagen, kommen.

Mit einer entsprechend ausgelegten Überwachung kann die Diagnose einer Luftembolie erleichtert werden. Im 4./5. ICR (Intercostalraum) rechts wird für diesen Zweck eine Ultraschalldopplersonde angelegt. Schon kleine Luftemboli führen zu Veränderungen der Dopplersignale. Zudem kommt es zum Abfallen der endexspiratorischen CO_2-Spannung durch Zunahme der alveolären Totraumventilation. Eine Blutgasanalyse beweist die CO_2-Retention. Wird der Patient mit einem in der Arteria pulmonalis liegenden SWAN-GANZ-Katheter überwacht, kann ein Anstieg des Pulmonalisdruckes frühzeitig erkannt werden. Ist eine Luftembolie eingetreten, muß rasch gehandelt werden. Der Chirurg identifiziert und verschließt die Eintrittsstelle; hilfsweise wird das Operationsgebiet fortlaufend mit Kochsalzlösung gespült. Die N2O/O$_2$Beatmung wird zugunsten einer O$_2$-Beatmung umgestellt. Es kann versucht werden, den venösen Druck im Operationsgebiet anzuheben. Dazu komprimiert man temporär die Jugularvenen. Eine Beatmung mit PEEP kann hilfreich sein, wird jedoch nicht einheitlich positiv beurteilt. Erfolgversprechend in der Behandlung der venösen Luftembolie kann die sogenannte MAST (Medical anti shock trousers) sein, auch als Antischockhose bezeichnet. Dabei handelt es sich um Luftkammerschienen, die hosenförmig an die Beine und das untere Abdomen angelegt werden. Durch Beschicken der Luftkammern mit Druckluft erreicht man eine Verschiebung des in den Beinvenen gepoolten Blutvolumens nach zentral im Sinne einer Autotransfusion. Dadurch wird der ZVD angehoben und die Einströmung von Luft aus der oberen Hohlvene deutlich verringert. Über einen zentralvenösen Katheter, dessen Spitze präoperativ in den rechten Vorhof plaziert wurde, versucht man, das schaumige Blut-/Luftgemisch abzuziehen.

Die Funktion der Schutzreflexe der Atemwege kann aufgrund der Beeinträchtigung der kaudalen Hirnnerven erheblich gestört sein. Dabei kann eine tumorbedingte Schädigung vorliegen oder eine manipulationsbedingte Hirnstammschwellung aufgetreten sein. Postoperativ droht hier Aspirationsgefahr. Sinnvollerweise sollten diese Patienten nicht primär extubiert, sondern zur Nachbeatmung über die kritische Phase hinaus intubiert auf der Intensivstation überwacht werden. Vor Extubation prüft man dann sorgfältig die Schutzreflexe.

9.7 Anästhesiologische Probleme bei endokrinologischen Erkrankungen (A. Beer, D. Rump, E. Weninger)

Das Endokrinium stellt ein komplexes, anatomisch nicht immer genau definierbares Regulationssystem für viele wesentliche Funktionen im Körper dar. In einem mehrfach quer vernetzten Rückkopplungssystem wird die Hormonausschüttung gesteuert. Hormone werden über die Blutbahn zu ihren Erfolgsorganen transportiert. Ihre Funktionen sind mannigfaltig. Die Regulation des Körperwachstums (somatotropes Hormon), sowie die Ausprägung der primären und sekundären Geschlechtsmerkmale (Östrogen, Testosteron) sind hormonell gesteuerte Funktionen mit längerer Wirkungsdauer und langsamerer Rückkopplung.

Aus anästhesiologischer Sicht haben diese länger wirkenden hormonellen Regulationssysteme eine untergeordnete Bedeutung. Vital bedrohlich sind oftmals Störungen in den kürzer wirksamen Hormonsystemen, denen vor allem die Schilddrüse, das Pankreas und die Nebennieren zuzuordnen sind.

Anästhesiologische Probleme bei Störungen von Hormonsystemen sind vor allem durch Stoffwechselentgleisungen und kardiovaskuläre Probleme charakterisiert. Die Narkose greift in den Stoffwechsel des Patienten ein. Deshalb ist Patienten, bei denen bereits präoperativ Störungen des Endokriniums vorliegen, im Rahmen der Anästhesie besondere Beachtung zu schenken. Es muß hierbei grundsätzlich in Abhängigkeit vom chirurgischen Eingriff zwischen einer elektiven Operation am endokrinologisch aktiven Organ und einer notfallmäßigen Operation (z.B. rupturiertes Bauchaortenaneurysma) bei einem Patienten mit endokrinologischer Erkrankung unterschieden werden. Bei elek-

tiven Operationen kann das anästhesiologische Risiko durch eine suffiziente internistische Vorbereitung verringert werden.
Speziell bei Notfalleingriffen führt die endo-
krinologische Erkrankung zu komplexen
Komplikationsmöglichkeiten; nur durch das
Verständnis der pathophysiologischen Zusammenhänge wird es gelingen, den Patienten unbeschadet durch Narkose und
Operation zu bringen. Geordnet nach der
vorliegenden Grundstörung, sind häufige
Probleme und deren Therapieformen im folgenden näher erläutert. Funktionsstörungen
der Schilddrüse spielen hierbei eine ähnlich wichtige Rolle wie ein pathologischer
Kohlenhydratstoffwechsel. Darüber hinaus
bieten auch die hormonaktiven Erkrankungen der Nebenniere und des hypophysär-
hypothalamischen Systems eine Vielzahl
von anästhesiologischen Problemen.

9.7.1 Hyperthyreose

Die Schilddrüse sezerniert Thyroxin (T4)
und Trijod-Thyronin (T3), die als jodierte
Aminosäuren die aktiven Schilddrüsenhormone darstellen. Bei überschießender Produktion dieser Hormone werden verschiedene Organsysteme in nachteiliger Weise
beeinflußt. Besonders für das Herz stellt die
Hyperthyreose eine große Belastung dar.
Die Schilddrüsenhormone steigern die Wirkung der Katecholamine am Herzmuskel.
Hierdurch werden Herzkraft, Herzfrequenz,
Reizleitung und Reizbildung gesteigert, was
am vorgeschädigten Herzen zu Vorhofflimmern, beschleunigter AV-Überleitung, erhöhtem Herzzeitvolumen, Arrhythmien und
einer relativen Digitalisresistenz führen kann.

Hyperthyreote Patienten leiden, abgesehen
von ihrer Neigung zur Hypertonie, oft an
Ruhelosigkeit, Erregbarkeit, Hyperkinesien
und emotionaler Labilität.

Bei unzureichender Vorbehandlung stehen während der Narkose als Komplikationsmöglichkeiten Tachyarrhythmien und
die Möglichkeit einer Herzinsuffizienz im
Vordergrund. Der Sauerstoffbedarf ist
regelmäßig erhöht. Außerdem kann es zu
hypertonen Episoden kommen.

Bei erheblichen morphologischen Veränderungen der Schilddrüse, wie großen Adeno-
men oder einer Struma diffusa höheren
Grades liegt nicht selten eine Trachealverla-
gerung bzw. eine Trachealstenose vor. Mit
einer erschwerten Intubation muß gerechnet
werden. Es sollten deshalb eine Auswahl kleinerer Tuben sowie ein Führungsstab bereitgestellt werden. Vor jeder Operation eines
Patienten mit Hyperthyreose, auch vor einer
operativen Entfernung der Schilddrüse, muß
der Hormonstoffwechsel normalisiert werden. Der Patient sollte sich in einer euthyreoten Stoffwechsellage befinden. Dieser
Zustand wird in der Regel durch die Gabe
von Thyreostatika (z. B. Thio-Uracil-Präpa-
rate) erreicht. Zusätzlich können zur Dämpfung der Hyperthyreose-Symptome beta-
Blocker und Sedativa gegeben werden. Auf
eine gute präoperative Sedierung sollte
wegen der Gefahr überschießender Streß-
reaktionen Wert gelegt werden. Auf Atropin
wird am OP-Tag im Regelfall verzichtet. Zur
Operation wird der Patient in halb sitzender
Position gelagert, wobei man übermäßiges
Überstrecken des Kopfes vermeiden sollte.
Tachykardien als Folge von Manipulationen
an der Schilddrüse erfordern keine Vertiefung
der Narkose. Eine kontinuierliche Messung
der Körpertemperatur ist zu empfehlen.

Die Narkoseeinleitung sollte mit Thiopental
erfolgen, da diese Substanz aufgrund einer
chemischen Strukturverwandtschaft thyreo-
statische Eigenschaften besitzt.

Kommt es perioperativ zu Tachykardien oder
Tachyarrythmien bei ausreichender Narkosetiefe, erscheint der kurzwirksame Beta-
Blocker Esmolol zu deren Behandlung
geeignet.

Bei der Ausleitung ist starkes Husten wegen der Nachblutungsgefahr zu vermeiden. Postoperativ sollte der Patient, insbesondere bei nicht suffizient vorbehandelter Hyperthyreose, für wenigstens 24 Std auf der Intensivstation überwacht werden. Zu beachten ist die Gefahr eines postoperativen Kehlkopfödems, einer Rekurrensparese und eines Trachealkollapses bei vorbestehender Tracheomalazie, jeweils mit schweren Störungen der Atemfunktion bei Zustand nach Thyreoidektomie. Auch durch die bereits erwähnte Nachblutungsgefahr im Halsbereich ist die Atemsituation des Patienten gefährdet. In einem solchen Fall ist eine Wundrevision mit subtiler Blutstillung erforderlich. Der Patient sollte auch postoperativ in halb sitzender Position verbleiben.

Die thyreotoxische Krise, die bei diesem Patientengut nicht selten vorkommt, reicht von Schweißausbrüchen, Hyperthermie, Tachykardie, Übelkeit und Erbrechen, Tachypnoe, Dyspnoe sowie abdominellen Schmerzen bis hin zu Bewußtseinsstörungen und Koma. Im Falle der thyreotoxischen Krise muß das Monitoring um blutige Druckmessung und Kontrolle des zentralvenösen Drucks erweitert werden. Zur Bestimmung der laborchemischen Schilddrüsenparameter sollte Blut asserviert werden. Wichtig ist vor allen Dingen eine Flüssigkeitszufuhr von bis zu 5000 ml/24 Std. Eventuell ist eine Schockbekämpfung erforderlich. Eine ausreichende Sedierung ist erforderlich, um eine streßbedingte endogene Katecholaminausschüttung zu verhindern. Die meist vorhandene, durch Stoffwechselbeschleunigung hervorgerufene Hyperthermie kann durch physikalische Maßnahmen wie Wadenwickel bekämpft werden. Selbstverständlich ist für eine suffiziente Atmung zu sorgen. Medikamentös gibt man zur Syntheseblockade von Schilddrüsenhormonen z. B. Metimazol (z. B. Favistan®). Zudem erhält der Patient zur Ausschüttungsblockade von Schilddrüsenhormonen Jodid. Diese Therapie ist bei Jod-induzierter Hyperthyreose und vor geplanter Radio-Jod-Therapie kontraindiziert. Als weitere medikamentöse Maßnahmen werden Prednisolon sowie Sympathikolytika (z. B. Propranolol = Dociton®) empfohlen. Als ultima ratio, wenn nach 24 bis 28 Std keine Besserung auftritt, kommen eine Plasmapherese bzw. Hämoperfusion zur Entfernung zirkulierenderSchilddrüsenhormone in Betracht.

9.7.2 Hypothyreose

Die unzureichende Ausschüttung von Schilddrüsenhormonen beruht auf einem angeborenen oder erworbenen Defekt der Hormonsynthese.

Als klinische Zeichen stehen hierbei eine motorische und geistige Verlangsamung, Hypotonie, Bradykardie sowie Kälteintoleranz bzw. Hypothermie im Vordergrund.

Im EKG findet man häufig eine Niedervoltage sowie Bradykardie und PQ-Verlängerung.

Im Regelfall liegt eine erhöhte Empfindlichkeit gegen Sedativa sowie eine Reflexdämpfung vor. In der Blutgasanalyse finden sich nicht selten ein erniedrigter Sauerstoffpartialdruck und ein erhöhter CO_2-Partialdruck als Zeichen der alveolären Hypoventilation.

Anästhesierelevant ist insbesondere der unkalkulierbare Medikamentenabbau, der bei hypothyreoten Patienten meist verzögert ist. Deshalb ist die überlegte Auswahl und vorsichtige Dosierung von Anästhetika besonders wichtig. Geeignet erscheinen Medikamente, die kurzwirksam sind oder deren Abbau vollkommen oder weitgehend unabhängig von metabolischen Gegebenheiten ist: Beispiele sind Etomidat als Induktionshypnotikum, Atracurium zur Relaxierung, Alfentanil zur Analgesie; Inhalationsanästhetika zur Aufrechterhaltung der Narkose.

Einer Unterkühlung des Patienten ist durch ausreichend Wärmedämmung bzw. Heizmatte vorzubeugen. Die Basaltemperatur ist ständig zu kontrollieren. Postoperativ ist mit einer verlängerten Aufwachphase aufgrund der verzögerten Elimination der Narkotika zu rechnen.

9.7.3 Diabetes mellitus

Wir kennen zwei Formen des Diabetes mellitus. Der juvenile Diabetes (Typ I) ist gekennzeichnet durch absoluten Insulinmangel. Er betrifft meist Kinder oder jüngere Patienten. Der sogenannte Altersdiabetes (Typ II) mit relativem Insulinmangel ist weitaus häufiger. Er ist nur in Ausnahmefällen Insulin-abhängig, meist diätetisch bzw. mit oralen Antidiabetika einstellbar.

Beiden Formen gemeinsam ist die Hyperglykämie und eine Glukosurie, zu der es aber nicht zwangsläufig kommen muß. Durch den Glukoseüberschuß im Plasma ergibt sich eine erhöhte Serumosmolalität (vgl. Kap. 3.3.2.2), die zu einem gesteigerten Harnvolumen führt. Dadurch kann es zu renalen Elektrolytverlusten kommen.

Insulin wird von den Betazellen des Pankreas produziert. Täglich werden etwa 40 Einheiten an den Organismus abgegeben. Gesteigert wird diese Sekretion durch Glukose, Ketonkörper, einige Aminosäuren, Glukagon, ACTH, Glukokortikoide, Thyroxin, Betamimetika und Sulfonylharnstoffe. Hemmend auf die Insulinfreisetzung wirken unter anderem Diazoxid, Saluretica und Biguanide. Insulin wird in der Leber abgebaut.

Insulin wirkt an der Zellmembran und intrazellulär. Die Membranwirkung besteht in einer erleichterten Glukosediffusion, einer erhöhten Aminosäurenaufnahme sowie in einer erhöhten Kaliumaufnahme. Intrazellulär kommt es durch Enzymaktivierung zu einer verbesserten Energiegewinnung aus Glukose, die Umwandlung von Glukose zu Glykogen wird gefördert, Glykogen vermehrt gespeichert. Durch Lipasehemmung wird der Triglyceridaufbau gefördert. Die Eiweißsynthese wird ebenfalls gesteigert. In der Leber wird die Glukoneogenese gehemmt. Bei Insulinmangel führt die schlechte Glukoseutilisation zur Hyperglykämie. Fette und Aminosäuren werden verstärkt abgebaut, wodurch es zur Bildung von Ketonkörpern kommt. Die begleitende Ketoazidose ist häufig vergesellschaftet mit einer Laktatazidose. Durch die osmotische Diurese kommt es zur Hypovolämie.

Das Narkoserisiko wird überwiegend durch die typischen Begleiterkrankungen bestimmt:

– koronare Herzerkrankung,

– Neuropathie (autonom: z.B. Durchblutungsstörungen im Splanchnikusgebiet; peripher: z.B. eingeschränkte Sensibilität),

– Neigung zu postnarkotischen Blasenentleerungsstörungen,

– stumme Harnwegsinfekte,

– Abwehrschwäche,

– eingeschränkte Nierenfunktion,

– schlechte Wundheilung.

Alle erwähnten Begleiterkrankungen sind Folgen einer durch die Stoffwechselstörung induzierten Mikro- und Makroangiopathie.

Präoperativ sollte der Blutzuckerspiegel weitgehend normalisiert werden. Während der Narkose stellt die Hypoglykämie eine große Gefahr dar, weil ihre vieldeutigen Symptome durch die Narkose überdeckt werden können: Bewußtseinsstörung, blasses Hautkolorit, Tachykardie, Schwitzen und Zittern. Es kann aber auch, vor allem bei großen bauchchirurgischen Eingriffen, zu ganz erheblichen Blutzuckeranstiegen kommen.

Volatile Narkotika wie Isofluran oder Enfluran haben eine nur geringe Auswirkung auf den Blutzuckerspiegel. Durch eine Periduralanästhesie kann der postoperative Blutzucker-Anstieg je nach Ausdehnung weitgehend verhindert werden. Dies wird vor allem durch die Blockade von afferenten, sympathischen Nervenfasern zum Nebennierenmark erklärt, wodurch eine Katecholaminfreisetzung aus diesem Organ verhindert wird. Adrenalin ist der stärkste Stimulus für die Glykogenolyse in der Leber. Daneben scheint die unterbewußte Nicht-Wahrnehmung des operativen Stimulus auch die neurogen vermittelte ACTH und STH-Freisetzung zu hemmen. Bei zu geringer Bereitstellung von Energieträgern (Kohlenhydraten, z. B. Glukose) kommt es aufgrund der Glukoneogenese und deren Folgen zu einer azidotischen Stoffwechsellage.

Bei der Prämedikationsvisite sollte neben dem routinemäßig zu fordernden EKG, einer Röntgenaufnahme des Thorax und Laborparametern wie Hb, Kalium und Natrium ein Blutzuckertagesprofil vorliegen. Bei Werten unter 200 mg % besteht in der Regel keine Notwendigkeit, den Patienten auf Insulin umzustellen. Beim Altersdiabetiker sollten die Werte nach einer Mahlzeit nicht über 180 mg %, nüchtern nicht über 130 mg % liegen. Vor allem der insulinpflichtige Patient sollte an die erste Stelle des Operationsprogrammes gesetzt werden, damit die Nahrungskarenz zeitlich auf ein Minimum begrenzt werden kann. Ein Regionalverfahren mit seiner relativ kurzen Erholungszeit wird einer Allgemeinanästhesie vorzuziehen sein. Am Morgen der Operation wird der Nüchternblutzucker bestimmt, zum weiteren Vorgehen gibt es unterschiedliche Empfehlungen. Es hat sich bewährt, bei insulinpflichtigen Diabetikern präoperativ ein Drittel bzw. die Hälfte der üblichen Insulindosis zu verabreichen (Altinsulin) und eine 5%ige Glukoselösung zu infundieren. Intraoperativ muß der Blutzucker regelmäßig bestimmt und der Insulinbedarf mit intravenösen oder intramuskulären Gaben von Altinsulin gedeckt werden. Überschlagsmäßig berechnet man 1 Einheit Altinsulin pro 10 mg % überschüssigen Blutzuckers. Maßgebend ist allerdings allein die am Blutzucker abzulesende Insulinwirkung.

Der Notfallpatient sollte möglichst mit einem Blutzucker unter 400 mg % operiert werden. Im Coma diabeticum verbietet sich wegen der hohen Letalität jede nicht absolut zwingende Operation. Im Präkoma wird zunächst ein langsamer (!) Ausgleich der Osmolalität und der Kaliumkonzentration im Serum angestrebt, indem man isotone Flüssigkeit mit Insulin und Kaliumchlorid infundiert.

9.7.4 CUSHING-Syndrom

Beim CUSHING-Syndrom besteht ein Überschuß an Glukokortikoiden. Dieser ist meist iatrogen, das heißt durch langfristige Kortikoidmedikation bedingt. Als endogene Ursachen kommen eine hypothalamisch-hypophysäre Dysfunktion, ein sogenanntes ektopes ACTH-Syndrom sowie eine autonome Nebennierenrindenüberfunktion in Betracht.

Charakteristisch sind die Symptome Stammfettsucht, Mondgesicht, Stiernacken, Muskelatrophie, Hautatrophie, Striae rubrae, Osteoporose, Hirsutismus, Akne und Amenorrhoe. Klinisch bedeutsam sind die Neigung zu Hypertonie und Hypokaliämie sowie eine Ulkus-Prädisposition. Außerdem besteht häufig eine erniedrigte Glukosetoleranz und eventuell eine Erhöhung des Blutzuckers im Serum. Wichtig für die Vorbereitung und Durchführung einer Narkose ist der Ausgleich der Hypokaliämie sowie ein Ausgleich des Säure-Basen-Status. Eine eventuell bestehende Hyperglykämie sollte reguliert werden. Bei einseitiger Adrenalektomie muß intra- und postoperativ eine substituierende Steroidtherapie durchgeführt werden. Hierfür werden zu Beginn der Operation zunächst 100 mg Hydrocortison intravenös gegeben. Postoperativ erhält der Patient noch 2mal dieselbe Dosis. Diese Tagesdosis von 300 mg wird dann im Laufe der nächsten 5 Tage auf 75 mg pro Tag reduziert. Eine Ulkusprophylaxe wird bei nachgewiesenem Ulcus ventriculi oder duodeni sowie bei erosiver Gastritis empfohlen.

In der perioperativen Phase sind durch chirurgische Manipulation an der Nebenniere Hypertension und Tachyarrhythmie möglich. Nach Entfernen des Organs aus der Zirkulation kann es trotz adäquater Kortisol-Substitution zu Hypotension kommen. Ursache ist die plötzlich fehlende Katecholaminwirkung.

9.7.5 Hyperaldosteronismus

Bei einer überschießenden Sekretion von Mineralokortikoiden spricht man von Hyperaldosteronismus oder CONN-Syndrom.

Im Vordergrund stehen bei dieser Erkrankung die arterielle Hypertonie bei hypokaliämischer Alkalose und die Retention von Natrium und Wasser. Leitsymptome sind deshalb die Hypokaliämie und die Hypertonie.

Präoperativ ist auf eine gute Einstellung des Hypertonus mit Spironolacton zu achten. Die Elektrolyte müssen regelmäßig kontrolliert und gegebenenfalls substituiert werden.

9.7.6 Nebennierenrindeninsuffizienz

Die primäre Nebennierenrindeninsuffizienz (Morbus ADDISON) ist gekennzeichnet durch Adynamie, Schwäche, Gewichtsabnahme, Übelkeit und Erbrechen sowie durch Hyperpigmentierung der Haut. Von großer Bedeutung ist die Hypotension, verursacht durch eine Hypovolämie infolge von Natrium- und Wasserverlusten.

Durch die endokrine Imbalanz kann sich der Körper nur mangelhaft auf den Narkosestreß einstellen, es muß deshalb intra- und postoperativ eine Hormonsubstitution in 5 – 10mal höherer Dosis als präoperativ durchgeführt werden. Schon präoperativ sollte bei den meist exsikkierten Patienten eine ausreichende Flüssigkeitszufuhr erfolgen, wenn nötig, auf parenteralem Weg. Bei der akuten Nebennierenrindeninsuffizienz, der ADDISON-Krise, muß neben Cortisol und Natrium auch Flüssigkeit substituiert werden.

9.7.7 Phäochromocytom

Das Phäochromocytom zeichnet sich durch eine erhöhte Sekretion von Adrenalin und Noradrenalin aus dem Nebennierenmark oder den Grenzstrangganglien, in einigen Fällen auch aus extraabdominalen Tumoren aus.

Die arterielle Hypertonie, in 30% der Fälle paroxysmal auftretend, steht diagnostisch im Vordergrund. Kopfschmerzen, generalisierte Schweißausbrüche, Herzklopfen, Gesichtsblässe und Rhythmusstörungen sowie eine diabetische Stoffwechselstörung imponieren als zusätzliche Symptome.

Die Entfernung der Nebennieren beim Phäochromocytom zählt zu den vom anästhesiologischen Standpunkt aus risikoreichsten Eingriffen mit einer Operationsletalität von 2 bis 5%. Der Blutdruck muß präoperativ mit alpha- und gegebenenfalls auch mit beta-Blockern bis zur Normalisierung therapiert werden. Wichtig sind eine gute präoperative Sedierung (Prämedikation) und eine schonende Narkoseeinleitung. Dadurch sollen plötzliche Blutdruckabfälle vermieden werden, die eine überschießende Gegenregulation hervorrufen könnten. Ein umfangreiches perioperatives Monitoring, arterielle Blutdruckmessung, und zentralvenöse Druckmessung, ggf. das Legen eines SWAN-GANZ-Katheters, ist selbstverständlich.

Nach Entfernung des Tumors kommt es meist zu ausgeprägter Hypotension, was die Gabe von Adrenalin und /oder Noradrenalin notwendig machen kann.

9.7.8 Diabetes insipidus

Unter den Funktionsstörungen der Hypophyse bietet der Diabetes insipidus, verursacht durch einen Mangel an Adiuretin (ADH), in der Regel die meisten Probleme. Durch die fehlende Konzentrierungsfähigkeit der Niere kommt es zu enormen Flüssig-keitsverlusten(bis zu 15 l/d). Als Symptom steht deshalb die Polyurie mit Polydipsie im Vordergrund. Therapeutisch gibt man Vasopressinderivate wie Desmopressin (z. B. Minirin® 1 – 3 mal 5 – 20 µg/24 Std intranasal).

Der Patient sollte präoperativ auf eine ent-sprechende Therapie eingestellt sein, sein Flüssigkeitshaushalt sollte soweit wie mög-lich normalisiert sein. Eine Hypovolämie ist unbedingt auszugleichen. Gegebenenfalls müssen Elektrolytverluste substituiert wer-den.

9.7.9 Akromegalie

Der Akromegalie liegt ein Hypophysenvor-derlappenadenom mit vermehrter Sekretion von Somatotropin zugrunde. Es kommt zu einer Vergrößerung des Gesichtsschädels mit Prognatie, verdickter Haut, meist auch zu einer diffusen Schilddrüsenvergrößerung. Häufig besteht zusätzlich eine pathologi-sche Glukosetoleranz, gelegentlich ein mani-fester Diabetes mellitus. Ferner fällt eine Nei-gung zur arteriellen Hypertonie und selten Herzinsuffizienz auf. Auch innere Organe können vergrößert sein (Splanchno-Mega-lie). Wegen der veränderten Morphologie muß für die Narkose entsprechendes Material bereitgestellt werden, z. B. ein großer Spatel, eine große Maske, ein großer Tubus mit Führungsstab. Mit einer erschwerten Intubation ist zu rechnen.

9.8 Regionalanästhesie (A. Buchfelder)

Periphere Nerven bestehen aus einer gro-ßen Zahl von Nervenfasern. Die einzelnen Nervenfasern versorgen unterschiedliche Körperareale und vermitteln verschiedene Sinnesqualitäten. Die im einzelnen Nerven außenliegenden Fasern versorgen mehr pro-ximal (körpernah) gelegene Bezirke, die innenliegenden Fasern die distalen (kör-perfernen) Regionen. Schmerz- und Tem-peraturempfinden werden durch dünnere Fasern vermittelt (sog. Aδ- und C-Fasern) als Berührung, Druck und Motorik.

Je dünner die Nervenfasern sind und je weiter sie außen im Nerven verlaufen, desto eher werden sie durch Lokalanästhetika blockiert. So ist verständlich, daß sich eine periphere Nervenblockade von proximal nach distal ausdehnt, und Temperatur- und Schmerzempfinden früher ausgeschaltet werden als die Empfindungen Druck und Berührungen sowie die Motorik.

9.8.1 Lokalanästhetika

Lokalanästhetika lagern sich an der Zell-membran der Nerven an und verändern die Durchlässigkeit der Membran für Na^+-Ionen. Dadurch wird verhindert, daß ein Aktions-potential in der Nervenfaser fortgeleitet wird. Man unterscheidet Lokalanästhetika nach Art ihrer Verknüpfung im Molekül (Ester- bzw. Amidtyp; siehe Kap 7.7).

9.8.1.1 Systemische Wirkungen der Lokalanästhetika

Lokalanästhetika haben eine Wirkung auf alle erregbaren Membranen im Körper. Steigt aufgrund einer absoluten oder rela-tiven Überdosierung, schneller Resorption vom Injektionsort oder versehentlicher In-jektion in ein Blutgefäß die Konzentration im Blut zu stark an, so kommt es zu **toxi-schen Wirkungen** im zentralen Nerven-system und im Herz-Kreislauf-System.

Erste Hinweise auf toxische Wirkungen am ZNS sind oft ein metallischer Geschmack, Taubheitsgefühl der Zunge und Mundregion sowie Unruhe des Patienten. Sehr rasch folgen Muskelzittern, generalisierte Krämpfe, Bewußtlosigkeit und Atemstillstand, sowie Bradykardie, AV-Blockierungen und Blutdruckabfall.

Auch wenn die genannten Komplikationen bei fachgerechter Durchführung von Regionalanästhesien sehr selten sind, muß bei jeder Regionalanästhesie die technische und medikamentöse Ausstattung für eine kardio-pulmonale Reanimation vorhanden sein.

9.8.1.2 Allergie auf Lokalanästhetika

Lokalanästhetika vom Ester-Typ werden im Plasma durch Pseudocholinesterasen gespalten. Dabei entsteht u.a. Paraaminobenzoesäure, ein Stoff, der allergische Reaktionen auslösen kann. Beim Amid-Typ erfolgt der Abbau überwiegend in der Leber. Auch wenn Allergien gegen diesen Typ extrem selten sind, ist daran zu denken, daß in manchen Injektionsflaschen (Durchstechampullen) der Konservierungsstoff Methylparaben zugesetzt ist, der chemische Ähnlichkeit zur Paraaminobenzoesäure hat und für viele „Allergien auf Lokalanästhetika" verantwortlich ist. In der klinischen Praxis werden fast ausschließlich Amid-Lokalanästhetika verwendet.

9.8.2 Vorbereitung zur Regionalanästhesie

Bei allen Regionalanästhesieverfahren muß auch vom erfahrenen Anästhesisten mit einer gewissen „Versagerquote" gerechnet werden. Deshalb gilt der Grundsatz:

Bei jeder Operation in Regionalanästhesie muß gewährleistet sein, daß zu jedem Zeitpunkt umgehend eine Allgemeinnarkose eingeleitet werden kann.

Ein sicherer venöser Zugang ist für alle Verfahren der Regionalanästhesie obligat. Das Basis-Monitoring entspricht dem einer Allgemeinanästhesie (EKG, Blutdruck, Pulsfrequenz, Pulsoxymetrie). Es ist wichtig, daß auch bei optimaler Qualität der Anästhesie der Patient während der Operation nicht alleine gelassen wird. Zeichen für ungenügende oder nachlassende Anästhesie bei sedierten Patienten wie Unruhe, Schwitzen, Tachykardie müssen sofort erkannt werden, auch wenn der Patient von sich aus keine Schmerzen äußert.

Für das Gelingen der meisten Regionalanästhesieverfahren ist die Mitarbeit des Patienten unerläßlich. Die Prämedikation sollte deshalb so abgestimmt sein, daß der Patient kooperativ bleibt. Bei offensichtlich unzureichender Prämedikation kann die i.v. Gabe von z.B. Benzodiazepinen hilfreich sein. Ist die Lagerung zur Regionalanästhesie schmerzhaft oder das Anlegen der Anästhesie erfahrungsgemäß unangenehm für den Patienten, hat sich die Gabe einer kleinen Dosis eines Opiats (z.B. 0.05 mg – 0.1 mg Fentanyl) sehr bewährt.

Eine ruhige Atmosphäre ohne Hektik steigert das Gefühl der Sicherheit bei Arzt und Patient und trägt entscheidend zum Erfolg der Regionalanästhesie bei. Die einzelnen Schritte bei der Durchführung der Anästhesie sollten dem Patienten erklärt werden, evtl. schmerzhafte Maßnahmen müssen kurz vorher angekündigt werden, damit er nicht das Gefühl bekommt, „überrumpelt" zu werden. Während der Injektion des Lokalanästhetikums ist der kontinuierliche verbale Kontakt zum Patienten besonders wichtig, damit Änderungen im Befinden unmittelbar erkannt werden.

9.8.3 Periphere Nervenblockaden/ Plexusblockaden

Injiziert man in die Nähe eines peripheren Nerven ein Lokalanästhetikumdepot, so führt dies zu einer Anästhesie und Parese im Versorgungsgebiet des Nerven distal der Injektionsstelle. Erfolgt die Injektion an definierten Stellen in eine Faszienhülle, die mehrere große Nerven nach ihrem Austritt aus dem Spinalkanal und Blutgefäße umhüllt, dann spricht man von einer Plexusanästhesie. Gebräuchlich sind die subaxilläre Blockade des Plexus brachialis (axillärer Block), die interskalenäre Blockade des Plexus brachialis (WINNIE-Block) und die inguinale Blockade des Plexus lumbalis (3- in 1-Block).

Nach dem Aufsuchen des sorgfältig desinfizierten Punktionsortes anhand von anatomischen Orientierungspunkten (Arterien, Muskeln, knöcherne Fixpunkte) wird mit einer dünnen Stahlkanüle eine Hautquaddel mit Lokalanästhetikum gesetzt. Dann stanzt man mit einer dickeren Stahlnadel oder Lanzette die Haut vor. Die Punktion der Faszienhülle erfolgt mit speziellen, stumpf (z.B. 45°) angeschliffenen Kanülen. Die stumpfen Nadeln durchdringen das Gewebe nicht so leicht und glatt wie scharfe Kanülen. Daher spürt man beim Durchstechen der derben Faszienhülle meist einen deutlichen Widerstandsverlust (Klick-Phänomen).

Beim Vorschieben der Kanüle in die Gefäß-Nerven-Scheide können bei Berühren des Nerven mit der Nadelspitze sog. Parästhesien (für den Patienten u.U. sehr unangenehme Mißempfindungen, die ins Versorgungsgebiet des betreffenden Nerven einschießen) auftreten. Das Auslösen von Parästhesien zeigt zwar die korrekte Lage der Kanülenspitze an, beinhaltet aber immer die Gefahr der Nervenverletzung. Die Nadel muß daher nach dem Auslösen einer Parästhesie immer ein kleines Stück zurückgezogen werden.

Die Injektion des Lokalanästhetikums direkt in den Nerven ist unbedingt zu vermeiden, da sie fast immer zu einer bleibenden Nervenschädigung führt. Hinweise dafür sind ein stechender Schmerz schon nach Injektion einer minimalen Menge Lokalanästhetikum und die unmittelbar einsetzende Wirkung der Blockade.

Zum Auffinden der korrekten Lage der Kanüle in der Gefäß-Nerven-Scheide wird häufig ein elektrischer **Nervenstimulator** eingesetzt. Dazu werden spezielle Kanülen benötigt, deren Schaft mit einer Kunststoffisolierung überzogen ist, die nur die Kanülenspitze ausspart (ähnlich einer Venenverweilkanüle). Die Stimulationsgeräte haben meist eine fixe Stimulationsfrequenz von 1 Hz und eine variable Stromstärke (z.B. 0.1 – 10 mA). Liegt die Kanülenspitze in unmittelbarer Nähe eines Nerven, dann können schon mit kleinsten Stromstärken (< 0.5 mA) rhythmische Muskelkontraktionen im Versorgungsbereich des Nerven ausgelöst werden. Durch den Einsatz eines Nervenstimulators kann die Erfolgsquote der Plexusblockade gesteigert werden, ohne unangenehme Parästhesien auszulösen.

Zuweilen wird beim Vorschieben der Kanüle in die Gefäß-Nerven-Scheide ein Blutgefäß punktiert. Die **intravasale Injektion** eines Lokalanästhetikums kann schon nach wenigen Millilitern zur Intoxikation führen. Durch sorgfältige Aspiration auch nach Drehen der Nadel um 90° und die wiederholte Aspiration während der Injektion kann dies vermieden werden. Hilfreich kann auch sein, nach dem Einspritzen einer geringen Menge Lokalanästhetikum die Spritze von der Nadel zu diskonnektieren, um zu sehen, ob Blut zurückläuft. Während der Injektion des Lokalanästhetikums ist der Patient genau zu beobachten, damit Änderungen seines Befindens sofort erkannt werden.

Bei allen genannten Plexusblockaden lassen sich auch **Katheter** in die Faszienhülle einführen, die postoperativ belassen werden können. Damit ist die Anästhesie durch Nachinjektion von Lokalanästhetikum beliebig verlängerbar und kann postoperativ zur Schmerztherapie eingesetzt werden. Man verwendet dazu spezielle Punktionskanülen, die, ähnlich einer Venenverweikanüle, aus einer trennbaren Stahlinnen- und Plastikaußenkanüle bestehen. Nach korrekter Plazierung wird die Innenkanüle entfernt und ein dünner Plastikkatheter entweder direkt oder in SELDINGER-Technik in die Gefäß-Nervenscheide vorgeschoben. Der Verweilkatheter muß an der Haut sorgfältig durch Annaht befestigt werden.

Das Lokalanästhetikum diffundiert nach der Injektion in die einzelnen Nerven hinein. Je nach Art, Menge und Konzentration des Mittels vergehen ca. 10 bis 30 min, bis die vollständige Blockadewirkung erzielt ist. Eine erfolgreiche Blockade kündigt sich durch Warmwerden der betreffenden Extremität, Verlust der Unterscheidung von „kalt" und „warm" sowie „spitz" und „stumpf" an. Darauf folgt der komplette Verlust der Sensibilität und schließlich auch der Motorik.

Auch bei fachgerechter Durchführung der Plexusblockade haftet allen Verfahren eine gewisse „Versagerquote" an. Sie liegt zwischen ca. 1% und 5%. Die ungenügende Blockadewirkung kann häufig durch i.v. Gabe kleiner Dosen von Opiaten und evtl. auch Benzodiazepinen ausgeglichen werden. Führt auch das nicht zu einem befriedigenden Ergebnis, muß umgehend eine Allgemeinnarkose eingeleitet werden.

Kontraindikationen für eine Leitungsanästhesie

absolut:
– schwere Gerinnungsstörung

– Infektion am Ort der Blockade, ausgedehnte Infektion in der betreffenden Extremität

relativ:
– unkooperativer Patient

– Nervenschädigung im Blockadebereich (forensische Gründe)

– bei „Versagen" der Leitungsanästhesie kann ohne zusätzliche Gefahren für den Patienten keine Allgemeinanästhesie durchgeführt werden

Benötigtes Material:
– sterile Ablage mit:

   Lochtuch oder Klebetuch

   Tupfer

   Stahlkanülen, z.B. G22

   Einmalspritzen 10 ml (4 Stück)

   Plexuskanüle

   evtl. Plexuskatheter mit Annaht

– sterile Handschuhe

– Hautdesinfektionsmittel

– Lokalanästhetikum

– funktionsüberprüftes Narkosegerät, Narkotika, Intubationszubehör

– evtl. Nervenstimulator

9.8.3.1 Axillärer Block

Indikationen: Operationen an Hand, Unterarm und Ellenbogen, auch in Blutleere.

Nach Auslagern des Armes um ca. 100° bei abgewinkeltem Unterarm tastet man die Arteria axillaris am Oberarm nahe der Achselhöhle und setzt direkt über der Arterienpulsation eine Hautquaddel. Durch ein mit einer scharfen Stahlnadel vorgestanztes Hautloch wird die stumpfe Plexuskanüle in Richtung Oberrand der Arterie vorgeschoben. Nach ca. 1–2 cm zeigt ein „Klick-Phänomen" das Erreichen der Gefäß-Nerven-Scheide an (Abb. 9.20). Die Kanüle wird nun noch ein wenig vorgeschoben und ihre korrekte Lage evtl. mit dem Nervenstimulator überprüft. Nach sorgfältiger Aspiration kann nun das Lokalanästhetikum injiziert und evtl. ein Plexuskatheter eingeführt werden. Durch Kompression des Oberarms distal der Punktionsstelle (Tourniquet) wird die Ausbreitung des Lokalanästhetikums nach kranial gefördert.

9.8.3.2 Interskalenärer Block (WINNIE-Block)

Indikationen: Operationen an Schulter und Oberarm

Der Kopf des Patienten wird zur Gegenseite gedreht. Meist läßt sich etwas lateral des M. sternocleidomastoideus eine kleine Vertiefung tasten, die von M. scalenus anterior und M. scalenus medius begrenzt wird (sog. Scalenuslücke). Die Punktion erfolgt etwa in Höhe des Kehlkopfs auf diese Lücke zu. Auch hier kann in der Regel ein Klick-Phänomen gespürt werden (Abb. 9.21).

Sehr häufig wird auch bei korrekter Technik der N. phrenicus der gleichen Seite zumindest teilweise mitgeblockt, was zu einem (klinisch meist unbemerkten) einseitigen Zwerchfellhochstand führt. Auch der N. recurrens (Heiserkeit) und das Ganglion stellatum (HORNER-Syndrom) sind häufig betroffen.

Spezielle Kontraindikationen sind daher eine Phrenicus- oder Recurrenslähmung der Gegenseite oder eine schwere Störung der respiratorischen Funktion. Es gibt auch Berichte, daß in seltenen Fällen der Periduralraum punktiert wurde, was zu einer hohen Periduralanästhesie mit Atem- und Kreislaufstillstand führen kann.

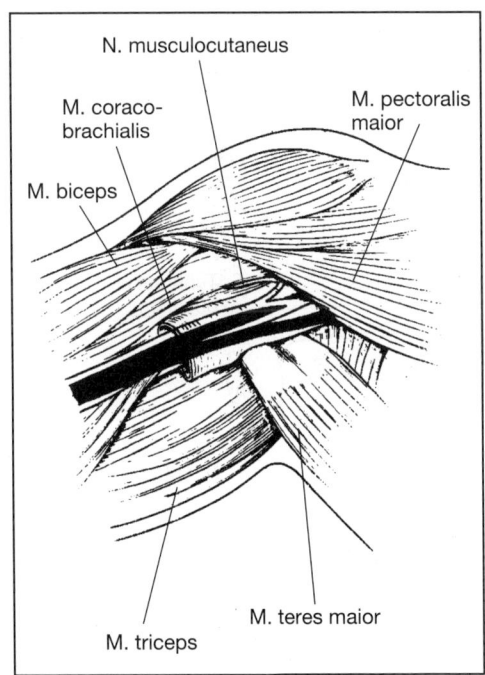

Abb. 9.20: *Die Gefäß-Nerven-Scheide mit dem Plexus brachialis in der Axilla. Der N. medianus verläuft oberhalb, der N. ulnaris unterhalb und der N. radialis hinter der Arterie.*

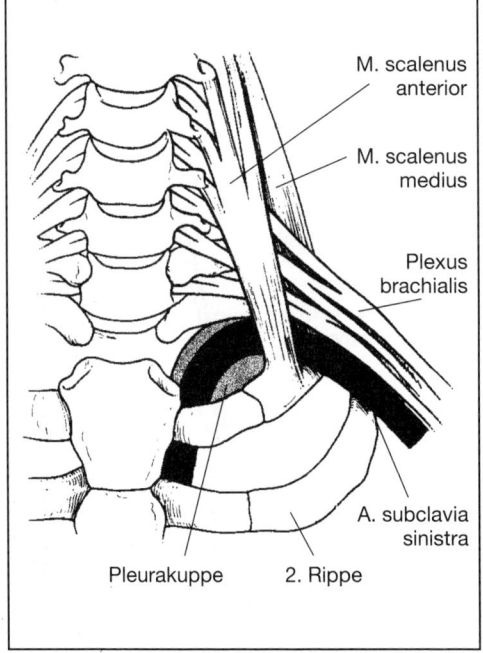

Abb. 9.21: *Verlauf des Plexus brachialis am Hals.*

9.8.3.3 Der 3-in-1-Block

Indikationen: Prä-, intra- und postoperative Therapie von Schmerzen an Hüfte, Oberschenkel und Kniegelenk; reicht alleine für Operationen nicht aus, ausgenommen kleinere Eingriffe am lateralen Oberschenkel.

Knapp unterhalb des Leistenbandes tastet man die Arteria femoralis. Die Einstichstelle liegt ca. 1–2 cm lateral der Arterienpulsation. Die Plexuskanüle wird im Winkel von etwa 45° nach kranial vorgeschoben. In ca. 1–3 cm Tiefe zeigt ein meist deutliches Klick-Phänomen das Erreichen der Gefäß-Nervenscheide an. Mit 30–40 ml Lokalanästhetikum werden der N. femoralis, N. cutaneus femoris lateralis und N. obturatorius geblockt (3 Nerven mit 1 Injektion) (Abb. 9.22).

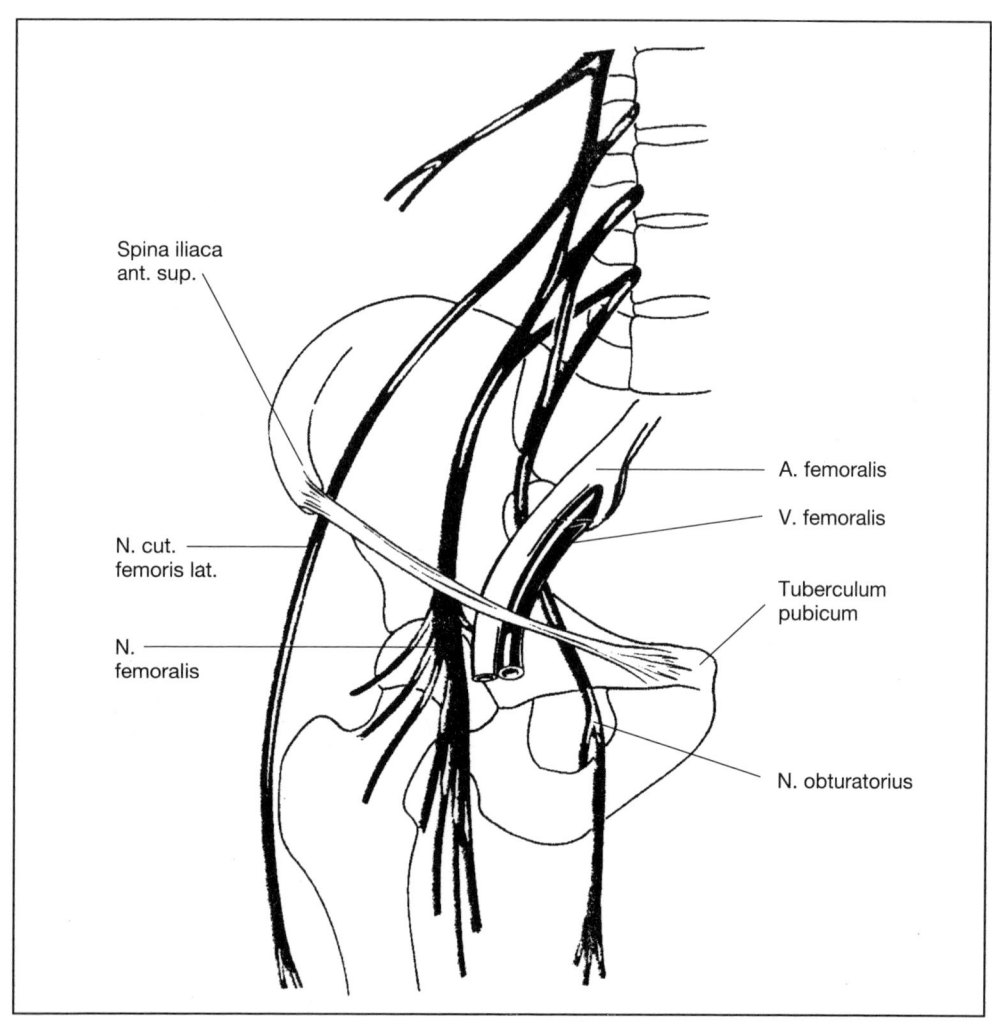

Abb. 9.22: *Lagebeziehung der großen Blutgefäße und Nerven im Leistenbereich.*

9.8.3.4 Blockade des N. obturatorius

Indikationen: transurethrale Operationen an Prostata und Blase.

Der N. obturatorius versorgt die Haut der Oberschenkelinnenseite und die Adduktorenmuskulatur. Kommt es bei o. g. Operationen zu einer elektrischen oder mechanischen Stimulation des N. obturatorius und damit zu einer Kontraktion der Adduktorenmuskulatur, so kann dies zur Blasenperforation führen. Dies soll durch die Obturatorius-blockade verhindert werden (eine Spinalanästhesie erfüllt diesen Zweck nicht, da die Blockade weit proximal erfolgt und der periphere Nerv weiter erregbar bleibt!).

Zur Blockade des N. obturatorius benötigt man eine lange, dünne Kanüle, die Punktionsstelle liegt etwas lateral und kaudal der Symphyse. Injiziert werden ca. 10–15 ml Lokalanästhetikum. Mit Verwendung eines Nervenstimulators steigt die Erfolgsquote deutlich an.

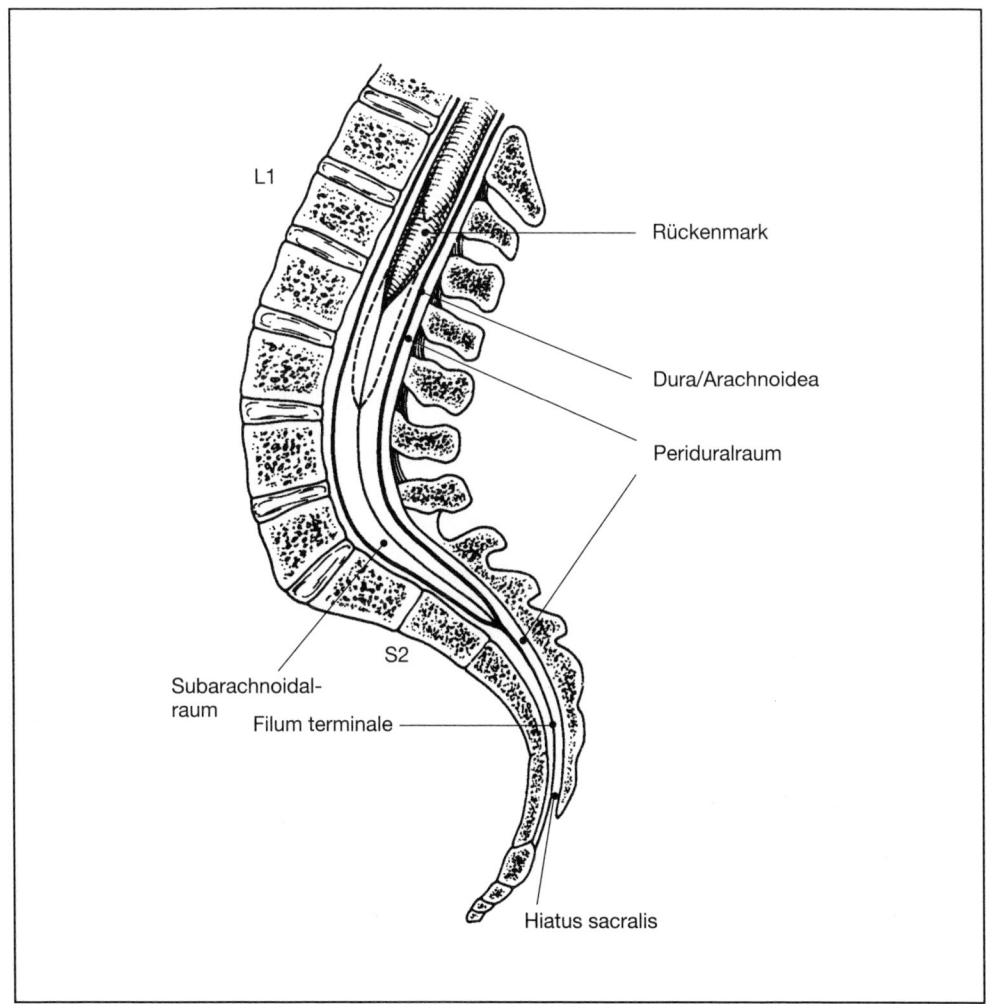

L1

Rückenmark

Dura/Arachnoidea

Periduralraum

S2

Subarachnoidal-raum

Filum terminale

Hiatus sacralis

Abb. 9.23: *Der Spinalkanal im Lumbal- und Sakralbereich. Das Rückenmark endet bei L₁/L₂, der Durasack mit Segmenten reicht hinab bis ca. S₂.*

9.8.4 Rückenmarknahe Anästhesieverfahren

Zu den rückenmarknahen Regionalanästhesieverfahren zählen die Spinal- und die Epiduralanästhesie sowie die Kaudalanästhesie.

Das Rückenmark verläuft im Spinalkanal, der von den einzelnen Wirbelkörpern und -bögen gebildet wird, vom Foramen magnum bis in Höhe des 1. oder 2. Lendenwirbelkörpers. Im unteren Teil des Spinalkanals verlaufen nur noch sog. Segmentnerven, die aber von einer Durahülle umgeben sind (cauda equina). Zwischen den einzelnen Wirbelkörpern verlassen jeweils 2 Segmentnerven den Spinalkanal (Abb. 9.23).

Bei der Punktion des Spinalkanals vom Rücken aus erreicht man nach Durchstechen der Haut und des subkutanen Fettgewebes straffe Bänder, die zwischen den Dornfort-

sätzen der Wirbelkörper ausgespannt sind (Ligamentum supraspinale und interspinale). Nach Überwinden eines sehr straffen Bandes, das die hintere Begrenzung des Spinalkanals bildet (Lig. flavum), erreicht man den Periduralraum (Abb. 9.24). Dieser ist im Lumbalbereich ca. 5–6 mm dick und enthält neben lockerem Fettgewebe ein Netz von Venen und Arterienästen. Bei weiterem Vorschieben der Nadelspitze durchdringt diese die harte Hirnhaut (Dura mater), der die dünne Arachnoidea anhaftet, und gelangt in den mit Liquor cerebrospinalis gefüllten Subarachnoidalraum.

9.8.4.1 Spinalanästhesie (SPA)

Bei der Spinalanästhesie wird mit einer dünnen Nadel der Subarachnoidalraum unterhalb des 2. Lendenwirbelkörpers punktiert (Abb. 9.25). Das Lokalanästhetikum wird direkt in den Liquor cerebrospinalis injiziert, verbreitet sich nach cranial und caudal und blockiert die im Duraraum verlaufenden Segmentnerven.

Die Anästhesieausdehnung ist bei Verwendung von Lokalanästhetikum (LA), das die gleiche Dichte wie Liquor aufweist (isobares LA), fast ausschließlich von der applizierten Menge abhängig. Benützt man LA mit einer höheren Dichte als Liquor (hyperbares oder „schweres" LA), so wird die Ausbreitung des LA im Liquorraum neben der Menge auch von der Schwerkraft beeinflusst, und die Anästhesieausdehnung kann durch Lagerung des Patienten variiert werden. Läßt man den Patienten nach injektion einer kleinen Menge LA sitzen, dann werden nur die sakralen Segmente blockiert (Sattelblock). Kopftieflagerung führt zu einer Ausbreitung der Anästhesie nach kranial, Seitenlagerung zu einer einseitig betonten Blockade. Nach einigen Minuten ist das LA an die Nerven fixiert, Lageveränderungen führen dann nicht mehr zu einer Änderung der Anästhesieausdehnung.

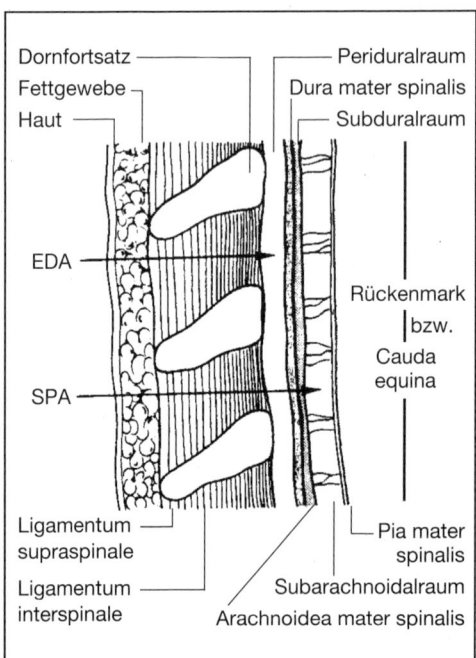

Abb. 9.24: *Der Weg der Punktionsnadel von der Haut zum Epidural- bzw. Subarachnoidalraum.*

Die Wirkung setzt bei der Spinalanästhesie sehr rasch ein. Oft geben die Patienten schon während der Injektion des Lokalanästhetikums ein Wärmegefühl in den Beinen an. Die Erwärmung in den Beinen ist Folge der Sympathikusblockade, die zur Gefäßerweiterung führt. Kurz darauf folgt der Verlust der Sensibilität. Die Patienten können im anästhesierten Bereich nicht mehr zwischen „warm" und „kalt", sowie „spitz" und „stumpf" unterscheiden. Zuletzt setzt die motorische Blockade ein.

Die Sympathikusblockade reicht einige Segmente höher als der Sensibilitätsverlust, die motorische Blockade einige Segmente tiefer.

Technik der Spinalanästhesie

Die Spinalanästhesie kann am sitzenden Patienten oder in Seitenlage angelegt werden. In sitzender Position ist die Punktion des Spinalkanals technisch einfacher, durch die rasch einsetzende Sympathikolyse kann es jedoch durch Versacken des Blutes in die erweiterten Beingefäße mit akuter Verminderung des venösen Rückflusses zum Blutdruckabfall und Kollaps des Patienten kommen. Die Punktion darf deshalb nie ohne eine den Patienten stützende Hilfsperson erfolgen.

Die Wirbelsäule muß maximal gebeugt werden, damit die Dornfortsätze auseinanderweichen. Der Patient wird dazu aufgefordert, das Kinn auf die Brust zu drücken und den Knien anzunähern („Katzenbuckel").

Material zur SPA

– steriles Abwaschset (Klemme, Schale, Tupfer)

– Desinfektionslösung

– sterile Handschuhe

– steriles Abdecktuch (Klebe- oder Lochtuch)

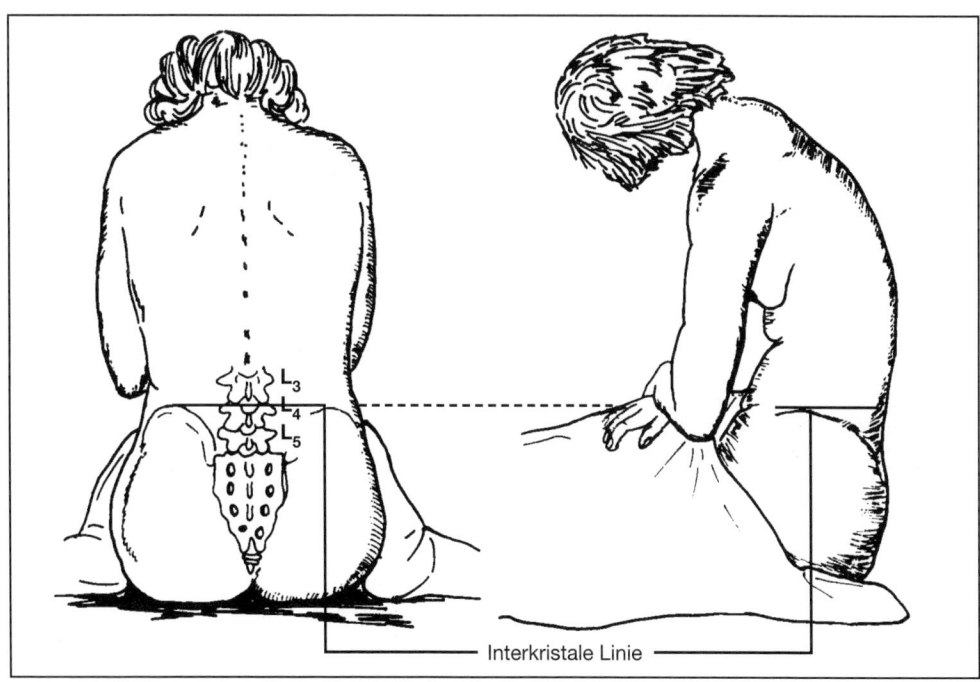

Abb. 9.25: *Sitzende Lagerung zur Spinal- oder Epiduralanästhesie. Die Verbindungslinie zwischen den Beckenkämmen kreuzt den 4. Lendenwirbelkörper.*

– Spritzen 2 ml und 5 ml

– Stahlkanülen, z.B. 25 G, zum Aufziehen des LA u. zur Hautquaddel

– Spinalkanüle

– Lokalanästhetika zur lokalen Infiltration und zur SPA

– steriles Pflaster

Spinalkanülen:
Verwendet werden Kanülen der Stärken 22G bis 28G mit Mandrin und unterschiedlich gestalteter Kanülenspitze. Diese ist entweder scharf angeschliffen mit endständiger Öffnung (QUINCKE-Kanüle) oder etwas abgerundet mit einer seitlichen Öffnung knapp hinter der Spitze (WHITACRE-Nadel, SPROTTE-Kanüle).

Nach großflächiger Desinfektion der Haut und Abdeckung mit einem Klebe- oder Lochtuch wird an der Einstichstelle eine Hautquaddel mit Lokalanästhetikum gesetzt, das subkutane Gewebe infiltriert, und die Haut mit einer dickeren Stahlnadel vorgestanzt. Bei Anwendung dünner Spinalkanülen (25G und darüber) sticht man eine Führungskanüle bis ins Lig. interspinale vor. Beim langsamen Vorschieben der Spinalnadel ist häufig eine

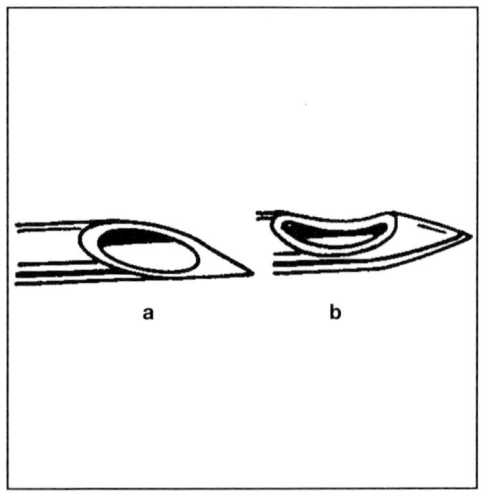

Abb. 9.26: *Spitze Spindelkanüle nach QUINCKE (a) und „atraumatische" Nadel nach WHITACRE bzw. SPROTTE (b).*

leichte Widerstandserhöhung spürbar, sobald das Lig. flavum erreicht wird, zuweilen ist auch die Perforation der Dura zu erahnen. Nach Entfernen des Mandrins zeigt der Abfluß von Liquor die richtige Lage der Kanülenspitze an. Nun wird die Spritze mit Lokalanästhetikum aufgesetzt. Bei Aspiration von Liquor bilden sich in der Spritze Schlieren, das LA kann jetzt langsam injiziert und der Patient gelagert werden.

Die Spinalanästhesie kann durch Einlegen eines extrem dünnen Katheters (Ø 28G) über eine 22G-Nadel auch als kontinuierliches Verfahren durchgeführt werden.

Nebenwirkungen und
Komplikationen der SPA
Die häufigste Komplikation ist der **Blutdruckabfall** aufgrund der obligatorischen Sympathikolyse und Vasodilatation in den geblockten Segmenten. Der Blutdruckabfall ist umso ausgeprägter, je mehr Segmente blockiert sind, d.h. je höher die SPA aufsteigt. Die geringsten Auswirkungen haben der Sattelblock und die einseitige SPA.

Zur Vorbeugung sollte vor jeder SPA ca. 500–1000 ml kolloidales und/oder kristalloides Volumenersatzmittel infundiert werden. Kommt es dennoch zu einem ausgeprägten Blutdruckabfall, der mit zusätzlicher Volumengabe nicht rasch aufgefangen werden kann, müssen kleine Dosen von Sympathomimetika (z.B. Effortil®) fraktioniert gegeben werden, bis der Blutdruck sich normalisiert. Gleichzeitig wird über eine Maske Sauerstoff zugeführt.

Bei sehr hoch aufsteigender SPA (ab Th 4) kommt es durch Blockade der sog. Nervi accelerantes zusätzlich zu einem Ausfall der sympathischen Innervation des Herzens. Dies führt zu einem Abfall der Herzfrequenz, die kompensatorische Tachycardie infolge der relativen Hypovolämie wird aufgehoben. Daraus kann ein massiver Abfall des Herzzeitvolumens resultieren, der die Gabe von Atropin und/oder Katecholaminen und eine forcierte Volumensubstitution erfordert.

Häufig kommt es nach SPA zu einer vorübergehenden, für die Patienten aber sehr unangenehmen Störung der Blasenentleerung, die jedoch durch Einmalkatheterisierung rasch behoben werden kann.

Die Atmung wird durch die SPA nicht oder nur sehr gering beeinträchtigt, da ein Ausfall der unteren Interkostalmuskulatur durch verstärkte Zwerchfellatmung ausgeglichen wird (vorausgesetzt der N. phrenicus ist intakt).

Werden bei der Punktion des Spinalkanals Blutgefäße im Periduralraum verletzt, so bleibt dies bei intakter Blutgerinnung folgenlos. Liegt eine Gerinnungsstörung vor, kann sich jedoch u.U. ein **epidurales Hämatom** entwickeln, das durch Druck auf die Spinalnerven neurologische Ausfälle verursacht. Daher werden rückenmarknahe Regionalanästhesie-verfahren nur bei intakter Blutgerinnung empfohlen (Quick > 60%, PTT < 45 sec, Thrombozytenzahl > 100000). Bildet sich eine Spinalanästhesie nach Ablauf der gewöhnlichen Wirkungsdauer des Lokalanästhetikums nicht zurück, muß mit geeigneten diagnostischen Verfahren (z.B. Computertomographie) nach einem epiduralen Hämatom gefahndet, und dieses evtl. operativ ausgeräumt werden.

Eine sehr unangenehme Komplikation der Spinalanästhesie ist der sog. „**postspinale Kopfschmerz**". Die Ursachen sind letztlich nicht genau geklärt, man vermutet aber, daß durch das Austreten von Liquor aus dem Punktionsloch in der Dura der Liquordruck im Gehirn abnimmt. Postspinale Kopfschmerzen treten umso häufiger auf; je jünger die Patienten, und je dicker die verwendeten Spinalnadeln sind. Kanülen mit „atraumatischem" Schliff (z.B. nach SPROTTE oder WHITACRE) scheinen etwas günstiger zu sein, weil sie die längs verlaufenden Durafasern nicht durchschneiden, sondern auseinanderdrängen, und daher ein kleineres Duraloch verursachen. Die früher

empfohlene 24-stündige strenge Bettruhe hat keinen positiven Effekt auf das Entstehen der Kopfschmerzen; wenn diese auftreten, lindert Flachlagerung jedoch die Beschwerden. Bilden sich die Beschwerden nach einigen Tagen nicht zurück, kann man versuchen, durch epidurale Injektion von 10 ml Eigenblut des Patienten an der Punktionsstelle das Duraloch zu verschließen (sog. „Blutpatch").

Kontraindikationen der Spinalanästhesie

– Gerinnungsstörung (z.B. Marcumartherapie, Heparinisierung, nicht low-dose-Heparinisierung)

– Hypovolämie

– schwere kardiale Begleiterkrankungen

– Infektion an der Einstichstelle oder generalisierte fieberhafte Infektion

– erhöhter Hirndruck

– evtl. neurologische Erkrankungen.

9.8.4.2 Epiduralanästhesie (EDA)

Wird ein Lokalanästhetikum in den Epiduralraum injiziert, so verteilt es sich ziemlich gleichmäßig nach kranial und kaudal und blockiert die Segmentnerven an der Austrittsstelle aus dem Spinalkanal. Ein Teil des LA diffundiert auch durch die Dura in den Liquor. Der Wirkungseintritt ist bei der Epiduralanästhesie gegenüber der Spinalanästhesie deutlich verzögert (ca. 10–30 min). Die Anästhesieausdehnung ist überwiegend vom applizierten Volumen abhängig, die Lagerung spielt nur eine untergeordnete Rolle.

Die Epiduralanästhesie kann sowohl als Einzelinjektion (single shot) als auch kontinuierlich (Katheter-EDA) durchgeführt werden. Im Gegensatz zur SPA kann die EDA sowohl im Lumbal- als auch im Thorakalbereich angelegt werden.

Die Lagerung des Patienten zur Punktion des Epiduralraums entspricht der bei der Spinalanästhesie.

Benötigtes Material

– Abwaschset

– Desinfektionslösung

– sterile Handschuhe

– steriles Abdecktuch

– EDA-Set:

    Spritzen 2 ml, 10 ml, 20 ml

    Stahlkanülen, z. B. 20G, zum Aufziehen und zur Hautquaddel

    TUOHY-Nadel 18G oder 16G

    Katheter, Konnektor, Bakterienfilter

– Kochsalzlösung

– Lokalanästhetika zur lokalen Infiltration und zur EDA

– steriles Pflaster.

Die Punktion des Epiduralraums ist technisch anspruchsvoller als die Spinalanästhesie. Es werden spezielle Kanülen verwendet, deren Spitze leicht gebogen ist (TUOHY-Nadel), um das Vorschieben eines Katheters in den Periduralraum zu erleichtern.

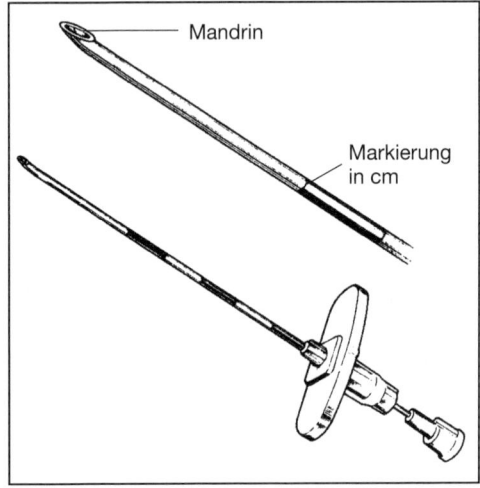

Abb. 9.27: *TUOHY-Nadel.*

Die Identifikation des Epiduralraums erfolgt meist nach der Methode des Widerstandsverlustes. Dazu wird, nach Desinfektion, Abdeckung und Lokalanästhesie der Haut und des subkutanen Gewebes, die TUOHY-Nadel mit Mandrin bis ins Lig. interspinale vorgeschoben. Dann wird der Mandrin entfernt und eine leichtgängige, mit Kochsalzlösung gefüllte Spritze (10 ml) aufgesetzt. Unter leichtem Druck auf den Spritzenstempel schiebt man nun die Nadel langsam vor. Erreicht die Nadelspitze das Lig. flavum, steigt der Gewebewiderstand deutlich an, es läßt sich kein Kochsalz mehr injizieren. Die Kanüle wird weiter vorsichtig vorgeschoben. Sobald die Spitze das Lig. flavum durchdrungen und damit den Epiduralraum erreicht hat, nimmt der Widerstand beim Druck auf den Spritzenstempel schlagartig ab, die Kochsalzlösung läßt sich mühelos einspritzen („loss of resistance").

Nun kann nach Aspiration (bei der single shot-Technik) eine geringe Menge (z. B. 3 ml) Lokalanästhetikum als Testdosis gegeben werden. Um sicher ausschließen zu können, daß relevante Mengen des LA versehentlich intravasal injiziert werden, wird der Zusatz von Adrenalin (1 : 200.000) zur Testdosis empfohlen. Wenn nach einigen Minuten keine Anzeichen einer Spinalanästhesie (z. B. Wärmegefühl in den Beinen) auftreten, wird die vorher nach einem Schema (BROMAGE-Diagramm, Abb. 9.28) abgeschätzte Dosis appliziert, die zum Erreichen des gewünschten Anästhesieniveaus nötig ist.

Bei der Kathetertechnik wird nach Punktion sofort der Katheter vorsichtig in den Epiduralraum vorgeschoben. Treten dabei Parästhesien auf, kann die Lage der Nadelspitze leicht verändert und ein erneuter Versuch unternommen werden. Der Katheter darf niemals bei liegender Kanüle zurückgezogen werden (Gefahr des Abscherens!). Das Einführen des Katheters um mehr als 3 cm führt sehr häufig zu Katheterfehllagen (seitliches Abweichen, Schlingenbildung) und ist deshalb nicht sinnvoll.

Tritt nach der Punktion aus der Nadel oder bei Aspiration über den Katheter Blut aus, kann eine erneute Punktion einen Zwischenwirbelraum höher oder tiefer versucht werden.

Fließt direkt nach der Punktion klare Flüssigkeit aus der TUOHY-Kanüle zurück, handelt es sich meist um zuvor injizierte Kochsalzlösung. Es kann aber auch versehentlich die Dura perforiert worden sein und Liquor austreten. Zur Unterscheidung von Liquor und Kochsalz kann hilfreich sein, daß

a) die injizierte Kochsalzmenge gering,

b) Liquor warm, und

c) Liquor glukosehaltig ist (Teststreifen).

Bestehen nur die geringsten Zweifel, daß TUOHY-Nadel oder Katheter nicht im Epidural-, sondern im Subarachnoidalraum liegen, darf niemals die gesamte Menge Lokalanästhetikum zur EDA injiziert werden!

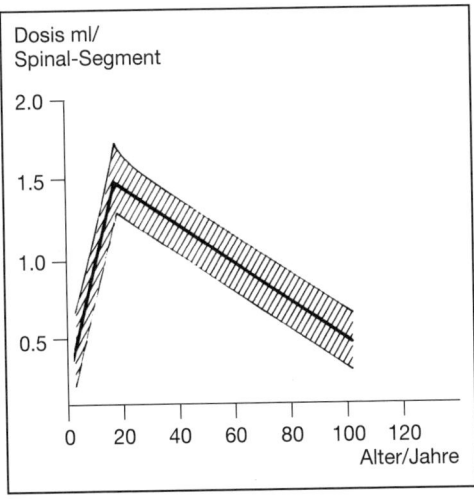

Abb. 9.28: *Altersabhängigkeit des Dosisbedarfs zur Blockade eines Spinal-Segmentes bei der lumbalen EDA (nach BROMAGE).*

Die Epiduralanästhesie kann auch in Kombination mit einer Allgemeinanästhesie durchgeführt werden. Vorteilhaft ist dabei, daß auch bei ausgedehnten abdominalen oder thorakalen Operationen die Narkose relativ „flach" gehalten werden kann, da die Analgesie über die EDA erfolgt. Die EDA kann postoperativ weitergeführt werden und könnte aufgrund der ausgezeichneten Analgesie ohne Beeinträchtigung der Vigilanz des Patienten z.B. eine Verminderung pulmonaler Komplikationen und eine raschere Erholung zur Folge haben.

Nebenwirkungen und Komplikationen

Die Nebenwirkungen der EDA entsprechen in den wesentlichen Punkten denen der Spinalanästhesie (Blutdruckabfall, epidurale Blutung, Blasenentleerungsstörungen).

Die Sympathikolyse setzt durch den verzögerten Wirkungseintritt der EDA jedoch langsamer ein als bei der SPA, es steht mehr Zeit für Kompensationsmaßnahmen zur Verfügung. Bei der Katheter-EDA besteht zudem die Möglichkeit, das Lokalanästhetikum fraktioniert über einen längeren Zeitraum zu geben.

Vorsicht ist bei der Kombination von EDA und Allgemeinanästhesie geboten. Bei Einleitung der Narkose während des Wirkungseintritts der EDA kann das zeitliche Zusammenfallen von Sympathikolyse und anästhetikabedingter Kreislaufdepression einen schwer beherrschbaren Blutdruckabfall bewirken.

Aufgrund des relativ großen applizierten Volumens (ca. 10–25 ml) besteht bei der EDA das Risiko der systemisch-toxischen Wirkung der Lokalanästhetika, wenn eine größere Menge LA aus dem recht gut durchbluteten Periduralraum resorbiert, oder das LA versehentlich intravasal injiziert wird.

Eine unbemerkte Punktion des Subarach-noidalraums und Applikation der für eine EDA üblichen Menge von Lokalanästhetikum führt zu einer totalen Spinalanästhesie mit Bewußtseinsverlust, schwerer Hypotension, Bradykardie, Atem- und evtl. Kreislaufstill-stand. Sorgfältige Aspiration und das Ab-warten der Wirkung der Testdosis sind da-her unverzichtbar.

Kopfschmerzen treten nach Epiduralanäs-thesie nicht auf, es sei denn, es wurde ver-sehentlich die Dura punktiert. In diesem Fall ist jedoch, bedingt durch den großen Duradefekt, mit hoher Wahrscheinlichkeit ein „postspinaler Kopfschmerz" zu erwarten.

9.8.4.3 Kaudalanästhesie

Bei der Kaudalanästhesie wird Lokalanäs-thetikum über den Hiatus sacralis in den Epiduralraum eingebracht. Die Höhe der Ausbreitung der Bockade nach kranial ist vom applizierten Volumen abhängig. Bei Eingriffen im Analbereich bietet die Kaudal-anästhesie Vorteile gegenüber einer lum-balen EDA, weil weniger Lokalanästhetikum verwendet werden muß und die Sympathi-kolyse nicht so ausgeprägt ist. Da der Dura-sack normalerweise bei S_2 endet, ist die Gefahr der Duraperforation gering. Das Anlegen der Kaudalanästhesie erfolgt übli-cherweise in Bauch- oder Seitenlage des Patienten mit einer dicken Spinalkanüle.

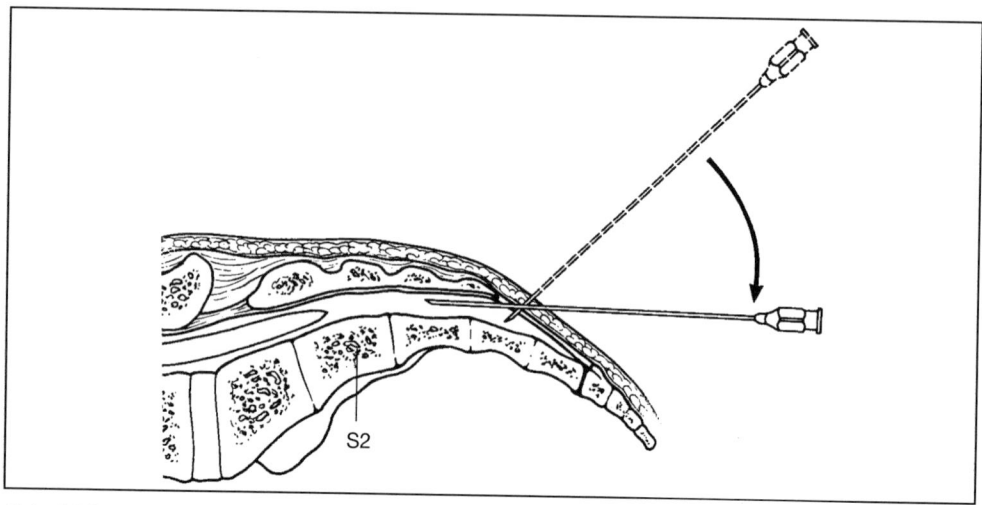

Abb. 9.29: *Punktion des Epiduralraums über den Hiatus sacralis.*

10. Der Aufwachraum (P. Eberl)

10.1 Einleitung

Die Einrichtung eigener Räume für die Überwachung von frischoperierten Patienten wurde schon in den dreißiger und vierziger Jahren an einigen wenigen Krankenhäusern vorgenommen, um besonders gefährdet erscheinende Patienten in der unmittelbar postoperativen Phase gut überwachen zu können. In Philadelphia, USA, hat man 1947 die Ergebnisse einer Untersuchung veröffentlicht, die bewies, daß eine postoperative Überwachung dem Patienten große Sicherheit bieten kann. Aus dem Jahre 1960 stammt eine ebenfalls amerikanische Studie, die die Notwendigkeit einer unmittelbar postoperativ einsetzenden Überwachung darin begründet sieht, daß sich fast die Hälfte aller anästhesiebedingten Todesfälle nach einer Operation auf einer Pflegestation ereignete.

Der Patient, der nach einer Narkose im Aufwachraum zur Aufnahme kommt, hat eine Reihe von Medikamenten zur Prämedikation sowie zur Narkoseeinleitung und -aufrechterhaltung intravenös und per inhalationem erhalten, die sein Bewußtsein, seine Atemtätigkeit, Herz- und Kreislauffunktionen mehr oder weniger beeinträchtigt haben. Daraus leitet sich ab, daß die Vitalfunktionen eines frischoperierten Patienten in der Aufwach- und Erholungsphase sehr gut kontrolliert, Störungen rechtzeitig erkannt und rasch behandelt werden müssen. Für die Verlegung bzw. Entlassung eines Patienten aus dem Aufwachraum gilt demzufolge, daß er bei vollem Bewußtsein, atemsuffizient und anhaltend kreislaufstabil sein muß, und, daß Komplikationen aller Wahrscheinlichkeit nach nicht mehr zu erwarten sind. Neben der ständigen Kontrolle der Vitalfunktionen hat auch eine Überwachung der Wundverhältnisse und der verschiedenen Drainagen zu erfolgen. Für das Wohlergehen des Patienten von besonderer Bedeutung ist die Durchführung einer suffizienten Schmerztherapie.

In jedem Krankenhaus, das operativ tätige Fachgebiete beherbergt, sollte ein Aufwachraum eingerichtet sein. Im Idealfall wird ein Betrieb über 24 Std aufrechterhalten, um auch in den Nachtstunden eine sichere und lückenlose Überwachung notfallmäßig operierter Patienten zu garantieren.

Die Weiterentwicklung anästhesiologischer und operativer Techniken erlaubt es, auch bei Patienten mit schwerwiegenden Begleiterkrankungen, also sogenannten Risikopatienten, einen Eingriff vorzunehmen. Sofern diese Patienten nicht von vornherein einer intensivmedizinischen Weiterbehandlung bedürfen, stellt die postoperative Überwachung in einem Aufwachraum einen wichtigen Beitrag zu ihrer perioperativen Sicherheit dar.

Aus heutiger Sicht kann die Aufgabe eines Aufwachraumes definiert werden als eine kurzzeitige Intensivüberwachung und Intensivbehandlung in der unmittelbar postoperativen Phase. Im angloamerikanischen Sprachraum hat sich in jüngster Zeit die Bezeichnung post anesthesia care unit (PACU) etabliert. Aus dieser Definition ergeben sich demzufolge hinsichtlich der Organisation, der pesonellen und gerätetechnischen Ausstattung die einer Intensivstation nahekommenden Anforderungen.

10.2 Organisatorische Voraussetzungen des Aufwachraumbetriebes

10.2.1 Räumliche, technische und personelle Anforderungen

Für die Durchführung einer lückenlosen, für den Patienten sicheren postoperativen Überwachung müssen bestimmte räumliche, technisch-apparative und personelle Voraussetzungen erfüllt sein. Auf die räumlichen

Details und die technischen Einrichtungen soll an dieser Stelle nicht im einzelnen eingegangen werden. Ganz allgemein sei nur erwähnt, daß zwischen dem Aufwachraum und dem Operationstrakt eine enge Nachbarschaft und damit kurze Verkehrswege bestehen sollten. Es wird empfohlen, je Operationstisch 1 bis 1.5 Bettenplätze bereitzustellen. Etwa 20% der Kapazität sollten für Notfälle und unvorhergesehene Ereignisse reserviert werden.

Die einzelnen Überwachungsplätze müssen neben einer Basisüberwachung ein erweitertes Monitoring zulassen. Selbstverständlich müssen alle medikamentösen und apparativen Einrichtungen für die Durchführung der kardiopulmonalen Reanimation verfügbar sein.

In der Literatur werden verschiedene Richtwerte für das Verhältnis der Zahl der Pflegekräfte zu der Zahl der Überwachungsplätze angegeben. Ein Verhältnis von 1:2 und auch noch von 1:3 scheint am vorteilhaftesten zu sein. Die für die unmittelbare Arbeit am Patienten aufzuwendende Zeit sollte mehr als die Hälfte einer Schwesternstunde betragen.

Im Aufwachraum sollte entsprechend qualifiziertes Pflegepersonal Dienst tun. Es wäre wünschenswert, daß die Mehrzahl der Pflegekräfte die Fachausbildung für Anästhesie und Intensivmedizin absolviert hat. Der Anteil nicht vollausgebildeten Personals sollte nach verschiedenen Empfehlungen 20% bis 30% nicht übersteigen. Die Dienstaufsicht und die organisatorische Leitung liegt in den Händen der leitenden Anästhesiepflegekraft. Die ärztliche Leitung übernimmt ein erfahrener Anästhesist.

10.2.2 Patientenübergabe im Aufwachraum

Bei Aufnahme in den Aufwachraum erfolgt die Übergabe des Patienten. Darunter versteht man, daß der für die Narkose verantwortliche Anästhesist dem diensthabenden Aufwachraumarzt folgende Informationen übermittelt:

– Personalien des Patienten

– aktuelle Vorgeschichte

– Risikogruppe

– Art des Eingriffs

– Anästhesieverfahren

– Operateur

– eventuelle intraoperative Vorkommnisse

– eventuelle Anweisungen des Operateurs

– Erläuterung der verschiedenen Drainagen.

Um die augenblickliche Situation des Patienten bezüglich seiner Vitalparameter festzuhalten, werden die Bewußtseinslage, die Schutzreflexe, die Atemtätigkeit und das Herz-Kreislaufsystem beurteilt. Der Übergabestatus sollte in einem Überwachungsprotokoll festgehalten werden. Mit der Einweisung des Pflegepersonals in die jeweilige Situation ist die Übergabe abgeschlossen und der Patient in den Aufwachraum aufgenommen.

10.2.3 Patientenüberwachung im Aufwachraum

Die Überwachung der Patienten orientiert sich an ihrem klinischen Zustand und dem intraoperativ durchgeführten Monitoring. Sie ist darauf ausgerichtet, die in der Aufwach- und Erholungsphase auftretenden Störungen der Bewußtseinslage, der Atmung und des Herz-Kreislaufsystems rechtzeitig zu erkennen.

Die Überwachung kann nach ihrem Umfang in ein einfaches Basisprogramm und in ein erweitertes Monitoring eingeteilt werden.

Das Basisprogramm umfaßt:
die Blutdruckmessung nach Riva-Rocci, die Pulsfrequenzkontrolle durch einen EKG-Monitor, die klinische Einschätzung des Allgemeinzustandes durch Beurteilung des Atemtyps, Auszählen der Atemfrequenz, Begutachten der Hautfarbe und Kontrolle des Wachheitsgrades des Patienten in regelmäßigen Abständen.

In Abhängigkeit von Art und Verlauf des Eingriffs und eventuell vorhandenen Risikofaktoren des Patienten wird das Basisprogramm ausgebaut (erweitertes Monitoring). Zusätzlich können gemessen werden:

– die arteriellen Blutgase

– der zentrale Venendruck

– der intraarterielle Blutdruck

– der pulmonal-kapilläre Verschlußdruck

– der Pulmonalarteriendruck und

– weitere im Einzelfall erforderliche Parameter.

Besonderes Augenmerk gilt der Urinproduktion, die Hinweise auf die Nierendurchblutung und den Flüssigkeitsbedarf des Patienten gibt.

Laborchemische Untersuchungen wie z.B. die Bestimmung der Hämoglobinkonzentration, des Hämatokrits, des Serum-Kaliums oder der Parameter der Blutgerinnung können notwendig sein, um über Therapiemaßnahmen wie die Transfusion von Blut oder Blutbestandteilen, die Substitution von Elektrolyten usw. entscheiden zu können. Ergänzende Informationen über respiratorische oder kardiale Störungen können durch eine Röntgenaufnahme des Thorax bzw. ein Elektrokardiogramm gewonnen werden.

Die erhobenen Meßwerte und klinischen Befunde müssen in einem Überwachungsprotokoll festgehalten werden.

10.3 Postoperative Schmerztherapie

Eine gute Analgesie hat für den Allgemeinzustand des frischoperierten Patienten eine herausragende Bedeutung. Das subjektive Wohlbefinden wird deutlich gebessert, wenn sich die häufig bestehenden Ängste vor starken Schmerzen nach dem Eingriff als unbegründet erweisen. Zudem kann Schmerzlinderung bzw. -freiheit wesentlich zur Vermeidung von Komplikationen seitens der Atmung und/oder des Herz-Kreislaufsystems beitragen.

So beeinträchtigen postoperative Schmerzen nach Laparotomien oder Thorakotomien die Atemfunktion. Ein Abhusten von angesammeltem Bronchialsekret und tiefe Atemzüge werden schmerzbedingt unterdrückt. Die Totraumventilation nimmt zu, die Ausbildung kleiner minderbelüfteter Bezirke in der Lunge, sogenannter Mikroatelektasen, wird begünstigt. In der Folge entsteht eine arterielle Hypoxämie.

Nicht oder nicht ausreichend behandelte Schmerzen sind häufig die Ursache postoperativer Blutdruckanstiege. Mit einer Hypertension ist eine Erhöhung der Nachlast und damit des Sauerstoffverbrauchs des Herzens verbunden. Bei Patienten mit vorbestehender koronarer Herzerkrankung kann so ein Angina pectoris-Anfall ausgelöst und das Risiko eines Myokardinfarktes erhöht werden.

Ein weiterer Vorteil, den ein Patient aus einer guten postoperativen Analgesie ziehen kann, ist, daß frühzeitig Mobilisation und krankengymnastische Therapie einsetzen können.

Da eine umfassende Darstellung der postoperativen Analgesie den Rahmen dieses Kapitels sprengen würde, soll im folgenden lediglich ein Überblick vermittelt werden.

Das Ziel, eine wirksame Schmerzlinderung in der unmittelbar postoperativen Phase, wird in der Praxis nicht immer erreicht. Verschiedene Gründe lassen sich hierzu anführen: Zeitdruck im Aufwachraum im Zusammenhang mit hoher Operationsfrequenz und nicht ausreichender personeller Besetzung; als Folge davon vereinfachende, starre Verordnungsschemata von Analgetika, die dem individuellen Schmerzempfinden des Patienten nicht gerecht werden; nicht zuletzt die Sicherheit des Patienten, wenn man die Nebenwirkungen stark wirksamer Analgetika wie der Opioide auf die Atemfunktion bedenkt.

Dennoch erscheint es möglich, durch Auswahl geeigneter Medikamente, deren Applikationsart und -intervall sowie unter Berücksichtigung der Art des Eingriffes und der individuellen Schmerzsituation des Patienten, eine zumindest ausreichende Analgesiequalität zu erzielen. Zur postoperativen Schmerztherapie stehen eine Vielzahl von Medikamenten zur Verfügung. Grundsätzlich sollte auf diejenigen Pharmaka zurückgegriffen werden, die der Anwender sehr gut kennt; zudem ist eine unübersichtliche Mischung verschiedener Analgetika der gleichen Gruppe zu vermeiden. Bei zweifelhafter Wirksamkeit einer Substanz kann sich jedoch eine Kombination von Medikamenten verschiedener Gruppen als sinnvoll erweisen.

Man unterscheidet:

– Medikamente aus der Gruppe der peripher wirksamen Analgetika, z.B. Indometacin (z.B. Amuno®), Paracetamol (z.B. Ben-u-ron®)

– Medikamente aus der Gruppe der zentral wirksamen Analgetika, z.B. Pethidin (z.B. Dolantin®), Piritramid (z.B. Dipidolor®), Buprenorphin (z.B. Temgesic®)

– Medikamente aus der Gruppe der Lokalanästhetika, z.B. Lidocain (z.B. Xylocain®), Mepivacain (z.B. Scandicain®), Bupivacain (z.B. Carbostesin®)

Neben der systemischen Analgesie, die meist durch intermittierende, intravenöse oder rektale Gabe peripher oder zentral wirksamer Schmerzmittel erfolgt, gibt es die verschiedenen Verfahren der kontinuierlichen Leitungsanästhesie, z.B. die Periduralanästhesie mit Katheter, 3-in-1-Block usw. (vgl. Kap. 9.8).

Bei sorgfältiger Handhabung stellt die kontinuierliche Leitungsanästhesie ein elegantes Verfahren zur postoperativen Schmerzausschaltung dar. Dabei wird durch die Injektion von Lokalanästhetika über einen z.B. im Periduralraum liegenden Katheter die Reizleitung segmental reversibel ausge-schaltet. Durch die Auswahl des Lokalanästhetikums hinsichtlich Art, Volumen und Konzentration bestimmt man die Ausdehnung und Qualität der Anästhesie. Die Gabe kann sowohl in zeitlich festgelegten Intervallen, bei Bedarf als Bolus oder kontinuierlich über einen Perfusor erfolgen. Als vorteilhaft für den postoperativen Verlauf sind das Fehlen einer Atemdepression und die Möglichkeit der Frühmobilisation zu sehen. Bei Eingriffen an den Extremitäten, im kleinen Becken, in der Abdominal- und Thoraxchirurgie kann schon bei der Auswahl des Anästhesieverfahrens diese Art der postoperativen Analgesie berücksichtigt werden.

Eine relativ neue Methode der intravenösen Analgesie, die sogenannte PCA (patient-controlled analgesia), erlangt zunehmende Bedeutung, da sie eine Lösung der oben genannten Probleme der postoperativen Schmerztherapie anbieten könnte.

Nimmt ein Patient zu Hause ein Analgetikum oral in einer an seinem Bedarf orientierten Dosis und Häufigkeit ein, so betreibt er patientenkontrollierte Analgesie, d.h. er beurteilt seinen Schmerzzustand selbst und steuert den Bedarf an Analgetika dementsprechend. Dieses Prinzip wird bei der PCA

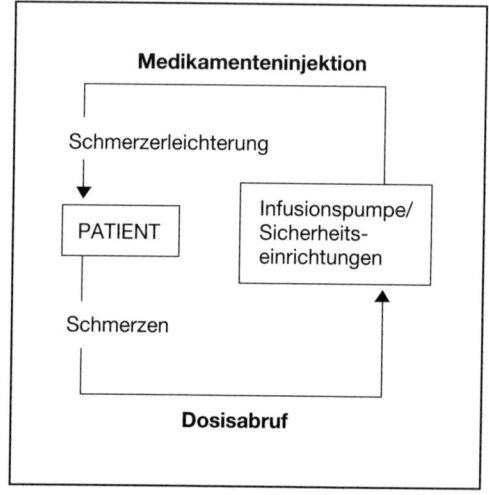

Abb. 10.1: *Regelkreis der patientenkontrollierten Analgesie (PCA).*

auf klinische Verhältnisse übertragen, wobei die Schmerzmittel intravenös verabreicht werden. Das Analgetikum wird vom Patienten entsprechend der empfundenen Schmerzintensität angefordert, die Applikation von mikroprozessorüberwachten Infusionspumpen gesteuert.

Das Prinzip des geschlossenen Regelkreises der PCA ist in der Abb. 10.1 wiedergegeben. Die Infusionspumpe ist mit verschiedenen Sicherheitseinrichtungen ausgestattet, die eine Überdosierung des Analgetikums verhindern. Die Infusionsmenge, das Dosierungsintervall und das Schlauchsystem (Luft, Blockaden) werden überwacht. Der Startknopf ist bei manchen Pumpen mit einer Sicherung ausgestattet, die eine unbeabsichtigte Betätigung ausschließt: Er muß innerhalb einer bestimmten Zeit (z. B. eine Sekunde) zweimal gedrückt werden. Damit wird auch vermieden, daß ein stark sedierter Patient eine ungewollte Analgetikadosis

verabreicht bekommt. Ein Gerät zur patientenkontrollierten Analgesie ist beispielsweise der LifeCare® PCA Infuser der Firma Abbott. Mit einem angeschlossenen Drucker können vielfältige Überwachungsfunktionen ausgeführt werden, z. B. kann die benötigte Analgetikadosis über die Zeit dargestellt werden.

Die in der Klinik gebräuchlichsten Opioide Morphin, Pethidin, Fentanyl und Piritramid sind im Anwendungsbereich der PCA gut untersucht. LEHMANN kam in einer sehr großen Studie zu dem Ergebnis, daß Fentanyl und Buprenorphin bei der PCA die besten Resultate in bezug auf Schmerzlinderung und Wohlbefinden des Patienten zeigten, und daß die PCA sich gegenüber einer herkömmlichen postoperativen, intravenösen Schmerzbehandlung als überlegen erwies. Die PCA wird vor allem dem individuell sehr unterschiedlichen Analgetikabedarf gerecht. Dies geht aus Abb. 10.2 hervor. Eine Gruppe von Patienten erhielt mit der

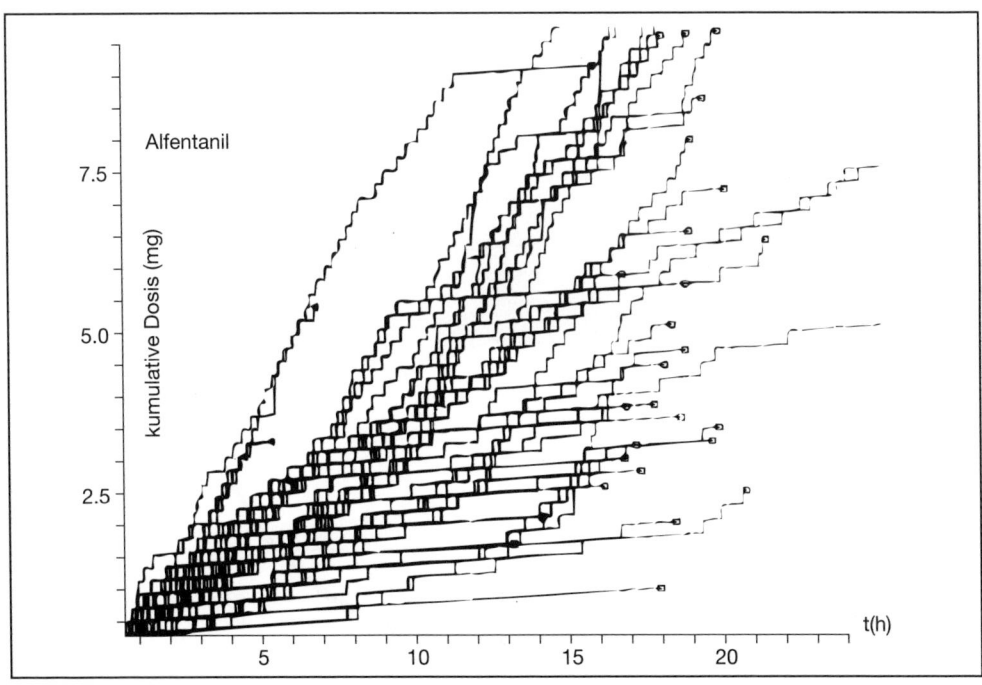

Abb. 10.2: *Patientenkontrollierte Analgesie. Beachte die außergewöhnlich großen interindividuellen Unterschiede des Alfentanilbedarfs.*

PCA-Methode Alfentanil. Die kumulativen Dosen sind gegen die Zeit aufgetragen. Man erkennt den individuell breit gestreuten Schmerzmittelbedarf an der großen Streuung der einzelnen Kurven.

Die geräteüberwachte, intravenöse Selbstapplikation von Analgetika (PCA) verschafft dem Patienten in der postoperativen Phase größere Erleichterung und trägt zur Entlastung des Pflegepersonals und der Ärzte im Aufwachraum bei.

10.4 Vital bedrohliche Störungen in der unmittelbar postoperativen Phase

Der Erfolg eines operativen Eingriffs kann in der unmittelbar postoperativen Phase durch Störungen der Atemfunktion, der Herz-Kreislauffunktion und/oder des Bewußtseins in Frage gestellt werden.

10.4.1 Störungen der Atemfunktion

Nach einer Untersuchung der Universitätsklinik Erlangen kam es bei drei Promille der im Aufwachraum betreuten Patienten zu schwerwiegenden Störungen der Atmung.

Wie aus Abb. 10.3 hervorgeht, waren bei 31% der Patienten Medikamente (Opioide und Muskelrelaxantien) ursächlich für die postoperativen Störungen der Atemfunktion. Der operative Eingriff selbst führte bei 18% dieser Patienten zu respiratorischen Störungen im Aufwachraum, und prädisponierende Faktoren konnten bei 8% als Ursache erkannt werden. In 43% der Fälle war keine auslösende Ursache feststellbar.

Die Symptome einer Hypoxie
können sein:
zentrale Zyanose, kalte Extremitäten, Tachykardie, niedriger Blutdruck, Verwirrtheit, Bewußtlosigkeit.

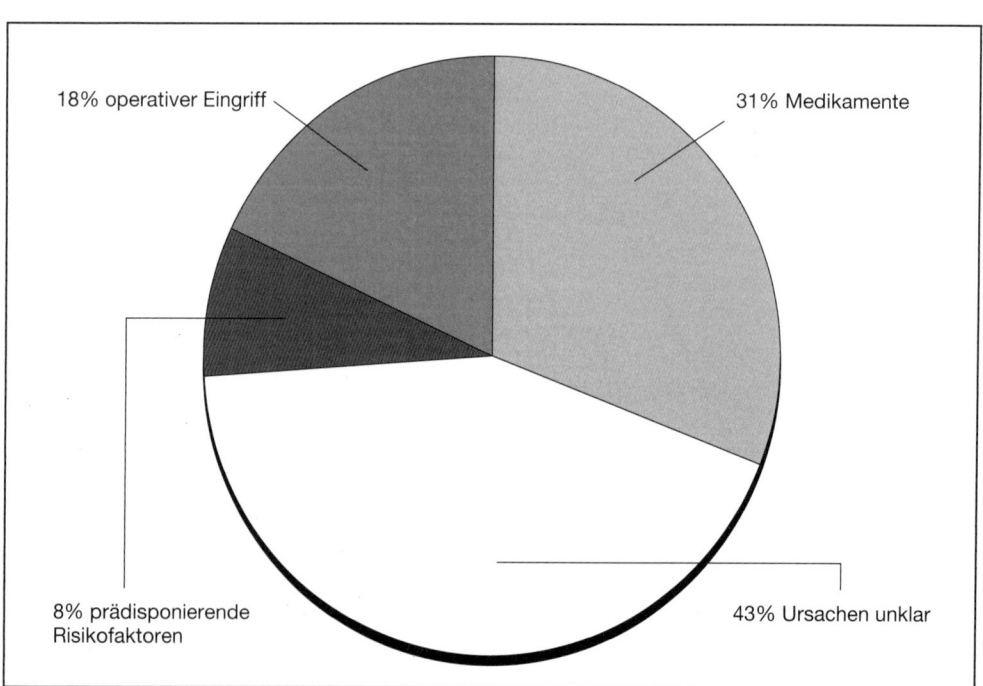

18% operativer Eingriff

31% Medikamente

8% prädisponierende Risikofaktoren

43% Ursachen unklar

Abb. 10.3: *Prozentuale Verteilung der Ursachen respiratorischer Störungen im Aufwachraum (nach BRANDL).*

Tab. 10.1 *Ursachen der postoperativen Atemstörungen.*

Störungen im Bereich der Luftwege	
Atemwegsverlegung:	durch Sekret, Schwellung des Larynx, Zurückfallen der Zunge, Fremdkörper
Laryngospasmus:	reflektorisch, Fremdkörper
Bronchospasmus:	Aspiration, Asthma bronchiale
Atemantriebsstörungen	
Zentrale Atemdepression:	Medikamente (Opioide, volatile Anästhetika, Benzodiazepine, Barbiturate), Erkrankungen des ZNS (Hirnstammtumor, Hirndruck) internistische Erkrankungen (Pickwickier-Syndrom, Lungenemphysem)
Vorangegangene Hyperventilation:	niedriges $PaCO_2$
Hypothermie	
Periphere Faktoren	
Muskelschwäche:	Medikamente (Muskelrelaxantien) neurologische Erkrankungen (Myasthenie), Elektrolytstörungen
Schmerz:	Thoraxschmerz, Abdominalschmerz
Fettsucht	
Enge Verbände	

Die Symptome einer Hyperkapnie können sein:

Schwitzen, warme Extremitäten, Tachykardie, hoher Blutdruck, Kopfschmerzen, Verwirrtheit, Bewußtlosigkeit.

Das Ausmaß der Hypoxie bzw. Hyperkapnie wird durch eine Blutgasanalyse festgestellt. Um die vital bedrohlichen Symptome wie Zyanose, Verwirrtheit, Bewußtlosigkeit und die konsekutive Asystolie abzuwenden, muß die Ursache der Ateminsuffizienz rasch erkannt, soweit möglich beseitigt und der Patient umgehend beatmet werden.

10.4.1.1 Störungen im Bereich der Luftwege

Störungen im Bereich der Luftwege können aufgrund bestimmter Zeichen rasch lokalisiert werden: Ein zurückfallender Zungengrund ruft Schnarchen hervor, Giemen und Brummen hört man bei Asthma bronchiale, Rasselgeräusche deuten auf Sekretverhalt in den großen Luftwegen hin. Stridor tritt bei teilweisem Verschluß der oberen Luftwege auf.

Um einer Atemwegsverlegung vorzubeugen, empfiehlt es sich, wenn möglich den Patienten im Aufwachraum in eine stabile Seitenlage zu bringen, bis er soweit erwacht ist, daß er über seine Schutzreflexe wieder voll verfügt. Damit wird auch eine Prophylaxe der Aspiration von Magensaft erreicht. Nach kieferchirurgischen oder HNO-chirurgischen Eingriffen kann beim noch bewußtseinsgetrübten Patienten in Seitenlage eine Nachblutung leichter erkannt werden. Ist die Einnahme einer stabilen Seitenlage aus verschiedenen Gründen, z.B. nach Bandscheibenoperationen, nicht erwünscht oder nicht möglich, so können die oropharyngealen und nasopharyngealen Tuben, wie der GUEDEL- oder der WENDEL-Tubus; das Offenhalten der Luftwege unterstützen. Dabei sollte dem WENDEL-Tubus der Vorzug gegeben werden, da er seltener Laryngospasmus, Würgen oder Brechreiz auslöst und allgemein vom Patienten besser toleriert wird. Läßt sich mit diesen einfachen Maßnahmen kein Effekt erzielen und besteht die Atemwegsverlegung weiter, so muß endotracheal intubiert werden, bis die Ursache der Störung erkannt und beseitigt ist.

Beim Verschluß der oberen Luftwege können Fremdkörper eine Rolle spielen. Man sollte an eventuell noch im Mund verbliebene Zahnprothesen denken und diese umgehend entfernen. Vor allem bei Notfallpatienten entgehen Zahnprothesen leicht der Aufmerksamkeit.

In der Ausleitungsphase nach einer Allgemeinanästhesie kann es gelegentlich zum Laryngospasmus kommen. Die häufigsten Ursachen des Stimmritzenkrampfes stellen Sekrete, Reste von Erbrochenem, Fremdkörper wie Blutkoagel oder ein Endotrachealtubus dar. Letzterer ist vor allem dann als verantwortlich anzusehen, wenn im Exzitationsstadium extubiert wird. Die Therapie des Laryngospasmus besteht darin, die Ursache, sofern möglich, zu beseitigen, also z.B. Sekret abzusaugen oder Fremdkörper zu entfernen, und unter Maskenbeatmung mit 100% O_2 auf das Abklingen des Laryngospasmus zu warten. Reichen diese einfachen Maßnahmen nicht aus und läßt der Krampf nicht nach, muß versucht werden, eine Entspannung der Stimmritze mit einer geringen Dosis eines depolarisierenden Muskelrelaxans zu erreichen. Eine erneute endotracheale Intubation erscheint dann angebracht, wenn bei der anfänglichen Maskenbeatmung eine große Menge Luft in den Magen

gelangt ist und die Gefahr des Erbrechens mit Aspiration droht.

Insbesondere bei Kindern kann es im Zusammenhang mit der Intubation zum Larynxödem, einem Anschwellen der Stimmbänder, kommen. In Abhängigkeit vom Schweregrad wird man abschwellend wirkende Medikamente über einen O_2-Vernebler, eventuell Kortikosteroide intravenös verabreichen oder reintubieren müssen, bis die Schwellung abgeklungen ist.

Verschiedene Ursachen können für das Auftreten eines Bronchospasmus verantwortlich gemacht werden: Sekretstau, Aspiration von Blut, Tubusreiz bei unzureichender Narkosetiefe, Asthma bronchiale, eine anaphylaktische/anaphylaktoide Reaktion oder verschiedene, in der Anästhesie verwendete Medikamente. Die Behandlung besteht wieder darin, wenn möglich, die Ursache zu beseitigen, ausreichend Sauerstoff zuzuführen und gegebenenfalls bronchial erweiternde Medikamente per inhalationem, subkutan oder intravenös zu verabreichen. Bei Patienten, die an Asthma bronchiale leiden, trägt eine gute psychische Führung und Schmerzbehandlung viel zur Verhinderung des Auftretens eines Asthmaanfalles bei. In schweren Fällen eines Bronchospasmus, wie z.B. nach Aspiration mit erheblicher Gasaustauschstörung, ist eine intensivmedizinische Weiterbehandlung angezeigt.

10.4.1.2 Atemantriebsstörungen

Atemantriebsstörungen in der Aufwach- und Erholungsphase sind in den meisten Fällen auf intraoperativ oder im Aufwachraum gegebene Medikamente mit atemdepressiver Wirkung zurückzuführen. Dabei kann eine zu niedrige Atemfrequenz, ein zu geringes Atemzugvolumen oder beides vorliegen. Eine Hypoventilation ist vor allem dann klinisch schwer auszumachen, wenn die Zeichen der Hyperkapnie, Tachykardie und Hypertension durch die Nachwirkungen von Anästhetika unterdrückt werden, durch Volumenmangel verfälscht sind oder als

Schmerzsymptome fehlinterpretiert werden. Häufig sind Opioide für eine postoperative Atemdepression ursächlich. Grundsätzlich weisen alle Opioide diese Nebenwirkung auf. Wird ein Patient mit diesen Medikamenten behandelt, muß mit einer Atemdepression gerechnet werden. Eine Hilfe bei der Erkennung einer Opioid-bedingten Atemdepression stellt neben der Hyperkapnie, die über eine Blutgasanalyse gesichert wird, eine genaue Beobachtung des Atemtyps des Patienten dar: Atmet dieser nur selten und mit großem Atemzugvolumen, so wird der Verdacht in Richtung Opioidwirkung gelenkt. Ein Antagonist sollte nur im Ausnahmefall verabreicht werden. Naloxon (z. B. Narcanti®) wird in niedriger Dosis langsam intravenös gegeben, bis der gewünschte Effekt erreicht ist. Unerwünscht, aber nicht zu vermeiden ist die gleichzeitige Abschwächung bis Aufhebung der analgetischen Wirkung der Opioide. Bei zu schneller Injektion von Naloxon kann es zu einer bedrohlichen hypertensiven Krise kommen. Tremor, Übelkeit, Erbrechen und Tachykardie sind häufige Folgen. Zu beachten ist, daß die Wirkung von intravenös verabreichtem Naloxon nur etwa 30 min anhält, die atemdepressive Wirkung der meisten Opioide aber wesentlich länger.

So kann es zu einem Atemstillstand zu einem Zeitpunkt kommen, an dem die Überwachung des Patienten nicht mehr so engmaschig ist. Daher wird allgemein empfohlen, die Hälfte der initial verabreichten Naloxondosis intramuskulär zu applizieren. Atemdepressive Wirkungen weisen auch einige andere im Zusammenhang mit einer Narkose gegebene Medikamente auf. Hierzu zählen die Benzodiazepine, die Barbiturate und die volatilen Anästhetika. Letztere verursachen eine Hypoventilation durch Abnahme des Atemzugvolumens und ein verzögertes Ansprechen des Atemzentrums auf Hypoxie.

Eine zentral bedingte Störung des Atemantriebs wird gelegentlich bei Erkrankungen des ZNS (Hirnstammteilkompression durch Tumor, erhöhter intrakranieller Druck) beobachtet. Internistische Erkrankungen können ebenfalls Atemantriebsstörungen bewirken, wie z. B. das bekannte Pickwickier-Syndrom, bei dem es zu zeitlich begrenzten und periodisch auftretenden Phasen des Atemstillstandes kommt. Nach einer vorangegangenen Hyperventilation besteht aufgrund des erniedrigten $PaCO_2$ ein verminderter bis aufgehobener Atemantrieb. In diesem Fall muß dem Patienten vorrangig Sauerstoff zugeführt werden.

Durch Hypothermie wird die Spontanatmung ebenfalls beeinträchtigt. Die Therapie besteht in Nachbeatmung und allmählicher Erwärmung des Patienten.

10.4.1.3 Periphere Faktoren

Muskelrelaxantien beeinträchtigen die Atemfunktion durch Ausschaltung der neuromuskulären Erregungsübertragung. Die Wirkung der nichtdepolarisierenden Muskelrelaxantien läßt sich klinisch von einem Opiatüberhang abgrenzen. Ein Patient mit Opiatüberhang atmet selten und mit sehr tiefen Atemzügen. Darüber hinaus kann er den Kopf gut vom Kissen abheben und zeigt keine Beeinträchtigung der groben Kraft. Psychisch erscheint er ausgeglichen, solange die Hyperkapnie mäßig ausgeprägt bleibt. Liegt hingegen ein Überhang der Wirkung eines nichtdepolarisierenden Muskelrelaxans vor, ist die Atmung schnell und flach und das Atemzugvolumen klein. Der Kopf kann nicht von der Unterlage abgehoben und gehalten werden, die grobe Kraft ist deutlich abgeschwächt. In diesem Zusammenhang sei daran erinnert, daß eine ausreichende Atemtätigkeit selbst dann noch möglich ist, wenn 80% der Acetycholin-Rezeptoren der motorischen Endplatten durch das Relaxans besetzt sind. Ein effektiver Hustenstoß kann jedoch nicht zustande gebracht werden. Der Grad der noch vorhandenen Relaxanswirkung kann durch die Anwendung eines Nervenstimulators quantifiziert werden, besonders, wenn der Patient noch nicht vollständig wach und kooperativ ist. Zur Antagonisierung kommen Cholin-esterasehemmstoffe, z. B. Pyridostigmin (z. B. Mestinon®), zur Anwendung. Die parasympathomimetischen Wirkungen dieser Medikamente können durch die simultane Gabe von Atropin vermieden werden.

Neben einer Überdosierung kommen als Ursache einer verlängerten Wirkung nicht-depolarisierender Muskelrelaxantien Störungen im Elektrolythaushalt, Wechselwirkungen mit bestimmten, gleichzeitig verabreichten Antibiotika oder Nierenfunktionsstörungen mit verzögerter Ausscheidung der Relaxantien in Frage.

Erkrankungen der motorischen Endplatte, wie die Myasthenia gravis, haben für die Anästhesie große Bedeutung. Es handelt sich hier um ein Krankheitsbild, das durch Schwäche und schnelle Ermüdbarkeit der quergestreiften Muskulatur gekennzeichnet ist. Ursache ist eine Verminderung der Acetylcholinrezeptorenzahl der postsynaptischen Membran. Eine kräftige Muskelkontraktion kann von diesen Patienten nicht aufrechterhalten werden. Die Muskelschwäche nimmt in Belastungssituationen, wie sie perioperativ gegeben sind, zu. Ist besonders die Kau-, Schluck- und Atemmuskulatur von der Krankheit betroffen, ergeben sich daraus unter Umständen vital bedrohliche Situationen, wenn es postoperativ zur myasthenischen Krise kommt, d. h. zu einer plötzlichen Erschöpfung der Muskelfunktion mit zunehmender Lähmung der Atemmuskulatur. Eine Reihe von Medikamenten, wie z. B. Inhalationsanästhetika vom Äthertyp, Benzodiazepine, Muskelrelaxantien, Aminoglykoside, Lidocain und andere sind als Auslöser dieser Krisensituation bekannt und, wenn möglich, zu vermeiden. In der myasthenischen Krise kommen therapeutisch Cholinesterasehemmstoffe zur Anwendung. Auch nach Gabe depolarisierender Muskelrelaxantien können neuromuskuläre Blockaden auftreten. Die Therapie besteht darin, eine kontrollierte Beatmung bis zum Abklingen des neuromuskulären Blocks, der mehrere Stunden anhalten kann, durchzuführen.

Wie schon an anderer Stelle dargestellt, können Schmerzen vor allem nach Laparotomien und thoraxchirurgischen Eingriffen eine Ateminsuffizienz hervorrufen. Schmerzbedingt atmet der Patient flach mit einem kleinen Atemzugvolumen. Das Abhusten von Bronchialsekret ist erschwert oder unmöglich. Die Totraumventilation nimmt zu. Es bilden sich kleine, minderbelüftete Lungenbezirke, sogenannte Mikroatelektasen. In der Folge kann es zur arteriellen Hypoxämie kommen.

Die Lungenfunktion adipöser Patienten ist in der postoperativen Phase beeinträchtigt. Die funktionelle Residualkapazität ist bei Zwerchfellhochstand vermindert, die Zwerchfellbeweglichkeit eingeschränkt. Häufig weisen diese Patienten kardiovaskuläre Vorerkrankungen auf. Eine Hypoxämie muß deshalb unbedingt vermieden werden.

Werden zirkuläre oder Druck ausübende Verbände an Thorax oder Abdomen angelegt, muß auf eine freie Thoraxbeweglichkeit geachtet werden.

10.4.1.4 Ursachen für eine postoperative Hypoxämie

Neben der Ateminsuffizienz muß beim Auftreten einer Hypoxämie an Ursachen gedacht werden, die trotz eines nominell ausreichenden Atemminutenvolumens zum O_2-Mangel im Blut führen können (Tab. 10.2).

Tab. 10.2: *Pathogenese der Hypoxie.*

– Diffusionshypoxie
– Gesteigerter O_2-Verbrauch
– Ventilations-/Perfusionsstörungen
– Intrapulmonaler Rechts-Links-Shunt

Diffusionshypoxie:

Geht man in der Ausleitungsphase einer Narkose auf Raumluftatmung über, kann es durch die Freisetzung von Lachgas aus dem Blut in die Alveolarluft zu einer Hypoxämie kommen (Abb. 10.4). Die Gefahr einer solchen

Verdünnung des alveolären Sauerstoffs durch Lachgas besteht für ca. 5 bis 10 min nach Beendigung der Lachgaszufuhr. In dieser kritischen Zeit muß dem Patienten eine ausreichend hohe inspiratorische Sauerstoffkonzentration angeboten werden.

Gesteigerter O_2-Verbrauch:
Auch der Sauerstoffverbrauch des Organismus kann erhöht sein. Dies ist der Fall bei postoperativem Muskelzittern, motorischer Unruhe, Fieber und zerebralen Krampfanfällen. Längerdauernde Eingriffe in kalten Operationssälen und die Zufuhr nicht gewärmter Infusionen und Transfusionen verursachen eine Hypothermie. Im Aufwachraum beobachtet man daher häufig starkes Muskelzittern. Auch an drückende Verbände oder eine volle Harnblase als Ursache der motorischen Unruhe ist zu denken. Je nach Ausmaß der Hypothermie kann es angezeigt sein, den hypothermen Patienten solange nachzubeatmen, bis die normale Körpertemperatur erreicht ist. Auf diese Weise ist eine ausreichende Oxygenierung des Patienten gewährleistet.

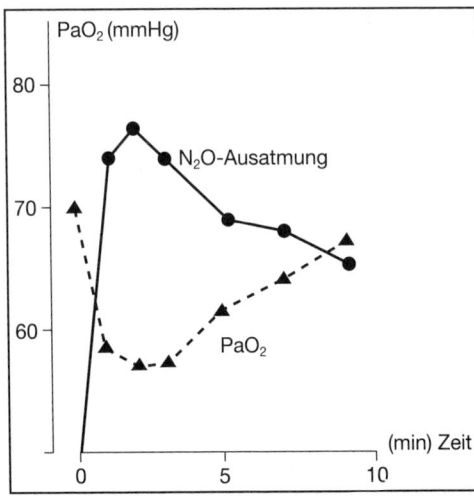

Abb. 10.4: *Abfall des PaO_2 in kritische Bereiche bei Raumluftatmung unmittelbar nach Beendigung einer Narkose, bei der Lachgas verwendet wurde.*

Störungen des Ventilations-/Perfusionsverhältnisses und das Auftreten eines intrapulmonalen Shunts als Ursachen einer Hypoxämie sind in Kap. 2 dieses Lehrbuchs bereits ausführlich abgehandelt.

10.4.1.5 Sauerstoffzufuhr

Alle Patienten eines Aufwachraumes bedürfen nach einer Allgemeinanästhesie einer Sauerstoffzufuhr. Die Sauerstoffgabe erfolgt über eine nach dem Venturi-Prinzip arbeitende Gesichtsmaske. Eine FIO_2 von 1.0, intratracheal gemessen, läßt sich damit jedoch nicht erreichen. Der Sauerstofffluß muß im Bedarfsfall entsprechend den Ergebnissen der arteriellen Blutgasanalyse geregelt werden.

Bei Patienten mit einer vorbestehenden Lungenerkrankung, wie z.B. einem Lungenemphysem, deren normaler, CO_2-gesteuerter Atemantrieb gestört ist, muß die Sauerstoffgabe sehr vorsichtig erfolgen, da ein unkontrolliert hohes O_2-Angebot eine Atemdepression auslösen kann. Der Atemantrieb wird bei diesen Patienten durch niedrige PaO_2-Werte stimuliert.

Die Sauerstoffzufuhr wird solange fortgesetzt, bis eventuelle Störungen der Atemfunktion behoben sind, aller Wahrscheinlichkeit nach nicht mehr auftreten werden und sich der Patient in einem stabilen Allgemeinzustand befindet.

10.4.2 Störungen der Funktionen von Herz und Kreislauf

Störungen der Funktionen von Herz und Kreislauf sind Probleme, mit denen das Anästhesiepersonal im Aufwachraum häufig konfrontiert wird. Deren Ursachen können in Vorerkrankungen des Patienten, in intraoperativen Ereignissen oder in erst im Aufwachraum auftretenden Komplikationen liegen. Klinisch unterscheiden wir nach den bestehenden Blutdruckverhältnissen hypotensive von hypertensiven Störungen; daneben sind Herzrhythmusstörungen und das Auftreten einer Herzinsuffizienz von Bedeutung. Eine klare Trennung ist hierbei nicht gut vorzunehmen, da die genannten Probleme einander bedingen können (Tab. 10.3).

Tab. 10.3: *Ursachen einer postoperativen Hypotonie.*

Volumenmangel (Blutverlust, Sekretverlust, Flüssigkeitsverlust)
vasodilatierende Substanzen (Anästhetika, Regionalanästhesie)
Herzinsuffizienz (Myokardinfarkt, Lungenembolie, Herzbeuteltamponade)
Herzrhythmusstörungen (Myokardinfarkt, Elektrolytstörungen, Lungenembolie, Hypoxie, usw.)

10.4.2.1 Postoperative Hypotonie

Volumenmangel

Niedrige Blutdruckwerte in der postoperativen Phase sind oft durch einen Volumenmangel verursacht. Abgesehen von der Hypotension ist ein Volumendefizit häufig begleitet von Tachykardie, niedrigem zentralem Venendruck, kalter Peripherie mit Zentralisation und geringer Urinproduktion. Dabei kann ein Blutverlust vorliegen, der intra- oder postoperativ aufgetreten ist und noch nicht ausreichend ausgeglichen wurde. Intraoperativ wird eine Blutung leicht erkannt und kann hinsichtlich ihres Ausmaßes anhand des Saugervolumens und der durchtränkten Abdecktücher abgeschätzt werden. Als Orientierungshilfe dienen postoperativ die Blutvolumina in den Wundbettdrainagen, die genaue Beobachtung des Operationsfeldes auf das Auftreten von Schwellungen hin und die Kontrolle der Wundverbände auf Durchblutung. Eine kontinuierliche Blutung in nicht drainierte Bereiche, wie z.B. in das Retroperitoneum, ist an äußeren Zeichen nicht erkennbar. Man muß an eine solche Möglichkeit denken, wenn es in relativ kurzer Zeit zu einem Hb-Abfall kommt, der von einer Hypotension und einer Tachykardie begleitet wird. In den meisten Fällen handelt es sich um chirurgische Blutungen. Eine Blutgerinnungsstörung kann entweder schon präoperativ bestehen oder intraoperativ auftreten, z.B. im Zusammenhang mit starken Blutverlusten und Massivtransfusionen, insbesondere, wenn dabei überwiegend ältere Blutkonserven verabreicht wurden. An eine Gerinnungsstörung muß immer dann gedacht werden, wenn an OP-Wunden, Punktionsstellen und Stichkanälen diffuse Blutungen auftreten. Eine Gerinnungsstörung wird durch Gabe von Plasmapräparaten, besonders FFP, Thrombozytenkonzentraten etc. behandelt.

Zeichen des Volumenmangels werden auch nach größeren Sekretverlusten beobachtet. Hierzu ist auch das anhaltende postoperative Erbrechen zu zählen, das bei besonders empfindlichen Patienten trotz sorgfältiger Vorbeugemaßnahmen nicht immer verhindert werden kann. Zu den Flüssigkeitsverlusten gesellen sich Elektrolytstörungen, wie eine Hypokaliämie, und eine metabolische Alkalose. Durch Infusion von kaliumsubstituierten Elektrolytlösungen und Gabe stark wirksamer Antiemetika, wie z.B. Dehydrobenzperidol, sollten sich die Kreislaufparameter und die Serumelektrolyte wieder normalisieren.

Vasodilatierende Substanzen

Im Aufwachraum spielt die hypotensive Nebenwirkung der Anästhetika eine untergeordnete Rolle. Bei Patienten mit einer vorbestehenden Hypertonie kommt es leicht zum Blutdruckabfall, wenn Antihypertensiva unkritisch eingesetzt werden.

Regionalanästhesien, wie z.B. Spinal- oder Periduralanästhesie, gehen mit einer Sympathikolyse einher. Die daraus resultierende Weitstellung der Gefäße verursacht einen relativen Volumenmangel, dessen Manifestation durch die rechtzeitige Gabe von kolloidalen Volumenersatzmitteln verhindert werden kann. Vor jeder Nachinjektion einer kontinuierlichen Leitungsanästhesie sollte die Volumensituation des Patienten genau überprüft werden, um durch rechtzeitige Volumenzufuhr einer Hypotension vorzubeugen. Bei Umlagerungsmanövern ist zu bedenken, daß durch Änderung der Körperlage Orthostasereaktionen auftreten können.

Herzinsuffizienz

Eine postoperativ auftretende Herzinsuffizienz kann häufig auf eine Überinfusion bei vorbestehender kompensierter Herzschwäche oder auf einen frischen Myokardinfarkt zurückgeführt werden. Die klinischen Zeichen der Hypotonie, eine schlechte periphere Durchblutung, die Erhöhung des zentralen Venendrucks und eine Einflußstauung weisen auf die Diagnose hin. Zudem kann ein Lungenödem auftreten. Andere Ursachen einer Herzinsuffizienz können eine Herzbeuteltamponade, vor allem nach thorax- bzw. kardiochirurgischen Eingriffen, oder eine Lungenembolie sein. Um eine genaue diagnostische Aussage machen zu können, bedient man sich verschiedener technischer Hilfsmittel:

– Mehrkanal-EKG-Aufzeichnung

– arterielle Blutgasanalyse

– wiederholte laborchemische Untersuchungen (z.B. Transaminasen und CK-Werte)

– gegebenenfalls, nach Legen eines Pulmonalis-Katheters, Messung der Drucke der pulmonalen Strombahn.

Die Behandlung muß sich nach der Ursache richten. Im Falle einer kardialen Dekompensation bei Überinfusion wird neben der obligatorischen Sauerstoffgabe und einer eventuellen Beatmung die Volumenzufuhr möglichst begrenzt und ein Diuretikum gegeben. Im Bedarfsfall kommen positiv inotrope und die Vorlast senkende Medikamente zur Anwendung, wobei sich die Dosis am erzielten Erfolg orientiert.

Die Therapie einer Lungenembolie kann entweder konservativ, d.h. medikamentös erfolgen, oder es muß eine operative Wiederherstellung der Lungenstrombahn ange-

strebt werden. Ein internistisches und kardio-/thoraxchirurgisches Konsil ist in dieser Situation erforderlich.

Eine Herzbeuteltamponade wird, wenn sie nach kardio-/oder thoraxchirurgischen Eingriffen auftritt, gewöhnlich operativ revidiert.

In Abhängigkeit von Ursache und Schweregrad der Herzinsuffizienz und ihres Ansprechens auf die therapeutischen Maßnahmen hat nach der initialen Stabilisierung die Weiterbehandlung des Patienten auf einer Intensivstation zu erfolgen.

Herzrhythmusstörungen

Eine Hypotonie kann auch im Gefolge von Herzrhythmusstörungen auftreten. Im Verlauf einer Narkose kommt es häufig zu Arrhythmien, die aber nach Abklingen der Anästhetikawirkung meist spontan enden und keiner weiteren Therapie bedürfen.

Auslösende Faktoren für eine Arrhythmie können sein:

Myokardischämie, Myokardinfarkt, Herzversagen, Elektrolytstörungen, Schmerzreize, Hypoxie, Hyperkapnie, Lungenembolie und Störungen im Säure-Basen-Status. Wirkt sich die Herzrhythmusstörung auf die Stabilität des Kreislaufs aus, dann muß sie, soweit möglich, ursachenbezogen behandelt werden.

Eine **Sinustachykardie**, also ein Ansteigen der Herzfrequenz über 90 Schläge pro Minute bei Sinusrhythmus, kann als Symptom eines Volumenmangels, einer Anämie, einer Hypoxie, einer Hyperkapnie, bei Fieber, Kältezittern oder Unruhe auftreten. In vielen Fällen sind postoperative Schmerzen dafür verantwortlich. Eine Behandlung sollte erwogen werden, da eine gesteigerte Herzfrequenz häufig einen erhöhten myokardialen Sauerstoffverbrauch bei reduzierter Koronarperfusion bedeutet. Als Schätzwert des myokardialen Sauerstoffverbrauchs kann das sogenannte Rate Pressure Product, gebildet aus dem Produkt von Herzfrequenz und systolischem Blutdruck dienen. Der Normalwert liegt unter 12000 bis 15000. Hat man alle in Frage kommenden Ursachen sorgfältig ausgeschlossen und besteht die Sinustachykardie weiter, so darf unter EKG-Monitorkontrolle vorsichtig eine niedrige Dosis eines beta-Rezeptorenblockers intravenös gegeben werden.

Unter einer Sinusbradykardie wird ein Abfall der Herzfrequenz unter 60 Schläge pro Minute verstanden. Sie kommt bei herzgesunden Patienten vor, die gut trainiert sind, kann aber auch medikamentös bedingt sein, wie z.B. nach Gabe von beta-Rezeptorenblockern oder Cholinesterasehemmstoffen. Solange die Bradykardie nicht zu einem Blutdruckabfall führt und keine ventrikuläre Extrasystolie auftritt, ist eine Behandlung im allgemeinen nicht erforderlich. Bei Blutdruckabfall kann z.B. Atropin gegeben werden; die dadurch verursachte Parasympathikolyse hebt die Herzfrequenz in den meisten Fällen wieder an. Betamimetische Medikamente wie Orciprenalin (z.B. Alupent®) sind nur selten indiziert.

Bei **Vorhofflattern** und **Vorhofflimmern** liegt eine schwere Herzerkrankung, z.B. eine Herzkranzgefäßverengung, zugrunde. Ist die Herzfrequenz dabei normal, ist kein Eingreifen angezeigt. Tritt jedoch eine akute hämodynamische Verschlechterung auf, muß eine medikamentöse Therapie, z.B. mit Digitalispräparaten, eingeleitet oder eine Kardioversion versucht werden.

Supraventrikuläre Tachykardien können zu einer Abnahme des Herzzeitvolumens und des arteriellen Druckes führen. Als Ursache kommen z.B. Volumenmangel oder mechanische Vorhofreizung durch einen zu tief liegenden Venenkatheter in Frage. Neben der Beseitigung des auslösenden Faktors ist häufig ein Antiarrhythmikum notwendig, z.B. Verapamil (z.B. Isoptin®) oder Ajmalin (z.B. Gilurytmal®).

Ventrikuläre Tachykardien, bei denen die elektrische Erregung von einem Zentrum in der Kammermuskulatur ausgeht, sind als lebensbedrohlich anzusehen, da sie leicht in Kammerflattern bzw. -flimmern übergehen können. In der Regel ist mit einer Kammertachykardie ein Blutdruckabfall verbunden. Ursächlich können eine schwere Herzerkrankung, eine Elektrolytentgleisung, eine Digitalisüberdosierung oder eine schwere Azidose sein. Neben einer eventuellen kausalen Therapie stehen als symptomatische, frequenznormalisierende Maßnahmen die Elektrotherapie und Antiarrhythmika, wie Lidocain (z.B. Xylocain®), Ajmalin (z.B. Gilurytmal®) oder Propafenon (z.B. Rytmonorm®), zur Verfügung.

Sehr häufig kann man perioperativ ventrikuläre Extrasystolen beobachten. Sie treten vor allem bei Patienten mit koronarer Herzerkrankung auf. Auslösende Faktoren stellen z.B. eine kurzfristige Hypoxie oder auch Anästhetika wie Halothan dar. Nach Art und Häufigkeit ihres Vorkommens in einem 24-Stunden-EKG bzw. bei Ergometerbelastung werden sie in der Klassifizierung nach LOWN erfaßt, wobei die Ergometerbelastung für die Belange im Aufwachraum von Bedeutung ist, da die postoperative Situation mit einer Ergometrie verglichen werden kann.

Tab. 10.4: *Klassifizierung ventrikulärer Extrasystolen (VES) bei Ergometerbelastung (nach LOWN).*

Grad O	Keine Arrhythmie
Grad 1	Isolierte unifokale VES < 3/min
Grad 2	Isolierte unifokale VES > 2/min
Grad 3	Multiforme VES
Grad 4	a) gekoppelte VES (Salven) b) ventrikuläre Tachykardie
Grad 5	Frühzeitig einfallende VES R-auf-T-Phänomen

Vereinzelt vorkommende Extrasystolen müssen nicht behandelt werden. Eine höhergradige Extrasystolie hingegen ist zu behandeln, da sie die Vorstufe eines lebensbedrohlichen Kammerflimmerns sein kann. Geeignete Medikamente sind unter anderem Lidocain, Ajmalin, beta-Rezeptorenblocker, Diphenylhydantoin und Propafenon.

Eine rasche, unregelmäßige Kammererregung, die keinerlei Gesetzmäßigkeit mehr erkennen läßt, bezeichnet man als Kammerflimmern. Eine geordnete mechanische Herzaktion besteht nicht mehr, es liegt eine Asystolie vor. Verantwortlich für diese, ohne Therapie innerhalb von Sekunden zum Tode führende Herzrhythmusstörung können z. B. sein: Hypoxie, Entgleisungen des Serumkaliums, Myokardinfarkt, Lungenembolie. Hier muß unverzüglich die kardiopulmonale Reanimation eingeleitet werden.

Störungen der Erregungsausbreitung im Herzen, wie z. B. beim Übertritt der Erregung vom Vorhof auf die Kammern (AV-Blockierung), haben ihre Ursache meist in vorbestehenden Herzerkrankungen wie einer Koronarsklerose. Gelegentlich beobachtet man während einer Narkose koronargesunder Patienten am EKG-Monitor unterschiedliche Blockbilder, die sich aber hämodynamisch nicht auswirken, spontan sistieren und keiner weiteren Behandlung bedürfen.

In Abhängigkeit von der Art einer vorbestehenden Erregungsausbreitungsstörung sind intra- und postoperativ prophylaktische oder therapeutische Maßnahmen notwendig oder nicht. Bei einem AV-Block Grad I und einem AV-Block II. Grades, Typ MOBITZ I (Durch Ermüdung der AV-Überleitung wird das AV-Intervall immer länger, bis die Überleitung ausfällt). Dann ist die AV-Überleitung kurzfristig wieder normal, um dann wieder länger zu werden: WENCKEBACH-Periodik) sind gewöhnlich außer einer guten EKG-Überwachung keine weiteren therapeutischen Schritte durchzuführen. Im Falle eines AV-Blockes II. Grades, Typ MOBITZ II (nur jede zweite, dritte oder vierte Vorhoferregung wird übergeleitet, das AV-Intervall ist erheblich verlängert) kann die perioperative Einführung einer transvenösen Schrittmachersonde erforderlich werden, da dieser die Vorstufe eines totalen Herzblockes darstellt. Bei einem totalen Herzblock oder AV-Block III. Grades ist das Reizleitungsgewebe sehr stark geschädigt. Die Herzfrequenz ist sehr niedrig (um 40 Schläge pro Minute) und erlaubt nur noch die Aufrechterhaltung eines grenzwertig kleinen Herzzeitvolumens. Perioperativ benötigen diese Patienten in aller Regel einen temporären, transvenösen Schrittmacher, sofern der Eingriff nicht verschoben werden kann, bis eine definitive Schrittmacherimplantation erfolgt ist. Im Notfall kann eine medikamentöse Anhebung der Herzfrequenz mit beta-Rezeptoren-stimulierenden Sympathikomimetika wie Orciprenalin (z. B. Alupent®) erfolgen. Schenkelblockbilder sind Ausdruck einer Myokard- bzw. Koronarschädigung. Eine gute perioperative Überwachung ist in diesen Fällen angezeigt. Treten die Blockbilder neu auf, ist an einen frischen Myokardinfarkt oder eine Lungenembolie zu denken. Erforderlichenfalls sind entsprechende therapeutische Schritte einzuleiten.

10.4.2.2 Postoperative Hypertonie

Eine postoperative Hypertonie, also Blutdruckwerte über 145/95 mmHg, ist im Aufwachraum häufig. Dem Bluthochdruck liegt meistens eine starke Sympathikusaktivierung unterschiedlicher Ursache zugrunde. An erster Stelle der auslösenden Faktoren steht hier wohl der postoperative, nicht adäquat behandelte Schmerz. Weitere wichtige Faktoren können sein:

– unbehandelter oder nicht ausreichend eingestellter-präoperativ bestehender Hypertonus

– Hyperkapnie, Hypoxie, Hypothermie, psychische Unruhe, Überinfusion, unkritische Gabe von Vasopressoren, Miktionsstörung mit Blasenhochstand.

Für den herz- und kreislaufgesunden Patienten geht von einer kurzzeitigen, postoperativen Hypertonie in der Regel keine Gefährdung aus. Eine ursachenbezogene Behandlung, z. B. die Applikation eines Analgetikums, bewirkt ein Abklingen der erhöhten Blutdruckwerte.

Patienten mit einer vorbestehenden Hypertonie sind hingegen als gefährdet anzusehen. Sie haben von vornherein ein erhöhtes perioperatives Risiko. Bei langjährigen Hypertonikern muß davon ausgegangen werden, daß sie auch bei Abwesenheit einer Koronarsklerose eine myokardiale Mikroangiopathie, also eine Schädigung des Kapillarendothels, aufweisen. Damit sind sie, was die Möglichkeit des Auftretens einer Myokardischämie betrifft, dem Patienten mit einer Koronarsklerose gleichzusetzen. Somit muß perioperativ alles vermieden werden, was den myokardialen Sauerstoffverbrauch erhöht. Die Hauptdeterminanten des myokardialen Sauerstoffverbrauchs sind Herzfrequenz, Kontraktilität und myokardiale Wandspannung. Letztere wiederum hängt mit der Nachlast zusammen, die unter anderem vereinfacht vom gesamtperipheren Widerstand bzw. vom mittleren arteriellen Druck bestimmt wird.

Die Nachlasterhöhung kann zu einem Linksherzversagen mit konsekutivem Lungenödem führen. Zudem ruft sie eine Ischämie des Herzmuskels hervor und führt zum klinischen Bild einer Koronarinsuffizienz mit pektanginösen Beschwerden und im Extremfall zu einem Myokardinfarkt. Das Risiko, einen Myokardinfarkt in der perioperativen Phase zu erleiden, beträgt für koronarkranke Patienten bis zu 7% für Koronargesunde liegt es unter 1%.

Die Therapie der postoperativen Hypertonie umfaßt Sauerstoffgabe, Oberkörperhochlagerung, Ausschluß einer Hypoxie, Ausschluß einer Hyperkapnie, gute Schmerzausschaltung und Gabe von Antihypertensiva. Blutdrucksenkende Medikamente müssen, wenn sie in der Akutphase eingesetzt werden,

schnell wirksam und gut steuerbar sein. Als Beispiele seien Nitroglyzerin (z. B. Nitrolingual) und Urapidil (z. B. Ebrantil®) genannt.

10.4.3 Störungen des Bewußtseins

Das verzögerte Erwachen aus einer Allgemeinnarkose ist dem Anästhesiepersonal im Aufwachraum gut bekannt. Oft liegt eine verlängerte Wirkung von Anästhetika vor. Doch kann es perioperativ auch zu einer Reihe vom Komplikationen kommen, die nicht anästhesiebedingt sind und das Bewußtsein erheblich beeinträchtigen (Tab. 10.5). Erwacht ein Patient nur sehr langsam aus der Narkose oder bleibt er anhaltend bewußtlos, so müssen derartige Störungen frühzeitig in Betracht gezogen werden. Die Restwirkungen der Anästhetika können die zerebralen Manifestationen solcher Komplikationen verbergen, so daß man diese nicht rechtzeitig erkennt. Sie können ihre Ursache in zerebralen oder internistischen Erkrankungen haben.

10.4.3.1 Anästhesiebedingte Bewußtseinsstörungen

Hierzu zählen eine verlängerte Wirksamkeit der Anästhetika und das zentral anticholinerge Syndrom (ZAS). Eine ungewöhnlich lang anhaltende Wirkung von Anästhetika kann verschiedenen Umständen zugeschrieben werden. In den meisten Fällen handelt es sich dabei um eine relative Überdosierung der verwendeten Medikamente. Manche Patienten weisen gegenüber Anästhetika eine erhöhte zerebrale Empfindlichkeit auf. Bei nicht am Bedarf orientierter Dosierung kann so leicht ein Narkoseüberhang entstehen. Bei Lebererkrankungen, die mit einer verminderten Aktivität mikrosomaler Enzyme einhergehen, die für die Biotransformation vieler Medikamente verantwortlich sind, kann die Aufwachphase ebenfalls verlängert sein. Die Wirkung intravenöser Anästhetika wird hauptsächlich durch Umverteilung beendet. Kommt es aufgrund wiederholter Gaben zu einer Sättigung der Körpergewebe, dann sinkt die Arzneimittelkonzentration im

Tab. 10.5: *Ursachen von Bewußtseinsstörungen in der postoperativen Phase.*

Anästhesiebedingte Bewußtseinsstörungen:

– Verlängerte Medikamentenwirkung:
  Überdosierung, erhöhte zerebrale Empfindlichkeit, verzögerte Biotransformation,
  verzögerte Umverteilung

– Zentral anticholinerges Syndrom (ZAS):   Atropin-/Scopolaminwirkung, andere Medikamente
Zerebral bedingte Bewußtseinsstörungen:
– Hypoxische Gehirnschädigung
– Hirnödem -zerebrale Ischämie
– intrazerebrale Blutung
Internistisch bedingte Bewußtseinsstörung:
– Leber- und Nierenerkrankung
– Endokrine Erkrankungen: Nebenniere, Schilddrüse, Pankreas (Diabetes mellitus)
– Elektrolytentgleisung

Blut nur noch durch Biotransformation und es resultiert eine unter Umständen erhebliche Wirkungsverlängerung.

Das **zentral anticholinerge Syndrom** (ZAS), auch Atropin-Psychose genannt, stellt einen Spezialfall der postoperativen Bewußtseinsstörungen dar. Ursache ist eine verminderte Freisetzung bzw. eine Blockade der muskarinartigen Wirkung des Neurotransmitters Acetylcholin im ZNS. Die Häufigkeit der Diagnose dieses Syndroms hängt viel von der Erfahrung des Aufwachraumarztes ab. In der Literatur finden sich Angaben zur Häufigkeit, die bis zu 9% nach Allgemeinnarkosen reichen. Differentialdiagnostisch sind alle anderen Ursachen verzögerten postoperativen Erwachens auszuschließen. Als Auslöser kommt eine große Zahl von Medikamenten in Frage. In erster Linie seien Atropin, Scopolamin, Phenothiazine, Butyrophenone, trizyklische Antidepressiva, volatile Anästhetika und Benzodiazepine genannt. In Abhängigkeit von der Dosis der ein ZAS auslösenden Substanzen lassen sich zwei Stadien unterscheiden: ein Exzitationsstadium, gekennzeichnet durch Unruhe, Hyperaktivität, Erregbarkeit, Desorientiertheit und Halluzinationen, also einem Delir ähnlnd, und ein Stadium der zerebralen Dämpfung mit Somnolenz, die bis zum Koma fortschreiten kann. Daneben bestehen eine Mydriasis, erhebliche Trockenheit der Haut und der Schleimhäute, Gesichts- und Nackenrötung und eine Tachykardie. Therapeutisch wird Physostigmin (z.B. Anticholium®), ein Cholinesterasehemmstoff, der die Blut-Hirn-Schranke zu durchdringen vermag, vorsichtig und nach Wirkung dosiert eingesetzt.

10.4.3.2 Zerebral bedingte Bewußtseinsstörungen

Als ein Beispiel zerebral bedingter Bewußtseinsstörungen kann man eine hypoxische Hirnschädigung ansehen. Sie stellt einen gravierenden Zwischenfall bei einer Narkose dar, der von schweren zerebralen Schäden gefolgt sein kann. Im kranialen Computertomogramm läßt sich ein generalisiertes

Hirnödem nachweisen. Therapeutisch wird eine antiödematöse Therapie eingeleitet. Die neurologische Prognose ist im allgemeinen schlecht.

Ein Hirnödem kann sich auch nach neurochirurgischen Eingriffen entwickeln und zu einem erhöhten intrakraniellen Druck führen, der sich klinisch in Somnolenz bis zu tiefer Bewußtlosigkeit äußert. Je nach Lage des Ödems bestehen zusätzlich neurologische Ausfälle, wie z. B. Anisokorie (Seitendifferenz der Pupillenweite) oder periphere Paresen. Die Therapie richtet sich nach dem klinischen Zustand des Patienten sowie der Ursache der Hirnschwellung und besteht in medikamentöser Behandlung des Ödems oder operativer Entlastung.

Patienten mit einer zerebrovaskulären Erkrankung, z. B. einer Stenose eines der zum Gehirn führenden Gefäße, sind von einer zerebralen Ischämie bedroht, wenn es perioperativ zu einem länger anhaltenden Blutdruckabfall kommt. Eine Beeinträchtigung der Hirndurchblutung kann auch durch falsche Lagerung von Kopf und Hals auftreten. In bestimmten Positionen kann es zu einer Drosselung des Blutflusses in den Karotiden oder Vertebralarterien kommen, die zu einer Infarzierung des vom betroffenen Gefäß abhängigen Versorgungsgebietes führen kann. Klinisch imponiert eine Bewußtseinsstörung neben neurologischen Herdzeichen. Therapeutisch strebt man eine Verbesserung der Fließeigenschaften des Blutes mit 10%igem Dextran (z. B. Rheomacrodex®) an.

Die gleichen Symptome zeigen sich, wenn es zu einer intrazerebralen Blutung kommt. Sie kann die Folge einer anhaltenden Hypertension oder einer intraoperativen Antikoagulation sein. Die Blutung stellt eine intrakranielle Raumforderung dar, die bei entsprechender Zunahme zur Hirnstammeinklemmung führen kann. Die neurologischen Symptome, Ort und Ausdehnung der Blutung bestimmen die Indikation zur operativen Hämatomausräumung.

10.4.3.3 Internistisch bedingte Bewußtseinsstörungen

Eine Reihe von internistischen Erkrankungen kann postoperative Bewußtseinsstörungen bedingen. Schwere Leber- und Nierenerkrankungen sind als Koma-Ursache bekannt, da es bei ihnen zu Organausfällen mit Anstieg toxischer Substanzen im Blut kommt. Patienten mit derartigen Krankheitsbildern müssen auf einer Intensivstation weiterversorgt werden.

Endokrine Störungen, wie z. B. eine Nebennierenrindeninsuffizienz oder eine Hypothyreose, bereiten im Aufwachraum bei ungenügender Vorbereitung des Patienten und unterlassener perioperativer Substitution der fehlenden Hormone nicht selten Probleme, die auch das Bewußtsein der Patienten betreffen. Die Therapie besteht in einer adäquaten Zufuhr der fehlenden Hormone. Stoffwechselentgleisungen wie der Diabetes mellitus, der mit seinen Komplikationen Hypoglykämie, hyperosmolares oder ketoazidotisches Koma die Bewußtseinslage des Patienten erheblich beeinträchtigen kann, bedürfen einer speziellen Behandlung. Auf die Beschreibung der Therapie derartiger Erkrankungen soll an dieser Stelle nicht eingegangen werden.

Schließlich kommen als Ursache eines verzögerten postoperativen Erwachens Elektrolytstörungen in Frage. Bei einer transurethralen Prostataresektion gelangt unter Umständen eine größere Menge von Blasenspülflüssigkeit in die Blutbahn und löst eine Verdünnungshyponatriämie aus. Intrazerebral entsteht dadurch ein osmotischer Gradient zwischen Hirnzellen und Blutgefäßen, der durch Wasseraufnahme in die Hirnzellen ausgeglichen wird. Dadurch bildet sich eine Hirnschwellung aus, die für die Bewußtseinsstörung verantwortlich ist.

Ein verzögertes Erwachen aus der Narkose oder eine postoperative Bewußtseinsstörung haben eine Reihe möglicher Ursachen. Eine entsprechend sorgfältige Diagnostik ist erforderlich. Die Anamnese des Patienten muß ebenso wie die Art des Eingriffes und besondere intraoperative Ereignisse Berücksichtigung finden, um die wahrscheinlichste Ursache der Störung herauszufinden. Für die Diagnostik im Aufwachraum kann auf zahlreiche Hilfsmittel zurückgegriffen werden. Die arterielle Blutgasanalyse, die Messung der Atmungs- und Kreislaufparameter, der Blutglukose, der Serumelektrolytwerte und im Einzelfall zusätzlicher Laborparameter gehören hierher. Nach Befunden und klinischem Bild richtet man dann die Therapie aus.

10.5 Verlegungsfähigkeit eines Patienten aus dem Aufwachraum

Die Deutsche Gesellschaft für Anästhesie und Wiederbelebung hat 1969 zur Dauer des Aufenthalts eines Patienten im Aufwachraum Stellung genommen. Im Aufwachraum „…verbleibt der frischoperierte Patient… so lange, bis er aus der Narkose erwacht, wieder im Vollbesitz seiner Schutzreflexe ist und keine unmittelbaren Komplikationen von seiten der Atmung und des Kreislaufs zu erwarten sind."

Die eingangs beschriebene Überwachung des Patienten stellt sicher, daß diese Kriterien ständig überprüft werden und alles unternommen wird, um einen anhaltend stabilen Zustand zu erreichen. Eine bestimmte minimale Aufenthaltsdauer eines Patienten im Aufwachraum kann nicht festgelegt werden, da diese von Anamnese, Art des Eingriffs, Anästhesiedauer und den dafür verwendeten Medikamenten, dem Auftreten von postoperativen Komplikationen und dem weiteren postoperativen Verlauf bestimmt wird. Der klinische Zustand des Patienten wird bei der Verlegung aus dem Aufwachraum im Überwachungsprotokoll festgehalten.

10.6 Die ärztliche Verantwortung für den Patienten im Aufwachraum

Nach WEISSAUER besteht in juristischer Hinsicht zwischen Operateur und Anästhesist eine Arbeitsteilung und Kooperation nach dem Vertrauensgrundsatz. Das heißt, jeder der beteiligten Ärzte muß und kann voraussetzen, daß sein Partner die ihm übertragenen Aufgaben mit den erforderlichen Kenntnissen und Erfahrungen sowie der gebotenen Sorgfalt erfüllt. Im Aufwachraum muß eine klare Zuweisung der ärztlichen Kompetenz bestehen. Zwar ist der Anästhesist für die Erkennung und Behandlung anästhesiologischer Komplikationen und der Operateur für Diagnostik und Therapie operativer Komplikationen verantwortlich, aber im Aufwachraum ist entscheidend, daß eine vital bedrohliche Komplikation rechtzeitig erkannt und deren ursachenbezogene Behandlung rasch eingeleitet wird. Im Aufwachraum liegt die Verantwortung somit in den Händen des Anästhesisten und des dort tätigen Pflegepersonals. Der Operateur kann und muß darauf vertrauen, daß er rechtzeitig hinzugezogen wird. Mit der Verlegung des Patienten auf eine Pflegestation geht die Verantwortung auf den Operateur und das Pflegepersonal der betreffenden Station über.

LifeCare® PCA 4200

INFUSIONSSPRITZENPUMPE FÜR DIE PATIENTEN-KONTROLLIERTE ANALGESIE

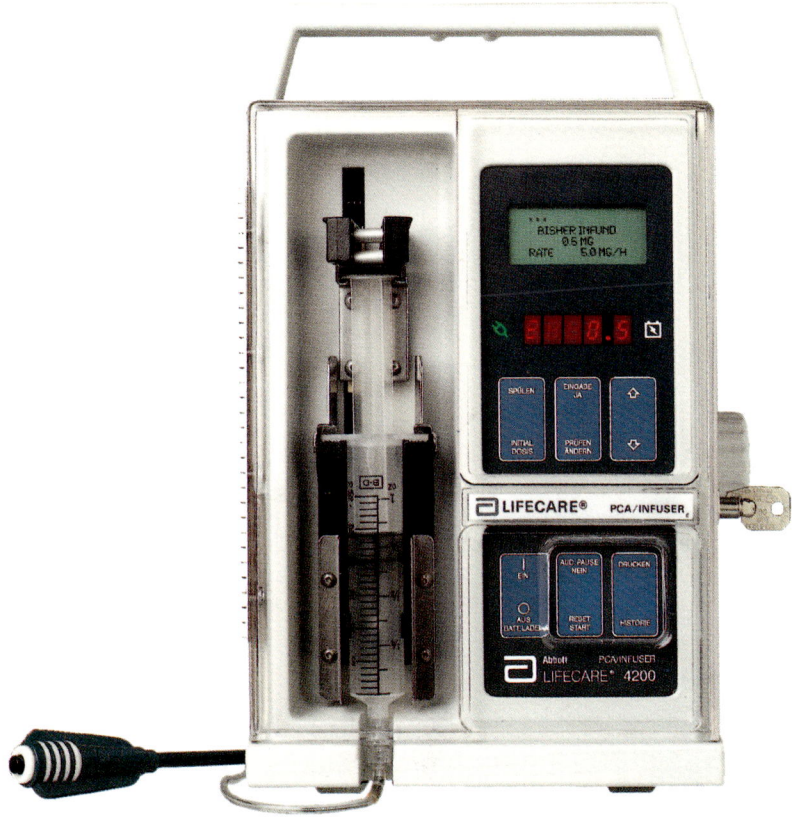

POSTOPERATIVE ANALGESIE PATIENTEN-KONTROLLIERT – DANN, WENN SIE GEBRAUCHT WIRD

Menuegesteuerte, anwendungsfreundliche Bedienerführung über ein Multifunktions-Display.

Übersichtliche Bedienungselemente.

SICHERHEIT FÜR PATIENT UND KLINIKPERSONAL

4 Stunden Maximaldosis.

Abschließbare Sicherheitstür und Infusions-ständerklemme mit der Dual-Lock™-Doppelsperre

Lückenlose Aufzeichnung aller Parameter und Funktionen – bis zu 36 Stunden

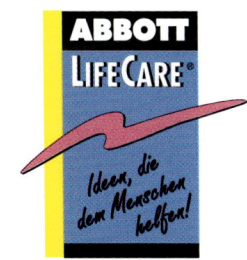

11. Reanimation (W. Jakob)

11.1 Einleitung

Im Umgang mit kritisch kranken Patienten wird man immer wieder mit dem Tod eines Menschen konfrontiert. Alle Maßnahmen, die den Eintritt des Todes verhindern oder rückgängig machen, faßt man unter dem Begriff der **Reanimation** zusammen.

Tod ist heute kein absoluter Begriff mehr, man unterscheidet den klinischen Tod vom biologischen Tod.

Folgende Vorgänge, die sogenannten Vitalfunktionen, sind für das Leben eines Organismus unabdingbar:

– Die Aufnahme von Sauerstoff (O_2) durch die Lungen („äußere Atmung")

– Der Transport von Sauerstoff zu den verschiedenen Organen durch das Blut (Kreislauf)

– Die Verwertung des Sauerstoffs in den Organen („innere Atmung", Stoffwechsel).

Ein Stillstand eines dieser Vorgänge führt zum Stillstand der beiden anderen und damit zum **klinischen Tod.**

Dieser ist gekennzeichnet durch

– Bewußtlosigkeit

– Atemstillstand

– Pulslosigkeit

– Stillstand der Hirnfunktion.

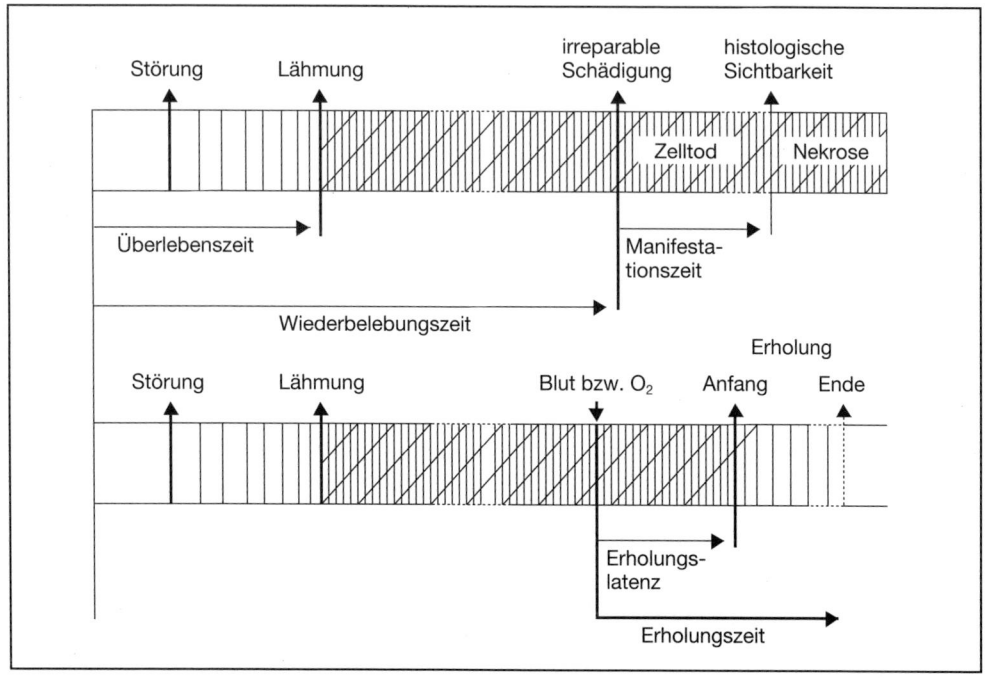

Abb. 11.1: *Auswirkung eines O_2-Mangels auf die Zellfunktionen in Abhängigkeit von seiner Dauer.*

Innerhalb von nur 5 min kommt es zu irreversiblen Schäden, insbesondere am Gehirn. Irreversible Schäden führen zum **biologischen Tod**.

Nach Eintritt des klinischen Todes bleibt also nur eine sehr kurze Zeitspanne für die Reanimation. Bei einem klinisch toten Patienten ist daher sofort mit der Reanimation zu beginnen, es sei denn, triftige Gründe (z.B. Endstadium eines Tumorleidens) sprechen dagegen.

Die Reanimationsmaßnahmen gliedern sich in die Basismaßnahmen, „Basic Life Support" (BLS), die auch von ausgebildeten Laien durchgeführt werden können, und in weitergehende Maßnahmen, „Advanced Life Support" (ALS), die Fachausbildung, ständiges Training und entsprechende Ausrüstung erfordern.

11.2 Basismaßnahmen „Basic Life Support"

Basismaßnahmen gliedern sich nach dem ABC-Schema. Dabei steht A für Atemwege, B für Beatmung und C für Circulation. Beatmung und Herzmassage werden als „Cardiopulmonale Reanimation" (CPR) zusammengefaßt.

Jeder Maßnahme muß die entsprechende Diagnostik vorausgehen. Zunächst wird der Patient laut angesprochen, geschüttelt, und ein schmerzhafter Reiz (Zwicken) gesetzt. Reagiert er darauf nicht, ist er bewußtlos. Für alle weiteren Maßnahmen muß der Patient auf den Rücken gedreht werden. Gleichzeitig ruft man um Hilfe.

Atemwege

Beim wachen Patienten sorgen die Schutzreflexe (Schluckreflex, Hustenreflex, Würgereflex, Brechreflex) dafür, daß die Atemwege stets frei sind. Beim Bewußtlosen fallen die Schutzreflexe nach und nach aus. Durch das Zurücksinken der Zunge werden die Atemwege verlegt. Im Bereich des Rachens kreuzen sich Speise- und Atemweg, so daß die Gefahr der Aspiration von Erbrochenem besteht. Liegt der pH-Wert des Erbrochenen unter 2.5, d.h. ist das in die Atemwege eingedrungene Material stark sauer, so kann es zur Aspirationspneumonitis kommen.

Daher gilt es, zunächst dem Zurücksinken der Zunge vorzubeugen. Um den Zungengrund von der Rachenhinterwand abzuheben, wird der Kopf überstreckt und der Unterkiefer hochgezogen. Dazu faßt man am Haaransatz und am Kinn an und legt den Kopf in den Nacken. Alternativ wird eine Hand unter den Hals gelegt und der Hals angehoben. Zusätzlich wird der Unterkiefer hochgezogen. Jetzt sind die Atemwege frei, es ist jedoch erforderlich, den Rachen auf Erbrochenes und Fremdkörper, z.B. eine Zahnprothese, zu untersuchen. Soweit vorhanden und möglich, müssen diese entfernt werden. Das Erkennen von Fremdkörpern ist von entscheidender Bedeutung, häufig geben bereits die Umstände einen Hinweis darauf. Kinder aspirieren häufig Nüsse und andere kleine Nahrungsbestandteile. Große Fremdkörper im Rachen- und Kehlkopfbereich behindern nicht nur den Luftstrom, sie können auch durch Vagusstimulation zu Bradykardien und Herzstillständen führen. Diese Fremdkörper bezeichnet man als Boli. Wenn es nicht gelingt, den Fremdkörper mit den Fingern zu tasten und zu entfernen, kann der sogenannte Heimlich-Handgriff versucht werden. Dazu hebt man den Oberkörper des Patienten von hinten her an, legt die Arme um den Körper, eine Faust kommt kurz über dem Nabel zu liegen. Die andere Hand greift die Faust und übt kurze, heftige Stöße in kranialer Richtung aus. Durch die Druckerhöhung wird der Fremdkörper manchmal aus den Atemwegen nach oben gedrückt und kann mit den Fingern entfernt werden. Der Heimlich-Handgriff kann auch am liegenden Patienten angewandt werden.

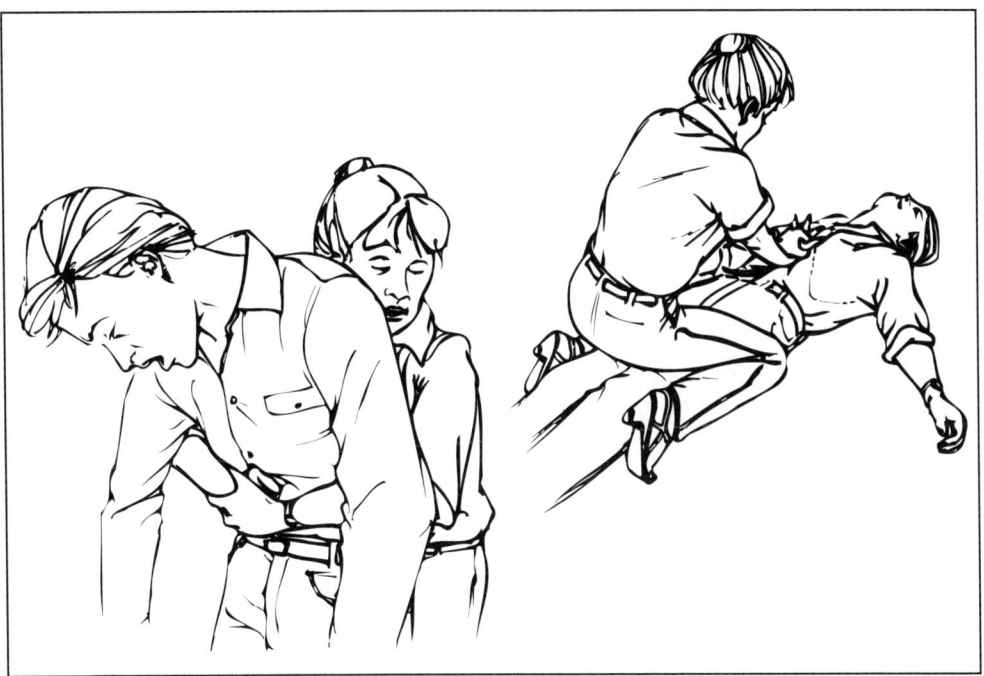

Abb. 11.2: *Heimlich-Handgriff am stehenden und am liegenden Patienten.*

Sind die Atemwege frei, so ist die Atmung zu prüfen. Dazu legt man den Kopf vor Mund und Nase des Patienten. Gleichzeitig beobachtet man den Brustkorb. Beim spontan atmenden Patienten hört und fühlt man den Luftstrom, man beobachtet Heben und Senken des Thorax. Atmet der Patient nach Freimachen der Atemwege spontan, so verbringt man ihn in stabile Seitenlage und überwacht ihn.

Beatmung

Wenn der Patient bei freien Atemwegen nicht atmet (Atemstillstand), ist sofort mit der Beatmung zu beginnen. Der Helfer kniet dazu neben dem Kopf des Patienten. Ohne Hilfsmittel kommt die Mund-zu-Mund- und die Mund-zu-Nase-Beatmung in Frage. Die Ausatemluft, die noch 17% O_2 enthält, reicht aus, um den Basisbedarf des Patienten an Sauerstoff zu decken.

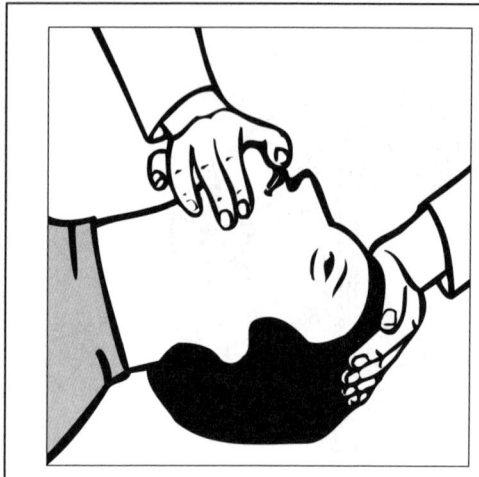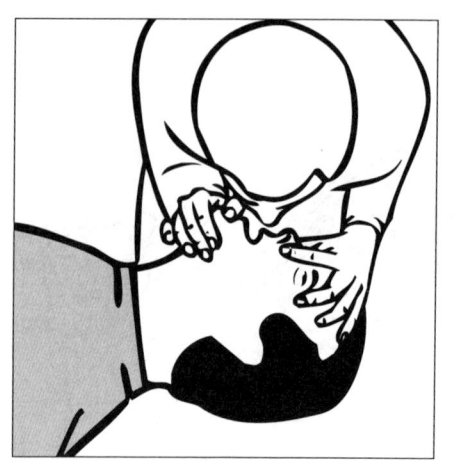

Abb.11.3: *Mund-zu-Mund-Batmung.*

Mund-zu-Mund-Beatmung

Dazu wird der Kopf in oben beschriebener Weise überstreckt und die Nase mit Daumen und Zeigefinger verschlossen. Nach tiefem Einatmen umschließt der Helfer den Mund des Patienten dicht mit seinen Lippen und bläst die Luft langsam ein, so daß sich der Thorax sichtbar hebt. Die Ausatmung des Patienten erfolgt passiv, man achtet auf die Strömungsgeräusche und das Senken des Thorax. Die Atemspende wird mit einer Frequenz von 10–12/min durchgeführt.

Mund-zu-Nase-Beatmung

Bei der Mund-zu-Nase-Beatmung wird der Kopf ebenfalls überstreckt, der Mund mit dem Daumen verschlossen und die Luft in die Nase eingeblasen.

Ein Wort zur Infektionsgefahr: Obwohl nur sehr wenige Einzelfälle bekannt wurden, ist eine Übertragung von HB (Hepatitis B)- und HI (AIDS)-Viren sowohl vom Patient auf den Helfer wie auch umgekehrt (!) grundsätzlich möglich. Personen, die HB- oder HI-Virusträger sind, sollten daher keine Atemspende durchführen. Falls irgend möglich, sollte eine Atemmaske zum Selbstschutz des Helfers verwandt werden.

Kreislauf (Circulation)

Die Überprüfung des Kreislaufs erfolgt durch Tasten der lateral der Trachea am Hals gelegenen Arteria carotis. So läßt sich auch ein schwacher Puls tasten. Fehlt der Carotispuls, so liegt ein Kreislaufstillstand vor. Nach zwei initialen Beatmungen wird mit der Herzmassage begonnen. Der Helfer kniet neben dem Thorax des Patienten. Man tastet die Schwertfortsatzspitze und legt den Ballen einer Hand auf das untere Sternumdrittel, drei Querfinger cranial der Schwertfortsatzspitze. Die andere Hand wird darübergelegt, die Finger werden abgespreizt. Die Schultern des Helfers liegen senkrecht über dem beschriebenen Druckpunkt. Mit **durchgedrückten** Ellenbogen wird das Sternum 3–5 cm tief eingedrückt. Die Frequenz liegt bei 80 bis 100/min. Dabei wird im Verhältnis 1:1 komprimiert und entlastet. Die vollständige Entlastung ist von großer Bedeutung, da nur so ein Blutrückfluß in das Herz ermöglicht wird. Anheben der Beine des Patienten verbessert den venösen Rückstrom und die Effektivität der Herzmassage. Zwischen den Herzkompressionen muß beatmet werden. Ein Helfer komprimiert und beatmet im Verhältnis 15:2, stehen zwei Helfer zur Verfügung, beträgt das Verhältnis 5:1.

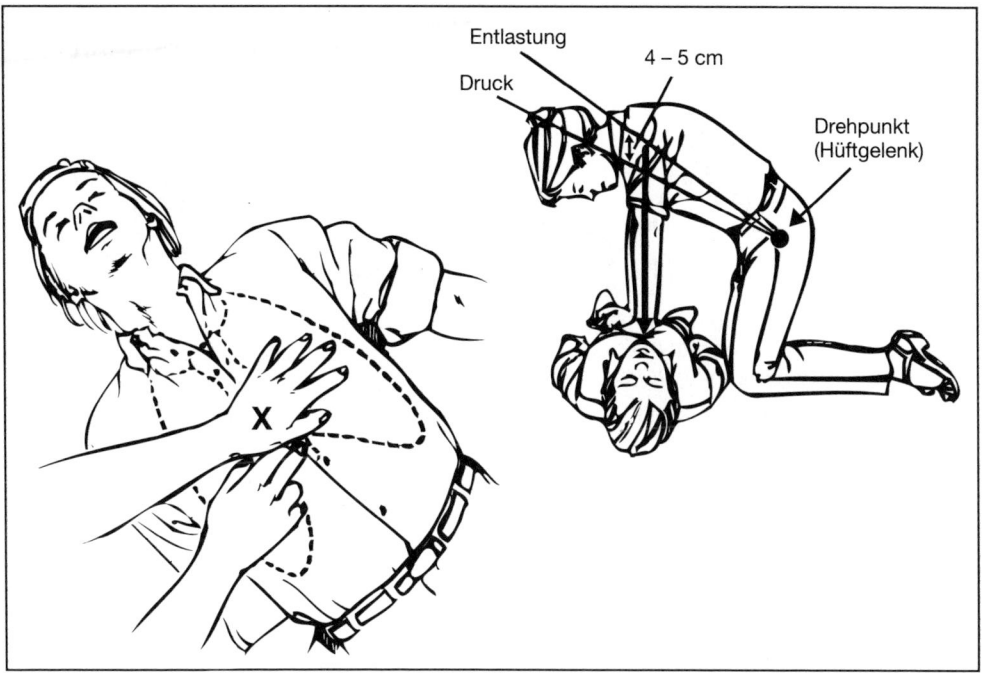

Abb. 11.4: *Handhaltung bei der Herzmassage.*

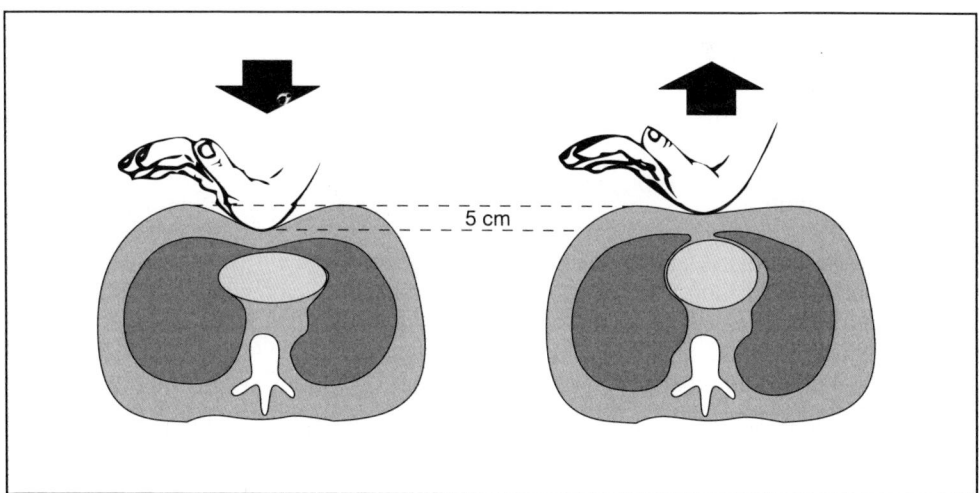

Abb. 11.5: *Thoraxkompression bei der Herzmassage.*

Um die Effektivität der Herzmassage zu überwachen, tastet der zweite Helfer den Carotisoder den Femoralispuls während der Herzmassage. 1 min nach Beginn der Reanimationsmaßnahmen werden diese für 5 sec unterbrochen und geprüft, ob Spontanatmung und -kreislauf wieder eingesetzt haben. Dieser Vorgang wird im weiteren Verlauf alle 5 min wiederholt.

Theoretischer Hintergrund
Die Technik der externen Herzmassage ist seit 1960 bekannt. Ursprünglich wurde angenommen, daß die Kompression des Herzens zwischen Sternum und Wirbelsäule zur Aufrechterhaltung eines Kreislaufs führt (sog. Herzpumpmechanismus). Andere Untersuchungen sprechen dafür, daß intrathorakale Druckschwankungen durch unterschiedlich starke Kompression von Venen und Arterien sowie das periphere Venenklappensystem den Kreislauf in Gang halten (sog. Thoraxpumpmechanismus). Auch im Idealfall ist nur ein Viertel bis ein Drittel des normalen HZV zu erzielen, was jedoch für das Überleben ausreicht.

Präkordialer Faustschlag
Der präkordiale Faustschlag ist nur bei einem vom Helfer unmittelbar beobachteten Herzstillstand sinnvoll. Dazu wird aus 30 cm Höhe ein kräftiger Schlag mit der Faust auf den Druckpunkt ausgeführt. Dies führt beim gerade erst flimmernden Herzen zu einer elektrischen Entladung („mechanische Defibrillation"), die es in einen regulären Rhythmus zurückbringen kann. Der präkordiale Schlag ist nur in den ersten 30 sek nach dem Herzstillstand wirksam und sollte auch nur dann durchgeführt werden.

Hustenreanimation
Durch den Thoraxpumpmechanismus wird auch die Wirkung der Hustenreanimation erklärt. Dabei entstehen durch heftige Hustenstöße intrathorakale Druckschwankungen, die ausreichend sind, Kreislauf und Bewußtsein aufrecht zu erhalten.

Die Basismaßnahmen werden so lange fortgeführt, bis entweder der Patient wieder Spontanatmung und Spontankreislauf zeigt, oder erweiterte Maßnahmen („Advanced Life Support") ergriffen werden können.

11.3 Erweiterte Maßnahmen „Advanced Life Support"

Für die erweiterten Maßnahmen ist folgende Ausrüstung erforderlich:

– EKG-Monitor mit Defibrillator und eventuell externem Schrittmacher

– Beatmungsbeutel mit Masken und O_2-Reservoir

– O_2-Anschluß

– Intubationsbesteck, Tuben in verschiedenen Größen

– Material für periphere und zentrale Venenzugänge

– Medikamente und Infusionen (s. u.)

– Absauggerät

– evtl. druckgasbetriebenes Notfallbeatmungsgerät (z. B. Oxylog® oder Medumat®)

Diese Ausrüstung ist je nach räumlichen Verhältnissen in geeigneten Behältern (Rollwagen, Notfallkoffer) bereitzuhalten und regelmäßig auf Vollständigkeit und Funktionstüchtigkeit zu prüfen.

Sobald diese Materialien zur Verfügung stehen, wird mit Beatmungsbeutel und O_2 über Reservoir beatmet. Dabei muß der Frischgasfluß hoch genug (mindestens AMV) eingestellt werden. Das Reservoir ist sehr wichtig, da nur so ein inspiratorischer Sauerstoffanteil von über 50% erzielt werden kann. Die Inspiration nimmt 1/3, die Exspiration 2/3 des Atemzyklus in Anspruch; für eine optimale Oxygenierung wäre ohne Reservoir ein O_2-Fluß vom Dreifachen des Atemminutenvolumens erforderlich.

11.4 EKG-Monitoring

Gleichzeitig wird ein EKG-Monitor ange-schlossen. Beim Kreislaufstillstand kommen folgende EKG-Bilder vor:

- Kammerflimmern/flattern: Das EKG zeigt eine unkoordinierte elektrische Aktivität des Herzens. Die Ausschläge in unter-schiedlicher Höhe haben eine Frequenz von über 200/min; eine Gliederung nach einzelnen Kammerkomplexen ist nicht erkennbar.
- Asystolie: Nullinie ohne elektrische Aktivi-tät des Herzens. Um die Nullinie sicher bestimmen zu können, ist die Verstärkung am Monitor auf maximal einzustellen.
- elektromechanische Entkoppelung: Das EKG zeigt breite, deformierte Kammer-komplexe, denen keine mechanische Aktivität folgt.

Beim Kammerflimmern/-flattern ist sofortige Defibrillation erforderlich!

Je kürzer die Dauer des Kammerflimmerns ist, desto größer ist die Aussicht auf erfolg-reiche Defibrillation!

Vorgehen bei der Defibrillation:

Alle handelsüblichen EKG/Defibrillatorein-heiten sind prinzipiell gleich zu bedienen:

- Einschalten, Aufbringen von reichlich Gel auf beide Elektroden
- Vorwahl der Energie: Erwachsene 200 J, bei Adipösen und Emphysematikern 300 – 360 J, Kinder 2 – 4 J/kg
- Laden des Defibrillators
- Aufsetzen der Elektroden rechts para-sternal unterhalb der Clavicula (sternale Elektrode) und links zwischen mittlerer und hinterer Axillarlinie in Höhe der 9. Rip-pe; festes Anpressen der Elektroden (Abb. 11.7)
- Auslösen des Elektroschocks, Erfolgskon-trolle über EKG und Carotispuls

> **Merke:** Für die Defibrillation müssen Beatmung und Herzmassage kurz unter-brochen werden, kein Helfer darf den Patienten berühren!

War die erste Defibrillation nicht erfolgreich, so wird die Reanimation fortgesetzt und erneut defibrilliert. Dabei wird die Energie auf bis zu 360 J für Erwachsene und 4 J/kg für Kinder gesteigert.

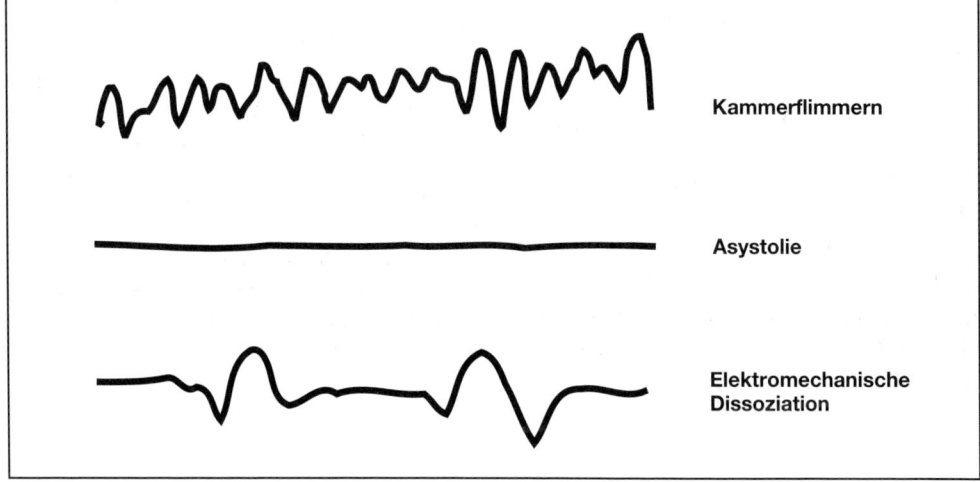

Kammerflimmern

Asystolie

Elektromechanische Dissoziation

Abb. 11.6: *EKG-Bilder beim Kreislaufstillstand.*

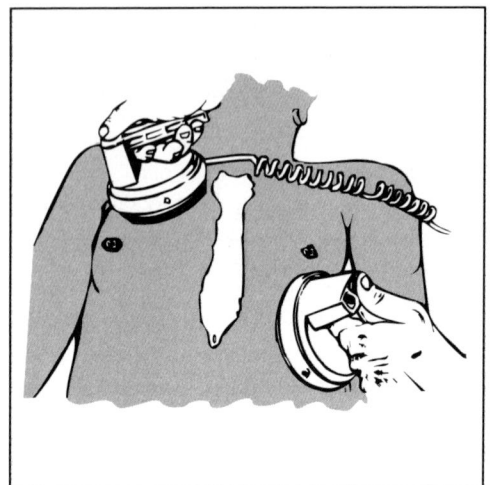

Abb. 11.7: *Aufsetzen der Elektroden über der Herzachse bei elektrischer Defibrillation.*

Neben den konventionellen Defibrillatoren sind sogenannte Halbautomaten verfügbar. Bei diesen Geräten müssen EKG- und spezielle Defibrillationselektroden auf den Patienten geklebt werden. Das Gerät führt eine automatische EKG-Analyse durch und gibt gegebenenfalls die Empfehlung zur Defibrillation. Der Elektroschock muß dann per Hand ausgelöst werden. Derartige Geräte dürfen auch von speziell ausgebildetem Hilfspersonal (z.B. Sanitäter) selbständig eingesetzt werden. Damit kann die Zeitspanne bis zur Defibrillation entscheidend verkürzt werden.

Anschließend muß eine möglichst schnelle endotracheale Intubation durchgeführt werden. Die Herzmassage darf dazu nur kurz unterbrochen werden. Die Intubation muß schnell erfolgen, um die Hypoxiezeit des Gehirns möglichst kurz zu halten.

Die Technik der Intubation unterscheidet sich nicht von der bei einer Narkose angewandten.

Der Tubus hat folgende Aufgaben:

– Sicheres Freihalten der Atemwege

– Schutz vor Aspiration durch Blockung

– effektive Beatmung, möglichst mit 100% O_2

– Möglichkeit der Medikamentenapplikation

– Bronchialtoilette

Beim intubierten Patienten ist die Synchronisation von Beatmung und Herzmassage nicht mehr erforderlich. Die sogenannte „neue kardiopulmonale Reanimation" verlangt sogar am intubierten Patienten die gleichzeitige Ausführung von Beatmung und Herzmassagedruck, um höhere intrathorakale Drucke zu erzielen. Diese sind erforderlich, um den Thoraxpumpmechanismus zu verstärken. Die dabei auftretenden Atemwegsdrucke liegen bei 70–100 cm H_2O.

Die mechanischen Maßnahmen können auch maschinell von sogenannten Herz-Lungen-Wiederbelebungs-Automaten durchgeführt werden. Diese bestehen aus einem Beatmungsgerät und einer Vorrichtung, die durch einen Stempel die Herzmassage durchführt. Zwar haben derartige Geräte gegenüber der manuellen Herz-Lungen-Wiederbelebung den Vorteil, daß sie konstant und ohne Ermüdung arbeiten, jedoch besteht die Gefahr von erheblichen Verletzungen bei Abrutschen des Stempels.

Falls ein entsprechendes Gerät (Capnometer) zur Verfügung steht, sollte die Effektiviät der Maßnahmen durch die Messung der endexspiratorischen CO_2-Konzentration überprüft werden. Je höher diese Konzentration liegt, d.h. je mehr CO_2 abgeatmet wird, desto effektiver sind die Maßnahmen, da nur bei einem ausreichenden Kreislauf CO_2 aus der Körperperipherie zur Lunge transportiert wird.

11.5 Medikamente zur Reanimation

Applikationswege

Bei einer Reanimation sind alle Medikamente möglichst intravenös zu applizieren. Dazu wird ein weitlumiger peripherer Venenzugang gelegt und eine Vollelektrolytinfusion angeschlossen. Damit werden die Medikamente in den Kreislauf eingespült. Der Arm wird dazu angehoben. Obwohl die zentralvenöse Applikation zu höheren Wirkspiegeln führt, müssen zentrale Venenkatheter die Ausnahme bleiben, da die Punktion zu zeitaufwendig ist. Die intrakardiale Injektion wird nicht mehr durchgeführt. Falls es nicht gelingt, einen Venenzugang zu finden, können Adrenalin, Atropin und Lidocain auch endobronchial über den Tubus verabreicht werden. Die Dosierung ist zu verdoppeln, das Medikament ist mit 10 ml isotonischer Kochsalzlösung zu verdünnen.

Speziell bei Kindern besteht die Möglichkeit, durch Punktion des Markraumes der Tibia Medikamente intraossär zu applizieren. Die Dosierung entspricht der intravenösen.

Adrenalin

Das alpha- und beta-Rezeptoren-stimulierende Sympathikomimetikum ist Mittel der ersten Wahl bei der Asystolie. Eine Ampulle der handelsüblichen 1:1000 verdünnten Lösung enthält 1.0 mg Adrenalin. 0.5–1.0 mg werden alle 5 min iv. verabreicht. Bei endobronchialer Applikation ist die Dosis zu verdoppeln. Falls sich mit diesen Dosierungen kein Erfolg einstellt, ist die Dosis auf 3–5 mg (!) zu erhöhen und der Abstand zwischen den Boli zu verkürzen. Neuere Untersuchungen haben gezeigt, daß mit solch hohen Dosierungen bei längerdauernden Kreislaufstillständen auch dann noch Reanimationserfolge erzielt werden, wenn mit der früher üblichen Dosierung keine spontanen Herzaktionen mehr erreicht werden konnten. Solange keine Herzaktion

besteht, gibt es keine Kontraindikation für Adrenalin! Nach Wiedereinsetzten des Spontankreislaufs kommt es dosisabhängig zu Tachykardien.

Die Wirkung von Adrenalin bei der Reanimation wird wie folgt erklärt: Durch die $alpha_1$-Rezeptorenstimulation in den peripheren Widerstandsgefäßen steigt der diastolische Blutdruck unter Herzdruckmassage an. Die Höhe des diastolischen Blutdrucks ist entscheidend für die in der Entlastungsphase stattfindende Durchblutung der Koronarien. Mit dieser Überlegung wird auch die Bedeutung der vollständigen Entlastung des Thorax während der Herzmassage ersichtlich. Außerdem wirkt Adrenalin als beta-Rezeptorenstimulans am Myokard und fördert die Spontanaktivität des Reizbildungsgewebes. In diesem Zusammenhang sei erwähnt, daß die Adrenalinplasmaspiegel beim Kreislaufstillstand bis zum 100fachen der Norm erhöht gefunden wurden. Die Eliminationshalbwertszeit des Adrenalins liegt bei nur 2.5 min. Ein wesentlicher Teil wird bei der Passage der Lunge eliminiert. Intravenös verabreichtes Adrenalin erreicht unter den Bedingungen des Minimalkreislaufs durch Herzmassage den Wirkort in der arteriellen Strombahn nur unvollständig. Daher sind oft hohe Dosen erforderlich.

Adrenalin ist auch das Mittel der Wahl beim anaphylaktischen Schock. In diesem Fall wird über einen dicklumigen Zugang Volumenersatz betrieben und so lange 1–2 mg-weise Adrenalin gegeben, bis sich wieder ein Blutdruck messen läßt.

Noradrenalin

Noradrenalin ist ein Katecholamin, dessen alpha-stimulierende Wirkung die beta-stimulierenden Effekte übersteigt. Es führt zu der erwünschten Erhöhung des peripheren Widerstands und des diastolischen Blutdrucks, stimuliert jedoch das Myokard nicht direkt. Theoretisch würde dies einen Vorteil gegenüber Adrenalin bedeuten, da der myokardiale Sauerstoffbedarf nicht erhöht wird. Die klinische Praxis zeigt jedoch keine Verbesserung der Reanimationsergebnisse gegenüber Adrenalin.

Orciprenalin und Isoprotenerol

Orciprenalin und Isoprotenerol sind reine beta-Stimulantien, die den peripheren Widerstand und damit den diastolischen Blutdruck senken. Deshalb werden beide Substanzen nicht mehr zur Reanimation eingesetzt. Orciprenalin ist positiv dromotrop wirksam und daher für die Therapie von Überleitungsstörungen geeignet.

Phenylephrin

Phenylephrin ist eine alpha-mimetische Substanz, die zwar bei der Reanimation gute Ergebnisse zeigt, die Postreanimationsphase durch die langanhaltende periphere Widerstandserhöhung jedoch ungünstig beeinflußt.

Dopamin und Dobutamin

Diese Substanzen kommen in der Postreanimationsphase zum Einsatz. Dobutamin wirkt positiv inotrop und senkt gleichzeitig den pulmonalen Gefäßwiderstand. Dopamin steigert die Nierendurchblutung und das Harnzeitvolumen. Eine prophylaktische Wirkung gegenüber dem akuten Nierenversagen ist jedoch nicht bewiesen.

Atropin

Atropin ist das Mittel der Wahl bei der Bradyarrhythmie. Eine Ampulle zu 1 ml enthält 0.5 mg Atropin. Es blockiert die parasympathische Wirkung des Nervus vagus auf den Sinusknoten. Damit kann bei Bradykardie nach Vagusstimulation (z. B. beim Bolusgeschehen, Intubation etc.) eine Beschleunigung der Herzfrequenz erzielt werden. Die Dosierung liegt bei 0.5 – 2.0 mg iv., das Medikament muß wie Adrenalin mittels Infusion eingespült werden. Bei Asystolie und Kammerflattern ist Atropin nicht indiziert.

Lidocain

Das Medikament wird als 2%ige Lösung iv. angewandt. Eine Ampulle zu 5 ml enthält 100 mg Lidocain. Die 20%ige Lösung ist nur zur Herstellung von Infusionen gedacht. Lidocain wirkt als Lokalanästhetikum stabilisierend auf die Zellmembran erregbarer Strukturen. Damit ist es möglich, bei ventrikulärer Extrasystolie und Kammertachykardie einen Sinusrythmus herzustellen. Beim Kammerflattern schafft Lidocain günstigere Voraussetzungen für eine erfolgreiche Defibrillation. Die Dosierung liegt bei 100 mg iv. beim Erwachsenen. Die Applikation über den Endotracheltubus ist möglich. Zu hohe Dosierungen wirken kardiodepressiv und können generalisierte Krampfanfälle auslösen.

Natriumbikarbonat

Bei jedem Kreislaufstillstand kommt es zu einer gemischten metabolischen und respiratorischen Azidose. Natriumbicarbonat ist eine Puffersubstanz, die eine metabolische Azidose ausgleichen kann. Es wird als 8.4%ige Lösung eingesetzt, diese enthält 1 mval/ml $NaHCO_2$. Bei der Pufferung wird CO_2 frei, das wiederum über die Lungen abgeatmet werden muß. Die früher übliche Blindpufferung zum Ausgleich einer metabolischen Azidose wird nicht mehr durchgeführt, da sich keine Verbesserung der Überlebensraten zeigen ließ. Der entscheidende Faktor für den Reanimationserfolg ist nicht, wie lange Zeit angenommen wurde, die extrazelluläre H^+-Ionenkonzentration, die sich im arteriellen oder venösen pH-Wert niederschlägt, sondern die intrazelluläre H^+- und Laktationenkonzentration, besonders im Gehirn und Myokard. Diese Größen lassen sich unter klinischen Bedingungen nicht bestimmen. Experimentelle Untersuchungen zeigten ferner einen Anstieg des intramyokardialen PCO_2 während einer Bikarbonatinfusion auf bis zu 400 mmHg. Dadurch wird die myokardiale Kontraktilität reduziert. Da Natriumbikarbonat zur Freisetzung von CO_2 führt und damit zu einer vor allem auch intrazellulär wirksamen Azidose, wurden tierexperimentelle Untersuchungen mit anderen Puffern wie Tris, das auch intrazellulär wirksam ist, und Trometamol durchgeführt, die aber noch keine klinisch verwertbaren Ergebnisse zeigten. Es ist zu bedenken, daß jede Pufferung, gleich mit welcher Substanz, eigentlich nur die Korrektur eines Laborparameters bedeutet, nicht aber die günstige Beeinflussung einer pathophysiologischen Kausalkette. Der so ungünstige intrazelluläre Laktatanstieg wird nicht beseitigt. Die Nachteile einer Pufferung sind nicht unerheblich. Die O_2-Abgabe im Gewebe ist unter Azidose deutlich erleichtert, unter Alkalose erschwert. Natriumbikarbonat bewirkt nicht nur eine zusätzliche CO_2-Belastung, sondern auch Hypernatriämie und Hyperosmolarität.

Bei der Pufferung ist also große Zurückhaltung geboten. Selbst wenn die arterielle Blutgasanalyse eine Azidose zeigt, sei man sich bewußt, daß diese nicht die letztlich entscheidenden intrazellulären Verhältnisse wiedergibt. Der Vollständigkeit halber sei die Formel für die Dosierung von Natriumbikarbonat angegeben:

$$HCO_3^- \text{ (mmol)} = (- BE) \times kg\ KG \times 0.3$$

Ablaufschema für die Reanimation:

- Unbeobachteter Kreislaufstillstand: Ansprechen, Schütteln, Schmerzreiz Pulskontrolle, Atmungskontrolle
- keine Atmung: Beatmung
- kein Puls: Kardiopulmonale Reanimation bis EKG/Defibrillator verfügbar
- nur beim beobachteten Kreislaufstillstand: präkordialer Schlag Rhythmuskontrolle am Monitor
- bei Kammerflimmern: Defibrillation mit 200 J
- CPR
- falls erfolglos: Defibrillation mit 200 – 300 J
- CPR
- falls erfolglos: Defibrillation mit 360 J
- falls erfolglos: weiter CPR
- Intubation, 100%O_2
- CPR
- intravenöser Zugang, 1.0 mg – 2.0 mg Adrenalin iv.
- CPR
- Defibrillation mit bis zu 360 J
- CPR
- Lidocain 1 – 2 mg/kg iv.
- CPR
- Defibrillation mit bis zu 360 J
- CPR
- eventuell Bicarbonat (nach Blutgasanalyse)
- CPR
- Lidocain 1 mg/kg iv.
- CPR
- Defibrillation mit bis zu 360 J
- ununterbrochen bis zum Erfolg der CPR

11.6 Versorgung des erfolgreich reanimierten Patienten

Ein Patient, der nach den Reanimationsmaßnahmen wieder Spontankreislauf und eventuell auch Spontanatmung zeigt, muß intensivmedizinisch weiterbehandelt werden. Dazu gehören Beatmung, Kreislaufmonitoring, zentrale Venenkatheter, Blasenkatheter, Laboruntersuchungen usw.

Die Reperfusion des Gehirns nach dem Kreislaufstillstand wird durch die währenddessen eingetretene Adhärenz von Leukozyten und Thrombozyten an die Gefäßwände behindert. Um dieses Hindernis zu überwinden, sind deutlich über der Norm liegende arterielle Drucke erforderlich. Daher strebt die Intensivtherapie eine initiale Hypertension für 1 – 5 min, dann Normotension an, um eine möglichst optimale Perfusion zu erreichen. Die Oxygenierung wird durch Beatmung mit leichter Hyperventilation gesichert. Unter dem Einfluß endogener und exogener Katecholamine steigt in der Regel der Plasmaglukosespiegel an. Bei Auftreten von Krampfanfällen ist eine antikonvulsive Therapie erforderlich.

11.7 Zerebrale Reanimation

Wie eingangs erwähnt, stellt die Überlebenszeit des Gehirns, die extrem kurz ist, den limitierenden Faktor für den Reanimationserfolg dar. Ein Kreislaufstillstand führt zunächst zur zerebralen Ischämie. Dadurch kommt der aerobe Glukosestoffwechsel binnen Sekunden zum Erliegen. Der außerordentlich hohe Bedarf des Gehirns an energiereichen Phosphaten (ATP) kann aus dem anaeroben Glukosestoffwechsel nicht gedeckt werden. Der Mangel an ATP und die Laktatazidose führen zu einem Erlahmen der Ionenpumpen an den Zellmembranen. Im weiteren Verlauf kommt es zum Zusammenbruch des Membranpotentials und dem Einstrom von Calciumionen in die Zelle.

Eine erhöhte intrazelluläre Calciumkonzentration aktiviert autolytische Enzyme, die Zellmembran wird irreversibel geschädigt. Die beim Zerfall freiwerdenden Fettsäuren blockieren ihrerseits wieder die ATP-Synthese. Mit Beginn der kardiopulmonalen Reanimation und Einsetzen des Spontankreislaufs kommt es zur Reperfusion. Während dieser Reperfusionsphase treten weitere Schäden am Gehirn auf. Die erneute Anwesenheit von Sauerstoff nach der Ischämiezeit ermöglicht die Oxydation der bei der Autolyse entstandenen Fettsäuren zu Prostaglandinen, die ihrerseits Thrombozyten aktivieren und vasospastisch wirken. Der Abbau der Fettsäuren und des während der Ischämiephase akkumulierten Hypoxanthin, eines ATP-Metaboliten, hat die Bildung von freien Radikalen, besonders Superoxyden zur Folge. Radikale reagieren in Anwesenheit von Eisenionen mit den Membranphospholipiden zu Lipidradikalen. Mit weiteren Lipidmolkülen der Zellmembran kommt es zur Lipidkettenreaktion. Diese Abläufe sind an die Anwesenheit von Sauerstoff gebunden, wenn auch geringe Mengen ausreichen. Erreicht also die kardiopulmonale Reanimation ihr Ziel, dem ischämischen und damit hypoxischen Gehirn wieder Sauerstoff zuzuführen, löst sie damit paradoxerweise weitere Schäden aus. Die oben beschriebenen Mechanismen der Thrombozytenaggregation und des Vasospasmus erklären, warum der Blutfluß im reperfundierten Gehirn deutlich geringer ist, als es beim vorhandenen arteriellen Druck zu erwarten ist.

Auf dem Boden dieser Kenntnisse gibt es verschiedene medikamentöse Ansätze, die zerebralen Schäden nach Ischämie zu verringern.

Zunächst versprach man sich von der hochdosierten Barbiturattherapie eine Reduktion des Sauerstoffbedarfs und positive Auswirkungen auf die Überlebenszeit des Gehirns. Barbiturate verringern die elektrische Aktivität des Gehirns und auf diesem Wege den Funktionsstoffwechsel und den

Sauerstoffbedarf. Während einer Ischämie ist die elektrische Aktivität aber ohnehin erloschen, so daß die Barbiturate ihre Wirkung nicht entfalten können. Umfangreiche Untersuchungen an Reanimationspatienten, die die Barbiturate nach der Ischämiephase erhielten, zeigten keine Verbesserungen gegenüber unbehandelten Patienten.

Der Einsatz von Calciumantagonisten soll den Calciumeinstrom in die Zelle verhindern und damit die oben beschriebene Enzyminduktion. Tierexperimentelle Ergebnisse sind erfolgversprechend, für den Einsatz am Menschen kommen Lidoflazin und Nimodipin in Frage.

Experimentelle Untersuchungen wurden mit Chelatbildnern, die Eisen binden, und mit sogenannten Radikalfängern unternommen.

Trotz vielversprechender Ansätze hat noch keines der beschriebenen Verfahren Eingang in die klinische Routine gefunden.

11.8 Abbruch von Reanimationsmaßnahmen

Auch nach einer längeren Reanimationsdauer kann sich noch ein Erfolg einstellen. Je jünger der Patient ist, desto wahrscheinlicher ist ein Erfolg. Ein genauer Zeitpunkt, wann eine Reanimation abgebrochen werden darf, kann nicht angegeben werden. Die Entscheidung, eine Reanimation abzubrechen, wird sich immer an der Situation orientieren müssen. Wenn über mehr als 60 min suffizienter kardiopulmonaler Reanimation mit allen erweiterten Maßnahmen die Pupillen stets weit, entrundet und lichtstarr sind, und keine spontane Herzaktion einsetzt, kann dies als prognostisch schlechtes Zeichen gelten. Soweit möglich, müssen fremdanamnestische Angaben eingeholt werden.

Infauste Grunderkrankungen, besonders Terminalstadien von Tumorleiden stellen einen Grund dar, Reanimationsmaßnahmen abzubrechen. Es ist empfehlenswert, für Patienten mit infausten Grunderkrankungen den Verzicht auf Reanimationsmaßnahmen schriftlich festzuhalten.

Tritt ein Kreislaufstillstand ein, obwohl bereits maximale intensivtherapeutische Maßnahmen laufen, ist in der Regel nicht mit einer erfolgreichen Reanimation zu rechnen.

Ferner gilt:
Ertrunkene und Unterkühlte können erst dann als tot angesehen werden, wenn sie normotherm (37°C) und tot sind. Die im Abschnitt „zerebrale Reanimation" beschriebenen Vorgänge der Zellschädigung laufen bei niedrigeren Temperaturen nur stark verlangsamt ab. Daher haben gerade stark unterkühlte Ertrinkungsopfer auch nach über einer Stunde noch sehr gute Aussichten, ohne neurologisches Defizit zu überleben. Bei der Reanimation Unterkühlter ist zu beachten, daß bei einer Körpertemperatur unter 30°C der Metabolismus von Medikamenten stark verlangsamt ist und die Erfolgsaussichten der Defibrillation gering sind. Falls die ersten drei Defibrillationsversuche und die ersten Dosen von Adrenalin und Lidocain keinen Erfolg bringen, muß der Patient erst unter laufender CPR auf über 30°C erwärmt werden, bevor weitere Defibrillationsversuche unternommen und weitere Medikamentenboli verabreicht werden.

11.9 Sonderfälle

Hier werden noch einige Situationen genannt, in denen neben den allgemeingültigen Reanimationsmaßnahmen noch weitere Besonderheiten zu berücksichtigen sind.

Trauma

Traumabedingte Herz-Kreislaufstillstände haben eine deutlich schlechtere Prognose als kardial bedingte.

Die häufigsten traumatischen Ursachen für Kreislaufstillstände sind:

- hämorrhargischer Schock bei abdominellen oder periphrene Gefäßverletzungen
- Schädel-Hirn-Trauma mit Schädigung von Atem- und Kreislaufzentren
- Thoraxtrauma mit (Spannungs-)pneumothorax oder Perikardtamponade
- Hypoxie bei Verletzungen der oberen Atemwege
- Traumen von Herz und Aorta
- Traumen infolge internistischer Erkrankungen, z. B. Treppensturz nach Synkope

Häufig liegen massive Blutverluste vor, die einen sofortigen Volumenersatz erfordern. Ohne ausreichende Kreislauffüllung ist die Herzdruckmassage wirkungslos.

Je nach Verletzungsmuster ist gegebenenfalls an eine Halswirbelsäulenfraktur zu denken, Manipulationen (Intubation!) dürfen nur, wenn überhaupt, unter Zug ausgeführt werden. Die HWS ist zu stabilisieren (Stiffneck).

Thoraxtraumen können zum Pneumothorax führen, dabei kommt es zu Lufteintritt in den Pleuraspalt und Zusammensinken der Lunge. Ein nicht entlasteter Pneumothorax wird unter Umständen durch Beatmung verstärkt (sog. Spannungspneumothorax). Vor Beatmung ist daher ein Pneumothorax durch Drainage zu entlasten.

Offene Herzmassage

Tritt ein Herzstillstand intraoperativ bei eröffnetem Thorax auf, kann durch direkte Kompression des Herzens ein viel effektiverer Kreislauf erzielt werden, als dies durch die Thoraxkompression möglich ist. Eine Thorakotomie zur Herzmassage kommt jedoch in der Regel nicht in Betracht.

Reanimation des Neugeborenen

Unmittelbar nach der Geburt entfaltet sich die Lunge, mit der Umstellung des Kreislaufs wird sie durchblutet. Neugeborene, deren Atmung und Kreislauf eingeschränkt sind oder fehlen, werden als asphyktisch bezeichnet. Die Beurteilung erfolgt nach dem Apgar-Schema, das Atmung, Herzfrequenz, Hautkolorit, Muskeltonus und Reflexverhalten berücksichtigt.

Die Neugeborenenreanimation erfordert entsprechendes Instrumentarium, das den Größenverhältnissen und physiologischen Besonderheiten angepaßt ist. Von besonderer Bedeutung ist ein beheizbarer Arbeitsplatz, da Neugeborene gegen Auskühlung sehr empfindlich sind. Daher müssen Neugeborene schnell trockengerieben werden, um Verdunstungskälte zu vermeiden. Die taktile Stimulation wirkt zusätzlich als Atemstimulans.

Die Reanimation des Neugeborenen folgt ebenfalls den ABC-Regeln. Die Atemwege werden durch Absaugen von Schleim und Mekonium freigemacht und – falls erforderlich – durch nasotracheale Intubation freigehalten. Die Herzmassage, die bereits bei länger anhaltender Bradykardie (Herzfrequenz $< 80-100$/min) begonnen wird, erfolgt mit zwei Daumen in der Mitte des Sternums und wird mit einer Frequenz von 120/min durchgeführt. Zur Beatmung verwendet man einen speziellen Babybeatmungsbeutel und 100% O_2.

Baldmöglichst muß ein iv.-Zugang gefunden werden, da häufig Hypovolämie und Hypoglykämie vorliegen. Der Volumenersatz erfolgt mit Humanalbumin 5% und Glukose 5%.

11.10 Zusammenfassung

Diagnose des Kreislaufstillstandes:

- Bewußtlosigkeit (Ansprechen, Schmerz-reiz)

- Atemstillstand

- Pulslosigkeit (Tasten der Halsschlagader)

- Pupillen weit und lichtstarr

- evtl. Zyanose von Haut und Lippen

Maßnahmen

um Hilfe rufen
Patienten mit dem Rücken auf harte Unterlage legen
A Atemwege frei machen: - Kopf überstrecken, Unterkiefer hoch-ziehen, Fremdkörper und Sekret entfernen
B Beatmung   - Mund zu Mund oder Mund zu Nase   - sobald verfügbar, Beutelbeatmung mit 100% O_2
C Circulation wiederherstellen   - nach zwei initialen Atemhüben: 1-Helfer-Methode: Herzmassage : Beatmung = 15:2   2-Helfer-Methode: Herzmassage : Beatmung = 5:1   Frequenz Erwachsene 80/min,   Kinder 100/min, Säuglinge 120/min

Erweiterte Maßnahmen
- Defibrillation bei Kammerflimmern nach EKG-Ableitung

- Intubation

- iv-Zugang

- Pharmakotherapie nach EKG-Diagnose: Adrenalin, Lidocain, Atropin, evtl. Natrium-bikarbonat.

12. Stoffwechsel und Endokrinium

12.1 Physiologie und Pathophysiologie des endokrinen Systems (E. Weninger)

12.1.1 Allgemeine Endokrinologie

12.1.1.1 Begriffsbestimmung

Das endokrine System koordiniert mit Hilfe seiner Überträgerstoffe, der Hormone, Funktionen von Organen, die anatomisch gesehen meist weit voneinander entfernt liegen. Es ist eng mit dem autonomen Nervensystem verknüpft (vgl. Kap. 6.2.6).

Hormone sind, chemisch betrachtet, uneinheitlich; sie gehören verschiedenen Stoffklassen an: Steroide, Peptide, Proteine und Abkömmlinge von Aminosäuren. Ihre Bildungsorte sind endokrine Drüsenzellen in speziellen Organen, also Drüsen ohne Ausführungsgang, die ihr Sekret, das Hormon, direkt an den Blutkreislauf abgeben. Beispiele sind die Inselzellen des Pankreas, die LEYDIG'schen Zwischenzellen des Hodens, Zellgruppen des Hypothalamus.

12.1.1.2 Funktionelle Bedeutung der Hormone

Die Funktion der Hormone ist durch drei Aufgaben charakterisiert:

a) Hormone ermöglichen die körperliche, geistige und sexuelle Entwicklung und sichern die Fortpflanzungsfähigkeit. Hierzu einige Beispiele:

– Bei Mangel an Wachstumshormon (STH; Somatotropes Hormon) kommt es zu vermindertem Längenwachstum.

– Bei Fehlen von FSH (Follikel-stimulierendes Hormon) und LH (Luteinisierendes Hormon) kommt es beim Mann vor der Pubertät zu eunuchoidalem Hochwuchs, bei der Frau zu mangelnder Ausprägung der sekundären Geschlechtsmerkmale. Beide Geschlechter sind unfruchtbar.

– Fehlen die Schilddrüsenhormone T3 und T4 von Geburt an, resultiert daraus ein mehr oder minder ausgeprägter Schwachsinn (Kretinismus).

b) Hormone ermöglichen die Leistungsanpassung des Organismus. Als Beispiel seien hier die Katecholamine Adrenalin und Noradrenalin genannt, die durch vielfältige Wirkungen an Herz, Gefäßsystem, Stoffwechsel und Atmung die Adaptation des Organismus an einen erhöhten Leistungsbedarf steuern (Sport, Streß, Schock).

c) Hormone sind für die Konstanthaltung bestimmter physiologischer Größen von herausragender Bedeutung. Dazu gehören zum Beispiel der osmotische Druck, der Energiehaushalt und das Ionenmilieu.

12.1.1.3 Wirkungsmechanismus

Die Wirkungsweise der Hormone wird im wesentlichen durch die Aktivierung oder Hemmung der Funktionen bestimmter intrazellulärer Enzyme im Erfolgsorgan erklärt. Es werden zwei unterschiedliche Mechanismen postuliert:

a) Das Hormon kann die Zellmembran passieren und wirkt durch Anlagerung an bestimmte Abschnitte der Desoxyribonukleinsäure (DNS, „genetische Information") im Zellkern. Dadurch wird die Synthese bestimmter Enzyme, die für die Stoffwechselwirkung der Hormone verantwortlich sind, stimuliert oder auch gehemmt. Dieser Wirkungsmechanismus wird für Steroidhormone, also Gluko- und Mineralokortikoide, Sexualhormone, Vitamin D sowie für die Schilddrüsenhormone diskutiert.

b) Das Hormon besetzt einen Rezeptor an der Zellmembran. Es fungiert als „first messenger" und induziert die intrazelluläre Bildung von zyklischem Adenosinmonophosphat („second messenger") aus Adenosintriphosphat, das seinerseits die Aktivierung oder Hemmung bereits vorhandener intrazellulärer Enzyme bewirkt. Beispiele hierfür sind STH und Insulin.

12.1.1.4 Inaktivierung der Hormone

Die Inaktivierung der Hormone geschieht zum Teil durch chemische Veränderung im Erfolgsorgan und Ausscheidung. Manche Hormone werden in anderen Organen (Leber) inaktiviert. Außerdem kann die Wirkung verschiedener Hormone durch Sekretion eines Antagonisten beendet werden.

12.1.1.5 Gruppierung der Hormone

Man unterscheidet drei Gruppen:

a) Hormone, die direkt auf das Erfolgsorgan einwirken. Hierzu gehören Insulin, Glukagon, STH, MSH (Melanozyten-stimulierendes Hormon).

b) Hormone, welche die Bildung und Freisetzung von Hormonen in untergeordneten Organen steuern, sogenannte glandotrope Hormone, z.B. Adrenokortikotropes Hormon (ACTH) oder Thyreoidea-stimulierendes Hormon (TSH). Ihr Bildungsort ist ausschließlich der Hypophysenvorderlappen (Adenohypophyse).

c) Hormone, die von Nervenzellen des Hypothalamus gebildet werden. Sie steuern die Bildung und Freisetzung von glandotropen Hormonen wie ACTH, TSH, LH oder FSH. Man nennt sie Releasing-Hormone oder, falls sie die Freisetzung

hemmen, Release-Inhibiting-Hormone. Beispiele sind Thyreoidea Releasing Hormone (TRH), Corticotropin Releasing Hormone (CRH), Prolactin Inhibiting Factor (PIF). Der Hypothalamus stellt die Schaltstelle zwischen Endokrinium und ZNS dar.

12.1.1.6 Regulation der Hormonsekretion

Abb. 12.1 zeigt die beiden regulatorischen Prinzipien der Steuerung. Der obere Teil des Bildes zeigt die Verhältnisse für Hormone, deren Steuerung nicht dem hypothalamisch-hypophysären System unterworfen ist. Ein Beispiel: Die endokrine Drüse Pankreas produziert das Hormon Insulin, welches im peripheren Organ Leber die Verstoffwechselung des Parameters Glukose bewirkt. Mögliche Störgrößen in diesem System können Streß, Schmerz u.a. sein. Der untere Teil des Bildes gilt für diejenigen Hormone, die Teil des hypothalamisch-hypophysären Regelkreises sind. Auch hierfür ein Beispiel: Das im Hypothalamus gebildete Thyreotropin-Releasing-Hormon (TRH) bewirkt in der Hypophyse die Ausschüttung von Thyreoidea-stimulierendem Hormon (TSH). Dadurch wiederum kommt es im endokrinen Organ Schilddrüse zur Bereitstellung der Hormone Trijodthyronin (T3) und Thyroxin (T4). Diese bewirken z.B. im Erfolgsorgan Fettgewebe einen gesteigerten Fettsäureabbau.

12.1.2 Spezielle Endokrinologie

12.1.2.1 Das hypothalamisch-hypophysäre System

Neurohypophyse und funktionell zugeordnete Hypothalamuskerne

Die Hormone der Neurohypophyse (= Hypophysenhinterlappen, HHL) Adiuretin (ADH = Vasopressin) und Oxytocin werden im Nucleus supraopticus und im Nucleus para-

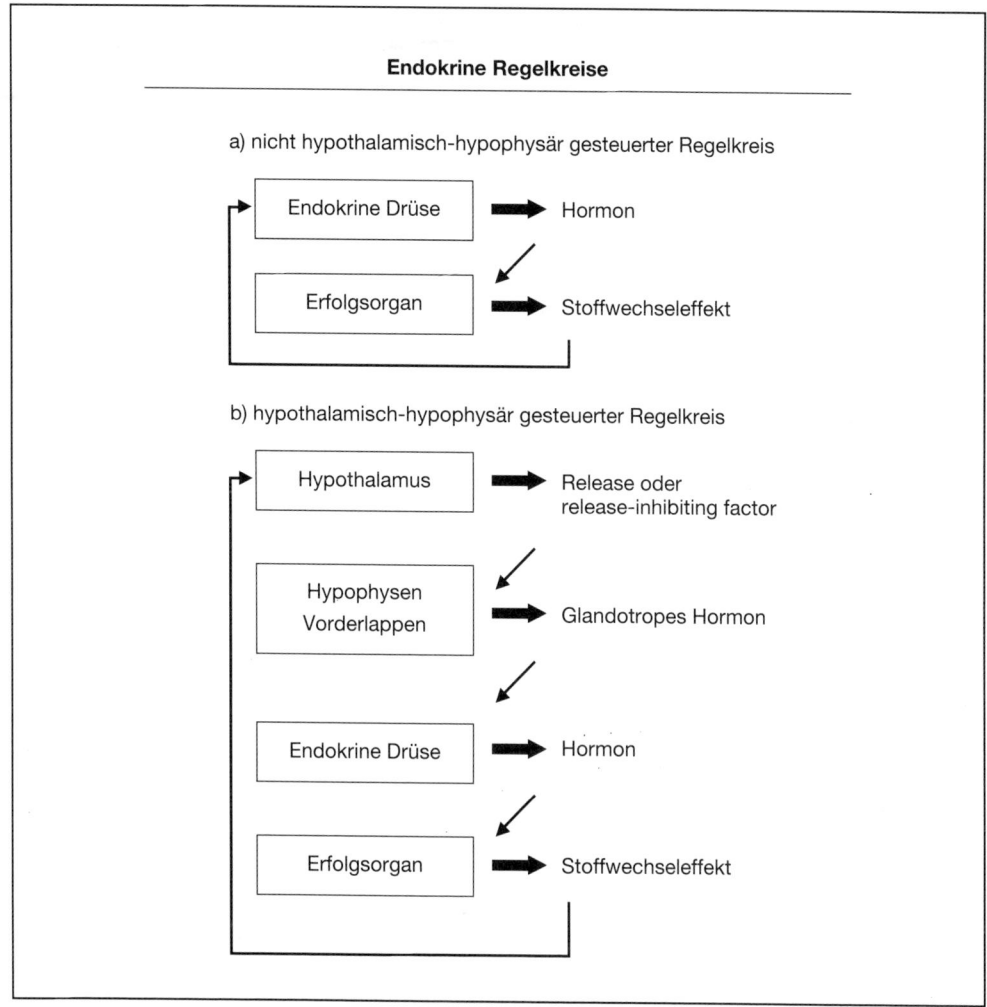

Endokrine Regelkreise

a) nicht hypothalamisch-hypophysär gesteuerter Regelkreis

Endokrine Drüse ➡ Hormon

Erfolgsorgan ➡ Stoffwechseleffekt

b) hypothalamisch-hypophysär gesteuerter Regelkreis

Hypothalamus ➡ Release oder release-inhibiting factor

Hypophysen Vorderlappen ➡ Glandotropes Hormon

Endokrine Drüse ➡ Hormon

Erfolgsorgan ➡ Stoffwechseleffekt

Abb. 12.1: *Regulation der Hormonsekretion (Erläuterung im Text).*

ventricularis des Hypothalamus gebildet und gelangen durch neuronalen Transport in den Hypophysenhinterlappen, wo sie in dessen Kapillaren an das Blut abgegeben werden.

Die physiologischen Wirkungen des Oxytocins während des Geburtsvorganges sind komplex. Ist zu Beginn der Geburt die Serumkonzentration des Hormons normal, kommt es bei einer Muttermundweite von ca. 5 cm zu einem Konzentrationsanstieg auf das 500- bis 1600-fache des Ausgangswertes.

Es scheint also so zu sein, daß Oxytocin für die Regulation der Wehentätigkeit, nicht aber für deren Auslösung entscheidend ist. Dafür spricht auch, daß hypophysektomierte Frauen einen normalen Geburtsverlauf zeigen können.

Nach der Geburt des Kindes kommt es zur Ausstoßung der Plazenta. Dieser Vorgang wird in der modernen Medizin durch Gabe von Oxytocin-Analoga unterstützt, wobei man sich die direkt erregende Wirkung des Hormons auf die Uterusmuskulatur zunutze macht. Auch bei operativen Eingriffen am Uterus, z. B. Abrasiones, werden diese Medikamente zur Prophylaxe einer Nachblutung eingesetzt.

In der postpartalen Phase besteht die Wirkung des Hormons in einer Stimulation der myoepithelialen Elemente der Milchgänge, wodurch die Laktation erleichtert wird.

ADH bewirkt am Erfolgsorgan Niere eine Erhöhung der Wasserreabsorption im distalen Tubulus und Sammelrohr. Die Steuerung seiner Sekretion erfolgt durch in den dritten Hirnventrikel ragende Ganglienzellfortsätze, die als Osmorezeptoren wirken. Erhöhung der Plasmanatriumkonzentration führt zu erhöhter ADH-Sekretion, was eine erhöhte renale Wasserretention und bei weiterer Wasserzufuhr eine Abnahme der Osmolalität des Plasmas bewirkt (vgl. Kap. 3.3.2.4). Während das Fehlen von Oxytocin beim Menschen nicht zu einer Erkrankung führt, hat ADH-Mangel gravierende Folgen: Immens vermehrtes Harnzeitvolumen (bis 20 l/d), hyperosmolares Plasma, hypoosmolarer Urin, Hypernatriämie, Exsikkose (Diabetes insipidus). Ursachen hierfür können Hypophysentumoren, Schädel-Hirn-Trauma, Meningitis und zerebrale Hypoxie sein (vgl. Kap. 3.3.2.6).

Die gleichen Ursachen können auch zu überschießender ADH-Produktion und -Freisetzung führen (SCHWARTZ-BARTTER-Syndrom). Die Symptomatologie ist das genaue Gegenteil jener bei ADH-Mangel: Antidiurese mit inadäquat hoher Urinosmolarität, Hypoosmolarität des Plasmas, Hyponatriämie, Störungen von ZNS-Funktionen (vgl. Kap. 3.3.2.7).

Adenohypophyse (Hypophysen-vorderlappen; HVL) und hypophysiotrope Hormone des Hypothalamus:
Die Releasing- oder Release-Inhibiting-Hormone des Hypothalamus gelangen durch ein sogenanntes „Pfortadersystem der Hypophyse" in den HVL, wo sie die Freisetzung der HVL-Hormone steuern. Außer den glandotropen Hormonen FSH, LH, TSH, ACTH werden als effektorische Hormone, d. h. Hormone mit direkter Wirkung im Organismus, STH und Prolaktin im HVL gebildet. FSH, LH und Prolaktin werden wegen ihrer Wirkung auf die Keimdrüsen auch als gonadotrope Hormone bezeichnet.

STH bewirkt eine Förderung der enchondralen Verknöcherung, welche die Grundlage für das Längenwachstum darstellt. Nach der Pubertät kommt es unter Einfluß von Androgenen oder Östrogenen zum Schluß der Epiphysenfugen, wodurch die Wirkung von STH auf das Längenwachstum beendet wird. Lediglich das Dickenwachstum des Knochens ist noch beeinflußbar.

Im Stoffwechsel hemmt STH die Aufnahme von Glukose in Fett- und Muskelzellen. Daneben steigert es die Glukoneogenese und die Lipolyse. In der Niere stimuliert es die Absorption von Kalzium und Phosphat (Knochenaufbau!).

In der Kindheit einsetzender STH-Mangel führt zu Minderwuchs. Bei Diagnosestellung vor Schluß der Epiphysenfugen ist eine Substitutionsbehandlung erfolgversprechend. Umgekehrt führt überschießende STH-Produktion in der Kindheit zu Riesenwuchs. Kommt es nach Abschluß des Längenwachstums zu STH-Überschuß, meist bedingt durch einen Hypophysentumor, so resultiert daraus das Krankheitsbild der Akromegalie: vergröberte, plumpe Gesichtszüge, große, aufgetriebene Hände und Füße. Aufgrund der Stoffwechselwirkung von STH kommt meist eine diabetische Stoffwechsellage mit Neigung zu Hyperglykämien dazu.

Das Hormon Prolaktin ist in der Anästhesie von untergeordneter Bedeutung. Deshalb soll auf seine Beschreibung verzichtet werden.

12.1.2.2 Die vom Hypophysenvorderlappen gesteuerten inkretorischen Drüsen und ihre Hormone

Die Nebennierenrinde

Die Nebenniere ist ein paarig angelegtes Organ, das beiden oberen Nierenpolen pyramidenartig aufsitzt. Anatomisch wird sie in Nebennierenmark und Nebennierenrinde unterteilt. Die Nebennierenrinde wiederum kann histologisch in drei Zonen unterteilt werden: Eine äußere Zona glomerulosa, der Syntheseort von Aldosteron, die mittlere Zona fasciculata, wo die Glukokortikoide Cortisol und Corticosteron gebildet werden, sowie die innere Zona reticularis, wo androgene Steroide gebildet werden.

Aufgrund seiner Wirkung auf den Mineralhaushalt nennt man Aldosteron ein Mineralokortikoid. Cortisol und Corticosteron sind wegen ihres fördernden Einflusses auf die Glukoneogenese Glukokortikoide. Der Steuerung durch das HVL-Hormon ACTH unterliegt in erster Linie die Bildung der Glukokortikoide.

Aldosteron wird neueren Untersuchungen zufolge bei Ansteigen des Angiotensin II-Spiegels im Blut vermehrt synthetisiert. Angiotensin II wird bei Erhöhung des Reninspiegels aus Angiotensin I gebildet. Stimulus für die Freisetzung von Renin aus Zellen des juxtaglomerulären Apparates ist ein Absinken des Blutdrucks in den Vasa afferentia des Glomerulus (vgl. Kap. 3.2.2).

Aldosteron bewirkt eine Steigerung der Natriumrückresorption im Tubulussystem der Niere. Zur Wahrung der Elektroneutralität werden vermehrt Kalium- und Wasserstoffionen ins Tubuluslumen sezerniert. Dem aktiven Natriumtransport folgt passiv Wasser, so daß die Resultante der Aldosteronwirkungen eine Erhöhung des intravasalen Volumens ist. Wenn man dazu in Betracht zieht, daß Angiotensin II ein sehr starker Vasokonstriktor ist, wird die Bedeutung des Renin-Angiotensin-Aldosteronsystems (Wirkung setzt nach ca. 30 min ein) bei Volumenverlusten (Trauma, Operation) klar.

Die Glukokortikoidkonzentration im Blut ist – wie oben erwähnt – von der Stimulation der Nebennierenrinde durch ACTH abhängig. ACTH wiederum wird im HVL durch Wirkung des hypothalamischen CRH gebildet. Zwischen Glukokortikoidkonzentration im Blut und ACTH- und CRH-Bildung existiert ein negativer Rückkopplungsmechanismus, d. h. ein hoher Cortisolspiegel hemmt die Freisetzung von ACTH und CRH, ein niedriger fördert sie. Dies macht man sich bei der Diagnostik von Erkrankungen in diesem Bereich zunutze.

Die Wirkungen der Glukokortikoide sind komplex: Im Stoffwechsel bewirken sie eine Förderung der Glukoneogenese, Abbau von Eiweißkörpern (Katabolie) und Freisetzung von Fettsäuren (Lipolyse). Renal steigern sie das Glomerulumfiltrat. Im Immunsystem führen Glukokortikoide zu Lymphopenie und konsekutiv zu Antikörpermangel. Außerdem hemmen sie in hohen Dosen die Leukozytenmigrationsfähigkeit, d. h. die Fähigkeit von Granulozyten, ins Gewebe zu wandern und dort eine Entzündung aufrecht zu erhalten. Diesen Effekt macht man sich bei der Therapie rheumatischer oder autoimmunologischer Erkrankungen zunutze.

Funktionsstörungen in dem komplexen System Hypothalamus-Hypophyse-Nebennierenrinde sind in jeder Richtung und auf jeder Ebene bekannt. Unter primärer Nebennierenrindeninsuffizienz (Morbus ADDISON) versteht man die verminderte Sekretion aller Nebennierenrindenhormone. Die Symptomatik der Erkrankung leitet sich aus den physiologischen Wirkungen der Hormone ab, wobei die durch die Verminderung des Aldosteronspiegels bedingten Störungen im Vordergrund stehen: Hyponatriämie, Hyperkaliämie, metabolische Azidose, Hypovolämie und Kopfschmerzen. Dazu kommen, durch Mangel an Glukokortikoiden bedingt, Hypoglykämie mit Heißhunger, Lymphozytose, Leukopenie. Aufgrund der fehlenden negativen Rückkopplung steigt der ACTH-Spiegel im Blut. Außerdem kommt es zur Braunverfärbung von Haut und Schleimhäuten.

Sinkt aufgrund einer Läsion im hypothalamisch-hypophysären Bereich der Spiegel von CRH und/oder ACTH ab, so resultiert daraus ein Mangel an Glukokortikoiden (sekundärer Hypocortisolismus). Hier wird die Symptomatik in erster Linie vom Mangel an Cortisol und Corticosteron geprägt (s. o.).

Überschuß von Glukokortikoiden kann seine Ursache ebenfalls in allen drei „Etagen" des Regelkreises haben. Am häufigsten ist ein Cortisol-produzierender Tumor der Nebennierenrinde die Ursache. Man spricht dann von einem primären CUSHING-Syndrom. Seltener ist ein Hypophysentumor oder eine hypothalamische Dysfunktion, z. B. nach Schädel-Hirn-Trauma, Grund für ein sekundäres CUSHING-Syndrom. Symptome sind: Hyperglykämie, Hyperlipidämie, Stammfettsucht, Vollmondgesicht, Striae, Osteoporose, Magenulcera, Polyglobulie, Thrombozytämie und erhöhte Infektanfälligkeit. Schließlich soll der Hyperaldosteronismus erwähnt werden. Ist seine Ursache ein Tumor, nennt man das Krankheitsbild CONN-Syndrom. Die Symptomatik besteht in Hypervolämie (nicht Hypernatriämie, da dieser Effekt durch eine ADH-bedingte Wasserretention verhindert wird), Hypertonie, Hypokaliämie, Muskelschwäche und einer metabolischen Alkalose.

Die Schilddrüse
Die Schilddrüse ist ein etwa 20 bis 50 g schweres Organ, das aus zwei ovalen Drüsenlappen aufgebaut ist. Beide Lappen stehen durch den Isthmus, der etwa in Höhe des zweiten bis vierten Trachealknorpels verläuft, in Verbindung.

In der Schilddrüse werden die Hormone Trijodthyronin (T3) und Thyroxin (T4) gebildet. Notwendig für die Synthese sind die Aminosäure Tyrosin und Jod. Steuernd auf die Bildung wirkt das übergeordnete TSH. Daneben gibt es in dem Organ sogenannte C-Zellen, die Calcitonin bilden (vgl. Kap. 12.1.2.4). T3 und T4 haben grundsätzlich die gleiche Wirkung im Organismus, jedoch wirkt T3 drei- bis fünfmal stärker als T4. Die Konzentration an freiem Hormon im Plasma ist gering, der Großteil ist an Thyroxin-bindendes Globulin (TBG) oder Präalbumin gebunden und somit nicht wirksam. Die Hormonwirkung im Organismus besteht in einer Förderung der körperlichen und geistigen Entwicklung. Welche zellulären Mechanismen genau für diese recht komplexe Funktion verantwortlich sind, ist nicht geklärt.

Im Energiestoffwechsel führen die Schilddrüsenhormone zu einer Steigerung des Grundumsatzes. Dieser Effekt ist, im Gegensatz zu den Katecholaminen, längerfristig. Die Ansprechbarkeit der Organe auf Katecholamine wird erhöht. Weitere Wirkungen sind eine gesteigerte Lipolyse, Glykogenolyse, Glykolyse, sowie ein verstärkter Eiweißaufbau (Anabolie). Der Plasmaspiegel der Schilddrüsenhormone wird über einen Regelkreis, ähnlich dem der Glukokortikoide, relativ konstant gehalten: Hohe T3/T4-Spiegel hemmen die hypothalamische TRH-Produktion und die hypophysäre TSH-Sekretion (neg. Feedback).

Pathophysiologisch gesehen sind wiederum Störungen auf jeder Ebene des Regelkreises möglich. Je nach Ort des zugrundeliegenden Fehlers spricht man von primärer (Schilddrüse), sekundärer (Hypophyse), oder tertiärer (Hypothalamus) Überfunktion (Hyperthyreose) oder Unterfunktion (Hypothyreose). Häufige Ursache einer primären Hypothyreose in Süddeutschland ist ein alimentärer Jodmangel. Durch Mangel an Jod kann die Schilddrüse nicht die entsprechenden Hormonmengen produzieren. Über den Feedback-Mechanismus kommt es zu gesteigerter TSH-Freisetzung. TSH seinerseits übt eine trophische Wirkung auf das Schilddrüsenwachstum aus, die hormonbildenden Follikel hypertrophieren und es kommt zur Ausbildung einer Struma. Kann durch diesen Kompensationsvorgang die Hormonlage normalisiert werden, spricht man von einer euthyreoten Struma. Bei entsprechender Jodzufuhr bildet sich der Kropf häufig zurück.

Symptome einer Hypothyreose sind: Kälteintoleranz, Leistungsabfall, Müdigkeit, Anstieg des Serumcholesterins, Störung im Glukosestoffwechsel, in schweren Fällen bedrohliche Bradykardie, psychische Veränderungen sowie das Auftreten eines sich teigig anfühlenden Ödems. Hyperthyreosen verursachen in etwa umgekehrte Symptome: Wärmeintoleranz, Hyperthermie, Tachykardie, Herzrhythmusstörungen, Gewichtsverlust, Hautrötung, schwere Durchfälle, Unruhe, psychotische Zustandsbilder.

12.1.2.3 Inselzellhormone des Pankreas

Das Pankreas ist ein im Oberbauch retroperitoneal gelegenes Organ von ca. 18 cm Länge und 70 g Gewicht.

Neben der Produktion des exokrinen Bauchspeicheldrüsensekrets werden in den sogenannten Inselzellen die Hormone Insulin und

Insulin:		
	Stimuliert:	Glykogenaufbau aus Glukose Glykolyse
	Hemmt:	Glykogenabbau, Glukoneogenese
	Summe:	Blutzucker ↓↓
Glukagon:		
	Stimuliert:	Glykogenabbau, Glukoneogenese
	Summe:	Blutzucker ↑
Somatotropes Hormon: (STH)	**Stimuliert:**	Glukoseaufbau aus Glyzerin
	Summe:	Blutzucker ↑
Adrenalin:		
	Stimuliert:	Glykogenabbau i. d. Leber
	Summe:	Blutzucker ↑↑
Glukokortikoide: (Kortison,Kortisol)	**Stimulieren:**	Glukoneogenese
	Summe:	Blutzucker ↑
Schilddrüsenhormone: (T3, T4)	**Stimulieren:**	Glykolyse, Glykogenolyse
	Summe:	Blutzucker ↑↓

Abb. 12.2: *Bedeutung des Insulins für den Glukosestoffwechsel.*

Glukagon gebildet. Sie sind reine Antagonisten, ihre Produktion wird vermutlich über Rezeptoren im Pankreas gesteuert. Insulin hat für den Glukosestoffwechsel herausragende Bedeutung, wie aus Abb. 12.2 hervorgeht. Als einziges Hormon senkt es den Blutzuckerspiegel. Diese Wirkung beruht auf drei Mechanismen:

– Insulin steigert die Permeabilität der Zellen für Glukose.

– In der Leber wird die Synthese von Glykogen gefördert.

– Unter Insulinwirkung ist die Bildung von Glukose aus Aminosäuren vermindert.

Die bedeutendste Störung des Glukosestoffwechsels ist der Diabetes mellitus. Als Hauptursachen gelten akute Pankreatitis und genetische Disposition, diskutiert werden außerdem Virusinfektionen und Autoimmunprozesse. Ist ein Mensch genetisch belastet, z. B. beide Elternteile sind Diabetiker, spricht man von einem Prädiabetes. Wird die Erkrankung nur bei besonderen klinischen Belastungstests manifest, handelt es sich um einen subklinischen Diabetes. Beide „Vorstufen" machen das Auftreten eines manifesten Diabetes wahrscheinlich, nicht jedoch zwingend.

Bei manifestem Diabetes mellitus unterscheidet man zwei Formen: Die juvenile Form (Typ I), die durch absoluten Insulinmangel gekennzeichnet ist, und die Erwachsenenform (Typ II, „Altersdiabetes"), bei der die Insulinproduktion unzureichend ist im Verhältnis zum meist erhöhten Körpergewicht. Diese Patienten haben eine normale oder sogar erhöhte Insulinproduktion. Die Empfindlichkeit der Erfolgsorgane ist jedoch herabgesetzt, oder die Wirkung antagonistischer Hormone erhöht. Vom äußeren Habitus her sind diese Patienten meist adipös, während die vom Typ I-Diabetes Betroffenen äußerlich normal oder als Ausdruck des intrazellulären Mangels am Energieträger Glukose sogar überschlank bis kachektisch sind.

Die Folge beider Formen ist eine Hyperglykämie. Diese Steigerung der Glukosekonzentration im Plasma erhöht die Osmolalität. Häufig wird an der Niere die Glukoseschwelle überschritten. Die renale Glukoseausscheidung führt zur osmotischen Diurese (Polyurie), d. h. mit der Glukose wird vermehrt Wasser ausgeschieden, was wiederum zur Exsikkose führt und ein Durstgefühl auslöst (Polydipsie).

Der Organismus ist bei Insulinmangel auf die Verbrennung freier Fettsäuren zur Energiegewinnung angewiesen. Die Fettsäuren werden unvollständig zu Acetessigsäure, Betahydroxybutyrat und Azeton verstoffwechselt. Diese sogenannten Ketonkörper verursachen eine metabolische Azidose, die der Kranke durch verstärktes Abatmen von Kohlendioxid zu kompensieren versucht. Diese tiefe, sogenannte KUSSMAUL'sche Atmung ist ein typisches Zeichen der diabetischen Ketoazidose. Die Exspirationsluft der Patienten riecht nach Azeton.

Die Behandlung des Typ I-Diabetikers besteht obligat in Diät und in Insulininjektionen. Beim Typ II-Patienten ist häufig Gewichtsreduktion zum Erzielen einer normalen Stoffwechsellage ausreichend. Bleibt diese Maßnahme erfolglos, sind meist Medikamente, welche die Insulinsekretion steigern (Sulfonylharnstoffe, z. B. Euglucon®), ausreichend wirksam. Manchmal ist auch diese Form des Diabetes mellitus insulinpflichtig.

Selten ist eine Hypoglykämie Folge einer Überproduktion von Insulin, eines Hyperinsulinismus, der dann meist Folge eines insulinbildenden Tumors ist. Häufiger treten Hypoglykämien nach Diätfehlern oder bei iatrogener Überdosierung von Insulin bei der Therapie eines Diabetes mellitus auf. Die anästhesiologischen Probleme bei Diabetikern sind im Kap. 9.7.3 dargestellt.

12.1.2.4 Regelung des Mineralhaushalts

Auf die Bedeutung des Renin-Angiotensin-Aldosteronsystems zur Konstanterhaltung des Extrazellulärvolumens bzw. des Natriumbestandes (vgl. Kap. 3.3.3.2 und 3.2.4.1) ist schon an anderer Stelle eingegangen worden. An dieser Stelle soll die Bedeutung von Parathormon (PTH) und Thyreocalcitonin für den Kalzium-Phosphat-Stoffwechsel kurz dargestellt werden.

PTH wird in den Epithelkörperchen gebildet. Dies sind meist vier, den Schilddrüsenpolen aufsitzende, erbsgroße Gebilde. PTH hat folgende Wirkungen:

– Kalzium und Phosphat werden aus dem Knochen mobilisiert.

– In Anwesenheit von Vitamin D wird die Kalziumabsorption aus dem Darm gesteigert.

– Die renale Rückresorption von Kalzium wird gesteigert, die von Phosphat gehemmt.

Calcitonin wirkt dem ossären, PTH-vermittelten Abbau entgegen. Eine überschießende PTH-Produktion führt zu krisenhaften Anstiegen der Kalziumkonzentration im Plasma, wodurch es im Extremfall zu Bradykardie oder sogar Asystolie kommen kann. Die neuromuskuläre Erregbarkeit ist vermindert (Adynamie). Die Ausfällung des im Blut gelösten Kalziums und Phosphats führt zur Kalkablagerung im Gefäßsystem und in den Harnwegen. Schließlich wird die Brüchigkeit der Knochen durch Demineralisation gesteigert, es kann zu Spontanfrakturen kommen. Mangel an Parathormon, wie er zum Beispiel nach Thyreoidektomie vorkommen kann, führt zu Hypokalzämie. Es kommt zum Bild der Tetanie. Werden dabei die Kehlkopfmuskulatur oder das Zwerchfell betroffen, kann es zum Tod durch Ersticken bzw. zu Hypoxie kommen.

12.1.3 Physiologische Veränderungen des Endokriniums bei Trauma sowie nach operativen Eingriffen

Nach Unfällen oder Operationen werden die Hormone des hypothalamisch-hypophysären Systems verstärkt gebildet und ausgeschüttet. Der ADH-Spiegel ist erhöht. Als auslösende Faktoren spielen Überdruckbeatmung, wodurch eine Hypovolämie „vorgetäuscht" wird, eine Verminderung der Nierendurchblutung, sowie eine neurogen vermittelte Reaktion auf das Trauma eine Rolle. Zusammen mit der vor allem bei Trauma erhöhten Reninaktivität, die zu vermehrter Aldosteronbildung führt, resultiert eine Retention von Natrium und Wasser bei Kaliumverlust.

ACTH ist unmittelbar nach Operationen stark erhöht, kehrt jedoch relativ schnell auf normale Werte zurück. Trotzdem steigt die Konzentration der Glukokortikoide für drei bis fünf Tage an.

STH ist ebenfalls über mehrere Tage stark erhöht. Hauptstimulus dürften afferente nervale Impulse, Hypovolämie und die Erhöhung der Konzentration von freien Aminosäuren sein, die durch die proteolytische Aktivität von Adrenalin und Glukokortikoiden entstehen.

Der TSH-Spiegel im Plasma ist nicht erhöht. Trotzdem liegen die Konzentrationen von T3 und T4 über der Norm. Ursache hierfür ist ein Mangel an bindenden Eiweißkörpern, wodurch die Konzentration an freiem Hormon ansteigt.

Das Nebennierenmark wird auf nervalem Weg zu vermehrter Katecholaminsynthese stimuliert. Auslöser sind Streß, Trauma und Hypovolämie.

Die Insulinproduktion ist peri- und postoperativ erhöht. Die Wirksamkeit des Insulins an den Zellen der Zielorgane ist jedoch vermindert, was die Vermutung nahelegt, daß diese Glukoseutilisationsstörung ein Effekt der vermehrt gebildeten antiinsulinären Hormone Adrenalin, Glukagon, STH und Glukokortikoide ist. Insgesamt resultiert, trotz erhöhtem Insulinspiegel, eine unterschiedlich starke Hyperglykämie.

12.1.4 Temperaturregulation

Das Steuerzentrum der Thermoregulation sitzt im Hypothalamus. Dort befinden sich temeraturempfindliche Fühler (Thermorezeptoren), die die Kerntemperatur registrieren. Zusätzlich erhält der Hypothalamus Informationen von den Thermorezeptoren der Haut und des Rückenmarks. So kann die tatsächliche Körpertemperatur (Istwert) mit dem Sollwert verglichen werden. Bei Abweichungen verfügt der Organismus über mehrere Möglichkeiten, den Wärmehaushalt

zu verändern: Veränderung der Schweißsekretion, der Hautdurchblutung, der Muskelarbeit und Muskelzittern (Abb. 12.3).

Diese physiologische Temperaturregulierung gelingt dem Organismus, bei Umgebungstemperaturen zwischen ca. 0° C und 50° C.

Die Kerntemperatur auf einem konstanten Wert zu halten, ist nur dann möglich, wenn die Wärmeproduktion und die Wärmeaufnahme mit der Wärmeabgabe im Gleichgewicht stehen.

Die Wärmeproduktion hängt vom Energieumsatz ab:

– In Ruhe sind an der Wärmebildung zu mehr als 50% die inneren Organe beteiligt und zu fast 20% Muskulatur und Haut.

– Bei körperlicher Arbeit nimmt die Wärmebildung um ein Mehrfaches zu, wobei der Anteil der Muskulatur um ein Vielfaches größer wird.

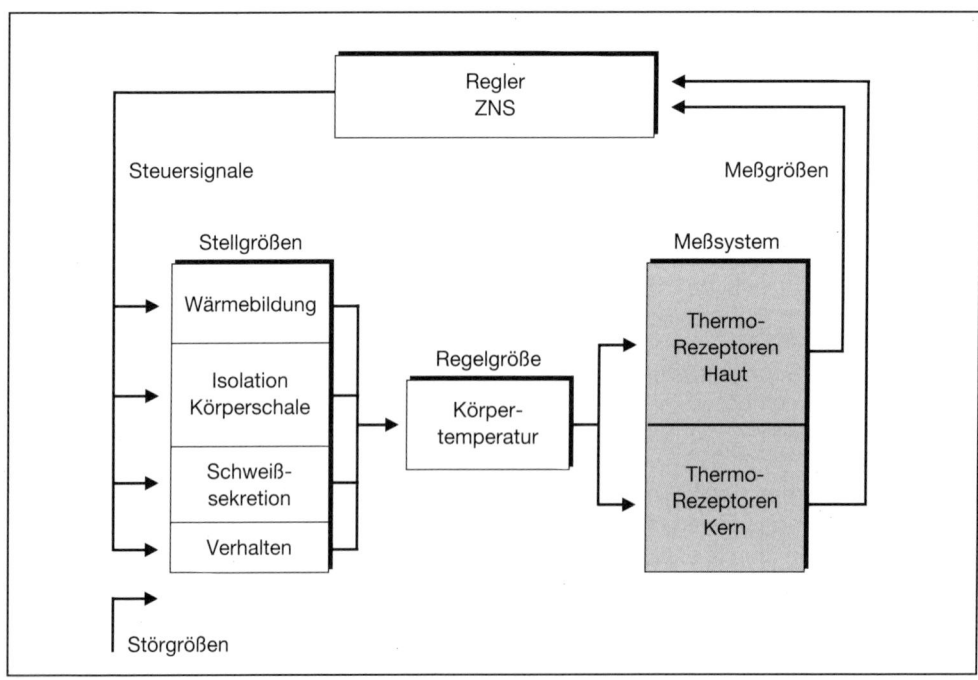

Abb. 12.3: *Thermoregulation.*

– Durch willkürliche Muskelbewegungen und Muskelzittern kann bei kalten Umgebungstemperaturen der Energieumsatz bis zum 4fachen des Grundumsatzes gesteigert werden. Diese Form der erhöhten Wärmeproduktion kann unter Narkose nicht zur Aufrechterhaltung der Körpertemperatur beitragen, so daß die Gefahr der Auskühlung hier besonders groß ist.

– Neugeborene kühlen wegen des größeren Verhältnisses von Oberfläche zu Volumen besonders schnell aus. Sie verfügen über einen besonderen Kälteschutz, denn sie können im sogenannten braunen Fettgewebe, das mit zunehmendem Alter ganz verschwindet, zitterfreie Wärme bilden.

Die Wärmeaufnahme (von außen) hat nur dann Bedeutung, wenn die Umgebungstemperatur höher als die Hauttemperatur ist.

Eine erhöhte Wärmeabgabe kann durch mehrere Mechanismen bewirkt werden:

– Verstärkung der peripheren Durchblutung, reguliert durch den Tonus der Gefäße in der Haut und den Gliedmaßen.

– Wärmeabstrahlung/-leitung von der Körperoberfläche an die Umgebung, wenn diese kälter als die Körperoberfläche ist. Diese Art der Wärmeabgabe wird gefördert, wenn die jeweils erwärmte Luftschicht über der Haut z. B. durch Wind (Konvektion) schnell ausgetauscht wird.

– Verdunstung in Form von feinen Wassertröpfchen aus den Schweißdrüsen. Bei hohen Außentemperaturen und/oder starker körperlicher Arbeit sind Wärmeabstrahlung und -leitung nicht mehr ausreichend. Bei Außentemperaturen $> 36°C$ erfolgt die Wärmeabgabe nur noch durch Verdunstung. Dem Körper werden pro Liter verdunsteter Flüssigkeit 580 kcal Wärme entzogen.

Durch die Mechanismen der Thermoregulation wird die Kerntemperatur trotz der Schwankungen von Wärmeaufnahme, -bildung und -abgabe auf einem Sollwert konstant gehalten. Der im Mittel um 37°C schwankende Sollwert unterliegt einem Tagesrhythmus (Minimum ca. 3.00 Uhr, Maximum ca. 17.00 Uhr).

Eine länger andauernde Sollwertverstellung findet während des Menstruationszyklus und in ausgeprägterem Maß während Fieberperioden statt.

12.1.5 Zusammenhänge zwischen Temperaturregulation und Energieumsatz

Die Umgebungstemperatur kann ein wichtiger stoffwechselstimulierender Faktor sein. Liegt diese unter der Körpertemperatur, werden Mechanismen zur Wärmeerhaltung (z. B. Muskelzittern) ausgelöst, so daß die Stoffwechselrate steigt. Andererseits tritt bei hohen Außentemperaturen, welche die Körpertemperatur steigern, eine Beschleunigung der Stoffwechselvorgänge ein und der Energieumsatz steigt ebenfalls (ca. 14% Steigerung des Grundumsatzes pro °C Körpertemperaturanstieg).

Fieber wird durch bestimmte Stoffe, sogenannte Pyrogene, hervorgerufen, die das Thermoregulationszentrum im Hypothalamus beeinflussen und den Sollwert nach oben verstellen. Der Istwert des Körpers ist anfangs zu niedrig, zur Temperaturerhöhung reagiert der Körper mit Muskelzittern (Schüttelfrost); beim Fieberabfall (Sollwert wird auf 37°C normalisiert) ist der Istwert noch zu hoch; der Körper reagiert mit peripherer Gefäßerweiterung und zusätzlicher Wärmeabgabe durch Verdunstung (Schweißausbruch).

12.2 Intermediärstoffwechsel, Energie- und Wärmegewinnung (B. Marx)

12.2.1 Intermediärstoffwechsel

12.2.1.1 Allgemeine Übersicht

Zur Aufrechterhaltung eines Gleichgewichtszustandes benötigen die lebenden Zellen die ständige Zufuhr von Sauerstoff und die Bereitstellung von Nährstoffen und Energie. Diese werden normalerweise mit der Ernährung zugeführt.

Die Tab. 12.1 gibt eine grobe Übersicht über die wichtigsten Nährstoffe, die in den nachfolgenden Kapiteln näher abgehandelt werden.

Im Verdauungstrakt werden die hochmolekularen Nahrungsbestandteile in niedermolekulare Stoffe umgewandelt. Nach Spaltung in einzelne Bausteine können sie dann von den Zellen aufgenommen werden.

Innerhalb der Zellen schließlich werden die vorhandenen Moleküle weiter abgebaut, d. h. oxidiert (verbrannt) oder neue komplexe Substanzen synthetisiert. Dies ist zum einen abhängig von der Enzymausstattung des betreffenden Organs, die genetisch determiniert ist, und zum anderen von der aktuellen Hormonkonstellation, die bestimmt, ob Synthese oder Abbau überwiegen. Idealerweise besteht zwischen Zufuhr an Nährsubstraten und Ausscheidung ein Fließgleichgewicht (Homöostase).

Als Endprodukte des Zellstoffwechsels entstehen CO_2 und H_2O, wenn die Verbrennung vollständig ist, und stickstoffhaltige Verbindungen, die durch Lunge, Nieren, Haut und Verdauungstrakt wieder ausgeschieden werden können. Bei der Verbrennung (Oxidation) handelt es sich um einen exothermen chemischen Vorgang, d. h. es entsteht Wärme.

Die Abb. 12.4 zeigt eine schematische Übersicht über diese biochemischen Abläufe, die man insgesamt als Stoffwechsel oder Meta-

Tab. 12.1: *Allgemeine Übersicht über die Nährstoffe und deren Bedeutung.*

Nahrungsbestandteil	Bedeutung in Stichworten	Kapitel
Kohlenhydrate (Zucker)	Energielieferanten, (Strukturbestandteile)	12.2.1.2
Fette (Lipide)	Energielieferanten, Strukturbestandteile Mediator- und Steroidhormonvorläufer	12.2.1.3
Proteine (Eiweiß)	Struktur- und Funktionserhaltung (Enzyme, Hormone)	12.2.1.4
Mineralien	Aufrechterhaltung des „inneren Milieus" intra- und extrazellulär	12.2.1.5
Spurenelemente	Coenzymfunktion	12.2.1.6
Vitamine	Coenzymfunktion	12.2.1.7
Ballaststoffe	Hilfsstoffe bei der enteralen Ernährung	12.2.1.8
Wasser	universales Reaktionsprodukt	12.2.1.9
Ethanol	Lösungsmittel für Medikamente, ggf. zur Delirbehandlung eingesetzt, als Energielieferant in der klinischen Ernährung von eher untergeordneter Bedeutung	12.2.1.10

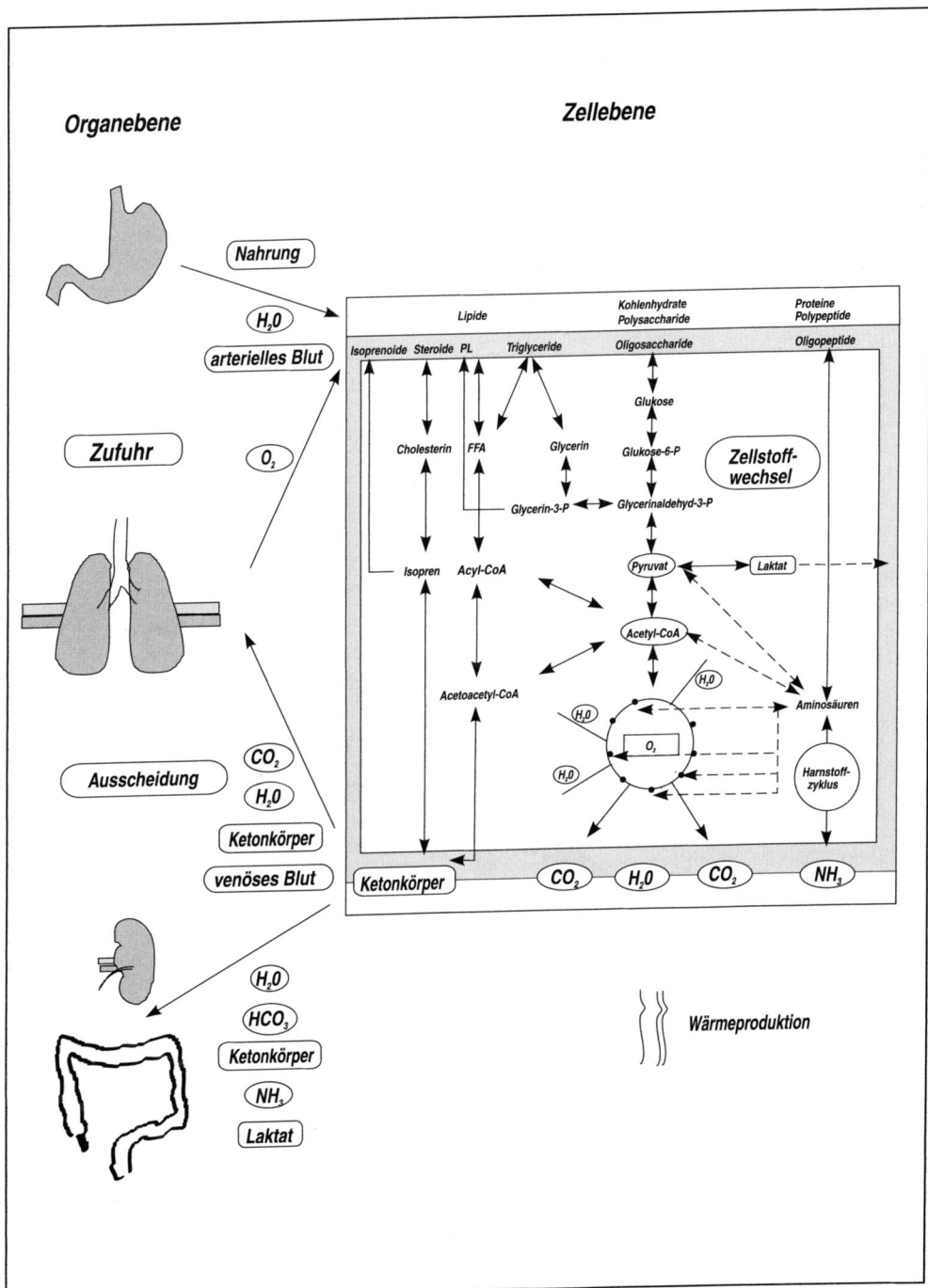

Abb. 12.4: *Allgemeine Übersicht über den Stoffwechsel: Erläuterungen zum Zell- bzw. Inter-mediärstoffwechsel folgen im Text.*

bolismus bezeichnet. Zum besseren Verständnis wurde der Prototyp einer Zelle vergrößert und als Zentrum des sogenannten Intermediärstoffwechsels in den Mittelpunkt gestellt.

Die einzelnen Stoffwechselschritte in der Zelle können in der vorliegenden Übersichtszeichnung nur grob skizziert werden. Fast jeder der eingetragenen Doppelpfeile symbolisiert deshalb nicht nur eine, sondern eine ganze Kette von biochemischen Reaktionen. Jeder einzelne Reaktionsschritt wird hierbei durch Enzyme kontrolliert, wobei Aufbau und Abbau wiederum getrennt beeinflußt werden. Bei den Enzymen handelt es sich um hochspezifische Proteine, die als biologische Katalysatoren wirken. Ihre Wirkung kann man sich vereinfacht so vorstellen, daß durch Konformationsänderungen der beteiligten Moleküle die Reaktion beschleunigt wird.

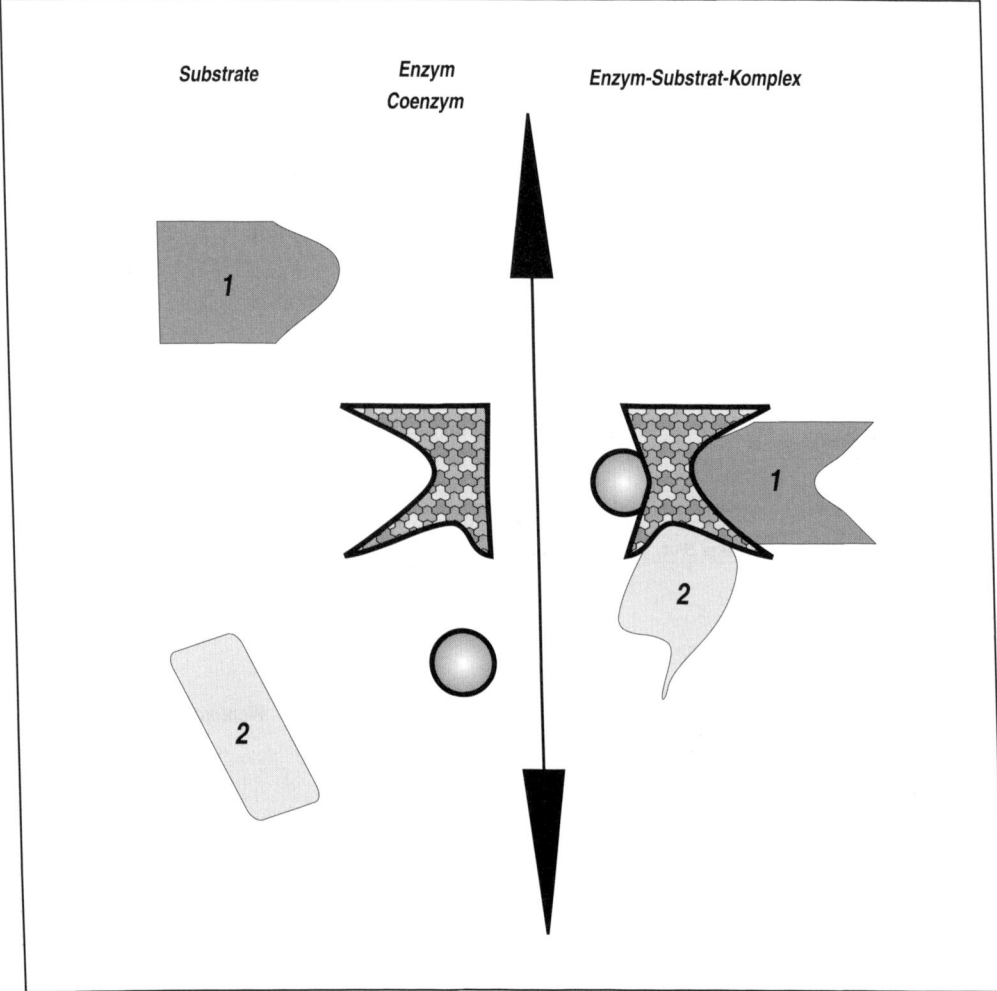

Abb. 12.5: *Modell der Enzymwirkung: Der Doppelpfeil in der Bildmitte symbolisiert die chemische Reaktion. Die beiden Hauptreaktionspartner (Substrate 1 und 2) können unter dem Einfluß von Enzym und Coenzym während des Vorgangs ihre Form (Konformation) verändern. Dadurch kann die Anlagerung der Moleküle und der Ablauf der Reaktion beschleunigt werden.*

Den Zellstoffwechsel kann man in mehrere Phasen untergliedern. Größere Kohlenhydrat- und Fettmoleküle und Aminosäuren werden in spezifischen Reaktionen metabolisiert. Als Grundregel für die Fette und Kohlenhydrate kann man festhalten, daß bei der Synthese das Kohlenstoff-Grundgerüst um je 1 bis 3 C-Atome verlängert und beim Abbau entsprechend verkürzt wird.

Der Abbau der kleineren C3- und C2-Körper mit je 3 bzw. 2 Kohlenstoffatomen im Molekül erfolgt dann unabhängig von ihrer Herkunft über eine gemeinsame Endstrecke.

Als Drehscheibe für den Auf- und Abbau von Substraten ist der Citratzyklus (Zitronensäurezyklus) zu betrachten. Die während der neun Reaktionsschritte gebildeten Substrate können nicht nur eliminiert werden, sondern sie können auch Ausgangspunkt für die Kohlenhydrat-, Fett- und Proteinneubildung sein (Abb. 12.6). Aus der Umwandlungsmöglichkeit der wichtigsten Nährsubstrate untereinander ergibt sich die Bezeichnung Intermediärstoffwechsel (Zwischenstoffwechsel) für die Vorgänge innerhalb der Zelle.

In Anwesenheit von Sauerstoff werden die verbleibenden Kohlenstoffanteile oxidiert, und es entstehen CO_2 und H_2O. Man spricht dann von aerobem Stoffwechsel. Bei Mangel an O_2 kommt es hingegen zum sogenannten anaeroben Abbau. Hierbei wird aus Brenztraubensäure (Pyruvat) Milchsäure (Laktat) gebildet, wobei H^+-Ionen verbraucht werden. Die Milchsäure wirkt als schwacher Puffer; bei ihrer Dissoziation werden wieder H^+-Ionen frei. – Da beim aeroben Abbau, besonders bei der Endoxidation in der Atmungskette, zahlreiche energiehaltige Zwischenprodukte ($NADH_2$, $FADH_2$) gebildet werden, ist dieser Abbauweg am günstigsten. Nähere Erläuterungen hierzu folgen im Kap. 12.2.2 über den Energiehaushalt.

Bei erhöhtem Stoffumsatz kann es zur Bildung von Ketonkörpern (Acetoacetat, β-Hydroxybutyrat, Aceton) kommen, die in einigen Organen als Energiereserven genutzt werden. Ketonkörper können über Lunge und Niere ausgeschieden werden, vgl. Acetongeruch beim diabetischen Koma.

Die Abb. 12.6 faßt diese Zusammenhänge noch einmal zusammen.

Synthese/Abbau:
Die speziellen Stoffwechselwege der Kohlenhydrate, Lipide und Proteine sind in der Zeichnung durch helle Pfeile grob angedeutet.

Intermediärstoffwechsel im engeren Sinne und Energiegewinnung:
Die fetten Pfeile zeigen die für alle Substrate gemeinsamen Auf- und Abbaureaktionen. Dabei sind die insgesamt 9 Zwischenstufen des Citratzyklus durch schwarze Punkte gekennzeichnet. Nicht die räumliche, sondern die enge inhaltliche Verbindung zwischen Citratzyklus und Atmungskette wird dadurch betont, daß die Oxidation in dem Zellschema in das Zentrum des Kreises gestellt ist.

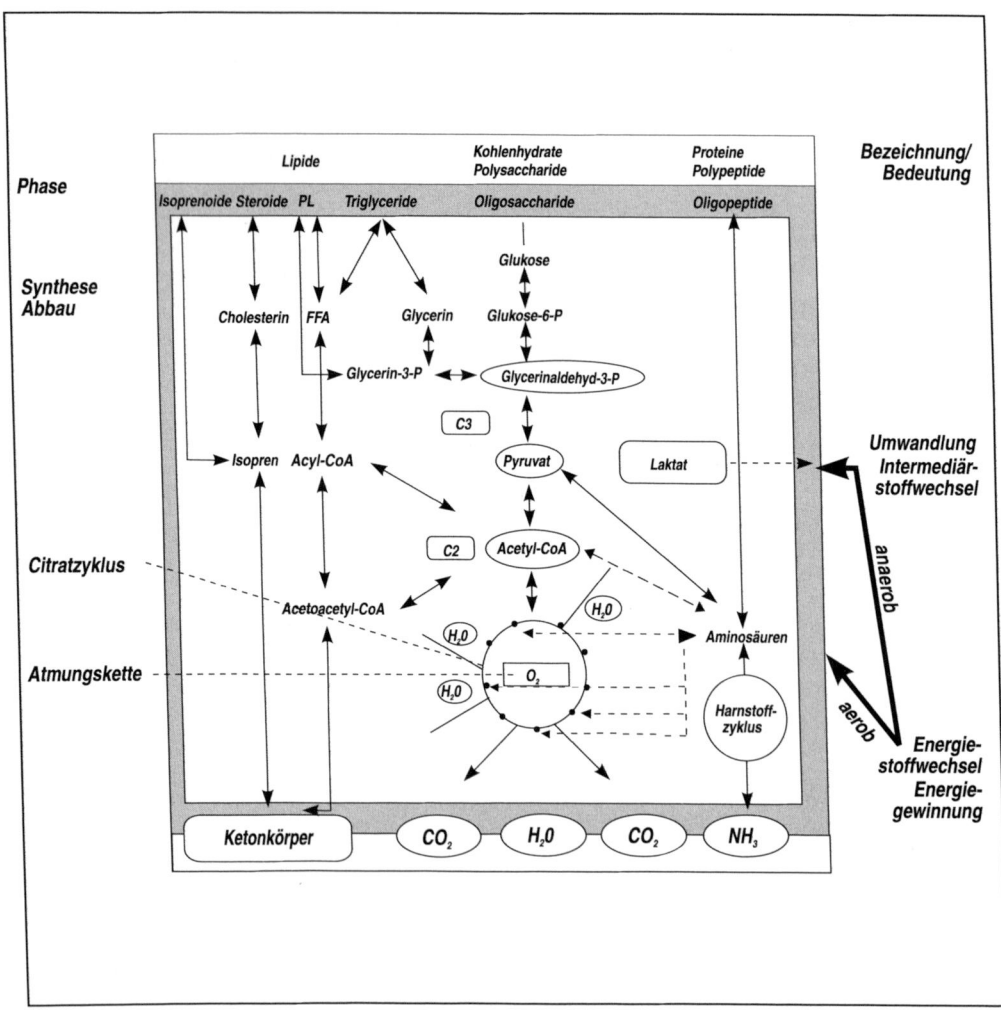

Abb. 12.6: *Die Phasen des Zellstoffwechsels.*

Die Summenformel von Citratzyklus (Zeile 1) und Atmungskette (Zeile 2) lautet:

$$CH_3 - \overset{O}{\underset{\|}{C}} - S - CoA + 3H_2O + 3NAD + FAD + GDP + P \rightarrow CO_2 + Hs\text{-}CoA + 3NADH_2 + FADH_2 + GTP$$

$$3NADH_2 + FADH_2 + 2O_2 \qquad\qquad \rightarrow 4H_2O + 11\ ATP$$

---

oder zusammengefaßt und vereinfacht:

$$\text{Acetyl-CoA} + 2\ O_2\ (+ P) \rightarrow 2\ CO_2 + H_2O + HS\text{-}CoA\ (+ ATP/GTP)$$

Erläuterung:

Substrate: P   = Phosphat
ATP = Adenosintriphosphat   (energiereiches Phosphat)
GTP = Guanosintriphosphat   (energiereiches Phosphat)

Coenzyme: NAD = Nicotinamid-Adenin-Dinucleotid   (Atmungsfarbstoff, Flavonoid)
FAD = Flavin-Adenin-Dinucleotid   (Atmungsfarbstoff, Flavonoid)
CoA = Coenzym A

12.2.1.2 Kohlenhydrate

Die Kohlenhydrate (Zucker/Polysaccharide mit der typischen Wortendung „-ose") sind wesentliche Bestandteile pflanzlicher und auch tierischer Nahrung. Das Grundgerüst der physiologisch wichtigsten Zuckermoleküle besteht aus meistens 5 – 7 C-Atomen. Aufgrund ihres Gehalts an Hydroxyl-(OH)- und Aldehyd-(COH)-Gruppen sind verschiedene räumliche Anordnungen und Ringbildungen möglich.

In der Abb. 12.7 sind die üblichen Darstellungsformen für Kohlenhydrate zusammengefaßt. Die aufgeführten Beispiele Glukose, Fruktose, Sorbit und Xylit sind von herausragender Bedeutung für die klinische Ernährung und werden nachfolgend noch eingehend erörtert.

Nach der Anzahl der im Molekül enthaltenen C-Atome kann man Gruppen von Kohlenhydraten zusammenfassen. Die C6-Zucker bezeichnet man auch als Hexosen, die 5-fach-Zucker auch als Pentosen. Einzelne Moleküle heißen Monosaccharide.

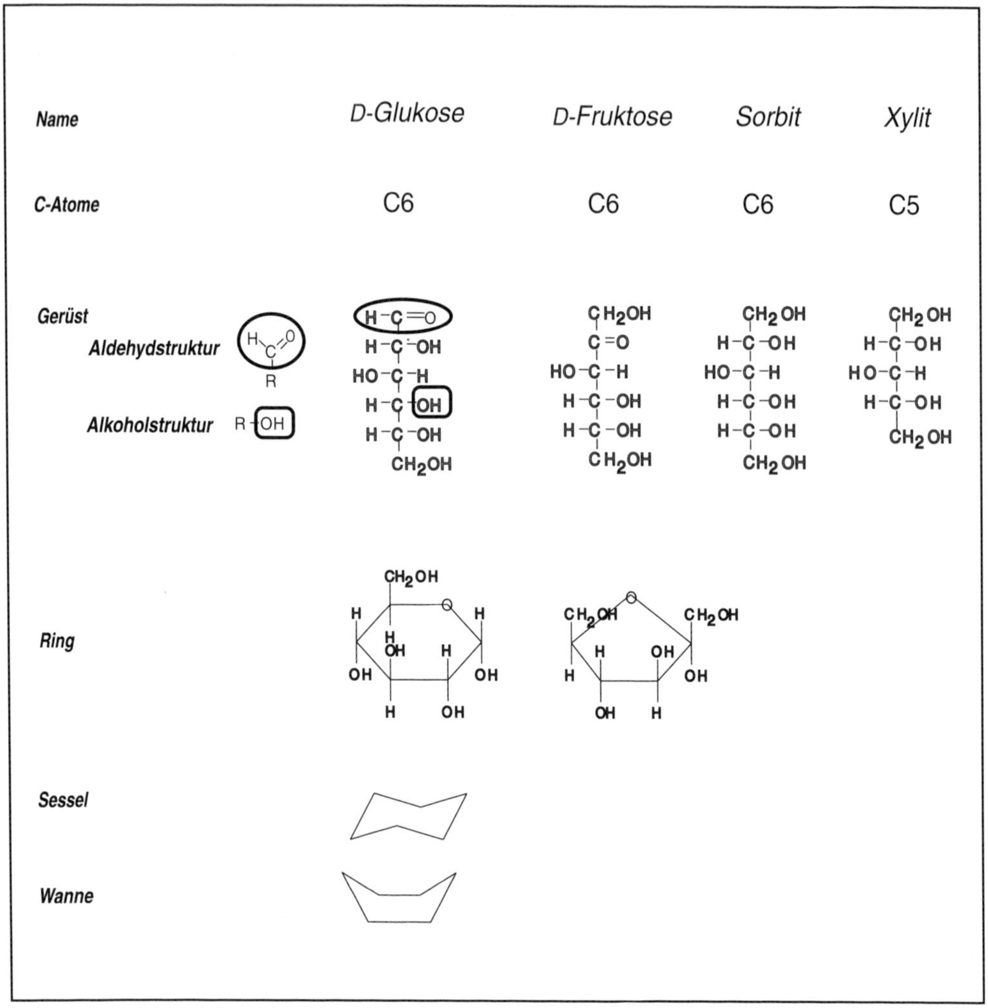

Name	D-Glukose	D-Fruktose	Sorbit	Xylit
C-Atome	C6	C6	C6	C5

Gerüst — Aldehydstruktur / Alkoholstruktur

D-Glukose:
$H-C=O$
$H-C-OH$
$HO-C-H$
$H-C-OH$
$H-C-OH$
CH_2OH

D-Fruktose:
CH_2OH
$C=O$
$HO-C-H$
$H-C-OH$
$H-C-OH$
CH_2OH

Sorbit:
CH_2OH
$H-C-OH$
$HO-C-H$
$H-C-OH$
$H-C-OH$
CH_2OH

Xylit:
CH_2OH
$H-C-OH$
$HO-C-H$
$H-C-OH$
CH_2OH

Ring / Sessel / Wanne

Abb. 12.7: *Darstellung von Kohlenhydraten:*

Zeile 2:   Anzahl der in den Molekülen enthaltenen Kohlenstoffatome

Zeile 3:   Die Gerüstdarstellung zeigt ganz links die Grundstruktur von Aldehyden und Alkoholen und daneben die Anordnung der in der wichtigsten Molekülen enthaltenen reaktionsfähigen Hydroxyl- und Aldehydgruppen in Beziehung zum Kohlenstoffskelett.

Zeile 4:   Ausgehend von der Doppelbindung zwischen Sauerstoff und Kohlenstoff (C=O) ist ein Ringschluß möglich.

Zeile 5/6:   Die gebildeten Ringmoleküle sind nicht unbedingt flach, sondern die Enden können gekippt sein. Es sind verschiedene Faltungen möglich (Sessel, Wanne).

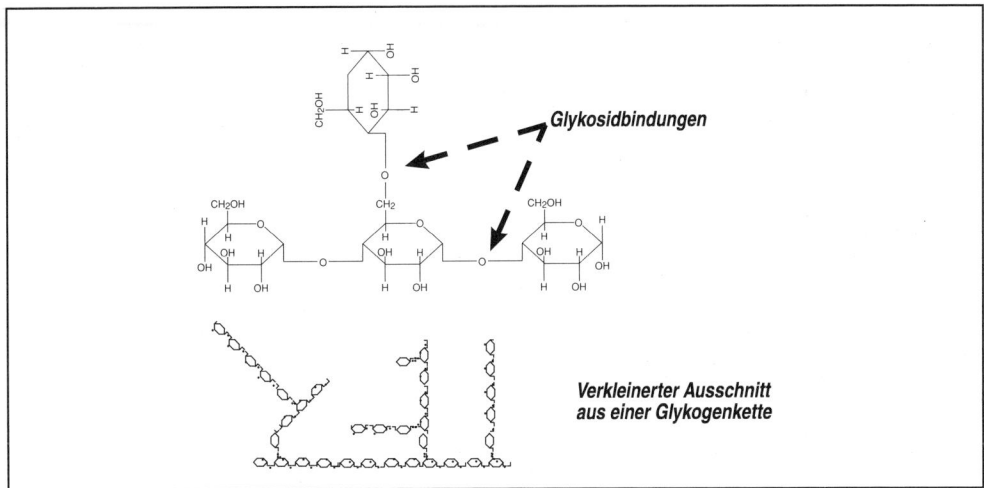

Abb. 12.8: *Struktur von Glykosidbindungen:*
modifiziert nach BUDDECKE, Grundriß der Biochemie (1974).

oben: *Die Glykosidbindungen können von dem Sauerstoffatom am 1., 4. und 6. C-Atom der*
        Kohlenhydratmoleküle ausgehen. Daraus ergibt sich, daß nicht nur Kettenbildungen,
        sondern auch baumartige Verzweigungen möglich sind.
unten: *Bei dem verkleinerten Modell einer Glykogenkette ist diese Geflechtbildung angedeutet.*

Durch Bindung mehrerer Moleküle können komplexe Kohlenhydrate entstehen. Kombinationen aus 2 Molekülen bezeichnet man als Disaccharide, aus mehreren als Oligosaccharide oder bei größeren Ketten als Polysaccharide. Die typischen Bindungen der Zucker untereinander sind die sogenannten Glykosidbindungen (Abb. 12.8).

Ein bekanntes Beispiel ist der Rohrzucker (Saccharose), der sich aus den Molekülen Glukose (Traubenzucker) und Fruktose (Fruchtzucker) zusammensetzt. Im Rahmen der normalen Verdauung werden die Glykosidbindungen durch entsprechende Enzyme wie z.B. die Amylasen (Speichelamylase, Pankreasamylase) gespalten.

Es gibt allerdings auch Kohlenhydrate, die von den Enzymen des Verdauungstraktes nicht oder nicht vollständig zerlegt werden können. Hierzu zählen die Stärke (Zellulose) und eine ganze Reihe anderer Ballaststoffe.

Als Speicherform der Kohlenhydrate findet sich im tierischen und menschlichen Organismus in relativ geringen Mengen Glykogen (beim Menschen ca. 150 g).

In der Abb. 12.8 ist eine Skizze der Glykosidbindungen und des Glykogens zu sehen. Manche noch komplexer aufgebaute Kohlenhydrate sind wichtige Strukturbestandteile von Geweben. So besteht zum Beispiel der Knorpel ganz überwiegend aus Mucopolysacchariden.

Ihre dominierende Rolle spielen die Kohlenhydrate jedoch als Energielieferanten, und sie sind daher Grundlage jeder Ernährung. Sie können in allen Organen rasch verstoffwechselt werden, manche Gewebe sind zur Deckung ihres Energiebedarfs sogar ausschließlich auf die Zufuhr von Glukose angewiesen, wie die folgende Aufstellung zeigt.

Tab. 12.2: *Relative Bedeutung einzelner Energieträger in verschiedenen Organen.*

Organ	Energiequelle					Bemerkung
	Kohlenhydrate		Lipide		Proteine	
	Glukose	Andere KH	Keton-körper	Fett-säuren	Amino-säuren	
Erythrozyten	+++					
Gehirn	+++		**			**extrem selten
Herzmuskel	++			++		
quergestr. Muskel	++			++		
Leber	++	F,S,X##	++	++	++	
Niere	++		+	++		
Fettgewebe	+			+++		

+(++): Die Zeichenanzahl gibt semi-quantitativ die Bedeutung des jeweiligen Energieträgers an.
Fruktose, Sorbit, Xylit

Es müssen daher stets ausreichende Mengen von Glukose im Blut verfügbar sein. Deswegen unterliegt die Regulation des Glukosestoffwechsels besonders vielfältigen hormonellen Einflüssen.

Unter dem Einfluß von Insulin werden der Einstrom von Glukose in die Zellen, der Glukoseabbau und die Fettsynthese aus Kohlenhydraten gefördert, bei stärkerem Einfluß antiinsulinärer Hormone (der sogenannten „Streßhormone") überwiegt dagegen die Bereitstellung von Glukose, zum einen aus den Glykogenspeichern in Leber und Muskulatur und zum anderen durch Glukoneogenese (Neubildung) aus Aminosäuren. Die Bildung von Glukose aus Fetten ist zwar theoretisch möglich, spielt in der klinischen Praxis jedoch keine Rolle.

In der Abb. 12.9 ist eine schematische Übersicht über den Kohlenhydratmetabolismus und seinen Zusammenhang mit dem Intermediär- und Energiestoffwechsel zu sehen. Die spezifischen Besonderheiten der Kohlenhydrate sind in dem hellen Feld mit gestrichelten Linien eingezeichnet.

Am Rande ist dabei zu erwähnen, daß die Erythrozyten zur Energiegewinnung ein spezielles Abbauprodukt von 3-Phosphoglycerat, das 2,3-Diphosphoglycerat (DPG) bilden können. Die Menge von 2,3-DPG in Erythrozyten hat Einfluß auf die Form der O_2-Bindungskurve; bei Mangel kommt es zur Linksverschiebung der Kurve, was bedeutet, daß die Sauerstoffabgabe aus dem Blut an die Gewebe erschwert ist.

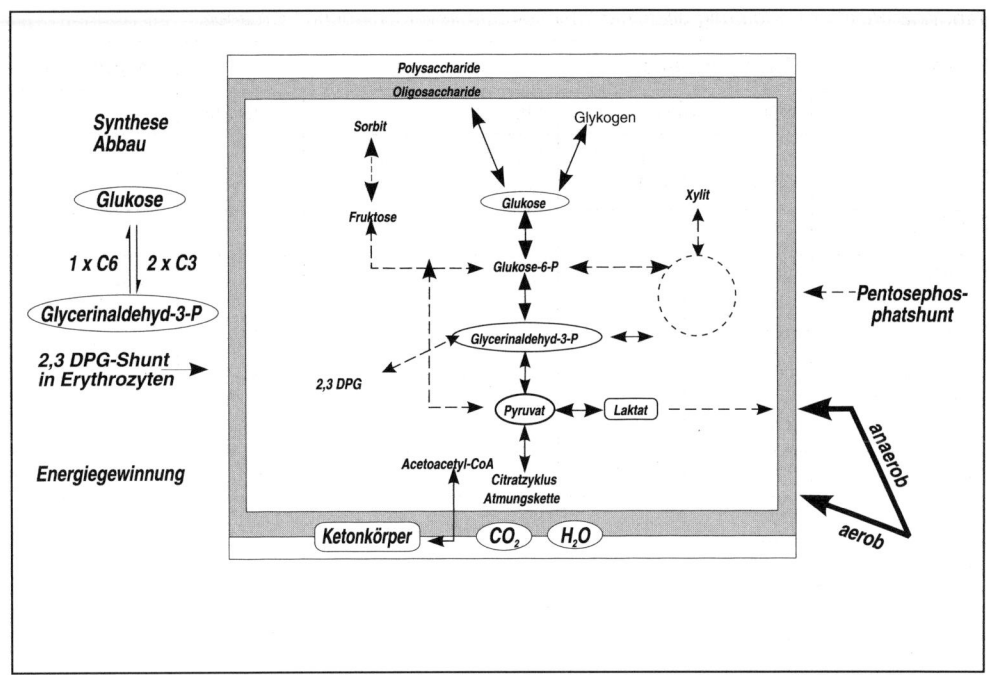

Abb. 12.9: *Besonderheiten des Kohlenhydratstoffwechsels.*

links: Fruktose und Sorbit als 6-fach-Zucker werden gemeinsam entweder zu Glukose-6-phosphat oder auch direkt zu Pyruvat abgebaut.

rechts: Xylit und andere endogene 5-fach-Zucker (Pentosen) werden über mehrere Zwischenschritte (sog. Pentosephosphatshunt) zum C3-Molekül Glycerinaldehyd-3-phosphat (3-PG) und dann zum Pyruvat abgebaut. Über den Pentosephosphatzyklus ist außerdem die Umwandlung von 5- und auch 7-fach-Zuckern in 6-fach-Zucker möglich.

Neben Glukose als wichtigstem Einzelmolekül spielen in der klinischen Ernährung weitere Kohlenhydrate eine Rolle. Diese werden zusammenfassend als Nicht-Glukose-Kohlenhydrate oder Zuckeraustauschstoffe bezeichnet.

Die Fruktose (Fruchtzucker oder Laevulose) ist als Baustein des Rohrzuckers ebenfalls Bestandteil der natürlichen Ernährung. Im Gegensatz zu Glukose kann Fruktose, ebenso wie auch Sorbit und Xylit, von der Leberzelle insulinunabhängig aufgenommen und partiell verstoffwechselt werden. Die Energiebilanz und die Stoffwechselendprodukte unterscheiden sich prinzipiell nicht von Glukose. Die beiden mehrwertigen Zuckeralkohole Sorbit und Xylit kommen in der normalen Nahrung nicht vor, sie können aber als Intermediärprodukte des Stoffwechsels gebildet werden. Der Abbau von Sorbit ist fast identisch mit dem Fruktoseabbau, die Metabolisierung von Xylit ist ebenfalls in der obigen Abb. 12.9 skizziert.

Aus dem Schema nicht ersichtlich ist allerdings, daß beim Abbau von Fruktose, Sorbit und Xylit vermehrt harnpflichtige Substanzen wie Laktat, Oxalat und Harnsäure anfallen. Xylit ist per se nierengängig und wird zu ca. 25% unverändert ausgeschieden.

Bei der seltenen erblichen Fruktose-Intoleranz, einem Mangel des Enzyms Phosphofructaldolase, sind Fruktose und Sorbit absolut kontraindiziert, da es zu einer generellen Störung des Kohlenhydratumbaus mit lebensbedrohlicher Hypoglykämie und Laktatazidose kommt.

Aufgrund einiger Todesfälle ist deshalb die Anwendung von Fruktose und Sorbit in der parenteralen Ernährung von Notfallpatienten in den letzten Jahren erheblich zurückgegangen. Sehr gebräuchlich ist jedoch nach wie vor die Verwendung von Kohlenhydratmischungen aus Glukose und Xylit. Hiervon verspricht man sich eine stabilere Stoffwechselsituation bei Patienten mit Kohlenhydratverwertungsstörungen, wie z.B. beim Diabetes mellitus oder nach Trauma (s. Kap. 12.3). In der enteralen Langzeiternährung ist Fruktosezusatz natürlich weiterhin sinnvoll und üblich.

Die Überwachung des Kohlenhydratstoffwechsels erfolgt durch Bestimmung des Glukosespiegels in Blut und Urin und, nicht spezifisch, durch Messung von CO_2, Laktat, Ketonkörpern.

12.2.1.3 Lipide

Neben den Kohlenhydraten dienen auch die Lipide (Fettverbindungen) in erster Linie der Energiebereitstellung. Hierfür verantwortlich ist vor allem die Untergruppe der Triglyceride, die allein im Normalfall 10–30% des Körpergewichtes ausmacht (Depotfette).

Zur Substanzklasse der Fette gehören aber noch einige andere Stoffgruppen mit weitergehenden Funktionen. Diese sind unten tabellarisch aufgelistet.

Zu den Lipiden sind im weitesten Sinne auch Mischverbindungen zwischen Fetten und Eiweißen, sogenannte Lipoproteine, zu rechnen, die dem Lipidtransport in der Zirkulation dienen.

Tab. 12.3: *Übersicht über die Stoffgruppe der Lipide.*

Substanzgruppe	Normalwerte		Bemerkung
	mg/dl	mmol/l	
Glyceride/Phospholipide:			
Triglyceride	40 – 150	0.1 – 2.1	10 – 30% des Körpergewichts
Glycerinphosphatide	150 – 380	1.5 – 3.8	Membranstruktur
Glycerin			Intermediärprodukt
Freie Fettsäuren (FFA)		300 – 480	gesättigt/ungesättigt
Sphingosin			kommt in Nervenscheiden vor
Isoprenoide:			
Cholesterin	150 – 250	3.9 – 6.5	60% endogen/40% exogen
Cholesterinester			
Steroide			Steroidhormone
Vitamin D	30 ng/ml		
Weitere fettlösliche Vitamine:			
Vitamin A	0.3 mg/l		
Vitamin E	7 – 15 mg/l		
Vitamin K	0.1 – 0.6 µg/l		
Lipoproteine:			Bestandteile
VLDL		0.13 – 0.7	60% exogene Triglyceride
IDL			45% Cholesterin
LDL	95 – 150	1.5 – 4.5	50% Cholesterin
HDL	45 – 60	0.9 – 1.9	50% Protein, 30% Phospholipide

Nomenklatur:
FFA = free fatty acids, PL = phospholipids, VLDL = very low density lipoproteins, IDL = intermediate density lipoproteins (kurzlebiges Zwischenprodukt), HDL = high density lipoproteins

Als Grundsatz der Fettentstehung kann man sich merken, daß sie aus Esterverbindungen zwischen Alkoholen und Säuren hervorgehen (Abb. 12.10).

In der Abb. 12.11 auf der folgenden Seite werden zur Veranschaulichung einige Basismoleküle gezeigt, die in wichtigen Fettverbindungen vorkommen.

Charakteristisches Kennzeichen der Alkohole sind die OH-Gruppen und gemeinsames Merkmal der Fettsäuren die Carboxyl-(COOH)-Gruppen. Wenn im Fettsäuremolekül Doppelbindungen auftreten, spricht man von ungesättigten Säuren. Besonders erwähnenswert sind die mehrfach ungesättigten Verbindungen Linolsäure und α-Linolen-

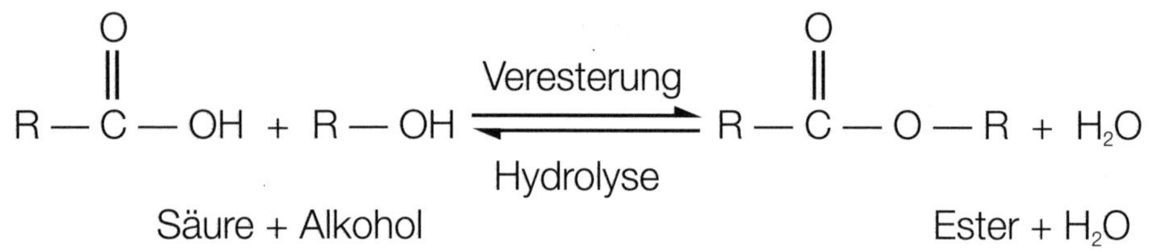

$$R - \overset{\overset{\displaystyle O}{\|}}{C} - OH \; + \; R - OH \; \underset{\text{Hydrolyse}}{\overset{\text{Veresterung}}{\rightleftharpoons}} \; R - \overset{\overset{\displaystyle O}{\|}}{C} - O - R \; + \; H_2O$$

Säure + Alkohol   Ester + H_2O

Abb. 12.10: *Veresterung („Verseifung") und Hydrolyse.*

säure (gängige Kurzbezeichnung für beide auch PUFA = polyunsaturated fatty acids). Sie sind essentielle, d. h. lebensnotwendige Fettsäuren, weil die Doppelbindung nicht de novo, d. h. vollständig neu, im menschlichen Organismus aus einer gesättigten Verbindung synthetisiert werden kann. Sie müssen daher substituiert werden. Linol- und α-Linolensäure sind Vertreter der Substanzklassen n6 – bzw. n3-Fettsäuren. Die Benennung richtet sich nach der Anordnung der ersten Doppelbindung im Molekül. Gebräuchlich ist auch die Bezeichnung „omega-6-" und „omega-3-Fettsäuren". Zur Zeit wird kontrovers darüber diskutiert, welches Verhältnis von ω6- zu ω3-Fettsäuren in der Ernährung als optimal anzusehen ist.

Aus den mehrfach ungesättigten Fettsäuren werden nämlich verschiedene Klassen von Mediatoren, die sogenannten Prostaglandine oder Eicosanoide gebildet, die in Entzündungsreaktionen eine Schlüsselrolle spielen.

Aus in-vitro-Versuchen und Tierexperimenten ergeben sich Hinweise, daß unter überhöhten Spiegeln an Linolsäure (n6-Gruppe)

die Immunreaktionen supprimiert werden. Über die Stoffe der n3-Gruppe ist bekannt, daß sie durch Veränderungen der Plättchenmembran die Thrombozytenaggregation herabsetzen können. Nach längerfristigen Diäten wurden Veränderungen des Lipoproteinmusters mit Herabsetzung der Triglyceridspiegel gefunden. n3-Lipide gelten deshalb als gerinnungshemmend und antiatherogen. Welche Bedeutung kurzfristige Veränderungen des Lipidmusters bei kritisch kranken Patienten haben können, ist bisher ungeklärt. Es ist auch unbekannt, ob die Überlebenswahrscheinlichkeit von Intensivpatienten („outcome") verbessert werden kann, wenn man die bisherige Zusammensetzung von Lipiden für die parenterale Ernährung oder Sondennahrungen ändert.

Der Mangel an ungesättigten Fettsäuren spielt akut wohl keine große Rolle, da im Fettgewebe meistens größere Mengen gespeichert vorliegen. Langfristig kann er sich durch Hautaffektionen, Thrombozytopenie und Hämolyse äußern.

	Kurzformel	**Formel**

Alkohole:
Kennzeichen: Hydroxylgruppe (OH)

Ethanol	C_2H_5OH	CH_3-CH_2-OH
Glycerol (Glycerin) **(3-fach Alkohol)**	$C_3H_8(OH)_3$	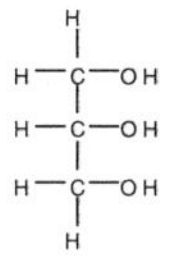

Sphingosin
(Aminoalkohol)

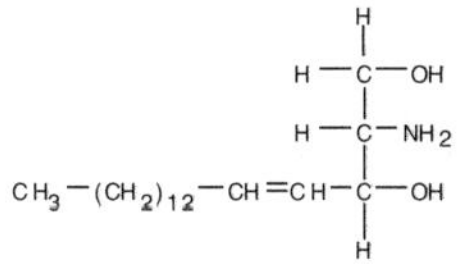

Säuren:

Phosphorsäure	H_3PO_3	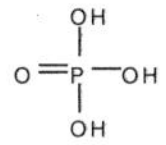

Gesättigte Fettsäuren (Carbonsäuren):
Kennzeichen: Carboxylgruppen (COOH)

Essigsäure	*C 2*	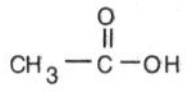
Buttersäure	*C 4*	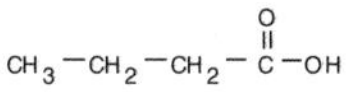
Palmitinsäure	*C16:0*	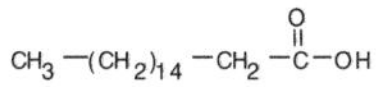 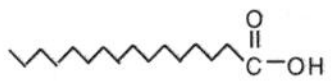

Ungesättigte Fettsäuren:
Kennzeichen: Doppelbindung/COOH

Ölsäure	*C18:1, n9*	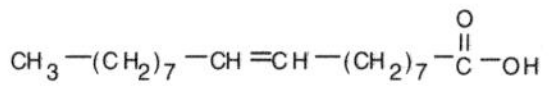 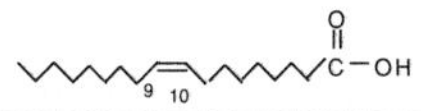

Mehrfach ungesättigte Fettsäuren (PUFA):
Kennzeichen: Mehrfachdoppelbindung/COOH

Linolsäure	*C18:2, n6*	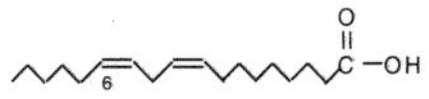
α *-Linolensäure*	*C18:3, n3*	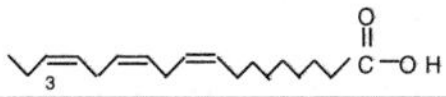

Abb. 12.11: *Bestandteile der wichtigsten Fettbausteine. Hinweis zu den Fettsäuren: In der Kurzformel wird zunächst die Länge des Kohlenstoffgerüsts, hinter dem Doppelpunkt ggf. die Anzahl der Doppelbindungen angegeben. Nach dem Komma folgt die Angabe der Position der jeweils ersten Doppelbindung, die für die Klassenzuordnung der Fettsäuren maßgebend ist.*

Die Abb. 12.12 enthält einige Beispiele für physiologische Fettverbindungen.

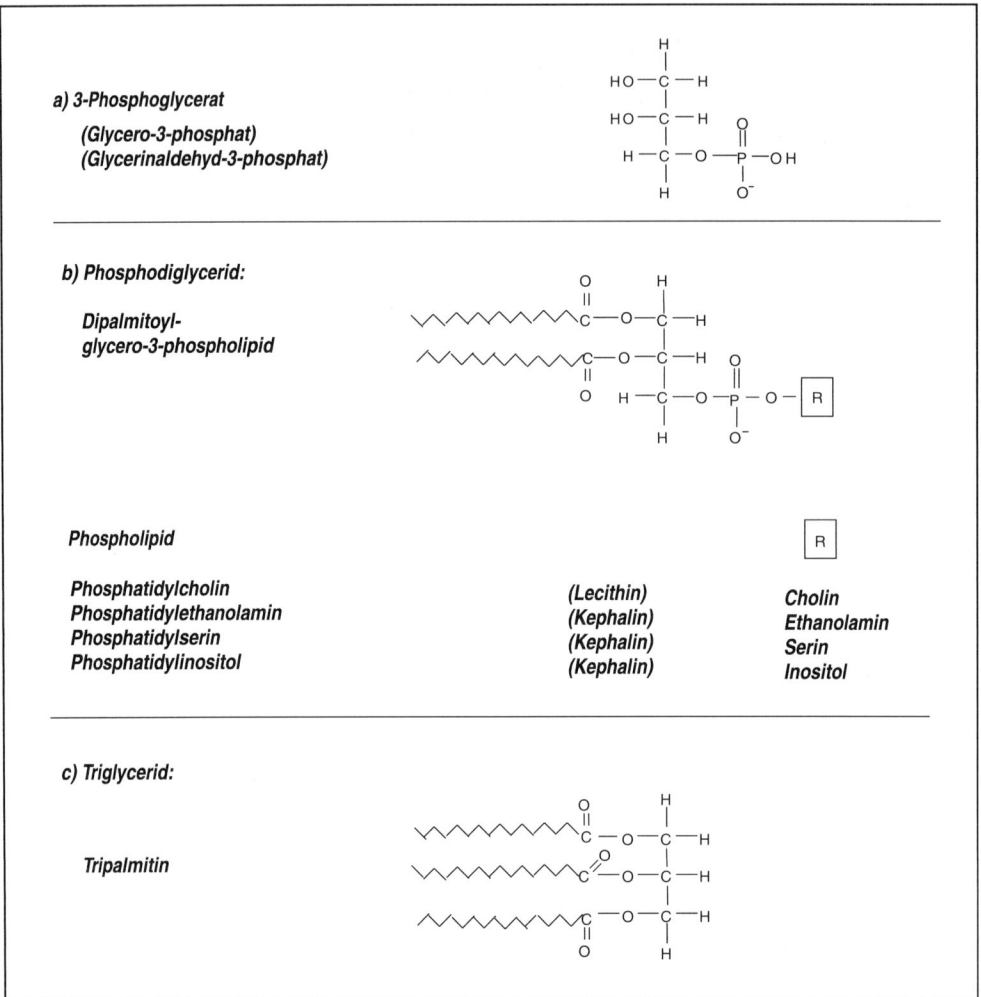

Abb. 12.12: *Typische Vertreter der Lipidverbindungen:*

a) *3-Phosphoglycerat (auch als Glycerinaldehyd-3-phosphat oder Glycero-3-phosphat bezeichnet)*
   → *Produkt im Intermediärstoffwechsel, Mittelpunkt von Kohlenhydrat- und Fettauf- und -abbau*
   → *vgl. Abb. 12.4, 12.6, 12.9 und 12.13.*
b) *Lipid, das durch Veresterung (vgl. Abb. 12.10) zwischen Palmitinsäure und Glycerin einerseits sowie Phosphorsäure und einem spezifischen Rest andererseits entstanden ist. Phospholipide haben die Eigenschaft, die Oberflächenspannung in Membranen herabzusetzen. Bei dem oben aufgeführten Beispiel Lecithin (Phosphatidylcholin) handelt es sich um einen wichtigen Bestandteil des Surfactant, der die Lungenalveolen auskleidet. Die Kephaline sind an den Funktionen des Zentralnervensystems beteiligt.*
c) *sogenanntes „Neutralfett": Depot- und Brennstoff im Fettgewebe*

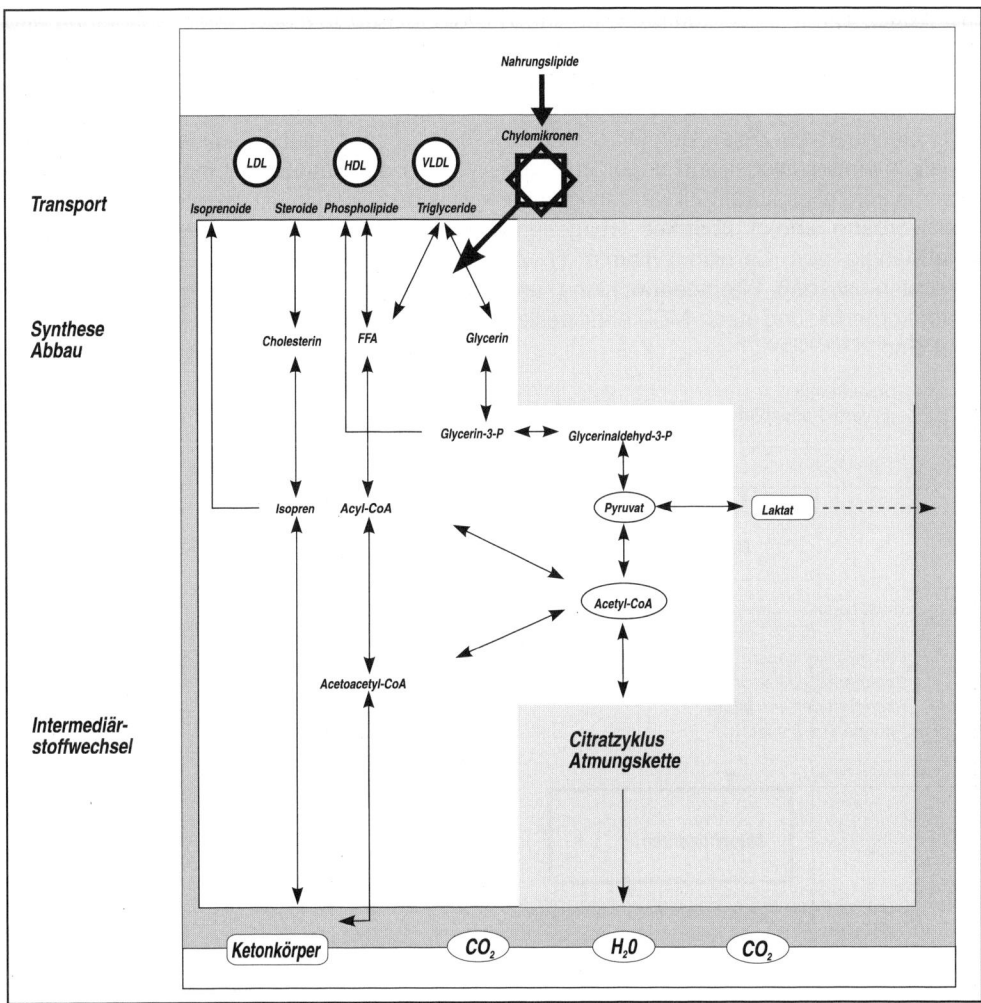

Abb. 12.13: *Übersicht über den Fettstoffwechsel.*

Die Abb. 12.13 stellt die wichtigsten Abläufe im Lipidmetabolismus dar.

Zunächst ist festzuhalten, daß Lipide, da sie im Blut primär unlöslich sind, eine Transportform benötigen. Die aus der Nahrung stammenden Lipide werden in sogenannten Chylomikronen emulgiert. In der Leber erfolgt eine Kopplung an Apolipoproteine, d. h. Proteine, die für den Lipidtransport spezialisiert sind. Lipoproteine enthalten in der Regel ein charakteristisches Lipidmuster (vgl. Tab. 12.3).

Wie die Kohlenhydrate können Lipide in den entsprechenden Zellen (vor allem Leber/Muskulatur/Fettgewebe) oxidativ über den Citratzyklus oder alternativ direkt zu Ketonkörpern abgebaut werden. Die Anzahl der erforderlichen Reaktionsschritte und die Höhe des Energiegewinns hängen direkt proportional von der Kettenlänge der jeweiligen Fettsäuren ab.

Dennoch gilt, daß Fettsäuren mit kurzen und mittellangen Ketten, die sogenannten MCT („medium chain triglycerides"), schneller metabolisiert werden, da sie leichter in die Mitochondrien der Zellen, den Ort der Endoxidation, eingeschleust und sogar im Cytoplasma der Zellen abgebaut werden können. Der Vorgang erfolgt überdies weitgehend unabhängig von Carnitin (Vitamin T). Zu beachten ist, daß Wärmeentwicklung und Ketonkörperbildung nach MCT eher gesteigert sind.

Wie im Kap. 12.2 noch weiter ausgeführt wird, ist die Energiebilanz der Fette besonders günstig. Beim Abbau von Tripalmitin zum Beispiel entstehen etwa 9 kcal/g im Gegensatz zu ca. 4 kcal/g Glukose. Auch das Verhältnis der Sauerstoffaufnahme zur Kohlendioxidproduktion ist wesentlich besser als beim Kohlenhydratabbau, weshalb die Fette ideale Energielieferanten für die Langzeittherapie sind. An Orten gesteigerter Stoffwechselaktivität wie in der Muskulatur finden sich daher meistens auch nennenswerte Fettreserven.

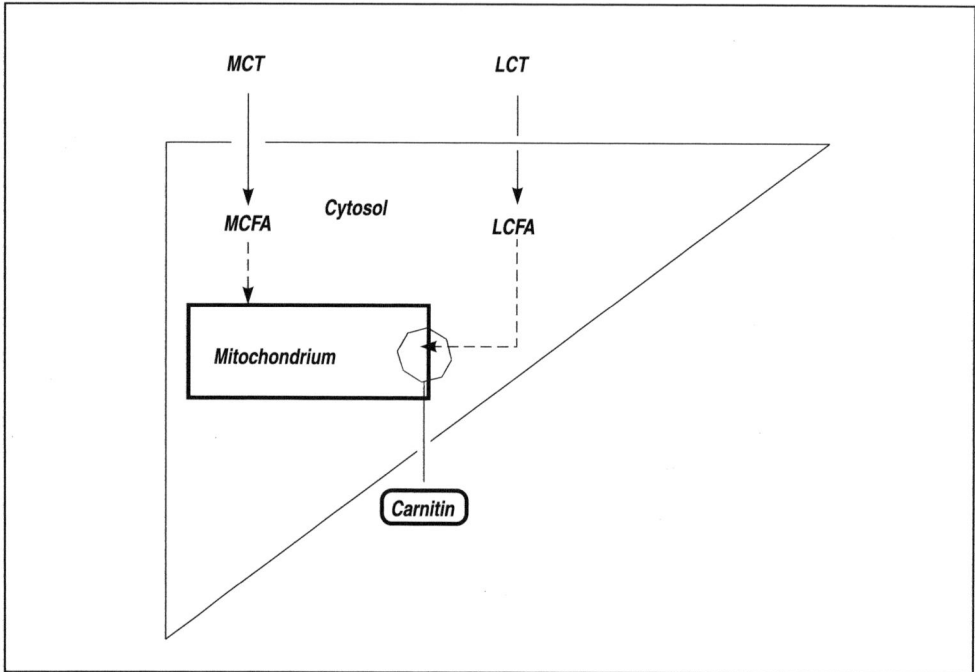

Abb. 12.14: *Modell des Fett-Transports in einer (Leber-)Zelle:*

Der dreieckige Rahmen steht für die Zellgrenze. – MCT werden leichter aus dem Blut (oder dem Darmlumen) in die Zelle und ihre Kompartimente wie z.B. die Mitochondrien aufgenommen. Mittelkettige Fettsäuren (MCFA = medium chain fatty acids) können sowohl im Cytoplasma als auch in den Mitochondrien abgebaut, d.h. oxidiert werden. Im Gegensatz dazu müssen langkettige Fettsäuren (LCFA = long chain fatty acids) mit HIlfe des Carrier-Moleküls Carnitin in die Mitochondrien eingeschleust werden, um dort verstoffwechselt zu werden.

Als Grundlage der Lipidzufuhr in der parenteralen Ernährung dient zumeist das Sojaöl. Im Gegensatz zum früher verwendeten Baumwoll-Saatöl ist es gut verträglich. Unmittelbare Nebenwirkungen der Lipidzufuhr wie Flush und Urticaria treten nur noch äußerst selten auf. – Lipidemulsionen erscheinen aufgrund ihrer niedrigen Osmolalität außerdem auch als Trägerlösung für zahlreiche Medikamente geeignet, die über einen peripheren Zugang verabreicht werden.

Bezüglich der optimalen Fettsäuremuster innerhalb der Emulsion gibt es zur Zeit noch keine abschließenden Richtlinien. Es kann nicht mit Sicherheit entschieden werden, ob die Anwendung von MCT-LCT-Gemischen der Verwendung von LCT mit Substitution von Carnitin ebenbürtig ist, und welche Nebenwirkungen nach Veränderungen der Fettsäurezusammensetzung auftreten können. Neben den Fettsäuremustern ist ferner noch zu beachten, daß sich die Konzentration der Emulgatoren in der Lösung – es kann sich hier um Xylit und/oder Phospholipide handeln – zwischen 10%igen und 20%igen Lösungen deutlich unterscheidet. Der Einfluß der Emulgatoren auf die Entwicklung von Nebenwirkungen ist ebenfalls noch weitgehend unbekannt, so daß hierzu in Zukunft noch einige offene Fragen zu klären sind.

Die Überwachung der Lipidsubstitution erfolgt durch Bestimmung der Triglyceride und des Cholesterins im Serum, zusätzlich sollten Blutglukose, CO_2, Laktat und Ketonkörper sowie die Leberfunktion überprüft werden.

12.2.1.4 Proteine

Die körpereigenen Proteine (Eiweiße/Polypeptide) sind für jedes Individuum charakteristisch. Ihre Synthese und Zusammensetzung ist genetisch determiniert. Proteine sind große, räumlich komplexe Moleküle, die sich aus einzelnen Aminosäuren zusammensetzen. Diese sind über die sogenannte Peptidbindung miteinander verbunden. Auch Kombinationen mit Kohlenhydraten (Glykoproteine) und Fetten (Lipoproteine) sind möglich.

Man unterscheidet grob Struktur- und Funktionsproteine. Zu den Funktionsproteinen gehören die Enzyme, die, wie bereits gezeigt, an der Steuerung der Stoffwechselvorgänge einen entscheidenden Anteil haben, und auch mehrere Hormone. Einige Mediatoren wie z.B. Histamin oder Neurotransmitter wie Glutamin leiten sich unmittelbar von einer Aminosäure ab, andere werden über einige Zwischenstufen gebildet (Katecholamine und Schilddrüsenhormone aus Tyrosin).

Im Verdauungstrakt werden die Proteine aus tierischen und pflanzlichen Quellen durch eiweißspaltende Enzyme (Proteasen/Peptidasen) in kleinere Moleküle, sogenannte Oligopeptide, zerlegt. Nach Spaltung der Peptidbindungen in der Dünndarmschleimhaut gelangen schließlich Aminosäuren in die Zellen, die für den weiteren Abbau und Umbau enzymatisch ausgestattet sind. Den größten Anteil am Aminosäurenstoffwechsel haben die Leberzellen. Hier finden die Neubildung von Aminosäuren aus den Vorstufen und der Abbau im Harnstoffzyklus statt. Normalerweise halten sich Aufbau und Abbau die Waage, so daß die Konzentration und Zusammensetzung von Aminosäuren in engen Grenzen reguliert wird.

Kennzeichnend für Proteine ist ihr Stickstoffanteil. Im Unterschied zu den Fettsäuren ist in den einzelnen Aminosäuren Stickstoff in Form von Aminogruppen (NH_2-Gruppen) am α-C-Atom, d.h. dem ersten Atom nach der Carboxylgruppe, gebunden.

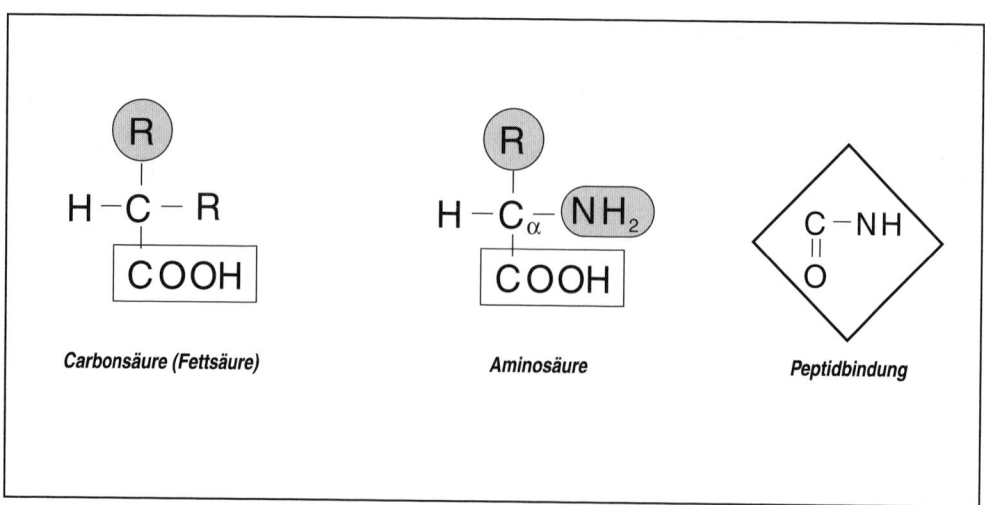

Abb. 12.15: *Aminosäuren-Grundgerüst.*

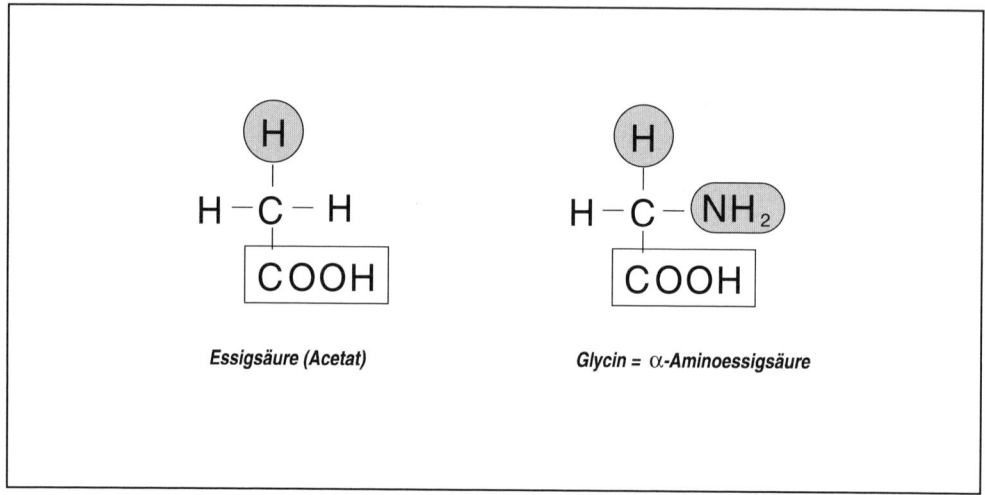

Abb. 12.16: *Die einfachste Aminosäure Glycin als Beispiel für die Aminosäurenstruktur.*

Tab. 12.4: *Wichtige Aminosäuren (AS) mit jeweiliger Kurzbezeichnung.*

Essentielle AS		semi-essentielle AS		sog. nicht-essentielle AS	
Valin	L-Val	Arginin	L-Arg	Glycin	L-Gly
Leucin	L-Leu	Histidin	L-His	Alanin	L-Ala
Isoleucin	L-Ile	Prolin	L-Pro	Asparaginsäure	L-Asp
Phenylalanin	L-Phe			Glutaminsäure	L-Glu
Methionin	L-Met			Hydroxyprolin	L-Hyp
Tryptophan	L-Trp			Serin	L-Ser
Threonin	L-Thr			Tyrosin	L-Tyr
Lysin	L-Lys			Taurin	L-Tau
				Cystein	L-Cys
				Cystin	L-Cys-Cys
				Ornithin	L-Orn
				Citrullin	L-Cit

Je nach pH liegen die Aminosäuren entweder nicht-dissoziiert oder als Basen vor. Sie können daher eine Pufferfunktion ausüben (s. Kap. 3.1).

Die Tab. 12.4 gibt eine Übersicht über im menschlichen Organismus vorkommende Aminosäuren. Die sogenannten essentiellen Aminosäuren können nicht im Organismus synthetisiert werden und müssen daher mit der Ernährung zugeführt werden.

Die klassische Einteilung in essentielle und nicht-essentielle Aminosäuren wird allerdings heute nicht mehr aufrechterhalten, weil inzwischen bekannt ist, daß unter den Bedingungen einer klinischen Ernährung eine ausgewogene Zufuhr sämtlicher Aminosäuren notwendig ist. Außerdem sprechen einige Befunde für eine besondere Bedeutung gerade von semi-essentiellen Aminosäuren (Arginin) in der Immuntherapie. Von der Leber- und Niereninsuffizienz abgesehen, für die besondere Richtlinien gelten (s. Kap. 12.7), kann die Therapie mit Peptiden und Aminosäuren als relativ standardisiert gelten.

Die spezifischen Seitenketten R (vgl. Abb. 12.15) beeinflussen das chemische Verhalten der Aminosäuren sehr wesentlich. Daher wird oft die Klassifikation anhand dieses charakteristischen Merkmals vorgenommen. Es ist üblich, die Aminosäuren in folgende Gruppen einzuteilen:

Tab. 12.5: *Klassifikation von Aminosäuren.*

Gruppenzuordnung	Essentielle Aminosäuren aus Tab. 12.4
1. AS mit verzweigtem Kohlenstoffgerüst	L-Val, L-Leu, L-Ile
2. AS mit aromatischen Ring	L-Phe
3. AS mit heterocyklischen Ring	L-Try
4. AS mit OH-Gruppen	L-Thr
5. AS mit S-haltigen Gruppen	L-Met
6. AS mit zusätzlichen Aminogruppen	L-Lys

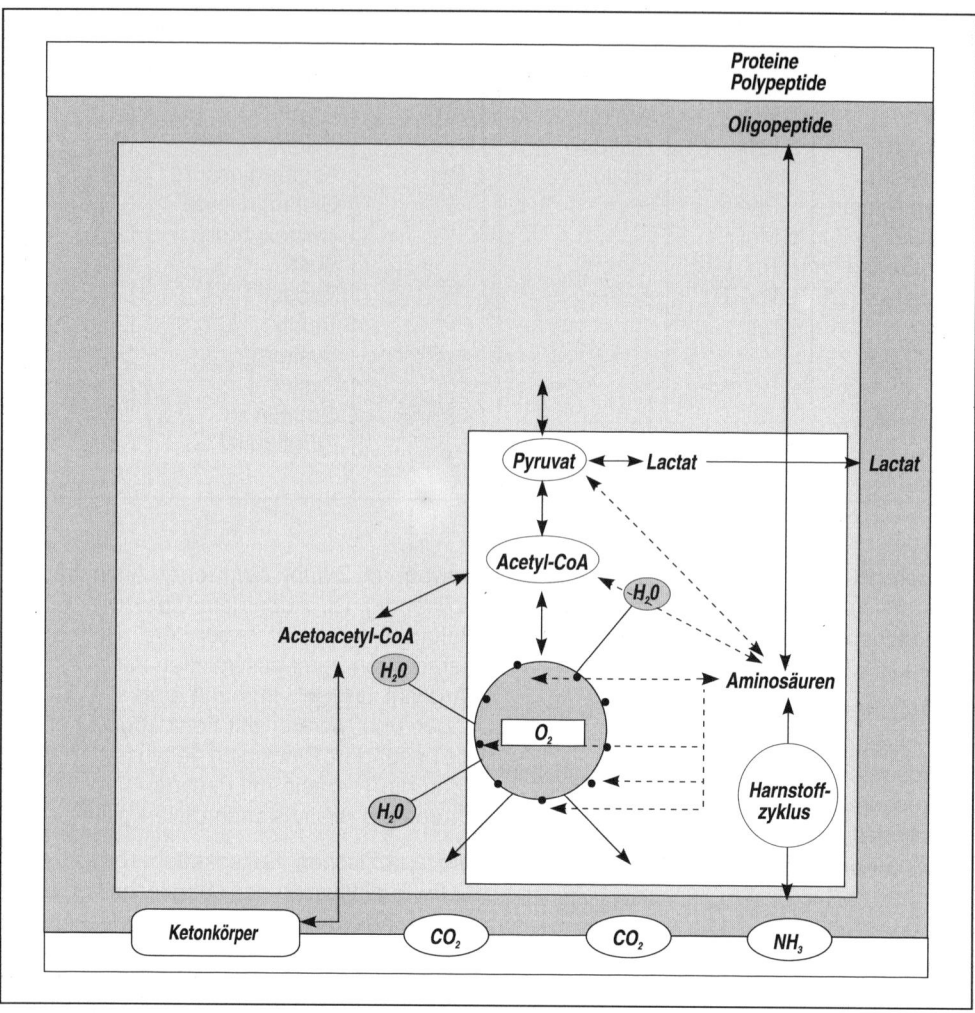

Abb. 12.17: *Übersicht über den Proteinstoffwechsel.*

Eine wichtige Besonderheit im Proteinstoffwechsel ist die sogenannte Transaminierung. Sie dient der Übertragung von stickstoff-(N)-haltigen Gruppen zwischen Säuren, z. B. von Glutamat auf Pyruvat in der Abb. 12.17 und von Glutamat auf Oxalacetat in der Abb. 12.18. So können je nach Bedarf Aminosäuren ineinander umgewandelt werden. Die Aminosäuren finden sich in Abb. 12.18 jeweils in der rechten Spalte. In den beiden Beispielen entstehen Alanin und Aspartat (Asparaginsäure). Die bei der gleichzeitigen Desaminie-rung (Entfernung von Aminogruppen) entstehenden sauerstoffhaltigen Säuren nennt man α-Ketosäuren oder 2-Oxosäuren (jeweils linke Spalte in Abb. 12.18). Die Oxosäuren können nun entweder zu Kohlenhydraten umgewandelt werden (Glukoneogenese) oder über den Citratzyklus der Endoxidation zugeführt, d. h. zu Kohlendioxid abgebaut werden. Unter Umständen können aus bestimmten Aminosäuren auch Ketonkörper gebildet werden.

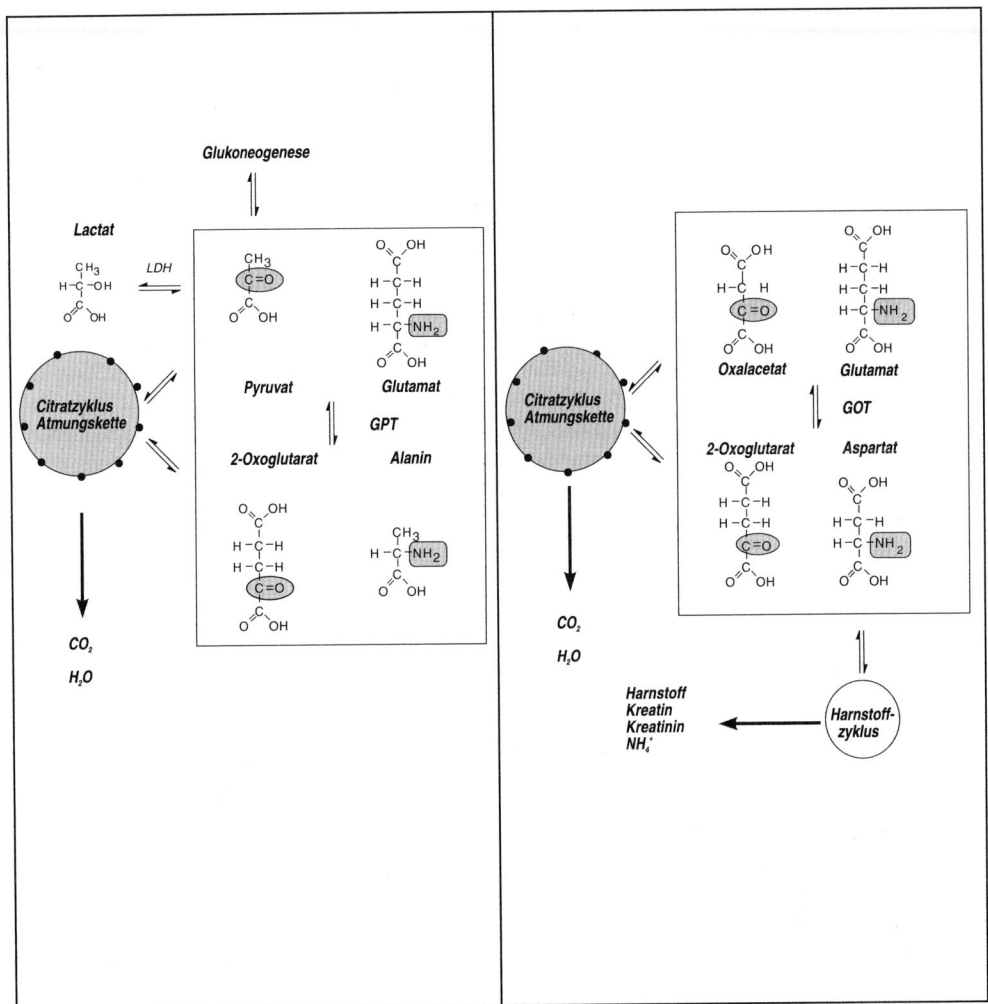

Abb. 12.18: *Ausschnitt aus Abb. 12.17, Feld rechts unten Detailübersicht über die Transaminierung, d.h. Übertragung von stickstoffhaltigen Gruppen:*

An den Transaminierungsreaktionen sind die Enzyme GPT und GOT beteiligt. Die aufgeführten Enzyme spielen im Funktionsstoffwechsel von Leber und Muskulatur eine wichtige Rolle.

Links Mitte: GPT = Glutamat-Pyruvat-Transaminase
(oder Alanin-Aminotransferase)

GOT = Glutamat-Oxalacetat-Transaminase
(oder Aspartat-Aminotransferase)

(Links oben: LDH = Laktatdehydrogenase: katalysiert die Umwandlung
von Laktat in Pyruvat und umgekehrt)

Diese vielfältigen Umwandlungsmöglichkeiten sind für die Energiegewinnung des Organismus bei pathologischen Zuständen wie Substratmangel (Hunger, Tumorkachexie) oder hormonellen Veränderungen nach Trauma von herausragender Bedeutung.

Beim Abbau der Proteine und auch durch bakterielle Eiweißvergärung im Darm entstehen große Mengen von Ammoniak (NH_3), die größtenteils in der Leber metabolisiert werden. Der überschüssigen Stickstoffanteile entledigt sich der Organismus schließlich durch den Abbau im Harnstoffzyklus. Als Endprodukte entstehen die energiehaltigen Substanzen NH_4^+ (Ammonium), Harnstoff, Kreatin und Kreatinin, die vom menschlichen Organismus nicht weiter verstoffwechselt werden können. Sie sind nierengängig und werden über den Urin ausgeschieden. Die Ausscheidung dieser Endprodukte ist bei gleichbleibender Nierenfunktion ein Maß für den Proteinabbau.

Bei fortgeschrittenen Lebererkrankungen ist der Proteinstoffwechsel nachhaltig gestört. Da vermehrt verzweigtkettige Aminosäuren für die Transaminierungsreaktion verbraucht werden, steigt der relative Anteil aromatischer AS an. Es kommt zu einem Mangel an verzweigtkettigen Aminosäuren in der Muskulatur mit Funktionsstörung. Gleichzeitig kann NH_3 in der Leber nicht mehr ausreichend abgebaut werden, so daß es zu Intoxikationserscheinungen wie Tremor, Muskelschwäche, Sprach- und Sehstörungen bis hin zum hyperammonämischen Koma kommt. Die Therapie besteht in Zufuhr eines bedarfsadaptierten Proteingemischs mit einem relativ höheren Anteil an verzweigtkettigen Aminosäuren und der Verhinderung einer überschießenden Ammoniakbildung im Darm.

Bei konservativ behandelter Niereninsuffizienz soll das Eiweißangebot verringert werden (nur essentielle Aminosäuren, sog. „Kartoffel-Ei-Muster"). Bei Hämofiltration und Dialyse ist eine Anpassung an die Filtrationsleistung erforderlich. Eine Einschränkung der Proteinkalorienzufuhr ist dann oft nicht indiziert.

Überwachung: Es sollten regelmäßig bestimmt werden: Blutbild, Gesamt-Eiweiß, Eiweiß-Elektrophorese, Albumin und Transferrin als Kenn-Eiweiße sowie die Stickstoffbilanz und der Gewichtsverlauf. Dabei muß man allerdings berücksichtigen, daß letzterer vor allem auch von der Flüssigkeitsbilanz des Patienten abhängt.

Die Kenntnis der Leber- und Nierenparameter, darunter Ammoniak, Laktat und Determinanten des Säure-Basen-Status, ist bei kritischen Störungen unverzichtbar.

Die Bestimmung von Aminosäuremustern bleibt bisher speziellen Fragestellungen vorbehalten. Das gleiche gilt für Spezialuntersuchungen, die Auskunft über den Muskelstoffwechsel geben sollen (Methylhistidin-Bestimmung usw.).

12.2.1.5 Mineralien

Neben den Nährstoffen spielen vor allem die Mineralien für die Aufrechterhaltung des inneren Milieus eine große Rolle. Zu dieser Gruppe zählt man die Elektrolyte und Salze organischer Säuren wie z. B. Phosphat.

Die empfohlene Zufuhr der wichtigsten Vertreter dieser Gruppe liegt im allgemeinen im Bereich von mehreren mmol/kg/24 h.

Die Tab. 12.6 zeigt die wichtigsten Besonderheiten dieser Gruppe im Überblick.

Tab. 12.6: *Übersicht über die wichtigsten Mineralstoffe.*

Mineral-stoff	Normal-bereich im Serum mmol/l	Dosis-emp.- mmol/ kg KG	Funktion	Ursachen und Symptome bei ↑Werten	Ursachen und Symptome bei ↓Werten
Na^+	135 – 150	2 – 3	wichtigstes Kation im Extrazellulär-raum, Träger der osmotischen Eigenschaft	Exsikkose, übermäßige Zufuhr von NaCl durch Infusionen, Antibiotika oder Albuminlösungen Hyperaldosteronismus, **klinisch ZNS-Symptome**	Wasserüberschuß z. B. bei Herzinsuffizienz, Natrium-verluste z. B. bei anhaltendem Durchfall, starkem Schwitzen, **klinische Ödeme, Pleuraergüsse**
K^+	3.5 – 5.5	1 – 2	wichtigstes intrazelluläres Element, Erreg-barkeit aller Zellen davon abhängig	Niereninsuffizienz, Hämolyse, Azidose, K-sparende Diuretika, **klinisch Herzrhythmus-störungen, Parästhe-sien, Verwirrtheit**	Alkalose, Steroid-therapie, Diuretika, **klinisch Reflex-minderung, Muskelschwäche**
Ca^{++}	2.03 – 2.6	0.15	Muskelkontrak-tilität, Knochen-festigkeit	Hyperthyreose, Knochentumoren, Vitamin-D-Überdosie-rung, Parathor-monenerhöhung, **klinisch Muskel-schwäche, Bewußt-seinsstörungen,** Polyurie, Nierensteine, Obstipation, Ileus	akute Pankreatitis, M. Cushing, Nebenschilddrüsen-hormonmangel, medulläres Schilddrüsen-Karzinom, **klinisch „Pfötchen-stellung" der Hände, tetanischer Anfall**
Cl^-	95 – 108	2 – 3	wichtigstes extrazelluläres Anion	verhält sich im allgemeinen parallel zu Natrium	siehe Natrium
PO_4^{3-}	0.8 – 1.6	0.4	Knochenfestigkeit, Kofaktor vieler Enzyme, Puffer-funktion im Blut	Niereninsuffizienz, Hypopara-thyreodismus, **klinisch häufig assoziiert mit Hypocalcämie**	respiratorische Alkalose, diabetische Ketoazidose, Hyperalimentation, Überfunktion der Nebenschilddrüsen **klinisch Muskel-schwäche, auch Herz- und Atemmus-kulatur betroffen; neurologische Symptome**
Mg^{++}	0.73 – 1.06	0.2	Schlüsselrolle bei mind. 300 Enzymen, Muskelkontraktion	Antazida, Mg-haltige Laxantien, Zytostatika, Niereninsuffizienz, **klinisch Reflex-abschwächung, kardiovaskuläre Störungen**	chron. Alkoholis-mus, schwere Durchfälle und Erbrechen, renale Verluste, **klinisch Tremor, Muskelschwäche, Rhythmusstörungen**

12.2.1.6 Spurenelemente

Im Unterschied zu den Mineralien besteht bei den Spurenelementen nur ein Bedarf, der um den Faktor 100–1000 niedriger liegt. Eine Überprüfung der Spiegel und regelmäßige Substitution ist dennoch sinnvoll, da Spurenelemente Bestandteil wichtiger Coenzymsysteme des Intermediärstoffwechsels sind. Am häufigsten sind Mangelerscheinungen an Zink und Selen anzutreffen. Mit Ausnahme von Selen können die wichtigsten Vertreter dieser Gruppe mit Hilfe von Kombinationspräparaten substituiert werden. Es ist aber zu beachten, daß die therapeutische Breite gering ist, und Überdosierungen, vor allem bei Säuglingen und Kindern, nicht ausgeschlossen werden können. Dies gilt auch für Spurenelemente wie Aluminium, die an sich nicht substituiert werden, aber unter Umständen akzidentell mit Medikamenten zugeführt werden, z.B. als Nebenbestandteil in parenteralen Nährlösungen und Antacida.

Eine Zusammenfassung über Spurenelemente findet sich in Tab. 12.7.

Tab. 12.7: *Übersicht über die wichtigsten Spurenelemente.*

Spuren-element	Empfehlungen pro Tag	Funktion	Mangelerscheinung
Chrom	0.015 mg	Cofaktor für Insulin im Glukosemetabolismus	Glukoseintoleranz, Periphere Neuropathie
Eisen	1–2 mg	Bestandteil von Hämoglobulin und Myoglobin	mikrozytäre Anämie, Glossitis, Müdigkeit
Jod	0.15 mg	Bestandteil der Schilddrüsenhormone	Hypothyreose
Kupfer	0.3–0.5 mg	beeinflußt Eisenabsorption und -mobilisation, Bestandteil zahlreicher Enzyme	mikrozytäre Anämie
Molybdän	0.01–0.05 mg	Cofaktor von Oxidasen	Aminosäureintoleranz, Tachykardie, Tachypnoe, zentrales Skotom
Selen	0.05–0.1 mg	Radikalfänger in Verbindung mit Glutathionperoxidase	Myalgien, Kardiomyopathie
Zink	3–12 mg	Cofaktor zahlreicher Enzyme, Beteiligung an Immunreaktionen	Wundheilungsstörungen, extrem trockene Haut, Geschmacks- und Geruchsstörungen

12.2.1.7 Vitamine

Ebenso wie bei den Spurenelementen handelt es sich bei den Vitaminen um Coenzymbestandteile, die in den Intermediärstoffwechsel eingreifen. Entsprechend äußern sich Vitaminmangelzustände sehr vielfältig an mehreren Organsystemen. Stoffwechselaktive Gewebe (z.B. Blutzellen) sind in fast jedem Fall vorrangig davon betroffen.

Man unterscheidet die beiden Gruppen wasserlösliche und fettlösliche Vitamine. Grundsätzlich gilt, daß wasserlösliche Vitamine über die Nieren ausgeschieden werden können, so daß hier Überdosierungen im Gegensatz zu den fettlöslichen Stoffen praktisch nicht vorkommen. Die sporadische Überwachung von Vitaminspiegeln wird empfohlen.

Im Rahmen der klinischen Ernährung werden Vitamine meistens in Form von Kombinationspräparaten zugeführt. In der Tab. 12.8 sind neuere Empfehlungen des Arbeitskreises Klinische Ernährung in der Deutschen Gesellschaft für Ernährung in der Medizin zugrundegelegt. In Einzelfällen sind stark abweichende Angaben der American Medical Association (AMA) in geschweiften Klammern hinzugefügt. Es sind inzwischen Präparate verfügbar, die mit Ausnahme von Vitamin K alle Vitamine in geeigneter Dosierung enthalten. Sie sollen täglich als Kurzinfusion zugeführt werden, da einige Bestandteile lichtempfindlich sind. Vitamin K sollte nach Kontrolle der entsprechenden Gerinnungsfaktoren (Prothrombinzeit) angepaßt substituiert werden, dabei ist nach Möglichkeit die orale Darreichungsform wegen ihrer besseren Verträglichkeit zu bevorzugen.

Die Tab. 12.8 gibt einen stichwortartigen Überblick über den Vitaminhaushalt.

12.2.1.8 Ballaststoffe

Bei den Ballaststoffen handelt es sich um hochmolekulare Kohlenhydrate (z.B. Zellulose, Amylopektine), die nicht komplett gespalten und aus dem Verdauungstrakt resorbiert werden können. Sie tragen vielmehr durch Erhöhung des osmotischen Gradienten zu einer Vermehrung der Stuhlmenge bei und werden in der enteralen Ernährung eingesetzt, um die Verweildauer des Stuhls im Darm herabzusetzen. Bei längerfristiger Anwendung sind weitere günstige Effekte wie z.B. Senkung der Cholesterin- und Triglyceridspiegel bekannt.

Voraussetzung für den Einsatz von Ballaststoffen in der Intensivmedizin ist eine ausreichende Durchblutung des Intestinums und eine weitgehend normale Resorptionsleistung und Peristaltik. Wenn diese nicht gewährleistet sind, müssen Ballaststoffe beim Nahrungsaufbau zunächst zurückhaltend eingesetzt werden. Eine langfristige Verbesserung oder Normalisierung der Verdauungsleistung ist mit ihrer Hilfe jedoch möglich (s. Kap. 12.5).

12.2.1.9 Wasser

Wasser als Reaktionsprodukt und Lösungsmittel muß sowohl intra- als auch extrazellulär universell verfügbar sein. Der Wasserhaushalt unterliegt deshalb hormoneller Kontrolle (z.B. ADH). Eine exakte Bilanzierung des Basal- und Korrekturbedarfs im Zusammenhang mit dem Elektrolythaushalt ist erforderlich. Bezüglich der Einzelheiten wird auf Kap. 3.3 verwiesen.

Als Anhaltspunkt für die Flüssigkeitssubstitution in der klinischen Ernährung gilt die Faustregel:

> Täglicher Bedarf an Flüssigkeit:
> 40ml/kg KG

Tab. 12.8: *Übersicht über die wichtigsten Vitamine.*

Vita-min	Bezeich-nung	**	Normal-werte im Serum	Dosisemp-fehlung laut DGEM / AKE	Physiologische Funktion in Stichworten	Mangelzustand typische Erkrankung
A	Retinol	f	0.2 – 0.4 mg/l	3272.4 I.E.	Integrität der Epithel-zellen in Haut und Schleimhäuten, Wachstum, Retina-pigmentbildung	Wachstums- und Sehstörungen, Schäden am Epitel von Haut und Auge
B1	Thiamin	w	11 – 13 µg/l	3 – 4 mg	Kohlenhydratstoff-wechsel, Reiz-übertragung an Nervenendigungen	Müdigkeit, Gewichtsverlust, Muskelschwäche, Neuropathie, Beri-Beri, Lactatazidose, Herzinsuffizienz
B2	Riboflavin	w	25 – 40 µg/l	3 – 5 mg	Atmungskette, Schleimhäute, Sehvermögen	Neuropathie, Dermatitis, Pellagra
B5	Panthoten-säure	w	0.2 – 2 mg/l	10 – 20 mg	Integrität von Haut und Schleimhäuten, Haarwuchs, Narben-bildung, Teil von Coenzym A, Steroid-hormonsynthese	Müdigkeit, Kopfschmerzen, Übelkeit, Erbrechen, Parästhesien und Krämpfe, Störungen der NRR-Funktion
B6	Pyridoxin	w	6 – 18 µg/l	4 – 6 mg	Coenzym bei der Transaminierung und Decarboxylierung, Desaminierung, Vitamin des Amino-säurenstoffwechsels	Müdigkeit, Depres-sion, Schwindel, Reizbarkeit, Krämpfe, Thymus-atrophie, sideroach-restische Anämie und Hautschäden
C	Ascorbin-säure	w	2 – 20 mg/l	100 – 300 mg {90 – 125 mg}	Kollagen-, Tyrosin- und Eisenstoff-wechsel, Synthese von Neurotrans-mittern, sog. "Radikalfänger"	Müdigkeit, Abmagerung, Infektneigung, Skorbut
D	Calciferol	f	700 – 3000 I.E. 30 µg/l	200 I.E.	Calcium- und Phosphatstoff-wechsel, Skelett-entwicklung und strukturerhaltung	Osteomalazie, Rachitis beim Kind
E	Toco-phereol	f	7 – 15 mg/l	20 – 59.6 I.E. (9 – 12.5 I.E.)	"Radikalfänger", d.h. Antioxidans, Entgiftungswirkung	gestörte Lipid-resorption, Muskel- und Bindegewebs-erkrankungen, Enzephalomalazie, Hämolyse

f = fettlöslich, w = wasserlöslich, { } = Empfehlung der Ernäherungskommission der AMA.

Tab. 12.8: *Übersicht über die wichtigsten Vitamine.*

Vita-min	Bezeich-nung	**	Normal-werte im Serum	Dosisemp-fehlung laut DGEM / AKE	Physiologische Funktion in Stichworten	Mangelzustand typische Erkrankung
F	Linolsäure	f			essentielle Fettsäure, siehe Kapitel Lipidstoffwechsel	Thrombopenie, Hautaffektionen
H	Biotin	w	200 – 500 µg/l	60 – 120 µg	Intermediärstoff-wechsel, beteiligt an Carboxylierungs-reaktionen	selten ! Müdigkeit, Übelkeit, Anämie, Dermatitis
K	Phyllo-chinon	f	0.1 – 0.66 µg/l	100 – 150 µg separat	Synthese der Gerinnungsfaktoren II, VII, IX, X	Blutungen, Gerinnungs-störungen
PP	Nicotin-amid	w	0.25 – 1.5 mg/l	40 – 50 mg	Aktives Zentrum der Moleküle NAD und NADP	Schlaflosigkeit, Müdigkeit, Verdau-ungsstörungen, Dermatitis, Pellagra
T	Carnitin	f		∅	Carrier im Lipidstoffwechsel	(Störung der Fettoxidation)
	Folsäure	w	5 – 10 µg/l	160 – 400 µg	Stoffwechsel von Nuclein- und Aminosäuren	Megaloblasten-anämie

f = fettlöslich, w = wasserlöslich.

12.2.1.10 Ethanol

Ethanol wird über die Zwischenstufe Acetaldehyd zunächst zu Acetat bzw. Acetyl-CoA und dann schließlich zu CO_2 oder Ketonkörpern abgebaut. Der Alkohol ist im Intermediärstoffwechsel ein reiner Energielieferant, eine Umwandlung z. B. in Kohlenhydrate findet praktisch nicht statt.

Im Rahmen der klinischen Ernährung spielt Ethanol keine bedeutende Rolle, kommt allerdings als Lösungsmittel in einigen Medikamenteninfusionen vor. Auch im Rahmen der Behandlung des akuten Alkoholentzugsdelirs wird Ethanol gelegentlich eingesetzt.

Bei Zufuhr größerer Mengen ist zu berücksichtigen, daß die Energiegewinnung bei 7 kcal/g bzw. 29.4 kJ/g Ethanol liegt.

12.2.2 Energie- und Wärmegewinnung

Zum besseren Verständnis der Energiegewinnung des Organismus sollen hier die Stufen des Abbaus der Kohlenhydrate und Fette noch näher betrachtet werden. Als relativ einfaches Beispiel wird in Abb. 12.19 noch einmal die Glykolyse (aus dem Kap. 12.2.1.2 über Kohlenhydrate) herangezogen und willkürlich in vier Phasen untergliedert. Die Summenformel lautet:

$$C_6H_{12}O_6 + 6\ O_2 \rightarrow 6\ CO_2 + 6\ H_2O + 675\ \text{kcal (2835 kJ)}$$

Diese Bilanzformel gilt nur für den aeroben Abbau (Phase I-IVa).

In der nun folgenden Berechnung soll dargestellt werden, daß der Energiegewinn bei der anaeroben Glykolyse wesentlich geringer ausfällt. Hierbei muß man sich als Maßeinheit für den Energiegewinn des Organismus die gewonnene Menge an ATP vorstellen. Bei ATP (Adenosintriphosphat) handelt es sich um ein Zwischenprodukt des Intermediärstoffwechsels, das am Membrantransportvorgängen und Syntheseleistungen beteiligt ist.

Tab. 12.9: *Stoffwechselbilanz bei der aeroben Glykolyse.*

Abbauphase	Abbau von ... zu ...	Kurz-formel	CO_2	H_2O	Zwischen-produkte	Energie-bilanz **
Phase I	D-Glukose	1 x C6				
	2 D-Glycerin-aldehyd-3-P	2 x C3		$+2\,H_2O$	$-2 \times ATP$	– 2 ATP
Phase II	2 D-Glycerin-aldehyd-3-P	2 x C3			$2 \times NADH_2$	
	2 Pyruvat	2 x C3		$+2\,H_2O$	$4 \times ATP$	+ 10 ATP
Phase IIIa	2 Pyruvat	2 x C3			$2 \times NADH_2$	
	2 Acetyl-CoA	2 x C2	2 CO_2			+6 ATP
Phase IVa						
Citratzyklus	2 Acetyl-CoA	2 x C2		$- 6\,H_2O$	$2 \times GTP$	
Atmungskette	4 CO_2	4 x C1	4 CO_2	$+8\,H_2O$	$6 \times NADH_2$ $2 \times FADH_2$	+ 24 ATP
Ergebnis:	Kohlendioxid	6 x C1	6 CO_2	$+ 6\,H_2O$		+38 ATP

Bei der Bilanz wird zugrundegelegt, daß 1 Mol $NADH_2$ je 3 Mol ATP, 1 Mol $FADH_2$ je 2 Mol ATP und 1 Mol GTP jeweils 1 Mol ATP entsprechen (**).

Tab. 12.10: *Stoffwechselbilanz bei der anaeroben Glykolyse.*

Abbauphase	Abbau von ... zu ...	Kurz-formel	CO_2	H_2O	Zwischen-produkte	Energie-bilanz**
Phase I	D-Glukose	1 x C6				
	2 D-Glycerin-aldehyd-3-P	2 x C3		$+2\,H_2O$	$-2 \times ATP$	– 2 ATP
Phase II	2 D-Glycerin-aldehyd-3-P	2 x C3			$2 \times NADH_2$	
	2 Pyruvat	2 x C3		$+2\,H_2O$	$4 \times ATP$	+ 10 ATP
Phase IIIb	2 Pyruvat	2 x C3			$-2 \times NADH_2$	– 6 ATP
	2 Laktat	2 x C3				
Ergebnis:	Laktat	2 x C3				+2 ATP

Bilanzrechnung: vgl. Legende zur Tab. 12.9

Das Ergebnis lautet also: Der Energiegewinn im aeroben Stoffwechsel ist 19mal so hoch wie im anaeroben. Man kann aus dem Ablaufschema ohne weiteres erkennen, daß der größte Gewinn während der letzten Stufe, d.h. in der Atmungskette, erzielt wird.

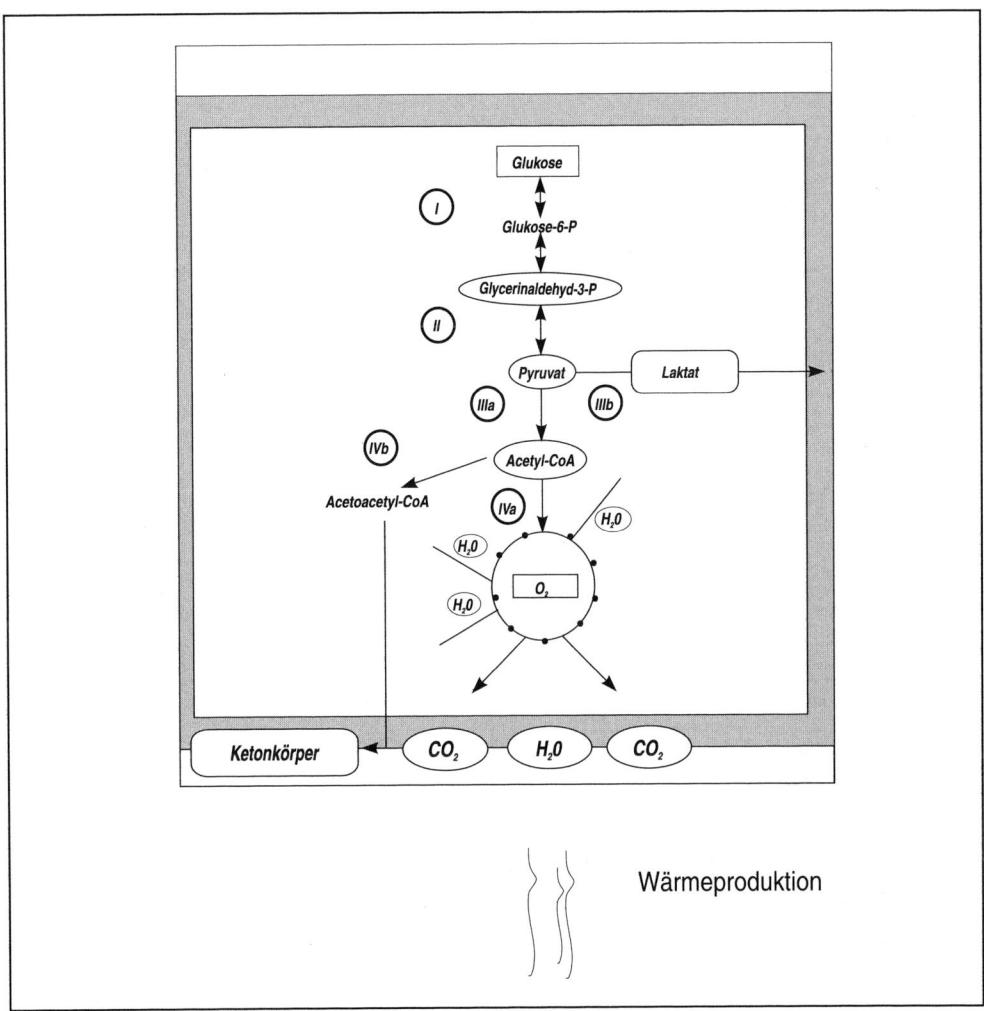

Abb. 12.19: *Phasen der Energiegewinnung:*
Die alternativen Stoffwechselwege in Phase III und IV sind mit dicken Pfeilen bezeichnet.

Alternativ ist noch der Abbau von Acetyl-CoA zu Ketonkörpern möglich (Phase IVb); hier ist jedoch die Energiebilanz auch nicht so günstig wie bei der Endoxidation.

Beim Vergleich des Kohlenhydrat- und Fettabbaus (Beispielsubstanzen Glukose und Tripalmitin) ergibt sich pro Mol bei vollständiger Verbrennung:

KH	$C_6H_{12}O_6$	$+\,6\,O_2$	$\rightarrow$	$6\,CO_2 +\ 6\,H_2O +\ 675$ kcal $(\ 2835$ kJ$)$ s.o.
Fett	$C_{51}H_{98}O_6$	$+\,6\,O_2$	$\rightarrow$	$51\,CO_2 + 49\,H_2O + 7625$ kcal $(32025$ kJ$)$

Als Kalorien- oder Wärmegewinn ist der physiologische Brennwert der beiden Substanzen angegeben, der durch direkte Kalorimetrie („Ganzkörperkalorimetrie") (vgl. Abb. 12.21) bestimmt werden kann. Der physiologische Wert liegt grundsätzlich niedriger als der physikalische, da die Verbrennung in vivo nie ganz vollständig ist. Bei den Eiweißen ist der Unterschied noch deutlicher, weil hier die

stickstoffhaltigen Endprodukte berücksichtigt werden müssen. Daher liegt bei den Proteinen das Verhältnis zwischem dem physikalischen und physiologischen Wert bei 5.7 : 4.2 kcal/g. (23.9 : 17.2 kJ/g).

Die beiden folgenden Zeichnungen veranschaulichen das Meßprinzip zur Ermittlung des physikalischen und des physiologischen Brennwerts.

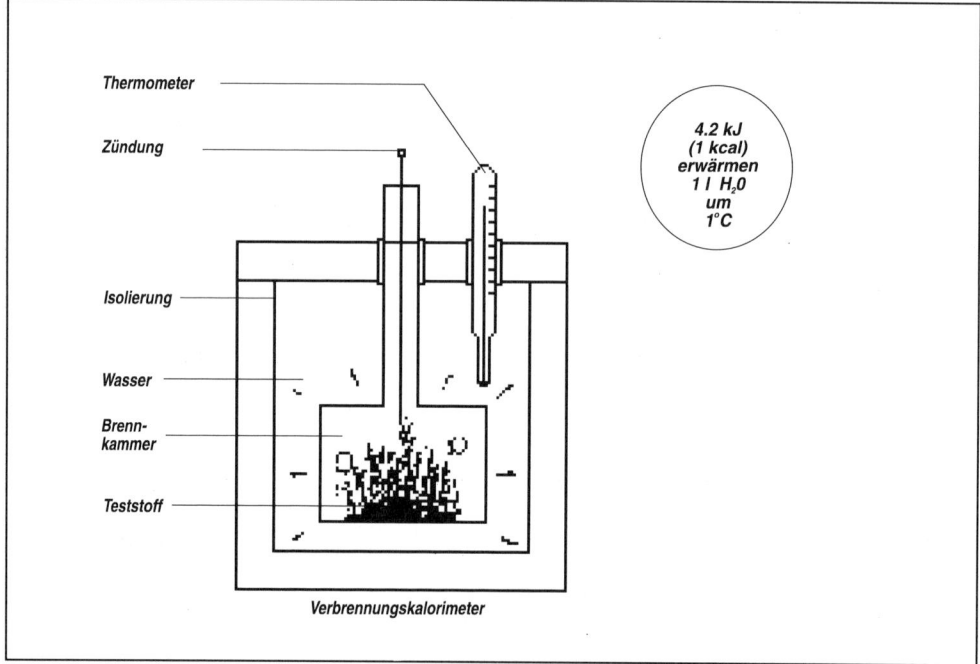

Abb. 12.20: *Ermittlung des physikalischen Brennwerts:*
Hierzu wird ein Stoff in einer geschlossenen Kammer verbrannt.

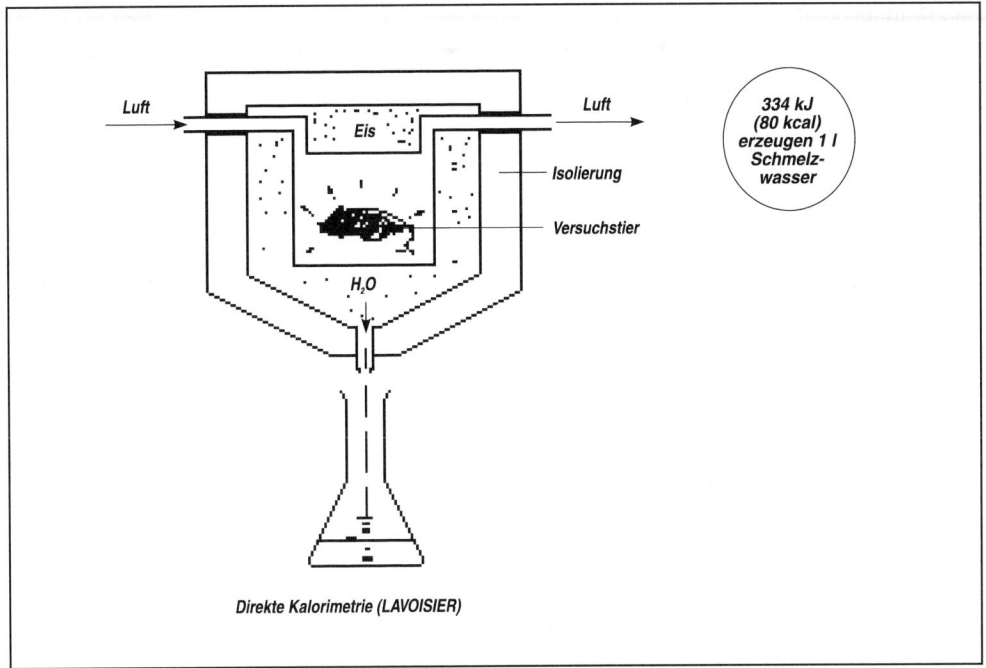

Abb. 12.21: *Ermittlung des physiologischen Brennwerts:*

Ein Versuchstier wird in eine Isolierkammer verbracht. Nach spezieller Fütterung des Versuchstiers kann der Brennwert des Nährstoffs oder Nährgemischs in der Kammer ermittelt werden.
nach Silbernagl/Despopoulos, Taschenatlas der Physiologie (1983)

Aus den oben angegebenen Summenformeln können zwei wichtige Größen abgeleitet werden: das kalorische O_2-Äquivalent und der Respiratorische Quotient. – Das kalorische O_2-Äquivalent gibt an, wieviel O_2 zur vollständigen Verbrennung eines Stoffes benötigt wird. Zur Berechnung teilt man den Brennwert pro Mol durch die verbrauchte O_2-Menge in l. Umgekehrt betrachtet gibt dieser Wert an, wieviel kcal (kJ) Wärme entstehen, wenn 1 l O_2 aufgenommen wird. – Der Respiratorische Quotient ist definiert als Quotient aus bei der Oxidation gebildetem CO_2 und verbrauchtem O_2.

Tab. 12.11: *Berechnung des kalorischen Äquivalents.*

Summenformel	Glukose $C_6H_{12}O_6$	Tripalmitin $C_{51}H_{98}O_6$	Dimension
Molgewicht	180.00	806.00	g
Brennwert (physiologisch)	3.75	9.46	kcal/g
Brennwert pro Mol Substrat	675	7625	kcal
O_2-Verbrauch in Mol	6.00	72.50	mol
O_2-Verbrauch in l (22.4 l/mol)	134.41	1624.00	l
Kalorisches O_2-Äquivalent	5.02	4.69	kcal/l O_2

Tab. 12.12: *Berechnung des Respiratorischen Quotienten (RQ).*

Kohlenhydrate:	$6\ CO_2/\ 6.0\ O_2$	$\rightarrow$	$RQ = 1.0$
Fett:	$51\ CO_2/72.5\ O_2$	$\rightarrow$	$RQ = 0.7$

Unter der Voraussetzung, daß die Proteinzufuhr konstant bleibt (normalerweise 12 – 15% der Nahrung), läßt sich aus dem Respiratorischen Quotienten ableiten, ob die Energiezufuhr hauptsächlich aus Kohlenhydraten oder Fetten besteht, da sich ein linearer Zusammenhang ergibt.

Abb. 12.22 verdeutlicht, warum die Fettoxidation ökonomischer abläuft als die Kohlenhydratverbrennung. Zum einen wird weniger O_2 verbraucht, zum anderen entsteht relativ weniger CO_2.

Aus dem kalorischen O_2-Äquivalent läßt sich schließlich durch Multiplikation mit der augenblicklichen O_2-Aufnahme $\dot{V}O_2$ der Energieumsatz berechnen, sogenannte indirekte Kalorimetrie.

Die Abb. 12.23 zeigt das Prinzip der indirekten Kalorimetrie beim beatmeten Patienten.

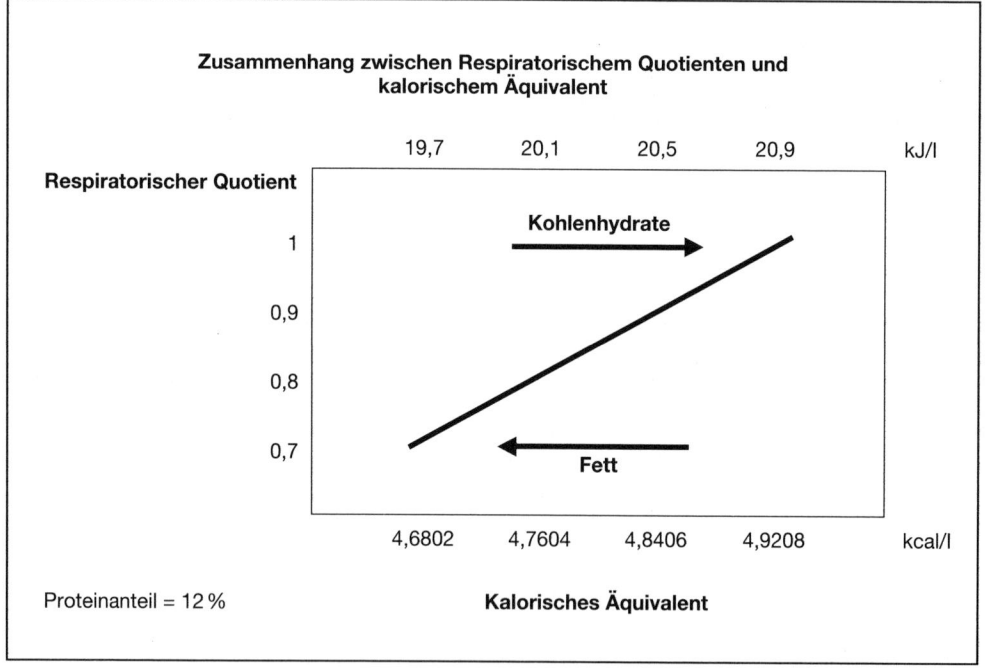

Abb. 12.22: *Abhängigkeit des kalorischem Äquivalents und des RQ von der Zusammensetzung der Nahrung.*

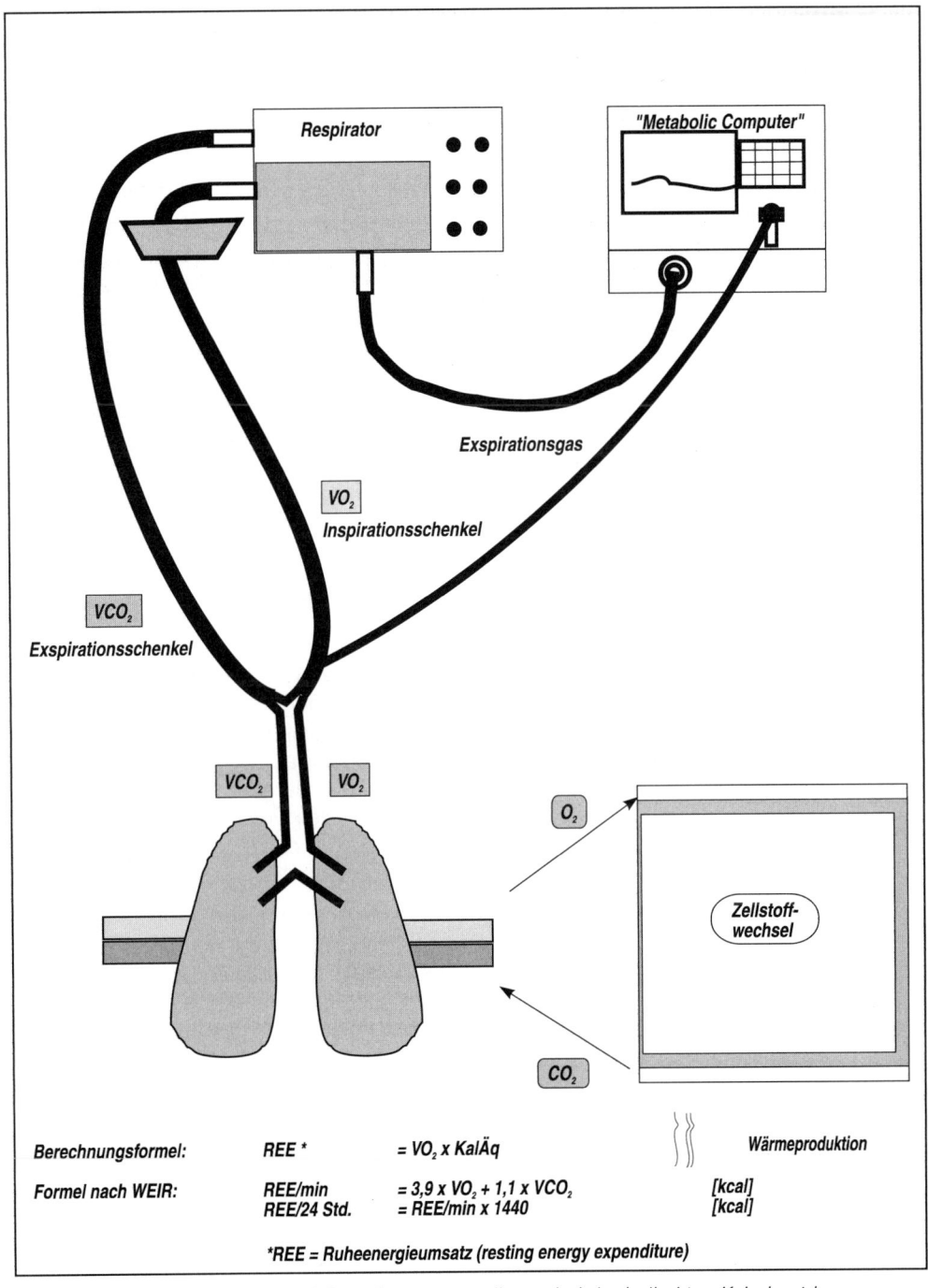

Abb. 12.23: *Funktionsprinzip und Berechnungsgrundlagen bei der indirekten Kalorimetrie.*

12.3 Besonderheiten des Intermediärstoffwechsels nach Trauma und Operation (Postaggressionsstoffwechsel) (B. Marx)

Bei Trauma und Streß kommt es zu typischen Veränderungen des Stoffwechselgeschehens, die man mit dem Schlagwort „Postaggressionssyndrom" bezeichnet. Diese Streßantwort verläuft stets in mehreren Phasen, die allerdings fließend ineinander übergehen und in Schweregrad und Dauer sehr individuell ausgeprägt sind.

Über Mediatoren und afferente Nerven kommt es zu einer Sympathikusstimulation mit Freisetzung von Katecholaminen und außerdem über die hypothalamisch-hypophysäre Achse zur Ausschüttung weiterer Hormone.

Ergebnis ist ein Überwiegen der antiinsulinären Hormone, gleichzeitig wird die Sekretion von Insulin durch Katecholaminwirkung supprimiert. In der Akutphase liegt damit ein absoluter Insulinmangel vor. Zusätzlich kommt es durch Sekretion von Hormonen des Hypophysenhinterlappens zur Flüssigkeitsretention.

Die Folgen für den Stoffwechsel sind:
Massiver Abbau (Katabolismus) sämtlicher gespeicherter Substrate, zunächst von Glykogen als Speicher von Kohlenhydraten, sogenannte Glykogenolyse. Da die Glykogenspeicher in Leber und Muskulatur mengenmäßig unbedeutend sind, kommt es außerdem zum Abbau von Fetten (Lipolyse) und Eiweiß (Proteolyse). Sämtliche Reaktionen dienen der raschen Bereitstellung von Glukose (Glukoneogenese) als wichtigstem Energielieferanten.

Erkennbar ist diese Phase an meist erhöhten Blutglukosespiegeln und vermehrtem Anfall an CO_2, Laktat, Ketonkörpern und stickstoffhaltigen harnpflichtigen Substanzen.

Für die Therapie bedeutet dies, daß die Aufrechterhaltung der Vitalfunktionen, die Korrektur des Säure-Basen-Status und eine exakte Flüssigkeitsbilanz unbedingten Vorrang vor allen weiteren Maßnahmen haben müssen. Eine Ernährungstherapie ist zu diesem Zeitpunkt nicht indiziert.

Meist einige Stunden nach dem Trauma folgt eine Phase der Stabilisierung. Man unterteilt sie gewöhnlich in die Übergangs- und die Reparationsphase.

Während der Übergangsphase überwiegen noch katabole Vorgänge. Hierin unterscheidet sich das Postaggressionssyndrom fundamental vom Hungerstoffwechsel. Bei Hunger kommt es binnen kurzem zur vermehrten Mobilisation der Fettdepots und zu einer gesteigerten Fettoxidation mit Ketonkörperbildung. Dieser Verlauf ist insgesamt eher proteinsparend.

Die Katabolie in der Postaggressionsphase ist dagegen durch eine anhaltend negative Stickstoffbilanz gekennzeichnet. Hierbei muß man sich vergegenwärtigen, daß der Verlust von 1 g Harnstoff-N dem Verlust von 6.25 g Protein oder ca. 30 g Muskeleiweiß entspricht. Ein anderes Beispiel: Bei Nachweis eines Verlustes von 1 g Kreatinin im Urin kann man von einem Verlust von 20 g Muskelmasse ausgehen.

Während dieser Phase versucht man im allgemeinen, unter engmaschigen Kontrollen der einschlägigen Laborparameter stufenweise mit einer Ernährung zu beginnen. Es konnte nachgewiesen werden, daß bereits die alleinige Zufuhr von Kohlenhydraten einen deutlich stickstoffsparenden Effekt besitzt. Durch kombinierte Anwendung von Kohlenhydraten und Aminosäuren/Peptiden bemüht man sich, dem Eiweißverlust entgegenzuwirken.

Bei wieder ansteigenden Insulinspiegeln liegt allerdings noch immer eine deutlich gestörte Glukosetoleranz vor, so daß oft die exogene Zufuhr von Insulin erforderlich wird.

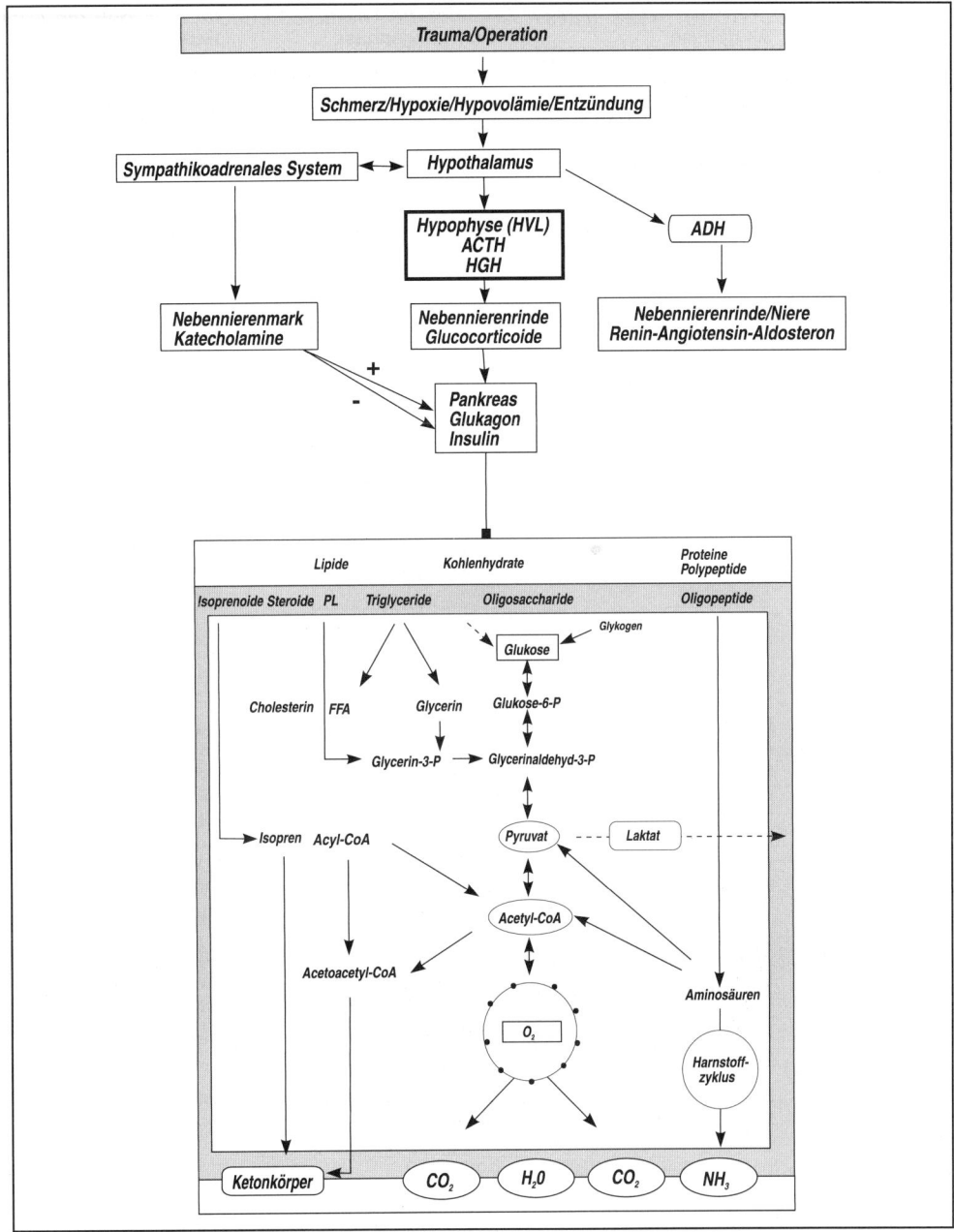

Abb. 12.24: *Beeinflussung des Postaggressionsstoffwechsels, auch als „Traumastoffwechsel" oder „Streßstoffwechsel „bezeichnet.*
Oberer Teil: Im oberen Teil zeigt die Abb. die hormonalen Einflüsse auf die bekannten Abläufe im Zellstoffwechsel. Die aktivierten Hormone sind mit ihrem Syntheseort jeweils in einem Kästchen dargestellt. Plus- und Minuszeichen stehen für Förderung bzw. Hemmung der Hormonfreisetzung.
Unterer Teil: Die Vorgänge innerhalb der Zelle sind gekennzeichnet durch Überwiegen von Abbau-prozessen (Katabolismus) zugunsten der Bereitstellung von Glukose.

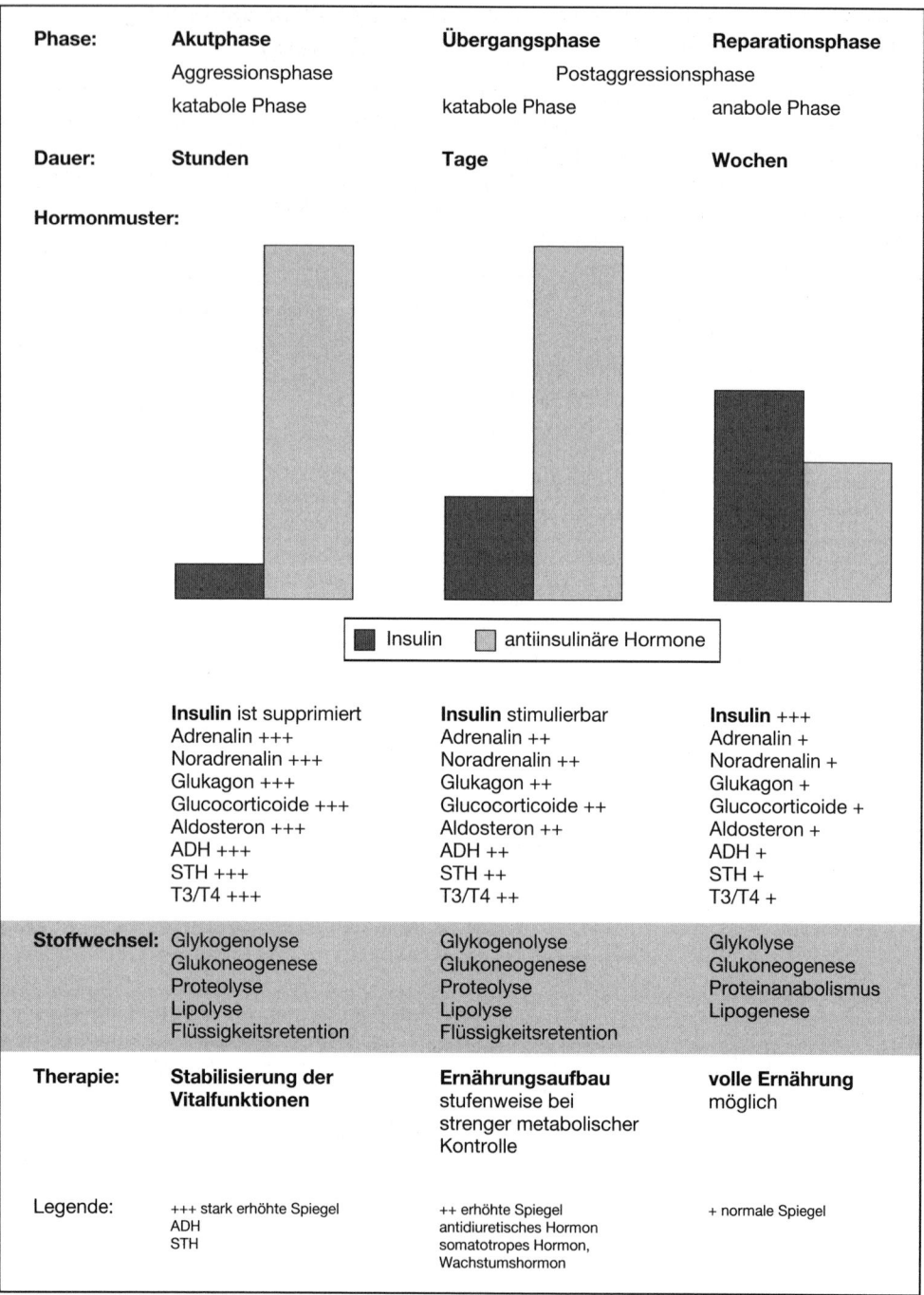

Phase:	**Akutphase**	**Übergangsphase**	**Reparationsphase**
	Aggressionsphase	Postaggressionsphase	
	katabole Phase	katabole Phase	anabole Phase
Dauer:	**Stunden**	**Tage**	**Wochen**

Hormonmuster:

Legend: ■ Insulin　　□ antiinsulinäre Hormone

	Insulin ist supprimiert	**Insulin** stimulierbar	**Insulin** +++
	Adrenalin +++	Adrenalin ++	Adrenalin +
	Noradrenalin +++	Noradrenalin ++	Noradrenalin +
	Glukagon +++	Glukagon ++	Glukagon +
	Glucocorticoide +++	Glucocorticoide ++	Glucocorticoide +
	Aldosteron +++	Aldosteron ++	Aldosteron +
	ADH +++	ADH ++	ADH +
	STH +++	STH ++	STH +
	T3/T4 +++	T3/T4 ++	T3/T4 +
Stoffwechsel:	Glykogenolyse	Glykogenolyse	Glykolyse
	Glukoneogenese	Glukoneogenese	Glukoneogenese
	Proteolyse	Proteolyse	Proteinanabolismus
	Lipolyse	Lipolyse	Lipogenese
	Flüssigkeitsretention	Flüssigkeitsretention	
Therapie:	**Stabilisierung der Vitalfunktionen**	**Ernährungsaufbau** stufenweise bei strenger metabolischer Kontrolle	**volle Ernährung** möglich
Legende:	+++ stark erhöhte Spiegel ADH STH	++ erhöhte Spiegel antidiuretisches Hormon somatotropes Hormon, Wachstumshormon	+ normale Spiegel

Abb. 12.25: *Der Postaggressionsstoffwechsel im zeitlichen Verlauf.*
Modifiziert nach F.W. Ahnefeld/J.E. Schmitz (1986).

Mit zunehmender Verträglichkeit von Lipidemulsionen hat sich die Fettapplikation in der parenteralen Ernährung in den letzten Jahren weitgehend durchgesetzt. Es konnte gezeigt werden, daß Fette den Kohlenhydraten zwar nicht bezüglich des Einflusses auf die Stickstoffbilanz überlegen sind, aber einen deutlich insulinsparenden Effekt haben und, wie aus der Physiologie aufgrund des günstigeren RQ zu erwarten, zu einer Verbesserung des Gasaustauschs beim kritisch kranken Patienten führen können.

Die Reparationsphase ist dadurch gekennzeichnet, daß sämtliche Hormonspiegel wieder in den Normbereich zurückkehren. Durch Überwiegen der Insulinwirkung findet nun eine Umkehr zu anabolen, d. h. aufbauenden Vorgängen statt. Der Übergang in die Reparationsphase ist erkennbar an einer Normalisierung der Blutglukosespiegel und einer ausgeglichenen oder positiven Stickstoffbilanz und eventuell Gewichtszunahme. Diese Periode kann Wochen bis Monate dauern.

Zu beachten ist, daß bei eintretenden Komplikationen wie z. B. Nachoperation, Infektion oder Sepsis der Phasenablauf unterbrochen oder sogar rückläufig sein kann. Für die Ernährungstherapie in der Intensivmedizin ist daher die Übergangsphase besonders kritisch.

In Abb. 12.24 sind die hormonale Steuerung und die Kennzeichen des Postaggressionsstoffwechsels in der Anfangsphase mit dikken Pfeilen in das schon bekannte Zellschema eingetragen. Außerdem enthält die Abb. 12.25 den typischen Phasenverlauf in tabellarischer Form.

12.4 Ernährungsplanung (B. Marx)

Die Indikation zu einer künstlichen Ernährung ist gegeben, wenn ein Patient aufgrund von Trauma oder Erkrankung über einen längeren Zeitpunkt nicht selbst Nahrung zu sich nehmen kann.

Voraussetzung für die Durchführung sind stabile Vitalfunktionen und Korrektur des Flüssigkeits-, Elektrolyt- und Säure-Basen-Status.

Folgende Gesichtspunkte sind wesentlich:

– Analyse der Stoffwechselsituation
 – Erfassung von Organfunktionstörungen
 – Beurteilung des Ernährungszustandes abhängig von
  – Alter
  – Gewicht
  – Verlauf des Körpergewichts in den letzten Wochen
  – Plasmaalbuminspiegel
  – begleitende Stoffwechselerkrankungen
– Ermittlung des zu erwartenden Stickstoffverlusts (Katabolismus)
– Voraussichtliche Nahrungskarenz
– Applikationsart

Daraus ergeben sich folgende Arbeitsschritte:

---

1. Festlegung des Zugangswegs
2. Festlegung des Flüssigkeitsbedarfs
3. Festlegung des Kalorienbedarfs
4. Festlegung des Proteinbedarfs
5. Festlegung der Zusatzmedikation (Mineralien, Spurenelemente, Vitamine)

12.4.1 Wahl des Zugangsweges

Einen Überblick über die vorhandenen Möglichkeiten soll die Abb. 12.26 geben. Kombinationen zwischen der enteralen und parenteralen Ernährung sind möglich. Grundsätzlich gilt, daß die enterale gegenüber der parenteralen Ernährung und ein peripherer gegenüber einem zentralen Zugangsweg als weniger invasive Methoden zu bevorzugen sind. Weitere Angaben hierzu finden sich in den Kapiteln über enterale und parenterale Ernährung (Kap. 12.5 und 12.6).

12.4.2 Ermittlung des Flüssigkeitsbedarfs

Die Flüssigkeitszufuhr ist von der angestrebten Flüssigkeitsbilanz abhängig und muß entsprechend nach oben oder unten korrigiert werden. Als Anhaltspunkt kann man sich merken:

> Flüssigkeitsbedarf: 40 ml/kg KG/24 Std

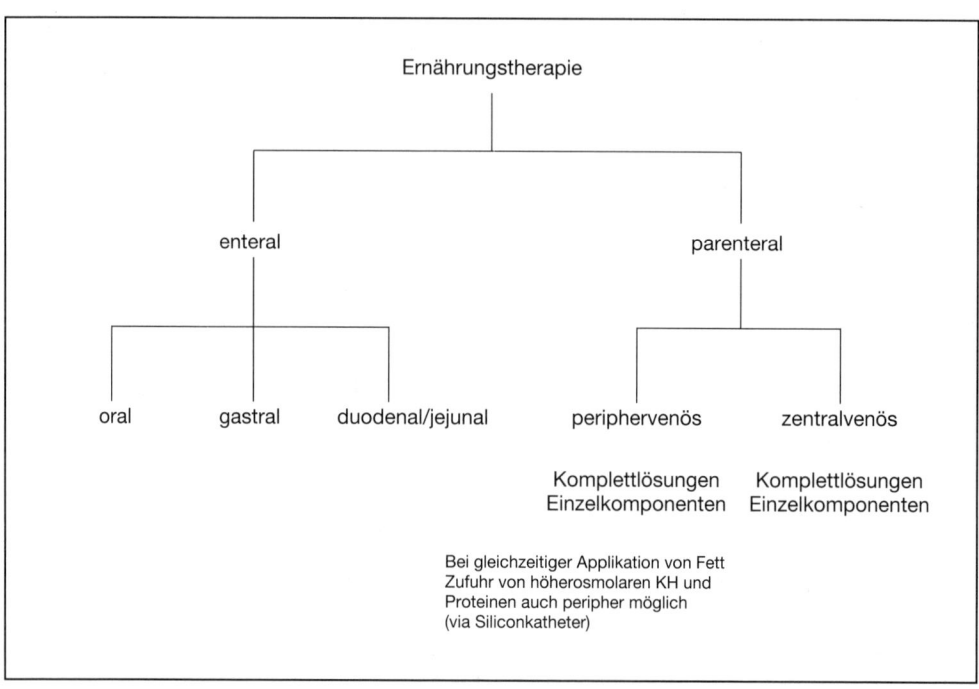

Abb. 12.26: *Entscheidungsdiagramm zur Ernährung in der Intensivmedizin.*

12.4.3 Ermittlung des Kalorienbedarfs

Der Kalorienbedarf kann entweder mit Hilfe der indirekten Kalorimetrie gemessen oder nach Formeln berechnet werden. In der Regel geht man von Erfahrungswerten in den Formeln aus und korrigiert die Ernährungstherapie im kritischen Fall anhand der Messung.

Eine sehr häufig verwendete Formel ist die Gleichung nach Harris und Benedict, die den Grundumsatz (BEE = basal energy expenditure) angibt. Unter Grundumsatz versteht man den Energieumsatz bei absolutem Ruhezustand und ohne Nahrungsaufnahme.

---

männl.: BEE =
66.51 + (13.74 x kg KG)
+ (5.00 x Größe in cm)
− (6.750 x Alter in Jahren) [kcal/24 Std]

weibl.: BEE =
65.51 + (09.56 x kg KG)
+ (1.85 x Größe in cm)
− (4.676 x Alter in Jahren) [kcal/24 Std]

In die Formel gehen zum Beispiel ein: die Körperoberfläche als genaueres Maß (abgeleitet von Körpergröße und -gewicht) sowie Geschlechts- und Altersunterschiede bezüglich der stoffwechselaktiven Muskelmasse. Somit ist die Formel genauer als eine Berechnung nach dem Körpergewicht allein.

Für zwei willkürlich gewählte Beispielpersonen ergibt sich damit:

---

männl.: 70 kg KG,
170 cm, 50 Jahre
→ BEE = 1540.77 kcal/24 Std
→ vereinfacht ≈ 22 kcal/kg KG

weibl.: 70 kg KG,
170 cm, 50 Jahre
→ BEE = 1282.91 kcal/24 Std
→ vereinfacht ≈ 18 kcal/kg KG

Der Ruheumsatz (REE) ist etwa um 10% höher zu veranschlagen, da die Nahrungsaufnahme an sich zu einer Steigerung des Umsatzes führt (spezifisch-dynamische Wirkung), und er liegt dann bei dem oberen Beispiel bei etwa 25 kcal/kg KG/24 Std.

Nach KINNEY sind nun für verschiedene Krankheitsbilder entsprechende Zuschläge zu berücksichtigen:

Tab. 12.13: Energiebedarf eines Beispielpatienten unter verschiedenen Umständen. (Zahlenangaben aus der obigen vereinfachten Berechnungsformel abgeleitet).

	Beispielperson (männl.)	Zuschlag
Grundumsatz	22 kcal/kg KG	s. Berechnungsformel
Ruheumsatz	25 kcal/kg KG	+ 10%
Normalperson bei körperlicher Bewegung	30 kcal/kg KG	+ 20%
Postoperativer Patient (kl. Eingriff)	30 kcal/kg KG	+ 20%
Patient nach Trauma oder großem Eingriff	≈ 38 kcal/kg KG	+30−50%
Verbrennung/Tetanus	≈ 50 kcal/kg KG	+50−100%

Für die männliche Beispielperson ergibt sich daraus folgendes Bild:

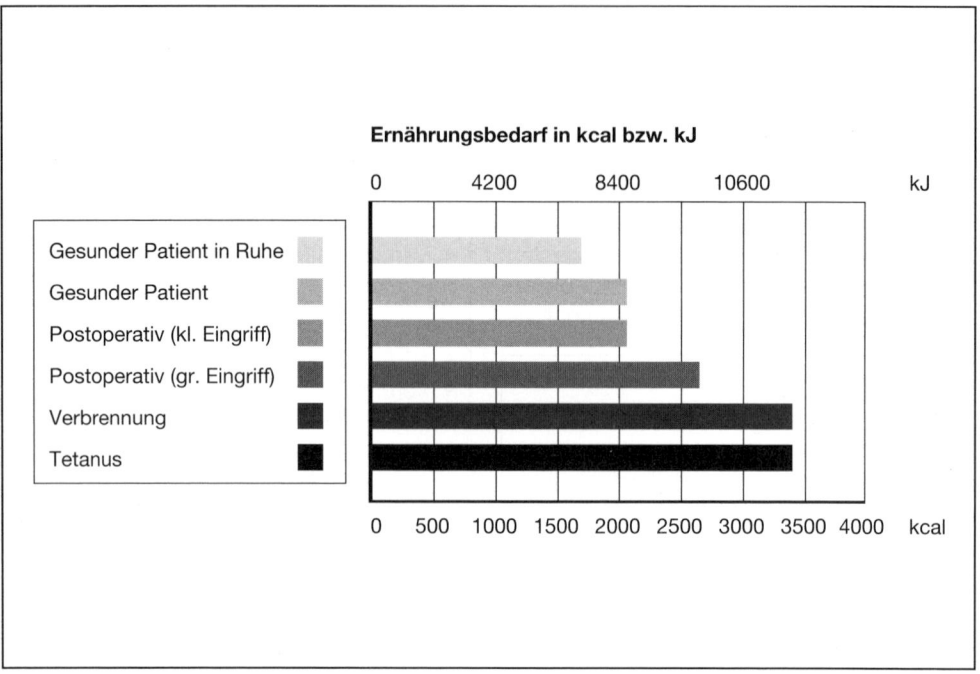

Abb. 12.27: *Graphische Darstellung des Ernährungsbedarfs für einen 50jährigen männlichen Patienten.*

12.4.4 Feststellung des Proteinbedarfs

Ebenso wie der Energiebedarf kann auch der Proteinbedarf entweder geschätzt oder gemessen werden.

Entscheidend für den Bedarf sind die aus dem Postaggressionsstoffwechsel zu erwartenden Stickstoffverluste. Hierfür gibt es Formeln, die den N-Verlust bei verschiedenen Zuständen berücksichtigen. 1 g Stickstoffverlust bedeutet einen Verlust von 6.25 g Protein oder entsprechend ca. 30 g Muskelgewebe nach einer Operation.

Tab. 12.14: *Durchschnittlicher täglicher Stickstoffverlust bei bestimmten Krankheitsbildern.*

	N-Verlust (nach Tabellen)	Proteinverlust (gerundet)	Katabolismus
Appendektomie	5 – 10 g	bis 60 g	leicht
Cholecystektomie	8 – 12 g	bis 75 g	leicht
Magenresektion	15 – 20 g	bis 125 g	mäßig
Peritonitis	18 – 22 g	bis 140 g	mäßig
Polytrauma	20 – 25 g	bis 160 g	mittelschwer
Sepsis	bis 30 g	bis 190 g	schwer

Kompliziert ist die Erfassung der tatsächlichen Proteinbilanz, da die Verluste oft, wenn überhaupt, nur mühsam zu messen sind. Es gibt dafür semi-quantitative und quantitative Methoden. Zu den semi-quantitativen gehört zum Beispiel die Messung der Tricepshautfaltendicke, zu den quantitativen die Feststellung der Stickstoffbilanz.

Die exakte Formel für die Stickstoffbilanz lautet:

N-Bilanz = N-Einfuhr – N-Ausfuhr

N-Einfuhr = Proteinzufuhr/6.25 [g]

N-Ausfuhr = N1 + N2 + N3 + N4 + N5

N1 = Gesamtstickstoffverlust im Urin [g]
(N1 = UUN im 24-Std Urin x 28/60 x 100/80) **

N2 = Obligater Stickstoffverlust = 2,0 g
(Stuhl/Haut/Haar)

N3 = N-Verlust bei Magensaftreflux = 2,0 g

N4 = Korrektur bei Änderung des BUN
(N4 = ΔBUN x 0.6 x kg KG [g])

N5 = Korrektur bei Proteinurie
(N5 = Protein im 24-Std Urin/6.25 [g])

UUN = Harnstoff-N im Urin (urine urea nitrogen)
BUN = Harnstoff-N im Blut (blood urea nitrogen)
** 28/60: Korrekturfaktor, der das Verhältnis der Molgewichte Stickstoff/Harnstoff berücksichtigt
100/80: Korrekturfaktor, der berücksichtigt, daß der Harnstoff im Urin 80% der renalen Stickstoffverluste widerspiegelt

Die Formel ist wesentlich leichter zu handhaben, wenn man nur die zahlenmäßig bedeutendsten Summanden N1 und N2 zur Berechnung heranzieht.

Wie andere Formeln berücksichtigt der sogenannten Katabolieindex nach BISTRIAN beispielsweise ebenfalls nur die quantitativ wichtigsten Faktoren der obigen Berechnung.

KI = UUN – (N-Einfuhr/2 + 2.0 g N)

Bei jeder Beurteilung des Blut- und Urinharnstoffs (BUN/UUN) muß die jeweilige Nierenfunktion berücksichtigt werden, da Anstiege der stickstoffhaltigen Substanzen im Serum auch durch eine Einschränkung der Nierenfunktion ausgelöst sein können.

Die nachfolgende Tab.12.15 gibt eine Entscheidungshilfe, um prärenale und renale Veränderungen stickstoffhaltiger Abbauprodukte unterscheiden zu können:

Tab. 12.15: *Quotienten, mit deren Hilfe Veränderungen nierengängiger Stickstoffmetaboliten analysiert werden können.*

Parameter	Prärenale Ursache	Renale Ursache
BUN/Kreatinin i.S.	> 0	< 10
Kreatinin i.S./Kreatinin i.U.	> 20	< 5
UUN/BUN	> 10	< 5

Für eine prärenale Veränderung, d.h. einen durch eine Stoffwechselveränderung (hyper-katabolen Zustand) ausgelösten Anstieg harnpflichtiger Substanzen spricht danach zum Beispiel, wenn der Harnstoffspiegel im Serum im Verlauf deutlich stärker steigt als das Serumkreatinin (vgl. Zeile 1).

Neben der Stickstoffbilanzrechnung muß bei der Planung der Proteinzufuhr unbedingt beachtet werden, daß ein insgesamt ausreichendes Kalorienangebot besteht, da sonst die zugeführten Peptide oder Aminosäuren während der Postaggressionsphase anstatt zur Proteinneusynthese zur Glukoneogenese verwendet werden. Im Ruhezustand wird eine positive Stickstoffbilanz dann erzeugt, wenn bei einer Zufuhr von 1 g Protein/kg KG mindestens 25 kcal/kg KG zugeführt werden.

Bei katabolen Zuständen muß man sich die im Diagramm (Abb. 25) eingezeichneten Linien nach rechts verschoben vorstellen (gestrichelte Hilfslinien). Im Postaggressionsstoffwechsel sind sowohl Energie- als auch Proteinbedarf erhöht. Energie- und Proteinzufuhr sollten immer individuell aufeinander abgestimmt sein.

12.4.5 Feststellung des Zusatzbedarfs an Mineralien, Spurenelementen und Vitaminen:

Während der Substitutionsbedarf der wichtigsten Mineralien (Na+, K+, Mg++, Cl-, Phosphat) durch eine oder sogar mehrere Laborkontrollen täglich individuell ermittelt werden muß, kann man sich für den Bedarf an Spurenelementen und Vitaminen nor-

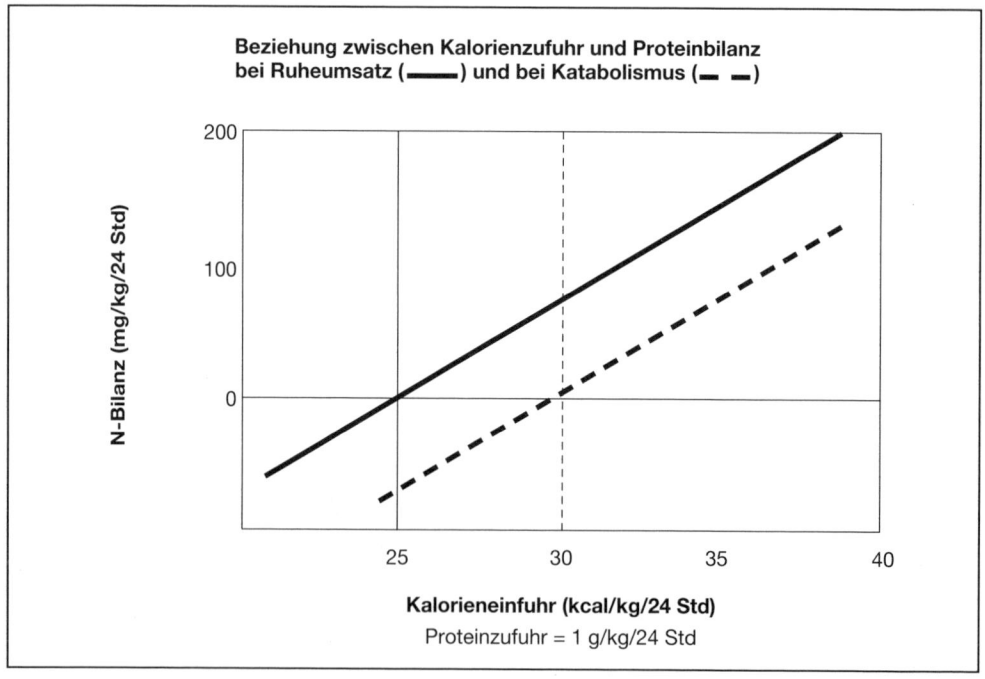

Abb. 12.28: *Im Ruhezustand ist eine Zufuhr von insgesamt 25 kcal/kg KG in 24 Std erforderlich, damit die Stickstoffbilanz positiv wird. Bei erhöhter Katabolie müssen mehr Energiekalorien (Fett, KH) substituiert werden, um bei gleicher Proteinzufuhr noch eine ausgeglichene N-Bilanz zu erzielen.*

malerweise an den in den Tab. 12.5 – 12.11 genannten Dosierungen orientieren. Hierfür stehen Kombinationspräparate zur Verfügung, die als Kurzinfusion täglich verabreicht werden können. Bestimmte Elemente wie Fe^+, J^-, Br^-, Selen werden allerdings gewöhnlich nicht erfaßt.

Bei schlechtem Ernährungszustand vor oder während der künstlichen Ernährung muß gezielt nach Lücken der Therapie gefahndet werden. Einige Beispiele sollen das verdeutlichen: Beim Alkoholiker ist besonders mit unzureichender Vitamin B_1- und Zinkversorgung zu rechnen, bei Mangel an Chrom kommt es zu insulinrefraktärer Hyperglykämie, Selenmangel ist bei durchschnittlicher mitteleuropäischer Ernährung fast regelmäßig anzutreffen usw.

12.4.6 Beispielrechnung:

Anhand des 50jährigen Beispielpatienten soll nun noch einmal die komplette Ernährungsplanung demonstriert werden, wie sie nach einer Magenresektion aussehen könnte:

1. Zugangsweg:	parenteral	
2. Flüssigkeitsbedarf:	2800 ml + ggf. Zusatzbedarf	
3. Kalorienbedarf:	2350 kcal/24 h	($\approx$ 34 kcal/kg KG/24 h)
4. Proteinbedarf	125 g/24 h	($\approx$ 1.8 g/kg KG/24 h)
5. Zusatzmedikation:	als Kurzinfusion	

zu Punkt 2 – 4:
Der tägliche Nährstoffbedarf kann z. B. gedeckt werden bei folgender Kombination:

Tab. 12.16: *Beispiel für eine parenterale Ernährung.*

	Nährstoff-menge	Kalorien-menge (gerundet)	Mögliche Verteilung in Kalorien	Mögliche Verteilung in Prozent der Gesamt-kalorien	benötigte Flüssig-keitsmenge
AS-Lösung 10%	100 g/l	400 kcal/l	500 kcal	21%	1.25 l
KH-Lösung 35%	350 g/l	1400 kcal/l	1400 kcal	60%	1.00 l
Lipidemulsion 20%	200 g/l	1800 kcal/l	450 kcal	19%	0.25 l
Summe:			2350 kcal	100%	2.50 l

Natürlich sind auch je nach Stoffwechselsituation andere Verteilungen der Energieträger denkbar. So kann der Kohlenhydratanteil zwischen 40% und 80% und der Fettanteil zwischen 10% und 50% variieren. Je nach Konzentration der verwendeten Lösungen ergeben sich dann auch neue Flüssigkeitsmengen.

Sehr wichtig ist, daß entsprechend dem Verlauf des Postaggressionsstoffwechsels der errechnete Kalorienbedarf nicht von Beginn an gegeben werden soll, sondern daß man unter engmaschigen Laborkontrollen innerhalb von 2 – 3 Tagen die Endstufe anstrebt.

12.5 Enterale Ernährung
(C. Hollerbach)

12.5.1 Allgemeines

Die zunehmende Auswahl bei der Sondennahrung sowie die Verbesserung der Sondenmaterialien haben der enteralen Ernährung in den letzten Jahren einen wesentlich größeren Anwendungsbereich verschafft. Auch unter erschwerten Bedingungen läßt sich meist eine geeignete Nahrung sowie ein praktikabler Zugangsweg finden.

Nach OP oder Trauma erholt sich der Dünndarm am schnellsten; nach ca. 24 Std hat der Dünndarm seine Resorptionskapazität sowie Motilität wiedererlangt. Dagegen ist die Motilität des Magens und Dickdarms häufig über mehrere Tage gestört. Über eine Duodenalsonde kann deshalb schon in der frühen postoperativen Phase überlappend mit einer parenteralen Ernährung stufenweise begonnen werden.

Da die Schleimhaut des Darmes einer raschen Regeneration (24 – 72 Std) unterliegt, ist die Versorgung mit Nährstoffen, die sowohl über die Blutbahn, als auch vom Lumen her erfolgt, ausgesprochen wichtig.

Die regionale Durchblutung des Darmes ist beim beatmeten Patienten eingeschränkt; wird der Patient zusätzlich noch parenteral ernährt, so kommt es innerhalb kürzester Zeit zur Zottenatrophie. Damit ist die Barrierefunktion der Schleimhaut nicht mehr gegeben und es kann zur Durchwanderung (Translokation) von Bakterien, Candidapilzen und Endotoxinen durch die Darmwand kommen. Ist in diesem Fall die Immunantwort des Patienten unzureichend, entwickeln sich schwere Infektionen, die bis zu einem Multiorganversagen führen können. Weitere Vorteile der enteralen Ernährung sind aus Tab. 12.17 ersichtlich. Als schwere Komplikation ist die Aspiration zu nennen. Diese Gefahr ist besonders bei gastralen Sonden gegeben. Die heutzutage üblichen Niederdruck-cuffs an den Endotrachealtuben der beatmeten Patienten bieten davor nur wenig Schutz. Deshalb sollten bei Intensivpatienten, wenn irgend möglich, nur Duodenalsonden verwendet werden. Leider bestehen häufig technische Schwierigkeiten beim Legen dieser Sonden. Darauf wird später noch näher eingegangen. Die gastrointestinalen Unverträglichkeiten und Tips zu deren Vermeidung werden ebenfalls im Verlauf dieses Kapitels noch ausführlich abgehandelt.

Tab. 12.17: *Vor- und Nachteile der enteralen Ernährung.*

Vorteile der enteralen Ernährung	Nachteile
physiologischer Stoffwechselweg via Darm und Leber	Aspirationsgefahr
Verhinderung der Zottenatrophie durch luminale Nährstoffversorgung der Mucosa	gastrointestinale Unverträglichkeiten
Verminderung der intestinalen, bakteriellen Translokation	Plazierung einer duodenalen Sonde häufig problematisch
Hemmung der Enterotoxinbildung	
Stimulation des Immunsystems des Darmes	
physiologische Ulcusprophylaxe	
geringere Komplikationsrate	
kostengünstig	

12.5.2 Indikationen

- beatmete Intensivpatienten besonders mit Verbrennungen, Sepsis, Polytrauma

- präoperativ bei vorbestehender Mangelernährung

- postoperativ, überlappend mit parenteraler Ernährung

- chronisch entzündliche Darmerkrankungen im akuten Schub

- chronische Pankreatitis

- Kurzdarmsyndrom

- Hindernisse im HNO-Bereich oder oberen Gastrointestinalbereich

- Langzeiternährung bei neurologischen Erkrankungen mit Schluckstörungen bei Anorexia nervosa, Geriatriepatienten und Tumorkachexie.

12.5.3 Kontraindikationen

- paralytischer oder mechanischer Ileus

- Sepsis, vom Gastrointestinaltrakt ausgehend

- akute Pankreatitis

- Peritonitis

- Kurzdarmsyndrom, wenn Dünndarm < 60 cm

- toxisches Megacolon bei Colitis ulcerosa

- postoperativ nach großen Eingriffen am Dünn- und Dickdarm, WHIPPLE'scher OP

12.5.4 Applikation

Heute sind Ernährungssonden aus Polyurethan und Silikonkautschuk gebräuchlich. Letztere können über mehrere Monate in situ belassen werden. PVC- oder Latexsonden sollten nur noch zum Absaugen oder Spülen bei Blutungen oder Vergiftungen verwendet werden.

Nasogastrale Sonden sollten bei intakter Magenmotilität und möglichst nur bei bewußtseinsklaren Patienten verwendet werden. Alle Arten von Sondennahrung können verabreicht werden; da der Magen eine gewisse Reservoirfunktion besitzt, ist die Bolusgabe möglich, häufig ist allerdings die kontinuierliche Gabe per Pumpe besser verträglich.

Nasoduodenale oder -jejunale Sonden sind bei Magenatonie (postoperativ; während der Beatmung), Gastroparese (Diabetiker), Magenausgangsstenose und allgemein erhöhtem Aspirationsrisiko indiziert. Zur Technik der Sondeneinlage ist folgendes zu beachten: Sonde mit Mandrin und Gewicht in der Spitze (Braun) oder einem Zug- und Halteballon (Clintec salvia) oder einer „selbstaufrollbaren" Sondenspitze (Pfrimmer) verwenden; Rechtsseitenlage des Patienten nach Einbringen der Sonde in den Magen, evtl. i.v. Metoclopramid, bei Versagen der spontanen Passage in den Dünndarm endoskopisches Legen. Duodenal können hoch- und niedermolekulare Nährlösungen verwendet werden, jejunal nur niedermolekulare Sondennahrung. Die Applikation sollte immer kontinuierlich per Pumpe erfolgen.

Die **perkutane endoskopische Gastrostomie (PEG)** hat folgende Indikationen: enterale Langzeiternährung bei inoperabler Tumorobstruktion im HNO-Bereich oder oberen Gastrointestinalbereich, ausgedehnte kieferchirurgische Eingriffe, neurogene Schluckstörungen, Polytrauma, geriatrisch-psychiatrische Erkrankungen. Kontraindiziert ist die PEG bei Morbus CROHN wegen der Gefahr der Fistelbildung, bei einem Ileus, bei einer Peritonealkarzinose, Peritonitis, Sepsis, akuten Pankreatitis oder beim Vorliegen von Aszites. Verschiedene Modelle sind im Handel, meist entweder nach der Durchzugsmethode (Fresenius) oder nach der Direktpunktionsmethode (Pfrimmer); es sind Sets für die gastrale, duodenale oder intestinale Lage der Sondenspitze erhältlich. Der Vorteil

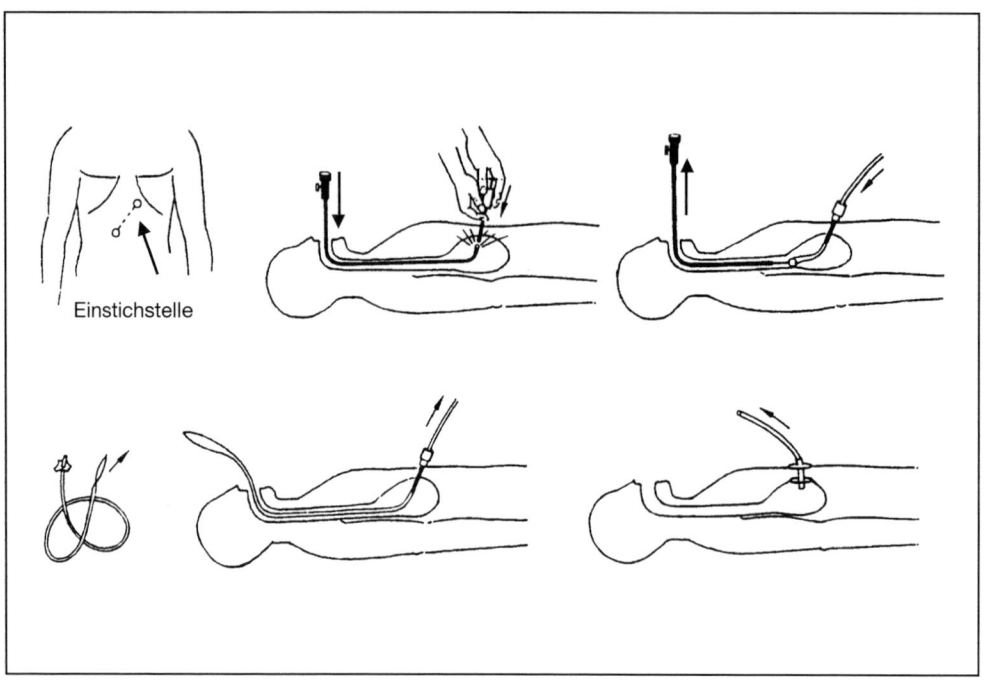

Einstichstelle

Abb. 12.29: *Vorgehen beim Legen einer PEG nach der Durchzugsmethode: zunächst Lichtquelle des Gastroskops an der Bauchdecke lokalisieren, dann Punktion der Bauch- und Magenwand, Einführen eines Führungsfadens, welcher mit Gastroskop ergriffen und nach oral herausgeleitet wird, Verbinden des Fadens mit eigentlicher Sonde, durch Ziehen am Führungsfaden Plazierung der Sonde mit Rückhalteplatte an Magenvorderwand.*

der Durchzugstechnik ist die seltenere Dislokation, außerdem kann über den gastralen Zugang eine 2. Sonde in den Dünndarm vorgeschoben werden.

Für die PEG-Nachsorge gilt:

- 12 – 24 h nichts per os oder über Sonde
- mit 500 ml Tee über Sonde beginnen
- innerhalb von 2 – 3 Tagen voller Nahrungsaufbau
- Verbandswechsel 1. Woche täglich, ab 2. Woche 1 – 2mal/Woche

Je nach Lage der Sonde und zugrundeliegender Erkrankung sollte die Nahrungsauswahl und die Entscheidung, ob kontinuierlich oder per Bolus-Gabe ernährt wird, erfolgen.

Unter einer **WITZEL-Fistel** versteht man eine chirurgisch angelegte Gastrostomie. Es besteht nur noch selten die Indikation dazu, wenn eine PEG-Anlage aus anatomischen Gründen nicht möglich ist.

Die **Feinnadelkatheterjejunostomie (FKJ)** eignet sich zur frühen postoperativen Ernährung nach größeren intraabdominalen

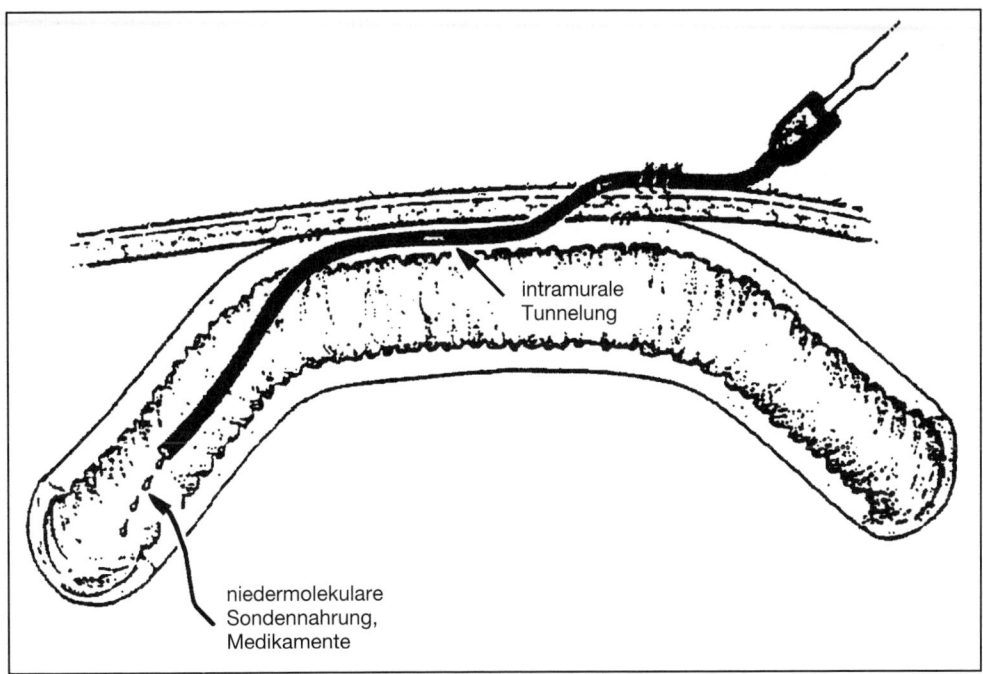

intramurale
Tunnelung

niedermolekulare
Sondennahrung,
Medikamente

Abb. 12.30: *Feinnadelkatheterjejunostomie.*

Eingriffen. Es stehen verschiedene, sehr dünne Katheter (Charrière 5) zur Verfügung. Diese werden in SELDINGER-Technik oder auf dem Hohlnadelprinzip basierend mit Splitkanüle intraoperativ in eine der oberen Jejunalschlingen eingelegt und durch die Bauchhaut ausgeleitet. Zur Ernährung kommt in der Regel nur eine niedermolekulare Nahrung in Frage, die kontinuierlich über Pumpe appliziert wird.

12.5.5 Sondennahrung

Grundsätzlich werden zwei Arten von Sondennahrung unterschieden:

1. Hochmolekulare (polymere) Sondenkost = nährstoffdefinierte Diät

2. Niedermolekulare (oligomere) Sondenkost = chemisch definierte Diät

Tab. 18 stellt die wichtigsten Eigenschaften gegenüber. Des weiteren unterscheidet man bedarfsdeckende Diäten von Ergänzungs-diäten (z.B. eiweißreiche Zusatznahrung) und Spezialdiäten (z.B. bei Leber- oder Niereninsuffizienz).

Bedarfsdeckende Diäten enthalten pro mittlerer Tagesdosis (2000 kcal) alle Nährstoffe, einschließlich der Vitamine, Mineralstoffe und Spurenelemente nach den Empfehlungen der Deutschen Gesellschaft für Ernährung. Die meisten Produkte sind frei von Gluten, Purinen, Laktose, Fruktose und Cholesterin. Die Energiedichte beträgt in der Regel 1 kcal/ml; es stehen aber auch hochkalorische Nahrungen mit 1.5 kcal/ml zur Verfügung; eine spezielle, pädiatrische Sondennahrung enthält 0.75 kcal/ml.

Der Einsatz mittelkettiger Triglyceride (MCT) kommt bei einer Störung der Fettabsorption und -digestion in Frage, da diese direkt – unabhängig von Pankreaslipase und Mizellenbildung durch Gallensäuren – resorbiert und direkt über die Blutbahn transportiert werden. Außerdem erfolgt die Verwertung in den Mitochondrien carnitin-unabhängig. Die Verwendung von MCT-Fetten empfiehlt sich daher bei Pankreasinsuffizienz, Dünndarmresektion, Zöliakie und gestörtem Lymphabfluß. Im allgemeinen liegt eine Kombination von mittelkettigen und langkettigen Triglyceriden (LCT) vor, da die MCT die Resorption der LCT verbessern und damit der Bedarf an essentiellen Fettsäuren gedeckt werden kann. Von Nachteil ist die Erhöhung der Osmolarität der Sondenkost. Beim Vorliegen einer Ketoazidose und bei Leberzirrhose sollten keine MCT-Fette gegeben werden.

Ballaststoffhaltige Sondenkost ist bei längerdauernder, enteraler Ernährung indiziert, da die Wasserbindungsfähigkeit der Ballaststoffe und der positive Einfluß auf die Zusammensetzung der Darmflora sich sowohl bei Obstipation, als auch bei Durchfällen günstig auswirken kann. Inwieweit eine spezielle Intensivsondennahrung, die Fischöl, Arginin, Selen und Nukleotide enthält, einen immunstimulierenden Effekt hat, wird z.Zt. in klinischen Studien untersucht.

Tab. 12.18: *Charakteristika hoch-und niedermolekularer Sondennahrung.*

	Hochmolekulare Diät	Niedermolekulare Diät
Indikation	Erfordernis einer Flüssigkost bei weitgehend normaler Digestion und Resorption (z.B. Kau- und Schluckstörung, Anorexie, Kachexie, hochgradige Stenosen, Schädel-Hirn-Trauma)	nach langfristiger parenteraler Ernährung (>8 d), intrajejunale Ernährung, alle Formen der Maldigestion und Malassimilation (chronisch entzündliche Darmerkrankungen, Pankreasinsuffizienz, Kurzdarmsyndrom)
Osmolarität	240 – 400 mosm/l	400 – 600 mosm/l
Kohlenhydrate	Glukosepolymere und/oder Maltodextrin	Di- und Oligosaccharide
Proteine	intakte Proteine (Hühnereiweiß, Soya, Kasein, Laktalbumin)	Di- und Oligopeptide aus teilhydrolysierten Proteinen (Kasein, Molke, Laktalbumin, Kollagen)
Fette	Pflanzenöle mit essentiellen Fettsäuren, z.T. mit MCT	Pflanzenöle mit essentiellen Fettsäuren, z.T. mit MCT
Ballaststoffe	frei, arm oder reich	frei
Vorteile	niedrige Osmolarität, ballaststoffhaltige Produkte erhältlich, günstig im Preis, guter Geschmack	Einsatz bei Maldigestion oder Malabsorption, reduzierte Stuhlmenge und -frequenz, allergenarm
Nachteile	Resorption erfordert längeres Darmsegment und ausreichende Digestion	relativ hohe Osmolarität, hoher Preis, schlechter Geschmack
Beispiele	Fresubin®, Biosorb plus®, Osmolite Abbott®	Salvipeptid liquid MCT®, Peptisorb flüssig®

12.5.6 Komplikationen und ihre Vermeidung

Es gibt zahlreiche mechanische, gastrointestinale und metabolische Probleme, die im Zusammenhang mit der enteralen Ernährung auftreten können; bei richtiger Handhabung sind allerdings viele vermeidbar.

Sondenverstopfung:
- Medikamente nur in flüssiger Form oder fein zermörsert verabreichen
- nach jeder Nahrungs- und Medikamentengabe Spülen mit Wasser oder Tee
- Achtung! keinen Früchtetee geben, da Ausflockung von Proteinen
- Medikamente und Nahrung nicht gleichzeitig geben
- bei verstopfter Sonde mit kleinlumiger Spritze spülen

Magenretention, Erbrechen:
- regelmäßige Aspiration zur Kontrolle der Magenentleerung
- Reduktion der Zufuhrrate
- pumpenassistierte kontinuierliche Applikation
- nach Möglichkeit intraduodenale Sondenplazierung
- Bettoberteil um 20–30° hochstellen

Pulmonale Aspiration:
- Sondenlage regelmäßig überprüfen
- regelmäßig Magenentleerung mittels Absaugen überprüfen
- möglichst duodenale oder jejunale Sonden applizieren
- Oberkörper höher betten
- bei nachgewiesener Aspiration: Unterbrechung der Sondenernährung, Antibiotika, evtl. Lavage

Durchfälle, abdominelle Beschwerden:
- Sondennahrung bei Zimmer- bis Körpertemperatur verabreichen
- pumpenassistierte kontinuierliche Applikation
- einschleichende Zufuhrraten (25 ml/h)
- Zufuhrrate erst nach 24 h um weitere 25 ml erhöhen, maximal 150 ml/h
- wird über mehrere Tage maximal 50 ml/h toleriert, kombiniert parenteral/enteral ernähren
- Osmolarität der Nahrung überprüfen und evtl. wechseln oder verdünnen
- gegebenenfalls Wechsel von ballaststofffreier zu ballaststoffreicher Formeldiät
- bei Malassimilation Wechsel von hochmolekularer zu niedermolekularer Kost
- bei Fettintoleranz MCT-haltige Nahrung
- evtl. Antidiarrhoikum (z. B. Loperamid 2 mg (Imodium® Tropfen)
- Notwendigkeit einer begleitenden Antibiotikatherapie überprüfen
- bei V. a. bakterielle Überwucherung Diagnose sichern und Antibiotikagabe

Ödeme
- Gesamtnatriumzufuhr überprüfen (enteral, parenteral, Antibiotika, Albumine)
- Flüssigkeitszufuhr und Diurese überprüfen
- Herz-, Nieren- und dekompensierte Leberinsuffizienz beachten

Elektrolytentgleisungen
- enterale und parenterale Bilanzierung
- Anpassung bei gleichzeitiger Diuretikatherapie oder Niereninsuffizienz

Hyperosmolares Koma (tube-feeding-syndrome)
- durchschnittlicher Wasserbedarf 40 ml/kg KG
- je nach Nahrung mindestens 1–1.5 l Wasser zusätzlich pro Tag
- Achtung! bei Fieber, Diarrhoe, Fisteln, Verbrennungen etc. Verluste ausgleichen
- regelmäßige Kontrolle von Elektrolyten, Harnstoff, Kreatinin, Blutzucker, Osmolarität.

12.6 Parenterale Ernährung
(C. Hollerbach)

12.6.1 Allgemeines

In der parenteralen Ernährung kommen Lösungen zum Einsatz, die die Bausteine der Ernährung (s. Kap. 12.2.1) in aufgeschlüsselter Form enthalten. Als Kohlenhydratquelle stehen Glukose und Xylit zur Verfügung, als Eiweißquelle Aminosäurenlösungen und als Fettlieferant Emulsionen von langkettigen und mittelkettigen Fettsäuren. Hinzu kommen Elektrolyte, Vitamine und Spurenelemente. Die Nährstoffe können im „Bausteinprinzip" als Einzellösungen getrennt oder aber als Gesamtnährlösungen verabreicht werden. Bei letzterer Möglichkeit werden alle Komponenten in einem Beutel individuell für einen Patienten zusammengemischt; dies erfordert allerdings eine stabile Stoffwechsellage des Patienten. Häufig werden auch Kombinationslösungen von Kohlenhydraten und Aminosäuren verwendet. Als Zugangsweg dient ein peripherer oder zentralvenöser Zugang. Die Osmolarität der applizierten Gesamtlösung sollte 600–800 mosml/l bei peripheren Zugängen nicht überschreiten. Kalorisch adäquat kann deshalb periphervenös nur ein Patient ernährt werden, der keiner Flüssigkeitsrestriktion unterliegt. Hierfür stehen verschiedene Kombinationslösungen im 3-Liter-Konzept zur Verfügung. Diese enthalten ca. 3% Aminosäuren und 6% Glukose. Fettemulsionen haben aufgrund ihrer niedrigen Osmolarität einen günstigen Effekt bezüglich der Venenverträglichkeit und sollten wenn möglich den Kohlenhydrat-, bzw. Aminosäurelösungen über einen Y-Schlauch zugemischt werden. In der Intensivmedizin wird allerdings meist zentralvenös ernährt, da der Patient entweder aus einer anderen Indikation einen ZVK hat oder aber einer Volumenrestriktion unterliegt.

12.6.2 Indikationen

Ganz allgemein läßt sich sagen, daß sich die Indikationen der parenteralen Ernährung aus den Kontraindikationen der enteralen Ernährung ergeben. Hierzu zählen der paralytische oder mechanische Ileus, die vom Gastrointestinaltrakt ausgehende Sepsis, die akute Pankreatitis, die Peritonitis, das ausgeprägte Kurzdarmsyndrom (Länge < 60 cm), das toxische Megacolon bei Colitis ulcerosa und die postoperative Ernährung nach großen gastrointestinalen Eingriffen. Des weiteren ist die parenterale Ernährung bei Patienten indiziert, welche mit hochdosierter Chemotherapie, Bestrahlung und Knochenmarktransplantation behandelt werden. Auch therapieresistentes Erbrechen, z. B. in der Schwangerschaft kann eine Indikation zur parenteralen Ernährung sein.

12.6.3 Kontraindikationen

Bei Patienten mit funktionstüchtigem Gastrointestinaltrakt sollte dieser in jedem Fall genutzt werden. Wenn bei einem gutgenährten Patienten die vorraussichtliche Nahrungskarenz bei ca. 5 Tagen liegt, ist eine komplette parenterale Ernährung nicht indiziert. Es soll hier noch einmal betont werden, daß die enterale Ernährung der parenteralen wenn immer möglich vorzuziehen ist, da sie die physiologische Form der Ernährung darstellt. Es sollte frühzeitig versucht werden, die parenterale Ernährung durch das Einschleichen mit Sondennahrung abzulösen.

12.6.4 Infusionslösungen

Kohlenhydrate: Glukose kann von allen Geweben verstoffwechselt werden, für das Gehirn und die Erythrozyten ist sie sogar das ausschließliche Nährsubstrat. Glukoselösungen werden in einer Konzentration von 5% bis 70% angeboten. Somit kann bei verminderter Flüssigkeitstoleranz (Herz- und/oder Niereninsuffizienz) eine entsprechend konzentrierte Lösung gewählt werden. Bei periphervenöser Applikation ist maximal eine

Tab. 12.19: *Empfohlene Kohlenhydrat-Zufuhr bei Erwachsenen.*

	Höchstdosis/24 Std	Dosis/Std
Glukose	6 – 7 g/kg KG	0.25 g/kg KG
Fruktose	3 g/kg KG	0.25 g/kg KG
Sorbit	3 g/kg KG	0.25 g/kg KG
Xylit	3 g/kg KG	0.125 g/kg KG

Tab. 12.20: *Empfohlene Kohlenhydrat-Zufuhr bei Kindern.*

	Höchstdosis/24 Std
Frühgeborene	18 g/kg KG
Neugeborene	15 g/kg KG
Säuglinge	12 g/kg KG
Kleinkinder	11 g/kg KG
Schulkinder	10 g/kg KG

Tab. 12.21: *Protein- bzw. Aminosäurenbedarf.*

	empfohlene Dosis/24 Std
Erwachsene:	
normale Dosis	1 – 2 g/kg KG
Minimaldosis	0.4 g/kg KG
Maximaldosis	3 g/kg KG

10%ige Lösung (ca. 505 mosm/l) venenverträglich. An Zuckeraustauschstoffen sollte nur noch Xylit zum Einsatz kommen (s. Kap. 12.2.1.2), möglichst in Kombination mit Glukose im Verhältnis 1:1 oder 1:2.

Aminosäuren: Die kommerziellen Aminosäurelösungen stehen in Konzentrationen zwischen 3.5% und 15% zur Verfügung, sie enthalten essentielle und nicht-essentielle Aminosäuren zu ungefähr gleichen Anteilen. Die Aminosäuren können zur Proteinsynthese nur verwendet werden, wenn pro Gramm Aminosäuren mindestens 25 Kalorien Glukose oder Fett angeboten werden. Z.Zt. werden Aminosäurelösungen erprobt, die auch Dipeptide enthalten, damit kann das Aminosäurespektrum der Lösung um die eigentlich nicht-essentielle Aminosäure Glutamin erweitert werden. Glutamin ist besonders bei katabolen Stoffwechselsituationen von Bedeutung und ist außerdem bevorzugtes Substrat der Darmschleimhaut.

Die Dosierungsempfehlungen für Aminosäuren liegen je nach Schwere des Krankheitsbildes und Ausgangsernährungssituation bei 1 – 2.5 g/kg KG. Gegebenenfalls sollte eine Stickstoffbilanzierung (s. Kap. 12.4.4) erfolgen, um den tatsächlichen Bedarf zu ermitteln.

Fette: Lipidemulsionen dienen als Energiequelle mit besonders hoher Energiedichte und als Lieferanten von essentiellen Fettsäuren. Sie sind in Konzentrationen von 10% bis 30% erhältlich. Vorteile der 20%igen Lösungen (2 kcal/ml) sind der geringere Phospholipidanteil (kann Unverträglichkeitsreaktionen auslösen) und das geringere Flüssigkeitsvolumen. Fettinfusionen in einer Dosierung von 1 – 2 g/kg KG (max. 3 g/kg KG) pro Tag (Infusionszeit 8 – 12 Std) sollten ein fester Bestandteil des Ernährungsregimes sein. Unter Fettzufuhr wird die Proteinsynthese in der Leber gefördert und die Verfettung der Leber (wird unter reiner Glukosezufuhr häufig beobachtet) reduziert. Patienten mit Glukoseintoleranz haben ausgeglichenere Blutzuckerspiegel und einen niedrigeren Insulinbedarf; auch Patienten mit Ateminsuffizienz und CO_2-Retention profitieren von Lipidinfusionen, da bei der Verstoffwechselung im Verhältnis weniger CO_2 anfällt (s. Kap. 12.2.2). Schwerkranke mit Polytrauma oder Sepsis haben eine obligate Fettoxidation, sie können Fett besonders gut und Glukose relativ schlecht verwerten. Neben den Emulsionen mit ausschließlich langkettigen Fettsäuren (LCT) sind inzwischen auch Mischlösungen, die 50% mittelkettige Triglyceride (MCT) enthalten, auf dem Markt. Es werden verschiedene Vorteile dieser Lösungen bezüglich ihres Stoffwechsels diskutiert. Diese sind allerdings noch nicht in größeren Studien belegt. Nicht gegeben werden sollten Fettemulsionen bei Hypertriglyceridämien (TG > 700 mg/dl), bei Schocklunge, florider Sepsis und schwerer Leberfunktionsstörung. Der Gehalt an essentiellen Fettsäuren liegt bei ca. 60%, d.h. 100 ml einer 20%igen Lipidemulsion aus langkettigen Fettsäuren enthält ca. 12 g essentielle Fettsäuren (ca. 10 g Linolsäure und ca. 2 g Linolensäure). Mischlösungen aus LCT und MCT enthalten entsprechend ungefähr die Hälfte.

Tab. 12.22: *Empfohlene Lipidzufuhr, bezogen auf Neutralfett.*

Neutralfett	Tagesbedarf	Dosis/Std
Erwachsene Kind (8 – 15 J.) Kind (1 – 8 J) Säugling (< 1 J.)	1 – 2 g/kg KG 2 – 3 g/kg KG 3 – 4 g/kg KG 2 g/kg KG	0.15 g/kg KG

Tab. 12.23: *Empfohlene Dosierung für Linolsäure.*

	Tagesbedarf Linolsäure
Erwachsene (gesund) Erwachsene im Postaggressionsstoffwechsel Kinder Säuglinge	7 – 10 g (0.1 g/kg KG) 25 – 50 g 4 – 9 g 2 – 3 g (0.4 g/kg KG)

12.6.5 Komplikationen

Neben den katheterbedingten Komplikationen beim Legen oder im Verlauf (Pneumothorax, Luftembolie, Venenthrombose, Katheterokklusion, Kathetersepsis etc.) können verschiedene Stoffwechselkomplikationen auftreten. Die wichtigsten sollen kurz beschrieben werden:

Hyperglykämie

Klinik: osmotische Diurese, Dehydratation, Hyperosmolarität im Serum, später neurologische Symptome

Ursache: Glukoseverwertungsstörung im postoperativen Stadium oder bei beginnender Sepsis, Diabetes mellitus, überhöhte Glukosezufuhr

Therapie: Zusatz von Insulin zu Kohlenhydratlösungen oder Altinsulinperfusor

Prävention: häufige Blutzuckerkontrollen

VOM SOLL *und* VOM HABEN

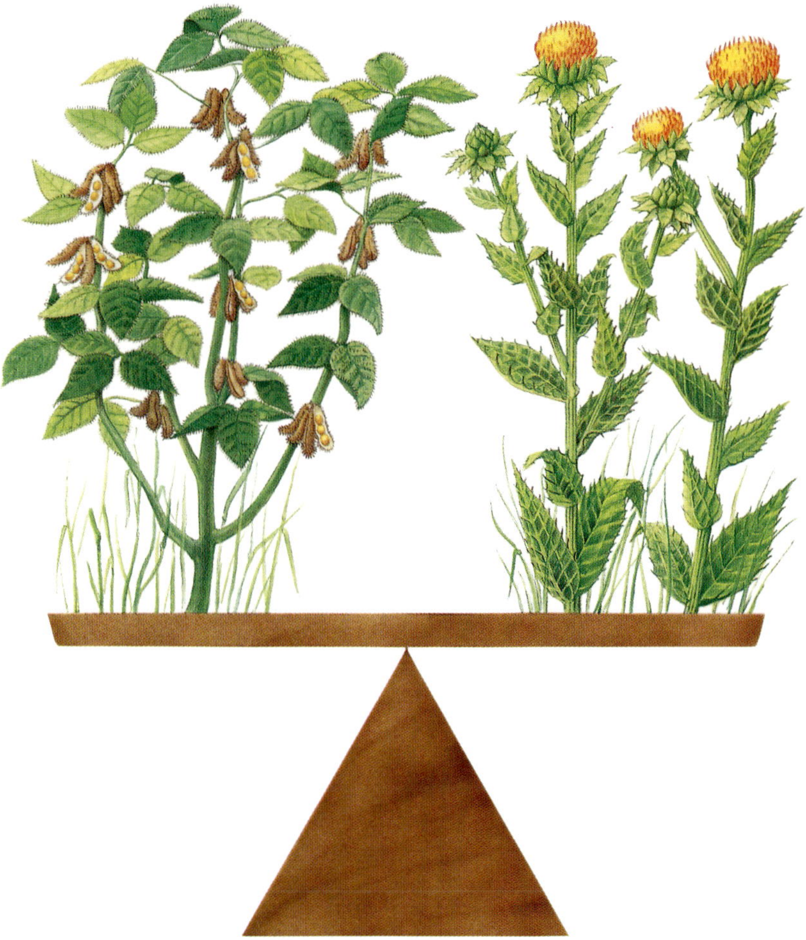

 ABBOLIPID®

verbessert die Bilanz

ABBOLIPID® verbessert die Bilanz

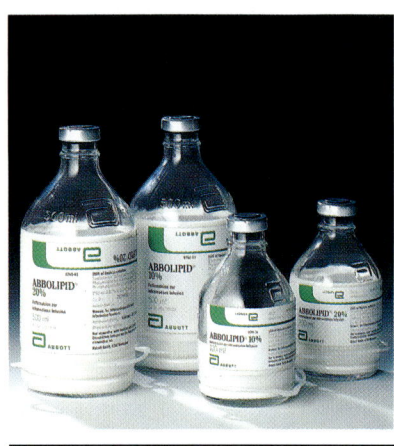

ABBOLIPID® enthält in 1000 ml:	10%	20%
Sojabohnenöl	50 g	100 g
Safloröl	50 g	100 g
Phospholipide aus Ei enth. 60% (3-sn-Phosphatidyl-) cholin	7,4 g	12 g
Glycerol	25 g	25 g
in 1000 ml: (davon 600 kcal aus Linolsäure)	4605 kJ 1100 kcal	8374 kJ 2000 kcal
Osmolarität (mOsmol/l):	276	258
Partikelgröße:	ca. 0,4 µm	ca. 0,4 µm
pH:	ca. 8,0	8,3
Art.-Nr. 100 ml:	660110	660220
Art.-Nr. 500 ml:	660150	660250

ABBOLIPID® 10%/20%
Fettemulsion zur parenteralen Ernährung

Zusammensetzung

ABBOLIPID® 10% enthält in 1000 ml: Sojabohnenöl 50 g; Safloröl 50 g; Phospholipide aus Ei enth. 60% (3-sn-Phosphatidyl-) cholin 7,4 g; Glycerol 25 g; 1000 ml = 4605 kJ/1100 kcal.
ABBOLIPID® 20% enthält in 1000 ml: Sojabohnenöl 100 g; Safloröl 100 g; Phospholipide aus Ei enth. 60% (3-sn-Phosphatidyl-) cholin 12 g; Glycerol 25 g; 1000 ml = 8374 kJ/2000 kcal.

Anwendungsgebiete

ABBOLIPID® ist zur Bereitstellung von zusätzlicher Energie bei parenteraler Ernährung indiziert. Ist eine parenterale Ernährung über mehr als 5 Tage erforderlich, so ist ABBOLIPID® auch zur Deckung des Bedarfs an essentiellen Fettsäuren angezeigt, um Veränderungen in der Fettsäurezusammensetzung der Plasmalipide (erhöhter Trien-Tetraen-Quotient) und klinische Manifestationen eines Mangels an essentiellen Fettsäuren zu verhindern bzw. zu deren Rückbildung beizutragen.

Gegenanzeigen

Fettstoffwechselstörungen, Erkrankungen des retikuloendothelialen Systems.
Schwere Gerinnungsstörungen, Schock und Kollapszustände, Schwangerschaft, akute thromboembolische Ereignisse, schwere septische Zustände mit Azidose und Hypoxie, Fettembolie, Akutphase des Herzinfarkts und Schlaganfalls, ketoazidotisches Koma und Präkoma diabeticum, intrahepatische Cholestase, Hämolyse.
Im Säuglingsalter: eingeschränkte Lungenfunktion oder Hyperbilirubinämie.
Allgemeine Gegenanzeigen einer parenteralen Ernährung: Azidosen unterschiedlicher Genese z. B. Laktatazidose, Ketoazidose bei Diabetes mellitus, hypotone Dehydratation, Hyperhydratation, Hypokaliämie.

Nebenwirkungen

Zwei Arten unerwünschter Reaktionen können in direktem Zusammenhang mit der Gabe von Fettemulsionen stehen:
1. Als Frühreaktionen werden allgemein für die intravenöse Fettzufuhr beobachtet: allergische Reaktionen, Hyperlipämie, Dyspnoe, Zyanose, Hautrötung, Schwindel, Kopfschmerzen, Schläfrigkeit, Nausea, Erbrechen, Hyperthermie, Schwitzen, Brust- und Rückenschmerzen, Thrombozytopenie (selten bei Neugeborenen), Hyperkoagulabilität und vorübergehende Aktivitätszunahme der Leberenzyme.
2. Bei längerer Anwendung von Fettemulsionen werden folgende unerwünschte Wirkungen registriert: Hepatomegalie, Ikterus infolge zentrolobulärer Cholestase, Splenomegalie, Thrombozytopenie, Leukopenie, Anämie, vorübergehende Anstiege in den Leberfunktionstests, Veränderungen bzw. Verminderung von Blutgerinnungsfaktoren, Überladungssyndrom und Ablagerung von braunem Pigment im retikuloendothelialen Gewebe der Leber. Eine lipämische Trübung des Serums zwölf Stunden nach beendeter Fettinfusion deutet ebenfalls auf Störungen im Fettstoffwechsel hin.

Handelsform

10% 100 ml; 10% 500 ml; 20% 200 ml; 20% 500 ml.

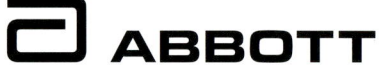 ABBOTT

Abbott GmbH
Max-Planck-Ring 2, Delkenheim
65205 Wiesbaden

Hypoglykämie

Klinik: Zittrigkeit, Schweißausbruch, Koma

Ursache: plötzliches Absetzen oder Unterbrechung einer hypertonen Glukoseinfusion, Insulinüberdosierung

Therapie: Bolusinfusion einer 40%igen Glukoselösung, evtl. Glukagoninjektion

Prävention: langsames „Ausschleichen" hypertoner Glukoselösungen

CO_2-Retention

Klinik: Tachypnoe, PCO_2-Anstieg

Ursache: überhöhtes Kalorienangebot in Form von Kohlenhydraten

Therapie: Reduktion der Glukose, Steigerung des prozentualen Fettanteils (40–50% der Gesamtkalorien)

Leberfunktionsstörungen, Cholestase, Fettleber

Ursache: nach längerer parenteraler Ernährung, zu hohe Glukoseinfusionsraten, Mangel an essentiellen Fettsäuren, Umwandlung der Aminosäuren unter Lichteinfluß

Prävention: nur zum Teil möglich, ausgewogenes bedarfsadaptiertes Nährstoffangebot, Lichtschutz der Aminosäureinfusionen

Elektrolytverschiebungen

Klinik und
Ursachen: siehe Tab. 12.6 in Kap. 12.2

Prävention: häufige Kontrollen von Kalium, Natrium, Phosphat und Magnesium

Vitamin- und Spurenelementmangel

Klinik: Hautveränderungen, neurologische Auffälligkeiten, Blutbildveränderungen, Wundheilungsstörungen

Ursache: Langzeit-parenterale Ernährung, defizitärer Ausgangsstatus

Prävention: ab dem ersten Tag tägliche Substitution der wasserlöslichen Vitamine und der Spurenelemente, fettlösliche Vitamine je nach Dosierung täglich oder wöchentlich, Achtung! Vitamin K ist in den meisten Mischpräparaten nicht enthalten.

12.6.6 Aufbau eines Infusionsplanes

1. Tag: Zufuhr von Wasser und Elektrolyten
2. Tag: Wasser, Elektrolyte, Beginn mit Aminosäuren (1 g/kg KG) und Kohlenhydraten (2 g/kg KG)
3. Tag: Wasser, Elektrolyte, Aminosäuren (1.5 g/kg KG) und Kohlenhydrate (max. 5 g/kg KG), Beginn mit Vitaminen und Spurenelementen
4. Tag: Wasser, Elektrolyte, Aminosäuren, Kohlenhydrate, Vitamine und Spurenelemente, Beginn mit Fettemulsionen (0.5 g kg KG)
5. Tag: Wasser, Elektrolyte, Aminosäuren, Kohlenhydrate, Vitamine und Spurenelemente, Steigerung der Fettemulsionen auf 1 bis 1.5 g kg KG

12.7 Ernährung bei Organ-insuffizienz (C. Hollerbach)

Für Patienten mit **Niereninsuffizienz** stehen spezielle Produkte zur Verfügung, die einen höheren Anteil an essentiellen Aminosäuren enthalten. Bei chronischer Niereninsuffizienz (im Prädialysestadium) sollte die Aminosäurenzufuhr 0.5 – 0.6 g/kg Körpergewicht betragen. Beim akuten Nierenversagen ist eine Mindestproteinzufuhr von 1.0 g, bei intermittierender oder kontinuierlicher Dialyse von 1.5 g/kg Körpergewicht indiziert. Auf dem enteralen Sektor steht eine pulverisierte Nahrung zur Verfügung, die eine individuelle Mischung von Eiweiß, Kalorien, Elektrolyten und Flüssigkeit erlaubt (z. B. Salvipeptid nephro®).

Bei der **Leberinsuffizienz** (s. Kap. 4.3.2) steht der reduzierte, metabolische Abbau bestimmter Nährstoffe (z. B. aromatische Aminosäuren, Fruktose) und die unzureichende Entgiftung bestimmter Stoffwechselprodukte (z. B. Ammoniak) im Vordergrund. Bei ausgeprägter Leberinsuffizienz sollte die tägliche Eiweißzufuhr auf 0.8 g /kg Körpergewicht reduziert werden. Sowohl zur parenteralen als auch zur enteralen Ernährung stehen Produkte für diese Indikation mit prozentual höherem Anteil an verzweigtkettigen Aminosäuren zur Verfügung.

Liegt eine **pulmonale Insuffizienz** vor oder soll der Patient vom Respirator entwöhnt werden, kann sich ein erhöhter Fettanteil bei Reduktion der Kohlenhydrate durch eine Verschiebung des Respiratorischen Quotienten (verminderte CO_2-Produktion) günstig auswirken. Beispiele für enterale Produkte sind Modulen lipid® und Pulmocare®.

Bei einer diabetischen Stoffwechsellage ist als parenterale Kohlenhydratquelle ein Gemisch aus Glukose und Xylit vorteilhaft, da Xylit insulinunabhängig metabolisiert wird. Als enterale Sondennahrung sollte eine ballaststoffreiche Kost (z. B. Fresubin diabetes®, Salvimulsin diabetes®), bei der die Kohlenhydratkomponente aus Stärke und Xylit oder Fruktose besteht, gewählt werden.

13. Infektiologie auf der Intensivstation

13.1 Einleitung (Th. Bein, J. Briegel)

Der kritisch kranke Intensivpatient weist neben der unterschiedlich ausgeprägten Einschränkung von Organfunktionen zumeist auch eine **reduzierte Immunabwehr** auf. Dies betrifft nicht nur das zelluläre Immunsystem (Granulozyten und Makrophagen), sondern auch die löslichen, humoralen Bestandteile (Immunglobuline). Es ist daher nicht verwunderlich, daß 20 – 30% der Intensivpatienten eine **nosokomiale, d.h. im Krankenhaus erworbene Infektion** erleiden. In Abhängigkeit von der Schwere der Erkrankung, der Dauer der künstlichen Beatmung und vom Alter steigt die Inzidenz einer nosokomialen Infektion erheblich an. Das klinische Zustandsbild variiert von mäßig ausgeprägten Symptomen (Fieber, Tachykardie) bis zur Entwicklung einer schweren Sepsis mit respiratorischer Insuffizienz oder Herz-Kreislaufversagen. Tritt das Versagen anderer Organsysteme hinzu (z. B. Nierenversagen, Gerinnungsstörung, Bewußtseinstrübung) spricht man vom **Multiorganversagen.** Dieses Syndrom geht mit einer extrem hohen Mortalität (70 – 100%) einher. Ein wesentlicher Bestandteil der Intensivtherapie ist daher die frühe Diagnose und adäquate Therapie von Infektionen. Im folgenden werden die Grundbegriffe der Mikrobiologie und Antibiotikatherapie erörtert. Das Kapitel „Klinische Infektiologie" befaßt sich mit der Häufigkeit und Art des Auftretens von Infektionen bei Intensivpatienten, Möglichkeiten der Verhütung, der Diagnostik sowie Grundzügen einer antimikrobiellen Therapie.

13.2 Mikrobiologische Grundlagen

Die Lehre vom Kontagiösen, d. h. von der Übertragung von Infektionskrankheiten durch „Ansteckung" oder durch Kontakt, war zum ersten Mal im 16. Jahrhundert von FRACASTORIUS verbreitet worden. IGNAZ SEMMELWEIS erkannte 1847 die infektiöse Ursache des Kindbettfiebers und propagierte die geburtshilfliche Händedesinfektion. ROBERT KOCH (1843 – 1910) gelang es, Mikroorganismen nachzuweisen und deren Bedeutung bei der Entstehung von Infektionskrankheiten aufzuzeigen.

Bakterien sind einzellige Mikroorganismen, die Chromosomen besitzen und daher zur (ungeschlechtlichen) Vermehrung fähig sind. Bakterien leben parasitär in menschlichen oder tierischen Geweben. Durch Stoffwechselprodukte, z. B. aus der Bakterienwand freigesetzte Endotoxine und durch Manipulationen am genetischen Code des Wirts entfalten sie ihre pathobiochemische Potenz, die sich uns als Krankheit darstellt. **Viren** sind nichtzelluläre Teilchen ohne genetisches Material, die zur Reproduktion lebende Wirtszellen benötigen.

Die verschiedenen pathogenen Keime, insbesondere Bakterien, haben eine unterschiedliche Virulenz, d. h. eine unterschiedliche **Potenz** zur Auslösung von Infektionen. Bakterien, die in bestimmten Kompartimenten, z. B. dem Gastrointestinaltrakt regelmäßig gefunden werden, zählt man zur Normalflora. Sie können nur bei immungeschwächten Patienten eine Infektion auslösen. Auf der Haut siedeln hauptsächlich Staphylokokken und Korynebakterien. Auf den Schleimhäuten des Verdauungstrakts siedeln vor allem gramnegative Keime.

Bakterien lassen sich durch verschiedene Charakteristika klassifizieren. Dazu gehört ihr **Färbeverhalten** bei der Gramfärbung, ihr **mikroskopisches Aussehen** oder ihre **Reaktion auf unterschiedliche Nährböden**. Aufgrund ihres Färbeverhaltens nach GRAM lassen sich Bakterien in grampositive und gramnegative Keime einteilen (Tab. 13.1). Darüber hinaus wird morphologisch zwischen Kokken und Stäbchen unterschieden. Bak-

Tab. 13.1: *Einteilung wichtiger Mikroorganismen nach ihrem mikrobiologischen und mikroskopischen Verhalten.*

Mirkroorganismus	Morphologie	Gramfärbung	Anaerob/Aerob
Staphylokokken (Staph. aureus) (Staph. epidermidis)	Kokken	+	fakultativ anaerob
Streptokokken (Pneumokokken)	Kokken	+	fakultativ anaerob
Neisserien (Meningokokken) (Gonokokken)	Kokken	–	aerob
Enterobakterien (Salmonellen) (Escherichia coli) (Klebsiellen) (Proteus) (Citrobacter) (Enterobacter) (Serratia)	Stäbchen	–	fakultativ
Pseudomonas (P. aeruginosa)	Stäbchen	–	aerob
Haemophilus	Stäbchen	–	aerob
Korynebakterien (C. diphteriae)	Stäbchen	+	fakultativ anaerob
Mykobakterien (Tuberkelbakterien) (Leprabakterien)	Stäbchen	säurefest	aerob
Clostridien (C. perfringens) (C. tetani) (C. botulinum)	Stäbchen	+	obligat anaerob
Bacteroides	Stäbchen	–	fak./obligat anaerob
Legionellen	Stäbchen	–	aerob
Mykoplasmen	keine feste Gestalt	–	fakultativ anerob

terien haben eine Zellwand, die verschiedenartige Ausstülpungen tragen kann. Im Gegensatz zu menschlichen Zellen, die einen Zellkern besitzen, liegt die DNS offen im Zytoplasma. In der Zellwand einiger Bakterienspezies (z. B. Staphylokokken, Meningokokken, Escherichia coli) sind hochmolekulare Komplexe aus Polysaccharid, Protein und Lipid **(Endotoxine)** gelagert, welche bei Zerfall der Mikroorganismen frei werden und im Organismus toxisch und pyrogen wirken.

13.3 Wirkprinzip von Antibiotika

ALEXANDER FLEMING entdeckte 1928 die bakterizide Wirkung des Pilzes Penicillium notatum und eröffnete damit eine neue Ära der Medizin. Das Wirkprinzip von Antibiotika führt im wesentlichen über 2 mögliche Angriffspunkte zur Abtötung (bakterizide Wirkung) oder Wachstumshemmung (bakteriostatische Wirkung) von Keimen: 1. Antibiotika können das Murein, den „Baustein" der Bakterienzellwand zerstören (Tab. 13.2); 2. bestimmte Antibiotika destruieren die Zytoplasmamembran und greifen schädigend in den Bakterienstoffwechsel ein.

Die vielfältigen Wechselwirkungen zwischen Antibiotikum, Bakterium und menschlichem Organismus erfordern großes Wissen und ausreichende klinische Erfahrung bei der Festlegung einer effektiven antibiotischen Therapie ohne das Auftreten unerwünschter Wirkungen. Viele Antibiotika weisen **typische Nebenwirkungen** auf, die von Verwirrtheitszuständen bis zu schwerer Knochenmarktoxizität reichen können. Intensivmedizinische Relevanz haben die nephrotoxische Potenz von Aminoglykosiden und Vancomycin. Durch tägliche Serum-Spiegel-Bestimmungen solcher Antibiotika und entsprechend modifizierte Dosierungen kann eine Einschränkung der Nierenfunktion vermieden werden. Ausprägung von Wirkungen und Nebenwirkungen eines Antibiotikums beim

Tab. 13.2: *Einteilung wichtiger Antibiotika nach dem Wirkmechanismus.*

Hemmung der Murein-Biosynthese	Hemmung des Zellmetabolismus	Schädigung der Zytoplasmamembran
Penicilline Cephalosporine Vancomycin	Aminoglykoside Erythromycin Chloramphenicol Tetrazykline Trimethoprim Isoniazid	Polymyxine

Die Wirkung eines Antibiotikums wird durch folgende Charakteristika beschrieben (Tab. 13.3):

Tab. 13.3: *Verschiedene Charakteristika antibiotischer Substanzen.*

Wirkungsspektrum	Umfang der verschiedenen, auf das Antibiotikum empfindlichen pathogenen Erreger
Wirkungstyp	bakterizid – bakteriostatisch
Wirkungsstärke	Antibiotikumkonzentration, bei der auf einem Nährmedium kein Keimwachstum zu sehen ist (= „minimale Hemmkonzentration")
Wirkmechanismus	Angriffspunkt des Antibiotikums am Bakterium

Intensivpatienten sind deshalb schwer vorhersagbar, da eine Vielzahl von Variablen (Kreislauffunktion, Wechselwirkung mit anderen Pharmaka) die Pharmakokinetik und Pharmakodynamik beeinflussen.

13.4 Klinische Infektiologie

Infektionen stellen eine große Gefahr für Intensivpatienten dar, die Infektionsverhütung ist daher ein bedeutender Faktor der Überlebenschance. Die Grunderkrankung, die zur Intensivbehandlung geführt hat, tritt oft dabei in den Hintergrund. Prävention, Früherkennung und gezielte Behandlung sind wesentliche Prinzipien der Intensivtherapie. Neben der eingeschränkten Immunfunktion liegt die Gefahr von Infektionen in **invasiven Therapiemaßnahmen** selbst, z. B. der Anlage von Gefäß- oder Blasenkathetern, dem künstlichen Luftweg etc. Diese invasiven Maßnahmen bedeuten eine **Ausschaltung natürlicher Schutzmechanismen** (Haut, Schleimhäute) und erleichtern die Besiedelung durch pathogene Erreger.

Vor der Einleitung präventiver oder therapeutischer Maßnahmen muß **die Bewertung des Auftretens pathogener Keime** in Geweben oder Körperkompartimenten stehen. Hierzu dienen die Grundbegriffe der Infektiologie.

13.4.1 Grundbegriffe der Infektiologie

Die Infektiologie wertet das Auftreten von Keimen abgestuft nach folgenden Definitionen:

Kontamination: Verunreinigung von Lebensmitteln, Infusionslösungen, medizintechnischen Artikeln u. a. m. mit Mikroorganismen, die unter Umständen eine Infektion auslösen können.

Kolonisation: Anwesenheit von Mikroorganismen auf Haut und Schleimhäuten (Mund-Nasen-Rachenraum, Gastrointestinaltrakt), die sich dort vermehren, ohne eine Infektionskrankheit auszulösen. In den meisten Fällen gehören diese Mikroorganismen der patienteneigenen Mikroflora an (Tab. 13.4).

Tab. 13.4: *Häufige Bakterien der patienteneigenen Mikroflora.*

Haut:	Staphylokokken, Propionibakterien, Korynebakterien
Mund:	Streptokokken, Staphylokokken, Fusobakterien, Bacteroides
Darm:	Enterokokken, Enterobacteriaceae, grampositive Kokken

Infektion: Anwesenheit und Vermehrung von Mikroorganismen mit lokalen oder systemischen Entzündungsreaktionen als Ausdruck der Infektabwehr. Bei Patienten mit Immunschwäche können auch Mikroorganismen der eigenen Mikroflora eine Infektion auslösen **(endogene Infektion).**

Sepsis: Schwerste systemische Reaktion auf eine Infektion mit kritischer Funktionseinschränkung von Organsystemen, die in der Regel intensivmedizinischer Behandlung bedarf. Klinisch entwickeln sich Fieber, Tachykardie, Bewußtseinsstörungen und Hypotonie bei gleichzeitiger Erhöhung des Herzzeitvolumens (= hyperdynamer septischer Schock). Unbehandelt entwickelt sich ein progressives Multiorganversagen (s. Kap. 14.1).

Septikämie: Periodische oder kontinuierliche Einschwemmung von pathogenen Erregern und deren toxischer Stoffwechselprodukte (Endotoxine) in die Blutbahn. Bei Versagen des Immunsystems führt dies zur Sepsis.

Septisches Syndrom: Identisches klinisches Krankheitsbild, jedoch nicht ursächlich durch eine Infektion mit folgender Septikämie ausgelöst, sondern durch andere Ursachen, z. B. schweres Trauma, Massivtransfusionen und große operative Eingriffe.

Septischer Schock: Sepsis mit schwerer Hypotension (systolischer Blutdruck < 90 mmHg über mindestens 1 Std). Keine Änderung auf Volumengabe oder pharmakologische Intervention.

Bakteriämie: Vorübergehendes, kurzzeitiges Einschwemmen von Keimen in die Blutbahn durch Verletzungen von Haut, Schleimhaut oder Darmwand. Im allgemeinen führt eine Bakteriämie nicht zu einer Infektionskrankheit.

Bakteriurie: Auftreten von Erregern (meist gramnegativ) im Urin. Bei einer Bakteriurie mit mehr als 10^5 Keimen/ml und entsprechenden klinischen Symptomen wird ein Harnwegsinfekt angenommen.

Urosepsis: Sepsis, die von einer Harnwegsinfektion, meist einer Nierenbeckenentzündung (Pyelonephritis) ausgeht.

13.4.2 Infektionen auf der Intensivstation: Pathomechanismen und Auftretenshäufigkeit

Ein bedeutender Pathomechanismus der Entstehung von Infektionen bei Intensivpatienten ist die **Überwindung funktioneller anatomischer Barrieren** durch unvermeidliche invasive Maßnahmen. Typische Infektions- und Fieberquellen während Intensivbehandlung sind in Abb. 13.1 dargestellt. Ein weiterer, besonders wichtiger Weg ist die **Übertragung von Erregern durch medizinisches Personal.** Häufigster Übertragungsweg ist die Manipulation mit den Händen, daher besteht die wirkungsvollste Hygienemaßnahme in der konsequenten **Händereinigung bzw. -desinfektion.**

Unter den invasiven therapeutischen Maßnahmen ist neben der Anlage von Gefäßkathetern besonders die **Intubation und künstliche Beatmung** zu nennen, da sie eine Ausschaltung der Schleimhäute der oberen Luftwege darstellt. Hierdurch wird das **Auftreten von Pneumonien** gefördert, wobei das Risiko einer Pneumonie direkt proportional zur Dauer der Beatmung ansteigt. Darüber hinaus unterdrückt die Beatmung mit positiven Atemwegsdrücken die mukoziliäre Clearance, d. h. die koordinierte Bewegung kleiner, haarähnlicher Fortsätze des Bronchialepithels, die Sekret und Schleim rachenwärts befördern. Eine nosokomiale Pneumonie wird bei etwa 10% aller Patienten nach Trauma beobachtet. Die Mortalität beträgt trotz „aggressiver" Therapie und Einsatz neuerer Antibiotika etwa 50%.

Wissenschaftliche Studien haben gezeigt, daß beim beatmeten Patienten die Aspiration geringer Mengen von Speichel oder Magensaft das Auftreten von Pneumonien fördert. Ein Milliliter Speichel kann bis zu einer Billion Bakterien enthalten. Seit einigen Jahren wird das Prinzip der **Selektiven Digestiven Dekontamination** praktiziert: hierbei werden bestimmte Mengen nicht-resorbierbarer Antibiotika, z. B. Gentamicin und Polymyxin, sowie eines Antimykotikums (Amphotericin B) mehrmals am Tag in den Nasopharynx oder per Sonde in den Magen instilliert, um die Besiedelung der Schleimhäute mit gramnegativen Keimen und Pilzen zu reduzieren und damit einer potentiellen Verschleppung und Infektion des Tracheobronchialraumes entgegenzuwirken. Es gibt Hinweise, daß die topische Antibiotikagabe zu einer Reduktion von Pneumonien bei beatmeten Intensivpatienten führt.

Um eine Kolonisation der Atemwege durch die Beatmungsmaschine zu verhindern, wird das Kreissystem, bestehend aus Beatmungsschläuchen und Befeuchtungseinrichtung, alle 48 Std ausgewechselt.

Das Absaugen von pulmonalem Sekret sollte grundsätzlich mit Hilfe einer sterilen Absaugvorrichtung erfolgen. Das Tragen von sterilen Einmalhandschuhen ist unerläßlich. Der Absaugvorgang sollte aus Gründen des besseren „handlings" grundsätzlich von zwei Mitarbeitern durchgeführt werden. Das mehrfache Absaugen von gelblichem, zähem Sekret kann auf eine Atemwegsentzündung (Tracheobronchitis) oder Pneumonie hinweisen. In der Regel wird durch weitergehende Untersuchungen (mikrobiologische Untersuchung, Gram-Färbung, Röntgen-Thorax) die Diagnose gesichert.

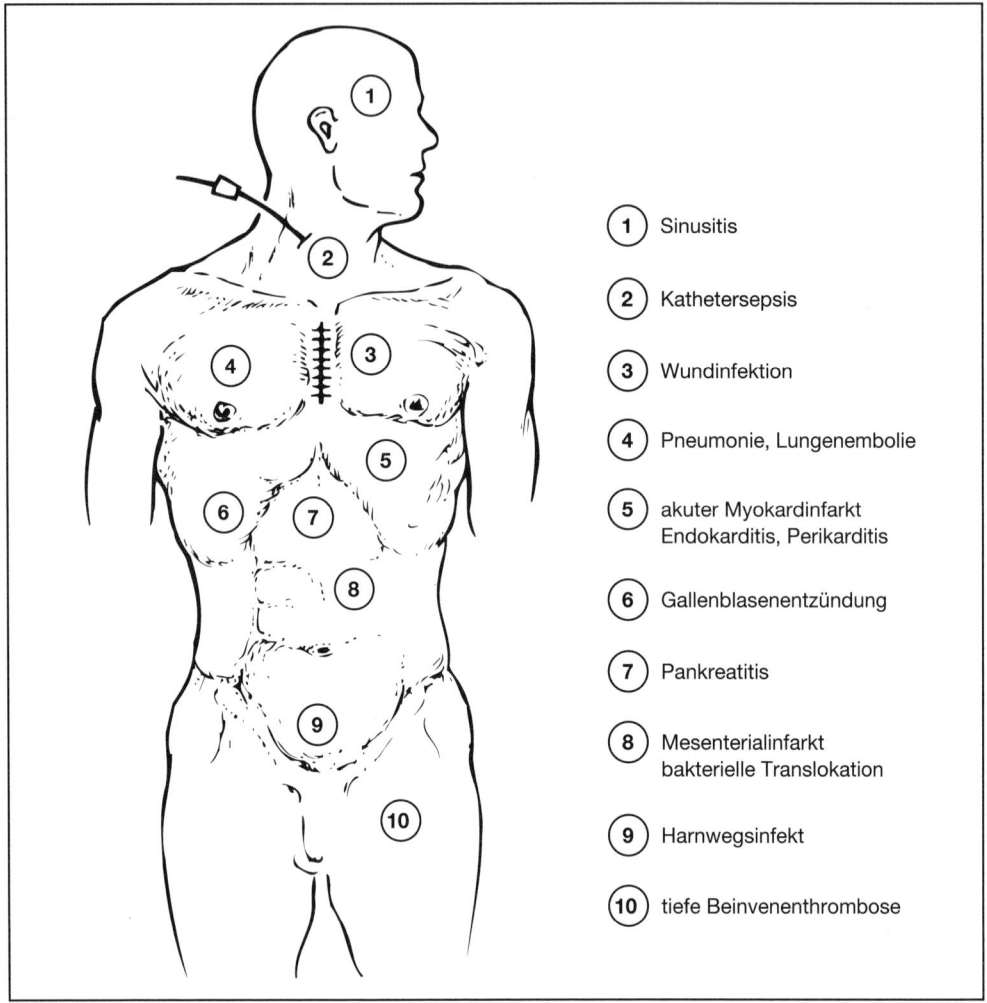

1 Sinusitis

2 Kathetersepsis

3 Wundinfektion

4 Pneumonie, Lungenembolie

5 akuter Myokardinfarkt
Endokarditis, Perikarditis

6 Gallenblasenentzündung

7 Pankreatitis

8 Mesenterialinfarkt
bakterielle Translokation

9 Harnwegsinfekt

10 tiefe Beinvenenthrombose

Abb. 13.1: *Typische Infektions- und Fieberquellen bei Intensivpatienten.*

Trotz steriler Anlagetechnik eines Blasendauerkatheters und Drainage entwickelt sich bei 10–27% der Patienten innerhalb von 5 Tagen ein **Harnwegsinfekt**. Die Diagnose wird durch die auftretende Bakteriurie mit entsprechenden klinischen Symptomen (Leukozytose, Fieber, Brennen im Urogenitalbereich) gestellt. Die häufigsten Erreger sind gram-negative Keime (E. coli). Die kurzdauernde antibiotische Therapie oder Entfernung des Katheters führen in aller Regel zur Keimfreiheit. Unbehandelt besteht die Gefahr einer gram-negativen Bakteriämie.

Grundsätzlich sollten geschlossene Urinableitungssysteme verwendet und das Sammelgefäß unter Patientenniveau gehalten werden, um einen Reflux von Urin in die Harnblase zu vermeiden. Eine einmalige Katheterpflege pro Tag mit jodhaltiger Seifenlösung ist ausreichend. Verkrustungen an der Katheteraustrittsstelle und eine trübe Urinfarbe können auf einen Harnwegsinfekt hinweisen und erfordern weitere diagnostische Maßnahmen.

Tab. 13.5: *Aufstellung häufiger Krankheitsbilder, verursacht durch verschiedene, auch patienten-eigene Mikroorganismen (NRR = Nasenrachenraum).*

Mikroorganismus	Krankheitsbilder	Vorkommen
Staphylokokken (Staph. aureus) (Staph. epidermidis)	häufigster Eitererreger, Furunkel, Osteomyelitis, Mastitis puerperalis	Haut, NRR, Schleimhaut
Streptokokken (Pneumokokken)	Lokale Infektionen: Impetigo, Phlegmone; lobäre Pneumonie	Haut, NRR, Schleimhaut
Neisserien (Meningokokken) (Gonokokken)	Pharyngitis Meningitis Urogenitalinfektionen	Mundhöhle, Schleimhaut, pathologisch
Enterobakterien (Salmonellen) (Escherichia coli) (Klebsiellen) (Proteus) (Citrobacter) (Enterobacter) (Serratia)	Gastroenteritiden, typhöse Krankheitsbilder; nosokomiale Infektionen: z.B. Peritonitis, Pneumonie, Harnwegsinfektionen	Darm
Pseudomonas (P. aeruginosa)	Pneumonien, Harnwegs- und Wundinfektionen	Darm, Krankenhausmilieu
Haemophilus	nosokomiale Infektionen Epiglottitis bei Kindern	Schleimhaut, ob. Luftwege
Kornynebakterien (C. diphteriae)	Wundinfektionen, Peritonitis, Diphterie	ob. Luftwege
Mykobakterien (Tuberkelbakterien) (Leprabakterien)	Tuberkulose, Lepra	Haustiere, Mensch: Lunge
Clostridien (C. perfringens) (C. tetani) (C. botulinum)	Pseudomembranöse Kolitis Gasbrand Tetanus Botulismus	ubiquitär
Bacteroides	lokale nekrotisierende Infektionen	Resp.-, Verdauungstrakt
Legionellen	nosokomiale Infektionen	Krankenhaus
Mykoplasmen	Pneumonien, Infektionen des oberen Respirationstraktes	Respirationstrakt

Infektionen durch Gefäßkatheter bis hin zur
Kathetersepsis machen 10 – 15% aller Kran-
kenhaus-erworbenen Infektionen aus. Dabei
sind prinzipiell 3 Entstehungswege bei zentralvenösen oder arteriellen Kathetern möglich:
1. Mikroorganismen können durch Diskonnektionen oder Leckagen im Kathetersystem
in die Blutbahn gelangen.
2. Bakterien der Hautflora können entlang der
Katheterwand in die Weichteile und in das
Gefäßsystem gelangen. Diese Übertragung
ist abhängig vom verwendeten Kathetermaterial.
3. Mikroorganismen, die bereits in der Blutbahn zirkulieren, können sich am Katheter
festsetzen und vermehren. Hierdurch kann
eine Bakteriämie zur Sepsis werden. Aus
Gründen der Infektionsgefahr sollen Gefäßkatheter nach 7 Tagen neu angelegt und täglich die Eintrittsstelle begutachtet und verbunden werden. Jede Hautrötung ist infekti-
onsverdächtig.

Infusionssysteme stellen einen weiteren
Übertragungsweg von pathogenen Erregern
dar. Grundsätzlich sollen Infusionssysteme
so wenig wie möglich diskonnektiert werden.
Die Anzahl von Dreiwegehähnen muß so
gering wie möglich gehalten werden, jeder
Spritzenansatz mit einer sterilen Verschluß-
kappe versehen sein. Es ist sinnvoll, alle
48 Std einen Wechsel des kompletten Infusi-
onssystems vorzunehmen.

Typische pathogene Erreger, die bei häufigen
Krankheitsbildern gefunden werden, sind in
Tab. 13.5 dargestellt.

13.5 Infektionsüberwachung

Neben regelmäßigen mikrobiologischen
Untersuchungen kommt der täglichen Überwachung des Auftretens von Infektionszei-
chen durch Pflegepersonal und Ärzte eine
große Bedeutung zu. Typische klinische Zeichen einer Entzündung sind **Hautrötung,
Schwellung, Schmerz** und eine **Überwär-
mung** an der betroffenen Stelle sowie eine
mögliche **Einschränkung der Funktion** des
Gelenks oder Kompartiments. **Verwirrt-
heitszustände** oder Bewußtseinstrübungen
können die ersten Zeichen einer schweren
Infektion oder Septikämie sein. Auf solche
Hinweise sollte während der täglichen Pflege-
gemaßnahmen geachtet werden. Darüber
hinaus erfolgt eine Infektionsüberwachung
durch regelmäßige laborchemische Untersuchungen (Leukozyten, Differentialblutbild).
Bei Verdacht auf eine Bakteriämie ist die
Abnahme von **Blutkulturen** die wichtigste
diagnostische Maßnahme.

13.6 Mikrobiologisches Monitoring

Die regelmäßige Abnahme und mikrobiologische Untersuchung von Blut, Urin oder Kör-
persekreten sowie serologische Antikörper-
Tests werden als **mikrobiologisches Monitoring** bezeichnet. Ziel ist die Früherkennung
und damit die Möglichkeit der Frühtherapie
von Infektionen bei Intensivpatienten. Im Falle
einer vermuteten Infektion dient das Monitoring dem gezielten Nachweis des pathogenen Erregers, um eine spezifische antibiotische Therapie einzuleiten. In Tab. 13.6 sind die
Proben und Techniken dargestellt.

Tab. 13.6: *Untersuchungsproben beim mikrobiologischen Monitoring.*

Blutkultur
Endotrachealsekret
Katheter- oder Mittelstrahlurin
Wund- oder Drainageabstriche
Spitzen von Gefäßkathetern
Liquor
Magensaft
Stuhl
serologische Untersuchungen
(Antikörper gegen Viren oder Bakterien)

Nach Gewinnung der Materialien mittels steriler Technik sollte möglichst schnell die Untersuchung im mikrobiologischen Labor stattfinden. Falls eine längere Aufbewahrungsdauer nicht zu vermeiden ist (z.B. Abnahme in der Nacht) sollten die Proben bei Zimmertemperatur gelagert werden (Ausnahme: Urin, Uricult: im Kühlschrank). Blutkulturen und Liquor werden im Brutschrank gelagert.

Sputum oder Endotrachealsekret: Dieses kann entweder durch Expektoration oder durch endotracheales Absaugen gewonnen werden. Dabei ist zu beachten, daß vorher keine Zahnputzmittel oder lokale Antibiotika (Selektive Dekontamination!) angewandt wurden. Das sterile Arbeiten bei der Gewinnung des Endotrachealsekrets ist Voraussetzung für einen aussagefähigen Befund. Zur gezielten Abnahme von Sekret in bestimmten, verdächtigen Lungenarealen wird fiberbronchoskopisch ein Bürstenabstrich entnommen oder die bronchoalveoläre Lavage durchgeführt.

Urindiagnostik: In der Regel wird aus dem liegenden Blasendauerkatheter oder der suprapubischen Blasenfistel der sog. „Katheterurin" entnommen. Auch hier ist auf steriles Arbeiten zu achten. Die Urinabnahme aus dem Sammelgefäß ist nicht zulässig, da sich bei Zimmertemperatur die Keime im Sammelgefäß drastisch vermehren können.

Katheterspitzen: Vor Entfernen des Katheters ist die Haut zu desinfizieren. Der Katheter wird gezogen, anschließend wird die Spitze in ein steriles Röhrchen gegeben (sterile Schere!). Bei verzögerter Verarbeitung wird 1 ml NaCl dazugegeben.

Anaerobierdiagnostik: Bei Verdacht auf Vorliegen einer Anaerobier-Infektion (z.B. Clostridium perfringens = Gasbrand) muß die Probe rasch in O_2-freiem Milieu transportiert werden. Solche Proben dürfen nicht im Kühlschrank aufbewahrt werden.

Stuhluntersuchung: Das Probenröhrchen muß mindestens bis zur Hälfte gefüllt werden. Zur Diagnostik von Parasitosen muß körperwarmer Stuhl untersucht werden.

Untersuchung auf Tuberkulose: Bei Verdacht auf Tuberkulose werden Magensaft, Auswurf oder Endotrachealsekret an drei aufeinanderfolgenden Tagen gewonnen und auf säurefeste Stäbchen untersucht. Bei schwerer Infektion muß die Diagnose durch invasive Maßnahmen (Pleurapunktion, Lungenbiopsie) erzwungen werden.

Serologische Untersuchungsmethoden: Die Untersuchung des Serums auf Antikörper ist insbesondere eine Nachweismethode von Viruserkrankungen. Als Methoden stehen Hämagglutinationsteste (IHA), Neutralisationsteste (NT) oder Komplementbindungsreaktionen (KBR) zur Verfügung. Darüber hinaus kann die humorale Immunantwort des Körpers (IgM-, IgA- oder IgE-Antikörper) als indirekter Infektionsnachweis gewertet werden. Neuerdings ist es auch möglich, Viren oder Viruspartikel direkt nachzuweisen, z.B. durch Immunfluoreszenz (IFT).

Der Nachweis von pathogenen Erregern durch das mikrobiologische Monitoring ist von grundlegender Bedeutung bei der Behandlung von Intensivpatienten. Das Intensivpflegepersonal spielt dabei eine entscheidende Rolle, da nur die korrekte Abnahme und adäquate Versendung eine fundierte Diagnose erlauben.

13.7 Infektionsverhütung und Hygienedisziplin

Wie erwähnt stellt die regelmäßige Händedesinfektion die einfachste und wirkungsvollste Methode der Infektionsverhütung dar. Vor und nach Pflegemaßnahmen sollte sie mittels üblicher alkoholischer Lösungen erfolgen. Dies gilt in besonderem Maße für Manipulationen an infizierten Wunden, Gefäßkathetern, Blasendauerkathetern und bei der Pflege immunsupprimierter Patienten (Transplantatempfänger!). Zur Hygienedisziplin sind auch andere Gruppen, die mit dem Patienten in Kontakt kommen (Angehörige, Krankengymnastik) anzuhalten. Diese Gruppen müssen auch eine spezielle Schutzkleidung (Überkittel) tragen. Die Gefahr der Übertragung von Infektionserregern durch kontaminierte Kleidung besteht bei Pflegearbeiten an eitrigen Wundinfektionen und beim Umgang mit kontaminiertem Material. Zu diesen Arbeiten sollten grundsätzlich Plastikeinmalschürzen über der üblichen Schutzkleidung getragen werden.

Der Begriff „Hygienedisziplin" umfaßt nicht nur den Schutz des Patienten, sondern den **Schutz des intensivmedizinisch tätigen Personals vor Infektionen durch Patienten**. So dient die konsequente Verwendung von Handschuhen und Plastikschürzen der **Prävention einer Hepatitis- oder HIV-Infektion**. Um eine Infektion über die Augen zu verhindern, sind bei entsprechenden Manipulationen (Intubation, Bronchoskopie, Wundpflege) Schutzbrillen erforderlich. Das Einhalten der Hygienedisziplin auf der Intensivstation ist eine der Voraussetzungen für die erfolgreiche Behandlung kritisch kranker Patienten.

14. Spezielle Intensivmedizin

14.1 Sepsis und septischer Schock (H. Forst, Th. Bein)

Sepsis und septischer Schock sind trotz frühzeitiger chirurgischer Intervention, gezielter antibiotischer Therapie und aufwendiger Verfahren der Überwachung von Organfunktionen nach wie vor eine der Haupttodesursachen schwerkranker Patienten auf Intensivstationen. Grundsätzlich kann ein septischer Schock von einer Vielzahl krankmachender Mikroorganismen verursacht werden. In der Mehrzahl der Fälle ist er jedoch die Komplikation einer Infektion mit Bakterien. Die Bakteriämie, d.h. das Auftreten von Krankheitserregern im Blut ohne klinische Zeichen einer Erkrankung, ist nicht gleichzusetzen mit dem Begriff Sepsis. Vielmehr versteht man unter Sepsis oder dem Sepsis-Syndrom ein klinisches Krankheitsbild, das durch schwere toxische Allgemeinsymptome und Funktionseinschränkung lebenswichtiger Organsysteme gekennzeichnet ist. Die Sepsis tritt als Folge wiederholter oder andauernder Ausschwemmung von Keimen und/oder Toxinen in die Blutbahn auf. Der Begriff der Endotoxinämie beschreibt dagegen ausschließlich das Auftreten und den Nachweis eines eiweißhaltigen Bestandteils der Zellwand gramnegativer Bakterien im Blut. Eine systematische Endotoxinämie kann das Vollbild des Sepsis-Syndroms hervorrufen, ohne daß Bakterien im Blut nachweisbar sein müssen. Man spricht dann auch von einem abakteriellen Sepsis-Syndrom.

Klinisch ist die Sepsis vom septischen Schock nicht immer eindeutig abzugrenzen. Im Gegensatz zu anderen Schockformen ist der septische Schock durch eine primäre Störung von Zellfunktionen, Metabolismus sowie der Durchblutung im Bereich kleiner und kleinster Gefäße (Mikrozirkulation) gekennzeichnet (Abb. 14.1). Dabei ist die Verwertung von Substraten und Sauerstoff bereits auf zellulärer Ebene beeinträchtigt. Trotz in der Regel gesteigerter Gesamtdurchblutung der Organe ist die tatsächlich zur Gewebeversorgung beitragende, nutritive Perfusion mangelhaft. Dies ist nicht zuletzt Folge einer Fehlverteilung der Perfusion auf der Ebene der Mikrozirkulation. Darüber hinaus tragen eine gestörte Funktion des Endothels und eine gesteigerte Durchlässigkeit der Gefäßwand für Eiweiß und Wasser (erhöhte Gefäßpermeabilität) zur Ausbildung eines interstitiellen Ödems und damit einer weiteren Einschränkung des Substrataustausches bei (Abb. 14.1). Zeichen des Sauerstoffmangels, des daraus resultierenden anaeroben Stoffwechsels und damit des Schocks ist der Anstieg des Milchsäurespiegels im Blut (Laktatazidose).

14.1.1 Ursachen des septischen Schocks

Der septische Schock tritt überwiegend bei krankenhauserworbenen Infektionen mit gramnegativen aeroben Bakterien auf. Aerobier lassen sich im Labor unter atmosphärischen Umweltbedingungen bebrüten, während anaerobe Bakteriengattungen nur unter Ausschluß von Luftsauerstoff zur Vermehrung gebracht werden können. Durch die Differentialfärbung nach GRAM können bei Betrachtung im Mikroskop gramnegative (rötlich gefärbte) oder grampositive (violett gefärbte) Bakterien unterschieden werden. 20 – 40% aller Patienten mit gramnegativer Bakteriämie entwickeln die Symptome eines Schocks; die Sterblichkeit wird mit 20 – 50%, nach Entwicklung eines Mehrfach-Organversagens mit über 90% angegeben. Die am häufigsten isolierten gramnegativen Bakterien sind Escherichia coli, Klebsiella-, Enterobacter-, Serratia-, Pseudomonas und Proteus-Spezies. Aber auch grampositive aerobe Bakterien, Anaerobier, Pilze, Viren oder Parasiten können Ursache eines septischen Schocks sein. An grampositiven Bakterien werden überwiegend Staphylococcus aureus, Streptokokken und Pneumokokken nachgewiesen.

Die häufigsten Eintrittspforten für die Krankheitserreger sind die harnableitenden Organe, die Atemwege, der Magen-Darmtrakt, Weichteilwunden und Gefäßkatheter. In den letzten Jahren ist der Mechanismus der bakteriellen Translokation (= Übertritt von Bakterien oder Endotoxinen vom Darmlumen in die Blutbahn) als Ursache einer Sepsis herausgestellt worden: die arterielle Hypotension durch Trauma oder Schock führt häufig zu einer Drosselung des Blutflusses im Gastrointestinaltrakt („Splanchnikus-Gebiet"). Folgen sind Minderdurchblutung und Hypoxie der gastrointestinalen Schleimhaut (Mukosa), anaerobe Glykolyse und Gewebsazidose. Die Mukosa, ein Epithelgewebe mit hoher Erneuerungsrate, übt eine wichtige Barrierefunktion gegen Bakterien und Toxine aus. Eine Beeinträchtigung der Barriere ermöglicht die Translokation von Bakterien und Toxinen aus dem Darm in die Blutbahn. Zur Überwachung der Durchblutung des Gastrointestinaltraktes und damit der Integrität der Mukosabarriere hat sich die Messung des pH-Wertes in der Magen- oder Darmwand (intramukosaler pH) mit Hilfe eines Ballonkatheters als nützlich herausgestellt.

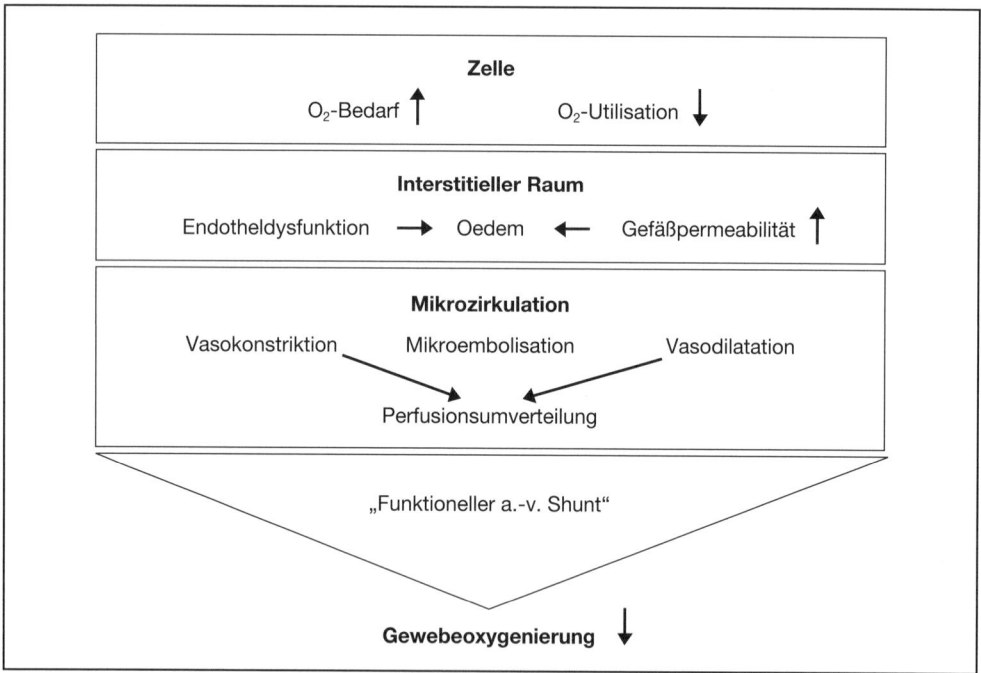

Abb. 14.1: *Ursachen der unzureichenden Versorgung der Gewebe mit Sauerstoff im septischen Schock. Die Störung des Zellstoffwechsels ist durch die mangelhafte Fähigkeit der Sauerstoffverwertung bei gleichzeitig erhöhtem O_2-Bedarf gekennzeichnet. Das interstitielle Ödem trägt zusätzlich zum erschwerten Gasaustausch bei. Auf der Ebene der Mikrozirkulation kommt es durch Umverteilung der Perfusion zur Steigerung des nicht-nutritiven Blutflusses. Der Begriff des „funktionellen a.v.-Shunts" beschreibt die mangelhafte O_2-Extraktion aus dem arteriellen Blut und ist damit das Ergebnis der Vorgänge auf allen drei Ebenen.*

In 30% der Fälle des Auftretens einer Sepsis – überwiegend handelt es sich dabei um Patienten mit schwerer Grunderkrankung – kann der Infektionsherd nicht identifiziert werden. Bevorzugt betroffen sind Kranke mit beeinträchtigter Immunabwehr. Dazu gehören im weiteren Sinne auch Patienten, deren natürliche Barriere gegen das Eindringen von pathogenen Mikroorganismen durch invasive diagnostisch/therapeutische Maßnahmen oder infolge von Verbrennungen geschwächt oder durchbrochen ist. Die steigende Zahl und längere Überlebenszeit von Patienten mit geschwächtem Immunsystem und damit hohem Infektionsrisiko führen ebenfalls zu einer Zunahme von Sepsisfällen. Meist handelt es sich um ältere Menschen nach großen operativen Eingriffen, Malignompatienten, Diabetiker, Mehrfachverletzte, Transplantatempfänger und Patienten, die wegen ihrer Grunderkrankung immunsuppressiv behandelt werden.

14.1.2 Pathophysiologie

Das Syndrom des septischen Schocks ist Folge komplexer Reaktionen des Organismus auf die Einschwemmung fremder Polysaccharide und Proteine, die bei der Zerstörung pathogener Keime durch die Abwehrsysteme des Körpers in den Kreislauf gelangen. Am besten untersucht sind diese Vorgänge für die Effekte des Endotoxins aus der Zellwand gramnegativer aerober Bakterien. Zu den durch Endotoxin ausgelösten Reaktionen gehören die Stimulation der Immunantwort, die Fieberreaktion, die Aktivierung der Gerinnungskaskade, des Komplement- sowie des Kallikrein-Kinin-Systems, die Ausschüttung körpereigener morphinartiger Stoffe (Endorphine) und die Freisetzung hochaktiver Vermittlersubstanzen (Mediatoren) aus Leukozyten, Thrombozyten und Gewebezellen (Abb. 14.2).

Die Aktivierung der genannten Kaskadensysteme, die Freisetzung gefäßaktiver und zelltoxischer Substanzen und die Schädigung der Endothelbarriere münden in eine charakteristische Mikrozirkulationsstörung. Diese ist gekennzeichnet durch ausgedehnte Fibrinablagerungen, durch die Zusammenlagerung von Leuko- und Thrombozyten, eine Permeabilitätsstörung der Gefäßwand und regional unterschiedlich ausgeprägte Vasokonstriktion und -dilatation. Die daraus folgende Umverteilung der Kapillardurchblutung führt trotz gelegentlich gesteigerter Gesamtperfusion zu einer unzureichenden nutritiven Perfusion des Gewebes. Die mangelhafte Fähigkeit zur Sauerstoffextraktion aus dem Blut ist charakteristisch für die Sepsis und wird oft mit dem Begriff „funktionelle arterio-venöse Kurzschlußdurchblutung" (a.-v. Shunt) beschrieben (Abb. 14.1).

Hämodynamik

Die zu beobachtenden makrohämodynamischen Veränderungen sind dagegen sekundäre Phänomene und können, zumindest in der Frühphase des Schocks, als Mechanismen zur Kompensation der Gewebshypoxie angesehen werden. Anhand hämodynamischer Größen lassen sich, als Teile eines kontinuierlichen Prozesses, zwei Formen des septischen Schocks unterscheiden.

Die hyperdyname Schockform (Frühphase) zeichnet sich durch einen verminderten peripheren Gefäßwiderstand, ein gesteigertes Herzzeitvolumen bei noch normalen oder niedrigen systemischen Blutdruckwerten aus. Der reduzierte periphere Gefäßwiderstand wird durch die ausgeprägte arterioläre Vasodilatation in Teilen der Mikrozirkulation verursacht und durch die Wirkung von Mediatoren auf die glatte Gefäßmuskulatur des Systemkreislaufs vermittelt. Dagegen ist der pulmonale Gefäßwiderstand durch die Ansammlung von Leuko- und Thrombozyten in den Lungenkapillaren und die konstriktorische Wirkung von Mediatoren auf die pulmonalen Widerstandsgefäße erhöht.

Eine Reihe vasoaktiver Substanzen bewirkt zudem eine Zunahme der Gefäßpermeabilität. Die Verlagerung von Plasma aus der Blutbahn in das Gewebe hat eine Verminderung des zirkulierenden Blutvolumens zur

Folge. Darüber hinaus wird durch die Ansammlung von Blut in den Kapazitätsgefäßen des Niederdrucksystems der venöse Rückfluß zum Herzen vermindert. Vorübergehende hypotone Phasen werden durch gesteigerte Aktivität des sympathiko-adrenergen Systems beantwortet. Die Folge der dann ausgeprägten regionalen arteriolären und venolären Konstriktion ist die Absonderung und der Verhalt von Flüssigkeit in der Endstrombahn.

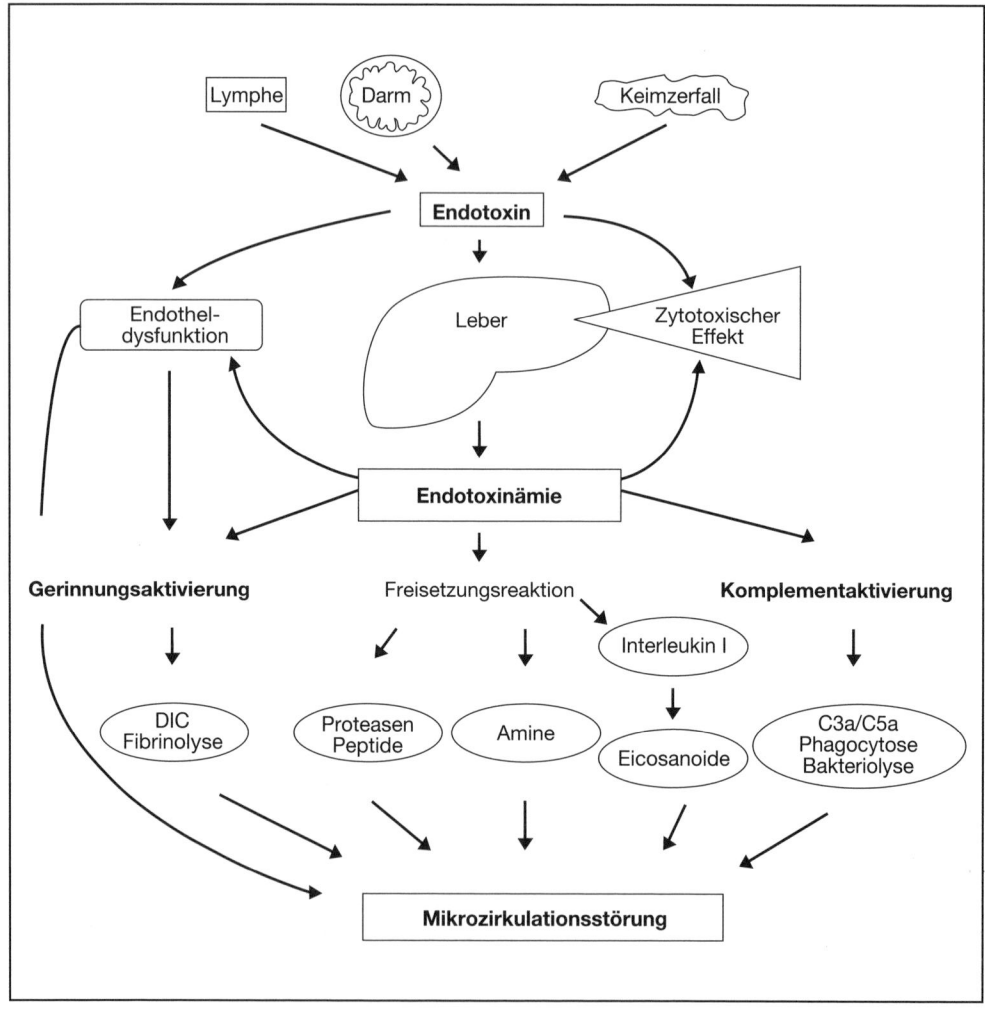

Abb. 14.2: *Die Effekte der Einschwemmung von Endotoxin auf humorale und zelluläre Systeme sind komplex und beeinflussen sich gegenseitig. Letztlich ist das Ergebnis der Aktivierung des Komplement- und des Gerinnungssystems, der Freisetzung biogener Amine, proteolytischer Enzyme und vasoaktiver Peptide die charakteristische Mikrozirkulationsstörung des septischen Schocks (modifiziert nach MESSMER und Mitarbeitern).*

Obwohl das Herzzeitvolumen in der hyperdynamen Phase normal oder über die Norm erhöht ist, kann die Pumpfunktion des Herzens bereits eingeschränkt sein. Trotz verminderter Auswurffraktion des Herzens (Auswurffraktion = Schlagvolumen/enddiastolisches Volumen) kann infolge einer Dilatation des linken Ventrikels in der akuten Phase des Schocks das Schlagvolumen normal sein. Aber auch eine normale Auswurffraktion bedeutet nicht notwendigerweise eine intakte Fähigkeit des Herzmuskels zur Kontraktion, wenn sie nur Folge der erheblich reduzierten Nachlast bei Hypotonie ist. Die möglichen Ursachen der eingeschränkten Pumpfunktion der Herzkammern im septischen Schock wie Ischämie, metabolische Störungen, Störungen der Mikrozirkulation des Herzmuskels oder zirkulierende myokarddepressive Stoffe sind in ihrer Bedeutung nicht völlig geklärt.

Ein Versagen der peripheren Gefäßregulation mit bleibender Vasodilatation in Kombination mit erhöhtem Herzzeitvolumen bleibt bei vielen Patienten bis ins präfinale Stadium erhalten. Liegt eine relative Hypovolämie vor – oft infolge unzureichendem Volumenersatz – oder ist die Myokardfunktion infolge der Grunderkrankung eingeschränkt, kann auch bei niedrigem peripheren Gefäßwiderstand das Herzzeitvolumen bereits in der frühen Phase kritisch niedrige Werte erreichen.

Bei manchen Patienten entwickelt sich nach Stunden oder Tagen das **hypodyname Stadium des septischen Schocks** mit Abfall des Herzzeitvolumens, niedrigem systemischem Blutdruck und hohem peripherem und pulmonalem Gefäßwiderstand. Dieses oft, aber nicht ausschließlich in der Spätphase zu beobachtende Bild ist durch maximale Vasokonstriktion und Persistieren der Mikrozirkulationsstörung gekennzeichnet.

Somit sind die hämodynamischen Veränderungen im septischen Schock das Resultat von Mediatoreffekten auf Mikrozirkulation, Herzfunktion und zentrales Nervensystem auf der einen und von Kompensationsmechanismen des kardiovaskulären Systems auf der anderen Seite.

14.1.3 Klinisches Bild des septischen Schocks

Neben anamnestischen Hinweisen auf eine Infektion bzw. auf das Vorliegen prädisponierender Faktoren stützt sich die Diagnose des septischen Schocks vor allem auf klinische Symptome, charakteristische hämodynamische Befunde, das Auftreten von Organdysfunktionen und auf Laborbefunde.

14.1.3.1 Klinische Symptome

Die klinische Symptomatik hängt vom Schockstadium, der Art der Grunderkrankung und dem Gesamtzustand des Patienten ab. Die auslösende Keimspezies hat dagegen wenig Einfluß auf das klinische Bild des Schocks.

Frühsymptome der Sepsis sind Tachypnoe, Unruhe, Verwirrtheit, Tachykardie und Oligurie (Tab. 14.1). Schüttelfrost und Fieber treten häufig auf, doch kann Fieber als Symptom bei älteren Menschen, bei Urämie oder Behandlung mit Kortikosteroiden auch fehlen. Ein auffallender Volumenbedarf bei Intensivpatienten stellt oft ein Zeichen für den beginnenden septischen Schock dar. Der systemische Blutdruck kann zu diesem Zeitpunkt noch normal sein. Bei Patienten im hyperdynamen septischen Schock ist die warme, trockene, rosig aussehende Haut auffällig, doch beobachtet man auch massive Schweißausbrüche bei heißer und geröteter Haut. Bei längerem Verlauf der Sepsis fällt gelegentlich ein Ikterus als Hinweis auf eine Leberbeteiligung oder als Zeichen einer Hämolyse auf. Petechiale oder flächenhafte Haut- und Schleimhautblutungen sind ebenso Ausdruck von Gerinnungsstörungen, wie spontane Blutungen aus Punktionsstellen.

Tab. 14.1: *Klinische Symptome der Sepsis.*

- Fieber (oder Hypothermie)
- Tachypnoe
- Schüttelfrost
- Unruhe, Verwirrtheit
- Tachykardie
- Hypotonie
- Oligurie
- Trockene, warme Haut
  (Hyperdynamer Schock)
- Blutungsneigung

Das klinische Bild des hypodynamen Schocks ähnelt weitgehend dem anderer Schockformen, die mit einem niedrigen Herzzeitvolumen einhergehen: Die Haut ist feucht, kalt und zyanotisch-marmoriert, die Patienten sind zu diesem Zeitpunkt meist somnolent oder komatös (vgl. Kap. 1.8.1).

14.1.3.2 Organdysfunktionen

Die Lunge kann Ausgangspunkt (z.B. im Rahmen einer Pneumonie) oder Zielorgan des Sepsis-Syndroms oder beides sein. Die Sepsis stellt einen der wichtigsten Risikofaktoren für die Entwicklung des akuten Lungenversagens (ARDS) dar (vgl. Kap. 2.5.1). In der Frühphase des ARDS können röntgenologische Hinweise auf eine Lungenbeteiligung fehlen. Erste Zeichen des Permeabilitätslungenödems sind streifig-fleckförmige Verschattungen ohne bevorzugte Lokalisation, die später in eine schleierartige Trübung der gesamten Lunge („weiße Lunge") oder in wolkig-konfluierende beidseitige Infiltrate übergehen. Klinisch führendes Symptom des akuten Lungenversagens ist die arterielle Hypoxämie trotz hoher O_2-Konzentrationen in der Inspirationsluft. Dyspnoe, Tachypnoe und oberflächliche Atmung sind Zeichen der gesteigerten Atemarbeit. Vor allem in fortgeschrittenen Stadien des ARDS ist der pulmonale Gefäßwiderstand und der pulmonalarterielle Mitteldruck erhöht. Pathophysiologisch liegen dieser klinischen Symptomatik ein interstitielles Lungenödem, ein Mißver-

hältnis von alveolärer Ventilation zu Perfusion, die Mikrothrombosierung bzw. Vasokonstriktion der pulmonalen Strombahn sowie eine Verminderung aller Lungenvolumina mit verschlechterter pulmonaler Compliance zugrunde (vgl. Kap. 2.5).

Neben der Verschlechterung der Funktion der Lunge ist die Einschränkung der Nierenfunktion eine der charakteristischen Organmanifestationen der Sepsis. Klinisch beobachtet man Oligurie bzw. Anurie und den Anstieg harnpflichtiger Substanzen im Blut. Bei unveränderter oder gesteigerter Urinausscheidung können die Abnahme der Kreatinin-Clearance und eine erhöhte fraktionelle Natriumexkretion erste Hinweise auf ein nicht-oligurisches Nierenversagen sein (vgl. Kap. 3.4.1).

Im septischen Schock kommt es zu einer Aktivierung des Gerinnungssystems mit Verminderung der plasmatischen Hemmfaktoren der Blutgerinnung. Die Konstellation der Gerinnungsparameter ist uneinheitlich, je nachdem, ob eine vermehrte Gerinnungsneigung besteht (meist in der Frühphase), oder ob der Verbrauch an Gerinnungsfaktoren und die gleichzeitige Fibrinolyse dominieren. Als Zeichen für eine gesteigerte Lysetätigkeit kann eine Erhöhung der Fibrinogenspaltprodukte gelten. Die Fibrinogenspiegel sind anfangs als Zeichen der Aktivierung der Akutphaseproteine erhöht, die Aktivität von Antithrombin III und die Konzentration an alpha-$_1$-Makroglobulin dagegen erniedrigt. Zwar finden sich im septischen Schock oft laborchemische Hinweise auf eine Umsatzsteigerung des Gerinnungspotentials in Form erhöhter Spiegel von Fibrinogen-Fibrinmonomeren (Äthanolgeltest positiv), doch ist das Vollbild der Verbrauchskoagulopathie (disseminierte intravasale Gerinnung, DIC) mit generalisierter Blutungsneigung, erniedrigten Fibrinogenspiegeln, verlängerter Thromboplastinzeit (Quick), verlängerter partieller Thromboplastinzeit (PTT) und Thrombopenie eher ein seltenes Symptom der Spätphase (vgl. Kap. 5.2).

14.1.3.3 Sepsis und Multiorganversagen

Das Versagen weiterer Organsysteme kompliziert den Verlauf und bestimmt die Prognose des septischen Schocks (Tab. 14.2). Akutes Nierenversagen, ARDS, Leberversagen, akute Läsionen im Magen-Darmtrakt mit Blutung und Verbrauchskoagulopathie sind Folgen eines verlängerten Schocks, wie er meist dann auftritt, wenn die Sepsisursache therapeutisch nicht beherrscht werden kann. Bei etwa 60% aller Patienten mit Sepsis entwickelt sich ein Multiorganversagen (MOV = Versagen > 2 Organsystemen), wodurch die Prognose erheblich verschlechtert wird: bei einem Versagen von 3 Organsystemen beträgt die Letalitätsrate bereits über 70%. Ein weiterer Ausfall von Organfunktionen wird nur selten überlebt.

Tab. 14.2: *Organmanifestationen des septischen Schocks.*

- Akutes Lungenversagen (ARDS)
- Akutes Nierenversagen
- Gerinnungsstörung (DIC)
- Gastrointestinale Blutung
- Leberinsuffizienz
- Mehrfach-Organversagen

14.1.3.4 Laborbefunde

Der klinische Verdacht auf ein septisches Syndrom kann durch Laboranalysen erhärtet werden (Tab. 14.3). Das Blutbild zeigt meist eine Leukozytose mit Auftreten jugendlicher Formen von Granulozyten (Linksverschiebung), gelegentlich jedoch – vor allem in der Frühphase der Sepsis – eine Leukopenie. Ein Abfall der Thrombozytenzahl ebenso wie eine Hypophosphatämie sind vor allem für die gramnegative Sepsis charakteristisch. Die Hypokapnie in der Frühphase ist Folge einer zentral induzierten Hyperventilation. Arterielle Hypoxämie und respiratorische Alkalose sind Zeichen einer beginnenden respiratorischen Insuffizienz. Die arteriogemischt-venöse Sauerstoffgehaltsdifferenz ist in der hyperdynamen Phase erniedrigt (vgl. Kap. 1.8.3.4).

Tab. 14.3: *Laborbefunde bei Sepsis.*

- Leukozytose (oder Leukopenie)
- Arterielle Hypoxämie
- Hypokapnie
- Laktatazidose
- Thrombopenie
- Abnorme Gerinnungsparameter
- Niedrige $a\overline{v}DO_2$

Erst in der Spätphase des hypodynamen Schocks kann die $a\overline{v}DO_2$ auch erhöht sein. Fast immer besteht zu diesem Zeitpunkt eine ausgeprägte Laktatazidose im Blut, die allerdings infolge der Zentralisation des Kreislaufs das Ausmaß der Gewebsazidose nur unvollkommen widerspiegelt.

14.1.4 Überwachungsmaßnahmen und diagnostische Verfahren

Eine adäquate Behandlung des septischen Schocks ist nur auf einer Intensivtherapiestation möglich, da lückenlose Maßnahmen zur Überwachung der Vitalfunktionen, einschließlich invasiver Verfahren des Monitorings, obligat sind.

14.1.4.1 Hämodynamisches Monitoring

Die instabile Kreislaufsituation und die Notwendigkeit wiederholter Blutgasanalysen machen eine blutige arterielle Druckmessung erforderlich. Der zentrale Venendruck (ZVD) als alleiniges Maß für den Füllungszustand des Herzens ist nur bedingt verwertbar, da der ZVD im septischen Schock nur eine schlechte Übereinstimmung mit Änderungen des pulmokapillären Verschlußdrucks (PCWP) aufweist. Die Messung des PCWP, des pulmonalarteriellen Drucks und des Herzzeitvolumens mit Hilfe eines Pulmonalis-Einschwemmkatheters (Swan-Ganz-Katheter) sind zur Einschätzung der Herz-Kreislauffunktion und der Wirksamkeit therapeutischer Maßnahmen daher frühzeitig indiziert. Erst der Pulmonaliskatheter ermöglicht die Entnahme gemischtvenöser Blutproben und damit in Kombination mit einer arteriellen Blutgasentnahme die

Bestimmung der $a\bar{v}DO_2$. Die gleichzeitige Messung des Herzzeitvolumens erlaubt die Bestimmung der zur Steuerung der Therapie wichtigen Parameter wie O_2-Angebot, O_2-Aufnahme und O_2-Extraktionsrate des Organismus (14.4). In den Fällen, die durch ein fortgeschrittenes ARDS kompliziert sind, erleichtert die kontinuierliche Messung von gemischt-venöser O_2-Sättigung und arteriellem PO_2 mit intravasalen Kathetern die Optimierung von Respirator- und Kreislauftherapie.

14.1.4.2 Laborbefunde

Zur Sicherung der Diagnose und vor allem zur Verlaufsbeurteilung sind umfangreiche Laboranalysen notwendig. Rasche Änderungen des Stoffwechselzustandes und der Funktionen von Leber und Niere erfordern oft mehrmals täglich die Bestimmung von Blutglukose, Gerinnungsparametern und Elektrolytwerten. Die Überwachung der Nierenfunktion ist durch wiederholte Messung einfach zu bestimmender Parameter in Plasma und Sammelurin möglich. Die wichtigsten Größen zur frühzeitigen Erkennung einer Verschlechterung der Nierenfunktion sind dabei die Kreatinin-Clearance, die Urinosmolarität und die fraktionelle Natriumexkretion.

14.1.4.3 Mikrobiologische Untersuchungen

Bereits bei Verdacht auf ein septisches Krankheitsbild und in jedem Fall vor Beginn der antibiotischen Therapie müssen mehrfach und an verschiedenen Stellen venöse und arterielle Blutkulturen unter aeroben und anaeroben Bedingungen entnommen werden. Zwar steht deren Ergebnis für die akute Diagnose- und Therapieentscheidung nicht zur Verfügung, doch kann das Antibiotikaregime im weiteren Krankheitsverlauf entsprechend dem mikrobiellen Befund optimiert werden.

Wiederholte Blutkulturen auch bei fehlendem Fieber sind bei protrahierter Sepsis, bei unbekanntem Erreger oder bei mangelndem Therapieerfolg angezeigt.

Zugleich sollen Proben von allen Orten einer möglichen Infektion zur mikrobiologischen Kultivierung gewonnen werden (Urin, Trachealsekret, Wunddrainagensekret, Abszeßpunktat, Liquor, Effloreszenzen der Haut, Stuhl). Die einfach durchzuführende Gramfärbung der Proben und deren mikroskopische Untersuchung erlaubt eine erste Orientierung über Vorhandensein und Art der sepsisauslösenden Keime.

Tab. 14.4: *Bestimmung von Sauerstoffangebot und -aufnahme des Organismus durch Messung von Herzzeitvolumen, arteriellem und gemischt-venösem Sauerstoffgehalt. (Abkürzungen: KOF = Körperoberfläche, CI = Herzindex (l/min/m² KOF), CaO_2 = arterieller O_2-Gehalt (ml/100ml), $C\bar{v}O_2$ = gemischt-venöser O_2-Gehalt (ml/100ml).*

Parameter	Abkürzung	Berechnung	Normalwert
O_2-Angebot	$\dot{D}O_2$	CaO_2 x CI x 1O	520 – 720 ml/min/m² KOF
O_2-Aufnahme	$\dot{V}O_2$	$(CaO_2$-$C\bar{v}O_2)$ x CI x 1O	100 – 180 ml/min/m² KOF
O_2-Extraktionsrate	O_2-Ext	$(CaO_2$-$C\bar{v}O_2)/CaO_2$	22 – 30%

14.1.4.4 Herdsuche

Gleichzeitig mit der Sicherung der Diagnose und der Erweiterung der Maßnahmen zur Patientenüberwachung muß die Suche nach dem möglichen Herd des septischen Krankheitsbildes vorangetrieben werden. Neben einer sorgfältigen klinischen Untersuchung kommen dabei die verschiedensten diagnostischen Verfahren, wie Röntgen, Sonographie, Computertomographie, Kernspin-Tomographie (NMR), Bronchoskopie und Szintigraphie zum Einsatz. Wenn nötig, muß eine gezielte Punktion möglicher Herde oder eine Probelaparotomie die Fokussuche ergänzen.

14.1.5 Therapie

Eine frühzeitige Diagnose schafft die besten Voraussetzungen für eine erfolgreiche Therapie des septischen Schocks. Darüber hinaus ist die Identifikation und Kontrolle des Infektionsherdes für den weiteren Verlauf von entscheidender Bedeutung. Die einzige ursächliche Therapie stellt die Entfernung des septischen Herdes und der zirkulierenden Keime und Toxine dar (Tab. 14.5).

Tab. 14.5: *Therapieverfahren bei septischem Schock:*

- Herdsanierung
- Volumensubstitution
- Beatmung
- Antibiotika
- Vasoaktive Substanzen
- Heparin (Frühphase)

14.1.5.1 Herdsanierung

Steht ein lokalisierbarer Prozeß als Ursache für den septischen Schock fest, ist seine Sanierung vorrangig. Keinesfalls darf die (meist chirurgische) Herdsanierung verzögert werden, um den Patienten vorher „noch in einen besseren Zustand zu bringen". Gelingt es, den Sepsisherd vollständig aus-zuschalten, ist eine antibiotische Therapie meist von untergeordneter Bedeutung. Umgekehrt gelingt es oft nicht, die Sepsis und ihre Organmanifestationen zu beherrschen, wenn eine Herdsanierung mißlingt. Die operative Herdsanierung umfaßt wenn möglich die Entfernung infizierten und nekrotischen Gewebes oder infizierter Fremdkörper (z.B. Prothesenentfernung), die Ausschaltung der Infektionsursache (z.B. Rekonstruktion von Hohlorganen) und die Spülung und Drainage der betroffenen Region. Einen Sonderfall stellt die Therapie der schweren diffusen Peritonitis dar, die mehrfache Interventionen in Form der programmierten Relaparotomie oder der halboffenen Peritonitisbehandlung mit Etappenlavage erfordert.

Die weite Verbreitung intravasaler Verweilkatheter hat zu einer Zunahme von Sepsisfällen geführt. Als deren Ursache kommen kontaminierte Infusionslösungen, mit Keimen besiedelte Katheterspitzen oder infizierte Punktionsstellen in Frage. Zur Fremdkörperentfernung im weitesten Sinne kann das Auswechseln von Kathetern in Fällen mit ungeklärter Sepsisquelle gezählt werden.

Bis zur operativen Herdsanierung, und in den Fällen, in denen eine solche nicht durchführbar ist, wie bei Pneumonie, Meningitis, Pyelonephritis oder bei unklarer Lokalisation des Herdes, ist es Ziel der intensivmedizinischen Therapiemaßnahmen, den Schockzustand schnellstmöglich zu beheben, um das drohende Organversagen zu verhindern.

14.1.5.2 Volumentherapie

An erster Stelle der Therapie steht auch im septischen Schock die adäquate Volumensubstitution. Häufig kann in der Frühphase der Sepsis die Ausbildung manifester Schocksymptome oder der Übergang der hyperdynamen in die hypodyname Schockform verhindert werden. Oft ist dazu die Zufuhr erheblicher Mengen (> 10 Liter) kolloidaler und kristalloider Volumenersatzmittel in relativ kurzer Zeit erforderlich. Bei Oligurie oder Anurie stellen Füllungsdrucke des Herzens im oberen Bereich der Norm oder darüber noch keine Kontraindikation für die Fortsetzung einer aggressiven Volumentherapie dar.

14.1.5.3 Beatmung

Eine synchron zur Volumenzufuhr einsetzende Maßnahme zur Verbesserung des peripheren O_2-Angebots ist die Therapie des gestörten pulmonalen Gasaustauschs durch Intubation und Beatmung. Die Erhöhung der inspiratorischen O_2-Konzentration durch O_2-Maske oder -Sonde allein reicht selten aus, um die Oxygenierung des Blutes sicherzustellen. Arterielle Hypoxämie und vermehrte Atemarbeit erfordern den frühzeitigen Einsatz maschineller Beatmungsformen oder einer Unterstützung der Spontanatmung durch kontinuierlichen positiven Atemwegsdruck (CPAP) (vgl. Kap. 2.6.8.4). Die Indikation zur frühzeitigen Beatmung, wenn nötig mit positiv-endexspiratorischem Druck (PEEP), ist allgemein anerkannt. Häufig erfordert das während Sepsis auftretende akute Lungenversagen die Anwendung von differenzierten Beatmungsformen, deren Ziel es ist, durch die Begrenzung inspiratorischer Spitzendrucke (z. B. „druckgesteuerte Ventilation") einen zusätzlichen Lungenschaden zu vermeiden und gleichzeitig den pulmonalen Gasaustausch durch Verlängerung der Inspirationsphase zu verbessern. Dieses Konzept der „minimalen Ventilation" beeinhaltet auch, daß eine mäßige Hyperkapnie ($PaCO_2$ ca. 60 mmHg) toleriert wird (sog. permissive Hypercapnie). Die Effektivität einer prophylaktischen Anwendung solcher Beatmungsformen auf das Auftreten des ARDS bei Risikopatienten oder den Verlauf des manifesten ARDS ist jedoch noch nicht ausreichend bewiesen. Ein sehr aufwendiges und derzeit nur an wenigen Zentren eingeführtes Verfahren, um die schwergeschädigte Lunge durch aggressive Beatmung nicht weiter zu schädigen, ist die vorübergehende Übernahme des Gasaustausches durch Membranlungen, die in einen extrakorporalen Kreislauf integriert sind (extracorporeal lung assist, ECLA).

14.1.5.4 Antibiotische Therapie

Die momentane Abwehrlage des Organismus und die Beseitigung des Sepsisherdes gelten als entscheidende Faktoren, die den Therapieerfolg beim septischen Schock bestimmen. Darüber hinaus kann durch gezielte antibiotische Therapie die Überlebensrate bei Sepsis verbessert werden. Die exakte Spezies und die Empfindlichkeit der Krankheitserreger ist bei Therapiebeginn oft nicht bekannt. Aufgrund der Lokalisation der Infektion, der Art der Grunderkrankung, der Dauer des Krankenhausaufenthalts, dem Ergebnis der Gramfärbung von Abstrichen, sowie der Kenntnis der spezifischen Keimflora der Klinik und des Patienten, können trotzdem oft Rückschlüsse auf die Art des Erregers gezogen werden. Bei unbekanntem Erreger muß die initiale Antibiotikatherapie ein breites Spektrum umfassen. Verwendet werden neuere Cephalosporine (z. B. Cefotaxim, Ceftazidine) oder Breitspektrum-Penicilline (z. B. Piperacillin) in Kombination mit Aminoglykosiden (z. B. Tobramycin, Gentamycin). Durch ihr breites Spektrum und ihre hohe Wirksamkeit stellen Imipenem/ Cilastatin oder Ciprofloxacin Alternativen zu Cephalosporinen und Penicillinen dar. Bei bekanntem Erreger ist ein geeignetes Antibiotikum mit schmalem Wirkungsspektrum vorzuziehen. Infektionen in Organen oder Geweben, die für manche Substanzen schwer zugänglich sind (Knochen, zentrales Nervensystem), erfordern besondere Maßnahmen bei der Wahl des Präparates (z. B. Anwendung von Gyrasehemmern) oder der Art der Verabreichung (direkte Anwendung z. B. im Liquor).

Werden anaerobe Bakterien als Auslöser der Sepsis vermutet (u.a. bei abdominellen Infektionen) und ist das gewählte Breitspektrum-Antibiotikum gegen Anaerobier nicht wirksam, sollte die Therapie z.B. durch Metronidazol oder Clindamycin ergänzt werden.

Die Zahl der Sepsisfälle, die durch Staphylococcus aureus oder Staphylococcus epidermidis verursacht werden, hat gerade bei schwerkranken Patienten auf Intensivstationen in den letzten Jahren zugenommen. Insbesondere bei Stämmen von S. epidermidis, die gegen die üblichen Antibiotika resistent sind, stellt Vancomycin das Mittel der Wahl dar. Nach langdauernder Behandlung mit Breitspektrum-Antibiotika, bei Kathetersepsis und bei immunsupprimierten Patienten sind nicht selten Pilze (z.B. Candida Spezies) die Auslöser septischer Krankheitsbilder, deren Therapie in der Regel mit Amphotericin B erfolgt. Bei immunsupprimierten Patienten muß auch an seltene Krankheitserreger oder an Mischinfektionen gedacht werden. Zu den Mikroorganismen, die in seltenen Fällen eine Sepsis auslösen können, zählen neben den Pilzen auch Viren, Rickettsien, Chlamydien oder Parasiten. Da auch die Erreger sog. „atypischer" Pneumonien wie Legionellen und Mycoplasmen das Bild einer Sepsis hervorrufen können, sollte differentialdiagnostisch – insbesondere bei Patienten mit eingeschränkter Immunfunktion – immer auch an das Vorliegen einer Legionellose oder Mycoplasmen-Infektion gedacht werden.

Alle Antibiotika werden grundsätzlich hochdosiert als intravenöse Kurzinfusion gegeben. Eine Kombinationstherapie mehrerer Substanzklassen ist zu Beginn der Behandlung und bei bestimmten Keimen (z.B. Pseudomonas aeruginosa) indiziert, sollte aber nach Erhalt des Antibiogramms gezielt geändert werden. Eine eingeschränkte Leber- und Nierenfunktion im septischen Schock ist bei der Wahl des Antibiotikums und bei seiner Dosierung zu berücksichtigen. Aminoglykoside und Vancomycin sollen bei eingeschränkter Nierenfunktion nur anhand von Blutspiegelbestimmungen dosiert werden. Erweist sich die medikamentöse Therapie trotz ausreichend hoher Dosierung über einen angemessenen Zeitraum (meist > 72 Std) klinisch als wirkungslos, muß das Antibiotikaregime überdacht oder die Diagnose einer bakteriellen Sepsis in Frage gestellt werden.

14.1.5.5 Vasoaktive Substanzen

Eine Therapie mit vasoaktiven Substanzen ist dann indiziert, wenn durch Volumentherapie allein das Herzzeitvolumen und die Organperfusion nicht ausreichend gesteigert werden können. Dabei ist Dopamin das Katecholamin der Wahl (vgl. Kap. 6.6.4.1). Die durchblutungssteigernde Wirkung von Dopamin in niedriger Dosierung (2 bis 4 μg/kg KG/min) auf Nieren und Splanchnikusgebiet, die positive Inotropie bei mittlerer Dosierung (5 bis 10 μg/kg KG/min) und die überwiegend vasokonstriktorische Wirkung bei höheren Dosen (> 10 μg/kg KG/min) sind jeweils erwünschte Effekte im septischen Schock. Eine Kombination von Dopamin mit Dobutamin ist vor allem bei vorherrschendem myokardialen Pumpversagen sinnvoll. Auf eine Senkung des systemischen Gefäßwiderstandes durch Dobutamin in der Frühphase des Schocks ist dabei zu achten, während dieser Effekt bei ausgeprägter peripherer Vasokonstriktion erwünscht sein kann. Unter der Vorstellung, die arterioläre Vasokonstriktion aufzuheben und damit eine Normalisierung der Gewebeperfusion zu erzielen, wurde über die erfolgreiche Anwendung von Vasodilatantien bei hohem peripheren Gefäßwiderstand berichtet. Dem Einsatz von Vasodilatantien muß in jedem Fall eine ausreichende Volumensubstitution vorausgehen.

Das primäre Ziel einer Therapie mit allen vasoaktiven Substanzen ist die Steigerung des Blutflusses. Dabei darf aber nicht übersehen werden, daß bei niedrigen Perfusionsdrucken der Blutfluß in vitalen Organen wie Gehirn, Herz und Niere druckpassiv erfolgt. Gelingt es mit den genannten Maßnahmen nicht, den arteriellen Blutdruck anzuheben, ist der Einsatz vasokonstriktorischer Substanzen wie Dopamin in hoher Dosierung, Adrenalin oder Noradrenalin erforderlich. Die Effektivität der Therapie mit hochwirksamen vasoaktiven Substanzen im septischen Schock kann am besten durch sorgfältige Überwachung des O_2-Angebots, der O_2-Aufnahme und der O_2-Extraktionsrate abgeschätzt werden (Tab. 14.4).

14.1.5.6 Sauerstoffangebot und -aufnahme

Ob durch die Anwendung vasoaktiver Substanzen tatsächlich eine Verbesserung der nutritiven Organperfusion erzielt wird, oder der Anstieg des Herzzeitvolumens nur die bevorzugte Durchblutung funktioneller Shunts widerspiegelt, ist oft nicht ohne weiteres zu entscheiden. Eine Laktatazidose gilt allgemein als Zeichen einer O_2-Schuld und damit als ungünstiges Zeichen im Schock. Der Anstieg des Laktatspiegels muß aber insbesondere zu Beginn der Therapie nicht Folge einer vermehrten Produktion sein, sondern kann Folge des vermehrten Antransports von Laktat aus dem Gewebe sein („Auswasch-Effekt").

Um die Wirksamkeit therapeutischer Maßnahmen zu überprüfen, ist die Bestimmung der O_2-Aufnahme des Organismus möglicherweise besser geeignet. Beim Gesunden hat eine Abnahme des systemischen O_2-Angebots, bedingt z.B. durch einen Abfall des Herzzeitvolumens, in weiten Grenzen keine Änderung der O_2-Aufnahme zur Folge, da die O_2-Extraktionsrate des Gewebes entsprechend zunimmt. Erst unterhalb einer kritischen Grenze sinkt unter normalen Bedingungen der O_2-Verbrauch (Abb. 14.3).

Bei Sepsis dagegen ist die Fähigkeit zur O_2-Extraktion eingeschränkt. Dies führt dazu, daß der O_2-Verbrauch direkt vom Angebot abhängig wird. Ein verringertes Angebot bewirkt dann auch eine Verminderung der O_2-Aufnahme. Die gezielte Beeinflussung des O_2-Angebots durch Volumen, Erythrozyten, Katecholamine oder andere Pharmaka und die Messung der Änderungen der O_2-Aufnahme lassen Rückschlüsse auf die O_2-Schuld des Organismus und auf unterschiedliche Angriffspunkte dieser Therapieformen zu. Allerdings stellt auch der O_2-Verbrauch nur ein globales Maß für den Stoffwechselzustand des Organismus dar und gibt keine Informationen über die aktuelle Perfusion einzelner Organe. Ob eine Optimierung des systemischen O_2-Angebots langfristig auch die Überlebensrate bei Sepsis verbessern kann, ist bislang nicht gesichert.

14.1.5.7 Ernährung

Metabolische Störungen spielen in der Pathogenese des Multiorganversagens eine zentrale Rolle. Einer adäquaten Zufuhr von Substraten kommt daher bei septischen Patienten entscheidende Bedeutung zu. Ein einheitliches Ernährungsregime bei Sepsis kann es nicht geben, da das Ausmaß der Störung des Kohlenhydrat-, Protein- und Fettstoffwechsels und der Grad der Organfunktionsstörungen individuellen und kurzfristigen Schwankungen unterworfen ist. Die gestörte Darmfunktion im Schock macht eine enterale Nahrungszufuhr selten praktikabel. Als Hauptträger der Energiezufuhr der parenteralen Ernährungstherapie gelten die Kohlenhydrate. Allerdings kann auch

durch hochdosierte Zufuhr von Kohlenhydraten die Neubildung von Glukose (Glukoneogenese) aus körpereigenen Proteinen
bei Sepsis nur unvollständig unterdrückt
werden. Nach stufenweisem Aufbau des
Ernährungsregimes werden 4 bis 6 g Glu-
kose/kg Körpergewicht und Tag appliziert.
Im manifesten Schock erschwert die gestei-

gerte Sekretion von Glukagon und Katecholaminen die Verwertung der zugeführten
Glukose, so daß trotz der zusätzlichen Gabe
von Insulin die zuführbare Kohlenhydrat-
menge begrenzt bleibt. Wegen der meist
erhöhten Laktatwerte ist die Verwendung des
Zuckeraustauschstoffs Fruktose nicht sinnvoll.

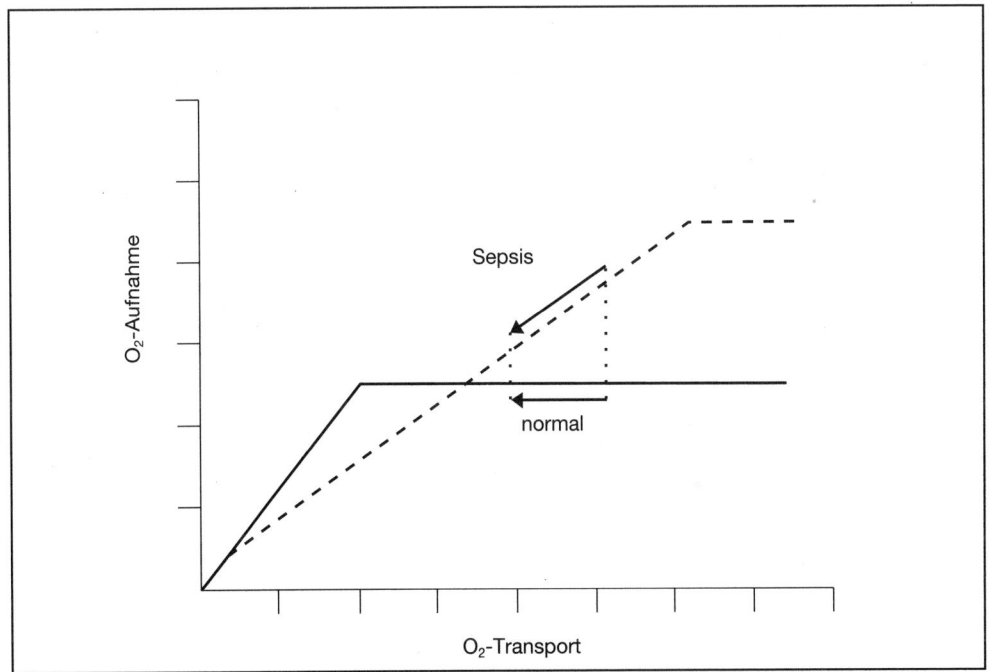

Abb. 14.3: *Schematische Darstellung der Abhängigkeit der Sauerstoffaufnahme des Organismus vom systemischen Sauerstoffangebot (O₂-Transport). Während beim Gesunden die O₂-Aufnahme des Organismus bei Änderungen des O₂-Transports in weiten Grenzen konstant bleibt
(die O₂-Extraktionsrate wird erhöht), besteht im septischen Schock eine direkte Abhängigkeit der
O₂-Aufnahme vom O₂-Angebot. Die gleiche Reduktion des systemischen O₂-Transports (z. B. durch
Abnahme des Herzzeitvolumens), die normalerweise ohne Folgen für die O₂-Aufnahme bleibt,
führt bei Sepsis zur Verminderung der O₂-Aufnahme des Organismus. Ob durch Verbesserung des
O₂-Angebots in jedem Fall ein „Plateau" (wie in der Abbildung angedeutet) d. h. eine maximale
O₂-Aufnahme erreicht werden kann, ist nicht gesichert.*

Die Sepsis stellt keinen grundsätzlichen Hinderungsgrund für die Verwendung von Fettlösungen zur Ernährung dar. Allerdings ist die Klärfunktion für exogen zugeführte Fette bei Sepsis und im septischen Schock begrenzt. Möglicherweise führen Lipide auch zur Beeinträchtigung der Leukozytenfunktion. Deshalb sollte im manifesten Schock und bei septisch bedingter Leukopenie vorübergehend auf eine parenterale Fettzufuhr verzichtet und während der Applikation von Lipiden die Triglyzeridwerte im Serum engmaschig kontrolliert werden. Die Fettzufuhr erfolgt bevorzugt in Form von mittelkettigen Fettsäuren (MCT) in einer Dosierung von 1 bis 2 g/kg Körpergewicht pro Tag.

14.1.5.8 Nierenversagen

Dem drohenden Nierenversagen kann durch zusätzliche Volumenzufuhr in Form von Elektrolytlösungen, durch Alkalisierung des Urins, mit Dopamin in niedriger Dosierung und durch Diuretika entgegengewirkt werden. Die Kombination von Antibiotika und Furosemid kann nephrotoxisch wirken, deshalb sollten alle potentiell nephrotoxischen Substanzen niedriger dosiert oder, falls vertretbar, abgesetzt werden. Für die Therapie der akuten Oligo-/Anurie gelten die üblichen Richtlinien (Volumenrestriktion, Begrenzung der Eiweißzufuhr). Die Hämodialyse führt im Schock zu zusätzlichen Kreislaufproblemen, die Peritonealdialyse ist wegen der gestörten Durchblutung des Splanchnikusgebietes wenig effektiv. Dagegen ist die kontinuierliche arteriovenöse Hämofiltration ein bewährtes Verfahren, um die Zahl notwendiger Dialysen zu verringern bzw. diese ganz zu vermeiden. Bei niedrigem Perfusionsdruck ist die druckpassive Filtration nur wenig effektiv, so daß die pumpenunterstützte venovenöse Hämofiltration bevorzugt zum Einsatz kommt.

14.1.5.9 Ergänzende Therapieverfahren

Mit Ausnahme von Herdsanierung, Volumenersatz, Beatmung, vasoaktiven Substanzen und antibiotischer Therapie (Tab. 14.5) muß die Effektivität aller anderen Therapieverfahren (Tab. 14.6) im septischen Schock als noch unbewiesen angesehen werden.

Die Aktivierung des Gerinnungssystems bei Sepsis läßt eine Therapie mit Heparin grundsätzlich sinnvoll erscheinen. Übereinstimmend wird in der Frühphase die kontinuierliche, niedrigdosierte Heparingabe (300 bis 500 E/h) unter Kontrolle der PTT empfohlen. Ein Verbrauch oder die verminderte Synthese des Thrombininhibitors Antithrombin III in der Sepsis und damit eine verminderte Wirksamkeit von Heparin ist zu berücksichtigen und ggf. AT III zu ersetzen. Bei manifesten Blutungen sollte die Heparinzufuhr unterbrochen werden. Eine Heparinisierung im fortgeschrittenen Stadium des Schocks ist vor allem bei chirurgischen Patienten mit erheblichem Blutungsrisiko belastet und damit nicht indiziert. Der Einsatz von Gerinnungsfaktoren bei Verbrauchskoagulopathie folgt den aktuellen Laboranalysen und wird in der Regel mit tiefgefrorenem Frischplasma (FFP) und nur bei gleichzeitigen relevanten Blutungen und Thrombopenie ($< 30.000/mm^3$) mit Thrombozytenkonzentraten vorgenommen. Ohne manifeste Blutung ist auch bei Thrombopenie nur selten eine Thrombozytentransfusion erforderlich.

Tab. 14.6: *Neuere therapeutische Ansätze beim septischen Schock.*

- monoklonale Antikörper gegen Endotoxine bei gramnegativer Sepsis
- polyvalente, IgM-angereicherte Immunglobuline
- Antikörper gegen Zytokine (Tumor-Nekrose-Faktor, Interleukine)
- Kortisol-Substitution

Als weiterer neuer Therapieansatz in klinischer Erprobung gilt die Immuntherapie bei septischem Schock. Während zum einen die Wirksamkeit von monoklonalen Antikörpern gegen Endotoxine gram-negativer Bakterien noch umstritten ist, scheint die Gabe von IgM-angereicherten Immunglobulinpräparaten klinisch wirksam zu sein. Hier sind die Ergebnisse umfassender Studien abzuwarten. Auch die Bindung und Elimination von schädigenden Zytokinen, die in der Pathogenese der Sepsis von Bedeutung sind (z. B. Tumor-Nekrose-Faktor oder Interleukine) durch Antikörper ist derzeit als experimenteller Ansatz anzusehen.

Die Effektivität der Kortikosteroidtherapie im septischen Schock war lange umstritten. Durch die Gabe sehr hoher Dosen (z. B. von Methylprednisolon) kann bei einigen Patienten die Schocksymptomatik deutlich gebessert werden, wodurch Zeit für die Anwendung anderer Therapiemaßnahmen gewonnen wird. Die Ergebnisse neuerer Vergleichsstudien zeigen jedoch, daß die Überlebensrate von Patienten mit Sepsis, die frühzeitig und hochdosiert mit Kortikosteroiden behandelt wurden, nicht verbessert wurde, die Häufigkeit von Komplikationen jedoch zunahm. Somit gehören Kortikosteroide nicht zu den Routinetherapiemaßnahmen im septischen Schock. Allerdings ordnen neue Forschungsergebnisse der Substitution von Kortisol im septischen Schock eine neue Rolle zu. Obwohl bei septischen Patienten die Kortisol-Spiegel meist erhöht sind, scheint unter maximalem Stress ein relatives Kortisol-Defizit vorzuliegen. Nur so ist erklärbar, daß eine hochphysiologische Kortisol-Substitution (Hydrocortison) bei vielen septischen Patienten zu einer raschen Reduktion des Kreislaufversagens führt. Der zugrundeliegende Mechanismus dieser oft klinisch eindrucksvollen Wirkung ist derzeit noch unklar. Möglicherweise spielen immunmodulatorische Effekte von Hydrocortison eine Rolle.

Trotz erheblicher Forschungsbemühungen und der Entwicklung erfolgversprechender Therapieansätze ist die Letalitätsrate nach Sepsis hoch. Die rasche Erkennung und Entfernung des Sepsisherds sowie die optimierte Intensivtherapie sind weiterhin die wichtigsten Maßnahmen bei der Sepsisbehandlung.

14.2 Tetanus (Th. Bein, U. Finsterer)

Tetanus ist eine seltene Erkrankung in den Industrieländern (ca. 15 Erkrankungen/Jahr in der Bundesrepublik), hat aber einen hohen Anteil an der Sterblichkeit in den Entwicklungsländern, insbesondere bei Neugeborenen. Nach Schätzungen der Welt-Gesundheits-Organisation (WHO) versterben pro Jahr ca. 1 Million Menschen an Tetanus, davon 90% an der neonatalen Form. Bei uns ist die Tetanus-Erkrankung meldepflichtig.

14.2.1 Bakteriologie

Der Erreger des Tetanus ist ein 2–4 μm langes grampositives Stäbchen (Clostridium tetani). Die endständigen Sporen mit der typischen Tennisschlägerform sind sehr widerstandsfähig und können extreme Hitze längere Zeit überdauern. Tetanusbakterien leben normalerweise als Saprophyten, d. h. als harmlose Schmarotzer, im Darm von Haus- und Nutztieren. Da der Erreger mit den Fäces in den Boden gelangt, ist in Gebieten mit landwirtschaftlicher Düngung die Gefahr einer Infektion besonders groß.

14.2.2 Pathophysiologie der Tetanuserkrankung

Tetanus ist eine Wundinfektionskrankheit, gefährdet sind alle Arten von Wunden, insbesondere aber Wunden mit anaerobem Milieu (d. h. unter Sauerstoffabschluß) oder Wunden mit später Versorgung (> 12 Std nach Verletzung). Dazu gehören Quetsch-, Riß-, Stich-,

Taschenwunden sowie Wunden, die durch Fremdkörper infiziert sind, ebenso Verbrennungen und Erfrierungen. Aber auch banale Schürfwunden, winzige Stiche mit Dornen oder kleine Risse an den Händen können zum Tetanus führen. Beim Tetanus neonatorum erfolgt die Infektion über die Nabelschnurwunde unter zumeist unsterilen Verhältnissen.

Nach Eintritt der Erreger in den Organismus erfolgt – zumeist am Ort der Verletzung – unter anaeroben Bedingungen die Bildung von Tetanustoxinen, die nach Freisetzung verschiedene pathophysiologische Wirkungen entfalten: Tetanospasmin und Tetanolysin binden sich an der Eintrittspforte an Nervenzellmembranen und wandern langsam entlang der Nervenbahnen (Geschwindigkeit ca. 5 mm/Std) zu den motorischen Vorderhörnern des Rückenmarks. Dort angekommen, bewirken die Toxine eine Unterbrechung des Erregungsablaufs zwischen motorischer Vorderhornzelle und inhibitorischen Zwischenneuronen, indem sie die Freisetzung von Transmittern hemmen. Durch den Ausfall dieser hemmenden Synapsen kommt es zur Übererregbarkeit der Vorderhornzellen bei Eintreffen von Impulsen aus höhergelegenen ZNS-Abschnitten. Dies erklärt die charakteristische Krampfneigung, die Übererregbarkeit und die überschießende, nicht kontrollierbare Muskeltätigkeit bei willkürlichen Bewegungen. Durch Hemmung vegetativer Reflexbahnen kommt es darüber hinaus zur sympathischen Überstimulation (z. B. Tachykardie, Hypertonie, Arrhythmie).

14.2.3 Klinisches Bild

Die Inkubationszeit liegt bei Tetanus zwischen einer und drei Wochen. Der „Anlaufzeit", das ist die Zeit zwischen dem Auftreten der ersten Tetanussymptome und dem ersten generalisierten Krampfanfall, kommt besondere Bedeutung zu. Sie liegt zwischen wenigen Stunden und 6 Tagen. Eine sehr kurze Anlaufzeit ist mit einem schweren Verlauf und einer hohen Mortalität verknüpft. Im allgemeinen gehen den typischen Krankheitszeichen sogenannte unspezifische Prodromi, wie z. B. Abgeschlagenheit, Unruhe, ziehende Schmerzen im Nacken und Rücken sowie Schwitzen voraus. Als erstes Zeichen des Tetanus findet man im allgemeinen Schluckbeschwerden, verstärkte Innervation der Halsmuskulatur, Kieferklemme (= Trismus), eine grinsende Verzerrung der Gesichtsmuskulatur (risus sardonicus), Nackensteifigkeit, eine Hyperreflexie mit Auslösung von Kloni, bretthharte Bauchdecken und einen Opisthotonus beim liegenden Patienten durch Innervation der Rückenstrecker. Es gelingt dabei mühelos, eine Hand zwischen dem Rücken des Patienten und der Matratze hindurchzuschieben. Bei unbehandelten Patienten führen äußere Reize (z. B. Licht, Lärm, Berührungen) zu klonischen Anfällen. Einschränkungen der Atemmuskulatur, Schluckbeschwerden und Laryngospasmus können zur akuten Gefährdung und bedrohlichen Hypoxämie führen. Die Erkrankung dauert typischerweise 3 – 4 Wochen. Nach diesem Zeitraum bilden sich die Symptome langsam zurück.

Die Diagnose ist durch die klinischen Symptome, eine sorgfältige körperliche Untersuchung und Anamnese zu stellen. Differentialdiagnostisch ist immer das Vorliegen einer Meningoenzephalitis, der Tollwut, eines extrapyramidalen Syndroms, sowie – wegen der Kieferklemme – von Abszessen im Pharynx auszuschließen. In Tab. 14.7 ist die Einteilung klinischer Schweregrade dargestellt. Beweisende Laborparameter fehlen, der Nachweis des Erregers oder der Toxine ist schwierig und nicht für die Routine geeignet. Durch die Bestimmung von spezifischen Tetanusantikörpern im Serum ist es allerdings möglich, rasch festzustellen, ob der Patient einen ausreichenden Impfschutz hat.

14.2.4 Prinzipien der Behandlung

Die Therapie des Tetanus gliedert sich in die Kausaltherapie und die symptomatische Intensivtherapie (Tab. 14.8).

Zur Kausaltherapie gehören der Versuch der chirurgischen Entfernung des Erregers (Wundexzision), die antibiotische Behandlung sowie die Neutralisierung des Toxins

Tab. 14.7: *Schweregradeinteilung der Tetanuserkrankung (nach Eyrich, Haid, List).*

Schweregrad	Inkubationszeit	Anlaufzeit	Symptomatik
I leicht	> 14 Tage	6 Tage	Muskelrigidität, Trismus, Dysphagie, Opisthotonus
II mittelschwer	10 – 14 Tage	< 3 Tage	erhebliche Muskelrigidität bis zur Atem-insuffizienz, erhöhte Krampfneigung, Spannung der Bauchmuskulatur
III schwer	< 10 Tage	< 48 Std	respiratorische Insuffizienz, generalisierte Krampfanfälle in kurzen Intervallen, Hyperaktivität des Sympathikus

Tab. 14.8: *Besondere Aspekte der intensivmedizinischen Therapie des Tetanus.*

	Maßnahme	Dosierung/Applikation
I. Kausaltherapie – Toxin-Neutralisation	Tetanushyper-immunglobulin	5000 I.E. i.m. oder: 2000 I.E. intrathekal dann: 10000 I.E./Tag über 6 Tage i.v.
– antibiotische Therapie – chirurgische Wundexzision	Penicillin G	2 x 10 Mio. E/Tag i.v.
II. Intensivbehandlung – Analgosedierung	Midazolam Fentanyl	10 – 15 mg/Std i.v. 0.1 – 0.3 mg/Std i.v.
– Relaxierung – Sympathikus-Reduktion	bei Bedarf mit kurzwirkenden Relaxantien bei Bedarf mit kurzwirken-dem Beta-Blocker, z.B. Esmolol Magnesium-Sulfat	2 – 4 g/Std i.v. oder nach Spiegel
– Ernährung	parenterale, normokalorische Ernährung mit Glukose-(Xylit-)lösungen, Amino-säuren- und Fettlösungen	
– Embolieprophylaxe	Heparin Physiotherapie	nach PTT-Wirksamkeit

durch Gabe von spezifischem Tetanusantitoxin. Diese passive Immuntherapie kann allerdings zum Zeitpunkt der Diagnosestellung nur noch eine Reduktion der Krankheitsschwere erreichen. Der Patient sollte gut abgeschirmt, großzügig sediert und bei Zeichen der respiratorischen Insuffizienz unverzüglich intubiert und beatmet werden.

Typische Komplikationen während der Behandlung der Tetanuserkrankung sind sympathikusgesteuerte Herz-Kreislaufkrisen und metabolische Entgleisungen mit Hyperglykämie. Solche Krisen werden bei exogenen Reizen, z. B. beim trachealen Absaugen oder beim Umlagern, verstärkt. Im Serum oder im Urin sind Adrenalin und Noradrenalin oder ihre Abbauprodukte vermehrt nachweisbar.

Die Reduktion von Analgosedierung und Relaxierung gestaltet sich oft schwierig. Treten hierunter erneut Krämpfe auf, muß mit dem Therapieschema wieder fortgefahren werden. Unter diesen Bedingungen kann die Entwöhnung vom Respirator und die Intensivbehandlungsdauer lange Zeit in Anspruch nehmen. Eine aktive Impfung des erkrankten Patienten sollte erst 4 Wochen nach dem Ausbruch vorgenommen werden.

14.2.5 Prophylaxe

Die wichtigste Maßnahme zur Senkung der Erkrankungshäufigkeit ist die Prophylaxe durch aktive Immunisierung. Es gibt in Deutschland keine gesetzliche Impfpflicht für Tetanus. Im Kindergarten wird häufig die Tetanusimpfung zur Aufnahme des Kindes verlangt. Im Kindesalter wird die Tetanusimpfung normalerweise kombiniert mit Diphtherie- und Pertussisimpfung durchgeführt. Insgesamt ist die Immunitätslage gegen Tetanus keineswegs befriedigend.

14.2.5.1 Aktive Immunisierung

Das Toxin wird durch Behandlung mit Formol entgiftet, d. h. es hat seine krankmachenden Eigenschaften verloren, besitzt jedoch antigene Eigenschaften, nämlich die Fähigkeit, Antikörper im Wirtsorganismus bilden zu lassen. Bei uns wird im allgemeinen mit Tetanol geimpft; dabei handelt es sich um Aluminiumformoltoxoid oder an Aluminiumhydroxyd adsorbiertes Formoltoxoid. Es gibt beim Tetanus keine natürliche Immunität, die durchgemachte Erkrankung bietet keinen Impfschutz. Nach einer Tetanuserkrankung muß folglich eine aktive Immunisierung mit einer dreimaligen Impfung durchgeführt werden.

14.2.5.2 Tetanushyperimmunglobulin

Heute wird allgemein mit menschlichem Hyperimmunglobulin geimpft, einem hochgereinigten Gammaglobulin von Menschen, die hochimmunisiert sind gegen Tetanus. Dieses Gammaglobulin hat eine lange Wirkdauer. Daher kommt es im Verletzungsfall durch die aktive und passive Simultanimpfung nicht zu einem schutzlosen Intervall.

14.2.5.3 Impfung zum Zeitpunkt der Wahl

Es soll eine dreimalige Injektion von 0.5 ml Tetanol subkutan oder intramuskulär gegeben werden, wobei der Abstand von der ersten zur zweiten Impfung zwei bis vier Wochen, von der zweiten zur dritten Impfung zwei bis sechs Monate betragen soll. Die dritte Impfung soll nicht später als ein Jahr nach der zweiten Impfung durchgeführt werden. Nach dreimaliger Tetanolgabe besteht ein Impfschutz für mindestens drei Jahre. Nach ca. 5 Jahren sollte eine Auffrischimpfung durchgeführt werden. Der sogenannte Boostereffekt nach Auffrischimpfung bedeutet, daß nach kurzer Zeit wieder ein hoher Antikörpertiter durch eine einmalige Injektion erzeugt werden kann. Als immun gegen Tetanus gelten nur Menschen, welche innerhalb des letzten Jahres zwei Toxoidinjektionen im Abstand von mindestens 14 – 20 Tagen erhalten haben. Die letzte Injektion muß mehr als fünf Tage zurückliegen. Alle anderen Personen, auch Personen mit unbekanntem Impfstatus, gelten nicht als immun und bedürfen im Verletzungsfalle der Simultanimpfung und anschließenden Weiterimpfung.

14.2.5.4 Tetanusprophylaxe im Verletzungsfall

Die frühzeitige und sorgfältige chirurgische Wundversorgung muß bei Verletzungen sofort durchgeführt werden. Weiterhin sollte innerhalb von 24 Std eine Tetanussimultanimpfung mit 0.5 ml Tetanol und 250 I.E. Hyperimmunglobulin sowie in bestimmten Fällen die Therapie mit Antibiotika gegen eine aerobe Mischflora erfolgen. Die Tetanus-Aktiv-Immunisierung wird im dritten bis sechsten Schwangerschaftsmonat gut vertragen. Bei ausreichend hohem Antikörpertiter im mütterlichen Organismus ist mit einem Übertritt der Antikörper auf den Feten zu rechnen, so daß eine ausreichende Immunisierung des Neugeborenen für die ersten 20–40 Lebenstage besteht. Schwangere, insbesondere in den Entwicklungsländern, sollten demnach auch in der Schwangerschaft gegen Tetanus immunisiert werden. Wir sind alle verpflichtet, die Tetanusimmunisierung und -auffrischimpfung populär zu machen, da sie praktisch kein Risiko und einen sehr niedrigen Kostenaufwand beinhaltet. Die Tetanuserkrankung selbst ist hingegen mit einem hohen Sterberisiko und enormen Kosten verbunden.

14.3 Der neurologische Notfall (P. Eberl)

14.3.1 Definition, Symptome, Diagnostik, allgemeine Therapiemaßnahmen

Ein neurologischer Notfall liegt vor, wenn es akut oder subakut zu einer lebensbedrohlichen Funktionsstörung des zentralen Nervensystems (ZNS) gekommen ist, und somit unverzüglich therapeutische Maßnahmen zur Verhinderung von Folgeschäden bzw. zur Wiederherstellung eingeleitet werden müssen.

Akut auftretende Funktionsstörungen des ZNS äußern sich bei einer Vielfalt zugrundeliegender Ursachen im wesentlichen in fünf Hauptsymptomen sowie unspezifischen Allgemeinsymptomen.

Haupt- oder Leitsymptome des neurologischen Notfalls:

– zerebrale Krampfanfälle

– Bewußtseinsstörungen

– neurologische Herdzeichen (= Ausfallerscheinungen)

– akut auftretende Kopfschmerzen

– psychotische Erregtheit.

Mehrere Hauptsymptome können gleichzeitig auftreten.

Unspezifische Allgemeinsymptome des neurologischen Notfalls:

– Übelkeit

– Erbrechen

– Kreislaufunregelmäßigkeiten

– Schwindelgefühl

– Schwitzen

Sowohl die unspezifischen Symptome als auch die Hauptsymptome lassen keine unmittelbaren Rückschlüsse auf die Ursache einer Funktionsstörung des ZNS zu. Anhand des vorliegenden Bildes kann man nur bedingt die Lokalisation der Schädigung feststellen.

Im Notfall ist eine genaue neurologische Statuserhebung nicht möglich. Deshalb muß der Untersuchungsgang einfach und schnell gestaltet werden. Man beschränkt sich zunächst auf die Prüfung der Vitalfunktionen und führt eine orientierende neurologische Untersuchung durch, die die Bewußtseinslage, die motorische Reaktion und die Pupillenreaktion überprüft. Der Grad der zerebralen Beeinträchtigung kann anhand verschiedener Skalensysteme beurteilt werden (z. B. Glasgow-Koma-Skala, vgl. Kap. 14.3.2, Tab. 14.9).

Um eine ursachenbezogene Behandlung durchführen zu können, sind bildgebende Diagnostikverfahren einzusetzen. An erster Stelle steht hier das Craniale Computer Tomogramm (CCT). Im CCT kann die Lokalisation und, mit gewissen Einschränkungen, die Art der Schädigung festgestellt werden. Zudem sind Folgeschäden frühzeitig erkennbar. Zunehmende Bedeutung gewinnt auch bei Notfällen die Kernspintomographie. In bestimmten Fällen muß das CCT durch eine zerebrale Angiographie, die Kontrastmitteluntersuchung der Gehirnfäße, ergänzt werden. Manchmal (z. B. bei mehrfachverletzten Patienten) ist die Röntgendiagnostik durch Wirbelsäulen-Aufnahmen zu ergänzen. Besteht der Verdacht auf eine Querschnittslähmung, so kann eine Myelographie notwendig sein.

Andere technische Untersuchungen spielen in der Notfalldiagnostik eine nachgeordnete, aber nicht unbedeutende Rolle (Lumbalpunktion, EEG etc.).

Aufgrund der Notwendigkeit einer sofort einsetzenden Versorgung neurologischer Notfallpatienten müssen therapeutische und diagnostische Maßnahmen zu Anfang gleichzeitig ergriffen werden. Anzustreben ist eine umgehende Verlegung auf eine entsprechend qualifizierte Intensivbehandlungseinheit.

An erster Stelle stehen die Sicherung und Überwachung von Atmung und Kreislauf. Bei bewußtseinsgestörten Patienten muß man immer von einer Atemantriebsstörung ausgehen. Bewußtlose Patienten sind von Atemwegsverlegung und Aspiration bedroht. Die Indikation zur Intubation und Beatmung ist daher weit zu stellen.

Bei neurologischen Notfällen können verschiedene Kreislaufregulationsstörungen vorliegen. Hypotonie wie Hypertonie bedürfen einer exakt gesteuerten Behandlung. In der Regel werden normotone Kreislaufverhältnisse angestrebt. Ausnahmen bestehen bei Patienten mit bekannter Hypertonie, deren Autoregulation der zerebralen Durch-

blutung gestört ist, und bei Patienten mit erhöhtem intrakraniellen Druck, deren zerebraler Perfusionsdruck bei Normotonie in zu niedrige Bereiche absinken würde. In diesen Fällen muß ein höherer Blutdruck angestrebt werden.

Die Blutdrucküberwachung erfolgt mit einem arteriellen Verweilkatheter. Wenn zugleich eine Hirndruckmessung durchgeführt wird, kann der zerebrale Perfusionsdruck jederzeit kalkuliert werden.

Bei der Auswahl antihypertensiv wirkender Medikamente ist darauf zu achten, daß sie den intrakraniellen Druck nicht erhöhen. Geeignet sind z. B. Clonidin (z. B. Catapresan®) und Urapidil (z. B. Ebrantil®).

Herzrhythmusstörungen wie eine absolute Arrhythmie mit Vorhofflimmern -häufig bei embolisch bedingten Hirninfarkten anzutreffen -sind nach den entsprechenden Regeln zu behandeln. Eine genaue Volumenbilanzierung ist erforderlich. Deshalb ist das Einbringen eines zentralen Venenkatheters (ZVK) und eines Blasenverweilkatheters notwendig. Über den ZVK können hyperosmolare Lösungen (z. B. Mannitol 20%) zur Hirndrucksenkung verabreicht werden.

Die spezifischen Behandlungsmaßnahmen sind bei den jeweiligen Funktionsstörungen des ZNS erwähnt.

14.3.2 Leitsymptome des neurologischen Notfalls

14.3.2.1 Bewußtseinsstörungen

„Unter Bewußtsein versteht man den Status des Wachseins und die psychologisch verstehbare Reaktionsfähigkeit auf verschiedene Reize. Bewußtsein beinhaltet somit die Summe aller zerebralen kortikalen Funktionen unter Einschluß nicht nur der Wachheit, sondern auch des Gedächtnisses, der Sprache und der Intelligenz" (JÖRG). Wachheit und Erweckbarkeit können anatomisch dem Mittelhirn und der Formatio reticularis, also Strukturen des oberen Hirnstammes, zugeordnet werden. Eine Störung des Bewußtseins entsteht somit bei einer Schädigung beider Großhirnhemisphären oder des oberen Hirnstammes. Dabei können drei Hauptfaktoren der Schädigung zugrunde liegen:

- **Supratentorielle**, d.h. in der vorderen Schädelgrube liegende Erkrankungen. Dabei handelt es sich um Hirntumoren, intrakranielle Hämatome, Hirninfarkte, zerebrale Kompressionsherde bei Hirnverletzung oder Hirnabszesse. Sekundär werden Mittelhirn und Hirnstamm komprimiert.

- **Infratentorielle**, d.h. in der hinteren Schädelgrube liegende Erkrankungen. Dabei handelt es sich z.B. um Tumoren oder Blutungen im Kleinhirnbereich, die den Hirnstamm sekundär komprimieren, oder Hirnstammtumore bzw. -blutungen. Als weitere Ursache kommen Gefäßerkrankungen der Arteria basilaris in Frage.

Großhirn und Hirnstamm sind generalisiert in ihrer Funktion beeinträchtigt, wenn toxische oder metabolische Störungen eingetreten sind. Dies ist bei exogenen Vergiftungen (vgl. Kap. 14.6) und bei einer Reihe von Stoffwechselentgleisungen der Fall.

Die o.g. Schädigungsfaktoren führen unbehandelt zur sogenannten Einklemmung des Mittelhirns im Tentoriumschlitz zwischen vorderer und hinterer Schädelgrube und/ oder zur Einklemmung der Medulla oblongata im Hinterhauptsloch, dem Foramen occipitale magnum.

Einklemmungszeichen stellen die höchste Alarmstufe des zerebralen Notfalles dar. Eine Mittelhirneinklemmung äußert sich durch das Mittelhirnsyndrom. Ausgehend von einem einseitigen, raumfordernden intrakraniellen Prozeß findet eine Massenverschiebung der betroffenen Hemisphäre zur Gegenseite statt. Ein Ausweichen der gegenseitigen, komprimierten Hirnhälfte ist nicht möglich, weshalb die Raumforderung mit dem begleitenden Hirnödem in den Tentoriumschlitz drängt. Dabei treten posi-

tive Pyramidenbahnschädigungszeichen auf. (BABINSKI-Zeichen: Die Großzehe wird bei Bestreichen der Fußsohle nach dorsal gestreckt; normal ist eine Beugung zur Fußsohle hin.) Es kommt zu Bewußtlosigkeit, zur gleichseitigen Pupillenerweiterung aufgrund einer Druckschädigung des Nervus oculomotorius und zur Parese der gegenseitigen Extremitäten. Im Verlauf dehnt sich die Druckwirkung auf das gesamte Mittelhirn aus, so daß es zu einer beidseitigen Pupillenerweiterung und generalisierten Strecksynergismen kommt.

Setzt sich die Druckbelastung in die hintere Schädelgrube fort, so werden die Kleinhirntonsillen in das Foramen occipitale magnum verlagert und dort eingeklemmt. Äußeres Zeichen ist das Bulbärhirnsyndrom, das durch beidseitige Pupillenerweiterung, generalisierte Strecksynergismen, die in eine Areflexie übergehen, und das Eintreten der ataktischen Atmung gekennzeichnet ist. In der Folge tritt ein zentrales Herz-/Kreislaufversagen mit vollständigem Atemstillstand ein.

Eine Bewußtseinstrübung wird nach ihrer Ausprägung in verschiedene Schweregrade, die sich vom hirnorganischen Psychosyndrom bis zur höchsten Komastufe (Koma: tiefer, fester Schlaf) erstrecken, eingeteilt.

Das hirnorganische Psychosyndrom als leichteste Form weist häufig auf eine Erhöhung des intrakraniellen Drucks hin. Man versteht darunter das Auftreten von folgenden Symptomen: Die Patienten erscheinen verwirrt, aber dennoch wach, sie zeigen Orientierungsstörungen (zur Person, zur Zeit und zum Ort, d.h. sie können weder ihren Namen nennen noch Angaben zur Uhrzeit, Wochentag, Monat, Jahr und zum gegenwärtigen Aufenthaltsort machen), das Gedächtnis ist gestört, das Denken verlangsamt und ihr Antrieb ist deutlich vermindert.

Eine Benommenheit, bei der ein Patient auf Befragen verlangsamt und ungenau antwortet, bei der er schläfrig erscheint, einfachen

Aufforderungen noch nachkommt und auf Schmerzreize (Kneifen am Rand des Musculus trapezius) gezielte und reproduzierbare Abwehrbewegungen macht, bezeichnet man als Somnolenz.

Sopor beschreibt einen schlafähnlichen Zustand, aus dem der Patient durch Setzen eines Schmerzreizes erweckt werden kann. Einfache Aufforderungen werden inkonstant befolgt, und die motorische Abwehrreaktion auf Schmerzreize ist gezielt.

Im Stadium des Komas läßt der Patient keine Eigenaktivität mehr erkennen, und es liegt Bewußtlosigkeit vor. Je nach Komatiefe lassen sich abgestufte Reaktionen hervorrufen:

Im Koma **Grad 1** zeigt der Patient noch gezielte Abwehrreaktionen auf Schmerzreize. Nachweisbar sind Schutzreflexe wie der Hustenreflex und Würgereflex. Erhalten sind die Pupillenreflexe und der Atemantrieb

Das Koma **Grad 2** läßt demgegenüber eine deutliche Verschlechterung des Zustands des Patienten erkennen. Auf Schmerzreize reagiert er mit ungezielten, unkoordinierten Abwehrbewegungen, die von Beuge- in Strecksynergismen übergehen. Der Muskeltonus ist stark erhöht, und die Extremitäten werden überstreckt. Im Verlauf kommt es zu einer Zunahme der Pupillenweite, zur Abschwächung der Pupillenreaktion und der Schutzreflexe und zu einer Störung des Atemantriebs. Die anfänglich bestehende CHEYNE-STOKES-Atmung, gekennzeichnet durch ein rhythmisches An- und Abschwellen von Atemfrequenz und Atemzugvolumen mit regelmäßigen, dazwischenliegenden apnoischen Phasen, geht in die sogenannte Maschinenatmung mit ununterbrochenen, schnellen und regelmäßigen Atemzügen über. Pyramidenbahnzeichen treten auf (BABINSKI-Reflex).

Im Stadium Koma **Grad 3** ist die Reaktion auf Schmerzreize aufgehoben, der Muskeltonus wird schlaff. Die Pupillen werden maximal weit und zeigen keine Reaktion auf Lichtreize mehr. Die Schutzreflexe erlöschen. Die Atmung geht in unregelmäßige Atemzüge von unterschiedlichem Atemzugvolumen über (ataktische Atmung).

Das Koma **Grad 4** beschreibt den Zustand der völligen Reflexlosigkeit mit einer zentralen Atemlähmung und einer zentralen Störung der Kreislaufregulation.

Im klinischen Alltag ist die beschriebene Stadieneinteilung des Komas wenig praxisgerecht, zumal die Übergänge fließend sind und eine exakte Einstufung somit nicht möglich ist. Tritt ein neurologischer Notfall ein, so muß eine rasche Beurteilung erfolgen können. In der Literatur werden deshalb eine Reihe von Komaskalen angegeben, die das Ausmaß der Bewußtseinsstörung erkennen lassen. Im intensivmedizinischen Bereich ist die Glasgow-Koma-Skala verbreitet. Diese prüft schematisch die zerebralen Leistungen des Patienten und bewertet sie nach einem Punktesystem (Tab. 14.9). Man beobachtet die Ansprechbarkeit und die Reaktion des Patienten auf äußere Reize (Augenöffnen, beste verbale Antwort, beste motorische Reaktion). Die motorische Reaktion muß auf Symmetrie bzw. Seitenunterschiede hin geprüft werden, um herdförmige von generalisierten Störungen unterscheiden zu können.

Darüber hinaus ist es notwendig, daß der Untersucher sich ein Bild von der Pupillenreaktion macht, die Funktion der Atmung und das Herz-/Kreislaufsystem beurteilt.

14.3.2.2 Zerebrale Krampfanfälle

In der BRD gibt es ca. 350 000 Patienten mit einem Anfallsleiden. Eine Epilepsie liegt vor, wenn wiederholt Anfälle von einem bestimmten Typ auftreten. Daneben kennt man die Gelegenheitskrämpfe; das sind einmalig auftretende Anfälle, von denen etwa 5% aller Menschen einmal oder nur wenige Male betroffen werden.

Grundsätzlich unterscheidet man Epilepsien mit bekannter und unbekannter Genese. Im ersten Fall spricht man von symptomati-

Tab. 14.9: *Glasgow-Koma-Skala.*

Reaktion des Patienten		Punkte
Augen öffnen	spontan	4
	auf Aufforderung	3
	auf Schmerzreiz	2
	nicht	1
Beste verbale Antwort	orientiert, prompt	5
	verwirrt	4
	unangemessen	3
	unverständlich	2
	keine	1
Beste motorische Reaktion	gezielt auf Aufforderung	6
	gezielt auf Schmerzreiz	5
	ungezielt auf Schmerzreiz	4
	Beugung auf Schmerzreiz	3
	Streckung auf Schmerzreiz	2
	keine	1

schen, im zweiten von genuinen Anfällen. Bei einer symptomatischen Epilepsie besteht eine akute oder chronische Erkrankung des Gehirns oder ein Zustand nach einer organischen Hirnschädigung. Hierzu gehören die perinatale Hirnschädigung, Hirntumoren, Schädel-Hirn-Traumen u.a.m. (Tab. 14.10). Eine genuine Epilepsie läßt keine faßbare Hirnerkrankung erkennen.

Die epileptische Aktivität der Gehirnzellen läßt sich auf zwei elektrophysiologische Phänomene zurückführen: In Nervenzellgruppen der Hirnrinde oder darunterliegenden Gebieten kommt es erstens zu einer Steigerung der Erregbarkeit, d. h. die Depolarisation der Nervenzellmembran wird begünstigt. Verschiedene Faktoren können hierfür verantwortlich sein, z.B.: O_2-, Glukose- oder Kalziummangel, oder eine Alkalose. Zweitens wird die Ausbreitung dieser pathologischen Erregung nicht verhindert, da eine unter physiologischen Verhältnissen intakte Erregungsbegrenzung nicht mehr wirksam ist. Nervenzellgruppen, die normalerweise asyn-

Tab. 14.10: *Ursachen der Epilepsie.*

Akute Erkrankungen
Gehirntumoren
Hirnvenen- und Sinusthrombose
Hirnblutungen
Enzephalitis
Eklampsie
Fieber (im Kindesalter)
Medikamenten- oder Alkoholentzug
Medikamentenintoxikation
Chronische Erkrankungen
Zustand nach Schädel-Hirn-Trauma
Zustand nach neurochirurgischen Operationen
Zustand nach perinataler Hirnschädigung
Zustand nach Hirninfarkt
Zerebrale Gefäßmißbildungen
Unbekannte Ursachen

chron arbeiten, werden zusammengeschaltet und ermöglichen so die Erregungsausbreitung über das gesamte Gehirn.

Man unterscheidet nach klinischem Bild und dem Verlauf verschiedene Anfallstypen. Im Kindes- und Jugendalter kommen die sogenannten kleinen, primär generalisierten epileptischen Anfälle vor, die hier nicht weiter behandelt werden sollen. Von großer Bedeutung sind die partiellen Anfälle, auch Herdanfälle genannt. In den meisten Fällen (95%) läßt sich im kranialen Computertomogramm eine morphologisch faßbare Hirnschädigung nachweisen. Die epileptische Erregung bleibt auf ein bestimmtes, rindennahes Hirnareal begrenzt und das Bewußtsein erhalten. Bei einer sekundären Generalisierung kommt es zum Bewußtseinsverlust, wenn die Erregung auf die Formatio reticularis und beide Großhirnhemisphären übergreift. Als typische Vertreter aus der Gruppe der Herdanfälle seien die JACKSON-Anfälle genannt. Sie können als sensible Anfälle mit Mißempfindungen auftreten oder sich als motorische Anfälle mit tonisch-klonischen Muskelzuckungen meist an Armen oder Beinen von distal nach proximal ausbreiten und auf eine Körperhälfte übergehen. Das Bewußtsein bleibt erhalten. Nach dem Sistieren des Anfalls kann in der betroffenen Körperregion eine sogenannte postparoxysmale Parese bestehen bleiben, die nach kurzer Zeit abklingt.

Meist besteht die Ursache in einem Tumor (Glioblastom, Meningeom) in der Zentralregion. Andere Auslöser können Hirnkontusionen, Blutungen oder Gefäßmißbildungen (Angiome) sein.

Die Therapie besteht in der operativen Herdsanierung, wobei aber eine Ausfallsfreiheit nicht immer zu erwarten ist, da eine substantielle Hirnschädigung zugrundeliegt. Eine medikamentöse Anfallsprophylaxe ist daher angezeigt. Sie besteht in der Gabe von Diphenylhydantoin oder Carbamazepin, wobei sich die Dosis nach dem Serumspiegel des jeweiligen Medikamentes richtet.

Ein einzelner, akut auftretender Anfall sistiert in der Regel spontan, so daß eine therapeutische Intervention meistens zu spät kommt.

Vom basalen Temporallappen ausgehende Anfälle werden als psychomotorische Anfälle oder Dämmerattacken bezeichnet. Sie laufen phasenhaft ab. Anfangs erlebt der Patient eine Aura, d. h. es treten bestimmte Gefühle, z. B. von der Oberbauchgegend zum Hals sich ausbreitendes Wärmegefühl, als epigastrische Aura auf. Es kann auch zu Veränderungen in der Sinneswahrnehmung kommen, so daß die Umgebung anders erscheint, z. B. vergrößert, heller etc. Danach setzt kurzzeitig eine Bewußtseinstrübung ein, wobei der Patient stereotyp bestimmte Bewegungen oder Handlungen wiederholt. Dabei sind orale Automatismen häufig: Schlucken, Kauen und Schmatzen. Zudem kann man vegetative Begleiterscheinungen feststellen, wie Speichelfluß, Harndrang, Pupillenerweiterung, Gesichtsrötung und Herzschlagunregelmäßigkeiten. Danach kommt es zu einer Reorientierungsphase, in der das Bewußtsein langsam wieder aufklart.

Bei dieser Art von Anfällen können Tumoren, Ischämien oder Geburtsschäden eine Rolle spielen. In der Therapie setzt man Diphenylhydantoin oder Carbamazepin ein.

Ein großer, generalisierter Krampfanfall, auch als Grand-Mal bezeichnet, zeigt ein typisches Erscheinungsbild. Er kann mit oder ohne Aura auftreten. Der Patient stößt oft anfangs einen sogenannten Initialschrei aus und stürzt plötzlich zu Boden. Dann setzt ein tonisches Krampfstadium der gesamten Muskulatur ein. Dabei befinden sich die Beine in Streckstellung, und die Arme werden gebeugt und/oder gestreckt. Die Atmung setzt währenddessen aus, und es kommt zur Zyanose. Die Augen sind geöffnet, die Bulbi nach oben weggedreht und die Pupillen erweitert. Sie reagieren nicht auf Licht. Nach maximal 30 sec setzen klonische, rhythmische Zuckungen ein, die alle Extremitäten erfassen. Dieses Stadium dauert etwa

1 bis 2 min. Anschließend tritt die sogenannte postkonvulsive Erschöpfungsphase ein, die durch den Terminalschlaf, aus dem der Patient erst langsam wieder erwacht, gekennzeichnet ist.

Während des Anfalls ist der Patient in mehrfacher Hinsicht gefährdet: Trauma beim Hinstürzen, Zungenbiß, Extremitätenverletzung und Wirbelsäulenschäden aufgrund der starken Muskelkontraktionen. Häufig werden Speichelfluß, Schaum vor dem Mund, Einnässen und Stuhlabgang beobachtet. Der Blutdruck ist meist stark erhöht.

Als genuine Epilepsie tritt die Grand-Mal-Epilepsie bevorzugt zwischen dem 2. und dem 25. Lebensjahr auf. Davor handelt es sich um eine Residualepilepsie nach frühkindlicher Hirnschädigung. Nach dem 25. Lebensjahr auftretende Grand-Mal-Epilepsien haben eine Gehirnerkrankung (Tumor, Gefäßkrankheit, Trauma) als Ursache.

Die medikamentöse Therapie, neben der eventuell möglichen, operativen Ausschaltung der auslösenden Ursache, besteht in der Gabe von Diphenylhydantoin, Carbamazepin oder Valproinsäure, dosiert nach dem Serumspiegel des jeweiligen Medikamentes, als Dauertherapie. Im Anfall ist es meist nicht möglich einzugreifen, da er zeitlich begrenzt und während der tonisch-klonischen Krampfphase eine i.v.-Applikation nahezu unmöglich ist. Eine Akutmedikation, z.B. von Benzodiazepinen, nach dem Abklingen des Anfalls in der postkonvulsiven Erschöpfungsphase verlängert den Terminalschlaf und ist daher nicht indiziert. Wünschenswert hingegen ist eine rasche intravenöse Aufsättigung mit einem der o.g. Medikamente, wenn ein Epilepsieleiden bekannt ist.

Akutmaßnahmen erstrecken sich in der Regel darauf, die Verletzungsgefahr für den Patienten zu vermindern (z.B. Gummikeil zwischen die Zähne schieben) und postkonvulsiv durch eine geeignete Lagerung der Gefahr einer Aspiration entgegenzuwirken.

In intensivmedizinischer Hinsicht ist der Status epilepticus von Bedeutung. In jedem Stadium kann sich aus einem Krampfanfall ein Status epilepticus entwickeln. Darunter versteht man einen anhaltenden epileptischen Zustand, bei dem die Anfälle so dicht aufeinander folgen, daß der Patient dazwischen das Bewußtsein nicht wiedererlangt. Wird der Patient zwischen zwei Anfällen ansprechbar, liegt kein Status vor.

In zwei Dritteln der Fälle bestehen symptomatische Epilepsien, wobei häufig Gehirntumoren die Ursache darstellen. Daneben sind offene Hirnverletzungen verantwortlich für die Auslösung eines Status epilepticus. In den meisten Fällen ist die Schädigung bzw. der Tumor im Stirnhirn lokalisiert. Kommt es bei einer genuinen Epilepsie zu einem Status, so liegt meistens eine unzureichende medikamentöse Therapie oder ein plötzliches Absetzen der Medikamente vor.

Der Status epilepticus ist eine lebensbedrohliche Erkrankung und mit einer Letalität belastet, die bei etwa 10% liegt. Eine rasche Therapie ist daher angezeigt (Tab. 14.11). Sauerstoffmangel bedroht das Gehirn. Unbehandelt kann sich innerhalb von wenigen Stunden ein Hirnödem entwickeln. Der Patient verstirbt am Versagen der zentralen Herz- und Kreislaufregulation.

Zunächst sind Basismaßnahmen wie Lagerung, Freimachen bzw. Freihalten der Atemwege zu ergreifen. Der Status wird nach einem schematisierten Stufenplan behandelt (Tab. 14.11). Nach dem Legen eines venösen Zuganges werden primär Benzodiazepine eingesetzt. Wenn dabei die Zeichen einer Ateminsuffizienz auftreten, muß der Patient intubiert und beatmet werden. Ist mit der initialen Benzodiazepindosis kein Erfolg erzielt worden, kann die Injektion wiederholt werden. Danach strebt man eine rasche Aufsättigung mit Diphenylhydantoin (z.B. Phenytoin®) an. Hierzu ist ein Infusionskonzentrat von 750 mg Diphenylhydantoin verfügbar. Alternativ zu o.g. Schema ist es möglich,

Tab. 14.11: *Therapie des Status epilepticus.*

Basismaßnahmen
  Sicherung der Vitalfunktionen
  Lagerung
  Schutz vor Verletzungen	

Antikonvulsive Behandlung **(Erwachsenendosis):**	**1. Wahl**
Benzodiazepine	Midazolam 5 mg i.v. oder Diazepam 10 bis 20 mg i.v. oder Clonazepam 2 mg i.v. (Wiederholung der Dosis möglich)
zusätzlich Diphenylhydantoin (750 mg Konzentrat)	13 mg/kg KG über 8 Std i.v. **oder** (ohne Benzodiazepine)
Diphanylhydantoin (250 mg Ampullen)	15 mg/kg KG langsam i.v. max. 50 mg/min bis 1000 mg/24 Std i.v.
	2. Wahl
Barbiturate	Phenobarbital 5 mg/kg KG in 15 min i.v. oder Thiopental 3 bis 5 mg/kg KG in 15 min i.v.
	3. Wahl
Chloralhydrat	2 x 3 g Rectiole à 0.6 g Chloralhydrat in 45 min

Begleitmaßnahmen
  Intubation, Beatmung
  Antiödematöse Therapie
	(Mannitol 20%, 125 ml, 4 bis 6 stdl.,
	Sorbit 40%, 60 ml, 4 bis 6 stdl.)

Kausale Therapie
  z.B. Hirntumoroperation
      Enzephalitisbehandlung
      Behandlung des
      Schädel-Hirn-Traumas	

Diphenylhydantoin in 250 mg-Ampullen intravenös zu verabreichen. Diese Applikationsform muß jedoch kritisch überdacht werden, da Diphenylhydantoin u.U. erhebliche kardiozirkulatorische Nebenwirkungen hervorrufen kann (Herzrhythmusstörungen, Blutdruckabfall). Versagen wiederholte Gaben von Benzodiazepinen ebenso wie eine Diphenylhydantoingabe, oder besteht eine Kontraindikation für letzteres Medikament, so sind Barbiturate (z.B. Thiopental (Trapanal®)) intravenös als Medikamente der zweiten Wahl einzusetzen. Schließlich kann auf Chloralhydrat als Medikament der dritten Wahl zurückgegriffen werden. Chloralhydrat kann den antikonvulsiven Effekt von Benzodiazepinen und von Diphenylhydantoin verstärken.

Wegen der atemdepressiven Wirkung der Benzodiazepine und Barbiturate wird die Indikation zur Intubation mit kontrollierter Beatmung fast immer zu stellen sein. Eine gute Oxygenierung ist beim Grand-Mal-Status unerläßlich, da die tonisch-klonischen Krämpfe einen geordneten Gasaustausch unmöglich machen und sich eine zerebrale Hypoxie mit ihren Folgeschäden daraus entwickeln kann.

Eine zerebrale Hypoxie führt zu einem generalisierten Hirnödem. In diesem Fall wird eine begleitende Therapie mit Osmodiuretika empfohlen, z.B. Mannitol 20% oder Sorbit 40% als Kurzinfusionen (Tab. 14.11). Muskelrelaxantien sollten nur dann eingesetzt werden, wenn Antikonvulsiva alleine eine maschinelle Beatmung nicht erlauben. Allerdings ist zu bedenken, daß unter Muskelrelaxation die tonisch-klonischen Krämpfe zwar sistieren, aber die pathologische elektrische Erregung im Gehirn davon unbeeinflußt bleibt. Der Grand-Mal-Status ist damit nicht behandelt. In diesem Fall ist eine engmaschige EEG-Überwachung unter Fortführung der Behandlung mit Sedativa, Diphenylhydantoin oder Barbituraten notwendig.

Die Schwere und Gefährlichkeit des Grand-Mal-Status sowie die beschriebenen therapeutischen Maßnahmen erfordern eine umfangreiche Überwachung. Diese schließt ein: kontinuierliche EKG-Monitorkontrolle, Blutgasanalysen, blutige Druckmessung, zentrale Venendruckmessung, Flüssigkeitsbilanzierung und EEG-Monitoring.

Konnte der Patient mit Grand-Mal-Status stabilisiert werden, muß nach den auslösenden Faktoren gefahndet werden. In der Regel wird eine CCT-Untersuchung am Anfang stehen, nach deren Ergebnis weitere diagnostische (z.B. Angiographie) oder therapeutische (z.B. operative Ausräumung einer intrazerebralen Blutung) Maßnahmen ergriffen werden. Neben einer kausalen Therapie behält man eine antikonvulsive Therapie bei, z.B. Diphenylhydantoin p.o.

14.3.2.3 Neurologische Herdzeichen, psychotische Erregtheit und akut auftretende Kopfschmerzen

Neurologische Herdzeichen sind Ausfallerscheinungen, die auf örtlich begrenzte Schädigungen des ZNS hinweisen. Dabei handelt es sich um motorische und/oder sensible Ausfälle (Lähmungen und/oder Gefühlsstörungen). Diese können z.B. eine Extremität, eine ganze Körperhälfte und/oder Versorgungsgebiete der Hirnnerven betreffen.

Aus der Verteilung der Ausfallerscheinungen auf den Körper kann auf den Ort der Schädigung im ZNS geschlossen werden. So unterscheidet man nach POECK für zentrale Paresen (Lähmungen) sechs verschiedene Lähmungstypen, je nach Schädigungssitz zwischen Großhirnrinde und Rückenmark (Abb. 14.4).

Dabei handelt es sich um die kortikale Monoparese (Lähmung eines Körpergliedes), die kapsuläre Hemiparese (Halbseitenlähmung), die Dezerebration (Mittelhirnsyndrom), die Tetraparese (Lähmung aller Extremitäten) bei Hirnstammläsion und hoher Halsmarkläsion sowie die Paraparese (Beinlähmung beidseits) bei Brustmarkläsion.

Die orientierende neurologische Untersuchung (Bewegungen der Extremitäten: Spontan oder nach Schmerzreiz, Muskelreflexe, Augenmotorik) weist auf neurologische Herdzeichen hin.

Bei den Läsionen kann es sich um Tumoren, Blutungen oder Hirninfarkte handeln.

Psychotisch erregte Patienten gefährden sich selbst und ihre Umwelt. In der Regel besteht eine erhebliche Aggressivität. Psychotische Erregtheit kann bei exogenen Psychosen (z.B. im Alkoholdelir), bei manischen Erregungszuständen und bei Wahnzuständen auftreten.

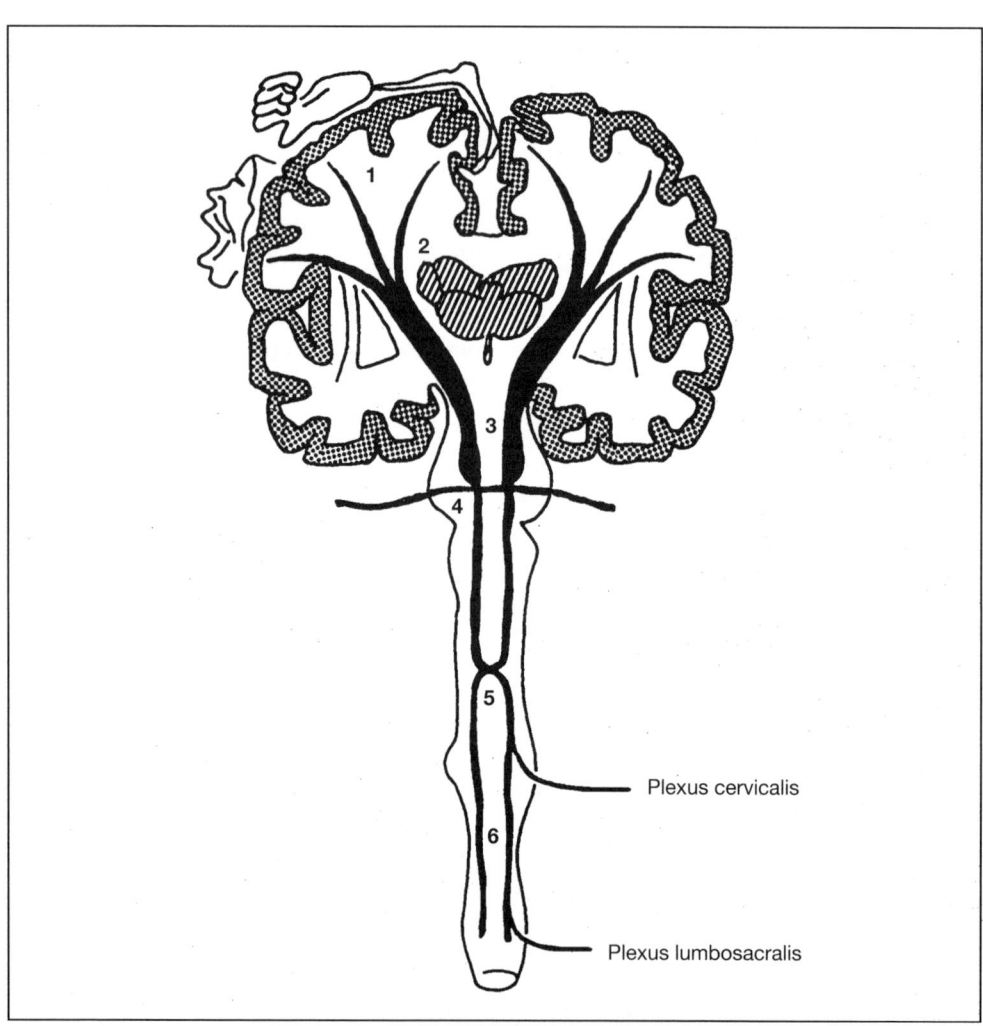

Abb. 14.4: *Typen der zerebralen Lähmung (nach POECK). 1 = Kortikale Monoparese, 2 = Kapsuläre Hemiparese, 3 = Dezerebration, 4 = Tetraparese bei Hirnstammläsion (mit Hirnnervenausfällen), 5 = Tetraparese bei hoher Halsmarkläsion, 6 = Paraparese bei Brustmarkläsion.*

Bei Patienten mit exogenen Psychosen liegt eine gesteigerte Affektivität mit ungerichteten Angstzuständen vor. Zudem sind sie desorientiert. Im Verlauf münden die Angstgefühle in Wahnwahrnehmungen und optische Haluzinationen. Ein delirantes Syndrom kann sich entwickeln. Therapeutisch ist bei Angstzuständen Diazepam, im Delir Haloperidol indiziert.

Im Rahmen manischer Erregungszustände kann eine enorme Antriebssteigerung auftreten. Sie entlädt sich in gewaltsamen Handlungen, die durch Personen der Umgebung trotz ihrer Bemühungen, dem Patienten zu helfen, noch verstärkt werden. Eine Initialbehandlung besteht in der Gabe von Levomepromazin.

Wahnhafte Verkennung der Umwelt und von Personen der Umgebung führt zu aggressivem Verhalten gegenüber einer vermeintlichen, von der Umgebung ausgehenden Bedrohung. Als Soforttherapie wird Haloperidol gegeben.

Das Ziel der Behandlung ist zunächst die Abwendung der Gefahr vom Patienten und der Umgebung. Problematisch ist dabei, den Patienten für eine Therapie zu gewinnen. Nicht selten sind Injektionen nur unter Zuhilfenahme von Gewalt möglich.

Eine differenzierte, psychiatrische Diagnostik und Behandlung bleibt dem Spezialisten vorbehalten. Akut auftretende Kopfschmerzen extremer Intensität weisen auf eine Subarachnoidalblutung hin. In einem solchen Fall sind sie von Nackensteifigkeit, Übelkeit und Erbrechen begleitet. Treten sie zusammen mit Nackensteifigkeit, Somnolenz und Fieber auf, so ist eine Meningitis die wahrscheinlichste Ursache.

SIE SIND IMMER ALS
ALARMZEICHEN ZU WERTEN!

Tumorbedingte Kopfschmerzen entwickeln sich meistens langsam. Das gleiche gilt für den Kopfschmerz bei Hydrocephalus.

14.3.3 Ursachen der Funktionsstörungen des ZNS

Man unterscheidet die primär zerebrale Hirnschädigung von der extrazerebralen Hirnschädigung. Ursachen einer primär zerebralen Hirnschädigung sind

– Entzündungen,

– Schädel-Hirn-Verletzungen,

– Hirntumoren,

– Gefäßerkrankungen und

– genuine Anfallsleiden.

Ursachen einer extrazerebralen Hirnschädigung sind u. a.

– Hypoxie und/oder Ischämie bei Lungen- bzw. Herz-/Kreislauferkrankungen,

– metabolische Störungen,

– endokrine Krisen und

– exogene Vergiftungen

14.3.3.1 Entzündliche Hirnerkrankungen

Bei den entzündlichen Hirnerkrankungen handelt es sich um die Hirnhautentzündung (Meningitis), die Hirnentzündung (Enzephalitis) und den Hirnabszeß. Je nach Lokalisation und Ausprägung rufen sie Bewußtseinsstörungen, zerebrale Krampfanfälle oder fokalneurologische Ausfälle hervor.

Meningitis:
Man unterscheidet die eitrige und die lymphozytäre Form der Meningitis.

Eine **eitrige** Meningitis ist bakteriell bedingt. Die Entzündung ergreift die weiche Hirnhaut (Pia mater) und die Spinnwebhaut (Arachnoidea) und betrifft Hirn- und Rückenmarkshäute meist gemeinsam. Bei den Erregern handelt es sich häufig um Pneumokokken. Daneben kommen Meningokokken, Staphylokokken, Streptokokken und Pseudomonasstämme als verantwortliche Keime in Frage. Die Infektion erreicht die Hirnhäute auf drei Wegen: hämatogen, fortgeleitet aus benachbarten Regionen oder direkt über offene

Tab. 14.12: *Ursachen akuter Funktionsstörungen des ZNS.*

	Zerebrale Ursachen
entzündlich	– Meningitis, Enzephalitis, Hirnabszeß
traumatisch	– Schädel-Hirn-Trauma, gedeckt oder offen
neoplastisch	– Hirntumoren, Hirnmetastasen
vaskulär	– Gefäßmißbildung – Subarachnoidalblutung
	– Gefäßerkrankung – Hirnblutung, Hirnischämie, Hirnsinus-, Hirnvenenthrombose
	Extrazerebrale Ursachen
Glukosestoffwechselstörungen	
Nierenversagen	
Leberversagen	
Endokrine Störungen	– Schilddrüsen-, Nebenschilddrüsen-, Nebennierenfunktionsstörungen
Exogene Vergiftungen	
Synkopen	
Herzerkrankungen	

Schädelverletzungen. Bei einer hämatogenen Streuung gelangen die Bakterien aus einem chronischen Eiterherd (z.B. bei Endokarditis) zu den Meningen. Fortgeleitet erreichen die Erreger die Hirnhäute von dem Hirn benachbarten, infizierten Regionen aus, wie z.B. dem Felsenbein, dem Mittelohr oder den Nasennebenhöhlen. Direkt erfolgt die bakterielle Einschwemmung in den Liquor bzw. die Meningen aus verschmutzten, offenen Schädelverletzungen. Insbesondere können bei Schädelbasisfrakturen und basal offener harter Hirnhaut (Dura mater) Fisteln zu den Nasennebenhöhlen entstehen, so daß Bakterien über diese einwandern können. Im letzten Fall spricht man von Rhinoliquorrhoe (Liquorfluß aus der Nase). Liquor kann aufgrund seines Zuckergehaltes von Nasensekret unterschieden werden, das zuckerfrei ist.

Symptome

Nach einem durch Somnolenz gekennzeichneten Vorstadium treten hohes Fieber (39 bis 40°C), Kopfschmerzen und Nacken-

steifigkeit (Meningismus) auf. Zudem sind die scheu. In Abhängigkeit von der Lokalisation kommt es zu Krampfanfällen und/oder neurologischen Herdzeichen. Die anfängliche Somnolenz kann in ein Koma übergehen.

Laborbefunde:

Wichtig ist die Liquoruntersuchung. Im Liquor findet man massenhaft segmentkernige Granulozyten. Der Glukosegehalt des Liquors ist erniedrigt, da die Granulozyten und die Bakterien Glukose verbrauchen. Laktatspiegel und Eiweißgehalt des Liquors sind erhöht. Im Blut besteht eine erhebliche Leukozytose. Die mikrobiologische Untersuchung (mikroskopische Auswertung eines GRAM-Präparates und kultureller Ansatz einer Liquorprobe) führt zum Erregernachweis, wobei das Kulturergebnis frühestens nach 24 Std vorliegt.

Die Liquorentnahme muß vor einer antibiotischen Therapie erfolgen, da andernfalls ein kulturelles Bakterienwachstum vereitelt wird.

Therapie

Im allgemeinen erfordert der Zustand der Patienten eine Antibiotikatherapie, bevor der oder die Erreger nachgewiesen sind. Eine ungezielte antibiotische Behandlung muß alle in Frage kommenden Erreger erfassen („breites Spektrum"). Als Beispiel dafür sei die Kombination von Penicillin G mit einem Cephalosporin genannt. Zu berücksichtigen ist dabei das Eindringvermögen der Antibiotika in die Liquorräume. Nach Bekanntwerden des Ergebnisses der kulturellen Untersuchung erfolgt die gezielte Umsetzung der Antibiotika auf die für die gefundenen Keime wirksamen Präparate („schmales Spektrum"). Liegt eine Duraverletzung bei Schädelbasisfraktur oder eine offene Schädel-Hirn-Verletzung vor, so muß eine operative Versorgung zur Abdichtung der Hirnhäute durchgeführt werden. Bei fortgeleitet und hämatogen entstandenen Hirnhautentzündungen muß der streuende Infektionsherd in der Regel operativ saniert werden. Bei frühzeitiger und ausreichend langer antibiotischer Therapie ist die Prognose gut. Verkleben allerdings durch die Entzündung die Hirnhäute, so kann ein Hydrozephalus entstehen. Eine weitere Komplikationsmöglichkeit ist die Abszeßbildung.

Die **lymphozytäre Meningitis** wird von vielen Erregern verursacht. Neben verschiedenen Leptospiren (Erreger von Tierkrankheiten, die bei Kontakt mit dem Kot oder Urin von befallenen Tieren auf den Menschen übertragen werden) kommt vor allem eine Reihe von Viren als Ursache in Frage. Bei diesen Viren unterscheidet man neurotrope Viren (z. B. Zostervirus), die primär das ZNS befallen, und solche, die bei Generalisation einer anderweitig lokalisierten Viruserkrankung (z. B. Masernvirus) sekundär das ZNS mitbefallen. Vom klinischen Bild kann nicht auf die Art des Erregers geschlossen werden.

Symptome

Nackensteifigkeit und begleitende Symptome sind weniger stark als bei bakterieller Meningitis ausgeprägt. Dennoch kann sich ein Koma entwickeln.

Laborbefunde

Im Liquor zeigt sich eine geringe Zellzahlvermehrung, wobei Glukose und Eiweißgehalt normal sind. Der Virusnachweis erfolgt durch eine immunologische Titerbestimmung im Blutserum.

Therapie

Eine Leptospiren-bedingte, lymphozytäre Meningitis wird mit Penicillinen oder Tetracyclinen antibiotisch behandelt. Die Therapie einer Virusmeningitis ist symptomatisch.

Enzephalitis

Eine Entzündung des Gehirngewebes selbst wird als Enzephalitis bezeichnet. Meistens handelt es sich um eine Virusinfektion. Wie bei einer Virus-bedingten Meningitis können Viren primär (z. B. Zostervirus) das Gehirn befallen. Para- bzw. postinfektiöse Enzephalitis wird eine immunologische Reaktion des ZNS bei einer generalisierten Virusinfektion genannt (z. B. Polio-, Coxsakievirus).

Symptome

Im Gegensatz zu einer Meningitis beherrschen anfangs psychische Veränderungen das Bild. Kennzeichnend ist eine akute Psychose mit Erregungszuständen, aggressivem Verhalten und Orientierungsstörungen. In der Folge kommt es zu Somnolenz und schließlich zum Koma. Häufig ereignen sich Krampfanfälle, die zu einem Status epilepticus führen können. In Abhängigkeit von Lokalisation und Ausbreitung treten Herdzeichen auf. Die Patienten haben Fieber.

Laborbefunde

Im Liquor besteht ein erhöhter Glukosespiegel und Eiweißgehalt. Das Blutbild kann normal sein.

Therapie

Außer Aciclovir bei Herpes-simplex-Enzephalitis steht kein spezifisches Virustherapeutikum zur Verfügung. Somit kann lediglich symtomatisch behandelt werden.

Hirnabszeß

Die Entstehung eines Hirnabszesses entspricht der der bakteriellen, eitrigen Meningitis. Hämatogen hervorgerufene Abszesse, z. B. bei Bronchiektasen, können multipel, d. h. an mehreren Stellen im Gehirn gleichzeitig auftreten. Fortgeleitete Abszesse liegen in der Regel dem primären Infektionsherd unmittelbar benachbart (z. B. findet man otogene Abszesse im Temporallappen und rhinogene Abszesse im Frontallappen). Abszesse, die als Folge einer offenen Schädel-Hirn-Verletzung entstehen, treten entweder innerhalb weniger Tage (Frühabszeß) oder aber erst nach mehreren Wochen (Spätabszeß) auf.

Symptome

Die Symptome gleichen denen der bakteriellen Meningitis. Herdzeichen, z. B. Lähmungserscheinungen eines Armes, weisen auf die Abszeßlokalisation hin. Zerebrale Krampfanfälle treten häufig auf.

Laborbefunde

Im Blut findet man allgemeine Entzündungszeichen (Leukozytose mit Linksverschiebung). Der Anstieg der Granulozyten im Liquor ist geringer als bei der Meningitis. Liegt ein chronischer Abszeß vor, so zeigen Blutbild und Liquor häufig keine Veränderungen.

Therapie

Die Therapie besteht in der operativen Sanierung des Abszesses. Hämatogene und fortgeleitete Abszesse erfordern wie bei der Hirnhautentzündung die operative Herdsanierung. Bei rechtzeitiger Behandlung ist die Prognose gut. Komplikationen können bei einem Durchbruch des Abszesses in die inneren Liquorräume (Ventrikulitis) auftreten, wodurch eine generalisierte Meningitis oder auch eine bakterielle Enzephalitis entstehen kann.

14.3.3.2 Neoplastische Hirnerkrankungen

Im allgemeinen treten Bewußtseinsstörungen bis hin zum Koma bei Hirntumoren erst in einem späten Stadium auf, nachdem neurologische Herdzeichen und/oder zerebrale Krampfanfälle auf deren Existenz aufmerksam gemacht haben.

Symptome

In Abhängigkeit von der Lokalisation eines Tumors kann eine Vielzahl von Symptomen vorliegen (Halbseitenlähmung – Scheitellappentumor, psychomotorische Anfälle – Schläfenlappentumor, Ataxie – Kleinhirntumor, Hirnnervenlähmungen – Hirnstammtumor). Die Bewußtseinsstörung wird durch das Tumorwachstum selbst oder das diesen umgebende Hirnödem hervorgerufen. Ein durch supratentorielle Tumoren bedingtes Mittelhirnsyndrom entwickelt sich in der Regel langsam. Raumforderungen in der hinteren Schädelgrube hingegen, die zur Einklemmung der Medulla oblongata im Hinterhauptsloch führen, bewirken ein rasches Auftreten eines Bulbärhirnsyndroms. Neben der Lokalisation bestimmt die Art des Tumors die Progredienz der Symptome. So zeigen Hirnmetastasen (z. B. von Bronchial-, Schilddrüsen-, Mamma-, Colonkarzinomen) eine höhere Wachstumsgeschwindigkeit als Hirntumoren (z. B. Meningeome, Astrozytome, Glioblastome etc.).

Untersuchungsbefunde

Die Lage eines Hirntumors wird mit Hilfe des CCT festgestellt. Dieses gibt auch Aufschluß über die Tumorgröße und das eventuelle Vorhandensein eines Hirnödems. Bis zu einem gewissen Grad können auch Aussagen über die Art des Tumors gemacht werden.

Therapie

Ein Hirntumor wird in der Regel operativ entfernt, soweit es die Lokalisation gestattet. Kortikosteroide wie Dexamethason werden zur Begrenzung eines begleitenden Hirnödems eingesetzt. Im Stadium der akuten Einklemmung ist eine sofortige operative Entlastung angezeigt. In diesem Fall muß zusätzlich eine intensive Therapie des erhöhten intrakraniellen Drucks durchgeführt werden (vgl. Kap. 14.4.7).

14.3.3.3 Vaskulär bedingte Hirnerkrankungen

a) Gefäßmißbildungen
Aneurysmen sind sackförmige Ausstülpungen der arteriellen Gefäßwand, die auf eine embryonale Mißbildung der Muskelschicht zurückgeführt werden. Sie können jahrelang stumm bleiben, um dann unvermittelt einzureißen und so eine Subarachnoidalblutung (SAB) auszulösen.

Symptome
Die SAB setzt typischerweise aus voller Gesundheit ohne Vorboten schlagartig mit heftigsten Kopfschmerzen ein, die von Übelkeit, Erbrechen und Schweißausbrüchen begleitet sind. Es besteht Meningismus, der durch das den Hirnhäuten anhaftende Blut ausgelöst wird. Je nach dem Zustand des Patienten kann eine Einteilung des Schweregrades der SAB vorgenommen werden. Ein gebräuchliches Beispiel ist die Skala nach HUNT und HESS.

Tab. 14.13: *Schweregrade der SAB, Einteilung nach HUNT und HESS.*

Grad I:	leichter Meningismus, leichte Kopfschmerzen
Grad II:	ausgeprägter Meningismus, schwere Kopfschmerzen, Hirnnervenlähmungen
Grad III:	Bewußtseinstrübung, geringe Herdzeichen, Verwirrtheit
Grad IV:	Somnolenz, Hemiparesen, vegetative Störungen
Grad V	Koma

Der Verlauf einer SAB kann durch drei Komplikationen erschwert werden. Es droht die Gefahr einer Rezidivblutung, die mit einer hohen Letalität (>60 bis 70%) belastet ist. Dabei kommt es häufig zum Einbrechen der Blutung in das Gehirngewebe und das Ventrikelsystem. Ausgedehnte Blutreste behindern die Liquorresorption durch die Subarachnoidalzotten, so daß ein Hydrozephalus entstehen kann. Aus bislang unbekannter Ursache kommt es bei ca. 30 bis 40% der Patienten nach einer SAB zu einer Engstellung der Hirnarterien, dem zerebralen Vasospasmus. Dieser hat eine Minderdurchblutung oder einen Infarkt der betroffenen Hirnregion zur Folge. Es zeigen sich neurologische Ausfallserscheinungen (z.B. Halbseitenlähmung) und Bewußtseinsstörungen. Der Vasospasmus tritt häufig nach drei bis vier, manchmal auch erst nach zehn Tagen auf.

Untersuchungsbefunde
Die Liquordiagnostik ist initial wegweisend: Der Liquor ist frisch blutig und wird ca. 3 bis 4 Std nach der Blutung xanthochrom (bernsteinfarbig, infolge Erythrozytenzerfall). Der radiologische Nachweis der SAB erfolgt im CCT; die zerebrale Angiographie hat den Aneurysmanachweis zum Ziel. Das Auftreten eines Vasospasmus kann mittels transkranieller Gefäßdoppleruntersuchung verfolgt werden. Als bildgebendes Verfahren wird die zerebrale Angiographie eingesetzt. Häufig sieht man im EKG Erregungsrückbildungsstörungen (ST-Segmentsenkungen, negative T-Wellen, TU-Verschmelzungswellen), die an das Folgestadium eines Myokardinfarktes erinnern (sogenanntes zerebrales EKG).

Therapie
Ein Aneurysma wird operativ ausgeschaltet. Bei Patienten, die sich in einem guten Allgemeinzustand nach niedriggradiger SAB (Grad I und II) befinden, strebt man eine Operation innerhalb der ersten 72 Std nach dem Ereignis an, um die Nachblutungsgefahr auszuschalten. In anderen Fällen wartet man

eine Besserung des Zustandes ab, bzw. operiert nach der Phase des Vasospasmus (nach etwa zwei Wochen).

Ein Hydrozephalus muß durch die operative Anlage einer Liquordrainage beseitigt werden, wobei entweder eine Ventrikeldrainage oder eine Ventilimplantation (ventrikulo-peritonealer oder ventrikulo-atrialer Shunt) erfolgt.

Die Prophylaxe und Therapie einer zerebralen Gefäßengstellung sind nicht unumstritten. In den letzten Jahren ist eine als Prophylaxe des Vasospasmus angesehene Medikation mit Kalziumantagonisten, die die Gehirnarterien dilatieren sollen, etabliert worden. Der Kalziumantagonist Verapamil (z.B. Isoptin®) ist dabei zunehmend von Nimodipine (z.B. Nimotop®), das bevorzugt an den Gehirnarterien wirken soll, abgelöst worden. Dabei scheint das Auftreten des Vasospasmus zwar nicht verhindert zu werden, seine Folgen jedoch (neurologische Defizite wie Hemiparesen) seltener und in geringerer Ausprägung vorzukommen. Bei der Manifestation eines Vasospasmus mit neurologischen Zeichen wird eine hypertensive Therapie empfohlen. Hier erfolgt mittels Katecholamineinsatz und Volumensubstitution eine Anhebung des arteriellen Drucks. Die erforderliche Blutdruckhöhe ergibt sich aus der Verbesserung der neurologischen Befunde, wobei man u.U. in Bereiche von 180 mmHg und mehr für den systolischen Druck vorstoßen kann. Mit diesem Therapiekonzept will man durch Steigerung des zerebralen Perfusionsdrucks den Vasospasmus durchbrechen. Allerdings hat diese Therapieform keine allgemeine Verbreitung gefunden.

Diese Behandlungsmethode erfordert einen erheblichen Überwachungsaufwand. Grundsätzlich muß eine arterielle Blutdruckmessung und eine ZVD-Messung, zweckmäßigerweise über einen mehrlumigen Katheter, durchgeführt werden. In Einzelfällen ist es notwendig, die Herzleistung und die Kreislauffunktion mittels eines SWAN-GANZ-

Katheters zu überprüfen. Besondere Aufmerksamkeit gilt der Lungenfunktion, da die Therapie eine Volumenbelastung des kleinen Kreislaufs bedeutet. Daneben wird die Serumosmolalität und die Volumenbilanz exakt überwacht. Wünschenswert ist auch eine Kontrolle des intrakraniellen Drucks. In kurzen Abständen erhebt man einen neurologischen Statusbefund. Über den Verlauf des Vasospasmus geben wiederholte transkranielle Dopplergefäßuntersuchungen Aufschluß. Die Therapiedauer erstreckt sich bis zum Abklingen des Vasospasmus. Mit dieser Behandlungsmethode kann eine Begrenzung bzw. eine Rückbildung von Vasospasmus-bedingten neurologischen Ausfällen wie einer Hemiparese erreicht werden, so daß der hohe pflegerische Aufwand gerechtfertigt erscheint.

Der Vollständigkeit halber sei erwähnt, daß eine Subarachnoidalblutung auch im Zusammenhang mit einer Schädel-Hirn-Verletzung (vgl. Kap. 14.4) oder bei Ruptur eines zerebralen Angioms auftreten kann.

b) Gefäßerkrankungen

Unter einem zerebralen oder apoplektischen Insult versteht man eine akute oder subakute Funktionsstörung des ZNS, die durch neurologische Herdzeichen mit und ohne Bewußtseinsstörung gekennzeichnet ist. Dabei handelt es sich um Hirnischämien, Hirnblutungen und Hirnvenen- bzw. Sinusthrombosen. Neben den an anderer Stelle besprochenen Hirntumoren kommen in erster Linie Hirngefäßerkrankungen ursächlich in Frage. Hirnischämien und -blutungen werden unter dem Begriff des zerebrovaskulären Insultes ("Schlaganfall") zusammengefaßt. In der Mehrzahl der Fälle lassen sich zerebrovaskuläre Insulte auf eine Hirnischämie zurückführen. In den anderen Fällen liegt eine Hirnblutung, meist als sogenannte Hirnmassenblutung, vor. Bei fast allen Patienten können die typischen Risikofaktoren für Gefäßerkrankungen wie Nikotinabusus, Bluthochdruck, Diabetes mellitus und Übergewicht nachgewiesen werden. Einer besonderen Gefährdung sind Frauen ausgesetzt, die Ovulationshemmer einnehmen und stark rauchen. Meist besteht eine Gehirnarteriosklerose, die große und kleine Arterien betreffen kann. Als weitere Ursache kommen embolische Gefäßverschlüsse in Frage, wobei die Embolie häufig vom Herzen, seltener von den Halsgefäßen ausgeht.

Bei der Hirnischämie führen arteriosklerotische Gefäßveränderungen zu Einengungen der Gefäßlumina sowohl extrazerebraler als auch größerer intrazerebraler Hirnarterien. Es resultiert daraus eine Minderdurchblutung der nachgeschalteten Gefäßgebiete. Sinkt die Hirndurchblutung auf 1/3 des Ausgangswertes, so kommt es zu neurologischen Ausfällen. Dabei ist zuerst der Funktionsstoffwechsel betroffen, ohne daß es zu einem Infarkt der Gehirnzellen kommt. Sinkt die Hirndurchblutung auf 15% des Ausgangswertes ab, so ist eine Zellschädigung und damit der Hirninfarkt die Folge (hämodynamischer Infarkt).

Eine vollständige Symptomrückbildung tritt nur bei erhaltenen Gehirnzellen ein.

Begünstigend für das Auftreten eines Hirninfarktes sind neben der zerebralen Arteriosklerose sogenannte extrazerebrale Faktoren, die die Gehirndurchblutung mitbeeinflussen. Hierzu gehören: Herzrhythmusstörungen, Herzinsuffizienz (Abfall des Herzminutenvolumens und des arteriellen Drucks), Polyglobulie (Hämatokritwerte über 0.45).

Embolische Infarkte gehen häufig von Thromben im linken Vorhof bei absoluter Arrhythmie, von prolabierten, thrombotische Ablagerungen tragenden Mitralklappen oder von Plaques der extrakraniellen Hirnarterien (Arteria carotis interna, Arteria vertebralis) aus. Die Emboli gelangen bis in die Hirnoberflächenarterien und lösen dort sogenannte Territorialinfarkte aus.

Symptome

Die Symptomatik eines zerebrovaskulären Insultes hängt von der Lokalisation der Schädigung ab. Häufig sind sensomotorische Hemiparesen oder isolierte Ausfallserscheinungen wie eine Aphasie. Etwa 1/3 der Patienten ist bewußtlos. Zudem spielt die zeitliche Entwicklung der Grundkrankheit eine Rolle. Im Rahmen einer länger bestehenden Arteriosklerose mit stenotischen Hirnarterien kommt es zu einer Kollateraleneröffnung (z. B. über die Arteriae communicantes), so daß eine akut auftretende Minderperfusion poststenotischer Gebiete leichter ausgeglichen werden kann. Im Verlauf der Symptomatik können vier verschiedene Schweregrade festgestellt werden:

TIA (transitorische ischämische Attacke): Plötzlich einsetzende neurologische Ausfälle; Dauer wenige Minuten bis maximal 24 Std.

PRIND (prolongiertes reversibles ischämisch-neurologisches Defizit): Plötzlich einsetzende neurologische Ausfälle; Dauer wenige Tage; Rückbildung nahezu vollständig.

Progredienter Insult: Plötzlich einsetzende neurologische Ausfälle, die über Tage hinweg zunehmen.

Kompletter Insult: Plötzlich einsetzende neurologische Ausfälle, die innerhalb von wenigen Stunden zur vollständigen Ausbildung gelangen.

Untersuchungsbefunde

Die Diagnostik der zerebrovaskulären Insulte umfaßt neben der neurologischen die begleitende internistische Untersuchung (EKG, Gefäßdoppler, Laboruntersuchungen etc.) sowie das CCT.

Therapie

Internistische Begleiterkrankungen sowie gestörte Vitalfunktionen verlangen eine entsprechende Behandlung. Die Therapie des ischämischen Insultes stützt sich im wesentlichen auf die Verbesserung der Fließeigenschaften des Blutes. Bei Hämatokritwerten über 45 Vol% kommt die Hämodilution zur Anwendung, die unter Beachtung der entsprechenden Kontraindikationen (u.a. schwere KHK, frischer Myokardinfarkt) isovolämisch durchgeführt wird. Verbreitet ist als kolloidales Volumenersatzmittel Dextran 40 (z.B. Rheomacrodex®). Es resultiert eine Senkung des Hämatokritwertes sowie eine verminderte Thrombozytenaggregationsneigung. Eine Verbesserung der Erythrozytenverformbarkeit und damit der Fließeigenschaften des Blutes wird Substanzen wie Pentoxifyllin (z.B. Trental®) zugeschrieben.

Eine Heparinisierung mit Anhebung der PTT auf das Doppelte des Ausgangswertes ist indiziert, wenn ein kardialembolischer Infarkt vorliegt. Eine Langzeitbehandlung erfolgt mit Cumarinen (z.B. Marcumar®) bei entsprechender kardiologischer Indikation (Vorhofthrombus, Herzwandaneurysma etc.), ansonsten mit niedrig dosierter Acetylsalicylsäure (100 bis 300 mg täglich).

Wenn extrakranielle stenosierte Hirnarterien für einen Insult verantwortlich sind, werden sie chirurgisch behandelt. Bei der sogenannten Desobliteration entfernt man arteriosklerotische Plaques in der Wand der Arteria carotis.

Hirnblutung

Hirnblutungen oder Hirnmassenblutungen ereignen sich meist bei Patienten mit arteriosklerotischer und hypertensiver Vorerkrankung. Bevorzugte Lokalisationen der Blutung sind die Arteriae lenticulostriatae (Arterien des Schlaganfalles) in der Nähe des Thalamus bzw. des Linsenkernes sowie im Kleinhirn und Hirnstamm gelegene Arterien. Andere Lokalisationen sprechen für Blutungen aus Hirnmetastasen (maligne Melanome, Nierenkarzinome) oder für Blutungen bei Cumarin-Therapie.

Die neurologischen Ausfälle setzen schlagartig ein. Sie richten sich nach dem Ort der Blutung (Stammganglienblutung – Halbseitenlähmung). Die meisten Patienten sind bewußtlos.

Untersuchungsbefunde

Das CCT liefert eine genaue Lokalisations- und Artdiagnostik (Unterscheidung: Infarkt – Blutung) des Insultes.

Therapie

Der Bluthochdruck muß mit Antihypertensiva behandelt werden, die den intrakraniellen Druck nicht erhöhen (z.B. mit Urapidil (Ebrantil®)). Eine Gerinnungsstörung bei Cumarinbehandlung wird mit Faktorenkonzentrat behoben. Ein perifokales Ödem erfordert die Gabe von Dexamethason. Ist die Blutung raumfordernd, so wird sie operativ entfernt, wenn die Lokalisation es gestattet.

c) Hirnvenen- und Sinusthrombose

Zu einem thrombotischen Verschluß der Hirnsinus, der großen venösen Blutleiter im Gehirn, kann es in den letzten Schwangerschaftswochen, im Wochenbett, nach Schädel-Hirn-Verletzungen, bei Hirntumoren oder bei entzündlichen Erkrankungen in Sinusnähe (Mastoiditis, Nebenhöhlen der Nase – septische Sinusthrombose) kommen.

Symptome

Anfänglich zeigen sich Kopfschmerzen, Übelkeit und Erbrechen. Häufig treten epileptische Anfälle auf. Herdsymptome beginnen oft als Monoparese, um dann in eine Hemiparese überzugehen. Werden innere Hirnvenen mitbetroffen, so tritt ein Koma ein. Bei einer septischen Sinusthrombose ist die Körpertemperatur stark erhöht. Zudem können ein Hervortreten der Augäpfel (Protrusio bulbi) und Schwellungen an Stirn und Nasenrücken bei Sinus cavernosus-Thrombose gesehen werden.

Untersuchungsbefunde

Der Liquor ist wenig verändert. Allerdings zeigen sich bei septischer Sinusthrombose entzündliche Liquorveränderungen (Zellzahl hoch). Im Blutbild besteht eine Leukozytose mit Linksverschiebung. Im EEG findet man mittlere bis schwere Allgemeinveränderungen. Eine zerebrale Angiographie führt zur Lokalisationsdiagnostik. In der venösen Phase können Kontrastmittelaussparungen in den Sinus bzw. Hirnvenen gesehen werden.

Therapie

Die Therapie hat zum Ziel, ein Voranschreiten der Thrombosierung zu verhindern und ein begleitendes Hirnödem zu beseitigen. Es wird eine Heparinisierung mit einer Anhebung der PTT durchgeführt. Damit wird die Kollateraldurchblutung offengehalten und begünstigt.

Mit Urokinase kann eine intrakranielle (Arteria carotis interna) thrombolytische Behandlung durchgeführt werden.

Eine septische Sinusthrombose bedarf daneben antibiotischer Behandlung. Der entzündliche Herd muß baldmöglichst operativ beseitigt werden.

14.3.3.4 Glukosestoffwechselstörungen

Beim **Typ I** Diabetes, der auch als juveniler Diabetes bezeichnet wird, reicht die Insulinsynthese der Bauchspeicheldrüse nicht aus, um den Blutzuckerspiegel im Normbereich zu halten. Er wird als insulinabhängig bezeichnet.

Der **Typ II** Diabetes beginnt in der Regel im späten Erwachsenenalter. Dabei ist die Insulinwirkung an den Zielgeweben (Leber, Muskulatur, Fettgewebe) beeinträchtigt, so daß trotz ausreichender Insulinmengen der Blutzuckerspiegel erhöht ist. Somit ist der Typ II Diabetes insulinunabhängig. Auf zellulärer Ebene findet man eine Verminderung der spezifischen Insulinbindungsstellen, der Insulinrezeptoren.

Akute neurologische Komplikationen können den Verlauf der chronischen Erkrankung erschweren.

Charakteristische Komplikation des Typ I Diabetes ist das ketoazidotische Koma. Dieses tritt auf, wenn aufgrund einer unzureichenden Insulinmedikation bei hoher Glukosebelastung durch Diätfehler oder in adrenergen Streßsituationen wie akuten Infekten ein erhebliches Insulindefizit entsteht.

Das hyperosmolare, nichtketoazidotische Koma ist eine typische Komplikation des Typ II Diabetes. Die auslösenden Faktoren entsprechen denen des Typ I Diabetes. Allerdings reicht die noch vorhandene Insulinmenge aus, um eine Lipolyse, die zur Ketonkörperbildung führt, zu verhindern.

Neben den durch eine Hyperglykämie gekennzeichneten Komaformen kann es bei Diabetikern zum hypoglykämischen Schock kommen. Ursache ist in den meisten Fällen ein Ernährungsfehler, z.B. das Auslassen einer Mahlzeit bei fortgesetzter Insulinmedikation bzw. langanhaltender Wirkung oraler Antidiabetika.

Ketoazidotisches Koma (Coma diabeticum)

Eine diabetische Ketoazidose kann sich langsam über mehrere Tage oder rasch innerhalb weniger Stunden entwickeln. Charakteristische Zeichen sind: Gesteigertes Durstgefühl, erhöhte Urinproduktion, zunehmendes Schwächegefühl, Übelkeit, Erbrechen und Leibschmerzen. Beim Vollbild der Erkrankung läßt sich ein fruchtiger Geruch der Atemluft der Patienten feststellen (Foetor acetonaemicus). Die Atemzüge sind vertieft und beschleunigt (zentrale Hyperventilation – KUSSMAUL'sche Atmung). Die Patienten sind dehydriert, d.h. die Haut kann in stehenbleibenden Falten abgehoben werden. Die Pulsfrequenz ist erhöht und der Blutdruck erniedrigt. Der Muskeltonus ist schlaff, der Patient ist bewußtlos.

Im Blut findet sich ein hoher Glukosespiegel (400 bis 800 mg/dl), eine dekompensierte, metabolische Azidose und ein hoher Ketonkörperspiegel. Glukose und Ketone lassen sich in großen Mengen im Urin nachweisen.

Neben den allgemeinen Maßnahmen zur Sicherung der Vitalfunktionen und der Überwachung des Patienten stehen vier Behandlungsschritte im Vordergrund, ausreichende Flüssigkeitszufuhr, die Senkung des Blutzuckerspiegels, die Kaliumsubstitution und die Korrektur der Azidose.

Die Hyperglykämie mit Glukosurie induziert eine osmotische Diurese, so daß ein erhebliches Flüssigkeitsdefizit resultieren kann (vgl. Kap. 3.3.2.6). Erbrechen verstärkt den Flüssigkeitsmangel. Das Volumendefizit kann sich auf etwa 10 bis 15% des Körpergewichts belaufen. Das Flüssigkeitsdefizit wird durch isotone Lösungen ausgeglichen. Die Infusionsgeschwindigkeit richtet sich nach dem zentralen Venendruck. Zusätzlich sind Messungen der Serumosmolalität notwendig. Eine zu hohe Infusionsgeschwindigkeit muß vermieden werden, um das Auftreten eines osmotischen Dysäquilibriums zu verhindern: Im Serum besteht aufgrund des hohen Glukosespiegels eine erhöhte Osmolalität. Die Gehirnzellen gleichen ihre intrazelluläre Osmolalität mit großer Geschwindigkeit einer ansteigenden Serumosmolalität an. Senkt man die extrazelluläre Osmolalität durch Zufuhr großer Mengen freien Wassers schnell, können sich dagegen die Gehirnzellen der niedrigeren Serumosmolalität nicht rasch genug anpassen, so daß ein osmotischer Gradient zwischen Intra- und Extrazellulärraum entsteht. In der Folge strömt Wasser in die Gehirnzellen. Es kommt zur Ausbildung eines Hirnödems. Deshalb muß der Volumenausgleich langsam und mit isotonen Lösungen erfolgen.

Zur Senkung des erhöhten Blutglukosespiegels wird Insulin i.v. verabreicht. Heute wird, im Gegensatz zu früheren Konzepten, eine niedrig dosierte, kontinuierliche Insulingabe empfohlen. Damit erreicht man dauerhaft wirksame Insulinspiegel im Blut, und die Steuerbarkeit der Therapie ist besser. Weitere Vorteile liegen in der Vermeidung einer durch hohe Insulindosen induzierten Hyperlaktatämie, Hypokaliämie und Hypoglykämie. Die Gefahr des Auftretens eines osmotischen Dysäquilibriums wird durch langsames Senken der Blutglukosekonzentration verringert.

Anfangs sollen 12 bis 24 IE Altinsulin als Bolus gegeben werden. Die Folgedosis beträgt 6 bis 10 IE Altinsulin pro Stunde. Damit läßt sich in den meisten Fällen der Blutglukosespiegel um etwa 60 bis 120 mg/dl je Stunde senken. Bei Blutglukosespiegeln um 250 bis 300 mg/dl wird die Insulindosis reduziert.

Das Kaliumdefizit muß durch intravenöse Kaliumgaben über einen Perfusor mit einer Dosis von 10 bis 20 mmol pro Stunde ausgeglichen werden. Die Ursache der Hypokaliämie besteht in renalen und gastrointestinalen Verlusten, im Kaliumübertritt von extranach intrazellulär durch die Insulinwirkung und in Verdünnungseffekten durch den Ausgleich des Volumendefizits.

Die metabolische Azidose schwächt sich im Verlauf der Insulintherapie ab. Eine Behandlung der Azidose mit Natriumbikarbonat erfolgt zurückhaltend – es sei denn, daß der pH-Wert in lebensbedrohlichen Bereichen (7.1 bis 7.2) läge.

Hyperosmolares, nichtketoazidotisches Koma

Die allgemeinen Krankheitszeichen entsprechen denen der diabetischen Ketoazidose. Allerdings ist die Exsikkose stärker ausgeprägt. Bei etwa 50% der Patienten besteht ein hypovolämischer Schock mit Anurie. Azidose, KUSSMAUL'sche Atmung und der Azetongeruch der Ausatemluft fehlen jedoch. Häufig kommen zerebrale Krampfanfälle, Hemiparesen oder Pyramidenbahnzeichen vor. Der Blutglukosespiegel ist sehr hoch (um 1000 mg/dl). Die Serumosmolalität ist ebenfalls stark erhöht (um 400 mosmol/l). Zudem liegt eine hochgradige Glukosurie vor.

Prinzipiell finden dieselben therapeutischen Maßnahmen wie bei der diabetischen Keto-azidose Anwendung.

Die zum Ausgleich des Flüssigkeitsdefizits notwendige Infusionsmenge ist allerdings größer (im Mittel 9 Liter).

Die Insulingabe hat langsam zu erfolgen (2 bis 4 IE Altinsulin pro Stunde), so daß der Blutglukosespiegel um etwa 50 mg/dl je Stunde sinkt.

Hypoglykämischer Schock
Eine Hypoglykämie bedeutet für das Gehirn eine Unterversorgung mit dessen alleinigem Energielieferanten Glukose. Zu einem hypo-glykämischen Koma kommt es bei Blut-zuckerwerten unter 40 mg/dl. Bei anhalten-der Hypoglykämie entstehen schwere, irre-versible Hirnschäden. Ursachen für eine Hypoglykämie sind oben bereits erwähnt.

Zentralnervöse Symptome der Hypoglyk-ämie sind Kopfschmerzen, Gedächtnisstö-rungen, Verhaltensstörungen und Bewußt-seinsstörungen. Die Hypoglykämie löst eine adrenerge Gegenreaktion aus, die durch Hautblässe, Tachykardie, Schwitzen, Zittern und Hungergefühl gekennzeichnet ist. Der Blutglukosespiegel ist niedriger als 50 mg/dl (Teststreifenschnelldiagnostik). Die sofortige Gabe hochprozentiger Glukoselösungen stellt die Therapie der Wahl dar. Man gibt eine Dosis von 50 g und mehr Glukose.

14.4 Das Schädelhirntrauma (SHT) (P. Eberl)

In der BRD muß derzeit pro Jahr mit ca. 150000 Patienten mit Schädelhirntrauma (SHT) gerechnet werden, wobei der Großteil in Zusammenhang mit Verkehrsunfällen steht. Bei etwa 20% dieser Patienten ist das SHT als lebensbedrohlich anzusehen.

14.4.1 Diagnostik des SHT

Im Rettungsdienst oder bei der Aufnahme schädelhirnverletzter Patienten in der Klinik muß man sich rasch einen Überblick über den Zustand des Patienten verschaffen. Hierzu sind keineswegs ausgefeilte und zeit-raubende neurologische Untersuchungen notwendig. Es genügt vielmehr die Prüfung weniger, aber entscheidend wichtiger Funk-tionen: Atmung und Kreislauftätigkeit, Be-wußtseinslage, Weite und Lichtreaktion der Pupillen, Skelettmotorik.

Die Bewußtseinsstörung ist das Leitsymp-tom eines schweren SHT. Bewußtseinsklar-heit besteht, wenn der Patient auf Ansprechen sofort situationsgerecht antwortet und Auffor-derungen (Arme, Beine bewegen) prompt nachkommt.

Eine Verlangsamung liegt vor, wenn auf Fra-gen und Aufforderungen verzögert reagiert wird. Der Patient ist schläfrig (somnolent), aber durch Ansprechen erweckbar.

Mit zunehmender Verlangsamung und Ein-setzen von ungeordneten Handlungen bei abnehmender Weckbarkeit gleitet der Patient in das Stadium der Bewußtlosigkeit. In die-sem Zustand ist es auch durch Schmerzreize nicht möglich, den Patienten zu wecken.

Je nach Tiefe der Bewußtlosigkeit oder des Komas, wie dieses Stadium der Bewußtseins-störung auch genannt wird, erfolgen auf Schmerzreize unterschiedliche motorische Antworten. Diesen Reaktionen werden ver-schiedene Schweregrade des Komas zu-geordnet.

Die zunächst noch gezielten Abwehrbewegungen gehen über ungezielte Bewegungen sowie Streck- und Beugereaktionen in die völlige Reaktionslosigkeit über. Eine gezielte Abwehrbewegung ist das Wegdrücken der kneifenden Hand des Untersuchers.

Ungezielte Reaktion bedeutet, daß lediglich eine einfache motorische Reaktion, die nicht der Abwehr des Schmerzreizes dient, ausgeführt wird. Streckreaktionen können den ganzen Körper erfassen. Dabei werden die Extremitäten gestreckt und die Wirbelsäule extrem durchgestreckt (Opisthotonus).

Die zerebralen Leistungen eines Patienten lassen sich schematisch mit der Glasgow-Koma-Skala (GCS) bewerten (vgl. Kap. 14.3.2.1). Neben der initialen Einstufung eignet sich die GCS gut zur Verlaufskontrolle während der intensivmedizinischen Behandlung.

Pupillenweite und die Reaktion der Pupillen auf einen Lichtreiz liefern wertvolle Hinweise auf intrakranielle Raumforderungen. Die Pupillenform kann normal oder entrundet sein. Zusammen mit einer Bewußtseinsstörung deutet eine einseitig weite Pupille mit Aufhebung der Lichtreaktion auf eine Kompression des Nervus oculomotorius in seinem Verlauf oder eine Schädigung seines Kerngebietes im Hirnstamm hin. Sind die Pupillen unterschiedlich weit, so spricht man von Anisokorie. Beidseits weite, reaktionslose Pupillen sind Zeichen einer Hirnstammkompression durch Raumforderungen in der vorderen Schädelgrube (Einklemmung im Tentoriumschlitz) und/oder in der hinteren Schädelgrube (Einklemmung der Kleinhirntonsillen im Hinterhauptsloch), oder sie weisen auf ein direktes Hirnstammtrauma hin.

Neben der Pupillensymptomatik weist der Ausfall der Schutzreflexe (Husten, Schlucken), die durch die kaudalen Hirnnerven vermittelt werden, auf eine Hirnstammschädigung hin.

Die Prüfung der Skelettmotorik dient der Suche nach neurologischen Herdzeichen (Ausfällen). Sie erfolgt beim wachen Patienten durch Aufforderung zur Bewegung der Extremitäten. Bei Bewußtlosen muß sie mit Hilfe symmetrisch applizierter Schmerzreize durchgeführt werden.

Diese orientierende neurologische Untersuchung nimmt nur wenig Zeit in Anspruch. Von ihrem Ergebnis und vom Zustand des kardiopulmonalen Systems hängt es ab, welche Maßnahmen sofort ergriffen werden müssen, und ob der Patient in ein neurochirurgisches Zentrum einzuweisen ist, wobei auch die Entscheidung über das Transportmittel (Hubschrauber, Notarztwagen) gefällt wird.

Bei Klinikaufnahme stellt das Ergebnis dieser Untersuchung die Weichen für ein unverzügliches, operatives Vorgehen (bei Einklemmungszeichen) oder erlaubt zunächst die Durchführung einer bildgebenden Diagnostik. Insbesondere bei mehrfachverletzten Patienten müssen Soforttherapie und -diagnostik aufeinander abgestimmt werden.

Im Laufe der vergangenen Jahre hat sich die Craniale Computer- Tomographie (CCT) zum wichtigsten diagnostischen Instrument für die radiologische Untersuchung schädelhirnverletzter Patienten entwickelt. Vorteilhaft sind die gute Bildqualität und die Geschwindigkeit, mit der die Untersuchung durchgeführt werden kann. Zudem ermöglichen die Geräte der jüngsten Generation aufgrund ihres hohen Bildauflösungsvermögens auch eine gute Darstellung der knöchernen Strukturen der Schädelbasis, so daß auf zeitraubende Spezialaufnahmen, zumindest im Rahmen der Erstdiagnostik, verzichtet werden kann.

Andere neuroradiologische Untersuchungsverfahren, wie die zerebrale Angiographie, sind zur Anwendung bei Patienten mit SHT in den Hintergrund getreten. Im Rahmen der Erstdiagnostik werden, zusätzlich zum CCT,

Röntgenaufnahmen des Schädels in zwei Ebenen angefertigt. Das Elektroenzephalogramm (EEG) spielt in der Akutphase nach SHT keine Rolle. Im Rahmen der Neurotraumatologie gelangt zunehmend eine spezielle Form des EEG, die Untersuchung von frühen akustischen Hirnstammpotentialen (sogenannte akustisch evozierte Potentiale – AEP) zur Anwendung. Diese Untersuchungsmethode gibt Hinweise auf das Vorliegen einer Hirnstammschädigung. Sie wird zunehmend zur posttraumatischen Verlaufskontrolle auf Intensivstationen eingesetzt.

14.4.2 Schädelbrüche

Bei ca. der Hälfte aller Schädelhirnverletzungen kommt es zu Schädelfrakturen. Sie werden allgemein in offene und gedeckte Schädelbrüche eingeteilt. Nach der Lokalisation werden prinzipiell Gehirnschädelbrüche (Konvexitäts- und Schädelbasisfrakturen) von Gesichtsschädelbrüchen unterschieden. In bezug auf die Art der Fraktur unterteilt man in einfache Knochenrisse (sogenannte lineare Frakturen), Stückbrüche und Impressionsfrakturen.

Eine offene Fraktur liegt dann vor, wenn durch die Verletzung eine Verbindung zwischen Gehirn und Außenwelt entstanden ist. Im Bereich der Kalotte geschieht dies durch direkte Gewalteinwirkung von außen. Bei Frakturen im Bereich der Schädelbasis (s. u.). kann es zu Verbindungen zwischen Schädelhöhle und Nasennebenhöhlen kommen.

Haben Knochensplitter oder -kanten die harte Hirnhaut (Dura mater) verletzt, fließt Liquor nach außen ab. Man spricht dann von einer Liquorrhoe. Von einer offenen Schädelfraktur geht die Gefahr einer Meningitis aus. Bleiben Haupt- und Nasennebenhöhlen unverletzt, handelt es sich um ein gedecktes SHT.

Konvexitätsfrakturen betreffen das Schädeldach. In den meisten Fällen sind sie im Schläfen- oder Scheitelbein lokalisiert. Temporale Frakturen bewirken häufig eine Verletzung der Arteria meningea media, die dort in einer knöchernen Rinne eingebettet verläuft. Eine Blutung aus diesem Gefäß wird als epidurales Hämatom bezeichnet.

Schädelbasisfrakturen treten meist im Zusammenhang mit Kalotten- und/oder Gesichtsschädelfrakturen auf. Sie sind die Folge einer erheblichen Gewalteinwirkung auf den Schädel, so daß fast immer eine schwere Traumatisierung des Gehirns vorliegt. Zudem besteht die Gefahr des Auftretens von Liquorrhoe und Hirnnervenschädigungen.

Ist die frontale Schädelbasis betroffen, so können Riech- (I. Hirnnerv) und Sehnerv (II. Hirnnerv) in Mitleidenschaft gezogen werden. Bei Frakturen im Bereich der seitlichen Schädelbasis handelt es sich meist um Felsenbeinbrüche. Mittel- und Innenohr sowie der VII. und VIII. Hirnnerv können mitbetroffen sein.

Schwere Schädelhirnverletzungen schließen nicht selten Gesichtsschädelfrakturen mit ein. In Abhängigkeit von Stärke und Richtung der Gewalteinwirkung kommt es zu bestimmten Frakturtypen, die nach dem französischen Chirurgen LEON LE FORT benannt sind. Man unterscheidet:

LE FORT I-Fraktur: Dabei handelt es sich um den Abriß des zahntragenden Oberkiefers oberhalb des harten Gaumens. Mitbeteiligt sind die mediale Kieferhöhlenwand und die Nasenscheidewand.

LE FORT II-Fraktur: Hier liegt ein Abriß des Oberkiefers und des Nasenskeletts vor. Die Frakturlinie zieht oberhalb der Nasenbeine durch die mediale Orbitawand, durch die laterale Kieferhöhlenwand und durch den Oberkieferknochen zur hinteren Kieferhöhlenwand.

LE FORT III-Fraktur: Der gesamte Gesichtsschädel wird von der Schädelbasis abgerissen (En-bloc-Fraktur). Neben dem Oberkiefer sind die Jochbeine und das Nasengerüst betroffen.

Eine besondere Form der Mittelgesichtsfraktur stellt die Zerstörung der Orbita dar, die isoliert oder in Kombination mit einer LE FORT-Fraktur vorkommen kann.

Die Diagnostik von Schädelbrüchen erfolgt radiologisch. Hierzu stützt man sich in erster Linie auf die computertomographische Schädeluntersuchung. Mit Hilfe einer speziellen Datenverarbeitung können die knöchernen Strukturen (sog. Knochenfenster) dargestellt werden. Darüber hinaus kann bei komplizierten Frakturen ein dreidimensionales Bild rechnerisch erzeugt werden und so für die Planung einer Rekonstruktion verwendet werden.

Eine offene Fraktur wird prinzipiell in eine geschlossene verwandelt, wobei dies sobald als möglich geschehen soll. Duradefekte müssen eventuell plastisch gedeckt werden. Dieses Prinzip gilt für offene Kalottenfrakturen und für Schädelbasisfrakturen mit Liquorrhoe.

Bei offener Schädelbasisfraktur wird nur dann sofort operiert, wenn der Allgemeinzustand des Patienten es zuläßt. Ein Hindernis für eine Sofortoperation stellt z. B. ein erhöhter intrakranieller Druck dar. Sobald der Patient stabilisiert ist, sollte der Duradefekt behoben werden, um die Infektionsgefahr abzuwenden.

Mittelgesichtsfrakturen werden ebenfalls sobald als möglich operiert. Ist dies nicht durchführbar, so wartet man das Abschwellen des Gewebes ab und versorgt die Fraktur innerhalb von etwa zehn Tagen nach dem Trauma. Das Behandlungsprinzip besteht bei Mittelgesichtsfrakturen darin, die frakturierten und dislozierten Knochenstücke zu reponieren und den Oberkiefer durch eine Drahtaufhängung am Schädel zu fixieren. LE FORT I- und II-Frakturen behandelt man durch Jochbogenaufhängung, LE FORT III-Frakturen mittels Stirnbeinaufhängung. Dabei werden die Aufhängedrähte an eigens angefertigten und dem Oberkieferkamm bzw. den Oberkieferzähnen angepaßten Schienen befestigt. In

jüngster Zeit geht man dazu über, die einzelnen Fragmente der Kieferfrakturen mittels sogenannter Miniplatten miteinander zu verschrauben. Damit ist eine genauere anatomische und funktionelle Wiederherstellung im Vergleich zu traditionellen Verdrahtungen möglich.

14.4.3 Intrakranielle Blutungen

Als unmittelbare Folge einer Schädelverletzung können intrakranielle Hämatome auftreten. Diese kommen bei etwa 1% aller Schädelhirnverletzungen vor. Häufig handelt es sich um raumfordernde Blutungen, die Sekundärschäden hervorrufen bzw. beträchtlich verstärken können.

Man unterscheidet im wesentlichen das epidurale Hämatom, das subdurale (akute oder chronische) Hämatom, die traumatische Subarachnoidalblutung und intrazerebrale Kontusionsblutungen.

Beim epiduralen Hämatom hat die Blutung ihren Sitz zwischen der Innenseite der Schädelkalotte und der Dura mater. Als Blutungsquelle lassen sich in der Regel die Arteria meningea media und/oder einer ihrer Äste ausmachen. Die genannten Gefäße werden bei einer Fraktur des Schläfenbeins zerrissen, so daß die typische temporale Lokalisation der Blutung entsteht. Seltener kommt es zu frontalen, okzipitalen oder in der hinteren Schädelgrube gelegenen Hämatomen. Zu beachten ist, daß epidurale Hämatome auch ohne Fraktur auftreten können.

Als Leitsymptome eines epiduralen Hämatoms werden die Bewußtseinsstörung und eine Pupillenerweiterung (Mydriasis) auf der Seite der Blutung angesehen (hierdurch kommt es zur Anisokorie – ungleiche Weite der Pupillen). Zudem treten neurologische Herdzeichen (kontralaterale Halbseitenlähmung, Krampfanfälle) auf. Die Bewußtseinsstörung kann einen sogenannten klassischen Verlauf nehmen. Nach einer initialen Bewußtlosigkeit erwachen die Patienten für einige Zeit (freies Intervall), um dann erneut einzutrüben und schließlich das Bewußtsein zu verlieren. Dieser Verlauf kann aber nur bei einem kleinen Teil der Patienten beobachtet werden. In der Mehrzahl der Fälle sind die Patienten unmittelbar nach dem Trauma wach und trüben mehr oder minder schnell bis zum Koma hin ein.

Bei initial und im Verlauf bewußtlosen Patienten ist die klinische Diagnose eines epiduralen Hämatoms schwierig zu stellen, so daß man zunächst immer von dessen Vorhandensein ausgehen muß.

Ursache der Bewußtseinsstörung ist, sofern nicht zusätzliche, intrazerebrale Schäden vorliegen, die raumfordernde Wirkung des stetig an Größe zunehmenden Hämatoms. Das Großhirn wird mehr und mehr komprimiert und leitet diesen Druck in Richtung auf den Tentoriumschlitz weiter. So kommt es zur Mittelhirneinklemmung und, bei anhaltendem Druck aus der vorderen Schädelgrube, zur Hirnstammkompression.

Die Anisokorie bzw. die Mydriasis der blutungsseitigen Pupille wird mit einer Kompression des Nervus oculomotorius im Tentoriumschlitz durch verlagerte Temporallappenanteile erklärt.

Zur Diagnose eines epiduralen Hämatoms führen die klinischen Symptome und bildgebende Verfahren. Die Therapie besteht in der sofortigen Entlastung durch Ablassen des Hämatoms, wobei auch eine Ausschaltung der Blutungsquelle angestrebt wird. Dies geschieht mittels einer osteoplastischen Trepanation über dem Hämatom.

Für die Prognose ist der Zeitpunkt der operativen Entlastung ausschlaggebend. Bei rechtzeitiger Operation sind die Heilungsaussichten als gut zu bezeichnen. Eine über längere Zeit (40 min) bestehende, beidseitige Mydriasis (Ausdruck der Hirnstammschädigung) bedeutet eine infauste Prognose.

Beim subduralen Hämatom liegt die Blutung zwischen der Dura mater und der Hirnoberfläche. Die Dura kann großflächig unterblutet

sein, so daß sich das subdurale Hämatom u. U. über eine gesamte Hemisphäre erstreckt. Ursachen der Blutung sind Verletzungen arterieller, kortikaler Gefäße und der Brückenvenen, wobei meist ausgedehnte Hirnrindenzerstörungen vorliegen. Akut subdurale Blutungen sind das Resultat erheblicher Gewalteinwirkung auf den Schädel. Sie können unterhalb von Kalottentrümmerfrakturen, aber auch unabhängig davon vorkommen. Da Hämatome unmittelbar nach dem Trauma auftreten, spricht man von akut subduralen Hämatomen. Mit einer zeitlichen Verzögerung von einigen Tagen entwickeln sich, meist nach geringfügiger Gewalteinwirkung, chronisch subdurale Hämatome.

Im Falle akut subduraler Hämatome verläuft die klinische Symptomatik ähnlich der des epiduralen Hämatoms. Allerdings sind isolierte subdurale Hämatome selten, so daß das Ausmaß der Hirnschädigung im wesentlichen das klinische Bild prägt. Bei einem chronisch subduralen Hämatom treten die Symptome Antriebsarmut, Somnolenz und eventuelle Herdzeichen mit erheblicher Verzögerung (mehrere Tage) auf.

Die Diagnostik subduraler Hämatome stützt sich heute vor allem auf das CCT. Subdurale Hämatome werden baldmöglichst operativ entlastet. Die Prognose ist deutlich schlechter als beim epiduralen Hämatom, da meist als Folge der Kontusion ein erhebliches Hirnödem mit Massenverschiebung vorliegt. Die Letalität akut subduraler Hämatome wird mit etwa 50 bis 90% angegeben.

Die traumatische Subarachnoidalblutung ist im Subarachnoidalraum an der Schädelbasis (basale Zisternen) und/oder über den Großhirnhemisphären lokalisiert. Sie wird auf Verletzungen kleiner Blutgefäße zurückgeführt und kommt in der Regel zusammen mit Hirnkontusionsherden vor. Die Hirnkontusion bestimmt wesentlich die Symptomatik. Die Zeichen der Subarachnoidalblutung sind Meningismus (Nackensteifigkeit), Übelkeit und Erbrechen. Der typische, extrem starke und plötzlich einsetzende Kopfschmerz geht im Traumaereignis unter. Eine traumatische Subarachnoidalblutung kann im Verlauf zu einem zerebralen Vasospasmus mit Bewußtseinsstörungen führen (vgl. Kap. 14.3.3.3).

Subarachnoidale Blutungen können im CCT erkannt werden. Lage und Ausdehnung intrazerebraler Kontusionsblutungen hängen von Art und Ausmaß der Gewalteinwirkung auf den Schädel ab. Sie stehen in unmittelbarem Zusammenhang mit Kontusionsherden. Man kann sie in rindennahe (subkortikale) Blutungen und in Marklagerblutungen einteilen. Subkortikale Blutungen entstehen als Folge von Hirnrindenzerstörungen und können sich in den Subduralraum fortsetzen. Häufigster Sitz sind Stirn- und Schläfenlappen. Marklagerblutungen können bis in die Hirnventrikel reichen. Sie sind nahezu immer mit schweren Hirnsubstanzschäden verbunden. Die Verteilung der Blutungen ist vielgestaltig. Es kann sich um eine isolierte, größere Blutung, aber auch um viele kleinere, verstreut liegende Blutungen handeln. Charakteristisch ist, daß im posttraumatischen Verlauf die Größe der Blutungen zunimmt. Die Symptomatik hängt von der Verteilung der Blutungen ab. Zudem wird sie von begleitenden, subduralen Hämatomen und Kontusionsherden bestimmt. So können Herdzeichen und Bewußtseinsstörungen bis hin zum Koma beobachtet werden. Oftmals kommt es sekundär zur Verstärkung der Symptome, wenn sich im Verlauf, wie oben beschrieben, anfänglich kleine Einblutungen ausdehnen. Die Therapie erstreckt sich meist auf die Behandlung des Hirnödems und des erhöhten intrakraniellen Drucks. Gegebenenfalls muß operativ entlastet werden, sofern es sich um größere, isolierte, raumfordernde Blutungen handelt, die konservativ nicht beherrschbar sind und an Größe zunehmen.

14.4.4 Gedeckte Schädelhirnverletzungen

Ein gedecktes Schädelhirntrauma kann mit oder ohne Knochenfrakturen vorkommen. Das Auftreten von intrakraniellen Blutungen und/oder Hirnverletzungen hängt von der Schwere der Gewalteinwirkung auf den Schädel ab. Die äußere Haut sowie die schädelbasisnahen Nebenhöhlenwände bleiben intakt, so daß keine Verbindung zwischen Gehirnoberfläche und Außenwelt besteht. Die leichteste Form der Kopfverletzung ist die Schädelprellung. Dabei kann ein Kopfschwartenhämatom auftreten, das u. U. operativ entlastet werden muß.

Unter einem Hirntrauma im engeren Sinn werden die Commotio cerebri (Gehirnerschütterung) und die Contusio cerebri (Hirnsubstanzschädigung, Hirnkontusion) verstanden.

Eine Gehirnerschütterung liegt vor, wenn es nach einem Trauma lediglich zu kurzzeitigen Funktionsausfällen des Gehirns ohne jede Substanzschädigung gekommen ist.

Das Leitsymptom der Gehirnerschütterung ist die Bewußtseinsstörung. In der Mehrzahl der Fälle kommt es zu einer kurzfristigen Bewußtlosigkeit (Minuten bis zu 3 Std). Gelegentlich besteht statt dessen ein sogenannter traumatischer Dämmerzustand, in dem die Patienten weder kooperativ noch orientiert sind und oft unsinnig erscheinende Handlungen ausführen.

Die Bewußtseinsstörung ist mit einer Gedächtnisstörung verbunden. Das Erinnerungsvermögen ist beeinträchtigt (Amnesie). Man unterscheidet retrograde und anterograde Amnesie.

Die retrograde Amnesie ist durch fehlende Erinnerung an das Unfallereignis und die davor liegende Zeit gekennzeichnet. Im posttraumatischen Verlauf kann sie sich aber spontan bessern bzw. völlig verschwinden.

Die anterograde Amnesie erstreckt sich auf die Zeitspanne nach dem Trauma. Neben der kurzzeitigen Bewußtlosigkeit können unspezifische Symptome wie Übelkeit, Erbrechen und Schwindelgefühl auftreten. Passager kommt es oft zu Kreislaufregulationsstörungen. Nach dem Erwachen aus der Bewußtlosigkeit sind die Patienten in der Regel schläfrig. Die Behandlung der Gehirnerschütterung besteht darin, die Patienten schnell zu mobilisieren und keinesfalls Bettruhe über mehrere Tage zu verordnen. Eine Gewöhnung an Analgetika muß vermieden werden. Bei frühzeitigem Aufstehen nach dem Trauma klingen die Beschwerden im allgemeinen rasch ab. Folge- oder Dauerschäden treten nach der Commotio cerebri nicht auf.

Eine Hirnkontusion stellt eine mehr oder minder schwere, aber deutlich nachweisbare Substanzschädigung des Gehirngewebes dar. Sie kann alle Hirnregionen mit Einschluß des Hirnstammes betreffen. Die Substanzschädigung wird vor allem durch auf das Gehirn einwirkende Beschleunigungs- und Verzögerungskräfte hervorgerufen. Prallt der Kopf auf ein Hindernis, so wird die Schädelkapsel plötzlich stark abgebremst. Das Gehirn dagegen bleibt zunächst aufgrund der Trägheit seiner Masse in Bewegung. Am Anprallpunkt des Schädels wird es gegen die Schädelkapsel gepreßt, während es an der gegenüberliegenden Seite von der Kalotte abgehoben wird. Dadurch entsteht am Anprallpunkt (Coup) eine Überdruck-, gegenüberliegend (Contre coup) jedoch eine Unterdruckzone. Im Contre coup-Gebiet bewirkt der Unterdruck eine Größenzunahme von winzigen Gasbläschen (physikalisch gelöste Blutgase) in den Blutgefäßen. Diese Gasbläschen bringen die Kapillargefäße zum Platzen und komprimieren sodann die Gehirnzellen.

Aus den geplatzten Kapillaren strömt das Blut in die zerstörten Gehirnbezirke ein, wodurch sich der enge Zusammenhang von Hirnkontusion und traumatischen, intrazerebralen (Kontusions-) Blutungen erklärt.

Aus den Kontusionsherden entwickelt sich das traumatische Hirnödem.

Das führende Symptom der Contusio cerebri ist die im Gegensatz zur Commotio cerebri länger anhaltende Bewußtlosigkeit, über 4 Std. Außerdem liegt eine Contusio auch dann vor, wenn zerebrale Herdsymptome oder eine traumatische Psychose gefunden werden.

Nach dem Erwachen aus der Bewußtlosigkeit liegt häufig eine traumatische Psychose vor. Dabei wird ein delirantes Syndrom und das traumatische KORSAKOW-Syndrom unterschieden. Das delirante Syndrom ist durch Desorientiertheit, ängstliche Agitiertheit, psychomotorische Unruhe und wahnhafte Verkennung der Umgebung gekennzeichnet. Es kann Tage bis Wochen anhalten und geht in das traumatische KORSAKOW-Syndrom über, bei dem wechselnde Desorientiertheit und Merkfähigkeitsstörungen im Vordergrund stehen.

Zerebrale Herdsymptome hängen von der Lokalisation der Schädigung ab. Sie können in Form von Hemiparesen, Monoparesen, Aphasie und/oder Krampfanfällen auftreten. Bei bewußtlosen Patienten kann die Erfassung von Herdsymptomen Schwierigkeiten bereiten. Bei etwa 10% aller schweren Schädelhirnverletzungen liegt eine direkte Hirnstammkontusion vor. Diese Patienten wachen aus dem Koma in der Regel nicht mehr auf und sterben innerhalb der ersten 24 Std nach dem Trauma.

Die posttraumatische Bewußtlosigkeit kann Tage und Wochen bestehen bleiben. Tiefe und Dauer zeigen die Schwere der Hirnverletzung an. Mit zunehmender Dauer verschlechtern sich die Aussichten auf eine vollständige Wiederherstellung des Patienten.

An dieser Stelle sei eine besondere Verlaufsform der Bewußtseinsstörung nach SHT erwähnt. Nach ausgedehnter, doppelseitiger Großhirnläsion im Marklagerbereich oder nach sekundärer Hirnstammschädigung kann sich eine traumatische Dezerebration entwickeln. Dabei handelt es sich um die funktionelle Trennung von Hirnstamm und Hirnmantel (apallisches Syndrom). Im Verlauf beobachtet man ein Mittelhirnsyndrom mit zeitweise auftretenden, oralen Automatismen (Schmatzen, Saugen, Knirschen) und vegetativer Labilität (überschießende Herz-/Kreislaufreaktionen, Tachypnoe etc.). In der Rückbildungsphase kommt es zur Wiederkehr einfacher motorischer Leistungen (sogenannte Primitivschablonen – Greifen, Gegenhalten, Laufbewegungen). Allmählich kehrt das Bewußtsein zurück. Die Patienten öffnen die Augen, ohne Kontakt mit der Umgebung aufzunehmen (Parasomnie). Die Sprechmotorik ist gestört, da die Kehlkopfmuskulatur aufgrund geschädigter, supranukleärer Bahnen zu den kaudalen Hirnnervenkernen nicht kontrolliert werden kann.

Viele Patienten bleiben in einem Stadium geistigen und körperlichen Siechtums, sofern sie nicht sekundären Komplikationen (z. B. Sepsis) erliegen. Allerdings können junge Patienten ein apallisches Syndrom nahezu folgenlos überwinden.

Das Locked-in-Syndrom stellt einen Spezialfall der Dezerebration dar. Die Patienten erlangen das volle Bewußtsein. Aufgrund einer schweren Schädigung im Brückenfuß bleiben sie jedoch vollständig gelähmt. Sie können lediglich über vertikale Augenbewegungen mit der Umwelt kommunizieren.

Allgemein kann es nach einer Hirnkontusion zu Dauerschäden kommen. Genauso ist es aber möglich, daß trotz nachweisbarer Hirnschäden eine vollständige Wiederherstellung erreicht wird. Dauerschäden können Hemiparesen, Minderung der intellektuellen Leistungsfähigkeit und Wesensänderungen (z. B. Antriebsarmut) sein.

Die Diagnostik der Contusio cerebri erfolgt mit dem CCT.

14.4.5 Traumatisch bedingtes Hirnödem und erhöhter intrakranieller Druck

Unmittelbar nach einem Unfall mit Schädelhirnverletzung entstehen sogenannte Primärläsionen. Darunter versteht man Schäden an den Hirngefäßen (Zerreißungen), Zerstörungen der Hirnsubstanz (Kontusionsherde, s. o.) und diffuse Schäden an den Nervenfasern (diffuser Axonschaden). Die Primärläsionen entziehen sich einer sofortigen Behandlung und sind irreparabel.

Sie führen zu den sogenannten zerebralen Sekundärläsionen, intrakraniellen Blutungen und dem traumatisch bedingten Hirnödem.

Die Größe des Primärschadens sowie der Zeitpunkt und die Qualität der ersten therapeutischen Maßnahmen bestimmen das Ausmaß des zerebralen Sekundärschadens. Zudem wird er durch extrazerebrale Faktoren wie eine Herz-/Kreislaufinsuffizienz (Volumenmangel, Hypotension, Schock) und/oder eine Ateminsuffizienz (Hypoxie, Hyperkapnie) beeinflußt. Blutungen und Ödem wirken raumfordernd und rufen eine Erhöhung des intrakraniellen Drucks (ICP) hervor. Intrakranielle Blutungen sind bereits an anderer Stelle (s. o.) beschrieben. Hier sei jedoch nochmals ihre raumfordernde Wirkung am Beispiel des epiduralen Hämatoms dargestellt (Abb. 14.5) Bei einer Größenzunahme des epiduralen Hämatoms kommt es zu einer Kompression des Großhirns. Dieses kann dem Druck nur in kaudale Richtung – auf den Tentoriumschlitz hin – ausweichen, so daß der Druck auf das Mittelhirn weitergeleitet wird. Das Mittelhirn wird sodann im Tentoriumschlitz eingeklemmt. Bei anhaltender Drucksteigerung von kranial her wird schließlich die Medulla oblongata durch kaudale Verschiebung der Kleinhirntonsillen im Hinterhauptsloch eingeklemmt.

Das traumatisch bedingte Hirnödem kann perifokal, d. h. um einen geschädigten Hirnbezirk (z. B. Kontusionsherd) herum, oder generalisiert, vor allem im Marklager (z. B. beim diffusen Axonschaden) vorkommen.

Die pathophysiologischen Mechanismen, die zu seinem Auftreten führen, sind kompliziert und betreffen Trauma-bedingte Veränderungen der Hämodynamik, des intrakraniellen Drucks und der Atemfunktionen. Tierexperimentellen Befunden zufolge führt das SHT unmittelbar zu einer Aufhebung der Autoregulation der Hirndurchblutung. Die Hirnarterien sind nicht mehr tonisiert, die Vasodilatation bedingt eine Zunahme des intrakraniellen Blutvolumens und einen Anstieg des ICP. Das SHT ist von einer exzessiven Katecholaminausschüttung mit steilen Anstiegen von Blutdruck und Herzfrequenz gefolgt. Diese starke Blutdruckzunahme trifft auf ein paralysiertes, dilatiertes Gefäßbett. Es resultiert eine erhebliche Beeinträchtigung der Funktion der Blut-Hirn-Schranke. Flüssigkeit strömt aus den Gefäßen in das Interstitium

ab. Mit zeitlicher Verzögerung bewirken u.a. freigesetzte Prostaglandine eine venöse Vasokonstriktion, so daß das ohnehin erhöhte intrakranielle Blutvolumen weiter zunimmt (intrazerebrale Blutstase). Dadurch wird der ICP gesteigert, und der zerebrale Perfusionsdruck (CPP) vermindert. Die Blutstase verstärkt den Flüssigkeitseinstrom in das Interstitium.

Nachdem das traumatisch bedingte Hirnödem in der Initialphase vor allem aufgrund einer Gefäßläsion entsteht, wird es als vasogenes Hirnödem bezeichnet. Im Verlauf einer Schädelhirnverletzung tritt auch eine zweite Form des Hirnödems, das sogenannte zytotoxische Hirnödem, neben dem vasogenen Ödem auf. Es entsteht durch Zellmembrandefekte (z.B. bei Hypoxie), in deren Folge Wasser in die Hirnzellen selbst einströmt.

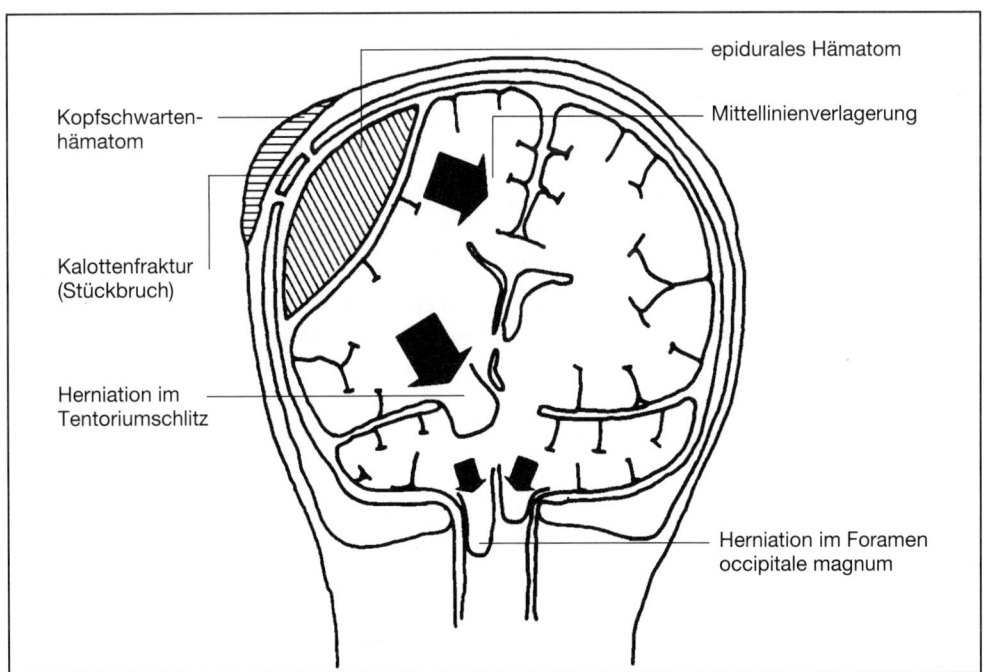

Abb. 14.5: *Mechanismus der Herniation (Einklemmung) von Hirnteilen im Tentoriumschlitz bzw. im Foramen occipitale magnum bei einem epiduralen Hämatom.*

Die beschriebenen Pathomechanismen erhöhen den ICP folglich auf zwei Wegen. Zu einer intrazerebralen Volumenzunahme kommt es einerseits durch eine Blutstase (Gefäßdilatation), andererseits durch eine Vergrößerung des extravasalen Raumes (interstitielles und intrazelluläres Ödem).

Obwohl nur wenige Untersuchungen über die Atemfunktion in der Frühphase nach einem Schädelhirntrauma existieren, besteht allgemeine Übereinstimmung darin, daß schädelhirnverletzte Patienten zu jedem Zeitpunkt nach dem Unfallereignis durch Hypoxie und Hyperkapnie gefährdet sind. Dabei kann es sich um zentrale oder pulmonale respiratorische Störungen handeln. Bei pulmonalen Störungen liegen Lungenkontusionen, -blutungen und/oder ein Pneumothorax vor. Zentrale Ursachen sind Hirnstammläsionen oder ein erhöhter intrakranieller Druck. Daneben kann es bei Läsionen im Bereich des Hypothalamus, in Verbindung mit einer starken Katecholaminausschüttung, zu einer Erhöhung der Lungenkapillarpermeabilität mit Anstieg des extravasalen Lungenwassers kommen (neurogenes Lungenödem).

Unmittelbar nach einem Schädelhirntrauma beobachtet man in Abhängigkeit von der Schwere des Traumas eine Bradypnoe oder Apnoe. Im Tierexperiment wurden Apnoezeiten von bis zu drei min Dauer nach dem Trauma gefunden. Daraus resultiert unter anderem eine Hyperkapnie, die bei bewußtlosen Patienten durch eine mechanische Verlegung der Atemwege verstärkt werden kann. Die Hyperkapnie führt zu einer respiratorischen Azidose. Sie bewirkt eine Vasodilatation im gesunden Hirngewebe und eine Umverteilung des Blutflusses zuungunsten des verletzten Hirnareals (steal effect), wodurch dort die Hypoxie noch verstärkt wird. Aus der Zunahme des intrakraniellen Blutvolumens resultiert ein ICP-Anstieg.

Eine Hypoxie verschlechtert das zerebrale Sauerstoffangebot und begünstigt die Entwicklung einer Gewebsazidose und eines zytotoxischen Hirnödems.

Wie aus Tab. 14.14 hervorgeht, ist mit einem Anstieg des ICP eine Verschlechterung der Prognose nach SHT verbunden.

Tab. 14.14: *Zusammenhang zwischen Höhe des ICP und Mortalität nach SHT.*

ICP (mmHg)	Mortalität (%)
0–20	19
21–40	28
41–80	79

Natürlich hängt die Überlebenswahrscheinlichkeit nicht allein von der Höhe des ICP, sondern auch von der Dauer der intrakraniellen Drucksteigerung, der Art und Lokalisation der Primärläsion, begleitenden Verletzungen (Polytrauma), der Qualität der Erstversorgung und den klinischen Behandlungsmöglichkeiten ab.

Als Folgen des erhöhten ICP treten auf:

– Abnahme des zerebralen Perfusionsdrucks (CPP)

– Abnahme der regionalen Hirndurchblutung

– Herniation (Einklemmung) von Teilen des Gehirns.

Der zerebrale Perfusionsdruck errechnet sich aus der Differenz zwischen dem mittleren arteriellen Druck (MAP) und dem ICP.

$$CPP = MAP - ICP$$

Im Normalfall ist der CPP höher als 60 mmHg.

Eine Abnahme des MAP (z. B. schockbedingt) und/oder eine Zunahme des ICP bewirken eine Verschlechterung der zerebralen Durchblutung und der zerebralen Sauerstoffversorgung aufgrund des Rückganges des CPP.

In geschädigten Hirnarealen (z.B. Kontusionsherden) führt ein erhöhter ICP zu einer Verminderung der regionalen Hirndurchblutung. In den Randbereichen der Läsion kommt es zu einer Gefäßkompression, so daß der arterielle Blutstrom dort gedrosselt oder gar aufgehoben wird. Dadurch wird die Gewebshypoxie verstärkt, so daß der Hirnzellenuntergang bzw. ein Hirnödem voranschreiten. Die Ödemzunahme wiederum bedingt einen weiteren Anstieg des ICP. Damit setzt ein Circulus vitiosus ein, der zu einer fortschreitenden Größenzunahme des Hirnödems und des Hirndrucks führt (Abb. 14.6).

Schließlich kann ein Anstieg des ICP zur Herniation des Gehirns im Tentoriumschlitz oder im Foramen occipitale magnum führen.

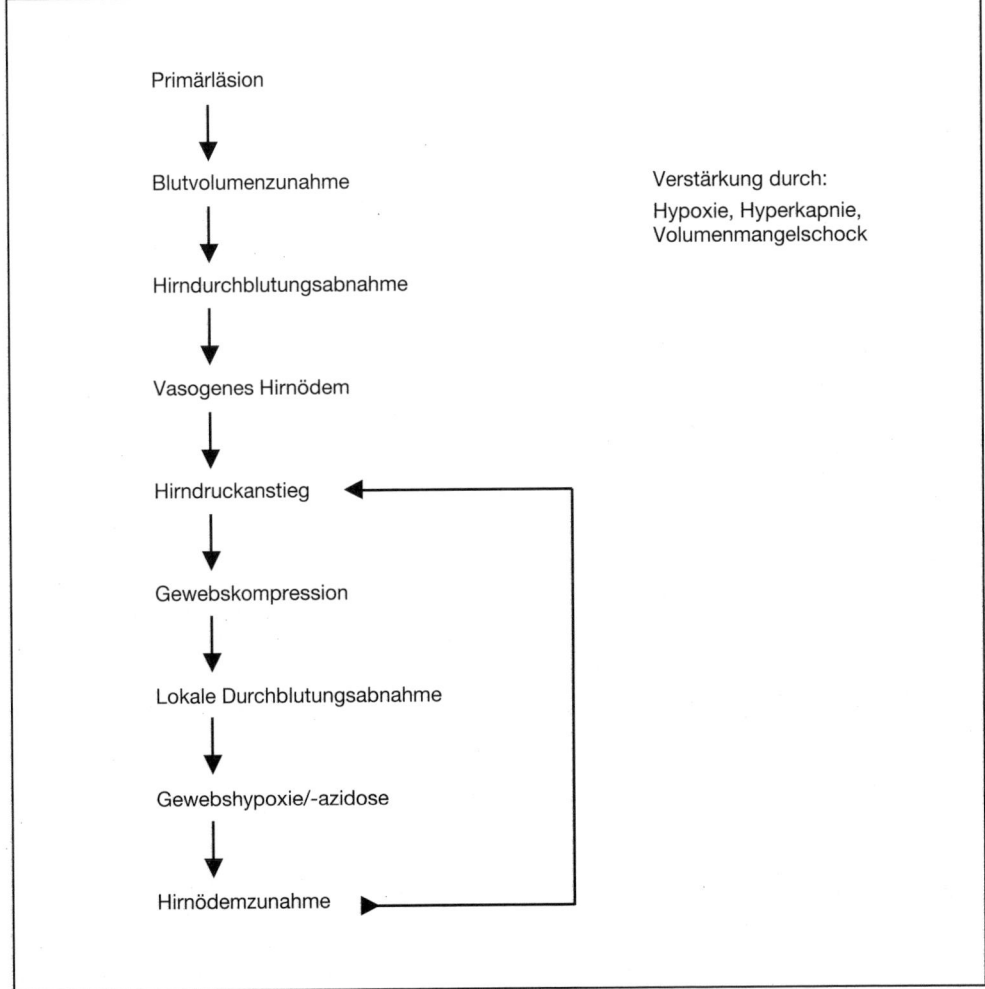

Primärläsion

Blutvolumenzunahme

Hirndurchblutungsabnahme

Vasogenes Hirnödem

Hirndruckanstieg

Gewebskompression

Lokale Durchblutungsabnahme

Gewebshypoxie/-azidose

Hirnödemzunahme

Verstärkung durch:

Hypoxie, Hyperkapnie, Volumenmangelschock

Abb. 14.6: *Circulus vitiosus: Fortschreitende Hirndrucksteigerung bedingt eine Hirnödemausbreitung und vice versa.*

14.4.6 Überwachung schädelhirnverletzter Patienten

Das Monitoring der Lungenfunktion, der Herz-Kreislauffunktion, der Nierenfunktion, der klinisch-chemischen Veränderungen im Blut und des Infektionsstatus entspricht den in der Intensivtherapie allgemein üblichen Richtlinien. Für die Überwachung des ICP und die Durchführung der Therapie des erhöhten ICP ist die Anlage einer Hirndruckmeßeinrichtung unerläßlich. Sie ist bei bewußtlosen Patienten und beim Nachweis einer Hirnschwellung im CCT immer indiziert.

Es gibt eine epidurale, eine subdurale und eine intraventrikuläre Meßmethode. Neu erprobt wird eine Meßsonde mit intraparenchymatöser Lage. Diese wird über ein Bohrloch durch die geschlitzte Dura in das Gehirngewebe eingelegt. Die Meßgenauigkeit des Systems ist sehr hoch. Allerdings wird ein eigener kleiner Monitor benötigt. Liquor kann dabei nicht abgeleitet, eine bakteriologische Untersuchung, anders als bei der intraventrikulären Sonde, nicht durchgeführt werden.

Arterielle Blutdruckmessung und intrakranielle Druckmessung geben Auskunft über den zerebralen Perfusionsdruck. Um den Verlauf des ICP und die Effizienz der therapeutischen Maßnahmen beurteilen zu können, sind Monitore entwickelt worden, die Blutdruck und ICP kontinuierlich erfassen und den CPP permanent berechnen und anzeigen.

Sämtliche invasiven Meßeinrichtungen stellen ein Infektionsrisiko dar, müssen sorgfältig plaziert (Punktion unter sterilen Bedingungen) sowie gepflegt werden (Verbandwechsel nach strengen hygienischen Gesichtspunkten).

Die Überwachung des neurologischen Zustandes schädelhirnverletzter Patienten erfolgt zweckmäßigerweise mit Hilfe eines standardisierten Untersuchungsschemas, so daß verschiedene Untersucher, z.B. bedingt durch den Schichtwechsel des Pflegepersonals, reproduzierbare Befunde erheben

können. Dabei hat sich der Gebrauch der Glasgow-Koma-Skala (GCS) bewährt, wobei zusätzlich die Pupillenmotorik, die Symmetrie der neurologischen Leistungen, evtl. eingesetzte Sedativa, das Auftreten von Krampfanfällen und die Höhe des intrakraniellen Drucks zu jedem beliebigen Untersuchungszeitpunkt miterfaßt werden.

14.4.7 Behandlung des erhöhten intrakraniellen Drucks

Der erhöhte intrakranielle Druck muß möglichst ursachenbezogen behandelt werden. Trauma-bedingte Erhöhungen des ICP werden durch intrakranielle Raumforderungen wie Hämatome, Kontusionsherde und das traumatische Hirnödem hervorgerufen.

Die Behandlung von intrakraniellen Hämatomen (epidural, subdural) erfolgt chirurgisch und ist weiter oben besprochen. Die Therapie von Kontusionsherden mit begleitenden intrazerebralen Blutungen ist nur dann operativ, wenn es sich dabei um isolierte, größere und konservativ nicht beherrschbare Blutungen handelt.

Allgemeine Maßnahmen zur Therapie des Hirnödems und des ICP

Hypoxie und Hyperkapnie verstärken entscheidend die zerebralen Sekundärschäden. Aus diesem Grund ist es notwendig, für eine ausreichende Sauerstoffzufuhr und eine gute Ventilation zu sorgen. Zerebrale und pulmonale Faktoren verschlechtern nach SHT die Atemfunktion. Deshalb ist die Indikation zur Intubation und kontrollierten Beatmung mit Sauerstoffzufuhr eher großzügig zu stellen, zumal dann, wenn es sich um bewußtseinsgetrübte oder bewußtlose Patienten handelt. Eine dafür eventuell notwendige Sedierung kann ohne weiteres durchgeführt werden. Allerdings muß am Unfallort bzw. vor Beginn der sedierenden Medikation unbedingt eine orientierende neurologische Untersuchung mit Dokumentation des Befundes erfolgen. Des weiteren muß man von Anfang an für stabile Kreislaufverhältnisse durch eine entsprechende Schockbekämpfung sorgen.

Man muß versuchen, den Blutdruck durch Volumenersatzmittel und gegebenenfalls mit Hilfe von Katecholaminen (z. B. Dopamin) in normale Bereiche anzuheben. Ein genügend hoher MAP kann einen ausreichenden CPP aufrechterhalten.

Für die Bekämpfung des Hirndruckanstiegs stehen, neben der Wiederherstellung der Atem- und Herz-/Kreislauffunktion, verschiedene, uneinheitlich bewertete Maßnahmen zur Verfügung. Diese bestehen in der richtigen Lagerung des Patienten, der kontrollierten Hyperventilation, der Gabe von Steroiden, der Anwendung der Barbituratttherapie und der Behandlung mit Osmodiuretika.

Daneben werden Therapieansätze mit TRIS-Puffer und Kalziumantagonisten empfohlen.

Bei der Lagerung schädelhirnverletzter Patienten ist es für die Höhe des ICP entscheidend, einen unbehinderten venösen Abfluß aus dem Schädel zu gewährleisten. Das bedeutet, daß der Kopf des Patienten in der Körperlängsachse ausgerichtet werden muß. Er darf nicht gedreht oder in der Halswirbelsäule geknickt gelagert werden. Eine Behinderung des venösen Abstromes aus dem Schädel erhöht das intrakranielle Blutvolumen und damit den ICP. Vielfach wird empfohlen, eine Hochlagerung des Oberkörpers um 30° vorzunehmen. Diese Maßnahme senkt den ICP. Allerdings wurde von einigen Untersuchern dabei auch eine Abnahme des CPP gefunden, so daß sie zu einer Flachlagerung des Patienten raten. Unbestritten ist, daß eine über 30° hinausgehende Oberkörperhochlagerung nicht sinnvoll ist, da der CPP dann aufgrund des sinkenden arteriellen Druckes abnimmt. Somit kann die Oberkörperhochlagerung bis maximal 30° empfohlen werden, sofern die Kreislaufverhältnisse soweit stabilisiert werden können, daß sie einen ausreichend hohen CPP gewährleisten.

Die Gehirndurchblutung hängt u. a. vom $PaCO_2$ ab: Eine Hyperkapnie ruft eine Vasodilatation – eine Hypokapnie hingegen eine Vasokonstriktion hervor. Im ersten Fall nimmt das intrakranielle Blutvolumen zu, im zweiten Fall ab. Der Effekt der Vasokonstriktion kann zur Senkung eines erhöhten ICP ausgenutzt werden, indem der Patient kontrolliert hyperventiliert wird. Im gesunden Gehirngewebe nimmt der zerebrale Blutfluß um ca. 4% pro mmHg Senkung des $PaCO_2$ ab. Das intrakranielle Blutvolumen wird dadurch reduziert. Blutgefäße in verletzten Hirnarealen reagieren jedoch nicht auf Änderungen des $PaCO_2$ – sie sind dilatiert.

Daraus ergeben sich aus einer kontrollierten Hyperventilation zwei Folgerungen:

a) Das intrakranielle Blutvolumen wird „umverteilt". Gesunde Hirnareale werden weniger, geschädigte hingegen vermehrt durchblutet (ROBIN HOOD-Effekt).

b) Das Ausmaß der Verminderung des intrakraniellen Blutvolumens hängt vom Umfang der Hirnverletzung ab. Bei ausgedehnten Hirnverletzungen stehen weniger reaktionsfähige Gefäße zur Verfügung als bei begrenzten Läsionen. Damit ist der hirndrucksenkende Effekt der Hyperventilation bei schweren Hirntraumata wesentlich geringer als bei kleineren Verletzungen.

In bezug auf die Höhe des anzustrebenden $PaCO_2$ existieren unterschiedliche Empfehlungen. Extrem niedrige Werte, z. B. von 25 mmHg und darunter, werden nicht mehr angestrebt, da eine Minderperfusion des Gehirns, vor allem in den Grenzzonen zum verletzten Hirngewebe, befürchtet wird. Anzustreben sind $PaCO_2$-Werte von ca. 30 mmHg. Bei Beginn der Hyperventilation muß der Verlauf des ICP genau überwacht werden. Läßt sich kein hirndrucksenkender Effekt durch Hyperventilation erzielen, sollten die Patienten normoventiliert werden.

Die Anwendung von Kortikosteroiden bei schädelhirnverletzten Patienten ist immer noch Gegenstand lebhafter Diskussionen. Bislang ließ sich ein positiver Effekt auf Verlauf und Ausgang eines Schädelhirntraumas nicht sichern. Angesichts nicht unerheblicher

Nebenwirkungen, wie z.B. der Erhöhung des Blutzuckerspiegels oder eines erhöhten Infektionsrisikos, sollten Kortikosteroide nicht generell gegeben werden.

Auch die Gabe von Barbituraten zur Senkung des erhöhten intrakraniellen Drucks wird nicht einheitlich beurteilt. Barbiturate reduzieren die elektrische Aktivität des Gehirns und bewirken dadurch eine Abnahme des zerebralen Sauerstoffverbrauchs. Durch verminderte CO_2-Produktion nimmt das zerebrale Blutvolumen ab, und der ICP sinkt.

Die längerfristige Barbituratttherapie wurde bisher bei anderweitig nicht beherrschbaren, hohen ICP-Werten (> 30 mmHg) angewendet. Eine eindeutige Verbesserung der Prognose der so behandelten Patienten konnte bislang nicht zweifelsfrei nachgewiesen werden. Dennoch sollte auf die Barbituratttherapie nicht verzichtet werden. Neuere Untersuchungen deuten darauf hin, daß sich die Mortalität bei SHT durch frühzeitigen Einsatz dieser Medikamente senken läßt. Frühzeitig bedeutet, ICP-Anstiege auf 30 mmHg und mehr mit Barbituraten zu behandeln, wenn sie länger als 30 min auftreten.

Die Barbituratttherapie erfordert eine aufwendige Überwachung des Patienten. Obligat sind:

– arterielle Blutdruckmessung,
– zwei zentrale Venen- oder Mehrlumenkatheter (Barbiturate sind häufig mit anderen Medikamenten inkompatibel),
– intrakranielle Druckmessung,
– Blasendauerkatheter,
– EKG
– EEG.

Die Dosierung wird so gewählt, daß das EEG ein sogenanntes burst suppression-Muster zeigt. Dabei wird eine isoelektrische Linie („Null-Linie") von einzelnen Potentialgruppen unterbrochen.

Zur Aufrechterhaltung eines ausreichend hohen arteriellen Drucks müssen Katecholamine gegeben werden, da Barbiturate eine Kreislaufdepression auslösen. Der Verlauf der Therapie wird häufig durch Infekte (z.B. Pneumonien) kompliziert.

Osmodiuretika senken den erhöhten intrakraniellen Druck. Sie bauen an der intakten Blut-Hirnschranke einen osmotischen Gradienten zwischen intravasalem und interstitiellem Raum auf, so daß Wasser in die Gefäße einströmt. Dabei wird nicht das Hirnödem „entwässert", sondern es erfolgt eine Verminderung des Wassergehalts im unverletzten Hirngewebe, das so an Volumen verliert und dem ödematösen Bezirk Platz macht.

Im ödematösen Parenchym kann das Osmodiuretikum u.U. eingelagert werden, wodurch es dann zu Ödemvergrößerung und Anstieg des ICP kommt (rebound effect). Eine andere Erklärung der Wirkung von Osmodiuretika beruht auf einer durch diese induzierten Viskositätsminderung des Blutes. Diese soll eine Vasokonstriktion mit Abnahme des intrakraniellen Blutvolumens und damit ein Absinken des ICP zur Folge haben.

Als Osmotherapeutika stehen Zuckeralkohole zur Verfügung. Mannitol wird nicht metabolisiert, es wird renal ausgeschieden, Die Dosis beträgt ca. 0.5 g/kg KG und wird in vier- bis sechsstündigen Abständen wiederholt. Sorbitol wird in der Leber abgebaut. Die Dosis beträgt ca. 0.5 g/kg KG, Daneben findet Glyzerin in einer Dosis von ca. 1.0 g/kg KG Verwendung. Schwerwiegendste Nebenwirkung ist die Erhöhung der Serumosmolalität. Zudem kann eine erhebliche Dehydratation eintreten.

Die Indikation zur Gabe von Osmodiuretika ist dann gegeben, wenn Lagerungsmaßnahmen und/oder kontrollierte Beatmung mit Hyperventilation den ICP nicht im Normbereich halten können. Eine Anwendung ohne Überwachungsmöglichkeit und ohne genaue Diagnosesicherung ist nur angebracht, wenn es gilt, in einer Akutsituation eine unmittelbar bevorstehende Einklemmung abzuwenden.

Aus den obigen Ausführungen können folgende Empfehlungen für die klinische Behandlung schädelhirnverletzter Patienten mit erhöhtem ICP abgeleitet werden:

– Sicherstellung einer ausreichenden Oxygenierung.

– Intubation und kontrollierte Beatmung mit leichter Hyperventilation sind frühzeitig durchzuführen, vor allem bei bewußtseinsgestörten Patienten.

– Herstellung suffizienter Kreislaufverhältnisse zur Sicherung eines ausreichend hohen CPP.

– Achsengerechte Lagerung des Kopfes; bei stabiler Kreislaufsituation Oberkörperhochlagerung um 30° zur Verbesserung des venösen Abflusses.

– Ablassen von kleinen Liquormengen zur Druckentlastung bei Vorhandensein eines Ventrikelkatheters und Überschreiten der Normgrenzen des ICP.

– Frühzeitige Barbiturattherapie bei starkem, anhaltenden Anstieg des ICP ($> = 30$ mmHg für 30 min und länger).

– Osmodiuretika bei Ansteigen des ICP über 15 bis 20 mmHg.

– Die Notwendigkeit von Umlagerungsmaßnahmen, innerklinischen Transporten und evtl. operativer Versorgung begleitender Verletzungen muß von Fall zu Fall streng geprüft werden. In der Akutphase mit hohen ICP-Werten sind nur vital indizierte Bewegungen des Patienten zulässig (z. B. Laparotomie bei intraabdomineller Blutung, Kraniotomie bei intrazerebralem, raumfordernden Hämatom etc.).

– Infektionsprophylaxe durch lokale Antibiotikagabe (Selektive digestive Dekontamination).

14.4.8 Anmerkungen zur präklinischen Versorgung schädelhirntraumatisierter Patienten

Die Ausführungen zur klinischen Behandlung von Patienten mit SHT und zur Problematik des erhöhten ICP und des Hirnödems führen zu einer Reihe von Forderungen, die an die präklinische Versorgung dieser Patienten zu richten ist.

Die Effektivität hängt naturgemäß vom Zeitpunkt des Beginns therapeutischer Maßnahmen, der Qualifikation der erstversorgenden Personen und den Umständen des Transportes in eine entsprechende Klinik ab.

Die Behandlung setzt mit der orientierenden neurologischen und allgemeinen Untersuchung ein, die die Prüfung der Vitalfunktionen Atmung und Herz-/Kreislauftätigkeit, der Bewußtseinslage, der Pupillomotorik und der Skelettmotorik umfaßt und die weiter oben beschrieben ist. Auf äußere Verletzungszeichen ist zu achten. In Abhängigkeit vom Untersuchungsergebnis werden unverzüglich entsprechende Behandlungsmaßnahmen eingeleitet. Nachdem der Primärschaden therapeutisch nicht zugänglich ist, muß die Behandlung auf die Verhütung von zerebralen Sekundärschäden ausgerichtet werden.

Hypoxie und Hyperkapnie sowie ein Kreislaufschock sind mit den entsprechenden Maßnahmen zu bekämpfen (ABC-Regel).

Damit sind bereits wichtige Schritte zur Hirnödemprophylaxe unternommen. Eine ausreichende Oxygenation und ein ausreichender arterieller Blutdruck sichern die zerebrale Sauerstoffversorgung und Perfusion. Da bei bewußtseinsgestörten Patienten eine Atemfunktionsstörung mit Hyperkapnie vorliegt, ist die Indikation zur Intubation und kontrollierten Beatmung mit Hyperventilation großzügig zu stellen.

Eine weitere, einfache Maßnahme stellt die Oberkörperhochlagerung (bei stabilen Kreislaufverhältnissen) um 30° mit achsengerechter Kopfstellung dar. Kopftieflagerung zur

Schockbekämpfung oder das Verbringen des Patienten in die stabile Seitenlage sind nicht zulässig. Eine Vakuummatratze bietet eine gute Lagerungshilfe.

Osmodiuretika sollen nicht gegeben werden, solange keine Diagnostik erfolgt ist. Eine Ausnahme stellt die akute Einklemmungsgefahr dar. Osmodiuretika können eine intrakranielle Blutung u.U. an Größe zunehmen lassen und zu einer, vor allem im Schock, bedrohlichen Entwässerung führen.

Zur Frage der hochdosierten Gabe von Kortikosteroiden (z.B. 1 g oder mehr Dexamethason) bei Schädelhirntrauma kann abschließend noch nicht Stellung bezogen werden.

Der Transport in die Klinik soll so schonend wie möglich durchgeführt werden. Schädelhirnverletze Patienten sollten, sofern die aufnehmende Klinik nicht in unmittelbarer Nachbarschaft des aufnehmenden Krankenhauses liegt, auf dem Luftweg transportiert werden. Der Patient muß raschest möglich einer definitiven Diagnostik und Therapie in einem dafür geeigneten und ausgerüsteten Krankenhaus zugeführt werden. Dieser Grundsatz ist schon am Unfallort zu berücksichtigen, um zeitraubende Weiterverlegungen zu vermeiden.

14.5. Das Thoraxtrauma (P. Eberl)

Patienten mit schweren, vital bedrohlichen Thoraxverletzungen stellen Notfall- und Intensivmedizin vor erhebliche Probleme, da die Letalität dieser Traumata als sehr hoch angesehen werden muß. Das isolierte Thoraxtrauma weist eine Letalität von 20% auf. Begleitverletzungen (Tab. 14.15) können die Gesamtletalität auf 50% anheben.

Die lebensbedrohende Gefährdung thoraxverletzter Patienten beruht auf der Störung der Vitalfunktion „Atmung" durch Verletzungen der Lunge und der Luftwege und/oder

der Vitalfunktion „Kreislauf" infolge Verletzungen des Herzens und großer, intrathorakaler Blutgefäße. Den Grad der Gefährdung bestimmen Verletzungsmechanismus, Verletzungsmuster und mögliche, nach dem Überstehen der Akutphase auftretende, posttraumatische Komplikationen.

Tab. 14.15: *Häufigkeit von Begleitverletzungen bei schwerem Thoraxtrauma (nach GLINZ).*

Schädelhirntrauma	51%
Extremitätenverletzungen	38%
Abdominaltrauma	20%
Beckenfrakturen	13%
Mittelgesichtsfrakturen	12%
Wirbelsäulenfrakturen	6%

14.5.1 Verletzungsursachen

Als Verletzungsursachen kommen in der Bundesrepublik in erster Linie Straßenverkehrsunfälle in Frage. Bei den Verletzten handelt es sich meist um nichtangeschnallte Autoinsassen, um Zweiradfahrer oder Fußgänger. Daneben spielen Arbeits- und Sportunfälle eine Rolle. Arbeitsunfälle mit Thoraxverletzungen ereignen sich hauptsächlich im Baugewerbe, z.B. durch Sturz vom Gerüst. Von Sportunfällen mit Thoraxtrauma sind nicht selten Reiter betroffen, die unter ihr sich überschlagendes Pferd geraten.

Im Gegensatz zu den USA kommen in unserem Land Schußverletzungen vergleichsweise selten vor. Schuß- und Stichverletzungen am Thorax können jedoch, milieuabhängig, eine gewisse Bedeutung erlangen.

14.5.2 Verletzungsmechanismen

Thoraxverletzungen lassen sich im allgemeinen auf drei prinzipielle Traumamechanismen zurückführen, nämlich auf

– stumpfe,

– penetrierende und

– explosionsbedingte Gewalteinwirkungen.

14.5.2.1 Stumpfes Thoraxtrauma

Das stumpfe Thoraxtrauma ist durch eine in ihrer Kontinuität nicht durchtrennte äußere Wand des Brustkorbs gekennzeichnet. Als Hinweise auf innere Verletzungen sind an der Haut lediglich Abschürfungen oder Prellmarken erkennbar. Verkehrsunfälle, z. B. frontale oder seitliche Kollisionen von Kraftfahrzeugen, sind häufige Ursachen schwerer, stumpfer Thoraxverletzungen.

Bei einem Zusammenstoß wird ein Fahrzeug plötzlich gestoppt. Aufgrund der sogenannten Massenträgheit bleiben die Insassen zunächst noch in Bewegung und werden dann sekundär durch den Aufprall auf Armaturenbrett bzw. Steuerrad abrupt abgebremst. Im Falle eines seitlichen Zusammenstoßes werden die Insassen von der nach innen gestoßenen Fahrzeugtür getroffen und beschleunigt, um dann wiederum beim Auftreffen auf die Inneneinrichtung gebremst zu werden. Auf den Thorax wirken also Verzögerungs- und Beschleunigungskräfte ein. Diese sind besonders stark bei einem seitlichen Stoß bzw. bei nichtangeschnallten Fahrzeuginsassen. Ein Sicherheitsgurt kann bei einem Frontalaufprall den größten Teil der Kräfte aufnehmen und ruft daher meistens nur geringfügige Verletzungen hervor.

Die ein schweres Thoraxtrauma verursachende Gewalteinwirkung führt zu einer Kompression von Brustkorb und Thoraxorganen. Zudem prallen die Thoraxorgane aufgrund ihrer Massenträgheit an die Thoraxinnenwand. Unfallmechanismus und auf den Thorax einwirkende Kräfte bestimmen Art und Schwere der Verletzungen. Alleine für sich oder in vielfältiger Kombination können folgende Verletzungstypen auftreten (Tab. 14.16):

Tab. 14.16: *Verletzungsarten bei stumpfem Thoraxtrauma, geordnet nach der Häufigkeit ihres Auftretens (nach SUNDERPLASSMANN).*

Pneumothorax
Lungenkontusion
Rippenserienfraktur
Rippenfraktur
Hämothorax
Zwerchfellruptur
Herzkontusion
Aortenruptur
Spannungspneumothorax
Lungenruptur

1. Pneumothorax

Ein Pneumothorax entsteht nach einer spontanen oder traumatischen Eröffnung der Luftwege (vgl. Kap. 9.1.1). Bei einem stumpfen Thoraxtrauma ist ein plötzlicher intrathorakaler Druckanstieg für die Ruptur von Alveolen und kleinen Luftwegen verantwortlich. Dazu kommt es, weil der Patient in einer ersten Schreckreaktion aufgrund des Traumaereignisses tief Luft holt und bei geschlossener Glottis den Atem anhält. Man kann in dieser Situation die geblähte Thoraxhöhle mit einer prall mit Luft gefüllten, geschlossenen Papiertüte, die bei einem Schlag von außen zerplatzt, vergleichen. Bildet sich an der Leckstelle ein Ventilmechanismus aus, so entsteht ein Spannungspneumothorax.

2. Lungenkontusion

Die häufigste Form der Lungenverletzung nach stumpfem Thoraxtrauma ist die Lungenkontusion. Der genaue Entstehungsmechanismus ist ungeklärt. Man vermutet, daß bei Gewalteinwirkung eine Kompressions- und anschließend eine Dekompressionswelle rasch das Lungengewebe durchdringen und auf diese Weise eine durch ein interstitielles und alveoläres Ödem mit Einblutungen in die traumatisierten Bezirke charakterisierte Gewebsschädigung hervorgerufen wird (vgl. Mechanismus der Hirnkontusion). Zudem kommt es zu einer vermehrten bronchialen Schleimsekretion.

3./4. Rippenfrakturen/Rippenserienfraktur

Wird die Zugfestigkeit der Rippen überschritten, so kommt es zu Rippenfrakturen. Sind zwei oder mehr Rippen davon betroffen und diese an mehr als zwei Stellen gebrochen, so liegt eine Rippenserienfraktur vor. Die Folge hiervon ist eine instabile Thoraxwand.

5. Hämothorax

Als Hämothorax bezeichnet man die Ansammlung von Blut im Pleuraspalt. Die Blutung hat ihren Ausgang im Lungenparenchym oder von den großen Gefäßen.

6. Zwerchfellruptur

Auch bei einem stumpfen Bauchtrauma kann es zu einer Thoraxverletzung kommen. Wird von außen auf das Abdomen plötzlich eine große Kraft ausgeübt, so steigt der intraabdominelle Druck schlagartig an. Die schwächste Stelle der Bauchwand, das dünne Zwerchfell, gibt dem steigenden Druck nach und rupturiert. Durch die Bruchpforte werden Magen und/oder Darmteile in die Thoraxhöhle verlagert.

7. Myokardkontusion

Am Herzen können druckbedingte Myokardschäden auftreten. Dies bezeichnet man als Myokardkontusion. Darüber hinaus kann eine starke Gewalteinwirkung zur Ventrikelruptur oder zum Abriß von Papillarmuskeln mit konsekutiver Klappendysfunktion führen.

8. Aortenruptur

Herz und Aorta aszendens weisen keine bindegewebige Fixierung an der Thoraxwand auf und verfügen über eine gewisse Beweglichkeit. Die Aorta deszendens hingegen ist an der Wirbelsäule ohne nennenswerten Spielraum angeheftet. Deshalb kann es bei Beschleunigungs- oder Verzögerungstraumen zu erheblichen Auslenkungen von Herz und Aorta aszendens kommen. Als Folge davon ist die Übergangsstelle vom Aortenbogen zur Aorta deszendens starken Scherkräften ausgesetzt, die die Gefahr eines Einrisses bergen.

9. Spannungspneumothorax

Bildet sich an der Leckstelle eines Pneumothorax ein Ventilmechanismus aus, kann sich ein positiver, intrapleuraler Druck aufbauen, der zur Verschiebung von Mediastinalorganen und zur Behinderung der Füllung des Herzens führen kann. In dieser lebensbedrohlichen Situation hilft nur die sofortige Entlastung durch Drainage.

10. Lungenruptur

Eine komplette Zerreißung der Lungenlappen ist relativ selten und tritt bei extrem starker Gewalteinwirkung auf.

Diagnostik und Therapie der verschiedenen Verletzungsformen werden in einem eigenen Abschnitt besprochen.

14.5.2.2 Penetrierendes Thoraxtrauma

Bei einem penetrierenden Thoraxtrauma liegt eine Verbindung zwischen der Thoraxhöhle und der Umwelt vor. Es handelt sich somit um eine offene Verletzung.

Hauptursachen sind Stich-, Schuß- oder sogenannte Pfählungsverletzungen durch große Gegenstände, wie z.B. Eisenträger oder die Lenksäule eines Fahrzeugs. Prinzipiell wirken die traumatisierenden Gegenstände mit großer Kraft und damit hoher Bewegungsenergie bei einer relativ kleinen Querschnittsfläche auf die Brustwand ein, so daß sie diese durchdringen können.

Das Ausmaß der inneren Verletzungen hängt von der Ursache ab. Es läßt sich aufgrund der sichtbaren äußeren Wunde alleine nicht abschätzen. So ist eine einfache Stichwunde auf einen schmalen, glatten Stichkanal begrenzt. Die Eindringtiefe der Messerklinge bestimmt die eventuelle Mitverletzung von Luftwegen, Herz oder großen Gefäßen.

Im Vergleich dazu ruft ein Geschoß aus einer Handfeuerwaffe weit ausgedehntere Verletzungen der Thoraxorgane hervor. Die Organschäden hängen von den physikalischen Eigenschaften des Projektils ab. Darunter wird die Geschwindigkeit, die Flugbahn und die Zerlegbarkeit des Geschoßes verstanden. Man unterscheidet Projektile mittlerer Geschwindigkeit, die aus Pistolen und den meisten Gewehren abgefeuert werden, von Projektilen hoher Geschwindigkeit (> 600 m/sec), sogenannten Hochrasanzgeschossen, der Munition von militärischen Schnellfeuerwaffen.

Generell sind thorakale Organschäden nicht auf den Schußkanal begrenzt. Es kommt geschwindigkeitsabhängig und vom Schußkanal ausgehend zu einer Schockwelle, die eine temporäre Wundhöhle hervorruft, deren Durchmesser bis zu 30 mal größer sein kann als der des hindurchfliegenden Hochrasanzgeschosses. Danach fällt die Höhle wieder in sich zusammen.

Die Flugbahn eines Projektils beeinflußt die Organverletzungen insofern, als gradlinig fliegende, stabilisierte Geschosse geringere Schäden hervorrufen als solche, die sich auf ihrem Flug, durch die Luftreibung bedingt, ständig überschlagen.

Schließlich bedarf es keiner ausführlichen Erläuterungen, um zu verstehen, daß beim Aufschlagen auf die Thoraxwand sich zerlegende Geschosse quantitativ größere Organschäden hervorrufen können als intakte Projektile.

Thorakale Pfählungsverletzungen sind relativ selten. Die Bewegungsenergie der verletzenden Gegenstände wird meist auf die Thoraxwand übertragen, so daß die Thoraxorgane eher langsam verdrängt als durchbohrt werden und weniger schwer verletzt sind, als es zunächst den Anschein hat.

Das penetrierende Thoraxtrauma kann vielfältige Verletzungsformen aufweisen. Grundsätzlich können sie denen des stumpfen Thoraxtraumas entsprechen. Besonders hervorzuheben sind jedoch der offene Pneumothorax und die Perikardtamponade.

Offener Pneumothorax:
Bei einem offenen Pneumothorax besteht eine Verbindung zwischen Pleuraspalt und Außenwelt. Auch hier kann ein Ventilmechanismus zu einem Spannungspneumothorax mit der Folge einer Mediastinalverschiebung führen.

Perikardtamponade:
Verletzungen herznaher Mediastinalgefäße oder des Herzens selbst können zu einer Einblutung in das Perikard führen. Die Einblutung komprimiert das Herz und behindert es in seiner Funktion.

14.5.2.3 Explosionsbedingtes Thoraxtrauma

Eine Explosion ist eine rasche Verbrennung einer Substanz in einer millionstel Sekunde (nach Mc SWAIN). Dabei können von der Explosionsstelle starke Druckwellen ausgehen.

Man unterscheidet drei Phasen der Explosion, nämlich

– die Druckwelle,

– die Hitzewelle und

– die Welle umherfliegender Trümmer.

Mit Überdruck breitet sich die Druckwelle vom Explosionsort nach allen Seiten aus. Sie erfaßt die gesamten Atemwege einschließlich der Lungen und führt zu Alveolarruptur mit Pneumothorax. Zudem kommt es zu einer von innen ausgehenden Lungenkontusion. Die nachfolgende Hitzewelle kann Verbrennungen der Atemwege hervorrufen. Vom Explosionsort fortgeschleuderte Trümmer führen zu penetrierenden Verletzungen am ganzen Körper. Hauptproblem ist dabei die schwere Lungenschädigung, die zu einem ARDS führen kann.

14.5.3 Primärdiagnostik und -behandlung thoraxverletzter Patienten

Bei Primärdiagnostik und -behandlung thoraxverletzter Patienten ist ein schematisiertes Vorgehen zweckmäßig, nämlich sofortige Diagnostik unmittelbar lebensbedrohender Situationen, physikalische Untersuchung des Patienten und Festlegen eines initialen Behandlungsplanes. Simultan dazu hat natürlich die Behandlung (ABC-Regel) zu beginnen (s. u.).

Sofortdiagnostik und physikalische Untersuchung des Patienten gehen Hand in Hand. Dies geschieht mit den Mitteln der Beobachtung, der Auskultation, der Perkussion und der Palpation. Dabei wird die Aufmerksamkeit auf sieben mögliche, vital bedrohende Zustandsbilder gerichtet:

a) Atemwegsverlegung

b) Ungenügende Atemexkursionen

c) Spannungspneumothorax

d) Offener Pneumothorax

e) Instabiler Thorax

f) Herzkontusion

g) Herzbeuteltamponade

a) Das typische Bild der Atemwegsverlegung zeigt am Thorax des Patienten interkostale Einziehungen bei Inspiration und Schaukelatmung. Auskultatorisch erfaßt man eventuell ein Stridorgeräusch und/oder stark abgeschwächte Atemgeräusche.

b) Ungenügende Atemexkursionen erkennt man an einer pathologisch niedrigen Atemfrequenz oder flachen Atembewegungen. Häufig handelt es sich um bewußtseinsgestörte Patienten. Das Atemgeräusch kann abgeschwächt sein.

c) Äußerlich weisen deutlich hervortretende Halsvenen, ein Hautemphysem und die Zyanose des Patienten auf einen Spannungspneumothorax hin. Dieser stellt einen akut lebensbedrohenden Zustand

dar, da ein Kreislaufschock bei einem Low-output-Syndrom vorliegt. Das Atemgeräusch fehlt auf der betroffenen Seite. Perkutorisch ist ein heller Klopfschall (Schachtelton) zu hören.

d) Ein offener Pneumothorax ist an der Verletzung der Thoraxwand und auskultatorisch am aufgehobenen Atemgeräusch der betroffenen Seite erkennbar.

e) Eine dem instabilen Thorax zugrundeliegende Rippenserienfraktur erkennt man an einem beweglichen Thoraxwandsegment, den tastbaren Bruchspalten und Bruchstücken der betroffenen Rippen sowie am abgeschwächten Atemgeräusch der verletzten Seite. Charakteristisch für die Rippenserienfraktur ist die paradoxe Atmung im Bereich der Frakturstelle. Dabei handelt es sich um eine der normalen Atemexkursion entgegengerichtete Atembewegung. Während der Inspirationsphase folgt das frei bewegliche, frakturierte Thoraxsegment nicht der nach außen gerichteten Brustwand, sondern wird nach einwärts gezogen. Bei Exspiration verhält es sich umgekehrt.

f) Ein schweres Thoraxtrauma läßt schon per se eine Myokardkontusion vermuten. Pulspalpatorisch deutet eine Arrhythmie darauf hin.

g) Hinweisend auf eine Perikardtamponade sind, neben eventuellen Zeichen einer äußeren Verletzung (penetrierendes Thoraxtrauma), die Symptome des kardiogenen Schocks (Halsvenenstauung, Blutdruckabfall, mangelhaft durchblutetes Kapillarbett). Die Herztöne sind nur sehr gedämpft hörbar.

14.5.4 Primärbehandlung thoraxverletzter Patienten

Die Erstversorgung thoraxverletzter Patienten zielt auf die Beseitigung der akut vital bedrohlichen Zustände und den raschen Transport in eine geeignete Klinik ab, die für die Behandlung dieser Patienten eingerichtet ist.

Sie setzt sich zusammen aus:

– Wiederherstellung und Sicherung der Atmungsfunktion,

– Wiederherstellung und Stabilisierung des Kreislaufs und die

– Notversorgung der Begleitverletzungen.

Letztere kann von großer Bedeutung sein, wird aber im folgenden nicht weiter ausgeführt.

14.5.4.1 Wiederherstellung und Sicherung der Atmungsfunktion

Die Wiederherstellung und Sicherung der Atmungsfunktion erfordert bei schwer thoraxverletzten Patienten in der Regel die Intubation und kontrollierte Beatmung am Unfallort. Eine Frühintubation kann zur Verminderung von pulmonalen posttraumatischen Komplikationen beitragen, da die Auswirkungen einer Lungenkontusion (Ödembildung) erst im weiteren Verlauf zum Tragen kommt. Eine verbesserte Oxygenierung kann hypoxiebedingte Folgeschäden vermindern. Liegt ein Pneumothorax vor und muß der Patient intubiert und beatmet werden, so ist die Anlage einer Thoraxdrainage indiziert, um die Entstehung eines Spannungspneumothorax zu verhindern.

Für die Anlage einer Thoraxdrainage lassen sich vier Gründe nennen:

a) Sie dient der raschen Dekompression eines Spannungspneumothorax.

b) Sie soll bei intubierten und beatmeten Patienten mit Pneumothorax die Ausbildung eines Spannungspneumothorax verhindern.

c) Sie ist bei einem Pneumothorax größerer Ausdehnung das Therapieinstrument der Wahl.

d) Sie stellt im Falle eines Hämothorax ein wichtiges diagnostisches und therapeutisches Hilfsmittel dar.

Aufgabe der Thoraxdrainage ist die Entleerung des Pleuraspalts von Luft und Blut. Sie bringt die kollabierte Lunge wieder zur Entfaltung. Zweckmäßigerweise wird sie als BÜLAU-Drainage mit mindestens 28 Ch in Höhe des fünften Interkostalraumes in der mittleren Axillarlinie gelegt. Der Drainage-Katheter soll, nach Hautinzision und stumpfer Präparation von Subkutis und Interkostalraum mit einer Schere, ohne Trokar in den Pleuraraum vorgeschoben werden, um Lungenlazerationen (Gewebseinrisse) zu vermeiden. Zuvor muß man sich durch digitales Austasten des Stichkanals davon überzeugen, daß tatsächlich die Pleurahöhle punktiert wurde und keine Bauchorgane davor liegen. Die Drainage wird durch eine Tabaksbeutelnaht zur Haut abgedichtet und fixiert. Die Ableitung erfolgt unter Wasser durch ein Sekretauffangglas. Auf die Drainage läßt man in der Regel einen Sog wirken. Das Funktionsprinzip der Thoraxdrainage besteht also darin, den Pleuraspalt „freizusaugen" und den intrapleuralen, negativen Druck, der die Entfaltung der Lunge sicherstellt, wieder herzustellen (Abb 14.7).

14.5.4.2 Wiederherstellung und Stabilisierung des Kreislaufs

Die Wiederherstellung und Stabilisierung des Kreislaufs erfolgt nach den allgemeinen Regeln der Schockbehandlung (vgl. Kap. 1.8). Um einen ausreichenden Volumenersatz sicherstellen zu können, sind mehrere großlumige (13G, 12G) Venenverweilkanülen notwendig. Dabei können die gängigen kolloidalen Volumenersatzmittel allein oder in Kombination mit kristalloiden Lösungen zur Anwendung kommen.

Im Falle eines penetrierenden Thoraxtraumas nach Schuß- oder Stichverletzung mit bereits manifestem Volumenmangelschock kann nicht mit einer erfolgreichen Reanimation außerhalb der Klinik gerechnet werden. Das Überleben hängt entscheidend vom Zeitfaktor ab.

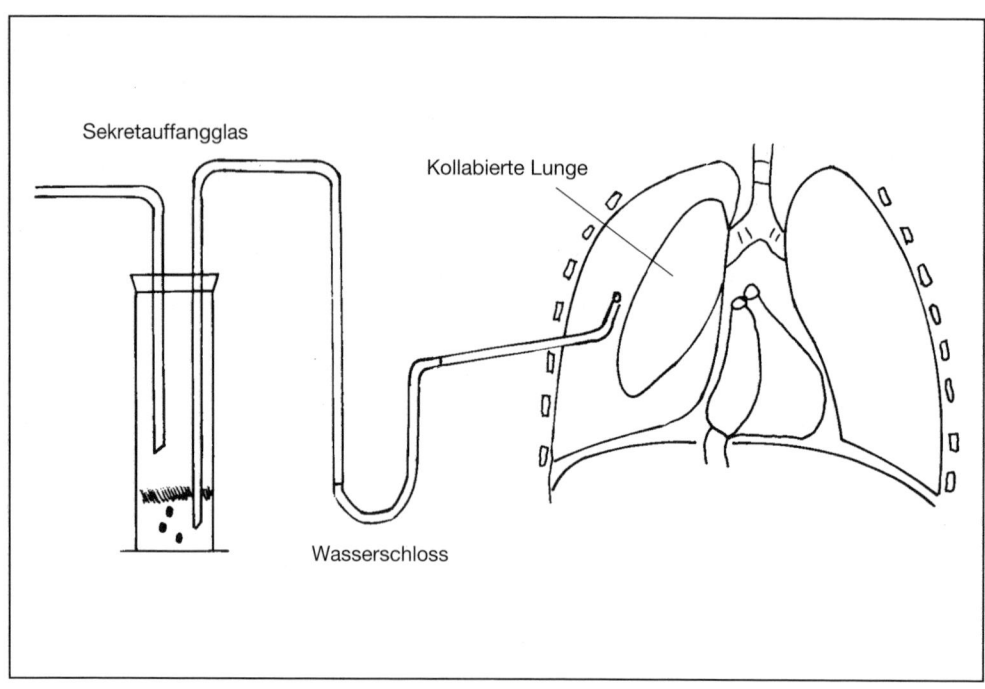

Sekretauffangglas

Kollabierte Lunge

Wasserschloss

Abb. 14.7: *Anordnung einer BÜLAU-Drainage.*

Diese Behauptung belegt eine Untersuchung von WASHINGTON. Danach sterben Patienten mit penetrierendem Thoraxtrauma, die bereits am Unfallort asystolisch waren, zu 100%. Tritt der Kreislaufstillstand bei Klinikaufnahme ein, so sterben noch 84%. Wird hingegen der Operationssaal mit einem Minimalkreislauf erreicht und sofort operativ eingegriffen, so sinkt die Letalität auf 32%.

Aus diesem Grunde wird empfohlen, die Sicherung der Atemwege (Intubation) so rasch als möglich vorzunehmen und unverzüglich die rettende Klinik aufzusuchen. Deshalb wird die Anlage einer Thoraxdrainage aus Gründen der Zeitersparnis in diesen Fällen ebenfalls nicht empfohlen.

14.5.5 Besonderheiten und Therapie der wichtigsten Thoraxverletzungen

Im folgenden Abschnitt wird auf die Behandlung der Thoraxverletzungen eingegangen, soweit sie auf ein stumpfes oder penetrierendes Trauma zurückzuführen sind.

Grundsätzlich unterscheidet man konservatives und operatives Vorgehen. Im Klinikum Großhadern wurden in den letzten Jahren im Fall des stumpfen Thoraxtraumas 90% der Patienten konservativ und 10% operativ behandelt. Penetrierende Thoraxverletzungen hingegen erforderten bei jeweils 50% der Patienten ein konservatives bzw. operatives Vorgehen.

14.5.5.1 Pneumothorax und Spannungspneumothorax

Ursache eines Pneumothorax ist ein Lungen- oder Brustwandleck, über das Luft in den Pleuraspalt eindringen kann. Der negative intrapleurale Druck wird mit jeder Inspiration, die Luft in den Pleuraraum aufgrund der Thoraxdehnung einströmen läßt, aufgehoben. Damit retrahiert sich das elastische Lungengewebe. Die Gasaustauschfläche wird vermindert und es stellen sich Ventilations-/ Perfusionsstörungen ein.

Bildet sich an der Leckstelle ein Ventilmechanismus aus, der bewirkt, daß der Pleuraspalt nach jeder Inspiration wieder verschlossen wird, kommt es zum Aufbau eines intrapleuralen, positiven Drucks. Dies ist der Zustand des Spannungspneumothorax. Die zunehmende Druckerhöhung in der Pleurahöhle wird auf das Mediastinum und die kontralaterale Lunge übertragen. Dadurch wird das Mediastinum zur Gegenseite hin verschoben. Druckübertragung auf die intrathorakalen Venen und deren durch die Mediastinalverschiebung bedingtes Abknicken vermindern den venösen Rückstrom zum Herzen. Damit sinken das Herzzeitvolumen und der arterielle Blutdruck. Es besteht eine Einflußstauung.

Liegen ein Lungenleck und eine Thoraxwunde ohne Ventilmechanismus vor, so kommt es zum Druckausgleich zwischen Pleurahöhle, Atemwegen und Umgebung. In der Inspirationsphase bewirkt die Atembewegung der Gegenseite, in der ein Unterdruck aufgebaut wird, eine Verschiebung des Mediastinums nach dorthin. Umgekehrt verhält es sich in der Exspirationsphase. Dieses atemabhängige Hin- und Herbewegen des Mediastinums wird als Mediastinalflattern bezeichnet. Die Auswirkungen auf die Hämodynamik sind offenbar längst nicht so ausgeprägt wie im Falle des Spannungspneumothorax. Die Atmungsfunktion wird jedoch erheblich gestört, da das Atemzugvolumen der gesunden Lunge vermindert und die Gasaustauschfläche verkleinert wird. Totraumventilation und pulmonaler Shunt nehmen zu.

Die klinischen Zeichen des Pneumothorax und Spannungspneumothorax sind weiter oben beschrieben. Der Nachweis erfolgt mit Hilfe einer Röntgenthoraxaufnahme. Ein Pneumothorax stellt sich dabei als strahlentransparenter Bezirk, in dem keine Lungengefäßzeichnung nachweisbar ist und der gegen die Lunge durch eine feine, strahlendichte Linie (Pleura visceralis) abgegrenzt ist, dar.

Das Bild eines Spannungspneumothorax zeigt eine strahlentransparente Pleurahöhle und ein aus der Thoraxmitte zur gesunden Lunge hin verschobenes Mediastinum.

Die Behandlung eines Pneumothorax besteht in der Anlage einer Thoraxdrainage.

Liegt kein zusätzlicher Hämothorax vor, so kann diese·in Form der MONALDI-Drainage im 2. Interkostalraum in der Medioklavikularlinie angelegt werden.

In der Regel ist bei schweren Thoraxverletzungen jedoch zudem eine Flüssigkeitsdrainage erforderlich, die zweckmäßigerweise über eine BÜLAU-Drainage erfolgt.

Ist der Pneumothorax asymptomatisch und auf einen Bezirk von weniger als 15% eines Lungenflügels beschränkt, so kann seine spontane Rückbildung abgewartet werden. Allerdings ist eine enge Überwachung dieser Patienten mit wiederholten Röntgenthoraxaufnahmen notwendig.

Muß ein Patient mit einem nachgewiesenen Pneumothorax intubiert und beatmet werden, so ist eine Thoraxdrainage in jedem Fall indiziert, um die Ausbildung eines Spannungspneumothorax unter IPPV zu verhindern.

Ein Spannungspneumothorax muß unverzüglich entlastet werden. Instabile Kreislaufverhältnisse beseitigt man durch die sofortige Punktion mit einer einfachen, weitlumigen Kanüle (z.B. 18G oder 16G). Dadurch wandelt man den Spannungspneumothorax in einen einfachen Pneumothorax um und gewinnt Zeit für die definitive Versorgung mittels einer Thoraxdrainage.

Die Therapie eines offenen Pneumothorax erfolgt durch den Verschluß der Thoraxwunde und die Anlage einer Thoraxdrainage. Eine Wundabdichtung alleine führt zu einem Spannungspneumothorax.

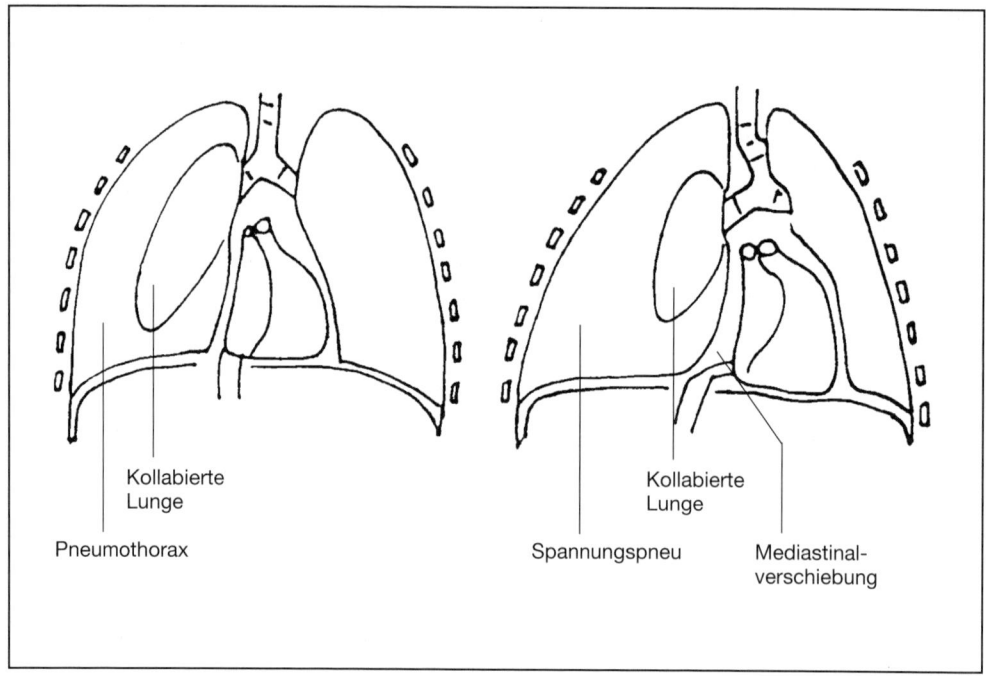

Kollabierte
Lunge

Kollabierte
Lunge

Pneumothorax

Spannungspneu

Mediastinal-
verschiebung

Abb. 14.8: *Pneumothorax und Spannungspneumothorax.*

14.5.5.2 Rippenfrakturen und instabiler Thorax

Die Diagnose einer Rippenfraktur wird klinisch durch die körperliche Untersuchung gestellt. Bei leichter Kompression des Brustkorbs durch den Untersucher weist eine schmerzhafte Region auf die Fraktur hin. Durch Palpation dieser Stelle wird der Bruchspalt identifiziert.

Röntgenthoraxaufnahmen zeigen die Fraktur einzelner Rippen nur dann, wenn die Frakturenden eine Stufe bilden oder der Bruchspalt sich im Strahlengang befindet.

Die Behandlung einer singulären Rippenfraktur besteht in einer adäquaten Analgesie. Eine Immobilisation kann nicht durchgeführt werden (s. u.)

Eine Rippenserienfraktur wird durch physikalische Untersuchung diagnostiziert. Im Gegensatz zum Fall einer einfachen Rippenfraktur ist die Röntgenthoraxaufnahme hier ein wichtiges Hilfsmittel. Sie kann die Rippenserienfraktur darstellen und vor allem aber auf die mit dieser Frakturform meist vergesellschaftete Lungenkontusion schon frühzeitig hinweisen.

Rippenserienfrakturen führen zu erheblichen respiratorischen Problemen. Die Gründe dafür liegen im wesentlichen in der mechanischen Behinderung der Atmung, den Schmerzen und einer Lungenkontusion (s. u.).

Eine mechanische Behinderung der Atmung wird durch das gebrochene Segment der Thoraxwand verursacht, das in der Inspirationsphase aufgrund der intrathorakalen Druckverhältnisse angezogen wird. Hierdurch kommt es zu einer Verringerung der Lungenbelüftung. Dieses Problem wird als paradoxe Atembewegung bezeichnet.

Die durch eine Rippenserienfraktur ausgelösten Schmerzen führen reflektorisch zu einer Schonhaltung des Patienten. Das bedeutet, daß die Ventilation eingeschränkt wird, um die schmerzhafte Bewegung der gebrochenen Rippen zu verringern. Somit wird die Lunge nicht mehr ausreichend entfaltet. Zudem wird der Patient vermeiden zu husten. Hält dieser Zustand länger als 8 bis 12 Std an, so resultiert daraus ein Sekretverhalt; es kommt zur Ausbildung von Atelektasen. Eine Pneumonie kann sich entwickeln.

Mechanische und schmerzbedingte Behinderung der Ventilation bedingen eine Störung der Lungenfunktion. So nimmt nach GLINZ die FVC (forcierte Vitalkapazität: das nach einer maximalen Inspiration rasch ausatembare Luftvolumen) auf etwa 40% des Sollwertes ab und fällt in den ersten beiden Tagen um weitere 5% (Abb. 14.9). Die Erholung der FVC-Werte nimmt mehrere Tage in Anspruch. Die FVC wird zur Bestimmung des Grades einer restriktiven Lungenerkrankung herangezogen. Liegt die FVC unter 50% des Normalwertes, so kann kein effektiver Hustenstoß ausgeführt werden.

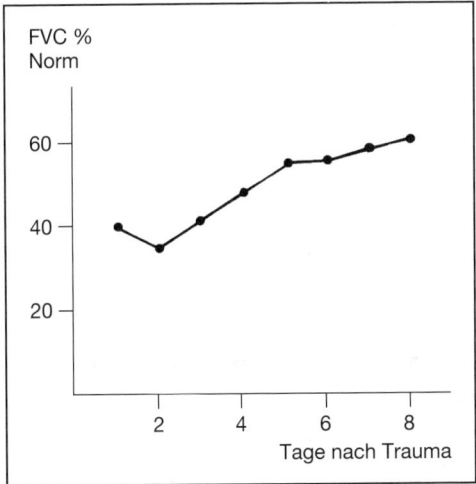

Abb. 14.9: *Verhalten der FVC nach Thoraxtrauma.*

Die Behandlung von Rippenserienfrakturen kann mehrere Wege beschreiten. Es gibt die Möglichkeit der operativen und konservativen Therapie. Grundsätzlich bestimmen die Art des Thoraxtraumas, die Begleitverletzungen und der Allgemeinzustand des Patienten die Therapiewahl.

Bewußtlose Patienten und Patienten mit Verletzungen, die ohnehin laparotomiert oder thorakotomiert werden müssen, oder deren Gasaustausch von vornherein eingeschränkt ist, bedürfen a priori der Intubation und maschinellen Beatmung.

Die Diagnose eines instabilen Thorax allein ist jedoch kein zwingender Grund für eine Intubation. Hier kann entweder eine operative Stabilisierung der Thoraxwand vorgenommen oder eine Schmerztherapie durchgeführt werden. Lediglich in den Fällen, in denen diese beiden Möglichkeiten ausscheiden, muß auf die Respiratorbehandlung zurückgegriffen werden.

Die operative Stabilisierung der Brustwand erfolgt nur in bestimmten Einzelfällen. Nur wenn keine anderweitigen Traumata (Schädelhirntrauma, Lungenkontusion) vorliegen, darf man sich darauf als alleinige Maßnahme stützen. Hier werden verschiedene Methoden angegeben (z.B. KIRSCHNER-drähte, Metallclips etc.).

Entscheidend für die Prophylaxe sekundärer pulmonaler Komplikationen wie der Atelektasenbildung und der Pneumonie ist eine suffiziente Schmerzbehandlung, die den Patienten in die Lage versetzt, aktiv zu ventilieren und intensive physikalische Therapiemaßnahmen zu tolerieren.

Systemisch potente Analgetika aus der Gruppe der Opioide haben bekanntermaßen den Nachteil einer atemdepressiven Wirkung. Eine Lokalanästhesie, z.B. in Form des Interkostalblocks, scheidet aus Gründen der Praktikabilität aus, da sie in kurzen Abständen wiederholt werden muß.

Als günstiges Verfahren hat sich die kontinuierliche, thorakale Periduralanästhesie erwiesen. Sie bietet eine unübertroffene Qualität der Analgesie. Zu beachten sind die Risiken dieses Verfahrens. Die Einwilligung des Patienten muß vorhanden sein. Als Lokalanästhetikum kommt v. a. Bupivacain in Frage. In Gebrauch sind auch Kombinationen von Lokalanästhetika und Opioiden. Morphin kann allerdings zu einer späten Atemdepression führen, so daß eine lückenlose Überwachung des Patienten notwendig erscheint. Hier sind Opioide wie Fentanyl oder Sufentanil geeigneter.

Eine suffiziente Schmerzausschaltung allein vermag die Lungenfunktion trotz mechanischer Behinderung der Atmung deutlich zu verbessern.

14.5.5.3 Lungenkontusion und stumpfe Bronchusverletzung

Röntgenthoraxaufnahmen führen zur Diagnose der Lungenkontusion. Sie zeigen röntgendichte, z.T. wolkige Verschattungen, die an pneumonische Infiltrate erinnern, aber im Gegensatz dazu die Lappengrenzen überschreiten. In der Verlaufskontrolle nehmen sie an Größe zu.

Die zugrundeliegende Gewebsschädigung mit Einblutungen und konsekutiver Ödembildung führt zur Gasaustauschstörung und zu Ventilations-/Perfusionsstörungen. Daraus kann sich ein ARDS entwickeln.

Die Therapie der Wahl besteht in der Intubation und Beatmung dieser Patienten mit IMV/SIMV und PEEP. Eine Frühintubation ist anzustreben, denn es ist bekannt, daß sich bei rechtzeitigem Beatmungsbeginn die Liegedauer auf einer Intensivstation signifikant verkürzen läßt. Möglicherweise läßt sich auch die Letalität dadurch verringern.

Bei einer stumpfen Bronchusverletzung liegt häufig eine inkomplette Ruptur im knorpeligen Anteil eines Hauptbronchus vor. Symptome für eine Bronchusruptur können sein: Hämoptysis, subkutanes Emphysem und/oder ein Spannungspneumothorax.

Bei Vorliegen dieser Symptome ist eine Bronchoskopie indiziert. Die definitive Versorgung ist operativ. Bei Vorliegen einer hämodynamisch wirksamen Blutung aus dem betroffenen Bronchus kann es notwendig sein, die Lungenfunktion durch eine endobronchiale Intubation und unilaterale Beatmung der gesunden Seite sicherzustellen um zu verhindern, daß die Einblutung das gesamte Bronchialsystem lahmlegt.

14.5.5.4 Hämothorax

Ein Hämothorax beeinträchtigt nicht nur das Herz-/Kreislaufsystem infolge eines Volumenmangels, sondern auch die Ventilation aufgrund einer durch seine Raumforderung entstehenden Lungenkompression.

Sofern der Zustand des Patienten es gestattet, kann das Ergebnis der Röntgenthoraxaufnahme abgewartet werden. Meist muß, bei hämodynamisch kritischen Verhältnissen, ein Hämothorax aufgrund des Verletzungsmusters und des Ergebnisses der körperlichen Untersuchung vermutet und mittels der Thoraxdrainage diagnostiziert werden. Letztere dient auch der Verlaufskontrolle der Blutung und bietet Hilfe bei der Indikationsstellung zur Thorakotomie.

Die Therapie eines Hämothorax richtet sich nach der Stabilität des Herz-/Kreislaufsystems und der Fördermenge der Thoraxdrainage. In sehr vielen Fällen limitiert sich eine intrathorakale Blutung selbst und es sind, außer Volumenersatz und Behandlung der Begleitverletzungen, keine weiteren Maßnahmen neben einer intensivmedizinischen Überwachung notwendig. So mußten im Klinikum Großhadern 50% der Patienten mit einem penetrierenden Thoraxtrauma und Hämothorax lediglich mit einer Thoraxdrainage versorgt werden.

Fördert die Thoraxdrainage hingegen anfänglich ein Volumen von 500 ml Blut oder mehr, und beträgt der Blutverlust über die Drainage mehr als 200 ml pro Stunde, so ist die Indikation zur Thorakotomie gegeben. Liegen instabile Kreislaufverhältnisse vor (Blutdruck unter 70 mmHg, Tachykardie), so nimmt man allein aufgrund des Ausgangs der körperlichen Untersuchung mittels Perkussion und Auskultation die Notthorakotomie vor.

14.5.5.5 Herzbeuteltamponade

Penetrierende Thoraxverletzungen führen häufig zur Herzbeuteltamponade. Bei einem akuten Einstrom von Blut in die Perikardhöhle kann sich deren Wand nicht ausdehnen. Während der Systole füllt sie sich mit Blut aus einer Myokardwunde oder einer verletzten Koronararterie. Es kommt zu einer Blutansammlung im Perikardium, so daß die diastolische Füllung des Herzens behindert wird. Damit verringert sich zunehmend das Schlagvolumen. Das Herzzeitvolumen und der arterielle Blutdruck sinken, und der Venendruck steigt an.

In den meisten Fällen liegt die Verletzung im rechten Herzen.

Klinisch weist die BECK'sche Trias auf eine Perikardtamponade hin, nämlich

– gestaute Halsvenen,

– gedämpfte Herztöne und

– Hypotension.

Die Therapie besteht in der sofortigen Thorakotomie, für die in den meisten Fällen ein links-lateraler Zugang gewählt wird. Eine Perikardpunktion kommt als alleinige Therapiemaßnahme nicht in Betracht; sie kann allenfalls kurzfristige Entlastung zur Verbesserung der Hämodynamik bringen. Die Blutungsquelle wird identifiziert und ausgeschaltet. Das Perikard bleibt teilweise offen. Eine Zuhilfenahme der extrakorporalen Zirkulation zur Wundversorgung am Herzen ist selten erforderlich.

14.5.5.6 Aorteneinriß

Eine traumatische Aortenruptur überleben bis zum Eintreffen in der Klinik etwa 20% der Patienten. Die Letalität dieser Gruppe beträgt in den ersten 6 Std nach Krankenhausaufnahme 30%; innerhalb der nächsten 18 Std sterben weitere 30%. Etwa ein Drittel der o. g. 20% überlebt drei Tage und länger. Ausschlaggebend für das Überleben ist dabei, ob eine freie oder eine gedeckte Aortenruptur vorliegt. Bei einer freien Aortenruptur ist das Gefäß komplett durchtrennt. Sie führt in aller Regel zum unabwendbaren Tod noch an der Unfallstelle. Bleibt die Adventitia erhalten, so handelt es sich um eine gedeckte oder inkomplette Aortenruptur mit einer besseren Überlebenschance.

Die Diagnose wird angiographisch gesichert. In einer Röntgenthoraxaufnahme lassen sich acht Hinweise auf eine Aortenruptur finden (Tab. 14.17).

Tab. 14.17: *Hinweise auf eine Aortenruptur in der Röntgenthoraxaufnahme (nach McSWAIN).*

1. Verbreiterung des Mediastinums
2. Unscharfe Begrenzung des Aortenknopfes
3. Verschattung der linken Lungenspitze
4. Rechtsabweichung der Trachea
5. Rechtsabweichung einer nasogastralen Sonde
6. Vergrößerung des Winkels zwischen Trachea und rechtem Hauptbronchus
7. Verschluß des pulmonal-aortalen Fensters
8. Fraktur der ersten und zweiten Rippe.

Die Therapie besteht in der unverzüglichen operativen Wiederherstellung der aortalen Strombahn durch die Interposition einer Gefäßprothese oder durch Gefäßübernähung.

14.5.5.7 Myokardkontusion

Eine Herzkontusion wird beim stumpfen Thoraxtrauma häufig beobachtet. Dabei handelt es sich auch um ein Myokardtrauma mit intrazellulären und interzellulären Einblutungen und Zerreißungen der Herzmuskelfasern. Möglich ist die Entwicklung eines intrazellulären und interstitiellen Ödems. Die Pathomechanismen sind nicht genau bekannt. Die Kontusionsherde können im Verlauf an Größe zunehmen.

Die Diagnose einer Myokardkontusion erfolgt mit Hilfe des EKG, der Echokardiographie und laborchemischer Parameter.

Im EKG zeigen sich verschiedene Formen von Herzrhythmusstörungen; dabei kann es sich auch um Kammerflimmern am Unfallort handeln. Möglich sind im Verlauf auftretende Tachykardien, die sich nicht durch einen Volumenmangel erklären lassen, sowie Vorhofflimmern und Extrasystolien. Außerdem treten Störungen im Reizleitungssystem in Form von Schenkelblockbildern auf.

Die Echokardiographie zeigt bei einigen Patienten einen Perikarderguß. Zudem findet man eine rechtsventrikuläre Dilatation, Wandbewegungsstörungen der Ventrikel und zerrissene Chordae tendineae.

Laborchemisch beweisend für eine Myokardschädigung ist ein Anstieg des Isoenzyms CK-MB auf über 5% der Gesamt-CK.

Die Behandlung richtet sich nach der Symptomatik. Prinzipiell müssen bei einem Verdacht auf Myokardkontusion eine etwa dreitägige Überwachung des Patienten und die genannten Untersuchungen wiederholt durchgeführt werden. Die Arrhythmiebehandlung folgt den gültigen Richtlinien. Eine eventuelle, passagere Herzinsuffizienz wird dementsprechend behandelt. Die Prognose ist im allgemeinen günstig.

Im Verlauf der intensivmedizinischen Behandlung können die verschiedensten Komplikationen hinzutreten. Vorbeugende Maßnahmen sind daher bei schwer traumatisierten Patienten unerläßlich.

Pulmonale Komplikationen stellen eine Pneumonie und ein Lungenversagen dar. Auf die Möglichkeit der Pneumonieprophylaxe durch selektive Darmdekontamination, also lokale Applikation nicht resorbierbarer Antibiotika nach einem festen Schema, sei hingewiesen.

Eine tragende Säule der Pneumonieprophylaxe ist die Physiotherapie.

Sie umfaßt das regelmäßige Absaugen von Bronchialsekret und einfache, wirkungsvolle physikalische Behandlungsmaßnahmen wie die Perkussion des Brustkorbs, Lagerungsdrainage der Luftwege und Atemgymnastik (z.B. Triflo®). Damit verhindert man die Bildung von atelektatischen Lungenbezirken, in denen sich konsekutiv Bronchialsekret staut, das von nosokomialen Keimen besiedelt wird. Das Resultat ist eine oftmals schwierig zu behandelnde Pneumonie. Ihre volle Wirkung kann die Physiotherapie nur bei einer guten Schmerzbehandlung entfalten.

14.6 Akute exogene Vergiftungen (M. Merz)

14.6.1 Einleitung

14.6.1.1 Definition

Vergiftungen sind gesundheitsschädigende Folgen einer Aufnahme von Giften. Die Wirkungen sind an die chemische Struktur des aufgenommenen Stoffes, seine Konzentration oder Dosis, den Aufnahmemodus (oral, pulmonal, kutan), die Kontakthäufigkeit mit dem giftigen Stoff und die Kontaktzeit gebunden. Nicht zuletzt beeinflußt die individuelle Resistenz des betroffenen Organismus das Ausmaß der Giftwirkung (Beispiel: Opioidtoleranz des Morphinisten!). Die Anzahl der Gifte ist unbegrenzt, da jede Substanz unter bestimmten Umständen (große Menge, hohe Konzentration, Allergie) zu einem Gift werden kann.

14.6.1.2 Häufigkeit und Ursachen

Die meldepflichtigen, durch Gifteinwirkung verursachten Todesfälle zeigen in den letzten Jahren eine zunehmende Tendenz. Die Anzahl beläuft sich in Deutschland auf etwa 9000 Fälle pro Jahr.

Die Todesursachen sind:

– Ersticken wegen zentraler/peripherer Atemlähmung,

– Unterbrechung der enzymatischen Atmungskette in den Zellen,

– Tod als Folge sekundärer Komplikationen. Beispiele: ARDS, Leberversagen oder disseminierte intravasale Gerinnung.

Die genaue Anzahl nicht tödlich verlaufender, akuter Vergiftungen kann leider nicht exakt angegeben werden, da in Deutschland keine Meldepflicht besteht. Man schätzt sie jedoch auf etwa 10% aller stationären Aufnahmen an medizinischen Kliniken (500.000/Jahr). NAW-Einsätze im Rahmen akuter Vergiftungen sind zum Beispiel ebenso häufig wie zur Versorgung akuter Myokardinfarkte!

Es gibt fünf mögliche Ursachen für akute exogene Vergiftungen:

1. akzidentelle Vergiftungen

2. Vergiftungen in suizidaler Absicht

3. Vergiftungen in krimineller Absicht (Mord)

4. Gewerbliche Vergiftungen: Zum Beispiel Giftgasaustritt wegen eines defekten Ventils an einem Gastank oder bei einem Brand (Seveso/Italien oder Bhopal/Indien).

5. Iatrogene Vergiftungen: Damit sind Überdosierungen ärztlich verschriebener/verabreichter Medikamente gemeint.

Seit vielen Jahren sind in Deutschland Vergiftungszentren eingerichtet. Sie führen Register über Zusammensetzung und potentielle Toxizität von Medikamenten, Haushalts-mitteln, Pestiziden usw. und können im Notfall zu jeder Zeit telefonisch Auskunft und Therapieempfehlungen geben.

Erkennen einer Vergiftung und Kenntnisse wirksamer Sofortmaßnahmen sind unentbehrlich und können das Schicksal des Patienten entscheiden.

Die Behandlungsmethoden umfassen mangels geeigneter Antidote für die meisten Gifte in der Hauptsache unspezifische, symptomatische und unterstützende Maßnahmen.

14.6.2 Gifte

Im Erwachsenenalter kommen 90% der akuten exogenen Vergiftungen in suizidaler Absicht zustande. 75% davon sind durch Medikamente hervorgerufen. In 2/3 der Fälle sind die Opfer Frauen; die größte Häufigkeit besteht im Alter von 20 bis 29 Jahren und zwischen 50 und 59 Jahren, so daß bei der Differentialdiagnose eines Komas – wenn kein Schädel-Hirn-Trauma vorliegt – die Vergiftung die wahrscheinlichste Ursache ist. In 40% der Arzneimittelvergiftungen wurde zusätzlich Alkohol eingenommen. Suizide auf Grund reiner Alkoholvergiftungen sind dagegen selten. Über die Hälfte der Patienten hat mehr als ein Medikament oder ein Mischpräparat eingenommen.

Tab. 14.18: *Häufigkeitsverteilung der einzelnen Noxen bei akuten exogenen Vergiftungen.*

Medikamente	75%
(davon 65% Hypnotika, Sedativa, Psychopharmaka)	
Kohlenwasserstoffe	5%
Alkylphosphate (z. B. E605)	4%
Kohlenmonoxid	3%
Alkohol	3%
Säuren/Laugen	2%
Schwermetalle	1%

Auch bei Kindern stellen Medikamente die häufigste Ursache einer Vergiftung dar. Zusätzlich kommen jedoch noch Vergiftungen mit Haushaltsmitteln (Wasch- und Reinigungsmittel, Kosmetika, Terpentin) vor. Hauptsächlich handelt es sich um „Vergiftungsunfälle".

14.6.2.1 Aufnahme, Biotransformation, Ausscheidung von Giftstoffen

Die Giftaufnahme findet statt über:

– den Magen-Darm-Trakt

– den Respirationstrakt

– die Haut

– parenteral

Am häufigsten werden Gifte oral aufgenommen und im Magen-Darmtrakt resorbiert. Mit dem portalen Blutstrom zur Leber transportiert, werden sie zu besser wasserlöslichen Verbindungen umgebaut und die Produkte entweder mit der Galle in den Darm oder über die Niere ausgeschieden. Manche Stoffwechselprodukte sind giftiger als ihr Ausgangsprodukt:

Beispiel:

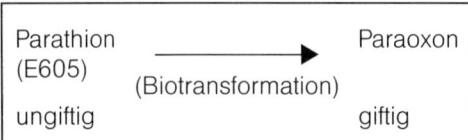

Parathion (E605)	———→ (Biotransformation)	Paraoxon
ungiftig		giftig

14.6.3 Diagnostik und Therapie am Unfallort/in der Klinik

In vielen Fällen ergibt sich die Diagnose „Vergiftung" aus der am Unfallort vorgefundenen Situation (Tablettenröhrchen, Abschiedsbrief). Ist eine andere Diagnose nicht sofort zu stellen, muß an die Möglichkeit einer akuten exogenen Vergiftung gedacht werden bei:

– Bewußtseinsstörung ohne Schädel-Hirntrauma oder Subarachnoidalblutung

– schwerer Leber-/Niereninsuffizienz,

– akutem Lungenödem ohne kardiale Anamnese,

– akutem Krankheitsbild ohne Fieber, rascher Verschlechterung einer vorbestehenden Krankheit.

Wegen der im allgemeinen schnellen Aufnahme der Gifte ist sofortiges Handeln wesentlich – dem Notarzt muß schon am Telefon detailliert Auskunft über folgende Fragen gegeben werden:

Sechs Kardinalfragen der Vergiftung

1. Wer (Alter)?

2. Was eingenommen?

3. Wieviel (Tablettenanzahl)?

4. Wann eingenommen?

5. Wie (Art der Giftaufnahme)?

6. Welche Symptome?

Die Giftexposition wird nach Möglichkeit sofort unterbrochen. Die vitalen Funktionen werden nach der ABC-Regel aufrecht erhalten. Dabei hat der Retter unbedingt auf seinen eigenen Schutz zu achten (Gas, Rauch, Kontaktgifte, Explosionsgefahr!). Falls möglich, wird die Giftausscheidung beschleunigt, oder aber eine Therapie mit Antidota (z.B. Sauerstoffzufuhr bei CO-Vergiftung) begonnen. Eine Eigen- bzw. Fremdanamnese wird aufgenommen. Hinweise auf die Giftart werden gesammelt (Situation, Räumlichkeiten, Geruch). Medikamentenreste, Flüssigkeiten in Gläsern und Flaschen, Erbrochenes, Magenspülflüssigkeit, Blut, Urin, Stuhl werden zur späteren toxikologischen Untersuchung asserviert.

Für einen schnellen Transport in das nächste Krankenhaus – bei lebensbedrohlichem Zustand in ärztlicher Begleitung – muß gesorgt werden.

Bei Giftaufnahme über die Lunge muß der Patient aus dem giftigen Milieu (z.B. Tank-, Silounfälle, geschlossene Garagen) gebracht werden (Selbstschutz!). Nach der Bergung muß der Patient gegebenfalls intubiert und künstlich beatmet und Sauerstoff zugeführt werden.

Bei oraler Giftaufnahme ist die wichtigste Maßnahme die frühzeitige Entleerung des Magens. Erbrechen kann man auslösen durch:

- Trinkenlassen heißer, konzentrierter Kochsalzlösung (zwei bis vier Teelöffel NaCl/ Glas)

- Reizung des Gaumensegels, etwa mit Hilfe eines Spatels,

- Injektion von Apomorphin:
  Erwachsene 0.1 mg/kg KG i.m., max. 10 bis 20 mg. Kinder unter 5 Jahren max. 1 bis 2 mg i.m. (nicht bei Kleinkindern).

- Kleinkindern über acht Monaten wird Sirupus Ipecacuanhae oral verabreicht:
unter 1.5 Jahren	10 ml
unter 4 Jahren	15 ml
über 4 Jahren	20 ml

Das Auslösen von Erbrechen ist kontraindiziert bei bewußtlosen Patienten und nach Verschlucken von Säuren oder Laugen sowie der Aufnahme von Schaumbildnern und organischen Lösungsmitteln. Es droht die Aspirationspneumonie mit konsekutivem Lungenversagen.

Die Magenspülung ist in Frühfällen der Vergiftungen eine wirksame Methode der Giftelimination. Bei Intoxikationen mit hochgiftigen, schnell resorbierbaren oder später nicht mehr eliminierbaren Substanzen ist die Magenspülung dringend indiziert. Nach Prämedikation mit 0.5 mg Atropin i.m. erfolgt beim wachen Patienten in sitzender Haltung, bei Bewußtlosen nach Intubation in Kopftief- oder Halbseitenlage das Einführen eines großlumigen Magenschlauches (Erwachsene: Außendurchmesser des Schlauches 1 cm, Kinder: bis 0.4 cm).

Es wird mit jeweils 300 bis 400 ml lauwarmem Wasser gespült, bis die Spüllösung klar ist. Anschließend werden durch den Magenschlauch etwa 30 g medizinische Kohle instilliert. Die Magenspülung ist bei Säuren-/Laugen-Vergiftungen wegen der Gefahr der Magenperforation nicht erlaubt.

Bromcarbamidvergiftungen stellen einen Sonderfall dar. Durch Verklumpung der Trägersubstanz bildet sich im Magen ein Konglomerat, das über einen langen Zeitraum (Tage bis Wochen) die giftige Substanz freisetzt. Mit Hilfe eines Endoskops versucht man, durch Anspülen und Absaugen den Klumpen aufzulösen.

Vergiftungen mit fettlöslichen Substanzen, zum Beispiel flüssigen Kohlenwasserstoffen, Benzin, gelbem und weißem Phosphor oder DDT werden mit Paraffinöl p.o. behandelt. Paraffinöl wird im Magen-Darmtrakt nicht resorbiert und nimmt einen großen Teil der fettlöslichen Gifte bei der Magen-Darmpassage mit. Es darf auf keinen Fall durch Milch oder Speiseöl ersetzt werden, da diese Fette resorbiert werden und damit die Giftresorption noch erhöhen.

Dosierung des Paraffinöls:

- Erwachsene   150 bis 200 ml p.o.

- Kinder   10 ml x Lebensalter.

Eine Beschleunigung der Darmpassage durch Laxantien ist erwünscht. Es darf jedoch auch kein Rizinusöl verwendet werden; besser eignen sich Abführmittel vom Typ der Anthrachinone (z.B. Liquidepur®-Tabletten).

Als Abführmittel gab man früher zusätzlich Magnesiumsulfat (Erwachsene 30 g p.o., Kinder 1 g x Lebensalter). Dieses Therapieregime gilt heute als obsolet. In seiner Folge kam es bei Patienten mit begleitender Niereninsuffizienz zu Todesfällen. Insbesonders Kinder sind anfällig für Lähmungserscheinungen („Magnesium-Narkosen") bei Überdosierungen.

Durch forcierte Diurese kann die Elimination von Giften, die hauptsächlich über die Nieren ausgeschieden werden, beschleunigt werden. Das ist der Fall z.B. bei Salicylaten, Ethylenglycol, Lithiumsalzen und Amphetaminen. Die meisten Gifte müssen allerdings erst in der Leber verstoffwechselt werden, bevor sie als wasserlösliche Metabolite über die Niere ausgeschieden werden können. Besonders geeignet ist die forcierte Diurese bei Vergiftungen mit Substanzen, die sich hauptsächlich im Extrazellulärvolumen verteilen und schlecht fettlöslich sind. Das Verfahren erfordert einen zentralen Venenkatheter, einen Blasenkatheter und die genaue Bilanz der Ein- und Ausfuhr und ist nur bei schweren Vergiftungen indiziert. Es wird ein Ausscheidungsvolumen von etwa 10 l/24 Std angestrebt. Kontraindikationen dieses Verfahren sind:

– Schock

– Herzinsuffizienz

– hohes Alter

– Niereninsuffizienz.

Außer der forcierten Diurese stehen noch weitere Verfahren zur beschleunigten Giftelimination zur Verfügung:

– Hämodialyse

– Hämoperfusion

Nur in Sonderfällen hat die Hämodialyse noch eine Bedeutung in der Vergiftungsbehandlung. So zum Beispiel bei einer begleitenden Niereninsuffizienz, wenn der Patient ohnehin dialysepflichtig ist. Eine weitere Indikation der Hämodialyse sind bestehende Kontraindikationen gegen die Hämoperfusion (Beispiel: Thrombozytopenien, s. u.).

Mit der Hämoperfusion steht ein wirkungsvolles Verfahren der Giftelimination zur Verfügung. Besonders eignet es sich für Substanzen mit einer geringen Eiweißbindung (z. B. Herbizide).

Über einen arteriovenösen Shunt wird Blut aktiv oder passiv über eine Aktivkohle-Oberfläche geleitet. Dabei wird das im Blut gelöste Gift an der Oberfläche der Kohle gebunden. Auch fettlösliche (lipophile), nicht dialysable Substanzen werden adsorbiert. Leider gehen dabei auch Thrombozyten in erheblicher Anzahl verloren.

Mit Antidoten kann die Toxizität mancher Gifte vermindert oder aufgehoben werden. Sie können nach einem der folgenden Mechanismen arbeiten:

1. Bildung chemischer Komplexe mit geringerer Toxizität

2. Verdrängung der Gifte von ihren Rezeptoren

3. Wirkungsantagonismus

Beispiele:

1. Vergiftungen mit Blausäure (Zyanid)
Durch Bindung an Methämoglobin kann die Serumkonzentration von Blausäure gesenkt werden. Methämoglobinbildner sind Amylnitrit und 4-Dimethylaminophenol.

2a. Vergiftung mit CO (Kohlenmonoxid).
CO bindet kompetitiv zu Sauerstoff aus Hämoglobin, hat aber eine etwa 300 fach höhere Affinität. Dadurch kann es bei Raumluft O_2 fast vollständig vom Hämoglobin verdrängen und Hypoxien verursachen. Diese Giftwirkung läßt sich durch hyperbaren Sauerstoff teilweise ausgleichen. Hier wird also das Gift CO selbst verdrängt.

2b. Vergiftung mit Alkylphosphaten (E605)
E605 blockiert die Acetylcholinesterase. Es kommt zu einer Anhäufung von Acetylcholin im Körper. Atropin in sehr hohen Dosen wird solange zugeführt, bis die Vergiftungssymptome nachlassen. Hier wird also nicht das Gift per se (E605), sondern die im Übermaß verursachende Substanz Acetylcholin durch das Atropin von den Rezeptoren verdrängt.

3. Vergiftungen mit Opioiden
Naloxon ist ein spezifischer Opioidantagonist und hebt die Opioidwirkungen unmittelbar auf.

14.6.4 Giftspezifische Symptomatik und Therapie

Im Folgenden werden typische Symptome und einige Therapiemöglichkeiten einer Reihe von Giften – ohne Anspruch auf Vollständigkeit – besprochen.

14.6.4.1 Benzodiazepine

Diese Medikamentengruppe, die an sich eine große therapeutische Breite besitzt, ist gefährlich in Verbindung mit Alkohol oder anderen zerebral dämpfenden Medikamenten.

Klinisches Bild:
- Bewußtseinseinschränkung
- Hypo- bis Areflexie
- Halluzinationen
- Mydriasis
- Kreislaufdepression
- respiratorische Insuffizienz.

Behandlung:
In leichteren Fällen einer oralen Intoxikation wird Kohle p. o. und Abführmittel verabreicht. Außerdem steht mit Flumazenil (Anexate®) ein Benzodiazepin-Antagonist zur Verfügung. Empfohlen werden können Dosen von 0.5 mg bis 1.0 mg i.v.. Tritt nach dieser Dosierung nicht binnen 5 min eine Besserung auf, so sind höchstwahrscheinlich noch andere Begleitdrogen im Spiel. So beeinflussen beispielsweise erst 3 bis 5 mg Flumazenil die Auswirkungen einer gleichzeitig bestehenden Alkoholisierung.

Besondere Beachtung verlangt die kurze Wirkzeit des Antidots Flumazenil im Vergleich zu derjenigen der Benzodiazepine. Eine weitere Überwachung des Patienten ist unumgänglich. Erneut auftretende Vergiftungszeichen müssen eventuell mit Wiederholungsdosen oder einer Flumazenil-Infusion (0.1 mg/h) behandelt werden.

14.6.4.2 Antidepressiva

Beispiel: Imipramin (z.B. Tofranil®), MAO-Inhibitoren, Lithiumsalze. Das klinische Bild zeigt eine typische Trias:

- schwerer kardialer Kollaps mit intraventrikulärer Leitungsstörung, Tachykardie, Extrasystolen
- Mydriasis

- tonisch-klonische Krämpfe

Therapie:
Magenspülung, Kohle, Diazepam, eventuell Beatmung, Schrittmachertherapie.

Die Magenspülung ist oft noch nach Stunden sinnvoll, weil es auf Grund der ileusartigen Symptomatik zu Entleerungsstörungen des Magens kommen kann. Da das Krankheitsbild auf ZNS-Ebene als Zentrales Anticholinerges Syndrom imponiert, werden mit großem Erfolg 2 bis 4 mg Physostigmin i.v. (Anticholium® 1 bis 2 Amp.) verabreicht. Dabei bessert sich vielfach auch die kardiale Situation.

14.6.4.3 Alkohol

Alkohole sind fettlöslich und haben typische narkotische Effekte. Die Toxizität der verschiedenen Alkohole ist unterschiedlich und abhängig von

a) den Eigenschaften der Alkoholmetabolite

b) der Wirkungsstärke der Ausgangssubstanz

Ethylalkohol
Ethylalkohol wird im Magen und im proximalen Dünndarm resorbiert, nach 15 min. ca. 50% der eingenommenen Menge. Ethylalkohol wird zu 95% im Körper verbrannt, der Rest wird entweder abgeatmet (Alkoholnachweis in der Atemluft) oder über die Nieren ausgeschieden. 1 bis 2 Std nach Aufnahme erreicht die Blutalkoholkonzentration ihr Maximum. Pro Stunde werden 0.15 Promille abgebaut, der Blutspiegel um diesen Betrag reduziert. Diese Abbaurate ist bei Alkoholikern nicht höher als bei Normalpersonen.

Welche Alkoholmenge tödlich sein kann, ist individuell verschieden. Todesfälle sind ab 1.5 – 2.5 g/kg Körpergewicht Ethanol beschrieben. Dies entspricht etwa 2.5 – 5 Promille, wie sie eine 70 kg schwere Person nach Genuß von einer halben bis ganzen Flasche Whisky binnen 1 Std erreichen kann.

Besonders gefährlich sind Kombinationen mit zentral wirksamen Pharmaka wie Schlafmitteln, Analgetika, Narkotika. Dabei sind Kinder, Frauen, Epileptiker, magenresezierte und unterkühlte Personen besonders bedroht.

Die Alkoholintoxikation läuft in vier Stadien ab:

I. Exzitatives Stadium

II. Hypnotisches Stadium

III. Narkotisches Stadium

IV. Asphyktisches Stadium

Typisch für die Stadien III und IV sind Koma, Areflexie, Tachypnoe, schließlich Atemstillstand. Die Körperkerntemperatur kann durch Vasodilatation bis auf 30°C absinken. Durch die gegenregulatorische Stoffwechselsteigerung bei gleichzeitig behinderter Glukose-Bereitstellung kann sich eine bedrohliche Hypoglykämie einstellen (Tod in der Ausnüchterungszelle!). Die Situation wird durch eine metabolische Azidose verschärft.

Therapie:
Magenspülung, evtl. Beatmung, Blutgasanalyse, Elektrolyt- und Blutzuckerkontrollen, nötigenfalls Korrektur.

Alkoholisierte dürfen nicht mit Barbituraten oder Opioiden sediert werden!

Methylalkohol
Methylalkohol wird als Lösungsmittel in Lacken und Haushaltsreinigern verwendet. Vergiftungen – oft vieler Personen gleichzeitig – treten bei Genuß von mit Methanol verunreinigten Getränken, etwa selbstgebrannten Schnäpsen, auf. Die Toxizität von Methylalkohol ist hoch: 30 bis 100 ml können bereits tödlich sein. Die narkotische Potenz dagegen ist deutlich niedriger als die des Äthanols.

Klinisches Bild:
Einige Stunden nach Genuß dieses Alkohols entwickelt sich durch Umsetzung von Methanol zu Ameisensäure und Formaldehyd eine schwer beherrschbare Azidose mit pH-Werten bis 7.0. Sie ist die häufigste Ursache für einen tödlichen Verlauf. Im Bestreben, diese metabolische Azidose zu kompensieren, tritt eine Hyperventilation auf. Es kommt zu Koma und Krampfanfällen. Ab dem dritten Tag nach der Vergiftung verringert sich das Sehvermögen durch ein Ödem des Sehnerven. Ab dem vierten Tag kommt es zum Erblinden durch die Degeneration des Sehnerven.

Die Behandlung verfolgt zwei Ziele:

a) Hemmung der Methanolumsetzung zu Ameisensäure und Formaldehyd durch Ethanolzufuhr.
Ethanol – die genießbare Alkoholform – wird vom Organismus bei der Verbrennung bevorzugt. Hält man durch wiederholte Alkoholgaben den Blutalkoholgehalt auf einer Höhe von etwa 1 Promille, wird Methanol in der Hauptsache abgeatmet statt verstoffwechselt. Damit wird die überschießende Säureproduktion unterbunden.

b) Therapie der metabolischen Azidose mit Natriumbikarbonat unter Blutgas-Analyse.

14.6.4.4 Opioide

Beispiele: *Fentanyl, Morphin, Polamidon, Heroin. Vergiftungen mit diesen Stoffen sind charakterisiert durch ihre Wirkungen am ZNS.*

Klinische Zeichen:

– stecknadelkopfgroße Pupillen ohne Lichtreaktion

– eingeschränktes Bewußtsein, Koma

– Hypoventilation, CHEYNE-STOKES'sches Atmungsmuster, schließlich Atemstillstand

– blasse Hautfarbe

– Hypotension

– bei Heroin droht zusätzlich noch ein Lungenödem.

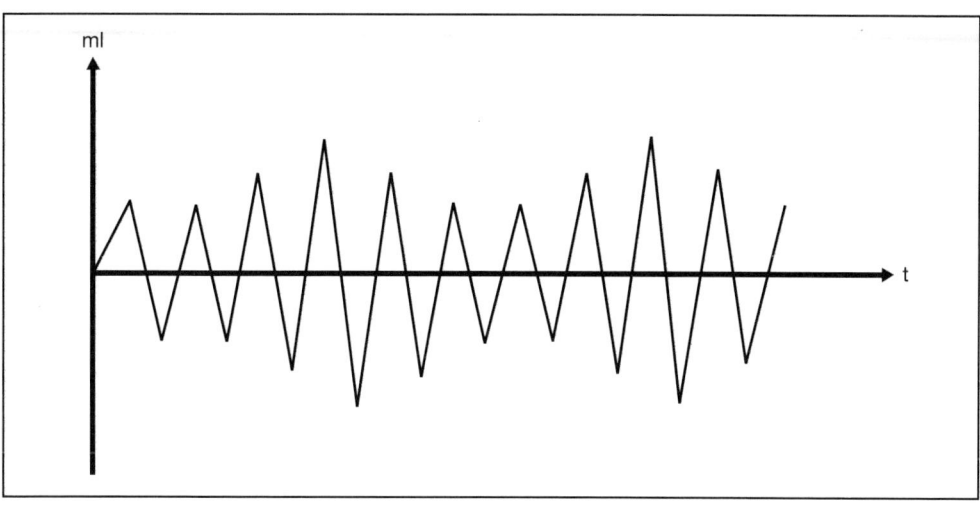

Abb. 14.10: *CHEYNE-STOKES-Atmung.*

Behandlung:
Intubation/Beatmung, Naloxon 0.4 – 0.8 mg i.v. (z.B. Narcanti® 1 bis 2 Amp.), Volumenersatz und Sympatikomimetika zur Schockbekämpfung. Auch hier gilt es zu beachten, daß Naloxon entschieden kürzer wirkt als Morphin, Polamidon, usw.. Nachinjektionen müssen deshalb bereit gehalten, die Patienten lückenlos überwacht werden.

14.6.4.5 Kohlenmonoxid (CO)

CO ist ein geschmackloses, farb- und geruchloses Gas. Es fällt bei unvollständiger Verbrennung (Autoabgase, „Garagentod") an, ist aber auch in Erdgas, Vulkan- und Grubengasen enthalten. CO hat zum Hämoglobin eine 300mal größere Affinität als Sauerstoff. Es kommt zur Bildung von HbCO unter Verdrängung von Sauerstoff. Normalerweise sind 1 – 2% HbCO im Blut nachweisbar; bei starken Rauchern und Arbeitern an vielbefahrenen Verkehrskreuzungen können es auch bis zu 10% sein. Abhängig vom Ausmaß der CO-Exposition zeigt sich folgendes klinisches Bild:

Sättigung des Hämoglobins mit CO	Symptome
bis 20%	Kopfschmerz, Mattigkeit, Atemnot
20 bis 30%	Somnolenz, Herzklopfen, Hyperventilationsanfälle, hellrote Gesichtsfarbe
30 bis 40%	Bewußtlosigkeit, Cheyne-Stokes-Atmung, Schock
60%	Tod in 10 min bis 1 Std durch Hypoxie
70%	Tod in wenigen Minuten

Behandlung

Rascher Transport an die frische Luft (Selbstschutz!), Beatmung mit 100% Sauerstoff. Bleibende myokardiale/zerebrale Hypoxieschäden sind möglich.

Ausblick:

In der Druckkammer können unter hyperbarem Sauerstoff (2–3 bar Überdruck) selbst höchste HbCO-Sättigungen bis zur langsamen Elimination des Kohlenmonoxids überlebt werden, da ausreichende Mengen von physikalisch gelöstem Sauerstoff die Gewebe versorgen können.

14.6.4.6 Insektizide, Herbizide

Meistens handelt es sich dabei um eine Vergiftung mit Organophosphaten, wie zum Beispiel Parathion (E605). Diese Stoffe blockieren die Acetylcholinesterase; der Organismus wird mit körpereigenem Acetylcholin überschwemmt, das nicht oder nur noch sehr verlangsamt abgebaut werden kann.

Klinisches Bild:

Die Symptome treten an drei Acetylcholin-Wirkorten auf.

1. Parasympathisch innervierte Organe (Drüsen, glatte Muskulatur, Herz): Salivation, Tränenfluß, vermehrte Bronchialsekretion, Miosis, Erbrechen, Diarrhoe mit Darmkrämpfen, Bradykardie.

2. Motorische Endplatte: Adynamie, Fibrillation (Zunge!)

3. ZNS: Angst, Ataxie, tonisch-klonische Krämpfe, Atemlähmung, Hypothermie

Behandlung:

– Unspezifisch durch ausgiebige Magenspülung, 30–40 g Aktivkohle p.o.

– Symptomatisch durch höchste Dosen Atropin (maximal 5 mg alle 10 min), bis Salivation und gesteigerte Bronchialsekretion nachlassen.

– Kausal durch frühzeitige Gabe von 250 mg Obidoxim. Dieses Pharmakon beschleunigt in der Anfangsphase der Vergiftung das Freiwerden der Acetycholinesterase aus der E605-Blockade. Eine Repetitionsdosis nach etwa 30 min sichert das reaktivierte Enzym vor erneuter Inaktivierung durch verbliebenes Organophosphat.

14.6.4.7 Organische Lösungsmittel

Organische Lösungsmittel, z.B. Äther, Tetrachlorkohlenstoff, Chloroform, Benzin, Xylol usw. sind in Farben und Reinigungsmitteln enthalten.

Das klinische Bild der Vergiftung mit diesen Stoffen umfaßt:

– Schwindel, Kopfschmerz, Verwirrtheit, Erbrechen

– toxische Leberzellschädigung

– Nierentubulusschädigung bis Nierenversagen

Therapie:

Magenspülung (dabei muß eine Aspiration unbedingt vermieden werden), kein provoziertes Erbrechen. Paraffinöl 5 ml/kg KG p.o., Aktivkohle p.o.

14.6.4.8 Säuren und Laugen

Meistens kommt es zu Vergiftungen mit diesen Substanzen durch Verschlucken, wenn beispielsweise Salzsäure, in einer Bierflasche aufbewahrt und unzureichend gekennzeichnet, mit einem Getränk verwechselt wird.

Ob die Vergiftung durch eine Säure oder eine Lauge stattfindet, ist klinisch für die Sofortmaßnahmen ohne Bedeutung. Gefürchteter seitens ihrer Prognose sind allerdings die Laugenverätzungen. In beiden Fällen entstehen an der betroffenen Haut oder Schleimhaut Nekrosen. Bei starken Laugen jedoch führt die Verflüssigung des geschädigten Gewebes zu ausgedehnteren Läsionen als eine säurebedingte Verschorfung.

Unmittelbar nach dem Verschlucken setzt ein heftiger retrosternaler Schmerz mit Schluckbeschwerden und blutigem Erbrechen ein. Es entwickelt sich ein Glottisödem mit zunehmendem Stridor.

In der Folge kommt es zu schwerem Schock, Azidose, akutem Nieren- und Leberversagen. Im oberen Gastrointestinaltrakt kann es zu Perforationen mit nachfolgender Mediastinitis kommen, die eine hohe Letalität aufweist. Später können narbige Verengungen (Strikturen) der Speiseröhre auftreten. Bei Aspiration droht ein akutes Lungenversagen.

Therapie:
Als Notfallmaßnahme läßt man den Patienten ein bis zwei Liter Flüssigkeit trinken, um die Säure oder Lauge zu verdünnen. Erbrechen auszulösen ist wegen der Aspirationsgefahr kontraindiziert. Bei schwerer Pharynxverätzung wird eine primäre Tracheotomie vorgenommen, auch wenn zu diesem Zeitpunkt noch kein Glottisödem vorliegt. Falls erforderlich, muß intubiert werden. Die weitere Therapie ist symptomatisch.

14.6.4.9 Thallium

Thallium ist geruch- und geschmacklos und u. a. in Rattengift enthalten. Es ist ein Epithel- und Nervengift. Die tödliche Dosis beträgt etwa 1 g p. o.

Klinisches Bild:
Protrahierter Beginn mit Übelkeit, Erbrechen. Innerhalb von 2 bis 3 Std entwickelt sich eine Gastroenteritis. Es kommt zu einer toxischen Polyneuropathie mit Parästhesien, die in eine extreme Hyperästhesie übergeht. Selbst die Bettdecke wird auf den Beinen als schmerzhaft empfunden und nicht mehr ertragen. Ab dem 13. Tag fallen die Haare aus. Dabei bleiben die medialen Augenbrauen meist stehen. In den Fingernägeln erscheinen weiße Querstreifen (MEES'sche Streifen). Die Behandlung kann außer der frühzei-

tigen Magenspülung nur symptomatisch sein. Versuche einer gesteigerten Ausscheidung von Thallium über den Darminhalt mit Hilfe von kolloidalem Berliner Blau (Eisen-III-hexacyanoferrat-II) sind vielversprechend.

14.6.4.10 Nahrungsmittel

a) Pilzvergiftungen
Wichtig bei einer Vergiftung mit Pilzen ist das zeitliche Intervall zwischen Verzehr und dem Auftreten der ersten Symptome. Pilzvergiftungen mit kurzer Latenzzeit (1 bis 2 Std) sind meistens bezüglich der Prognose günstiger zu beurteilen. Es kommt zu einer akuten Gastroenteritis mit Übelkeit und Erbrechen. Die Behandlung ist symptomatisch mit Flüssigkeit und Elektrolytersatz.

Pilzvergiftungen mit langer Latenzzeit zwischen Pilzgenuß und ersten Symptomen (5 bis 36 Std) sind oft lebensgefährlich. 90% dieser Vergiftungen werden durch den grünen oder weißen Knollenblätterpilz (Amanita phalloides, Amanita virosa/verna) verursacht.

Klinisches Bild:
Nach dem erwähnten Intervall entwickelt sich eine heftige Gastroenteritis, die zur Eksikkose führt. Es folgt eine trügerische Phase der Besserung, die durch das Stadium der schwersten Leberzellschädigung mit Leberkoma, Nierentubulusnekrose und Anurie (Hepato-renales Syndrom) beendet wird. Die Mortalität dieser Vergiftungen liegt trotz intensiver Therapie bei etwa 30%. Die Behandlung ist rein symptomatisch und kommt in den meisten Fällen zu spät.

b) Botulismus
Botulismus ist eine sehr seltene Vergiftung, die durch das von dem Bakterium Clostridium botulinum unter anaeroben Bedingungen gebildete Nervengift (Botulinustoxin) hervorgerufen wird. Dieses Toxin ist extrem giftig – oral eingenommen sind bereits 0.01 Mikrogramm (1/100000 Milligramm) tödlich.

Merke: Jede noch verschlossene Konserve mit geblähtem Deckel (Bombierung), aus der beim Öffnen Gas entweicht, ist primär verdächtig.

Klinisches Bild:
Nach Stunden bis Tagen treten Lähmungen der efferenten Fasern des autonomen Nervensystems auf, die die glatte Muskulatur versorgen. Typisch sind erhaltenes Bewußtsein, normale Sensibilität, ein primärer Befall der Hirnnerven mit Ptosis, Strabismus, Mydriasis, Schluckbeschwerden. Der Tod tritt letztlich durch Atemlähmung ein.

Behandlung:
Provozierte Diarrhoe zur Darmentleerung und möglichst frühzeitige Verabreichung von Botulinus-Antitoxin sind lebensrettend.

14.7 Die intensivmedizinische Behandlung des Organempfängers (Th. Bein)

Transplantationen sind als Therapieverfahren bei bestimmten Organerkrankungen im Endstadium weltweit etabliert und werden in steigender Anzahl durchgeführt. In vielen Kliniken gehört die Transplantation von Niere, Leber, Knochenmark oder Herz schon zum klinischen Alltag. Die Transplantation eines Lungenflügels oder die kombinierte Herz-Lungentransplantation ist hingegen speziellen Zentren vorbehalten. Die intensivmedizinische Behandlung erfordert Kenntnisse der postoperativen Besonderheiten bei dieser Patientengruppe. Der Transplantationserfolg ist während der ersten Wochen nach dem Eingriff gefährdet durch einige typische Komplikationen, deren Früherkennung und adäquate Behandlung die wesentlichen Aufgaben des intensivmedizinischen Personals darstellen (Tab. 14.19).

Tab. 14.19: *Typische Komplikationen nach Organtransplantation.*

- Versagen oder Minderfunktion des Transplantats
- akute oder chronische Abstoßungsreaktion
- „Graft-versus-host-Reaktion" (Abstoßungsreaktion des Transplantats gegen den Wirt)
- Nebenwirkungen der immunsuppressiven Therapie
- Infektionen, insbesondere atypische Pneumonien

Medikamentöse Immunsuppression
Die medikamentöse Immunsuppression ist Voraussetzung für den Transplantationserfolg, da durch sie die Abstoßung und Zerstörung des Transplantats verhindert wird. Die immunsuppressive Therapie wird während der Transplantation begonnen und in modifizierter Form zeitlebens weitergeführt. Seit 1970 das Medikament Cyclosporin A entdeckt wurde, wird in der Regel das sogenannte „Viererschema" angewandt (Tab. 14.20) das allerdings je nach Transplantationszentrum und Art des transplantierten Organs variiert wird.

Diese Substanzen hemmen an verschiedenen Stellen die Funktion des Immunsystems. Hauptangriffspunkt aller 4 Substanzen sind die zellulären Bestandteile des Blutes, insbesondere die Lymphozyten, deren Vermehrung und Einwanderung aus dem Knochenmark in die Blutbahn gehemmt wird. Darüber hinaus unterdrücken Cyclosporin und Kortikosteroide die Freisetzung von Stoffwechselprodukten der Lymphozyten, z.B. des Interleukin 1. Solche sogenannten Mediatoren wirken direkt schädigend auf als fremd erkanntes Gewebe. Azathioprin ist ein Zytostatikum, das die Zellteilung von Zellen mit hoher Teilungsrate, z.B. aktivierter Lymphozyten, unterdrückt.

Tab. 14.20: *„Viererschema" zur medikamentösen Immunsuppression.*

Wirkstoff	Handelsname
Cyclosporin A	Sandimmun®
Kortikosteroide, z.B. Methylprednisolon	Urbason®
Azathioprin	Imurek®
Antilymphozytenglobulin	Pressimmun®

Allen Substanzen ist gemeinsam, daß sie erhebliche Nebenwirkungen entfalten können, die den Erfolg der Transplantation in Frage stellen können (Tab. 14.21). Daher ist eine sorgfältige Dosierung und Überwachung der Medikation, z.B. durch tägliche Serum-Spiegel-Bestimmungen (Cyclosporin A) unabdingbar.

Diagnostik und Behandlung von Abstoßungsreaktionen

Abstoßungsreaktionen sind in der Frühphase nach Organtransplantationen häufig. Beispielsweise erleiden über 50% der lebertransplantierten Patienten mindestens

Tab. 14.21: *Häufigste Nebenwirkungen der Immunsuppressiva.*

Medikament	Nebenwirkung
Cyclosporin A	Nephrotoxizität Hepatotoxizität Hypertonie ZNS-Symptomatik
Kortikosteroide	Infektionsrisiko diabetogene Stoffwechsellage Magen – Darm – Läsionen
Azathioprin	Knochenmark-depression (Leuko-, Thrombopenie)
Antilympho-zytenglobulin	allergische Reaktion

eine Abstoßungsepisode, am häufigsten ca. 1 Woche nach der Transplantation. Neben einer Minderung der Organfunktion können allgemeine Symptome (Fieber, Unruhe, Leukozytose) im Vordergrund stehen. Die Diagnose wird in der Regel durch die pathologische Untersuchung einer Biopsie aus dem Transplantat gesichert. Die akute Abstoßungsreaktion läßt sich bei frühzeitiger Diagnose nahezu immer erfolgreich mit einer hohen Dosis von Kortikosteroiden über 3 Tage behandeln. Selten kommt es zu einer chronischen Abstoßungsreaktion, die nur durch die erneute Transplantation zu beheben ist.

Die „Graft-versus-Host-Reaktion" (GvH) stellt einen Sonderfall der Abstoßungsreaktion nach Knochenmarktransplantation dar. Sie liegt vor, wenn immunologisch aktive, transplantierte Spenderzellen gegen den Wirt reagieren. Erste Symptome können Hautveränderungen an den Fußsohlen oder Handinnenflächen sein. Bei Beteiligung der Darmschleimhaut kommt es zu wäßrigen Durchfällen. Trotz verstärkter immunsuppressiver Therapie ist die Mortalität nach GvH sehr hoch.

Infektionsgefährdung des Organempfängers

Das erhöhte Infektionsrisiko des Organempfängers stellt die größte Gefahr in der Phase der Intensivbehandlung dar. Das künstlich geschwächte Immunsystem ist nicht mehr in der Lage, eindringende Erreger abzuwehren. Ursachen können technische Probleme der Transplantation sein (z.B. Peritonitis, Cholangitis nach Lebertransplantation), aber auch eine langdauernde künstliche Beatmung (Tracheobronchitis, Pneumonie). Neben bakteriellen Erregern werden häufig Infektionen durch Viren beobachtet (Tab. 14.22).

Wegen der besonderen Infektionsgefährdung erhalten Transplantatempfänger in den ersten postoperativen Tagen eine Antibiotikaprophylaxe. Durch häufige mikrobiologische Untersuchungen sollen Infektionen im Früh-

Tab. 14.22: *Typische Infektionen nach Organtransplantation*

Erreger	Manifestation
gram-pos. oder -neg. Bakterien	Wundinfektion Peritonitis Pneumonie Sepsis
Pilzinfektionen (Candida albicans, Aspergillus fum.)	Retinitis Peritonitis Myokarditis Pneumonie
Zytomegalieviren	Hepatitis Enteritis. Enzephalitis
atypische Erreger (Pneumocystis carinii, Mycoplasma hominis)	Pneumonie

fernt werden. Im übrigen gelten die üblichen intensivmedizinischen Maßnahmen wie bei anderen Patienten. Voraussetzung für einen Behandlungserfolg ist in besonderem Maße der komplikationsfreie Beginn einer physiologischen Transplantatfunktion in der kritischen frühen postoperativen Phase.

stadium erkannt und behandelt werden. Serologische Tests dienen der Diagnose von Viruserkrankungen. Neben der Einhaltung einer strengen Hygienedisziplin gelten in besonderem Maße die üblichen Vorkehrungen gegen Infektionen (regelmäßiger Katheterwechsel; so wenig invasive Maßnahmen wie möglich!). Bei plötzlichem Fieber müssen neben dem differentialdiagnostischen Ausschluß einer akuten Abstoßungsreaktion sofort mikrobiologische Untersuchungen (Blutkultur!) und eventuell Katheterwechsel (Katheterspitze einschicken!) vorgenommen werden. Die Extubation und Mobilisation sollte so früh wie möglich erfolgen. Wenn die orale Ernährung begonnen wird, erhalten Transplantatempfänger eine bestimmte Kost, bei der Kontaminationen weitgehend auszuschließen sind (steril abgepackte Säfte, kein Frischobst etc.). Auch der Blasendauerkatheter und die Gefäßkatheter sollten als mögliche Infektionsquellen frühestmöglich ent-